Springer-Lehrbuch

Rainer Tölle
Klaus Windgassen

Psychiatrie

einschließlich Psychotherapie

16., überarbeitete und ergänzte Auflage

Kinder- und jugendpsychiatrische Bearbeitung von
Reinhart Lempp und Reinmar du Bois

Mit 30 Abbildungen und 12 Tabellen

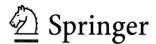

Erste bis fünfte Auflage (1971 bis 1979): W. Schulte und R. Tölle: Psychiatrie
Sechste bis zwölfte Auflage (1982-1999): R. Tölle: Psychiatrie
Erste portugiesische Ausgabe der 5. Auflage 1981
Erste japanische Ausgabe der 7. Auflage 1991
Blindenausgabe der 8. Auflage 1990
Erste chinesische Ausgabe der 10. Auflage 1997
Erste russische Ausgabe der 11. Auflage 1999
Erste griechische Ausgabe der 13. Auflage 2005

ISBN   978-3-642-20415-9 Springer Medizin Verlag Heidelberg
Bibliografische Information der Deutschen Nationalbibliothek
Die Deutsche Nationalbibliothek verzeichnet diese Publikation in der Deutschen Nationalbibliografie;
detaillierte bibliografische Daten sind im Internet über http://dnb.d-nb.de abrufbar.

Dieses Werk ist urheberrechtlich geschützt. Die dadurch begründeten Rechte, insbesondere die der Übersetzung, des Nachdrucks, des Vortrags, der Entnahme von Abbildungen und Tabellen, der Funksendung, der Mikroverfilmung oder der Vervielfältigung auf anderen Wegen und der Speicherung in Datenverarbeitungsanlagen, bleiben, auch bei nur auszugsweiser Verwertung, vorbehalten. Eine Vervielfältigung dieses Werkes oder von Teilen dieses Werkes ist auch im Einzelfall nur in den Grenzen der gesetzlichen Bestimmungen des Urheberrechtsgesetzes der Bundesrepublik Deutschland vom 9. September 1965 in der jeweils geltenden Fassung zulässig. Sie ist grundsätzlich vergütungspflichtig. Zuwiderhandlungen unterliegen den Strafbestimmungen des Urheberrechtsgesetzes.

Springer Medizin
Springer-Verlag GmbH
ein Unternehmen von Springer-Science+Business Media
springer.de

© Springer Medizin Verlag Heidelberg 1971, 1973, 1975, 1977, 1979, 1982, 1985, 1988, 1991, 1994, 1996, 1999, 2003, 2006, 2009, 2012

Produkthaftung: Für Angaben über Dosierungsanweisungen und Applikationsformen kann vom Verlag keine Gewähr übernommen werden. Derartige Angaben müssen vom jeweiligen Anwender im Einzelfall anhand anderer Literaturstellen auf ihre Richtigkeit überprüft werden.

Die Wiedergabe von Gebrauchsnamen, Warenbezeichnungen usw. in diesem Werk berechtigt auch ohne besondere Kennzeichnung nicht zu der Annahme, dass solche Namen im Sinne der Warenzeichen- und Markenschutzgesetzgebung als frei zu betrachten wären und daher von jedermann benutzt werden dürfen.

Planung: Renate Scheddin, Heidelberg
Projektmanagement: Rose-Marie Doyon, Heidelberg
Umschlaggestaltung & Design: deblik Berlin
Titelbild: Adaptiert nach dem Dualen Objekt »Blaue Welle« (1982), Ernst Helmstädter, Münster
Ordernumber 80035752
Satz und Reproduktion der Abbildungen: Fotosatz-Service Köhler GmbH – Reinhold Schöberl, Würzburg

Gedruckt auf säurefreiem Papier   15/2117 – 5 4 3 2 1 0

Autoren

Professor em. Dr. med. Rainer Tölle
Ehemaliger Direktor der Klinik für Psychiatrie
der Universität
Albert-Schweitzer-Straße 11
48129 Münster

Professor Dr. med. Klaus Windgassen
Stiftung Tannenhof
Remscheider Straße 76
42899 Remscheid

Professor em. Dr. Dr. h.c. Reinhart Lempp
Hauptmannsreute 65
70193 Stuttgart

Professor Dr. med. Reinmar du Bois
Klinik für Kinder- und Jugendpsychiatrie
Olgahospital
Hasenbergstraße 60
70176 Stuttgart

Rainer Tölle, geb. 1932 in Dortmund. Psychiatrische Ausbildung in Göppingen, neurologische und psychotherapeutische Ausbildung in der Universitäts-Nervenklinik in Tübingen. 1972 bis 1998 ordentlicher Professor und Direktor der Klinik für Psychiatrie an der Universität Münster.

Arbeitsschwerpunkte:
- klinische Psychiatrie und Psychotherapie
- Chronobiologie und Behandlung der Depressionen
- Geschichte der Psychiatrie
- Wahnkrankheiten

Klaus Windgassen, geb. 1952 in Hagen/Westfalen. Studium und Ausbildung zum Psychiater an der Universität Münster, dort außerplanmäßiger Professor. Seit 1998 ärztlicher Direktor des psychiatrischen Fachkrankenhauses Stiftung Tannenhof in Remscheid.

Arbeitsschwerpunkte:
- klinische Psychiatrie
- Psycho- und Soziotherapie
- Depressionsbehandlung
- Transsexualität

Reinhart Lempp, geb. 1923 in Esslingen/Neckar. Psychiatrische Ausbildung in Tübingen ab 1953, 1963 habilitiert. 1966 ärztlicher Direktor der Abteilung für Kinder- und Jugendpsychiatrie am Universitätsklinikum Tübingen. 1971 Ordinariat. 1989 emeritiert.

Arbeitsschwerpunkte:
- Organische Psychosyndrome
- Psychosen
- forensische Kinder- und Jugendpsychiatrie

Reinmar du Bois, geb. 1948 in Hamburg. Studium in Heidelberg und London. Weiterbildung zum Kinder- und Jugendpsychiater in Tübingen, dort außerplanmäßiger Professor. Seit 1995 ärztlicher Direktor der Klinik für Kinder- und Jugendpsychiatrie am Olgahospital in Stuttgart.

Arbeitsschwerpunkte:
- klinische Psychiatrie und Psychotherapie bei Kindern und Jugendlichen
- Frühbehandlung schizophrener Psychosen
- forensische Kinder- und Jugendpsychiatrie
- Jugendpsychiatrie und Sozialpädagogik

Vorwort zur 16. Auflage

Die 16. Auflage wurde den Fortschritten der Psychiatrie entsprechend überarbeitet und ergänzt. Zwischenzeitlich gewonnene wissenschaftliche und praktische Erkenntnisse wurden aufgenommen.

Das Buch soll dem Lernen und Nachschlagen dienen, aber nicht nur dem Auswendiglernen und Abgefragtwerden. Vielmehr will es zum Weiterdenken anregen und lehren, die Psychiatrie in ihren Zusammenhängen zu verstehen. Unverändert bleibt ein Leitgedanke des Buches: die pluridimensionale Psychiatrie in Ätiologie und Therapie. Damit ist nicht nur ein theoretisches Prinzip, sondern auch eine praktisch-klinische Orientierung gemeint. Den immer wieder aufkommenden Tendenzen zur Einseitigkeit und Vereinfachung will das Buch entgegentreten. So gehört auch die Psychotherapie seit jeher und selbstverständlich zur Psychiatrie.

Die kinderpsychiatrischen Erfahrungen bilden einen wesentlichen Teil des Fundamentes der Psychiatrie. Daher wurden die kinderpsychiatrischen Beiträge an zahlreichen Stellen in die Besprechung der einzelnen Krankheiten eingearbeitet, anstatt die Kinderpsychiatrie in Form eines gesonderten Teiles anzufügen. Insgesamt ist in diesen Beiträgen der wesentliche Wissensstoff der Kinder- und Jugendpsychiatrie in kurzer Form enthalten.

Für fachliche Anregungen danken wir Herrn Prof. Dr. Rüdiger Röttgers, Münster, sowie Herrn Prof. Dr. Nikolaus Michael und Herrn Dr. Ludger Kutter, Remscheid.

Im September 2011　　　　　　　　　　　　　　　　　　　　　　　　　　　　　Die Autoren

Zur Benutzung des Buches

Die Psychiatrie wird in diesem Buch so praxisnah wie möglich beschrieben. Es ist allerdings nicht möglich, im Detail die Situation der Untersuchung und Behandlung psychisch Kranker darzustellen. Diese Erfahrungen können nur in der praktischen Arbeit gewonnen werden. Vom Erleben und Leiden des Patienten soll so viel wie möglich vermittelt werden. Um die Besonderheiten der individuellen Persönlichkeit und ihrer Krankheit zu berücksichtigen, wurden bereits in der 15. Auflage Patientenäußerungen in wörtlicher Rede aufgenommen.

Was an psychiatrischem Wissen in einem traditionellen Lehrbuch zusammengefasst ist, stellt die Summe und die Verallgemeinerung zahlreicher konkreter Erkenntnisse und Erfahrungen dar. Dieses abstrahierte Wissen lässt sich aber nicht unmittelbar auf ein bestimmtes Patientenschicksal zurück übertragen. Das müssen auch Leser bedenken, die sich als Laien, Angehörige oder Patienten zu informieren versuchen. Jedes Patientenschicksal ist anders. Auf Fallbeispiele üblicher Art wurde bewusst verzichtet; denn sie wiederholen nur das Gesagte in individueller Form, und sie sind oft wenig authentisch. Wir bringen aber in diesem Lehrbuch Auszüge aus Interviews, die wir aus Lehrfilmen entnehmen, welche natürlich mit Zustimmung der Kranken aufgenommen wurden. Sie berichten von den Krankheitszuständen oder von besonderen Problemen.

Der Text ist klinisch orientiert, d.h. auf Krankheiten bezogen und damit patientenorientiert. In die Darstellung der Krankheiten sind auch die Wissensstoffe der Psychopathologie und der Prävention sowie historische, ethische und juristische Ausführungen einbezogen.

Den Krankheitsbezeichnungen in den Überschriften werden die Ziffern der Internationalen Klassifikation der Krankheiten (ICD-10) hinzugefügt. Wo notwendig, werden die Kategorien auch kommentiert. Die Kriterien der ICD-10 können allerdings nicht die psychopathologische Darstellung der Krankheiten ersetzen, die hier ausführlicher erfolgt. Die Reihenfolge der dargestellten Krankheiten entspricht nicht der Auflistung in ICD-10, sondern folgt didaktischen Gesichtspunkten. So steht am Beginn die Beschreibung der reaktiven, neurotischen und psychosomatischen Störungen, nicht nur ihrer Häufigkeit wegen, sondern auch weil hier Zusammenhänge zu erklären sind, die auch für andere psychische Störungen zu beachten sind. Inhaltlich stimmt dieses Lehrbuch aber mit der Klassifikation ICD-10 überein, abgesehen von wenigen Ausnahmen, die begründet werden. Ein Beispiel ist der heute weit gefasste Begriff »Depression«, womit eine klinisch nicht homogene Gruppe erfasst werden soll, die vermutlich auch ätiologisch inhomogen ist. Eine klinische Differenzierung der »Depressionen« erscheint aus diagnostischen und insbesondere therapeutischen Gründen angebracht.

Dieses Buch ist für alle geschrieben, die sich für Psychiatrie interessieren, für Mediziner und Psychologen, für Angehörige anderer Berufe und auch für interessierte Laien; es soll dem Lernen und der Examensvorbereitung dienen. Die Einteilung des Buches folgt didaktischen Gesichtspunkten. Ausführlichkeit der Beschreibung und Umfang der Kapitel korrelieren nicht unbedingt mit der Bedeutung des Inhaltes. Manche Sachverhalte sind schwerer zu erklären und verlangen mehr Ausführlichkeit als andere, die ebenso wichtig, aber einfacher zu erörtern sind. Die Erklärung des Wahns erfordert z.B. mehr Text als die des Zwanges, die Verursachung organischer Psychosen kann kürzer dargelegt werden als die der Schizophrenien. Biologische Daten sind mit weniger Worten zu erklären als psychologische Fakten.

Neueste Forschungsergebnisse, die noch nicht bestätigt sind, ausführlich darzustellen, wird hier vermieden. Denn in einem Lehrbuch kommt es darauf an, gesicherte Befunde ihrem Stellenwert entsprechend zu berücksichtigen. So wird auch auf Quellenhinweise verzichtet. Das Literaturverzeichnis dient vielmehr der weiterführenden Lektüre.

Von medizinischen (psychiatrischen) Lehrtexten wird in zunehmendem Maße erwartet, dass sie den allgemein anerkannten Prinzipien von evidenzbasierter Medizin (EbM) ausgehen (Standards sind z.B. für Pharmakotherapie 2-3 placebokontrollierte, randomisierte Studien mit statistischer Signifikanz und einer entsprechende Metaanalyse). Die meisten therapeutischen Angaben dieses Buches entsprechen dieser Anforderung (ohne dass dies jeweils angemerkt wird). Jedoch kann nicht jeder Therapieschritt in dem genannten Sinne evidenzbasiert sein, Beispiele sind: die Beratung hinsichtlich eines Einschlafrituals, die Regeln des therapeutisch überlegten Umganges mit Wahnkranken, Vorgehensweisen der partizipativen Psychotherapie bei schwerst Depressiven, therapeutischer Umgang mit manisch Kranken. Manche Vorgehensweise der Psychiatrie ist offenkundig erprobt und hilfreich, ohne der wissenschaftlichen Verifizierung zu bedürfen.

Wenn für ein Medikament eine Indikation angegeben wird, bedeutet das nicht, dass in Deutschland die amtliche Zulassung für diese Indikation bereits erfolgt ist.

Wenn in diesem Buch »der Arzt« genannt wird, ist selbstverständlich auch die Ärztin gemeint und an vielen Stellen psychiatrisch arbeitende Psychologinnen und Psychologen sowie andere in der Psychiatrie Tätige. Wenn von den Patienten oder Kranken die Rede ist, sind selbstverständlich beide Geschlechter gemeint.

Um die Übersicht zu erleichtern, werden im laufenden Text durch Unterlegen die Abschnitte hervorgehoben, die inhaltlich besonders wichtig und für das Verstehen der Zusammenhänge aufschlussreich sind. Texte im Kleindruck beinhalten Erläuterungen, Beispiele, Zitate und Zahlen sowie Exkurse, also eher speziellere Wissensstoffe. Die Darstellungen von Patienten sind in Grundschrift und eingerückt gesetzt. Die Ausführungen in den einzelnen Kapiteln sind vielfach aufeinander bezogen. Um dabei Wiederholungen und Unterbrechungen durch Verweise zu vermeiden, sind an den Rand Ziffern gesetzt, welche die Seiten anzeigen, auf die Bezug genommen wird.

Inhaltsverzeichnis

I Einführung

1 Was ist Psychiatrie? 2

2 Methoden 7

3 Grundlagen 13
3.1 Genetik 13
3.2 Neurotransmission 14
3.3 Neuroanatomie 16
3.4 Lernpsychologische Grundlagen 18
3.5 Entwicklungspsychologische Befunde 20
3.6 Psychodynamische Grundlagen 22
3.7 Sozialwissenschaftliche Grundlagen 27
3.8 Epidemiologie 28

4 Untersuchung 31

5 Diagnostik, Nosologie, Klassifikation . . . 40

II Krankheiten

6 Reaktive, neurotische und psychosomatische Störungen: Allgemeiner Teil 48

7 Neurotische Störungen und vorwiegend psychoreaktive Fehlentwicklungen bei Kindern 53
7.1 Alterstypische und neurotische Verhaltensstörungen im Kindesalter 53
7.2 Frühkindliche psychoreaktive Fehlentwicklung (psychischer Hospitalismus) 55
7.3 Angststörungen und Phobien im Kindes- und Jugendalter 56
7.4 Psychische Spätfolgen nach Misshandlung und sexuellem Missbrauch von Kindern . . . 57

8 Reaktive, neurotische und psychosomatische Störungen bei Erwachsenen 59
8.1 Belastungsreaktionen. 59
8.2 Trauerreaktion 61
8.3 Extrembelastung: Persönlichkeitswandel/ Verfolgtensyndrom 62
8.4 Somatisierungsstörung. 64
8.5 Funktionelle Schlafstörungen 67
8.6 Hypochondrische Störungen 69
8.7 Konversionsstörungen 72
8.8 Artefizielle Störungen. 76
8.9 Dissoziative Störungen 77
8.10 Depersonalisations- und Derealisationssyndrom/Entfremdungssyndrome 79
8.11 Phobische und Angststörungen 81
8.12 Zwangsstörungen. 89
8.13 Dysthymia/Neurotische Depression 94
8.14 Anorexia nervosa und Bulimie 98

9 Psychoreaktive und psychosomatische Störungen im Alter 104

10 Persönlichkeitsstörungen. 107
10.1 Allgemeiner Teil 107
10.2 Spezielle Formen 110
10.3 Dissoziale/antisoziale Persönlichkeitsstörung 120
10.4 Rechtsfragen bei neurotischen und Persönlichkeitsstörungen 122

11 Suizidalität 124

12 Sexualstörungen 129
12.1 Sexuelle Funktionsstörungen 129
12.2 Transsexualität/Geschlechtsidentitätsstörung 132
12.3 Störungen der Sexualpräferenz/Deviationen 133

13 Abhängigkeit/Sucht 138
13.1 Allgemeiner Teil 138
13.2 Alkoholabhängigkeit 142
13.3 Alkoholpsychosen 153
13.4 Tabakabhängigkeit 158
13.5 Medikamenten- und Drogenabhängigkeit . . 160
13.6 Multiple Drogenabhängigkeit (Polytoxikomanie) 171
13.7 Rechtsfragen 174

14	Zum Problem des Wahns	176		21.6	Endokrine Krankheiten	291
				21.7	Pharmakogene Psychosen	292
15	Wahnhafte Störung	185		21.8	Pick-Krankheit/Frontotemporale Demenz	293
15.1	Sensitiver Beziehungswahn	185		21.9	Chorea Huntington	293
15.2	Querulantenwahn	186		21.10	Parkinson-Krankheit und Parkinson-Syndrome	295
15.3	Wahnhafte Störung im Alter	187		21.11	Weitere degenerative Hirnkrankungen	297
15.4	Symbiontischer Wahn/folie à deux	188		21.12	Dermatozoenwahn	297

16 Schizophrenien ... 190
- 16.1 Symptomatik ... 191
- 16.2 Syndrome/Subtypen ... 203
- 16.3 Verlauf und Prognose ... 205
- 16.4 Diagnose und Abgrenzung ... 210
- 16.5 Ätiopathogenese ... 213
- 16.6 Therapie ... 221
- 16.7 Rechtsfragen ... 230

17 Frühkindlicher Autismus ... 232

18 Affektive Psychosen/Affektive Störungen ... 237
- 18.1 Melancholische Depression ... 238
- 18.2 Manie ... 247
- 18.3 Bipolare Störungen ... 250
- 18.4 Verläufe ... 252
- 18.5 Ätiopathogenese ... 254
- 18.6 Behandlung melancholischer Depressionen ... 258
- 18.7 Übersicht: Differenzierende Depressionsbehandlung ... 264
- 18.8 Behandlung der Manie ... 265
- 18.9 Prophylaxe der affektiven Psychosen ... 266
- 18.10 Rechtsfragen ... 268

19 Schizoaffektive Psychosen ... 269

20 Organisch-psychische Störungen: Allgemeiner Teil ... 272
- 20.1 Ätiopathogenese ... 272
- 20.2 Terminologie und Klassifikation ... 273
- 20.3 Syndrome ... 274
- 20.4 Diagnostik ... 283
- 20.5 Psychosoziale Aspekte ... 284

21 Einzelne Hirnkrankheiten und Hirnfunktionsstörungen ... 286
- 21.1 Hirntrauma ... 286
- 21.2 HIV-Infektion und AIDS ... 288
- 21.3 Neurosyphilis ... 289
- 21.4 Creutzfeldt-Jakob-Krankheit ... 290
- 21.5 Metabolische Enzephalopathien ... 290

22 Altersdemenzen ... 301
- 22.1 Alzheimer-Demenz ... 302
- 22.2 Vaskuläre Demenz ... 306
- 22.3 Behandlung der Altersdemenzen ... 308
- 22.4 Rechtsfragen bei psychischen Störungen im Alter ... 310

23 Epilepsien ... 312
- 23.1 Persönlichkeitsveränderungen ... 312
- 23.2 Demenz ... 314
- 23.3 Psychosen ... 314

24 Intelligenzminderung/Geistige Behinderung ... 316

III Behandlung

25 Behandlungsbasis ... 326

26 Psychotherapie ... 331
- 26.1 Psychodynamische Psychotherapien ... 332
- 26.2 Verhaltenstherapien ... 334
- 26.3 Körperbezogene Therapiemethoden ... 338
- 26.4 Weitere Psychotherapieverfahren ... 339
- 26.5 Psychotherapie in der Sprechstunde ... 342
- 26.6 Gruppenpsychotherapien ... 343
- 26.7 Paar- und Familientherapien ... 345
- 26.8 Psychotherapie bei Kindern und Jugendlichen ... 346
- 26.9 Psychotherapie im Alter ... 348
- 26.10 Überblick ... 349

27 Somatotherapie ... 353
- 27.1 Neuroleptika ... 354
- 27.2 Antidepressiva ... 363
- 27.3 Phasenprophylaktika ... 367
- 27.4 Tranquilizer/Anxiolytika ... 370
- 27.5 Wachtherapie/antidepressiver Schlafentzug ... 373
- 27.6 Elektrokrampftherapie ... 376
- 27.7 Weitere Verfahren ... 379

28	Notfalltherapie und Krisenintervention	381
29	Behandlungsinstitutionen..........	386
30	Rechtliche Bestimmungen für die psychiatrische Behandlung und Begutachtung.................	395

Didaktischer Anhang 404
Repetitorium 404
Gegenstandskatalog zur ärztlichen Prüfung ... 410
Weiterführende Literatur................ 412
ICD-10 423

Sachverzeichnis.................... 427

I Einführung

1 Was ist Psychiatrie? – 2

2 Methoden – 7

3 Grundlagen – 13

4 Untersuchung – 31

5 Diagnostik, Nosologie, Klassifikation – 40

1 Was ist Psychiatrie?

> **Psychiatrie,** ein Gebiet der Medizin, befasst sich mit der Diagnostik, Therapie und Prävention der seelischen Krankheiten des Menschen einschließlich deren Erforschung und Lehre. Weil bei seelischen Krankheiten auch körperliche Störungen auftreten und weil psychische und soziale sowie somatische Bedingungen an der Entstehung beteiligt sind, muss Psychiatrie (klinisch und wissenschaftlich) sowohl psychologische als auch biologische Vorgehensweisen pflegen.

Psychiatrie ist für die meisten Menschen ein unbekanntes und unheimliches Gebiet. Nimmt man die oft unsachliche und sensationelle Berichterstattung in den Medien hinzu, verwundert es nicht, wie leicht Ablehnung aufkommt und Angst vor der Psychiatrie entsteht. Andererseits ist heute die Meinung weit verbreitet, alles Seelische, auch seelische Krankheit, sei doch verständlich, auch für Laien einfühlbar, und man könne mitreden, wenn es um seelisches Kranksein und um Psychiatrie gehe. Die Einstellungen sind also komplex und zwiespältig.

Wer sich eingehend mit der Psychiatrie befasst, entdeckt ein außerordentlich vielseitiges, wissenschaftlich interessantes und therapeutisch erfolgreiches Arbeitsgebiet.

Psychopathologie, ein Teilgebiet der Psychiatrie, beschäftigt sich mit den Veränderungen und Störungen des Befindens, Erlebens und Verhaltens des Menschen im Kontext seiner sozialen und zwischenmenschlichen Beziehungen und der leiblichen Dimension seiner Existenz. Diese Definition lässt erkennen, dass Psychopathologie in verschiedenen Dimensionen arbeitet. Zunächst werden die psychischen Störungen beschrieben, benannt und geordnet (deskriptive Psychopathologie bzw. im Hinblick auf Klassifikation kategoriale Psychopathologie); insofern verhält sich Psychopathologie zur klinischen Psychiatrie ungefähr so wie Pathophysiologie zur inneren Medizin.

Darüber hinaus fragt Psychopathologie auch nach den inneren Zusammenhängen der psychischen Störungen (phänomenologische und verstehende Psychopathologie), weiterhin nach den Beziehungen zu psychodynamischen und zwischenmenschlichen Vorgängen (dynamische, interaktionelle oder progressive Psychopathologie). Unter pathischem Aspekt wird untersucht, wie der Patient sich selbst in der Krankheit wahrnimmt und erlebt, was auch die Lebensqualität einschließt.

Wie die Pathophysiologie auf der allgemeinen Physiologie aufbaut, setzt die Psychopathologie die Psychologie voraus. **Psychologie** ist die wissenschaftliche Lehre von den normalen seelischen Vorgängen einschließlich der praktischen Anwendung. Neben der allgemeinen und experimentellen Psychologie interessieren den Mediziner insbesondere Entwicklungspsychologie, Persönlichkeitslehre und Psychodiagnostik.

Medizinische Psychologie. Hierzu gehören u.a.: psychosoziale Entwicklung des Menschen, Erleben von Gesundheit und Krankheit, Patient-Arzt-Beziehung. Medizinische Psychologie und Medizinische Soziologie, die in der Bundesrepublik laut Approbationsordnung zwei Fächer sind, werden in der Schweiz als *psychosoziale Medizin* zusammengefasst.

Klinische Psychologie ist ein Teilgebiet der angewandten Psychologie. »Klinisch« ist in diesem Zusammenhang nicht im Sinne von Klinik und Krankenbehandlung zu verstehen. Klinische Psychologie befasst sich mit der Persönlichkeitsdiagnostik (Testverfahren), dem nach psychologischen Erkenntnissen orientierten Umgang mit Menschen in verschiedenen Lebensbereichen, einschließlich der Beratung (z.B. Erziehungs-, Schul-, Berufs-, Ehe-, Drogen-Beratung). In der Psychiatrie sind regelmäßig Psychologen diagnostisch und therapeutisch tätig. Psychologen arbeiten – je nach Aus- und Weiterbildung – auch in der ambulanten Psychotherapie. Um die Approbation als »Psychologischer Psychotherapeut« zu erlangen, müssen gesetzlich festgelegte Qualifikationsnachweise erbracht werden.

Psychiatrie gründet keineswegs nur auf Psychologie und Psychopathologie. Die gelegentlich zu hörende Bezeichnung »Psychologische Medizin« ist falsch und irreführend, denn Psychiatrie umfasst weit mehr als psychologisches oder sozialpsychologisches Vorgehen. Psychiatrie ist eine medizinische Disziplin mit großen biologischen Arbeitsgebieten. Wenn diese unter dem Begriff »Biologische Psychiatrie« zusammengefasst werden, handelt es sich nicht um eine Subdisziplin, sondern um Arbeitsrichtungen innerhalb der Psychiatrie. Die wichtigsten Methoden werden im nächsten Kapitel beschrieben.

> **Die biologisch-psychiatrische Forschung** bedient sich neuroanatomischer und neuropathologischer, neurophysiologischer und psychophysiologischer, neurochemischer und neuroimmunologischer, pharmakologischer und radiologischer, chronobiologischer und genetischer sowie anderer Methoden. 413

Größte praktische Bedeutung hat die *Psychopharmakologie,* die Lehre von der Beeinflussung seelischer Vorgänge durch Pharmaka. Sie wird unterteilt in Neuropsychopharmakologie mit tierexperimenteller und neurochemischer Ausrichtung und klinische Psychopharmakologie, die zum Teil experimentell, hauptsächlich aber therapeutisch ausgerichtet ist.

Psychiatrie ist durch die Entdeckungen in den letzten Jahrzehnten eine betont therapeutische Disziplin geworden. Mehrere *Therapiebereiche* haben einen Umfang wie eigene Subdisziplinen gewonnen.

> **Somatotherapie** umfasst nicht nur die medikamentöse Behandlung seelisch Kranker (*Psychopharmakotherapie*), sondern auch weitere Verfahren wie Wachtherapie, Elektrokrampftherapie u.a. 420

> **Psychotherapie** ist die Behandlung von Kranken mit seelischen Mitteln. Sie ist also ein Teilgebiet der psychiatrischen Therapie, jedoch nicht der Psychiatrie allein, sondern auch der psychosomatisch orientierten Medizin insgesamt. Die Methoden sind vielfältig, sie werden in einem eigenen Kapitel des Buches beschrieben. Die wichtigsten Grundlagen der Psychotherapie bilden die Tiefenpsychologie (Psychodynamik) und die Lern- oder Verhaltenspsychologie. 331, 419

22, 18

> **Soziotherapie** befasst sich mit der Beeinflussung der Interaktionen zwischen einem kranken Menschen und seinem sozialen Umfeld (insbesondere in Familie und Beruf). *Gemeindenahe Psychiatrie* (auch ökologische Psychiatrie genannt) bemüht sich insbesondere um die Wiedereingliederung psychisch Kranker in die Gesellschaft (Gemeinde). Psychiatrie ist nicht ohne gesellschaftliche Bezüge denkbar und somit immer *Sozialpsychiatrie*. 329, 420

Transkulturelle Psychiatrie (auch vergleichende Psychiatrie, Ethnopsychiatrie) untersucht in enger Verbindung mit der Ethnologie und Kulturanthropologie die kulturellen und soziologischen Gegebenheiten in einzelnen Völkern, Rassen und Kulturkreisen auf ihre Bedeutung für die Entstehung und Ausgestaltung seelischer Krankheiten. Transkulturell werden unterschiedliche Ausprägungen psychischer Störungen gefunden, wenn auch die Krankheiten im Wesentlichen gleichförmig angetroffen werden. Was in diesem Buch dargelegt wird, kann daher nicht ausnahmslos auf die Psychiatrie in anderen Kulturkreisen übertragen werden. In der praktischen Psychiatrie ist es oft sehr schwer, einen Patienten, der als Migrant aus einem anderen Kulturkreis stammt, mit seinen Einstellungen, Reaktionen und Verhaltensweisen zu verstehen, auch wenn die sprachliche Verständigung gelingt. Ethnologen können in dieser Situation den Psychiater beraten.

Die genannten biologischen, psychologischen und weiteren Arbeitsgebiete bilden sozusagen einen Kreis, dessen Zentrum die **klinische Psychiatrie** ist. Was mit den unterschiedlichen Methoden erarbeitet wird, bildet das Grundlagenwissen (s. Kap. 3) und dient der diagnostischen, therapeutischen und präventiven Arbeit in der Psychiatrie.

Die *vielseitigen Aufgaben* psychiatrischer Forschung und Krankenbehandlung machen die Zusammenarbeit verschiedener *Berufsgruppen* notwendig. Neben Ärzten, Fachkrankenschwestern und -pflegern für Psychiatrie arbeiten in psychiatrischen Institutionen insbesondere Psychologen und Pädagogen, Sozialpädagogen und Sozialarbeiter, Ergotherapeuten und Arbeitstherapeuten, Kunst- und Musiktherapeuten, Krankengymnasten und Physiotherapeuten, in der Forschung auch Pharmakologen, Biochemiker und Soziologen.

In der *praktischen Krankenversorgung* wurde die Psychiatrie durch Spezialisierung gegliedert. So wurden für die Behandlung von Abhängigen (Suchtkranken) und geistig Behinderten, von psychisch Alterskranken und psychisch kranken Rechtsbrechern eigene Institutionen geschaffen, ohne dass diese Bereiche von der Psychiatrie abgetrennt werden können.

Gerontopsychiatrie (Alterspsychiatrie), die Lehre von den seelischen Krankheiten im Präsenium und Senium, ist eine der großen medizinischen Altersdisziplinen neben der internistischen und orthopädischen Geriatrie. In diesem Buch werden die Besonderheiten der Krankheitsausprägung und der Behandlung alter Patienten (Alterstypik) jeweils innerhalb der Krankheitskapitel dargestellt, die häufigen Altersdemenzen in eigenen Kapiteln. Die Gerontopsychiatrie befasst sich also mit den psychisch krank gewordenen alten Menschen wie den alt gewordenen psychisch Kranken.

Forensische Psychiatrie befasst sich mit der Anwendung von Rechtsbestimmungen und Rechtsprechung auf psychisch Kranke. Die psychiatrisch relevanten Rechtsgebiete sind Sozialrecht, Betreuungsrecht, Unterbringungsrecht, Fragen nach der Geschäftsfähigkeit, Schuldfähigkeit einschließlich Maßregelvollzug, Verkehrsrecht.

Kinder- und Jugendpsychiatrie ist ein selbständiges medizinisches Fachgebiet. Ihr Arbeitsgebiet ist die Pathologie der Entwicklung und die Klinik seelischer Störungen vom Säuglingsalter an bis zur Adoleszenz. Sie ist einerseits in der Pädiatrie, Psychiatrie und Neurologie verankert und andererseits in der Entwicklungspsychologie, Tiefenpsychologie und Heilpädagogik. Therapie und Beratung erstrecken sich nicht nur auf Kinder und Jugendliche, sondern auch auf das soziale Umfeld, besonders auf Eltern und Erzieher.

Kinder- und Jugendpsychiatrie ist ein eigenes Fach und zugleich Basis für die Erwachsenenpsychiatrie, denn die Entwicklungspsychopathologie bildet die Grundlage für viele Erscheinungsformen der Psychopathologie im Erwachsenenalter. Eine scharfe altersgebundene Abgrenzung der beiden Bereiche ist wegen des variablen Verlaufs der psychischen und sozialen Reifung nicht möglich. Im sozialrechtlichen und forensischen Bereich ist die Jugendpsychiatrie bis zum 21. Lebensjahr zuständig. Nur eine enge Zusammenarbeit und Verflechtung von Kinder- und Jugendpsychiatrie und Erwachsenenpsychiatrie, wie sie in diesem Buch versucht wird, kann der psychopathologisch kritischen Phase der Adoleszenz gerecht werden.

Schließlich sind zwei weitere Nachbardisziplinen zu nennen, mit denen die Psychiatrie durch gemeinsame Methoden und durch Überschneidungsgebiete verbunden ist.

Psychosomatische Medizin ist die Lehre von den körperlich in Erscheinung tretenden Krankheiten, die seelisch bedingt oder mitbedingt sind. Genauer gesagt befasst sich die heutige psychosomatische Medizin hauptsächlich mit vier Krankheitskreisen: funktionelle Organbeschwerden sowie Somatisierungsstörungen; Konversionssyndrome; psychosomatische Krankheiten im engeren Sinne (mit morphologisch fassbaren Organveränderungen wie z.B. Asthma bronchiale, Ulcus duodeni, Colitis ulcerosa u.a.); die vierte Gruppe ist besser als somatopsychische Störungen zu bezeichnen: Einfluss somatischer Faktoren auf das Erleben, z.B. depressive und andere psychische Störungen als Reaktion auf schwere Körperkrankheiten.

Mit der Psychiatrie verbinden die psychosomatische Medizin ein klinisches Überschneidungsgebiet (hauptsächlich die somatoformen Störungen), die Berücksichtigung der Subjektivität und das Prinzip der Pluridimensionalität. Über die genannten Krankheitskreise hinaus richtet die heutige Psychosomatik ihr Interesse auf die somatopsychischen und psychosomatischen Aspekte des Krankseins überhaupt.

In den psychosomatischen/psychotherapeutischen Institutionen wird heute die Behandlung des Gesamtspektrums psychischer Störungen angeboten, allerdings unter Ausschluss von Schwerkranken (dabei reichen psychiatrische Kompetenz und entsprechende Infrastruktur nicht immer aus). Es entstand – einmalig nur in Deutschland – ein zweites Versorgungssystem, das sich der fachgerechten Planung weitgehend entzogen hat, so dass Bettenbedarf und -angebot kaum erfassbar sind.

Neurologie ist die Lehre von den organischen Erkrankungen des zentralen, peripheren und vegetativen Nervensystems (einschließlich bestimmter Muskelkrankheiten), und zwar von denjenigen Krankheiten, bei denen psychische Störungen nicht im Vordergrund stehen. Neurologie und Psychiatrie waren in Deutschland lange zusammengefasst als *Nervenheilkunde*. Die Verselbständigung entspricht den unterschiedlichen Aufgaben und Vorgehensweisen. Gemeinsam sind beiden Fächern eine Reihe von Methoden und mehrere Überschneidungsgebiete im Bereich der Hirnkrankheiten.

Zu einer vertiefenden Beschäftigung mit den Arbeitsrichtungen der Psychiatrie, ihren Teilgebieten und Nachbardisziplinen wird auf die weiterführende Literatur im Anhang hingewiesen.

2 Methoden

Wie jede Wissenschaft muss sich auch die Psychiatrie über ihre Methoden, mit denen sie in Forschung und Praxis Erkenntnisse gewinnt und Änderungen bewirkt, Rechenschaft ablegen. Die vielfältigen Methoden der Psychiatrie werden in diesem Kapitel vorgestellt. Einzelne Arbeitsgebiete werden in Kapitel 3 beschrieben.

Deskriptive Methode

Die erste Aufgabe besteht darin, die Ausdrucksformen gesunder und krankhafter seelischer Vorgänge zu erfassen und zu beschreiben: Für Forschung und Behandlung ist es unerlässlich, der »Oberfläche« und ihrer Beschreibung die gleiche Aufmerksamkeit zu widmen wie der »Tiefe«. Weiterhin sind die Erscheinungsweisen zu definieren, in der Fachsprache zu benennen, auf ihre Beziehungen zueinander zu untersuchen und nach übergeordneten Gesichtspunkten zu systematisieren. Die Beobachtungen sollen möglichst voraussetzungslos, d.h. von Denkmodellen und Theorien unbeeinflusst, beschrieben und benannt werden. Diese Forderung ist im Prinzip selbstverständlich, praktisch jedoch nicht leicht zu verwirklichen. Eine theoriefreie Beobachtung gibt es wohl kaum, das bedeutet: Die Befunderhebung wird leicht von einer zu früh gebildeten Vermutung (diagnostisches Vorurteil) gefärbt.

Je nachdem, ob der Untersucher mit einem organisch-psychischen Syndrom oder mit einem schizophrenen Autismus rechnet, kann z.B. die Beschreibung einer Antriebsverarmung unterschiedlich ausfallen. Gleiches gilt von einer gehobenen Stimmungslage, je nach voreiliger Annahme einer Euphorie oder Manie. Werden zur Kennzeichnung abgegriffene Fachtermini, wie hysterisch oder aggravierend verwandt, besteht die Gefahr diagnostischer Fehlbeurteilungen.

Des Weiteren können Untersuchung und Registrierung des Befundes auch von der theoretischen Ausgangsposition des Untersuchers abhängen: ob er mehr biologisch oder mehr personal orientiert ist, ob er von der Verhaltenspsychologie oder Psychoanalyse herkommt, ob er therapeutisch aktiv oder resigniert eingestellt ist. Da jeder Psychiater mehr oder weniger an eine bestimmte Denkweise gebunden ist, kann die Forderung weniger dahin gehen, der Untersucher müsse voraussetzungslos *sein*, als er müsse sich seines Denkansatzes *bewusst* sein, um davon abstrahieren und so vorurteilsfrei wie möglich *vorgehen* zu können.

Damit ist ein Ziel des *phänomenologischen Vorgehens* angesprochen: Ohne sogleich eine Theorie in Anspruch zu nehmen, will die psychopathologische Phänomenologie seelische Zustände anschaulich vergegenwärtigen, so wie die Kranken sie erleben. Die Befunderhebung wird dabei über das Verhalten und den Ausdruck hinaus auf das *Erleben* des Patienten ausgedehnt. Damit geht Phänomenologie über die deskriptive Methode hinaus und schließt das Verstehen des Kranken mit ein. Die hierbei auftretenden Schwierigkeiten sind so groß, dass eine Richtung der Psychologie zunächst ganz auf die Erforschung des Erlebens verzichten wollte (Behaviorismus). Eine solche Einengung erwies sich für die Psychiatrie als unbrauchbar.

Neurobiologische Methoden

Die Psychiatrie bedient sich als medizinische Disziplin zahlreicher naturwissenschaftlicher Forschungs- und Untersuchungsmethoden. Die Schwerpunkte sind unterschiedlich verteilt.

Neuroanatomie und Neuropathologie suchen nach den somatischen Grundschädigungen auch bei denjenigen psychischen Krankheiten, die früher als endogen und genuin oder als rein »psychogen« galten. Über die Methoden der klassischen Neuropathologie (makroskopisch und histologisch) hinaus können heute Hirnstrukturen morphologisch und in ihren Funktionen mit den bildgebenden Verfahren in vivo untersucht werden.

Neurophysiologie: Mittels der Elektroenzephalographie wurden vor allem die Epilepsie- und Schlafforschung gefördert.

Psychophysiologie: Untersucht werden Beziehungen zwischen physiologischen Funktionen (zentrale Aktivitäten mittels EEG und periphere Aktivitäten wie Herzfrequenz, Temperatur etc.) und psychologischen bzw. psychopathologischen Abläufen, sowohl des Verhaltens wie des Erlebens. Ein klassisches Beispiel ist die *Stressreaktion*, die in körperlichen (Adrenalin-, Noradrenalin-, Cortisol-Stoffwechsel etc.) *und* seelischen, speziell emotionalen Reaktionen besteht. Entscheidend ist, ob die Adaptation (Anpassung, Bewältigung von Belastungen) gelingt (Eustress) oder aber Erschöpfung eintritt (Disstress).

Neurochemie befasst sich bevorzugt mit Neurotransmitterstörungen bei Psychosen, auch im Zusammenhang mit Psychopharmaka.

Neuroendokrinologisch werden die Beziehungen zwischen Hormonfunktionen und psychischen Störungen untersucht (z.B. bei Depressionen). In enger Beziehung hierzu werden *neuroimmunologisch* die Beziehungen zwischen Immunsystem und psychischen Krankheiten erforscht.

Neuropsychologie ist ein interdisziplinäres Forschungsgebiet zwischen Neurologie und Psychologie, das die Zusammenhänge zwischen Hirnschädigungen und Hirnfunktionsstörungen einerseits (neurophysiologisch und radiologisch kenntlich gemacht) und psychischen Störungen andererseits (erfasst durch psychopathometrische Verfahren) untersucht. Die Neuropsychologie stützt sich dabei auf Erfahrungen der Psychopathologie, der kognitiven Psychologie, der Linguistik und Phonetik. – In der Psychologie wird »neuropsychologisch« zum Teil anders verstanden, nämlich ungefähr wie psychoorganisch.

Die Hirnforschung untersucht nicht unmittelbar die seelischen Vorgänge, sondern die somatischen Strukturen und Prozesse als Grundlage psychischer Vorgänge. Zwischen dem somatischen Befund und dem psychopathologischen Phänomen besteht eine Kluft, die stets angetroffen wird, wenn man Körperliches und Seelisches miteinander in Beziehung bringen will. Die Hirnforschung kann aber morphologische, physiologische oder chemische Anomalien als Korrelate psychischer Störungen aufzeigen.

Neurobiologische Arbeitsrichtungen sind heute in der psychiatrischen Forschung vorherrschend. Ihre oft eindrucksvollen Erkenntnisse verbessern unser Verständnis der Ätiopathogenese psychischer Krankheiten; sie regen auch zu Hypothesen über Wirkungsmechanismen therapeutischer Eingriffe an, ohne dass sich hieraus allerdings schon in gleichem Maße klinisch relevante Therapieansätze ableiten ließen. Problematisch werden die neurobiologischen Arbeitsrichtungen, wenn sie zu Einseitigkeit und Positivismus führen und den Blick für andere Perspektiven sowie das Verständnis für Individualität und Subjektivität des Patienten verstellen.

Genetik

Die psychiatrische Genetik begann mit ersten Ansätzen um 1800 in der französischen Psychiatrie. Die systematische psychiatrische Genetik wurde in den ersten Jahrzehnten des letzten Jahrhunderts in Deutschland aufgebaut. Die Genetik arbeitet heute auch in der Psychiatrie intensiv und auf verschiedenen Ebenen, was im Kap. 3.1 erklärt wird.

An dieser Stelle darf nicht unerwähnt bleiben, dass die genetische Forschung in der Psychiatrie durch den Missbrauch im nationalsozialistischen Deutschland schwer belastet wurde. Die geistesgeschichtlichen und politischen Ursprünge hierfür liegen hauptsächlich im Sozialdarwinismus, in der sog. Rassenhygiene, aber auch in der medizinischen Eugenik (die ursprünglich aus humaner und ärztlicher Motivation eine primäre Prävention seinerzeit unbehandelbarer psychischer Krankheiten durch Verringerung der Fortpflanzungsrate anstrebte) und in der psychiatrischen Degenerationslehre, was schließlich zur Zwangssterilisation und »Freigabe« des »lebensunwerten Lebens« führte.

Verstehen

> Natürlich erschöpft sich das psychiatrische Vorgehen nicht in biologischen Verfahren. Die Methode, das Erleben des Kranken zu erfassen, ist das Verstehen. Verstehen will Seelisches aus Seelischem ableiten, die Verknüpfung durch Motivationen erkennen. Verstehen hat Einfühlen, Sich-hinein-Versetzen in den anderen zur Voraussetzung. Als Kriterium richtigen Verstehens gilt die Evidenz, die unmittelbar einleuchtende Gewissheit des Patienten und zugleich des Arztes, dass diese Verknüpfung oder Deutung zweifellos zutreffend ist. (Der Begriff »Evidenz« wird heute auch in einem anderen Sinne benutzt, nämlich als Ergebnis systematischer Bewertung von Forschungsergebnissen im Rahmen der Qualitätssicherung.)
>
> Ob der Arzt etwas vom Erlebnis des Patienten versteht, hängt von seiner Einfühlungsfähigkeit und seiner Erfahrung ab. Der Grad des Verstehens kann mit der Erfahrung wachsen. Die Vokabeln »einfühlen« und »unmittelbare Gewissheit« zeigen, dass hier ein subjektiver Vorgang zwischen Patient und Arzt gemeint ist, der sich der Objektivierung weitgehend entzieht.

In naturwissenschaftlicher Sicht genießt daher die Methode des Verstehens wenig Ansehen. Der Psychiater kennt die Fehlerquellen, die sich aus der Subjektivität dieses Vorgehens ergeben können: was einleuchtend ist, muss nicht unbedingt objektiv zutreffend sein. Er sieht aber in der Subjektivität nicht in erster Linie einen Nachteil. Krankheit ist nicht nur biologischer Vorgang, sondern auch Leiden. Im Hinblick auf die Individualität des erlebenden und leidenden Menschen geht es der Psychiatrie wie der psychosomatisch orientierten Medizin nicht allein um die Erhellung der Kausalgenese von Krankheiten, sondern auch um die Sinnerfassung und den Ausdruckswert von Symptomen in der wechselseitigen Repräsentanz von Körperlichem und Seelischem. V.v. WEIZSÄCKER hat als Internist und Neurologe – auch für die Psychiatrie wegweisend – das pathische (einfühlende, miterlebende) von dem ontischen (naturwissenschaftlich erklärenden) Vorgehen abgehoben, welche beide ihre Berechtigung haben und einander nicht ausschließen.

Einfühlen und Mitfühlen sind wesentliche Merkmale der Beziehung zum Patienten. Allerdings ist nicht jedes Leiden einfühlbar, und nicht jeder Patient ist in seinem Erleben unmittelbar zu verstehen. Es würde ihm gerade nicht gerecht, Verstehen zu unterstellen, wo ein Patient sich nicht verständlich machen kann. Zur Arzt-Patient-Beziehung gehört (auch in der Psychiatrie) zugleich eine objektivierende (wenn auch nicht distanzierte) Einstellung zu den Symptomen,

Ausfällen und Beschwerden des Kranken sowie der entsprechende Einsatz medizinischer Behandlungsmöglichkeiten.

Psychodynamische Methoden

22, 331, 332

Psychodynamisches Vorgehen geht über das Phänomenologische, das anschaulich Gegebene und Verstehbare hinaus und zielt auf »tiefere« Sinnzusammenhänge ab, auf das Wechselspiel von Motivation und Trieben, Ängsten und Widerständen. Psychodynamik als Tiefenpsychologie bezieht auch das unbewusste Seelenleben ein, das dem Verstehen erst mittelbar zugänglich wird.

> Die Psychoanalyse Freuds hat die Grundlage der Psychodynamik geschaffen. Dazu gehören insbesondere die Lehre von den Entwicklungsphasen der Persönlichkeit, die Kenntnis von unbewussten seelischen Abläufen, Abwehrvorgängen und Konfliktverarbeitungen und die entsprechenden Therapieerfahrungen. Insofern ist die *Psychodynamik* der *klinische* Teil der Psychoanalyse.

Der andere Teil ist eine *Theorie*: Die Psychoanalyse hat eine eigene *Persönlichkeitslehre* auf tiefenpsychologischer Grundlage entwickelt. Diese »Metapsychologie«, die in ihrer ursprünglichen, mechanistisch akzentuierten Form nicht unumstritten blieb, wurde wesentlich abgewandelt und ergänzt.

Die psychodynamische Forschung hat eine Fülle von zuvor unbekannten Befunden erbracht und Psychiatrie wie Psychologie entscheidend beeinflusst. Sie ist z.B. geeignet, scheinbar unverständliches Verhalten, etwa im Bereich der forensischen Begutachtung, unter kritischer Berücksichtigung vergleichbarer Fälle sowie der Biographie und Erfahrung des Patienten in evidenter Weise verständlich zu machen. Dieses empirisch fundierte Verstehen, das keineswegs mit einer Exkulpierung gleichzusetzen ist, bildet die Voraussetzung einer möglichst »objektiven« Beurteilung einer Persönlichkeit und ihrer Handlungsweisen.

Lernpsychologische Methoden

413

Diese Arbeitsrichtung befasst sich mit *erlernten* (nicht angeborenen) Reaktionen und Verhaltensweisen und analysiert den Prozess des Lernens. Lernen bezieht sich auf Physiologisches und Psychologisches und ist somit eine verbindende Dimension in der Psychiatrie. Das Anwendungsgebiet ist die *Verhaltenstherapie*, die sich auf eine breitere Basis experimenteller Befunde bezieht und auch *kognitive Ansätze* berücksichtigt. Einzelheiten werden im Kap. 3.4 erklärt.

19

Verhaltensforschung hat eine andere Zielsetzung. Sie befasst sich mit den biologischen Grundlagen des Verhaltens. Die *Ethologie* beschäftigt sich vor allem mit den Fragen, wie angeborenes und erlerntes Verhalten miteinander verschränkt sind und wie sich das Einzelwesen in seine artspezifische Umwelt einpasst.

Experimentelles Vorgehen ist der Psychiatrie geläufig: bei der Grundlegung der Verhaltenstherapie, in der Verhaltensforschung und in der experimentellen Psychopathologie, die z.B. die Wahrnehmung Psychosekranker untersucht. Die experimentellen Verfahren sind auf Objektivierung und Quantifizierung ausgerichtet und sind als nomothetische Vorgehensweisen dem idiographischen Vorgehen (den verstehenden Methoden) gegenüberzustellen.

Epidemiologie und Verlaufsforschung

Die epidemiologische Erfassung der Häufigkeit und der soziokulturellen Bedingungen seelischer Krankheiten ist für die Grundlagenforschung wie für die Krankenversorgung gleichermaßen wichtig (s. Kap. 3.8). – Die psychiatrische *Verlaufsforschung* ging zunächst anamnestisch, dann katamnestisch und wo möglich prospektiv vor. Derartige Longitudinaluntersuchungen haben das psychiatrische Wissen wesentlich bereichert und manche vorwissenschaftlichen Auffassungen revidiert, z.B. über die Persönlichkeitsstörungen und Schizophrenien. Heute wird das prospektive Vorgehen bevorzugt, das ergiebiger, aber auch erheblich aufwendiger ist.

Anthropologische Grundlegung

> Die Vielzahl der genannten Methoden und die Fülle der so erhobenen Befunde erfordern eine methodologische Besinnung. Die einzelnen Arbeitsrichtungen sehen den Menschen jeweils unter einem bestimmten Aspekt, z.B. unter dem eines physiologischen oder chemischen »Apparates«, des Lernens, der unbewussten Triebdynamik. In der Forschung ist solche Einseitigkeit unumgänglich.
>
> In der angewandten Psychiatrie, aber auch im Hinblick auf das Psychiatrieverständnis, ist dieses Vorgehen zu hinterfragen. In diesem *anthropologischen Sinne* geht es darum, die verschiedenen Aspekte zu umgreifen und eine Integration der unterschiedlichen Arbeitsweisen anzustreben.
>
> Die anthropologische Fundierung der Psychiatrie ist hauptsächlich auf drei Ansätze zurückzuführen: die *Phänomenologie* zielt auf das Erfassen des Wesens und des Sinnes dessen, was in Erscheinung tritt und beobachtet werden kann. Des Weiteren sind die psychosomatische Lehre V.v. WEIZSÄCKERS zu nennen, die Begegnungs-Philosophie von BUBER und insbesondere die *Daseinsanalyse*, die der Psychiater L. BINSWANGER aus der Phänomenologie und der Daseinsanalytik HEIDEGGERS entwickelte.
>
> Statt auf Einzelheiten einzugehen sollen einige Grundzüge angedeutet werden: Nicht die einzelne Störung, sondern die gesamte Erlebniswelt des Kranken steht im Mittelpunkt des Interesses, nicht das Abnorme und Kranke, sondern das Dasein des Patienten an sich. An Stelle der Subjekt-Objekt-Spaltung wird nach dem In-der-Welt-Sein des Patienten gefragt. Dabei treten die Kategorien wie krank – gesund und auch innen – außen, körperlich – psychisch in den Hintergrund. Kranksein wird als etwas Eigenes unvoreingenommen und zunächst ohne Wertung betrachtet und nicht von vorneherein an der Gesundheit gemessen.

Die anthropologische Besinnung hat die psychiatrische Praxis nachhaltig beeinflusst, indem sie die Basis für ein ganzheitliches Verstehen und eine tiefere therapeutische Kommunikation bildet. Denn für das diagnostische und therapeutische Vorgehen ist es ein wesentlicher Unterschied, ob man den kranken Menschen als psychischen Apparat, als ein biologisches Instinktwesen usw. auffasst, oder aber als Person.

Während die Psychiatrie von den philosophisch-anthropologischen Bemühungen profitierte, lässt sich Entsprechendes für die Beziehungen zwischen *Psychiatrie und Theologie* nicht feststellen. Von den Weltreligionen ist wenig Einfluss auf die Psychiatrie ausgegangen, und die Psychiatrie befasste sich wenig mit der Religiosität der Patienten. Die Gründe hierfür dürften sowohl in der medizinisch-positivistischen Einstellung der traditionellen Psychiatrie als auch in dem Unverständnis und der Abwehr liegen, mit denen Theologien und Kirchen auf die Triebthematik und die Religionskritik der Psychoanalyse reagierten. Die heutige klinische Psychiatrie versucht, die Religiosität des Patienten in ihrer existentiellen Bedeutung zu beachten.

Pluridimensionale Psychiatrie

> Psychopathologische Phänomene können auf verschiedene Weise untersucht werden. Die Methoden nach ihrem diagnostischen Wert oder ihrer wissenschaftlichen Bedeutung gegeneinander abzuwägen, wäre ebenso müßig wie der Frage nachzugehen, ob Psychiatrie eine Naturwissenschaft oder eine Geisteswissenschaft sei. Beobachten und Introspektion, Beschreiben und Deuten, Verstehen und Erklären, psychologische und biologische Verfahrensweisen, nomothetische und idiographische Methode stehen gleichberechtigt nebeneinander, und jede ist unerlässlich. Die methodologische Vielfalt gehört zum Wesen der Psychiatrie. Was über die Arbeitsrichtungen und die Methodenpluralität der Psychiatrie ausgeführt wurde, findet praktische Anwendung in der psychiatrischen Untersuchung und Diagnostik. Der Psychiater darf sich nicht auf einzelne Ansätze, die eher zufällig seiner Ausbildung oder Vorliebe entsprechen, beschränken.

Psychiatriehistorisch gesehen fällt die Vielseitigkeit der Arbeitsrichtungen und -gebiete im 19. und 20. Jahrhundert auf. Die Psychiatriegeschichte ist keineswegs einheitlich verlaufen. Im Rückblick zeichnen sich zwei Grundsätze ab: Einerseits kamen nacheinander verschiedene Arbeitsgebiete mit eigenen Themen und Methoden auf. Die wichtigsten sind: philosophisch orientierte, betont naturwissenschaftliche, psychoanalytisch-psychodynamische, sozialwissenschaftliche und vor allem biologisch orientierte Psychiatrie. Jeder dieser Ansätze verstand sich unabhängig von anderen und beanspruchte mehr oder weniger, die Psychiatrie zu repräsentieren.

Im Gegensatz hierzu stand und steht das Paradigma der *Pluridimensionalität*. Es durchzieht die Psychiatriegeschichte von ihren Anfängen (PINEL, ◘ Abb. 1, und ESQUIROL im frühen 19. Jahrhundert) und wurde von GRIESINGER (◘ Abb. 2) in der Mitte des 19. Jahrhunderts dahingehend formuliert, dass »die Geisteskrankheiten in der Mehrzahl der Fälle aus einem Zusammenwirken mehrerer zum Teil vieler ungünstiger Umstände entstehe…(und dass) für die psychische und somatische Heilmethode eine absolut gleiche Berechtigung in Anspruch genommen wird«. Um die Jahrhundertwende erstellten KRAEPELIN, BLEULER, GAUPP, KRETSCHMER und andere ein Krankheitsmodell, das bis in die Gegenwart hin gültig blieb. Es hat Polarisierungen wie psychodynamisch versus biologisch oder psychoanalytisch versus psychopathologisch überwunden und umfasst diese und weitere Arbeitsrichtungen. Ihr Zentrum ist die *klinische Psychiatrie*. Das Prinzip der Mehrdimensionalität wird heute auch »bio-psycho-soziales Modell« (ENGEL) genannt.

3 Grundlagen

3.1 Genetik

Die psychiatrische Genetik entstand in einer Reihe methodischer Schritte. 413

Familienuntersuchung: Da einzelne psychische Krankheiten offensichtlich familiär gehäuft auftreten, wurden systematische Familienuntersuchungen durchgeführt, die diesen Befund bestätigten, und zwar sowohl im Vergleich mit Kontrollgruppen Gesunder bzw. mit der Normalbevölkerung als auch im Vergleich mit anderen psychiatrischen Diagnosen. Damit war ein Hinweis auf Erblichkeit gegeben, jedoch nicht ein Beweis geführt, denn es war auch mit dem Einfluss von Familienstilen, erlerntem Verhalten und Symptomtraditionen zu rechnen.

Zwillingsuntersuchungen wurden mit dem Ziel durchgeführt, Erb- und Umwelteinflüsse zu differenzieren. Die Fragestellung lautete: Auch wenn bei allen Zwillingen, eineiigen (monozygoten) wie zweieiigen (dizygoten), mit familiären und anderen Umwelteinflüssen zu rechnen ist, könnte bezüglich psychiatrischer Erkrankungen doch insofern ein Unterschied bestehen, als übereinstimmendes (konkordantes) Erkranken bei den eineiigen, nämlich *erbgleichen* Zwillingen häufiger zu beobachten sei als bei zweieiigen. Eine solche unterschiedliche Konkordanz ist für verschiedene psychische Krankheiten festgestellt worden, bei Psychosen deutlicher als bei neurotischen Störungen.

Aber auch so lassen sich natürlich Umwelteinflüsse nicht zuverlässig kontrollieren. Es wurden Diskordanzanalysen durchgeführt: Wenn bei Zwillingen keine Konkordanz gegeben ist (also nur ein Zwilling erkrankt ist), wird versucht, diese Unterschiedlichkeit durch Analyse der Entwicklungsbedingungen und Umwelteinflüsse zu erhellen.

Adoptionsstudien führen einen Schritt weiter. Man untersucht, ob eine psychische Krankheit bei Adoptivkindern unterschiedlich häufig ist, je nachdem ob biologische oder Adoptiveltern erkrankt sind: Die Krankheitshäufigkeit von Adoptivkindern aus belasteter Primärfamilie (Mutter oder Vater psychisch erkrankt) wird verglichen mit der von Adoptivkindern gesunder leiblicher Eltern. Solche Adoptionsstudien sind sehr aufwendig, sie wurden bisher insbesondere in der Schizophrenieforschung durchgeführt. Die Ergebnisse zeigen (entgegen mancher Erwartung) die Bedeutung genetischer Faktoren. 213

Molekular-genetische Untersuchungen verfolgen das Ziel, Erblichkeit direkt nachzuweisen, indem Genorte auf Chromosomen bestimmt werden. Sie arbeiten hauptsächlich mit zwei Methoden:

Kopplungsuntersuchungen. Wenn zwei Merkmale überzufällig oft gemeinsam vererbt werden, spricht man von Kopplung und nimmt an, dass die Genorte eng benachbart sind. Eine Kopplung wird aufschlussreich, wenn es sich einerseits um ein Krankheitsmerkmal handelt und andererseits um einen Marker, der zwar einem von der Krankheit unabhängigen Merkmal entspricht, dessen chromosomale Lokalisation aber bereits bekannt ist. Dieser Marker ist also, im Falle einer überzufällig häufigen gemeinsamen Vererbung, ein Wegweiser zum Krankheitsgen.

Assoziationsstudien. Hier geht es darum, dass eine Krankheit (als Phänotyp) überzufällig häufig verbunden ist (und zwar bei nicht verwandten Patienten) mit einem bekannten Allel eines Gens, das in einer DNA-Sequenzvariante besteht und im Sinne eines Risikofaktors für diese Krankheit bewertet wird. Dabei kann das Allel mit der Krankheit genetisch in Beziehung stehen, oder es ist unabhängig von der Krankheit, aber mit dem Krankheitsgen gekoppelt (s.o.).

Die bisherigen Ergebnisse der genetischen Forschung werden bei den einzelnen Krankheiten dargestellt. Methodische Einzelheiten sind der Literatur zu entnehmen. Relevante Befunde werden bei den einzelnen Krankheiten referiert. Weltweit arbeitet die psychiatrische Genetik intensiv daran, postulierte Erbfaktoren psychischer Krankheiten nachzuweisen. Denn die Familien- und Zwillingsuntersuchungen weisen darauf hin, dass es kaum eine psychische Krankheit ohne einen genetischen Faktor gibt, aber auch kaum eine Krankheit, die rein genetisch zu erklären ist. Im Sinne von Prädispositionsfaktoren wird versucht, den Anteil genetischer Verursachung (Heritabilität) von dem Anteil anderer Entstehungsbedingungen abzugrenzen.

Mit den Möglichkeiten direkter genetischer Diagnosen und Krankheitsvorhersagen entstehen große Probleme der persönlichen Zumutbarkeit und ethischen Zulässigkeit.

3.2 Neurotransmission

Die chemische Informationsübertragung zwischen Nervenzellen erfolgt durch Neurotransmitter. Sie werden in dem präsynaptischen Neuron synthetisiert, in den synaptischen Spalt abgegeben und an postsynaptische Rezeptoren gebunden. Hierdurch werden, großenteils unter Vermittlung von sog. second-messenger-Systemen, zahlreiche intrazelluläre Prozesse gesteuert, z.B. Ionenkanäle geöffnet oder Proteine synthetisiert. Bei den meisten Neurotransmittern handelt es sich um neuroaktive Peptide, wie endogene Opiate oder Substanzen, die extrazerebral auch als Hormone wirken (ACTH, CRH, Somatostatin, Vasopressin u.a.). In der psychopharmakologischen Forschung spielen die biogenen Amine und Aminosäuren eine besonders wichtige Rolle. Hierzu zählen u.a. die Katecholamine Dopamin und Noradrenalin (Norepinephrin), Serotonin, Azetylcholin, GABA (γ-Amino-Buttersäure) und Glutamat.

Psychopharmaka blockieren die Wiederaufnahme der Transmitter aus dem synaptischen Spalt oder hemmen ihren enzymatischen Abbau und erhöhen so die Konzentration der Neurotransmitter an den Rezeptoren. Einige gehen aber auch selbst Bindungen mit den Rezeptoren ein und wirken antagonistisch.

Im Folgenden wird über einige klinisch relevante Befunde berichtet. Der gegenwärtige Forschungsstand lässt sich so zusammenfassen: Neurotransmitter-Untersuchungen haben mehr Wissen zur Wirkungsweise von Psychopharmaka erbracht als zur Pathogenese psychischer Krankheiten. Klinisch relevant sind die neuropharmakologischen Erkenntnisse mehr im Hinblick auf unerwünschte Effekte (Nebenwirkungen) als auf die therapeutische Wirksamkeit.

Dopamin-System. Bei Parkinson-Syndromen wurde ein Dopaminmangel in den Stammganglien festgestellt; bei längerer und hochdosierter Dopamintherapie können Psychosen auftreten. Bei Amphetamin-Psychosen wird Dopamin vermehrt freigesetzt, es besteht ein Überangebot an den Rezeptoren.

Neuroleptika bewirken eine Blockade von Dopaminrezeptoren. Es lassen sich fünf Dopaminrezeptoren (D_1–D_5) unterscheiden, die in zwei Gruppen unterteilt werden: Zur D_1-Gruppe werden die D_1- und D_5-Rezeptoren gezählt, die D_2-Gruppe umfasst die Rezeptoren D_2, D_3 und D_4. Beide Gruppen unterscheiden sich in ihrer Wirkung auf das second-messenger-System cAMP (Aktivierung durch D_1, Hemmung durch D_2).

Vor allem drei dopaminerge Bahnen sind für psychische Erkrankungen und ihre Behandlung besonders wichtig: Die *mesolimbisch-corticale Bahn*, deren Neurone in der Region des ventralen Tegmentum liegen und die u.a. in den Ncl. accumbens und zum präfrontalen Cortex sowie zum limbischen System projizieren. Die Neuronen spielen anscheinend eine wichtige Rolle bei dem Erleben von Lust und angenehmen Gefühlen, man spricht hier von dem dopaminergen Belohnungssystem. Die antipsychotische Wirkung der Neuroleptika wird mit ihrem Dopamin-antagonistischen Effekt an den Rezeptoren dieser Region in Verbindung gebracht. Hieran anknüpfend wurde die Dopaminhypothese der Schizophrenie entwickelt, die zunächst von einer allgemeinen dopaminergen Überfunktion ausging. Heute wird ein Ungleichgewicht dieses Transmittersystems mit (prä-)frontaler Hypoaktivität und Hyperaktivität im mesolimbischen System angenommen.

Die *nigro-striatale Bahn* entspringt von der Substantia nigra und zieht zum Striatum. Eine Degeneration dieser Neurone findet man bei der Parkinsonerkrankung. Auch das neuroleptisch induzierte Parkinsonoid wird auf eine Blockade der Rezeptoren dieses Bahnsystems zurückgeführt. Die Neuronen der *tuberoninfundibulären Bahn* liegen im Ncl. accumbens und im Ncl. paraventricularis des Hypothalamus; sie projizieren zum Infundibulum und Hypophysenvorderlappen. Dopamin inhibiert hier die Prolaktinausschüttung. Werden die Dopaminrezeptoren blockiert (z.B. durch Neuroleptika), steigt die Prolaktinsekretion und es kann zur Galaktorrhoe kommen.

Serotonerges System. Serotonin findet sich im Körper vor allem in den Mukosazellen des Darmes und den Thrombozyten. Im zentralen Nervensystem sind insbesondere die Zellen in den Raphe-Kernen des Hirnstamms serotonerg. Sie senden ihre Fasern in weite Bereiche des Cortex und des limbischen Systems.

Die Wiederaufnahme von Serotonin aus dem synaptischen Spalt in das präsynaptische Neuron wird durch einige der trizyklischen Antidepressiva und insbesondere durch die modernen *selektiven Serotonin-Wiederaufnahmehemmer (SSRI)* blockiert. Auf der antidepressiven Wirkung dieser Substanzen aufbauend wurde die Serotonin-Hypothese der Depressionen entwickelt, für die es auch weitere Hinweise gibt: Die Konzentration von Serotonin und seinen Metaboliten ist im Liquor Depressiver reduziert, was für eine geringere serotonerge Aktivität im Hirn spricht. Wenn der Blutspiegel von Tryptophan (einer chemischen Vorstufe des Serotonin) absinkt, kann das eine Symptomverstärkung bei Depressiven ankündigen. Reserpin führt zu einer Entleerung der präsynaptischen Speicher und wirkt depressiogen (und wird deswegen nicht mehr verwendet). *Monoaminooxydase-Inhibitoren* (MAO-Hemmer), die als Antidepressiva eingesetzt werden, verhindern eine Inaktivierung des Serotonins durch Hemmung des enzymatischen Abbaus. Dieser Effekt betrifft jedoch nicht nur das Serotonin, sondern auch das Noradrenalin.

Die *trizyklischen Antidepressiva* bewirken eine mehr oder minder ausgeprägte Noradrenalin-Wiederaufnahmehemmung (zum Teil zusammen mit einer Blockierung der Serotonin-Wiederaufnahme). Aufgrund dieser Beobachtung hatte man (noch vor der Serotonin-) eine Katecholamin-Hypothese der Depression formuliert. Vermutlich gibt es aber noch weitere Wirkmechanismen von Antidepressiva. Dafür spricht z.B. auch die klinische Beobachtung, dass eine antidepressive Wirkung nicht selten erst nach ein bis zwei Behandlungswochen (oder noch später) eintritt, während die genannten Effekte an den Synapsen unmittelbar einsetzen. Von einzelnen Antidepressiva weiß man auch, dass sie selbst an postsynaptische Rezeptoren binden und dort antagonistisch wirken. Ob es für die antidepressive Wirkung tatsächlich in erster Linie auf den serotonergen Effekt ankommt, wie mit der Einführung der Serotonin-Wiederaufnahmehemmer

(SSRI) postuliert wurde, ist noch ungeklärt. Sicher aber bestimmt die Beeinflussung von Neurotransmittern die Art bzw. Akzentuierung der unerwünschten Wirkungen. Bei der Entschlüsselung der verschiedenen Wechselwirkungen der verschiedenen Neurotransmittersysteme steht man erst am Anfang. An Stelle der Hypothese vom Mangel einzelner Neurotransmitter wurde inzwischen eine *Dysbalance-Hypothese* gebildet, wobei man sich modellhaft eine Art Mobile vorstellt: Wenn sich ein Teil bewegt, beginnt das gesamte System zu schwingen.

Diese und weitere Neurotransmitter-Befunde geben wichtige Hinweise für die Wirkungsweise antidepressiver Medikamente, deren Mechanismus jedoch noch nicht geklärt ist. Die Befunde tragen auch zur Kenntnis der Pathophysiologie depressiver Störungen (insbesondere melancholischer Depressionen) bei, ohne allerdings deren Ätiopathogenese erklären zu können.

Acetylcholin-System. Auch dieser Neurotransmitter hat verschiedene klinisch relevante Funktionen, so möglicherweise bei der Alzheimer-Krankheit und speziell bezüglich der Gedächtnisfunktionen. Cholin-Antagonisten, die als Anticholinergika im Gebrauch sind, wirken gegen neuroleptische extrapyramidal-motorische Störungen. Ihre Wirkung steht demnach auch mit dem Dopamin-System in Zusammenhang. Auch in die Neurotransmitter-Dysbalance-Hypothese der Depressionen wird Acetylcholin einbezogen. Dem Acetylcholin verwandt ist das Alkaloid Nikotin.

GABA-System. Der Neurotransmitter Gammaaminobuttersäure wird weniger mit einer psychiatrischen Krankheit als mit einer Psychopharmaka-Gruppe in Zusammenhang gebracht, nämlich mit den Benzodiazepinen, der Hauptgruppe der Tranquilizer. Diese verstärken die Wirkung von GABA, indem sie die Rezeptorempfindlichkeit erhöhen. Klinisch korreliert hiermit eine Dämpfung von Erregung und Angst. In der Anästhesie werden Benzodiazepin-Antagonisten, die über das GABA-System wirken, zur Narkosebeendigung eingesetzt, im übrigen auch gegen Benzodiazepin-Vergiftungen.

3.3 Neuroanatomie

Alle psychischen Vorgänge gehen mit neurochemischen oder hirnelektrischen Veränderungen einher und sind an neuronale Aktivitätsänderungen gebunden; ständig werden so Informationen aus der Umwelt (oder auch dem eigenen Körper) aufgenommen und verarbeitet. Fortschritte histochemischer post-mortem-Untersuchungen, die Entwicklung moderner bildgebender Verfahren und neuropsychologischer tierexperimenteller Modelle verbesserten in Verbindung mit neurophysiologischen Untersuchungen die Kenntnisse über die neuroanatomische Lokalisation dieser Prozesse erheblich. Die vielfach sehr eindrucksvollen Befunde dürfen aber nicht dazu verleiten, sie unkritisch zu verallgemeinern und fragwürdige Aussagen zur Ätiopathogenese psychischer Krankheiten daraus abzuleiten.

Anders als bei neurologischen Krankheiten ist bei psychischen Störungen nicht ein eindeutiger, in der Regel konstant reproduzierbarer Funktionsausfall einer umschriebenen Hirnläsion zuzuordnen. Störungen des Erlebens und Verhaltens bei psychischen Krankheiten sind in ihrem Erscheinungsbild komplexer als körperliche Symptome und in ihrer Ausgestaltung variabel. Von den organisch-psychischen Störungen abgesehen sind neuroanatomische Auffälligkeiten bei psychischen Erkrankungen allenfalls statistisch-korrelativ nachzuweisen; vielfach sind die Befunde aber widersprüchlich.

Auch aus klinischer Sicht (z.B. Altersdemenzen) ist die Frage nach den an der Aufnahme, Verarbeitung und Speicherung von Informationen beteiligten neuroanatomischen Strukturen zu stellen. Hierbei hat offenbar das früher wenig beachtete limbische System eine Schlüsselstellung. Der Begriff bezeichnet nicht eine topographisch eng umschriebene Hirnregion, sondern funktionell verknüpfte Areale (Hippocampus, Gyrus cinguli, Amygdala, Thalamuskerne u.a.), die wie ein Saum (lat. limbus =Saum) um Balken, Basalganglien und Zwischenhirn gruppiert sind. Das limbische System empfängt Afferenzen von allen corticalen Assoziationsarealen und ist durch reziproke Bahnen mit dem Hypothalamus und dem präfrontalen Cortex verbunden. Diskrete Auffälligkeiten unterschiedlicher Strukturen des limbischen Systems sind bei einem Teil der schizophrenen Patienten festzustellen.

An der vorübergehenden Speicherung von Informationen im sog. Arbeits- oder Kurzzeitgedächtnis ist offenbar der präfrontale Cortex (die rostral der prämotorischen Hirnrinde gelegenen Anteile des Frontallappens) wesentlich beteiligt. Der mediale Temporallappen, und hier insbesondere der Hippocampus, tragen dazu bei, Informationen in das Langzeitgedächtnis zu überführen, das in Abhängigkeit von der Art Informationen (optisch, akustisch etc.) an unterschiedlichen corticalen Arealen lokalisiert ist. In diesen Strukturen ist auch die neuroanatomische Grundlage des expliziten Lernens zu sehen. Eine Hippocampusatrophie findet sich bei der Alzheimer-Demenz, aber auch bei anderen dementiellen Erkrankungen.

Der präfrontale Cortex ist darüber auch entscheidend daran beteiligt, Handlungen zu planen, zu initiieren, durchzuführen und zu steuern (sog. Exekutivfunktionen). Entsprechende Verhaltensauffälligkeiten kennzeichnen die Symptomatik von Patienten mit frontaler Hirnschädigung. Untersuchungen mit der Positronenemissionstomographie (PET) zeigten auch bei einem Teil der schizophrenen Patienten (insbes. mit chronischem Verlauf oder Minussymptomatik) eine verminderte Aktivität im frontalen Cortex (»Hypofrontalität«).

Die verschiedenen Areale des frontalen Cortex sind jeweils in Form paralleler Schaltkreise mit subcorticalen Strukturen (Striatum, Pallidum, Thalamus) verbunden, was vor allem im Hinblick auf Zwangserkrankungen untersucht wurde. Insgesamt lässt sich bisher aber kaum erfassen, welche Bedeutung die hochkomplexen Verknüpfungen der verschiedenen Hirnregionen für die seelischen Vorgänge im Einzelnen und speziell für die psychischen Erkrankungen haben.

Die Dichte dieser neuronalen Verknüpfungen ist dabei weder genetisch abschließend festgelegt, noch überhaupt statisch. Die in den synaptischen Spalt freigesetzten Transmitter übertragen nämlich nicht nur elektrische Impulse vom präsynaptischen zum postsynaptischen Neuron, sondern unter bestimmten Bedingungen können sie auch intrazellulär unter Vermittlung sog. second messenger genetische Informationen zur Bildung neuer Synapsen aktivieren (*neuronale Plastizität*).

In welchem Umfang dies geschieht, hängt u.a. davon ab, wie häufig und wie stark die jeweiligen synaptischen Verbindungen aktiviert werden und ist damit auch von Umwelteinflüssen abhängig. Wie tierexperimentelle Untersuchungen zeigen, führt sensorische Deprivation in frühen Entwicklungsstadien über die damit verbundene neuronale Inaktivität zu einer geringeren synaptischen Dichte in den beteiligten Neuronenverbänden. Unphysiologische Überstimulation kann andererseits, vor allem in sehr frühen Entwicklungsstadien, zu exzessiver neuronaler Aktivierung und Schädigung führen. Dies ist möglicherweise ein Modell dafür, wie beim Menschen ungünstige Erfahrungen in frühen Sozialisationsstadien auch neurobiologisch zu einer erhöhten Vulnerabilität beitragen können.

3.4 Lernpsychologische Grundlagen

In diesem Bereich der Psychologie geht es um das, was erkennbar ist, exakt beobachtet und experimentell kontrolliert werden kann, nämlich um das Handeln und Verhalten. Dabei bleiben zunächst Funktionen wie Emotion, Trieb, Motivation mehr oder weniger außer Acht. Psychiatrisch bedeutsam ist diese Psychologie, da sie zu einem therapeutischen Vorgehen geführt hat, nämlich zu der Verhaltenstherapie. Dabei hat sich gezeigt, dass Lernen ein zugleich physiologischer und psychologischer Vorgang und damit eine verbindende Dimension in der Psychiatrie ist. Die wesentlichen Elemente der Lernpsychologie sind folgende:

Klassisches Konditionieren. Wenn einem Versuchshund (Pawlow 1904) zusammen mit dem Futter zeitgleich ein bestimmter Ton angeboten und dieser Vorgang wiederholt wird, tritt die reflektorische Speichelsekretion schließlich auch ohne Futter, nur auf den Ton hin, ein. Diese akustische Auslösung ist ein *konditionierter Reiz*, der einen *bedingten Reflex* bewirkt. Wenn dann längere Zeit nur der Ton angeboten wird (ohne Futter), wird der bedingte Reflex abgeschwächt und unterbleibt schließlich (*Löschung, Extinktion*).

Dieser Ablauf lässt sich in eine einfache Formel bringen:

Reiz (stimulus, S) → Organismus (O) → Reaktion (response, R).

Operantes Konditionieren (Skinner 1938). Verhalten ist auch von den Reaktionen der Umwelt abhängig. Man erfährt positive und negative Konsequenzen seines Handelns und lernt daraus (daher auch: *Erfahrungslernen*). Das ist experimentell zu erfassen, im Tierversuch wie in der menschlichen Verhaltensanalyse.

Belohnung, die auf ein bestimmtes Verhalten erfolgt (*positive Konsequenz*), veranlasst zur Wiederholung des Verhaltens (*positive Verstärkung*). Entsprechendes gilt für das Vermeiden einer unangenehmen Konsequenz, z.B. Schmerz (*negative Verstärkung*). Bestrafung oder Ausbleiben einer erwarteten Belohnung ist als eine *negative Konsequenz* dazu angetan, ein Verhalten zu unterdrücken.

Aufgrund dieser und weiterer Befunde entstand eine Verhaltensgleichung (Kanfer 1965): S-O-R-K-C. Dabei bedeutet S der Reiz (Stimulus), der über die Organismusvariable (O) zum Verhalten (R=Reaktion) führt und mit der Häufigkeit eines Quotienten (K = Kontingenz) verstärkt wird durch entsprechende Konsequenzen (C). Die Konsequenzen, die auf ein Verhalten folgen, können positiv sein: Belohnung (C^+ = positive Konsequenz) oder Wegfall eines unangenehmen Reizes ($C^\varnothing$ = negative Verstärkung). Folgt ein Aversivreiz (C^- = negative Konsequenz) auf ein Verhalten, so spricht man von Bestrafung, die in der Therapie kaum mehr angewandt wird.

Lernen am Modell (Imitationslernen, soziales Lernen). Man beobachtet an anderen bisher unbekannte Verhaltensweisen (und deren Konsequenzen) und übernimmt sie. Diese Imitation wird begünstigt durch die Identifikation mit dem anderen. Das beobachtet man nicht nur in der Erziehung, sondern in allen Lebensbereichen, z.B. in der Berufswelt, aber auch in der Entwicklung antisozialen Verhaltens (Kriminalität).

Gestörtes und krankhaftes Verhalten kann als Folge fehlgeleiteten Lernens angesehen werden. Neurotische, psychosomatische und andere psychische Störungen erscheinen so als Fehlverhalten im lerntheoretischen Sinne. Das ist gewiss eine Vereinfachung, aber diese Sichtweise ist nutzbringend in der Psychotherapie anzuwenden.

Kognitiver Ansatz. Unbefriedigend blieb, dass sich Lernpsychologie und Verhaltenstherapie ausschließlich mit dem »äußeren« Verhalten befassten und die inneren Vorgänge unbeachtet ließen. Das geschah zunächst absichtlich, da sich die Verhaltenspsychologie geradezu als Gegenreaktion zur psychoanalytischen Lehre verstand, die sich mit den »inneren« und dabei auch unbewussten seelischen Vorgängen befasste. Auf Seiten der Verhaltenstherapie wurde der Ansatz um die kognitive Dimension erweitert, nämlich um den Versuch, neben dem Verhalten auch das Wahrnehmen, Denken und Vorstellen mit einzubeziehen. Zusammenfassend spricht man von *Kognitionen* (ein schwer definierbarer Begriff). Voraussetzungen hierfür wurden auch der Entwicklungspsychologie von PIAGET entnommen.

Grundlegend ist die Erkenntnis, dass Wahrnehmungen unbestimmt, einseitig, beeinflussbar und verzerrt sein können (z.B. durch Angst oder depressive Verstimmung) und dass sich entsprechend fehlgeleitete, verzerrte Vorstellungen und Überzeugungen bilden können. Solche nicht realitätsgerechten, »krankhaften« Attributionen können zu einem gestörten Verhalten führen und u.U. schließlich eine Situation ausweglos erscheinen lassen. Hier setzt die *kognitive Therapie* an: Wahrnehmungen und Denkweisen werden dahingehend modifiziert, dass sie sich wieder mehr an der Realität orientieren. In dieses korrigierende Ordnen und Werten werden z.B. auch unangemessene Krankheitstheorien von Patienten einbezogen.

Verhaltensanalyse. Wie jede Behandlung setzt auch die Verhaltenstherapie eine exakte Diagnostik voraus. Es kommt insbesondere auf Folgendes an: Worin besteht das Problem, das gestörte und quälende Verhalten? Wann und unter welchen Umständen und wie oft tritt es auf? Wodurch wird es begünstigt bzw. abgeschwächt? Was wird getan, um das Auftreten zu vermeiden? Kann es kontrolliert, beherrscht werden und wie? Wie sind die zwischenmenschlichen, sozialen Zusammenhänge? Welche Vorstellungen hat der Patient und wie bewertet er die Störung?

Dabei ist weniger von dem auszugehen, was im objektivierenden Sinne zu bestimmen ist, was »wirklich« geschah, als mehr davon, wie der Patient in einem durchaus subjektiven Sinne die Situationen erfahren und darauf reagiert hat.

Die einzelnen Verfahren der Verhaltenstherapie und der kognitiven Therapie werden im Behandlungs-Kapitel beschrieben, ihre Anwendungen in den speziellen Kapiteln.

> *Verhaltenspsychologische Erkenntnisse und psychodynamische Erfahrungen*, die in den folgenden Kapiteln beschrieben werden, stehen heute nicht mehr gegeneinander. Die anfänglichen theoretischen Widersprüchlichkeiten wurden weitgehend überwunden, nachdem sich in der Praxis der Psychotherapie gezeigt hatte, dass die lernpsychologischen und tiefenpsychologischen Vorgehensweisen keineswegs unvereinbar sind. Es gibt kein Verhalten und keine Kognition ohne Emotion und umgekehrt (sog. Affektlogik). Auf Seiten der psychodynamisch orientierten Psychotherapie wird mehr und mehr auch das Verhalten des Patienten berücksichtigt. In der Verhaltenstherapie werden zunehmend auch emotionale Vorgänge und dabei die emotionalen Beziehungen beachtet, die sich zwischen Patient und Arzt oder Psychologe einstellen.

3.5 Entwicklungspsychologische Befunde

412

Zum Verständnis späterer psychischer Störungen ist die Kenntnis der frühen Entwicklungsprozesse, speziell bezüglich der Ich-Entwicklung und emotionalen Entwicklung, unverzichtbar. Neben den Modellen der psychoanalytischen und kognitiven Entwicklungstheorien sind vor allem die Ergebnisse der empirischen Kleinkindforschung (R. Spitz, D. Stern, M. Papousek) von psychiatrischem Interesse.

Säuglingszeit. In der Säuglingszeit ist neben dem ursprünglich von S. Freud betonten oralen Erleben auch das Erleben von Hautkontakt und körperlicher Versorgung und die Zuwendung über Stimme und Sprache und über den Blickkontakt wichtig. Die frühesten *sensorischen* Eindrücke empfängt der Säugling über den Körper und seine inneren Zustände sowie über die Haut, dann über das Hören und Sehen. Es kann mit Videoaufzeichnungen gezeigt werden, wie nicht nur die Mutter, sondern auch der Säugling aktiv Kontakt anfordert oder sich abwendet, und wie es Mutter und Kind mehr oder weniger gut gelingt, sich aufeinander einzustimmen.

Psychische Beschädigungen auf dieser frühen Entwicklungsstufe lassen sich am besten als Scheitern bei der Befriedigung der Grundbedürfnisse des Säuglings beschreiben. Sie wirken sich auf die spätere Fähigkeit aus, befriedigende zwischenmenschliche Beziehungen zu gestalten und bilden die Grundlage vielfältiger neurotischer Fehlentwicklungen. Naturgemäß nimmt die missglückte Befriedigung *oraler Bedürfnisse* eine wichtige Rolle ein. Sie kann starke andauernde Abhängigkeitsbedürfnisse hervorbringen und zur Ausbildung von Besitzgier und übermäßigen Essgewohnheiten beitragen. Die lang anhaltende Entbehrung einer sicheren Versorgung und die mangelnde Präsenz einer Person, die sich auf die Bedürfnisse des Säuglings einstellt, kann zu schweren und dauerhaften Störungen der Beziehungsfähigkeit und zu allgemeinen Entwicklungsdefiziten führen (Hospitalismus, psychosozialer Minderwuchs).

55

Kleinkindzeit. Mit 9 Monaten beginnt das Kind, eine äußere Welt von der inneren schärfer abzugrenzen, mit einem Jahr beginnt es zu laufen und zu sprechen. Schon der ältere Säugling erkennt, dass er nicht mit der Mutter allein auf der Welt ist, und dass die Dinge nicht durch ihn, sondern außerhalb seiner selbst existieren, und das Kind beginnt eine äußere Realität anzuerkennen, die es mit anderen teilen muss, ohne dass damit schon das Gefühl der Eifersucht bewusst erlebt wird (sog. frühe Triangulierung).

Hierbei handelt es sich um einen Vorläufer der ödipalen Entwicklung, die Freud für die weitere Kleinkinderzeit als prägend ansah. Der *Ödipus-Komplex* betrifft die zunächst bewusste, später ins Unbewusste verdrängte und schuldhaft empfundene Eifersucht des Jungen auf den Vater. (Eine vergleichbare Eifersucht des Mädchens auf die Mutter kann als Elektra-Komplex bezeichnet werden.) Das Kind erkennt, dass zwischen den Eltern eine Beziehung besteht und fühlt sich aus dieser Beziehung ausgeschlossen. Bei der Bewältigung des Ödipus-Komplexes lernt das Kind, sich gegenüber den Eltern neu ins Spiel zu bringen, ohne jemanden auszuschließen. Es lernt, zwischenmenschliche Beziehungen und Bedeutungen sowie Gruppenprozesse besser zu durchschauen und erwirbt soziale Kompetenz.

Weitere prägende Erfahrungen verbinden sich in der Kleinkinderzeit mit dem Erwerb der Kontrolle über die Schließmuskeln von Blase und Darm (*anale Phase*). Die Ausscheidung und ihre Beherrschung vermittelt Erfahrungen mit Bezug auf Selbstbestimmung und Anpassung, Haben und Geben, Reinlichkeit, Ordnung und Disziplin. Eltern, die ihrerseits durch eine »anale« Erziehung geprägt sind, übertragen in dieser Phase ihre eigenen Grundhaltungen auf das Kind.

Ebenfalls am Beginn der Kleinkinderzeit beginnt das Kind die körperlich sichtbaren sexuellen Unterschiede zu »begreifen« und entwickelt Phantasien, was das Vorhandensein oder Fehlen bestimmter körperlicher Merkmale bedeutet (*genitale Phase*).

Ganz allgemein gilt, dass Kleinkinder, wenn sie ihre körperlichen Bedürfnisse ausleben oder sich mit ihren körperlichen Funktionen beschäftigen, bei bestimmten Eltern Befangenheit oder Angst auslösen. Die Angst kann sich auf orale, anale und genitale Bedürfnisäußerungen beziehen, die als bedrohliche Eigenmächtigkeit der Kinder empfunden werden. Eltern mit eigenen unbewältigten Autonomieproblemen verhalten sich besonders überfürsorglich und kontrollierend. Sie übertragen ihre Angst auf die Kinder. Diese fürchten umgekehrt, sie könnten die Eltern durch ihre körperlichen Regungen verärgern oder verlieren.

Kognition: Das Vorstellungsvermögen (Repräsentanzen) und die Zeit- und Raumbegriffe reichen beim Kleinkind bis zum dritten oder vierten Lebensjahr noch nicht aus, um mehrtägige Trennungen zu überbrücken. Die Vorstellungen, die das Kind beim Spielen von seinem eigenen Handeln und dem Handeln anderer entwickelt, sind noch kurzlebig. Die Sprache wird gerade erst als Träger solcher Vorstellungen entdeckt. Das Kind spielt, indem es die Welt erkundet und neu herstellt (Exploration und Konstruktion).

Vorschulzeit und Schulalter. Vom vierten bis zum sechsten Lebensjahr besuchen europäische Kinder mehrheitlich einen Kindergarten. Kinder dieser Altersgruppe besitzen bereits ein gutes Verständnis für soziale Regeln, Gefühle und Absichten anderer Personen (theory of mind). Sie können Personen in einem Spiel auftreten lassen und wissen, dass diese auch außerhalb der Spielphantasie existieren. Sie können willentlich in die Ebene des Spiels eintreten und wieder aus ihr heraustreten (»Überstieg«). Ein Kind dieses Alters reflektiert aber noch nicht darüber, dass sein Spiel ein Akt seines eigenen Willens ist und dass es sich nicht in der allgemeinen Realität ereignet.

Erst vom sechsten Lebensjahr an beherrscht das Kind die »soziale Perspektivenübernahme« und kann nun die Lebenssituation anderer nicht nur erkennen, sondern sich auch in diese eindenken und Rücksicht nehmen. Das Schulkind hat ein ausgeprägtes Interesse am Erwerb von Wissen und Fertigkeiten, an Freundschaften und an der sozialen Einordnung und möchte die an ihn gerichteten Erwartungen erfüllen (Altruismus).

Jugendalter. Vom 11. und 12. Lebensjahr an wird die Kindheit durch kognitive und körperliche Reifungsprozesse verlassen. Das Kind hört auf zu spielen. Es wird je nach Kultur mehr oder weniger rasch in das Leben der Erwachsenen eingeführt oder ihm wird durch Schule und Ausbildung ein längeres »Moratorium« eingeräumt, in dem es sich auf das Erwachsensein vorbereitet, z.B. in einer Jugendkultur, in der bereits Ansätze einer Lebensphilosophie entwickelt werden. Das zentrale Thema der Jugend ist die Ausbildung einer endgültigen Identität. Daneben geht es um die Schaffung eines intimen Raumes, in dem der Jugendliche seine sexuellen Phantasien formen (Masturbationsphantasien) und schließlich reale Partnerschaften verwirklichen kann. Voraussetzung für diese Entwicklung ist neben der sexuellen Reife die Fähigkeit, objektive moralische Kategorien für das eigene Handeln auszubilden, die von den Überzeugungen der Eltern abweichen dürfen. Jugendliche können ihre Situation von außen reflektieren und sich selbst mit den Augen anderer betrachten. Das bewusste Ergreifen der Andersartigkeit und Eigenständigkeit bei Jugendlichen führt erstmals zu einem hohen Vorkommen psychischer Auffälligkeiten.

Jede Entwicklungsphase stellt Anforderungen, die Krisen auslösen können, aber bietet zugleich Möglichkeiten der Kompensation und Nachreifung, die leicht unterschätzt werden. Das Aussehen der Krisen ist altersabhängig, im Jugendalter auch epochalem Wandel unterworfen. Die auslösenden Konstellationen existieren oft schon seit der frühen Kindheit und verweisen auf typische Entwicklungsaufgaben, etwa mit Hinblick auf orale, anale, genitale oder ödipale Erfahrungen, die das Kind aus unterschiedlichen Gründen damals nicht befriedigend durchleben konnte, die aber bei späterer Gelegenheit erneut wachgerufen werden können. Ursächlich kommen neben einer misslingenden Mutter-Kind-Interaktion auch zentralnervöse Verarbeitungsstörungen durch minimale Hirnschäden in Betracht. Die Bezugnahme auf Themen der Frühkindheit bei späteren Krisen wird »*Fixierung*« genannt.

Solche Fixierungen, wie auch andere später sichtbare Spuren früherer Erfahrungen ergeben sich nicht aus einmaligen »traumatischen« Erlebnissen der frühen Kindheit, sondern aus dauerhaften gleichsinnigen Einflüssen, durch die eine traumatische Erfahrung vertieft wird (sequenzielle Traumatisierung nach Keilson). Neben Auswirkungen der Primärbeziehung sind auch Familienkonstellationen zu bedenken. Manche Kinder übernehmen belastende und ihre Entwicklung hemmende Aufgaben für die Familiengemeinschaft. Unter Geschwistern können sich Rivalitäten herausbilden.

Die psychische Entwicklung verläuft nicht selten mit Rückschritten und Verzögerungen. *Regressionen* sind unbewusste Rückzugsmanöver auf frühere Entwicklungsstufen mit Wiederaufleben primitiver Bedürfnisse und Verhaltensmuster. Regressionen kommen spontan im Alltag vor oder treten in den Dienst einer neurotischen Abwehr. Im Verlauf schizophrener Jugendpsychosen kann eine vorübergehende Regression bis zum Erfordernis einer Säuglingspflege führen. Neben Regression kann auch »*progressives Verhalten*« der neurotischen Abwehr dienen. Ein bewusst auftrumpfendes und dominierendes Verhalten will z.B. Unsicherheiten und Schwächen im zwischenmenschlichen Umgang überdecken.

Mit *Retardierung* wird ein stets vorhandener Entwicklungsrückstand oder eine Reifungshemmung bezeichnet, die global ausgeprägt oder partiell sein kann. Besonders schwer zu durchschauen sind Retardierungen bei entweder körperlicher oder psychischer Akzeleration. Solche Diskrepanzen zwischen Teilaspekten der Person können zu Identitätsstörungen und sozialen Missverständnissen führen (»asynchrone Reifestörung« nach Kretschmer).

3.6 Psychodynamische Grundlagen

Zu psychischen Erkrankungen tragen neben anderen auch psychische Entstehungsbedingungen bei. Von den Folgen fehlgeleiteten Lernens war bereits die Rede, auch von Stress. Umgangssprachlich versteht man unter Stress Belastung schlechthin. Es ist aber zu fragen, *welche* psychischen Belastungen insbesondere pathogen wirken. Allgemein ist festzustellen, dass nicht allein die »äußeren« Belastungen pathogen sind, sondern auch und sogar bevorzugt bestimmte »innere« Belastungen, nämlich Konflikte.

Ein *Konflikt* entsteht, wenn in einem Menschen zwei Strebungen von wesentlicher Bedeutung widersprüchlich bzw. unvereinbar und unter einem Entscheidungsdruck aufkommen. Konflikte entstehen – psychoanalytisch formuliert – hauptsächlich zwischen Ich und Es bzw. zwischen Über-Ich und Es (Freud). Zu nennen sind insbesondere folgende Konflikte: Abhängigkeit versus Autonomie, Nähe versus Distanz, Versorgtwerden versus Selbständigsein, Bedürfnisbefriedigung versus Gewissen (Über-Ich).

Ein Beispiel für einen frühen Konflikt des Kindes ist die Versuchungssituation des Naschens: soll es dem Triebbedürfnis folgen (mit Angst) *oder* dem elterlichen Verbot? Eine dritte Möglichkeit, nämlich den Wunsch aufzuschieben, bis die Mutter die Schokolade gewährt, wäre eine realitätsgerechte Konfliktbewältigung.

Konflikte sind vielgestaltig. So kann ein Mensch einer Zielvorstellung zwiespältig gegenüberstehen, er kann zugleich etwas wünschen und ablehnen, z.B. eine Veränderung seiner Lebensumstände bestimmter Vorteile wegen erstreben und sie gleichzeitig fürchten, weil sie mit Umstellungen und Anforderungen einhergeht. Man kann sich an einen Menschen gebunden fühlen und ihn doch auch verabscheuen, eine engere (sexuelle) Beziehung intendieren und zugleich zurückschrecken. Aber nicht nur gegensätzliche Strebungen bedingen einen Konflikt, sondern auch diejenigen, die an sich nicht widersprüchlich sind, jedoch nicht gleichzeitig realisiert werden können. Ein einfaches Beispiel ist der Konflikt einer Frau zwischen Beruf und Familie, genauer gesagt, zwischen beruflichem Leistungsstreben und familiärem Fürsorgebedürfnis.

An dieser Stelle sind einige bereits verwendete Begriffe des psychoanalytischen Strukturmodells zu erklären. Das »*Es*« bezeichnet die Gesamtheit der Triebe, Strebungen, Bedürfnisse und Impulse (es treibt mich um). Es ist ein *unbewusster* Bereich, nur in seinen Äußerungen insofern mittelbar zugänglich, als sie sich in Vorgängen innerhalb des Ichs widerspiegeln.

Die »zusammenhängende Organisation der seelischen Vorgänge in einer Person« bezeichnet man als das »*Ich*«. Es hat vor allem folgende Funktionen: Realitätsprüfung, Anpassung an die Umwelt, Abgrenzung gegen die Außenwelt, Kontrolle der Affekte und Triebe, Integration des Erlebens. Ein gesundes (starkes) Ich ist erkennbar an den Fähigkeiten, Gefühle und Triebansprüche zu empfinden, zu ertragen und zu verarbeiten, sich selbst abzugrenzen und doch mit anderen in Beziehung treten zu können. Wenn das Ich ungenügend ausgebildet ist, spricht man von Ich-Schwäche, deren Folgen bei verschiedenen psychischen Störungen jeweils in anderer Form angetroffen werden.

Das »*Über-Ich*« hat die Funktionen der Selbstkontrolle und der moralischen Zensur, es vereinigt in sich die ethischen und sozialen Normen. Diese werden dadurch tradiert, dass das Kind sein Über-Ich nach dem Über-Ich der Eltern und entsprechender Personen seiner Umwelt ausrichtet.

»*Ich-Ideal*« (auch: Ideal-Ich) ist das Idealbild vom eigenen Ich. Es entsteht nach psychoanalytischer Lehre durch die (primäre) Identifikation mit den Eltern und anderen Beziehungspersonen (Vorbild). – Über-Ich und Ich-Ideal, also einerseits die Gebote und Verbote, andererseits das Ideal als Zielbild, haben als »Gewissen« einen weitreichenden Einfluss auf das Verhalten des Menschen. – Unter dem *Selbst* wird die sich selbst erlebende, sich einen Sinn zuweisende und zur Empathie fähige Person verstanden, eine übergeordnete Struktur, welche die Instanzen des Es, Ich und Über-Ich umfasst.

Es, Ich, Ich-Ideal und Über-Ich sind hypothetische Begriffe, die im Rahmen der psychoanalytischen Persönlichkeitstheorie der Orientierung und Verständigung dienen.

Psychodynamisch bedeutet Konflikt nicht einfach: Konflikt zwischen Innen und Außen, zwischen Trieb und gesetzlicher Ordnung, zwischen Natur und Kultur, zwischen Individuum und Gesellschaft. Nur insoweit die äußeren Maximen übernommen (introjiziert) worden sind, kann es zu einem pathogenen Konflikt kommen. Auch wenn Konflikte oft ursprünglich zwischenmenschliche, psychosoziale Konflikte gewesen sind, wurden sie durch »Internalisierung« zu intrapsychischen Konflikten. Der Mensch lebt nicht in irgendeiner Außenwelt, sondern in seiner Welt. Die Ordnungen der Kultur und die Ethik der Gesellschaft sind für das Individuum nicht etwas Fremdes, sondern Teil seiner selbst.

Frustration ist die Versagung einer vitalen Strebung, die Enttäuschung einer Erwartung durch äußere oder innere Bedingungen. Frustrationen pflegen Aggressionen gegen ihren

Urheber auszulösen, z.B. gegen Eltern, die durch Drohen oder Strafen eine Wunscherfüllung des Kindes zurückgewiesen haben, und (oft daran anknüpfend) später beim Erwachsenen gegen vorgesetzte Menschen oder Instanzen. Die Aggressionsimpulse können in Konflikt mit dem Über-Ich geraten.

Eine Frustration muss nicht zur Folge haben, dass das erstrebte Ziel absolut unerreichbar wird. Sie ist zunächst nur ein Hindernis auf dem direkten Weg zum Ziel. Sie zwingt zu einer Änderung des Verhaltens, wodurch eine neue und verbesserte Anpassung an die jeweilige Situation erreicht werden kann. Es gehört zur gesunden Entwicklung des Menschen, dass er Frustrationen zu ertragen bzw. bewältigen lernt, dass sich eine *Frustrationstoleranz* ausbildet. Andererseits kann eine Frustration mit Resignation beantwortet werden, das begehrte Ziel wird aufgegeben. Aus wiederholten derartigen Erlebnissen kann sich ein *Ressentiment* als die habituelle Einstellung eines im Leben wirklich oder vermeintlich zu kurz gekommenen Menschen entwickeln (Lebensperspektive von unten). Zwischen Bewältigen und Aufgeben gibt es eine Reihe von kompromisshaften Verarbeitungsweisen.

Unter *Aggression* ist zunächst ein Angriffsimpuls und Angriffsverhalten zu verstehen, das sich gegen Personen, Institutionen und Gegenstände richten kann. Das Ziel ist, die eigene Macht auf Kosten der Position des anderen zu steigern. Doch ist Aggression nicht nur Ausdruck des Machttriebes, sondern im weiteren Sinne Zeichen der Vitalität und des Strebens nach Eigenständigkeit und Selbstbehauptung im Zuge der Persönlichkeitsentwicklung. Aggression steht in einer Wechselbeziehung zur Angst, kann bewusst und unbewusst der Angstbewältigung dienen und in Angst umschlagen. Kinder verschaffen sich bei aggressiven und waghalsigen Spielen »Angstlust« (M. BALINT) und entlasten sich auf diese Weise von inneren Spannungen. Aggression äußert sich offen und versteckt, destruktiv und sublimiert, aktiv oder passiv. Bei psychischen Störungen kann Aggression gegen die eigene Person oder andere Menschen gerichtet werden.

Versuchungssituation. Die Versuchung enthält den Anreiz, ein Bedürfnis gegen innere Strebungen oder äußere Verbote zu befriedigen. Sie wird verstärkt, wenn eine Versagung vorausgegangen ist; z.B. kann ein »unerlaubter« sexueller Impuls umso stärker erlebt werden, wenn er zuvor unterbunden bzw. unterlassen wurde. Frühe Konflikte dieser Art können später in *Versuchungs-Versagungs-Situationen* reaktiviert werden.

> **Konfliktverarbeitung.** Konflikte und Frustrationen können – dass sei eingangs betont – adäquat, d.h. situationsgerecht oder realitätsgerecht erledigt werden. Dann bleibt der Konflikt bewusst oder wenigstens weitgehend bewusst und wird »rational« verarbeitet. Die widersprüchlichen Strebungen werden im Idealfall in das Gesamterleben integriert. Es handelt sich um »schöpferische« Lösungen im Sinne der Weiterentwicklung der Persönlichkeit. Es gibt also »normale« Konflikte und »normale« Konfliktbewältigungen.

Weitere Verarbeitungsmodi sind Verschiebung und Sublimierung. Bei der *Verschiebung* wird an die Stelle des primären Triebzieles ein anderes ähnliches Ziel gesetzt, das leichter zu erreichen ist, weil es weniger in Widerspruch zum sonstigen Erleben oder zur äußeren Situation gerät und daher besser akzeptiert werden kann. Z.B. wird ein aggressiver Impuls auf eine andere Person verschoben, die weniger bedrohlich erscheint.

Wird die Strebung auf ein sozial, geistig oder ethisch »höher« stehendes Ziel verschoben, spricht man von *Sublimierung*. So kann z.B. Aggressivität in hartnäckig-ehrgeizige Bearbeitung einer schwierigen Aufgabe umgesetzt oder individuelles Liebesstreben auf sozialfürsorgerische oder pädagogische Aktivität verlagert werden. Die Verarbeitung eines Konfliktes kann in einer künstlerischen Gestaltung ihren Ausdruck finden.

Eine Entlastung kann auch in der *Phantasiebefriedigung* erreicht werden: *Wunschvorstellungen* des Tag-Träumens treten vorübergehend an die Stelle der unglücklichen realen Situation. Problematisch wird eine solche »Nebenrealität«, wenn sie (insbesondere bei Erwachsenen) allmählich eine dominierende Bedeutung einnimmt und der Weg zurück zur Hauptrealität nicht mehr vollständig gelingt.

Ob Konfliktbewältigung in einer der geschilderten Weisen möglich wird, wie weit und für welche Zeitdauer sie erreicht werden kann, hängt von mehreren Bedingungen ab, insbesondere von der Art und Stärke des Konfliktes, von den Lebensbedingungen im Übrigen und von der Persönlichkeitsstruktur. Gelingt es nicht, so kann die anhaltende Konfliktspannung durch sog. *Abwehrmaßnahmen* verringert und eine Entlastung erreicht werden.

> **Abwehr.** Grundsätzlich kann jeder psychische Vorgang dazu dienen, etwas Inkompatibles (unerträgliches, angstbesetztes und mit dem psychischen Gesamt nicht vereinbares Erleben) abzuwehren, z.B. auch Arbeiten oder Untätigsein, ablehnendes oder freundschaftliches Verhalten usw. »Abwehr bedeutet, dass man etwas aus dem Bewusstsein fernhält ohne es zu wissen« (KUIPER). Einige Modi der Abwehr werden häufig beobachtet und Abwehrmaßnahmen (Abwehrmechanismen) genannt.

Der Abwehr dient insbesondere das *Verdrängen* unerträglichen Erlebens (Vorstellungen, Gefühle) in unbewusste Bereiche. Damit steht dieses Erleben nicht mehr bedrückend im Bewusstsein, aber es ist nicht etwa unwirksam geworden, sondern kann in innerer Spannung und auch in psychischen Störungen Ausdruck finden.

Gegen das Wiederbewusstwerden verdrängter Impulse besteht ein *Widerstand*, der die erneute Aktualisierung eines Konfliktes im Bewusstsein und das Wiederauftreten von Angst verhindert. Die analytische Psychotherapie sieht eine Hauptaufgabe in der Bearbeitung, ggf. in der Überwindung dieses Widerstandes. Im Schlaf ist die Zensur gelockert, so dass im Traum verdrängte Regungen wenigstens in symbolischer Form auftauchen können. Bei psychisch Kranken geschieht das manchmal auch im wachen Zustand (insbesondere im Rahmen akuter Psychosen) oder im traumähnlichen Zustand des Delirs.

Ein anderer verbreiteter Abwehrvorgang ist das *Verleugnen*. Im Unterschied zum Verdrängen, das sich auf innerseelische Vorgänge (z.B. Gefühle oder Vorstellungen) bezieht, werden hierbei dem Betroffenen unerträglich konflikthaft erscheinende Aspekte der äußeren Realität dadurch abgewehrt, dass er sie sozusagen nicht wahrzuhaben versucht (wie der Vogel Strauß seinen Kopf in den Sand steckt).

Intellektualisieren nennt man das logische Erklären emotionaler Vorgänge, die auf diese Weise sozusagen abstrahiert, verallgemeinert, entpersönlicht, also abgewehrt werden.

Rationalisieren bedeutet, dass eine scheinbar rationale Erklärung dafür herhalten muss, ein Fehlverhalten oder Versagen zu erklären, das auf ganz andere Gründe, nämlich emotionale (unbewusste) Schwierigkeiten zurückzuführen ist (so wie der Fuchs die Trauben, die für ihn zu hoch hängen, als sauer und damit uninteressant bezeichnet).

Isolieren bedeutet: »Das Erlebnis ist nicht vergessen, aber es ist von seinem Affekt entblößt, und seine assoziativen Beziehungen sind unterdrückt oder unterbrochen, so dass es wie isoliert dasteht und auch nicht im Verlauf der Denktätigkeit reproduziert wird« (Freud).

Eine weitere Abwehrmaßnahme ist die *Wendung ins Gegenteil*, auch *Reaktionsbildung* genannt. So können gegen nahestehende Menschen gerichtete Aggressionsgefühle, die als unerlaubt erlebt und verdrängt werden, umschlagen in ein Verhalten von Überfürsorglichkeit. Dieser Vorgang steht oft hinter der ängstlich behütenden und verwöhnenden Einstellung einer Mutter zu ihrem Kind. Andere Beispiele sind überordentliches Verhalten bei unkontrollierten Gefühlen und hypersexuelles Verhalten bei schuldhaft empfundenem Mangel an Liebe.

Projektion ist das unbewusste Verlagern von eigenen Vorstellungen und Impulsen auf einen anderen Menschen, an dem diese Regungen (tatsächlich oder vermeintlich) wahrgenommen und möglicherweise kritisiert werden, während sie im eigenen Erleben nicht ertragen werden können. Das kann mit sexuellen Wünschen ebenso geschehen wie mit aggressiven Impulsen und anderen Regungen. In einem engeren Sinne wird der Begriff Projektion in der Wahnlehre verwandt.

Introjektion bedeutet, dass jemand Erlebnis- oder Verhaltensweisen eines anderen sozusagen wie etwas Eigenes erlebt. Ähnliches ist mit *Identifikation* gemeint, nämlich die Übernahme auch in das eigene Über-Ich. Projektion und Identifikation stehen in einer inneren Beziehung: wenn einer seine aggressive Regung dem Gegenüber »zugedacht«, projiziert hat, ist sie scheinbar nicht mehr *seine* Aktivität. Sie kann dann sozusagen identifikativ zurückübernommen werden und erscheint somit legitimiert. Ein häufiges Beispiel dieser *projektiven Identifikation*: Angriff ist die beste Verteidigung.

Weitere Abwehrmaßnahmen, die bei einzelnen Krankheitsbildern erklärt werden, sind Konversion, Dissoziation, Vermeidung und Regression. Von den intraindividuellen Abwehrvorgängen unterscheidet man die interpersonale oder psychosoziale Abwehr, bei der eine Bezugsperson zur Minderung der eigenen Konfliktspannung eingesetzt wird. Das zeigt sich schon bei der Verkehrung ins Gegenteil und bei der Projektion; weiterhin, wenn z.B. unbefriedigte eigene Wünsche und Ressentimenthaltung dazu führen, an das Kind übersteigerte Anforderungen zu stellen, damit dieses das Versäumte sozusagen stellvertretend erreicht (sog. delegiertes Kind).

> Durch Abwehr wird also (unbewusst) eine Entlastung von Konfliktspannung und Angst erreicht und versucht, das seelische Gleichgewicht aufrecht zu erhalten. Auch wenn hierfür Störungen des Befindens in Kauf genommen werden müssen (Symptomentstehungen werden noch zu erklären sein), erscheint dieser Kompromiss doch als ein Gewinn (da er das Leben erträglicher macht). Er wird als *primärer* Krankheitsgewinn bezeichnet. Hinzukommen kann ein *sekundärer (sozialer) Krankheitsgewinn*: Der Betroffene lernt aus seinen neurotischen Beschwerden soziale Vorteile zu gewinnen, wie Schonung, Zuwendung, Zurückstellen von Problemen.

Es ist nicht grundsätzlich pathologisch, wenn Erlebnisinhalte unbewusst werden, sondern allein schon aus Gründen der seelischen Ökonomie notwendig. Der Mensch könnte sich nicht auf lebensnotwendige Aktionen einstellen, würde nicht im ständigen Wechsel des Erlebens immer wieder ein Teil seiner Erfahrungen unbewusst oder vorbewusst (d.h. relativ leichter wieder erreichbar). Was unbewusst wurde, ist aber nicht verloren; vieles ist später doch wieder verfügbar, zumindest geht es in den allgemeinen Erfahrungsschatz des Menschen ein und beeinflusst sein

Denken und Handeln. Unbewusst wird aber nicht nur, was ein Mensch erlebt und dabei fühlt, sondern auch Gedanken, Ansichten oder Pläne. Was unbewusst wurde, folgt eigenen Gesetzen: Logik ist weniger bestimmend, Widersprüchliches schließt sich nicht aus, zeitliche und kausale Beziehungen sind weniger fest. Die so entstehenden neuen Verknüpfungen und Perspektiven bilden die Grundlage der Kreativität. Psychopathologisch ist vor allem von Bedeutung, was aus konflikthaften Motiven verdrängt und unbewusst wurde.

3.7 Sozialwissenschaftliche Grundlagen

Hier geht es um gesellschaftswissenschaftliche Beiträge zur Psychiatrie, sowohl um die Verwendung soziologischer Erkenntnisse in der psychiatrischen Krankenbehandlung wie auch um die Soziologie seelischer Krankheiten, nämlich die Beziehungen zwischen sozialen Vorgängen und psychischen Störungen.

Wie weit soziologisches Wissen in der Psychiatrie nutzbar zu machen ist, kann hier nicht ausführlich dargestellt, sondern nur mit einigen Stichworten angegeben werden: Soziale Wahrnehmung (Vorstellungen, Vorurteile, Stereotypien) und Einstellungen, Kommunikationsstile auch in der Patient-Arzt-Beziehung, Rollenerwartungen im ärztlichen Handeln, die verschiedenen sozialen Rollen eines Menschen und ihre Veränderung durch eine Erkrankung, Sozialschicht in Beziehung zur Gesundheit, soziale Folgen des Krankseins, soziale Regelmechanismen und Rückkoppelungsprozesse.

Welche praktisch bedeutsamen Beziehungen zwischen Sozialfaktoren und seelischer Erkrankung zu erkennen sind, soll an drei Beispielen gezeigt werden.

Arbeit und Gesundheit. Lange war Arbeit so selbstverständlich, dass über die sozialmedizinische Bedeutung des Nichtarbeitens wenig nachgedacht wurde. Es gab allerdings schon seit langer Zeit eine spezielle Erfahrung: Hospitalisierten Psychosekranken schadet Untätigkeit, und es hilft ihnen Arbeit. Daher ist Arbeitstherapie wohl die älteste psychiatrische Behandlung. Erfahrungen mit *Arbeitslosen* in jüngerer Zeit lassen erkennen, dass Arbeitslosigkeit nicht nur zur Veränderung der familiären und sozialen Rolle, zur Einschränkung der Umweltbeziehungen, zu Verarmung und evtl. Wohnungslosigkeit sowie Kriminalität führt, sondern auch zu Verschlechterung der Gesundheit und zu erhöhter Mortalität. Daher sollten insbesondere Langzeitarbeitslose *präventiv* medizinisch betreut werden.

Für psychische Krankheiten ist bei Arbeitslosen eine 3–4mal höhere Prävalenz nachgewiesen (allerdings gibt es kaum prospektive Studien). Bevorzugt handelt es sich um Schlafstörungen, Depressionszustände (die Suizidalität ist auf das ca. 10fache erhöht), Alkohol- und Drogenabusus. Da die psychiatrische Behandlung dieser Kranken durch ihren Randgruppenstatus zusätzlich erschwert ist, muss sie von sozialmedizinischen und sozialpädagogischen Maßnahmen flankiert werden.

Wohnungslosigkeit und Krankheit. In den USA ist das Problem *homeless mentally ill* seit längerem unübersehbar. Die Prävalenz wird auf 0,1 bis 0,2% geschätzt. In Deutschland wächst die Problematik ebenfalls. Untersuchungen der letzten Jahre ergaben (im Wesentlichen übereinstimmend) enorm hohe Prävalenzzahlen für psychische Krankheiten bei Wohnungslosen, insbesondere für Abhängigkeit, affektive Störungen, Angststörungen und Schizophrenien. Fast zwei Drittel sind alkoholabhängig. Comorbidität ist häufig. Die Klischee-Vorstellung, diese Menschen würden die Existenz der Obdachlosigkeit anstreben, erwies sich als falsch.

Heimatlose. Zu fragen ist auch nach Beziehungen zwischen soziokulturellen Faktoren und gesundheitlicher Verfassung bei Migranten, Gastarbeitern, Spätaussiedlern, Flüchtlingen und Asylsuchenden.

Untersucht ist das Vorkommen psychischer Störungen bei Gastarbeitern. Obwohl diese vergleichsweise weniger beeinträchtigt sind als die anderen genannten Gruppen, zeigt sich auch bei ihnen eine erhöhte Prävalenz von psychosomatischen Beschwerden, hypochondrischen Störungen, depressiven Syndromen und möglicherweise auch von Psychosen.

Über Flüchtlinge und Asylsuchende liegt in gesundheitspolitischer Sicht noch wenig gesichertes Wissen vor. Sie sind zwar vor Lebensbedrohung gerettet, und es wird ihnen in der Bundesrepublik ein Existenzminimum gewährt, aber sie leben mit einer Häufung von Beeinträchtigungen: sie sind ethnisch und kulturell Fremde, einem anderen Klima ausgesetzt, in der sprachlichen Kommunikation behindert, z.T. von ihrer Familie getrennt, meist arbeitslos. Ihre Aussichten sind unsicher, sie leben im Gastland isoliert, wenn nicht angefeindet durch die Bevölkerung. Bei dieser Kumulation von Belastungen sind vermehrte Störungen der physischen und psychischen Gesundheit zu erwarten. Die Behandlung, die ohnehin schwierig genug ist, kann nur in einem Kontext sozialer Maßnahmen hilfreich sein.

3.8 Epidemiologie

414
Die *deskriptive Epidemiologie* untersucht die Häufigkeit psychischer Erkrankungen und deren geographische und zeitliche Verteilung. Die Schwierigkeiten der psychiatrischen Epidemiologie liegen auf der Hand: Es ist schwerer, psychische Störungen zu erfassen als körperliche, und die Grenze zum Normalen ist schwerer zu bestimmen. Man unterscheidet zwischen *Inzidenz*, der Neuerkrankungsziffer in einem bestimmten Zeitraum, und *Prävalenz*, der Gesamtzahl vorhandener Krankheiten zu einem bestimmten Zeitpunkt oder in einem bestimmten Zeitraum. Die so genannte administrative Prävalenz beschränkt sich auf die Behandlungsfälle. Als *Morbiditätsrisiko* wird angegeben, mit welcher Wahrscheinlichkeit der Einzelne (in einer definierten Population) im Laufe seines Lebens eine bestimmte Krankheit bekommt (sofern er ein bestimmtes Alter erreicht).

Die psychiatrische Epidemiologie geht längst nicht mehr von den Krankenhausaufnahmen (Hospitalstatistik) aus, sondern entweder von regionalen Fallregistern oder von Felduntersuchungen. Um die Häufigkeit seelischer Erkrankungen in der Allgemeinbevölkerung zu ermitteln, werden repräsentative Stichproben untersucht. Die Reliabilität der Ergebnisse lässt sich durch eine weitgehende Standardisierung des Untersuchungsverfahrens erreichen.

35
Für die erwachsene Allgemeinbevölkerung ergaben deutsche Feldstudien eine sog. 7-Tage-Punktprävalenz behandlungsbedürftiger psychischer Störungen von rund 20% (unter Einschluss auch der leichteren, nicht behandlungsbedürftigen Formen kommt man auf eine Rate über 40%), wobei es sich in mehr als der Hälfte der Fälle um neurotische oder Persönlichkeitsstörungen handelt. Diese Studien wurden von psychiatrisch geschulten Ärzten durchgeführt, zum Teil wurden zusätzlich Auskünfte bei den Hausärzten der Probanden eingeholt.

Will man sehr große Stichproben (mit bis zu 20 000 Probanden) untersuchen, ist diese Intensität der Datenerhebung nicht praktikabel. Die Befragung der Probanden erfolgt dann in der Regel nicht durch Ärzte, sondern durch speziell geschulte Laieninterviewer. Große internationale Studien ermittelten auf diese Weise für die erwachsene Allgemeinbevölkerung unter Verwendung standardisierter Fragebögen und Diagnosekataloge eine Lebenszeitprävalenz zwischen mehr als 30 und fast 50%. Störungen durch Substanzkonsum (einschließlich Tabakabhängigkeit) waren in einer deutschen Untersuchung dabei mit einer Lebenszeitprävalenz von 25,8% am häufigsten, gefolgt von Angststörungen (15,1%), somatoformen Störungen (12,9%) und affektiven Störungen (12,3%). Ohne Berücksichtigung des Tabakkonsums ergab sich für die substanzbedingten psychischen Störungen eine Lebenszeitprävalenz von 9% (darunter Alkoholabhängigkeit 3,8%). Angststörungen und depressive Erkrankungen sind bei Frauen häufiger, Abhängigkeitserkrankungen bei Männern. Die Jahresprävalenz psychischer Störungen beträgt diesen Studien zufolge um die 25%.

Aus methodischen Gründen liegt diesen epidemiologischen Zahlen nicht der gleiche Grad an diagnostischer Sicherheit zugrunde, wie das in der klinischen Psychiatrie der Fall ist. Sie erlauben aber eine Schätzung der psychischen Morbidität in der Allgemeinbevölkerung und sind damit ein Anhaltspunkt für den Behandlungsbedarf, der aber nicht etwa mit der so ermittelten Häufigkeit der Störungen gleichgesetzt werden darf.

Für die Versorgung der behandlungsbedürftig psychisch Erkrankten kommt den Hausärzten eine Schlüsselstellung zu. Bei etwa 3/4 der Betroffenen wurde in einer deutschen Untersuchung nach dem Urteil psychiatrischer Experten eine allgemein-hausärztliche Behandlung und in etwa einem Viertel eine fachärztlich-psychiatrische Behandlung für erforderlich erachtet. Der Anteil psychisch Kranker an der hausärztlichen Klientel ist starken regionalen Schwankungen unterworfen, im Allgemeinen liegt er bei 25% und mehr. Jedoch erkennt der Hausarzt nur bei etwa der Hälfte dieser Kranken die psychische Störung.

Die genannten Prävalenzziffern gelten aber nicht für alle Bevölkerungsgruppen. Exzessiv erhöht ist die Häufigkeit psychischer Krankheiten bei Wohnungslosen. Hier wurde eine Lebenszeitprävalenz von über 90% ermittelt (darunter über 70% Alkoholabhängigkeit, aber auch mehr als 10% psychotische Störungen). Für die 1-Monatsprävalenz ergab sich: psychische Störungen insgesamt 73,4%. Psychische Störungen durch psychotrope Substanzen 63,0% (dabei Alkoholabhängigkeit 58,4%); affektive Störungen 16,3% und Angsterkrankungen 11,6%.

Die *analytische Epidemiologie* untersucht die soziokulturellen und biologischen Bedingungen, unter denen eine Krankheit auftritt und versucht, auf diese Weise ätiopathogenetisch relevante Risikofaktoren zu erfassen. Als ein Risikomaß wird dabei häufig die sog. *odds ratio* angegeben. Sie beziffert das Erkrankungsrisiko von Personen, die einem Risikofaktor ausgesetzt waren, im Vergleich zu nicht exponierten. Wiederholt wurde festgestellt, dass in den unteren Sozialschichten deutlich mehr psychische Erkrankungen auftreten als in den oberen.

Allerdings lässt diese Korrelation die Frage nach der Kausalität offen: Ob die sozialen Verhältnisse zu den Erkrankungen beitragen (soziale Verursachung, breeder hypothesis) oder ob der Befund durch sozialen Abstieg psychisch Kranker zustande kommt (soziale Selektion, drift hypothesis), ist bisher ungeklärt. Zudem ergaben epidemiologische Untersuchungen, dass in den ärmeren sozialen Schichten die Behandlungsmöglichkeiten schlechter waren.

Untersuchungen, die lebensverändernde Ereignisse sowie deren Verarbeitung und Bewertung durch die Betroffenen epidemiologisch erfassen, werden als life event-Forschung zusammengefasst. Sie ergaben Hinweise für die Manifestation und Auslösung psychischer Krankheiten sowie Konsequenzen für die Versorgung und Prävention. Hierauf wird bei den einzelnen Krankheiten eingegangen. Entsprechend werden Beziehungen zwischen somatischen und psychischen Morbiditätsrisiken untersucht: Psychisch Kranke werden zweimal öfter körperlich krank als psychisch Gesunde. Zunehmend befasst sich die psychiatrische Epidemiologie auch mit den Fragen, wie oft psychische Krankheiten zum Tode führen (Letalität, bezogen auf die Erkrankungsfälle) und welchen Anteil seelische Krankheiten an der allgemeinen Sterberate ausmachen (Mortalität, bezogen auf die Bevölkerung).

Kinder- und jugendpsychiatrisch wurde für neurotische und verwandte Störungen i.w.S. eine Prävalenz um 15% (größtenteils behandlungsbedürftig) ermittelt, für Psychosen und hirnorganische Störungen weit weniger.

In der *Alterspsychiatrie* hat die Epidemiologie besondere Bedeutung gewonnen, denn die Zahl alter Menschen hat zugenommen, und der Anteil alter Menschen unter den psychiatrischen Patienten ist erheblich angestiegen.

Die Lebenserwartung hat sich in den letzten 100 Jahren fast verdoppelt, über 60 Jahre alt sind heute 3mal mehr Menschen, über 70 Jahre 3,5mal und über 80 Jahre sogar 7,5mal mehr. Alte Menschen sind zu einem hohen Anteil alleinstehend, Frauen 3mal öfter als Männer.

Psychisch kranke alte Menschen machen einen zunehmenden Anteil der psychiatrischen Patientenschaft aus, in den psychiatrischen Krankenhäusern stellen sie bereits ca. 30% der Aufnahmen. Für den ambulanten und teilstationären Bereich gibt es noch keine verlässlichen Erhebungen.

Zur *Prävalenz* wurde übereinstimmend festgestellt, dass von den über 65jährigen in der Bevölkerung ca. 25% psychische Störungen aufweisen, von den Altersheimbewohnern sogar 40%. Je mehr die körperliche Gesundheit beeinträchtigt ist, desto häufiger werden psychische Störungen. Die Häufigkeit demenzieller Erkrankungen ist altersabhängig und wird für die Gesamtgruppe der über 65jährigen mit ca. 4–8% angegeben; die Prävalenz schizophrener und affektiver Psychosen beträgt in dieser Altersgruppe 2–3%, für neurotische und verwandte Störungen liegen die Häufigkeitsangaben um 10%.

4 Untersuchung

Erster Kontakt

Die Patienten kommen mit sehr unterschiedlichen Vorstellungen und Erwartungen zum Psychiater, manche mit Vorurteilen, viele mit Angst. Anlass zur Konsultation sind häufig Störungen oder Erlebnisse, die der Patient als beschämend empfindet. Er steht in einem Konflikt: es ist ihm peinlich, über das, was ihn bedrängt, beunruhigt oder ängstigt, über Persönliches oder Intimes zu sprechen.

> Die Anfangssituation ist für einen psychisch Kranken meist problematischer als für den körperlich Kranken. Er kennt die Vorurteile, die seine Angehörigen, seine Umwelt, die Gesellschaft und manche Ärzte auch heute noch gegen psychische Krankheiten und Psychiatrie vorbringen, zum Teil hat er sie selbst. Besonders problematisch und belastend ist es für den Patienten, wenn er seine eigene Erkrankung nicht erkennen kann und gegen seinen Willen zur Behandlung gebracht wird.

Vom Verhalten des Arztes zu Beginn der ersten Konsultation hängt es weitgehend ab, ob er trotz der genannten Schwierigkeiten den Kontakt mit dem Patienten gewinnt, der für die Diagnostik und Therapie notwendig ist. Er muss zunächst alles tun, was dem Kranken die Situation erleichtert.

Sofern sich der Patient nicht spontan äußert, wird der Arzt das Gespräch in den meisten Fällen mit der Frage nach den Beschwerden oder besser noch nach dem Anlass zur Konsultation beginnen. Er kann auch zunächst die allgemeinen Lebensverhältnisse, die berufliche und familiäre Situation, die Einstellung zur Umwelt ansprechen, um sich dann nach früheren Erkrankungen zu erkundigen und zu dem Grund für die jetzige Beunruhigung überzuleiten. Gelingt es nicht, das Gespräch auf diese Weise in Gang zu bringen, wird der Arzt zunächst die körperliche Untersuchung vornehmen und währenddessen nebenher einige Fragen an den Patienten richten, um so den Kontakt herzustellen.

Ärztliches Gespräch – Exploration – Interview

Das Erstgespräch erstreckt sich auf Symptomatik, Biographie und pathogene Faktoren. Dieses ärztliche Gespräch, das im Allgemeinen die Anwesenheit Dritter ausschließt, wird auch Exploration oder Interview genannt. Es handelt sich aber weder um ein Gespräch im Sinne der alltäglichen Unterhaltung noch um eine Befragung, wie sie Juristen und Journalisten durchführen. Es kommt nicht nur auf Informationsgewinn an, zugleich soll eine kommunikative Beziehung zwischen Patient und Arzt entstehen. Im Erstgespräch kommen oft die wichtigsten Themen bereits zur Sprache.

Einige Regeln des ärztlichen Gespräches: Der Arzt soll dem Patienten möglichst wenig Fragen vorlegen und beantworten lassen. Wer Fragen stellt, bekommt nur die Antwort auf diese Fragen, nichts Spontanes. Der Arzt soll zunächst zuhören und den Patienten beobachten, ohne eine betont explorative Haltung hervorzukehren. Er erfährt dabei über den Inhalt des Berichtes hinaus manches, was ihm bei der systematischen Befragung entgehen würde: über den Ausdruck in Stimme, Mimik, Gestik und Körperhaltung sowie vegetative Begleiterscheinungen, die auf die Bedeutung und diagnostische Wertigkeit einzelner Themen schließen lassen. Insbesondere ist das aufschlussreich, was der Patient spontan berichtet.

Der Untersucher soll dabei so wenig wie möglich mitschreiben, von der Benutzung eines PC ganz zu schweigen. Es genügen wenige Notizen, die bei der späteren schriftlichen Fixierung als Gedächtnisstütze dienen. Eine ausführliche Niederschrift in Anwesenheit des Patienten behindert die Aufmerksamkeit des Arztes und die Unbefangenheit des Patienten, stört seinen Gesprächsfluss und hemmt ihn. Der Patient soll nicht unter dem Eindruck stehen, er müsse etwas zu Protokoll geben. Wenn das Gespräch nachträglich aufgezeichnet wird, lässt sich der Bericht für die Krankengeschichte besser ordnen.

Für viele Patienten bietet sich in der Untersuchungssituation überhaupt erstmalig eine Gelegenheit, über ihre Beschwerden, ihre gesundheitlichen Befürchtungen, ihre Probleme und Konflikte zu sprechen. Hört der Arzt unvoreingenommen und aufmerksam zu und lässt er erkennen, dass er das Gesagte ernst nimmt (auch das erfahren viele Patienten zum ersten Mal), werden die ersten Voraussetzungen für den therapeutischen Kontakt hergestellt.

Im weiteren Verlauf des Gesprächs versucht der Arzt, durch bestimmte Fragen Lücken zu schließen, um eine Übersicht über die Lebensgeschichte und das Befinden des Patienten zu gewinnen. Dieses Vorgehen ist dem semistrukturierten Interview ähnlich. Aber auch hier soll sich der Arzt von allem Drängen freihalten. Er soll einerseits taktvoll vorgehen, um den Patienten nicht zu brüskieren, andererseits aber gezielt fragen, um ihm Gelegenheit zu geben, Wichtiges zur Sprache zu bringen.

Auf Fragen wie: »Ist Ihre Ehe in Ordnung?« oder »Verstehen Sie sich gut mit Ihren Arbeitskollegen und mit Ihren Vorgesetzten?« wird mancher Patient rasch mit »ja« antworten, um sich der für ihn unangenehmen Erörterung zu entziehen, auch wenn oder gerade weil hier pathogene Konflikte bestehen. Er ist geneigt, die konventionell erwartete Antwort zu geben, statt von seinen persönlichen Problemen zu sprechen.

Bei Verdacht auf Verfolgungswahn hat es wenig Sinn, die Frage zu stellen: »Fühlen Sie sich verfolgt?« Besser ist es zu fragen, ob der Patient seinen Nachbarn trauen könne, ob er den Eindruck habe, dass sie etwas gegen ihn hätten oder gar etwas gegen ihn unternähmen. Anstatt: »Hören Sie Stimmen?« sollte man lieber fragen: »Haben Sie einmal Verdächtiges bemerkt, Befremdliches, Eigenartiges vernommen?« »Hören das, was Sie hören, andere auch?«

Statt direkt nach einer sexuellen Insuffizienz oder einer sozialen Isolation zu fragen, kann man formulieren: »Wenn man sich Ihre Situation vorstellt, können ja Schwierigkeiten aufgetreten sein.« Der Konflikt wird damit für das Empfinden des Patienten aus der allzu persönlichen auf eine überindividuelle, allgemein-menschliche Ebene verlagert. Man muss sich hüten, Angst, Missbefindlichkeit und Beschwerden in Frage zu ziehen oder zu bagatellisieren und voreilig beruhigende Voraussagen allgemeiner Art zu machen. Derartige Erklärungen lassen bei dem Patienten die Vermutung aufkommen, man nähme ihn nicht ernst genug.

Gegen Ende des ersten Gespräches kann der Arzt Fragen folgender Art stellen: »Worunter leiden Sie am meisten?« »Was ist Ihr Hauptproblem?« »Worauf führen Sie Ihre Beschwerden zurück?« »Mit welchen Erwartungen sind Sie hierher gekommen?« »Welche Behandlung stellen Sie sich vor?« Solche Fragen nehmen inhaltlich nichts vorweg, sondern können dem Patienten helfen, sich selbst zu explorieren und zum Wesentlichen vorzustoßen.

Dies sind nur wenige Beispiele. Die Einzelheiten des ärztlichen Gesprächs können in einem Lehrbuch nicht vermittelt, sondern nur in der Praxis und mittels Supervision erarbeitet werden.

Zum Abschluss des Erstgespräches wird der Patient gebeten, sein Anliegen und seine Erwartungen zum Ausdruck zu bringen und der Arzt versucht, hierzu wenigstens vorläufig Stellung zu nehmen, das bisher Gesagte zusammenzufassen und dem Patienten die nächsten Schritte des weiteren Vorgehens vorzuschlagen und zu erklären.

Das *ärztliche Gespräch*, das zugleich diagnostisch und therapeutisch ausgerichtet ist, kann den Kontakt zwischen Patient und Arzt anbahnen und dem Patienten Einsichten vermitteln, die für die weitere Behandlung wichtig sind. Wie sich der Arzt zum Kranken verhält, hängt im Einzelfall auch von seinem persönlichen Stil ab. Grundsätzlich soll er dem Kranken weder kühl und unpersönlich begegnen, noch aufdringlich und betulich, sondern mit freundlichem Ernst und behutsamer Hilfsbereitschaft.

Biographische Anamnese. Anamnese ist erinnerte Krankheitsvorgeschichte und zugleich Lebensgeschichte, die alle biographischen Begebenheiten einschließt. Dabei kommt es darauf an, nicht nur Ereignisse in ihrem äußeren Ablauf zu erfragen, sondern das entsprechende Erleben des Patienten zu erfassen sowie die Bedeutung, die er dem Geschehen beimisst. Es geht also um die Subjektivität. »Die Dinge an sich sind gleichgültig. Alles Erlebte wird erst durch den, der es erlebt« (TH. FONTANE). Diese Art der Anamnese zielt darauf ab, die verschiedenen Lebensbereiche zu verbinden und zu einer synoptischen Betrachtung von Lebensgeschichte und Krankheitsgeschichte zu kommen. Diagnostisch und therapeutisch wichtig ist die Frage, zu welchem Zeitpunkt die ersten Krankheitserscheinungen aufgetreten sind, und was dazu beitrug, sie zu begünstigen, zu unterhalten oder zu verstärken. Berichtet der Patient hierzu spontan nicht viel, kann man fragen, was sich durch die Erkrankung in seinem Leben geändert habe und wie seine bisherige Lebenssituation aussehen würde, wenn er nicht krank geworden wäre.

Ärztliches Gespräch bei Kindern und Jugendlichen

Das psychiatrische Gespräch in der Kinder- und Jugendpsychiatrie ist dadurch geprägt, dass das Kind oder der Jugendliche meist nicht von sich aus die ärztliche Sprechstunde aufsucht, sondern von seinen Eltern mehr oder weniger gegen seinen Willen gebracht wird. Dies muss offen angesprochen werden. Auch die Eltern kommen nur teilweise aufgrund eines eigenen Leidensdrucks, oft auf Veranlassung der Erzieherin im Kindergarten oder der Schule. Die Eltern müssen sich dort für das Verhalten der Kinder rechtfertigen oder wollen sich gegen schulische Empfehlungen wehren, mit denen sie nicht einverstanden sind. Ohne eine Auftragsklärung kann das ärztliche Gespräch nicht erfolgreich verlaufen.

Nicht selten kommt es aber gerade bei jüngeren Kindern vor, dass deren Auffälligkeiten den Eltern nur willkommenen Anlass bieten, über eigene psychische Schwierigkeiten oder über Schwierigkeiten des Partners sprechen zu können. Dieser Sachverhalt muss in geeigneter Form angesprochen werden, ohne den Eltern Vorwürfe zu machen. Sie müssen frei von Schuldgefühlen erkennen, dass sie als Eltern gegenüber den Kindern verantwortlich handeln, wenn sie sich um die Lösung ihrer eigenen Probleme bemühen. Man wird sich zunächst jenen Teilen der Familie zuwenden, die freiwillig und hilfesuchend in die Sprechstunde kommen.

Ist es bei *kleineren Kindern* sinnvoll, sie im Sprechzimmer oder im anschließenden Raum bei geöffneter Tür sich selbst beschäftigen zu lassen, solange man mit den Eltern oder einem Elternteil (nach den Prinzipien des ärztlichen Gespräches in der Erwachsenenpsychiatrie) spricht, so empfiehlt es sich bei größeren Kindern und vor allem bei Jugendlichen, diese von vornherein in das Gespräch mit einzubeziehen oder aber das Gespräch mit ihnen allein zu beginnen.

Sowohl die Eltern wie der Jugendliche werden bei getrennten Gesprächen das Misstrauen haben, dass der andere sich mit dem Arzt gegen sie verbünde und bei gemeinsamen Gesprächen nicht aus sich herausgehen. Tatsächlich ist die Gefahr recht groß, dass sich der Arzt mit einem der beiden identifiziert und sich damit in die konfrontierende Haltung einer Seite einbeziehen lässt. Er verliert damit nicht nur die Möglichkeit einer klaren Beurteilung der Interaktionen, sondern auch die Möglichkeit, helfend einzugreifen. Die Identifikation mit dem Jugendlichen gegen dessen Eltern geschieht häufig in der Absicht, Misstrauen abzubauen und auf den Hilferuf des Jugendlichen zu hören. In Wirklichkeit aber sucht auch der Jugendliche den Vermittler und den festen Standort außerhalb der familiären Auseinandersetzung. Dabei sollte nie vergessen werden, dass auch Eltern, die sich in bester Absicht fehlverhalten, der Hilfe bedürfen.

Das Zwiegespräch hat auch mit jüngeren Kindern seinen festen Stellenwert. Der Arzt sollte sich dabei nicht krampfhaft auf die Ebene des Kindes begeben wollen, sondern zum Ausdruck bringen, dass er auch das kleinste Kind ernst nimmt. Die eingeschränkte Verbalisationsfähigkeit des Kindes muss er natürlich berücksichtigen und bei der Interpretation des Gesagten auch die paraverbalen Äußerungen des Kindes einbeziehen, also das Verhalten beim Gespräch und den emotionalen Ausdruck, die oft wichtiger sind als die Inhalte selbst.

Dem Jugendlichen muss insbesondere das Gefühl vermittelt werden, als gleichberechtigter Gesprächspartner anerkannt zu sein. Dabei wird man ihm grundsätzlich den Schutz des ärztlichen Zeugnisverweigerungsrechtes gegenüber den Eltern zubilligen und ihn am Ende des Gespräches fragen, was die Eltern nicht auf dem Wege über den Arzt erfahren sollen. Ist das Vertrauen hergestellt, ergeben sich praktisch keine Probleme. Nicht selten genügt es, dass die Eltern allein zu ausführlichen Gesprächen kommen.

Gespräch mit den Angehörigen

Die Anamnese, die der Patient schildert, ist oft unvollständig und einseitig, weniger weil er etwas bewusst verschweigt, sondern eher weil er befangen ist, Skotome hat und Zusammenhänge nicht überschaut. Es kann angebracht sein, den Bericht des Kranken durch den der Angehörigen zu ergänzen. Vor allem über den Beginn und den weiteren zeitlichen Ablauf der Erkrankung erhält man oft von den Angehörigen weitere Angaben. Ältere Verwandte wissen meist mehr über die Familienanamnese als der Patient. Zugleich kann es wichtig sein, die Angehörigen kennenzulernen, um die Beziehungen des Patienten zu ihnen besser zu verstehen.

In der Regel wird der Arzt zunächst mit dem Patienten sprechen, erst danach (und mit seiner Zustimmung) mit den Angehörigen, um ihn wissen zu lassen, dass es zuerst auf ihn ankommt und dass er nicht Verhandlungsgegenstand ist. Ob bei einem Gespräch zwischen Arzt und Angehörigen der Kranke selbst anwesend ist oder nicht, soll von seiner eigenen Entscheidung abhängig sein. Wenn er nicht dabei war, ist ihm der Inhalt des Gespräches in geeigneter Form mitzuteilen.

> Therapeutisch gesehen ist es meistens nützlich, oft unerlässlich, mit den *Angehörigen* zusammenzuarbeiten, und zwar aus mehreren Gründen: der Angehörige soll sich nicht ausgeschlossen fühlen und nicht mit seinen Belastungen allein bleiben. Er kann zum Helfer der Behandlung werden (anstatt zum Gegenspieler).

Die therapeutische Arbeit ist bei Kindern und oft auch bei Jugendlichen ohne Einbeziehung der Eltern nicht sinnvoll. Das Spektrum der Methoden reicht von familientherapeutischen Sitzungen über regelmäßige Beratungen und Absprachen bis zur unmittelbaren Mitwirkung bei einem Termin mit dem Kind. Auf diesem Wege kann die Interaktion analysiert und bearbeitet werden. Auch die separate psychotherapeutische Behandlung eines Elternteils kann sinnvoll sein.

Der psychische Befund

Er gibt das Querschnittsbild der seelischen Verfassung des Patienten zur Zeit der Untersuchung wieder: das Verhalten, das der Arzt beobachtet, und die Erlebnisweisen, von denen der Patient berichtet.

> Der psychische Befund des Krankenblattes soll zunächst eine plastische Beschreibung aller Beobachtungen enthalten, nicht nur der eindeutig pathologischen Erscheinungen, sondern des gesamten Verhaltens: wie sich der Patient gibt, wie er auf die Konsultation bzw. die Klinikaufnahme reagiert, wie er mit den begleitenden Angehörigen umgeht, wie er sich auf den Untersucher einstellt, sich zum Klinikpersonal und den Mitpatienten verhält, wie er sich zu seiner Krankheit einstellt, wie er spricht und worüber, ob er bei der Untersuchung kooperiert usw.
> Dieser Teil des psychischen Befundes soll in der Umgangssprache abgefasst werden. Fachausdrücke sind hier dadurch belastet, dass sie bereits eine diagnostische Aussage implizieren können. Dadurch wird die unvoreingenommene Erfassung des Zustandsbildes voreilig gestört. Man braucht nur an Bezeichnungen wie läppisch, grimassierend, leer oder gespannt, nicht schwingungsfähig zu denken.

Sodann sind die beobachteten Auffälligkeiten und psychopathologischen Störungen systematisch zu verzeichnen. Dabei kann es auch wichtig sein, das Fehlen einer erwarteten Störung zu registrieren. Dieser zweite Teil des psychischen Befundes ist weitgehend in Fachausdrücken zu formulieren. Schematismus ist zu vermeiden. Inhaltlich sind insbesondere zu beachten: äußeres Erscheinungsbild, Psychomotorik, zwischenmenschliches Verhalten, Aufmerksamkeit und Wahrnehmung, Bewusstsein und Orientierung, Gedächtnis und Merkfähigkeit, Antrieb und Triebtendenzen, Stimmung und Affektivität, Denken, Ich-Erleben.

Standardisierte psychiatrische Befunderhebung/Fragebögen/Tests

Was sich für klinische, insbesondere therapeutische Zwecke bewährt, nämlich das offene und möglichst wenig strukturierte Gespräch mit dem Patienten, ist für wissenschaftliche Zwecke meist nur bedingt geeignet. Hier kommt es darauf an, die Erhebung des psychischen Befundes zu strukturieren und darüber hinaus zu standardisieren, um zu quantifizierbaren und vergleichbaren Aussagen zu kommen.

An die standardisierte psychiatrische Befunderhebung werden (wie auch an psychologische Tests) hauptsächlich drei Maßstäbe angelegt: *Validität* (Gültigkeit) besagt, dass ein Verfahren wirklich das prüft, wozu es bestimmt ist. *Reliabilität* (Zuverlässigkeit, Genauigkeit) nennt man die möglichst weitgehende Übereinstimmung bei mehrfacher Anwendung (Re-Test- oder Parallel-Test-Reliabilität). *Objektivität* bedeutet die Unabhängigkeit der Befunderhebungen von Erwartungen und Einstellungen des Untersuchers. Diese Qualitäten werden von psychiatrischen Verfahren immer nur relativ erreicht, und meist nicht alle drei Qualitäten zugleich in ausreichendem Maße. So entsprechen Fremdbeurteilungsverfahren, die nach Art eines vollstrukturierten Interviews oder Fragebogens vorgehen, mehr den Forderungen der Validität, während Selbstbeurteilungsverfahren insbesondere der Objektivität dienen.

415 Es gibt heute eine große Zahl derartiger Verfahren. Hier einige Beispiele:

Psychopathologischer Befund insgesamt: AMDP-System (Arbeitsgemeinschaft für Methodik und Dokumentation in der Psychiatrie), Brief Psychiatric Rating Scale (BPRS), zur Globalbeurteilung des *Funktionsniveaus:* Global Assessment of Functioning Scale (GAF-Scale) und zur *Selbstbeurteilung* psychischer und körperlicher Symptome: Symptom-Checkliste (SCL-90-R).

Allgemeines Befinden: Befindlichkeits-Skala (Bf-S) zur Selbstbeurteilung.
Aktuelles Befinden: Visuelle Analogskala (100-Millimeter-Skala mit vorformulierten Polen).

Persönlichkeitsfragebögen/Persönlichkeitstests:
- Minnesota Multiphasic Personality Inventory (MMPI-2)
- Freiburger Persönlichkeitsinventar (FPI-R)

Störungsspezifische Fragebögen:
- für Angst: für die Selbstbeurteilung: State-Trait-Anxiety-Inventory (STAI), zur Fremdbeurteilung: Angst-Status-Inventar (ASI) und Hamilton Anxiety Scale (HAMA)
- für Depressivität: zur Selbstbeurteilung: Beck-Depressions-Inventar (BDI), zur Fremdbeurteilung: Hamilton-Depressions-Skala (HAMD)
- für Zwang: Hamburger Zwangsinventar (HZI)
- für Alkoholismus: Münchener Alkoholismus-Test (MALT)
- für Essstörungen: Eating Disorder Examination Questionnaire (EDE-Q; deutschsprachige Übersetzung)

Für die psychiatrische Forschung stehen verlässliche und brauchbare Instrumente zur Verfügung (so genannte *Psychopathometrie*). Bei der Untersuchung und Behandlung des einzelnen Patienten können diese Verfahren das ärztliche Gespräch ergänzen, aber nicht ersetzen.

Projektive Tests. Formdeutetest nach Rorschach, Wartegg-Zeichentest, Thematischer Apperzeptionstest TAT, Object Relations Technique werden bei Erwachsenen nur noch wenig verwandt. Bei der Arbeit mit Kindern haben sie einen unverändert hohen klinischen Gebrauchswert. Szeno-Test, Kinder-Apperzeptionstest, verschiedene Fabel-Tests, Satz-Ergänzungstest, Test der Verzauberten Familie, Mensch- und Baumzeichentest und andere Verfahren stellen eine an das Kind gerichtete Einladung dar, sich mitzuteilen, Phantasien zu entfalten und Fertigkeiten zu beweisen. Voraussetzung für eine gute Validität dieser Verfahren ist, dass der Durchführende gründliche eigene Kenntnisse über das Kind besitzt. Auch der Rorschach-Test gibt ab etwa sechs Jahren in der Hand des erfahrenen Untersuchers wichtige Hinweise auf die psychische Struktur.

Leistungstests zur Bestimmung des Intelligenzniveaus:
- Wechsler-Intelligenztest für Erwachsene (WIE) und Hamburg-Wechsler Intelligenztest für Kinder (HAWIK-IV) sowie Kaufmann Assessment Battery for Children (K-ABC). Weiterhin der Intelligenz-Strukturtest (I-S-T 2000 R).

Neuropsychologische Tests für die Diagnostik hirnorganischer Leistungsstörungen:
- Aufmerksamkeits- und Konzentrationstest (d2-R).
- Benton-Test, der auf visuelle Merkfähigkeit und Gestalterfassung abzielt.

- Diagnostikum für Cerebralschädigung (DCS).
- Wisconsin Card Sorting Test (WCST): exekutive Funktionen, Konzeptbildung, Problemlösungsverhalten.

Für die Alterspsychiatrie:
- Mini-Mental-Status-Test (MMST), DemTect und Uhrentest (CDT) für kognitive Störungen.
- Nürnberger-Alters-Inventar (NAI), das auch Befindlichkeit und Pflegebedürftigkeit erfasst.
- CERAD-Batterie für kognitive Störungen im Rahmen der Demenzdiagnostik.

Die Indikation zur testpsychologischen Untersuchung muss ebenso sorgfältig gestellt werden wie die zu körperlichen Spezialuntersuchungen. Es ist wichtig, den Patienten mit Tests nicht zu überfordern, ihn nicht zu ängstigen und ihm das Gefühl zu ersparen, er werde geprüft. Es gibt Kontraindikationen, z.B. schwere Depressionszustände.

Körperliche Untersuchungen

Eine eingehende körperliche Untersuchung des psychiatrischen Patienten ist aus mehreren Gründen unerlässlich:
1. um keine körperliche Krankheit zu übersehen, die gleichzeitig, aber unabhängig von der psychischen Störung besteht. Bei mehr als der Hälfte der psychiatrischen Patienten finden sich belangvolle somatische Befunde, die zu einem großen Teil bisher nicht bekannt waren und nicht selten zur Diagnose einer ernsthaften körperlichen Krankheit führen.
2. um eine mögliche körperliche Verursachung oder Mitverursachung einer psychischen Störung zu erkennen, was häufig der Fall ist.
3. um Fehldiagnosen zu vermeiden, z.B. »psychogene Gangstörung«, wo es sich um eine Rückenmarkserkrankung handelt.
4. um mögliche Risiken therapeutischer Maßnahmen, wie Psychopharmaka- oder Elektrokrampfbehandlung, abzuschätzen.
5. um den Patienten in der Gewissheit zu bestärken, dass er ganzheitlich, und also auch in seiner Körperlichkeit, gesehen und akzeptiert wird.

Eine sorgfältige *neurologische Untersuchung* ist ein selbstverständlicher Bestandteil der Untersuchung psychisch Kranker. Bei der neurologischen Untersuchung von Kindern steht die Beobachtung und Überprüfung der motorischen Entwicklung und Integration gegenüber dem Reflexbefund im Vordergrund.

Apparative Hirndiagnostik. Die wichtigsten Methoden, deren klinisch relevante Befunde in den speziellen Kapiteln beschrieben werden, sind:
- Bildgebende radiologische Verfahren wie craniale Computertomographie (CCT) und Magnetresonanztomographie (MRT) zur morphologischen Hirndiagnostik sowie Positronenemissionstomographie (PET) und Single-Photonen-Emissions-Computertomographie (SPECT) zur funktionellen Diagnostik (Glucosestoffwechsel, O_2-Verbrauch, Neurotransmitterforschung). Die funktionelle Magnetresonanztomographie (fMRT) erfasst den in Regionen erhöhter neuronaler Aktivität gesteigerten Blutfluss und versucht ihn in Verbindung zu setzen zu gleichzeitigen psychischen Aktivitäten, insbesondere kognitiven Leistungen. Die Magnetresonanzspektroskopie (MRS) ermöglicht die Messung bestimmter zellulärer Moleküle,

die Hinweise auf den Energiehaushalt oder Zellmembranstoffwechsel liefern. fMRT und MRS werden bisher nur in der Forschung angewandt.
- Elektroenzephalographie einschließlich ereignisbezogener Potentiale und der Magnetenzephalographie (MEG), bei der Magnetfelder erfasst werden, die von elektrischen Potentialen der Nervenzelle aufgebaut werden;
- Doppler-Sonographie zur Bestimmung der Fließgeschwindigkeit, von der auf das Gefäßlumen zu schließen ist;
- Liquordiagnostik einschließlich immunologischer Verfahren.

In der *klinischen Praxis* sind CCT und MRT heute unverzichtbar, insbesondere in der Diagnostik organischer psychischer Störungen und um im Einzelfall cerebrale Schädigungen als Teilursache einer psychischen Störung zu erfassen. Andere der oben genannten Verfahren werden vor allem in der *psychiatrischen Forschung* eingesetzt und liefern neue Erkenntnisse über somatische Korrelate psychischer Störungen (z.B. Schizophrenien, Zwangssyndrome, posttraumatische Belastungsstörungen).

Im *internistischen* Befund sind Herz-Kreislauf- und Stoffwechsel-Störungen besonders zu berücksichtigen. Anzeichen einer *vegetativen Dysregulation* sind bei psychiatrischen Patienten sehr häufig, wenn auch meist nur im Sinne von Begleiterscheinungen. Seitens der *endokrinologischen Untersuchungen* ist insbesondere auf Störungen der Schilddrüsenfunktion zu achten. Bei einer internistischen Medikation ist daran zu denken, dass viele dieser Medikamente ihrerseits als Nebenwirkung auch psychische Störungen hervorrufen oder mit Psychopharmaka interagieren können.

Exkurs: Aufklärung und Einwilligung. Grundsätzlich gilt auch bei psychisch Kranken das Selbstbestimmungsrecht des Patienten, das Vorrang vor der Indikation der in ärztlicher Sicht erfolgversprechenden diagnostischen und therapeutischen Maßnahmen hat. Allerdings wird diskutiert, ob voluntas aegroti ausnahmslos höherrangig sei als salus aegroti.

Die *Aufklärung* ist soweit wie möglich durchzuführen, damit der Patient selbst die Entscheidung treffen kann. Die Aufklärungspflicht hat jedoch Grenzen, wo die Aufklärung dem Patienten schadet. Bei psychisch Kranken sind die Aufklärungsmöglichkeiten oft enger begrenzt als bei körperlich Kranken. Bei nicht einwilligungsfähigen Patienten ist der gesetzliche Vertreter (Betreuer nach § 1896 BGB) aufzuklären, ihm obliegt die *Einwilligung*, ggf. trifft der Vormundschaftsrichter die Entscheidung.

Die *Einwilligungsfähigkeit* muss individuell geprüft werden, sie ist nicht allein schon durch die Feststellung einer psychischen Krankheit ausgeschlossen, sie muss nicht einmal bei Personen mit Geschäftsunfähigkeit (nach § 104, Absatz 2 BGB) aufgehoben sein.

Die psychiatrische Krankengeschichte dient verschiedenen Zwecken: Weiterbehandlung (z.B. bei Wiedererkrankung), wissenschaftlichen Untersuchungen und auch (heute wohl schon überwiegend) Leistungsdokumentation bei Überprüfungen durch den Medizinischen Dienst der Krankenkassen. Letzteres ist insofern ungünstig, als manche schutzbedürftigen persönliche und biographische Daten kaum mehr festgehalten werden können.

Besonders wichtig ist es, eine konkrete und lebendige Krankengeschichte abzufassen, z.B. das Verhalten des Kranken plastisch zu beschreiben und charakteristische Äußerungen wörtlich wiederzugeben. Bei der Krankheitsanamnese und biographischen Anamnese ist kenntlich zu machen, was der Patient und was seine Angehörigen gesagt haben. Der Abschnitt »Befunde« gliedert sich in körperliche, neurologische und in psychische Befunde, die möglichst anschaulich beschrieben werden sollen. Die Angabe, ein bestimmtes psychiatrisches Symptom sei nicht festzustellen, vermittelt kein plastisches Bild des Kranken und sollte möglichst selten verwendet werden. Es folgt ggf. das Ergebnis der testpsychologischen Untersuchung. Danach wird eine vorläufige Diagnose formuliert. Die Verlaufseinträge im Krankenblatt sollen etwa wöchentlich erfolgen, anfangs häufiger. Am Ende der Behandlung wird die Klassifikation nach ICD-10 durchgeführt, die aber für sich allein genommen nicht die Abschlussdiagnose ausmachen kann, welche in Worten und ggf. mehrgliedrig zu formulieren ist. Ein Arztbrief darf nur mit ausdrücklichem Einverständnis des Patienten verschickt werden. Statt ihm selbst eine Durchschrift zu schicken, empfiehlt es sich, im Abschlussgespräch auf alle Fragen einzugehen.

Dokumentationspflicht und Einsichtsrecht. Beim Abfassen von Krankengeschichten ist zu beachten, dass der Arzt eine *Dokumentationspflicht* hat, die sich rechtlich aus dem Behandlungsvertrag ergibt. Detaillierte Aufzeichnungen sind nicht nur für eine eventuell spätere Behandlung nützlich, sondern auch im Falle einer rechtlichen Ermittlung ausschlaggebend: juristisch entscheidend ist, was dokumentiert wurde.

Zuweilen wünschen Patienten Einsicht in die schriftlichen Aufzeichnungen. Dann ist ein Gespräch mit dem Kranken über seine Fragen im einzelnen (und auch über die Motive des Fragens) informativer und befriedigender als das Übersenden des kopierten Krankenblattes.

Juristisch hat der Patient ein *Einsichtsrecht*, allerdings beschränkt auf objektivierbare Befunde und Behandlungstatsachen. Ausgenommen sind Aufzeichnungen über andere Personen (z.B. Angehörige), deren Angaben und persönliche Eindrücke des Arztes.

Die Einschränkungen sind in der Psychiatrie besonders zu beachten, da es hier üblich und sinnvoll ist, Subjektives und Persönliches aufzuzeichnen, in das der Arzt (Therapeut) auch selbst einbezogen sein kann (z.B. im Zusammenhang von Übertragung und Gegenübertragung). Hieraus folgt aber nicht nur eine Beschränkung des Einsichtsrechtes, sondern auch eine Verpflichtung zum möglichst offenen *Gespräch* mit dem Kranken über seine Fragen und Zweifel.

Das Einsichtsrecht stößt auch da an Grenzen, wo die Information dem Patienten schaden könnte, allerdings nur, wenn eine *ernsthafte* Gefährdung des Kranken, z.B. Suizidgefahr, zu erwarten ist.

5 Diagnostik, Nosologie, Klassifikation

Diagnostik

Die beschriebenen Untersuchungen dienen dem möglichst genauen Erkennen und Identifizieren einer Krankheit, was Diagnostik genannt wird. Das Ergebnis dieses Prozesses ist die Diagnose.

Wie eine psychiatrische Diagnose entsteht, veranschaulicht ◘ Abb. 5: Durch Untersuchung eines Patienten unter verschiedenen Aspekten wird eine Reihe von Befunden erhoben, teils objektive, teils subjektive sowie lebensgeschichtliche Daten, aus denen eine Diagnose abgeleitet wird, die oft noch unvollständig ist und daher »vorläufig« genannt wird. Die zugrunde liegenden Befunde sind persönlich-individueller Art. Dabei gehen aber auch allgemeine Erfahrungen und Gesetzmäßigkeiten mit in den diagnostischen Prozess ein, allein schon durch bewährte Untersuchungsmethoden und geläufige Begriffe für Krankheitsmerkmale (Symptome).

Aus der Diagnose werden Therapieindikationen abgeleitet, was auch bei noch vorläufiger Diagnose meist möglich ist. Im weiteren Verlauf kommen Befunde, Beobachtungen und Therapieerfahrungen hinzu, wodurch die Diagnose vervollständigt und gesichert werden kann. Psychiatrische Diagnosen werden im Allgemeinen ausführlich formuliert, z.B.: depressive Reaktion in der Partnerkrise einer sensitiven Persönlichkeit oder: Suizidversuch im Rahmen einer zweiten melancholisch-depressiven Episode bei unipolarer affektiver Psychose.

Nosologie

Über die individuelle Diagnostik hinaus kommt es darauf an, allgemein gültige Krankheitsbeschreibungen und -bezeichnungen zu finden und diese zu einer systematischen Krankheitslehre zusammenzufassen (Nosologie bzw. Nosographie). Das ist in der Psychiatrie noch schwieriger als in anderen medizinischen Disziplinen. Eine ätiologisch orientierte Systematik, wie sie allgemein bevorzugt wird, ist in der Psychiatrie problematisch, weil die meisten psychischen Störungen nicht auf eine Ursache zurückzuführen sind, sondern eine komplexe Pathogenese durch verschiedenartige Entstehungsbedingungen aufweisen. Zudem wissen wir noch zu wenig über die Ätiologie. In den Anfängen ihrer Systematik versuchte die Psychiatrie, eine Orientierung anhand typischer Syndrome zu finden und kam so zu einer Vielzahl von Krankheitsbildern, was jedoch ebenso wenig überzeugte wie die Vorstellung einer Einheitspsychose.

Ein überzeugendes Einteilungsprinzip entstand erst, als außer dem Querschnittsbild der Symptomatik auch der Verlauf der Krankheit berücksichtigt und erkannt wurde, dass sich symptomatisch sehr unterschiedliche Zustandsbilder aufgrund gleichen Verlaufs zusammenfassen lassen (KRAEPELIN 1899; ◘ Abb. 3). So wurden zwei Gruppen von Psychosen abgegrenzt: die Schizophrenien (zunächst Dementia praecox genannt) und die affektiven Psychosen (manisch-depressive Krankheiten). Diese Einteilung und die Zusammenfassung unter der Bezeichnung »endogene Psychosen« ist nicht unumstritten geblieben. Es entstanden andere Konzeptionen, die teils eine weitere Gliederung, teils eine stärkere Zusammenfassung anstrebten.

»Endogen« ist ein vieldeutiger und umstrittener Begriff. Er besagt »nicht somatisch begründbar« und »nicht-psychogen«. Was aber nun »endogen« positiv ausdrücken soll, wird uneinheitlich angegeben. Manche Psychiater meinen nichts anderes als »idiopathisch«, also eigene, aus sich heraus entstandene Krankheit. Andere meinen mit endogen erblich, wieder andere postulieren eine organische Ursache, auch wenn diese unbekannt ist (kryptogen). Vom heutigen Wissensstand ausgehend, kann konkret nur ausgesagt werden, dass »endogene« Psychosen erblich mitbedingt sind und einen eigengesetzlichen, wenn auch nicht umweltunabhängigen Verlauf nehmen. Der Begriff »endogen« ist obsolet.

Ein weiterer wichtiger Schritt auf dem Weg zu einer psychiatrischen Krankheitslehre war die Erkenntnis, dass äußere Einwirkungen und Krankheiten, die das Gehirn schädigen, so verschiedenartig und zahlreich sie auch sind, nur zu einigen wenigen »typischen psychischen Reaktionsformen« führen. »Der Mannigfaltigkeit der Grunderkrankungen steht eine große Gleichförmigkeit der psychischen Bilder gegenüber« (BONHOEFER). Diese Reaktionstypen, die heute unter den Bezeichnungen organische Psychosen und organische Psychosyndrome (letztere nach BLEULER; ◘ Abb. 4) geläufig sind bzw. in den heutigen Klassifikationen Delirien und Demenzen genannt werden, kennzeichnen die nachweisliche Hirnschädigung oder Hirnfunktionsstörung sowie eine charakteristische Symptomatik. Es handelt sich um einen relativ gut definierten Krankheitsbereich, auch wenn neben den genannten Syndromen auch andere Symptome auftreten können, die denen bei den so genannten endogenen Psychosen ähnlich sind.

Weiterhin konnten in einer dritten Gruppe psychische Störungen zusammengefasst werden, die überwiegend (wenn auch nicht ausschließlich) psychoreaktiv bedingt sind. Hierher gehören neurotische, psychosomatische, Persönlichkeits- und verwandte Störungen.

Die Bezeichnung »psychogen« ist problematisch. Denn klinisch gesehen ist Seelisches, also persönliches Reagieren bei jedem Kranksein festzustellen, und andererseits ist keine Krankheit allein auf Seelisches zurückzuführen. In anthropologischer Sicht ist »psychogen« insofern fragwürdig, als es eine »Psyche« im Sinne eines Organes oder Verursachungsortes von Krankheiten (analog nephrogen, vertebragen und so weiter) nicht gibt. Zudem kann der Patient »psychogen« als diskriminierend missverstehen. Wie endogen ist auch psychogen in der heutigen pluridimensionalen Psychiatrie überholt.

> Es könnte nun scheinen, dass mit den Kategorien endogen, organisch und psychoreaktiv eine ätiologisch orientierte psychiatrische Krankheitslehre möglich würde. Das trifft jedoch nicht zu. Die genannten Entstehungsbedingungen lassen sich den einzelnen Krankheiten oder Krankheitsgruppen nicht ausschließlich zuordnen, sondern mehrere Entstehungsbedingungen sind in den meisten Fällen psychischer Krankheit nebeneinander wirksam und greifen ineinander. So entstehen und verlaufen so genannte endogene Psychosen nicht unbeeinflusst von der Lebensgeschichte und -situation. Neurotische und verwandte Störungen sind auch an konstitutionelle bzw. somatische Grundlagen gebunden. Bei organischen Psychosen sind situative Zusammenhänge nicht belanglos; manche organische Psychosen sind genetisch bedingt oder mitbedingt.
>
> Viele Krankheitsbilder lassen sich nur erklären, wenn Faktoren der Erblichkeit und erworbenen Konstitution, organische Bedingungen infolge direkter oder indirekter Hirnschädigung, Einflüsse der psychischen Entwicklung und Lebenssituation berücksichtigt werden.
>
> Diese *pluridimensionale Betrachtungsweise* wurde zuerst am Beispiel der Wahnentwicklungen aufgezeigt (GAUPP 1914 und KRETSCHMER 1918): aus dem Zusammentreffen einer bestimmten Persönlichkeitsstruktur, einer charakteristischen Umweltkonstellation, eines spezifischen auslösenden Erlebnisses und zum Teil einer organischen Hirnschädigung lassen sich Wahnbildungen ableiten, die zuvor

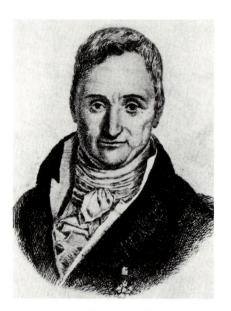

Abb. 1. Philippe Pinel (1745–1826) befreite 1793 in Paris die psychisch Kranken von den Ketten (s. S. 386)

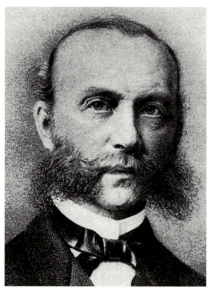

Abb. 2. Wilhelm Griesinger (1817–1868), Tübingen, Zürich u. Berlin, begründete die wissenschaftliche, sowohl biologisch wie psychologisch orientierte Psychiatrie (s. S. 12)

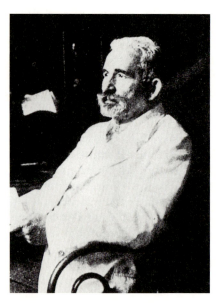

Abb. 3. Emil Kraepelin (1856–1926), Dorpat, Heidelberg u. München, begründete die Vielfalt der psychiatrischen Methoden und die Einteilung der Krankheiten (s. S. 40)

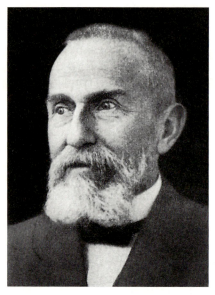

Abb. 4. Eugen Bleuler (1857–1939), Zürich, führte die Psychotherapie in die Psychiatrie ein und prägte die »Schizophrenien« (s. S. 190)

als »endogen« bzw. ätiologisch unbekannt galten. Diese Konzeption wird heute mutatis mutandis auf praktisch alle psychischen Störungen angewandt, was sich auch für die Therapie als nützlich erweist.

Hingegen blieb die psychiatrische Krankheitslehre unbefriedigend. Auf weitere nosologische Versuche soll daher nicht eingegangen werden. Weil eine überzeugende Krankheitseinteilung nicht zustande kam, verzichten viele Psychiater auf jede Systematik und manche auch auf Begriffe wie Krankheit, Psychose etc. und sprechen stattdessen nur noch von Störung (disorder). Da aber ein Diagnosenschema für die Verständigung und Statistik unerlässlich ist, wurde versucht, eine Klassifikation auf andere Weise zu erreichen.

Klassifikation

Eine Klassifikation entsteht folgendermaßen: Die vorliegenden klinischen und wissen- 415
schaftlichen Befunde werden zusammengetragen und von Fachleuten unter dem Aspekt diskutiert, ob und wieweit Übereinstimmung bezüglich der Verlässlichkeit der Befunde und ihrer diagnostischen Bedeutung besteht (■ Abb. 5). So wird versucht, für be- 44
schreibbare Krankheitsbilder einheitliche Bezeichnungen zu finden, charakteristische Merkmale zusammenzustellen, die als Kriterien verbindlich formuliert werden (daher auch die Bezeichnung Kriteriologie für Klassifikation), unter Verzicht auf Theorien und auf eine ätiologisch oder sonstwie fachlich begründete Systematik. Da aber das Wissen hierüber unvollständig ist und nicht selten die Ansichten der Fachleute auseinandergehen, kam eine solche Systematik mal durch Konsens, mal bei Kontroversen durch Kompromisse zustande. Um einen möglichst weitreichenden Konsens zu erzielen, werden daher im Allgemeinen nur relativ leicht erkennbare und gut operationalisierbare Merkmale zugelassen, die größtenteils Verhaltensmerkmale sind, während andere Befunde nicht berücksichtigt werden können. So bleiben insbesondere subjektive, psychodynamische und biographische Daten in Klassifikationssystemen außer Acht, was Vorteil und Nachteil zugleich ist.

Um das Krankheitsbild eines Patienten zu klassifizieren, wird die individuell ermittelte Diagnose einer Klassifikationskategorie zugeordnet, und zwar derjenigen, der sie am meisten entspricht. Dabei wird geprüft, ob eine hinreichende Anzahl der Kriterien dieser Kategorie auf das Krankheitsbild zutrifft. Die bekanntesten Klassifikationssysteme sind DSM und ICD.

Diagnostic and Statistical Manual (DSM) ist das Klassifikationsinstrument der American Psychiatric Association. DSM IV (1994) bietet eine detaillierte Merkmalsbeschreibung und eine Klassifikation in mehreren Achsen (die allerdings noch wenig genutzt werden), nämlich für 1. die Symptomatik, 2. die Persönlichkeitsstruktur, 3. körperliche Störungen, 4. soziale Belastungsfaktoren und 5. psychische Gesundheit und Leistungsfähigkeit insgesamt.

International Classification of Diseases (ICD) wird von der Weltgesundheitsorganisation (WHO) herausgegeben. Die seit 1992 gültige 10. Revision (ICD 10) ist 415
ebenfalls multiaxial angelegt (vorerst liegt aber nur Achse 1 für die psychische Störung vor) und mit bestimmbaren Kriterien für die einzelnen Kategorien ausgestattet. ICD ist mehr international ausgerichtet unter Berücksichtigung auch der Psychiatrie in den Entwicklungsländern (während DSM ausgesprochen auf amerikanische Verhältnisse,

u.a. gesundheitspolitische Gegebenheiten, abhebt). Eine parallelisierte Auflistung von ICD-10 und DSM-IV bringt »Psychiatrie der Gegenwart«, 4. Aufl. Bd. 2.

Zweck der Klassifikation ist zunächst eine zuverlässige Patientenstatistik für die Basisdokumentation psychiatrischer Institutionen und für epidemiologische Untersuchungen. Zudem können mittels standardisierter Klassifikation Diagnosen für Forschungszwecke definiert und Patientenstichproben exakt zusammengestellt werden, auch für die internationale Verständigung. Dabei erhebt Klassifikation nicht den Anspruch, eine sozusagen naturgegebene Systematik der Krankheiten oder einen Normenkatalog darzustellen. Klassifikation ist nicht eine Lehre, sondern ein Instrument; konzeptuelle Gesichtspunkte bleiben außer Acht. Die Manuale werden den Ansprüchen der Reliabilität mehr gerecht als denen der Validität.

Klassifikation ist nicht das gleiche wie Diagnostik (◘ Abb. 5). Diagnostik geht vom einzelnen Patienten aus, arbeitet idiographisch und dabei pluridimensional. Diagnosen sind im Allgemeinen ausführlich und mehrgliedrig formuliert. Klassifikation hingegen geht von verallgemeinerten Erfahrungen aus, arbeitet nomothetisch, beschränkt sich auf relativ leicht bestimmbare Merkmale, ist dabei bewusst reduktionistisch und gelangt zu Kategorien, die durch ein Wort oder eine 3- bis 5stellige Zahl ausgedrückt werden. Während Diagnostik der erste Schritt der Patientenbetreuung ist und auf Therapieindikationen abzielt, steht Klassifikation am Ende des diagnostischen Prozesses und dient statistischen und wissenschaftlichen Zwecken.

Trotz dieser Unterschiede in Vorgehensweise und Zielrichtung bleiben Diagnostik und Klassifikation nicht unabhängig voneinander. Denn in die Klassifikation sind wesentliche Erfahrungen der klinischen Diagnostik eingegangen (wenn auch nicht vollständig), und in die individuelle

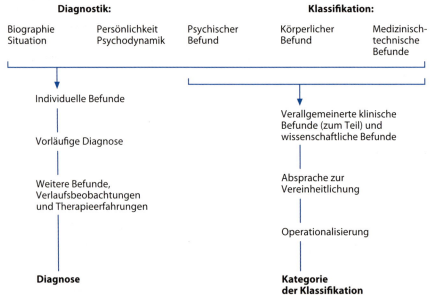

◘ **Abb. 5.** Diagnostik und Klassifikation

Diagnostik fließen auch verallgemeinerte wissenschaftliche Erfahrungen ein (s. oben). Die Klassifikation kann auch als ein Schlussstein der Diagnostik angesehen werden. Sie soll der individuellen Diagnose möglichst nahe kommen.

Aber es sind die Verschiedenheiten zu beachten, um Diagnostik nicht auf Klassifikation einzuengen und andererseits nicht Klassifikation mit den Maßstäben der Diagnostik zu messen. Hierfür einige Beispiele: Mit der Feststellung einer Angststörung, depressiven Störung oder wahnhaften Störung ist wohl eine brauchbare Klassifikation gewonnen, aber noch keine Diagnose gestellt, denn eine differenzierende Diagnostik schließt weitere Einzelheiten der Symptomatik und vertieften Psychopathologie sowie der psychodynamischen, biographischen und situativen Beziehungen mit ein, die nicht von der Klassifikation erfasst werden können. Ein weiteres Beispiel: Klassifikationssysteme geben an, wie viele der aufgeführten Kriterien zutreffen müssen, um ein Krankheitsbild einer Kategorie zuzuordnen. Diese Bestimmung liegt durchaus im Sinne einer exakten Klassifikation, widerspricht aber der Diagnostik, denn eine Diagnose wird nicht selten, besonders in Anfangsstadien, aufgrund einiger oder weniger Symptome möglich.

Wenn in ICD oder DSM für eine Kategorie gefordert wird, dass die Symptomatik bereits seit einer bestimmten Zeit bestehen muss, handelt es sich um eine klassifikatorisch sinnvolle Vorgehensweise, die aber nicht auf die Diagnostik anwendbar ist: auch eine soeben ausgebrochene akute Psychose muss erkannt und entsprechend behandelt werden. – Für eine klinische Diagnose sind neben Symptomen auf der Verhaltensebene oft auch psychodynamische Befunde und biographische Daten bestimmend, die in den Klassifikationen kaum enthalten sind. Schizophrener Autismus ist ein diagnostisch besonders wichtiges Merkmal, geht aber in die Klassifikationsbildung nicht ein, weil er schwer operationalisierbar ist.

Zur primären individuellen Diagnostik kann ein Klassifikationssystem nicht benutzt werden. Die Diagnose eines Patienten muss, wie beschrieben, individuell und pluridimensional erarbeitet werden. Würde man stattdessen bei der Untersuchung, z.B. anlässlich einer Klinikaufnahme, von den vorgegebenen Kategorien und deren Kriterien ausgehen, übertrüge man verallgemeinerte und abstrahierte Daten auf einen konkreten Menschen, dessen individuelle Befunde bei diesem Vorgehen größtenteils unberücksichtigt blieben. Die Klassifikationskriterien, so wie sie für die einzelnen Kategorien in ICD oder DSM aufgelistet sind, könnten wie Sicherheit vermittelnde diagnostische Hilfen angesehen werden, jedoch wäre das eine falsche, trügerische Sicherheit. Klassifikation wird erst als ein sekundärer Vorgang nach der Diagnostik möglich und sinnvoll.

Klassifikation anstelle von Diagnostik müsste zwangsläufig zu Fehldiagnosen und fehlerhaften Behandlungen führen. Zudem würde solcher Missbrauch der Klassifikation zu einer Abstempelung des Patienten mit einem psychiatrischen Etikett führen, was als Labeling-Effekt eines überholten psychiatrischen Stiles kritisiert wird.

Solche kritischen Anmerkungen sollen nicht die praktische Bedeutung der Klassifikation schmälern; diese Einschränkungen sind auch in den Glossaren von ICD und DSM enthalten. Ein Brückenschlag zwischen patientenorientierter Diagnostik und kategorialer Klassifikation könnte mit der konsequenten Anwendung des erwähnten multiaxialen Vorgehens gelingen, auch im Hinblick auf Therapieindikationen. Auch psychodynamische Befunde und Diagnosemerkmale können operationalisiert und klassifiziert werden, wenn man ein System wie »Operationalisierte Psychodynamische Diagnostik« (OPD) mit vier Achsen benutzt (Krankheitserleben und Behandlungsvoraussetzungen, Beziehung, Konflikt, Struktur).

Das reduktionistische Vorgehen des Klassifizierens kann allerdings Tendenzen der Vereinfachung Vorschub leisten, so wie Mephistopheles zum Schüler, der ihm nicht folgen kann, sagt: »Das wird nächstens schon besser gehen, wenn Ihr lernt, alles reduzieren und gehörig klassifizieren« (GOETHE in Faust).

Der große Fortschritt der modernen psychiatrischen Klassifikation liegt in der Standardisierung bestimmter Merkmale und in der einheitlichen internationalen Verwendung.

Jedoch kann aus den genannten Gründen kein Klassifikationssystem allgemein bzw. für alle Zwecke zufriedenstellen. »Die Anwendung von Klassifikation verlangt in erster Linie Resignation« (STRÖMGREN). Mit dem Aufbau eines Lehrbuches kann die Systematik einer Klassifikation nicht deckungsgleich übereinstimmen. Dieses Buch berücksichtigt ICD 10, ohne sich in der Reihenfolge hiernach auszurichten, die didaktisch bestimmt ist. Die Klassifikation wird für jedes Krankheitsbild erklärt werden.

424   Eine Wiedergabe von ICD 10 in stark gekürzter Form findet sich im Anhang. Die Klassifikation kann selbstverständlich nicht mittels dieser Auflistung, sondern nur anhand des ausführlichen Originaltextes vorgenommen werden.

II Krankheiten

6 Reaktive, neurotische und psychosomatische Störungen: Allgemeiner Teil – 48

7 Neurotische Störungen und vorwiegend psychoreaktive Fehlentwicklungen bei Kindern – 53

8 Reaktive, neurotische und psychosomatische Störungen bei Erwachsenen – 59

9 Psychoreaktive und psychosomatische Störungen im Alter – 104

10 Persönlichkeitsstörungen – 107

11 Suizidalität – 124

12 Sexualstörungen – 129

13 Abhängigkeit/Sucht – 138

14 Zum Problem des Wahns – 176

15 Wahnhafte Störung/Paranoia – 185

16 Schizophrenien – 190

17 Frühkindlicher Autismus – 232

18 Affektive Psychosen/Affektive Störungen – 237

19 Schizoaffektive Psychosen – 269

20 Organisch-psychische Störungen: Allgemeiner Teil – 272

21 Einzelne Hirnkrankheiten und Hirnfunktionsstörungen – 286

22 Altersdemenzen – 301

23 Epilepsien – 312

24 Intelligenzminderung/Geistige Behinderung – 316

6 Reaktive, neurotische und psychosomatische Störungen: Allgemeiner Teil

Diese Gruppierung, die ungefähr dem Kapitel F4 in ICD-10 entspricht, umfasst eine größere Anzahl unterschiedlicher Störungen, die eine Gemeinsamkeit erkennen lassen: im multifaktoriellen Entstehungsgefüge treten psychische Faktoren deutlich hervor. Deshalb und ihrer Häufigkeit wegen soll diese Gruppe als erste beschrieben werden. Für die Zusammenfassung reaktiver, neurotischer und psychosomatischer Störungen spricht auch, dass häufig Symptomwechsel beobachtet wird, also der Übergang von einer zur anderen Störung.

Epidemiologie. Die Prävalenz liegt um 25%, wobei es sich ungefähr zur Hälfte um psychosomatische Störungen handelt. In der hausärztlichen Praxis machen diese Patienten um 40% aus. Zuweilen werden noch höhere Zahlen genannt, wobei allerdings auch leichtere und nicht behandlungsnotwendige Störungen mitgezählt sind. Bei Frauen sind diese Störungen etwas häufiger als bei Männern, insbesondere Konversionssyndrome, Anorexie und Suizidversuche. Bei Männern sind Enuresis, zwangsneurotische Störungen und sensitive Persönlichkeitsstörungen relativ häufiger als bei Frauen.

Der *Kinderpsychiater* sieht jedoch mehr Jungen als Mädchen mit neurotischen und Verhaltensstörungen. Das hat anscheinend sowohl biologische wie auch psychosoziale Gründe: leichtgradige frühkindliche Hirnschädigungen und Teilleistungsschwächen, die die Entwicklung dieser Störungen begünstigen können, sind bei Jungen häufiger. Und es ist zu berücksichtigen, dass Eltern oft höhere Erwartungen an ihre Söhne als an ihre Töchter stellen. Nur Zwangsstörungen und psychosomatische Störungen sind im Reifungsalter bei Mädchen häufiger.

Was unter den Begriffen reaktiv, neurotisch und psychosomatisch zu verstehen ist, soll vorab erörtert werden. *Reaktiv* bedeutet hier, dass auf eine starke Belastung eine Reaktion in Form einer psychischen Störung folgt. Was mit *psychosomatisch* gemeint ist, wurde bereits erklärt. Von dem großen Gebiet der psychosomatischen Medizin werden in diesem Buch nur einige Störungen besprochen, die in der psychiatrischen Klinik und Sprechstunde relativ häufig sind.

Zum Problem »Neurose«. Nach dem herkömmlichen Verständnis sind Neurosen Krankheiten mit bestimmten seelischen Symptomen (z.B. Hemmung, Verstimmung, Angst, Zwang, Entfremdung) oder körperlichen Störungen (insbesondere funktionellen Organbeschwerden), sie können sich auch in störenden Verhaltensweisen und Eigenschaften der Persönlichkeit äußern (sog. *Charakterneurosen*). Der Verlauf ist oft chronisch. In der Entstehung sind Störungen der kindlichen Entwicklung, inadäquate, kompromisshafte Verarbeitungen von Konflikten und fehlgelenkte, inadäquate Lernvorgänge zu erkennen.

Die Neurosenlehre wurde außerhalb der Psychiatrie entwickelt, nämlich in der Psychoanalyse, die seinerzeit von der Psychiatrie abgegrenzt war. Diese psychischen Störungen wurden psychodynamisch konzipiert, d.h. die Krankheitsbilder wurden von der tiefenpsychologischen Lehre ausgehend erklärt, was in Teilen der Psychiatrie nicht akzeptiert wurde, insbesondere nicht für die Klassifikation, die mit leicht zu operationalisierenden Merkmalen auf der Verhaltens- bzw. Symptomebene arbeitet. Wenn daher viele Psychiater auf den Krankheitsbegriff und die Diagnose »Neurose« verzichten wollen, dürfen damit doch nicht die wissenschaftlichen Erkenntnisse der Neurosenforschung aufgegeben werden.

Man kann auf diese nosologische Konzeption einer Krankheitsgruppe »Neurosen« durchaus verzichten, um dem vorherrschenden Prinzip einer deskriptiven Klassifikation zu folgen. Wenn dann nicht mehr Angstneurose, Zwangsneurose usw. formuliert wird, sondern Angststörung, Zwangsstörung usw., sind die neuen Begriffe ätiologiefrei zu verstehen. Was sich aber an gesichertem Wissen mit »neurotisch« verbindet, nämlich wesentliche psychodynamische und psychotherapeutische Erkenntnisse, kann durchaus weiterhin berücksichtigt werden.

Klassifikation. ICD-10 beschreibt in Kapitel F4 »Neurotische, Belastungs- und somatoforme Störungen«. DSM-IV vermeidet das Wort »Neurose« konsequent und beschreibt die hier gemeinten Störungen in den Kapiteln Angststörungen, somatoforme Störungen, dissoziative Störungen.

Ätiopathogenese

Belastungen können psychische Störungen auslösen, und zwar umso mehr, wenn psychische (neurotische) Fehlentwicklungen und Konfliktkonstellationen vorausgegangen sind, so dass die Belastung wie ein Schlüssel zum Schloss passt. Daher sind langfristige neurotische und psychosomatische Entwicklungen häufiger als kurzfristige Reaktionen.

Entsprechendes gilt für *Entlastungen*. Wenn eine längere Belastung plötzlich aufhört, z.B. nach dem anstrengenden nebenberuflichen Bau eines Eigenheims, ist der Entlastete »fertig«, »erledigt« im zweifachen Sinne des Wortes. Der Wegfall einer gezielten Anspannung kann umso mehr pathogen wirken, wenn Anspannung und Belastung zuvor der Abwehr inkompatibler Konflikte dienten. Auf diese Weise können verschiedene psychische und psychosomatische Störungen ausgelöst werden.

Langfristige psychische Fehlentwicklungen und Konflikterleben bestimmen in erster Linie die Entstehung dieser Störungen, was in den Kapiteln 3.5 und 3.6 erklärt wurde.   20, 22

Genetische Bedingungen. Die psychische Ausstattung eines Menschen, seine emotionale und Antriebsstruktur (Temperament) ist nach neueren Erkenntnissen nicht einfach Produkt der Lebensbedingungen in der Kindheit, sondern auch genetisch mitbedingt.

Bei neurotisch gestörten Patienten zeigten Zwillingsuntersuchungen, dass konkordantes Erkranken bei eineiigen Zwillingen 1,5–2mal so oft zu beobachten ist wie bei zweieiigen Zwillingen. Diese Befunde sprechen eindeutig für einen genetischen Faktor (der allerdings vergleichsweise schwächer ausgeprägt zu sein scheint als bei schizophrenen und affektiven Psychosen). Dabei zeigten Diskordanzanalysen, dass zugleich psychoreaktive Entstehungsbedingungen angenommen werden müssen. Auf molekulargenetischer Ebene gibt es noch keine verlässlichen Befunde. Die Entstehung neurotischer und verwandter Störungen lässt sich weder allein genetisch noch ausschließlich psychodynamisch erklären.

Organische Faktoren. Eine Veränderung der Reaktionsweisen kann auch psychoorganisch mitbedingt sein. Eine leichte früherworbene Hirnschädigung (minimale zerebrale Dysfunktion) kann die Entwicklung von neurotischen und Verhaltensstörungen begünstigen. Diese Kinder sind der Bewältigung von Problemen und Konflikten weniger gewachsen als hirngesunde Kinder. Eine leichte zerebrale Funktionsstörung kann umschriebene, kognitive und neuropsychologische Ausfälle (Teilleistungsstörungen, Teilleistungsschwächen) zur Folge haben, so dass Anpassungsschwierigkeiten und Fehlverhalten entstehen (sog. sekundäre Neurotisierung). Diese können auf Seiten der Umwelt zu ungünstigen Reaktionen und Bewertungen führen, die auf Seiten des Kindes wiederum Gegenreaktionen hervorrufen. Schließlich kann aus diesen Wechselwirkungen eine erhebliche Beziehungsstörung zwischen Kind und Umwelt resultieren.

Diese meist leichten Hirnschädigungen können z.T. neuroradiologisch nachgewiesen werden; Hinweise sind auch leichtere neurologische Abweichungen (soft signs). Chromosomale Aberrationen führen mehr zu Intelligenz- und Persönlichkeitsstörungen. – Im übrigen haben biologisch-psychiatrische Untersuchungen bisher wenig zum Wissen über die Entstehung neurotischer und verwandter Störungen beigetragen.

Zusammenfassend: Die Entstehung reaktiver, neurotischer und psychosomatischer Störungen ist ein komplexer Vorgang. Über das Bedingungsgefüge der multifaktoriellen Pathogenese, über das Zusammenwirken und Ineinandergreifen der verschiedenen Faktoren ist nicht viel bekannt. Der genetische Faktor führt vermutlich zu einer höheren Vulnerabilität (bei manchen Patienten akzentuiert durch eine leichte frühe Hirnschädigung), er determiniert vermutlich auch den Krankheits*typ*, während das Erkranken, also die Manifestation, wahrscheinlich stark von psychodynamischen und Umweltbedingungen abhängig ist.

Dabei kann man sich die einzelnen Schritte der Pathogenese ungefähr so vorstellen: bei der genannten Krankheitsbereitschaft (Vulnerabilität) werden frühe Entwicklungskonflikte wirksam, weiterhin verfehlte Lernvorgänge. In späteren entsprechenden Lebenssituationen werden diese reaktiviert, es kommt zur Kompromissbildung durch Abwehr und zu Symptommanifestation, darauf folgen Konditionierung und Symptomchronifizierung (*Modell des reaktualisierten Entwicklungskonfliktes*).

Diagnose

Die Diagnostik richtet sich in erster Linie nach der angetroffenen Symptomatik: z.B. Erschöpfungsreaktion, Angststörung, Depersonalisationssyndrom etc. Zudem stützt sich die Diagnose auf erkennbare Entstehungsbedingungen (psychische Fehlentwicklung, belastende Situation, Konfliktkonstellation etc.), was insbesondere für die Therapieindikationen wichtig ist. Der Nachweis von Konflikten allein reicht nicht aus, weil diese auch bei anderen psychisch Kranken (und bei Gesunden) vorkommen. Die alleinige Feststellung einer »charakteristischen« Symptomatik genügt ebenso wenig, da psychische Symptome und Syndrome in verschiedenen Zusammenhängen vorkommen.

Diagnosefehler: Allein aufgrund negativer Ergebnisse somatischer Untersuchungen eine neurotische oder psychosomatische Störung zu diagnostizieren, ist ebenso falsch wie mit Minimalbefunden technischer Untersuchungsverfahren eine neurotische oder psychosomatische Störung ausschließen zu wollen. Diagnostisch zu beachten ist, dass körperlich Kranke zusätzlich seelisch erkranken können und umgekehrt (Comorbidität).

Verlauf. Die Verläufe sind sehr unterschiedlich, oft chronisch, aber doch meist nicht progredient. Langfristig ist der Verlauf bei einem großen Teil dieser Störungen relativ günstig, in fortgeschrittenem Alter schwächen sie sich eher ab, so dass mehr Anpassung und Gleichgewicht erreicht wird, allerdings zum Teil auf Kosten der Vitalität (Residuum).

Behandlung

Ambulante Behandlung ist grundsätzlich zu bevorzugen, stationäre Behandlung ist nur in schweren Krisen indiziert. In der Regel ist fachärztliche Behandlung notwendig (Arzt für Psychiatrie bzw. psychotherapeutische Medizin).

Kontroversen wie Pharmakotherapie versus Psychotherapie oder psychodynamische versus Verhaltenstherapie sind einer pragmatischen Einstellung gewichen: Indiziert ist, was in der jeweiligen Situation Abhilfe verspricht und ein langfristiges Behandlungsprogramm vorbereitet. Im Einzelnen sind die Indikationen von der Art und Schwere der Störung, Persönlichkeitsstruktur und Lebenssituation des Patienten, vorausgegangenen Therapieversuchen und Motivationen des Kranken abhängig.

Sowohl psychodynamisch/psychoanalytisch orientierte Psychotherapie wie auch Verhaltenstherapie sind erwiesenermaßen wirksam. Nach einer *Psychotherapie* geht es der Mehrzahl der Patienten (bis zu 80%) besser als den unbehandelten Patienten einer Kontrollgruppe. Katamnesen bewiesen auch langfristig günstige Behandlungsergebnisse. Dies gilt auch für das spätere Kindes- und Jugendalter. Während der kindlichen Entwicklung können spontane Heilungen von Therapieerfolgen schwer unterschieden werden, da wichtige Kriterien eines Therapieerfolgs (Beziehungen, Problemverständnis, soziale Integration und Freiheitsgrade des Verhaltens) einem Entwicklungsprozess unterliegen.

Psychopharmaka werden bei diesen Störungen eher zuviel eingesetzt. Traditionelles ärztliches Medizieren wird auch hier durch Pharmawerbung verstärkt. Antidepressiva sind eher indiziert als Tranquilizer. Die häufigsten *Indikationen* sind:
- ausgeprägte klinische Symptomatik, insbesondere affektive Störungen;
- Krisensituationen, auch um die Voraussetzungen für Psychotherapie herzustellen bzw. zu erhalten;
- chronische, psychotherapieresistente neurotische und verwandte Störungen.

Aber nicht in jedem Fall ist ein Medikament zu verordnen, insbesondere nicht bei leichteren Störungen. Wenn ein Patient auffallend dringend und ausschließlich ein Psychopharmakon wünscht, kann das auch Zeichen seines Widerstandes gegen Psychotherapie sein. Kombinierte psychotherapeutisch / pharmakotherapeutische Behandlung sollte möglichst von demselben Arzt durchgeführt werden. Die Einzelheiten werden in den speziellen Kapiteln erklärt.

Auch bei *Kindern und Jugendlichen* kann eine psychotherapeutische Behandlung medikamentös unterstützt werden. Ihr Gebrauch unterliegt jedoch im Vergleich zu den Erwachsenen noch weiteren wichtigen Einschränkungen. Sie betreffen die schwierige Einschätzung der Indikation bei stark fluktuierendem Spontanverlauf, bei ausgeprägter Wechselbeziehung mit Notlagen der Eltern und bei mangelnder Absprachefähigkeit mit dem betroffenen Kind. Die Wirkung der Medikation muss so eingeschätzt werden können, dass sie Reifungs- und Entwicklungsschritte sowie familiären Rückhalt und soziale Entfaltung begünstigt und die dafür notwendigen Auseinandersetzungen und Problemlösungen nicht verhindert. Die Medikation kann im ungünstigsten Fall als Machtinstrument der Erzieher und als Alibi für mangelnde Fürsorge und Zuwendung benutzt werden. Stets ist zu prüfen, ob die Medikation vom Kind selbst als Hilfe und

Entlastung erfahren werden kann oder nur die Tatsache reflektiert, dass die Eltern ihr Kind nicht mehr aushalten. Gelegentlich ist es richtiger, den Bezugspersonen und nicht dem Kind eine Medikation zu empfehlen.

Rehabilitation kann bei schweren neurotischen und psychosomatischen Störungen notwendig werden und ist auch versicherungsrechtlich vorgesehen. Die Indikationen sind neben Schweregrad und langer Krankheitsdauer insbesondere gestörte familiäre und soziale Beziehungen. Zur Rehabilitation verhilft auch die Selbsthilfeorganisation *Emotions Anonymous* (Kontaktadresse: Katzbachstr. 33, 10965 Berlin, Tel. 030/7867984, Internet: www.emotionsanonymous.de).

7 Neurotische Störungen und vorwiegend psychoreaktive Fehlentwicklungen bei Kindern

Vorbemerkungen. Bei Kindern und Jugendlichen haben psychische und soziale Umweltbedingungen einen höheren Stellenwert als bei Erwachsenen; denn diese Bedingungen nehmen neben denen der genetischen und erworbenen Anlagen an der Entwicklung teil und bilden den Erfahrungshintergrund, der das Kind in seiner Beziehung zur Umwelt und in seinem Verhalten prägt. Auch Verhaltensweisen, die primär genetisch oder organisch begründet sind, werden durch Reaktionen des Kindes auf seine Umwelt mitgeprägt. Verhaltensgestörte Kinder schaffen sich selbst ihr negativ getöntes soziales Umfeld. Erwachsene können sich mit ihrer stabilen Persönlichkeit Umwelteinflüssen entgegenstellen. Kindern ist das kaum möglich.

Aus diesen Gründen ist in der Psychiatrie der Kinder und Jugendlichen noch weniger als in der Erwachsenenpsychiatrie eine systematische Unterscheidung genetischer, organischer und psychoreaktiver psychischer Störungen (bzw. Entstehungsbedingungen) möglich und auch nicht sinnvoll. Daher ist die Zuordnung einzelner Störungen zu dem einen oder anderen Lehrbuchkapitel nicht zwingend.

7.1 Alterstypische und neurotische Verhaltensstörungen im Kindesalter

Enuresis nocturna et diurna (ICD-10: F 98.0). Erst wenn ein Kind, das älter als vier Jahre ist, bei Tag oder bei Nacht einnässt, spricht man von Enuresis. Etwa 10% aller Kinder sind noch bis zum 10. Lebensjahr davon betroffen, nur selten hält die Symptomatik bis zur Reifezeit an. Es gibt bei 70% eine anlagebedingte Schwäche. Das primäre Einnässen besteht von Anfang an, das sekundäre ist durch ein Wiederauftreten nach bereits eingetretener Sauberkeit gekennzeichnet.

Symptomatik: Bei der Enuresis nocturna nässen die Kinder im Schlaf einmal oder mehrmals ein, meist ohne davon zu erwachen. Bei der Enuresis diurna erfolgt das Einnässen meist während intensiver Beschäftigung mit einem Spiel, oft in Verbindung mit affektiver Erregung.

Entstehungsbedingungen: Die Sauberkeitsentwicklung ist ein Lernvorgang, der auch durch organische Ursachen (Anomalien des Harntraktes) oder durch eine Lernstörung (geistige Behinderung) beeinträchtigt werden kann. Relativ geringe seelische Belastungen können zum Auftreten des Bettnässens beitragen. Es kann sich um Unebenheiten und nicht offen ausgetragene Irritationen des Familienlebens handeln, z.B. heimlich erwogene Trennung der Eltern. Bei jüngeren Kindern genügt schon eine Belastung wie der Schuleintritt oder die Geburt eines Geschwisterkindes. Bei älteren Kindern trägt die Resignation des Kindes und der Angehörigen und die Scham gegenüber den Freunden (Schullandheimaufenthalte!) zur Chronifizierung bei. Es kann sich eine beträchtliche Störung im Selbstvertrauen und in der sozialen Entfaltung ergeben.

Therapie: Die Betroffenen müssen erfahren, wie sie die Mutlosigkeit überwinden und eine akzeptierende und zugleich offensiv auf Überwindung des Symptoms ausgerichtete Haltung einnehmen können. Bei jüngeren Kindern helfen Belohnungsschemata unter Verwendung eines Kalenders. Kinder im Schulalter sind alt genug, um den

Umgang mit einem Weckapparat (Klingelmatratze, -hose) zu lernen. Abendliches Aufwecken hat das Ziel, Tiefschlafphasen zu unterbinden und eine noch im Schlaf wirksame innere Bereitschaft zur Selbstkontrolle zu erzeugen. Der Füllungsgrad der Blase ist hingegen für die Miktionskontrolle unwesentlich. Medikamentöse Hilfen mit einem schwach dosierten Antidepressivum, z.B. Imipramin, oder mit Vasopressin (»Minirin«), haben vom Schulalter an vorübergehende Wirksamkeit und vermitteln die auch psychotherapeutisch wichtige Erfahrung der Symptomfreiheit.

Enkopresis (ICD-10: F98.1). Das Einkoten tritt in der Regel nach einer längeren Zeit der Sauberkeit auf. Es wird Kot in der Kleidung herumgetragen und in der Wohnung versteckt. Der Enkopresis liegt meist ein schwerer Beziehungskonflikt zwischen Kind und Eltern zugrunde. Das Kind fühlt sich um seine Zuwendungsbedürfnisse betrogen oder offen verstoßen. Die Kinder verhalten sich oft überangepasst freundlich, gelten aber als Außenseiter. Dahinter verbergen sich starke, nur heimlich vorgetragene Aggressionen. Eine kinderpsychotherapeutische Behandlung unter Einbeziehung der Eltern, oft auch eine stationäre Behandlung, ist angezeigt.

Sprachstörungen im Kindesalter (ICD-10: F98.5) sind, entgegen früheren Annahmen, in der Regel nicht Neurosen, sondern organisch bedingte funktionelle Störungen, insbesondere motorische Ablaufstörungen (Teilleistungsstörungen). Das gilt nicht nur für *Artikulationsstörungen, Dyslalie* und das *Poltern*, sondern auch für das *Stottern*, das erblich mitbedingt ist. Wegen der Auffälligkeit des Symptoms und der dadurch bedingten Störung der Kommunikation kommt es dann regelmäßig sehr rasch zu einer *sekundären Neurotisierung* (im Sinne einer Angst- und Selbstwertproblematik, besonders beim »tonischen« gehemmten Stottern), die das Symptom des Stotterns unterhält und fixiert, u.U. auch verstärkt. Das Stottern der Erwachsenen kann auf diesem Wege den neurotischen Störungen zugerechnet werden. Im Alter von 3 – 5 Jahren kommt es oft zu einem vorübergehenden Entwicklungsstottern, bei dem die Kinder überstürzt sprechen und Silben verschlucken. Diese Form des Stotterns hat eine gute Prognose und bedarf keiner Therapie. Es kann aber durch unangemessene Beachtung fixiert werden.

Therapie. Allgemeine und sprechmotorische Abläufe werden eingeübt und synchronisiert, aber möglichst nicht vor dem 5. Lebensjahr. Bei Neurotisierung kommt psychotherapeutische Behandlung hinzu.

Mutismus (ICD-10: F94.0) ist eine Sprachverweigerung, meist in »elektiver Form«, wobei die Kinder nur gegenüber weniger bekannten Personen oder in der Schule schweigen. Totaler Mutismus ist hingegen verdächtig auf einen Autismus infantum oder eine beginnende Psychose. Die Kinder wirken beim Schweigen nicht ängstlich, sondern haben eine zugewandte lebendige Mimik, ersetzen das Reden durch Koketterie, erheischen Zuwendung und Rücksichtnahme. Die Störung wird durch Elternhäuser begünstigt, die selbst nur spärliche Kontakte zur sozialen Umwelt haben und ängstlich oder misstrauisch eingestellt sind. Die Beziehung zur Mutter ist oft noch kleinkindlich. Neben sozialer Ängstlichkeit spielen versteckte Vorwurfshaltungen gegen die Außenwelt eine Rolle. Oft wird zu lange gewartet, bis Hilfe gesucht wird. Die Psychotherapie muss dem Kind Wege zu mehr Eigenständigkeit aufzeigen und situative Sprechanreize bieten, ohne das Sprechen selbst zu forcieren.

Erziehungsschwierigkeiten und Verhaltensstörungen (ICD-10: F91–92) ergeben sich aus einem Missverhältnis zwischen den Verhaltenserwartungen der Eltern und der Anpassungsfähigkeit und -bereitschaft eines Kindes. Es handelt sich um Störungen der Beziehung zwischen Eltern und Kind. Erzieherische Missverständnisse und misslingende Beziehungen werden durch das Aufeinanderprallen von schwierigen Temperamentseigenschaften eines Kindes mit persönlichen Schwächen der Eltern begünstigt. Kindliche Verhaltensstörungen sollten zuerst als normalpsychologische Belastungen gewertet werden, die dem Kind zugemutet werden. In schwierigen Fällen handelt es sich um soziale Fehlentwicklungen mit oppositionellen Zügen. Sie entstehen auf der Grundlage unsicherer Bindungen, die bis in die frühe Kindheit zurück verfolgt werden können und mit chronischen Ängstigungen, multiplen Trennungserfahrungen und emotionalen Versagungen zusammenhängen. Hier ist die heilpädagogische Einwirkung auf den Alltag des Kindes in Tages- oder Wochengruppen erforderlich. Stets sind die Eltern oder die ganze Familie einzubeziehen.

Hyperkinetisches Syndrom (ICD-10: F 90.1) bzw. Aufmerksamkeitsdefizit-Hyperaktivitätssyndrom (ADHS). Hyperaktivität und Aufmerksamkeitsstörungen bilden ab der Kleinkinderzeit und im gesamten weiteren Verlauf der Kindheit einen wichtigen Fokus kinderpsychiatrischer Diagnostik und Therapie. Frühe Interaktionsstörungen und genetische Risikofaktoren laufen in dieser Symptomatik zusammen und bilden den Ausgangspunkt für folgenreiche Probleme im Umgang mit den Eltern und mit Gleichaltrigen, im Lern- und Leistungsverhalten und in der sozialen Integration. Wegen der engen Beziehungen des ADHS zu frühkindlichen Hirnfunktionsstörungen und Teilleistungsschwächen und mit Hinblick auf die Fortdauer der Symptomatik bei Erwachsenen erfolgt die ausführliche Darstellung in Kapitel 20.

7.2 Reaktive Bindungsstörung (ICD-10: F94.1 und F94.2)

Unter dem Begriff der reaktiven Bindungsstörung werden charakterologische Besonderheiten zusammengefasst, die sich aus sehr frühen und nachhaltigen Verlust- und aus Entbehrungserlebnissen ergeben. Die Kinder erscheinen teils dysphorisch ängstlich verstimmt, teils aggressiv und getrieben. Allen gemeinsam ist ein unkritisches, distanzlos gleichgültiges Kontaktverhalten und Empathieschwäche. Zugehörige Begriffe: Deprivationssyndrom, Separationssyndrom, Frühverwahrlosung, Hospitalismus.

Entstehung: Die Verkleinerung und Isolierung der Familien und ihre Beschränkung auf zwei Generationen hat im letzten halben Jahrhundert die Mutter oft zur unersetzlichen Bezugsperson für die ersten Lebensjahre werden lassen. Der Verlust dieser Person führt zu charakteristischen Reaktionen und Folgezuständen, die SPITZ in schlecht betreuten Heimen beobachtete und BOWLBY bei kurzen und längeren Trennungen von der Mutter verfolgen konnte. Kinder sind für Trennungen unterschiedlich empfindlich. Kinder mit Hirnfunktionsstörungen reagieren nachhaltiger, wenn die Beziehungskontinuität unterbrochen wird.

Je nach Art des Verlustes und der Symptomatik wurden verschiedene Begriffe geprägt: BOWLBY (*Separationsschock*) spricht je nach Dauer der Trennung von »Protest«, »Verzweiflung« und »Ablehnung«. SPITZ beschreibt mit *anaklitischer Depression* einen Zustand bei Heimkindern, der von Apathie über Resignation bis zu irreversiblen Schäden der psychischen und körperlichen Entwicklung reicht. TRAMER bezeichnet das Endstadium als *mentale Inanition*, v.PFAUNDLER als *Hospitalismus*.

Nach einer befristeten Trennungszeit, deren Dauer vom Alter des Kindes abhängig ist und unterschiedlich angegeben, i. Allg. aber auf 3–5 Monate beschränkt wird, können sich die Symptome vollständig oder teilweise zurückbilden. Bleibt die frustrierende Situation bestehen, wird die Abwehrhaltung fixiert. Das Kind nimmt Scheinkontakte auf, verhält sich aber innerlich reserviert und egozentrisch und zeigt manchmal ähnliche Verhaltensweisen wie ein frühkindlich autistisches Kind.

Die charakteristischen *Spätfolgen* nach frühkindlicher Frustration, die sich in sehr unterschiedlichen Schweregraden ausdrücken können, sind tiefgreifende Kontaktstörungen. Die Kinder und Jugendlichen haben gelernt, sich jeder neuen Situation rasch, aber nur oberflächlich anzupassen. Ihre Bindungsfähigkeit ist dadurch gestört, dass sie in der Zweiersituation ihre Partner beständig überfordern, sie ganz für sich behalten wollen und daher in der Gruppe zwar äußerlich angepasst, aber kaum bindungsfähig sind. Sie bleiben auf sich selbst bezogen, sind in ihrer Liebesfähigkeit stark beeinträchtigt und neigen daher oft zu dissozialem Verhalten. Ihre Grundstimmung ist depressiv, freudlos und abweisend (der Typ des einsamen Wolfs), was aber nach außen durch eine scheinbar angepasste, unauffällige Stimmungslage überdeckt wird. Diese Störung findet man auch unter kaum beeinflussbaren jugendlichen Rückfalltätern.

Therapie. Eine wirksame Behandlung ist nur bei früher Diagnose möglich. Oft gelingt es jedoch einer Einzelperson (Einzelbetreuer, Freund oder Freundin), trotz zahlreicher Rückfälle oder Provokationen eine allmählich sich stabilisierende Bindung aufzubauen und eine hinreichende soziale Integration zu ermöglichen. Vorstellbar wäre eine Prophylaxe, die für eine hinreichend stabile und kontinuierliche frühkindliche Betreuung des Kindes sorgt.

7.3 Soziale Ängstlichkeit und phobische Störungen im Kindes- und Jugendalter (ICD-10: F93.1 und F93.2)

Bei Kindern muss man sich davor hüten, jegliche Ängstlichkeit als Störung zu bezeichnen. Angst ist ein konstituierendes Element der kindlichen Entwicklung und gehört zur psychischen Grundausstattung. Sie hilft mit bei der Ausbildung von Nähe und Distanz und bei der Einschätzung äußerer und innerer Gefahren. Erhöhte Ängstlichkeit bei Kindern deutet zum einen auf eine empfindliche (depressive) Veranlagung auf genetischer Grundlage, zum anderen korrespondiert sie eng mit der psychischen Verfassung der Bezugspersonen und mit Ängstigungen, die den Kindern tatsächlich zugemutet werden. Der wichtigste Gegenstand von Ängsten bei Kindern sind Trennungen und drohende Verluste. Andere Themen betreffen tatsächliche Gefahren in der Umwelt und die Gefährlichkeit der eigenen aggressiven Regungen. Auch die altersspezifischen Objektängste vor Spinnen, Feuer und Einbrechern bei jungen Schulkindern dürfen noch nicht als Angststörungen oder phobische Störungen im engeren Sinne klassifiziert werden.

Nennenswerte depressive Verstimmungen kommen aber durchaus bereits im Kindesalter vor und verstärken die altertypischen Ängste. Die klassischen Symptome einer Depression werden hierbei vermisst. Die Kinder sind neben ihren Ängsten reizbar, lustlos und scheu. Diese Zustände haben freilich neben ihrer eigenständigen Bedeutung als Depressionen einen Bezug zu aktuellen traumatischen Einflüssen. Tröstende und Halt gebende Interventionen zeigen rasche Erfolge. Diese Besonderheiten rechtfertigen die Klassifikation kindlicher Ängste außerhalb der Angststörungen (F 41) unter den Ziffern F 93.0-2.

Die *Schulangst* oder *Schulphobie* ist eine in den letzten Jahrzehnten zunehmende und ernste Problematik. Selten betrifft sie Kinder bereits bei der Einschulung. Dann handelt es sich meist um Trennungsängste (F 93.1), wobei sich das Kind von einer inneren Notlage der Mutter vereinnahmt fühlt.

Häufiger ist inzwischen die Schulphobie der Jugendlichen (F 40.1). Diese ziehen sich ins Elternhaus zurück und drohen den sozialen Anschluss zu verlieren. Hintergrund dieser Störung sind tief liegende Ängste vor dem definitiven Schritt in die Autonomie. Zu Hause verhalten sich die Jugendlichen oft tyrannisch und wirken verstrickt mit den Problemen der Eltern. Dabei treten alte Verwerfungen der Eltern-Kind-Beziehung zutage. Die Familien sind hilflos und neigen zur Geheimhaltung. Diese Phobien treten auch noch bei jungen Erwachsenen in der Ausbildung oder als Berufsphobie auf.

Die *Therapie* muss auf rasche Wiederaufnahme des Schulbesuchs drängen, notfalls unter Zwang, eventuell begünstigt durch den Wechsel in ein Internat. Zur Anbahnung dieses Schritts kann eine stationäre Behandlung mit Besuch der Klinikschule vorgeschaltet werden. Solange die Behandlung nur ambulant erfolgt, darf keine Schulunfähigkeit attestiert werden. Das Attest beseitigt den notwendigen Druck, der von außen erfolgen muss, damit die Trennung von den Eltern gelingt.

7.4 Psychische Spätfolgen nach Misshandlung und sexuellem Missbrauch von Kindern

Kindesmisshandlung und insbesondere sexueller Missbrauch (sexual child abuse) sind weit häufiger als man vermutet und können Entstehungsbedingung verschiedener psychischer Störungen sein, die sich z.T. erst im Erwachsenenalter herausstellen. In den folgenden Kapiteln wird hierauf zurückzukommen sein. Die Uneinheitlichkeit der nachfolgenden Störungen spricht dafür, dass die (sexuelle) Kindesmisshandlung eine eher unspezifische pathogene Noxe und vermutlich nicht die einzige Ursache der Störungen ist.

Sexueller Missbrauch entfaltet seine traumatische Wirkung als Einzelereignis oder als längerer Vorgang, der eine Beziehung zum Missbraucher einschließt. Die Einzelhandlungen reichen von lediglich exhibitionistischem Verhalten und zärtlichen Berührungen bis zu groben Sexualhandlungen, brutaler Vergewaltigung und Verdeckungsmord. Leidvoll sind spätere Erinnerungen an die erlittene Gewalt und Überwältigung sowie Schuldgefühle, weitere Nachwirkungen ergeben sich aus den verzerrten Beziehungsmustern während längeren Missbrauchs, die sich wiederholen können. Das Vorkommen wird je nach Definition auf bis zu 10% geschätzt, weitgehend unabhängig von der Sozialschicht und bei hoher Dunkelziffer.

Hinweise auf Misshandlung und sexuellen Missbrauch sind bei den betroffenen Kindern neben sichtbaren körperlichen Verletzungen auch verschiedene psychische Symptome, wie Schlafstörungen, Bettnässen, Leistungsabfall in der Schule, ungeklärte depressive Störungen, Suizidversuche und Weglaufen.

Faktoren, die Dauerschäden begünstigen, sind neben Gewalt und Dauer sowie frühem Beginn des sexuellen Missbrauchs auch großer Altersunterschied zwischen Täter und Opfer, die Erfahrung des Hintergangenwerdens nach einer oft zunächst positiv erfahrenen Beziehung und bei den meist betroffenen Mädchen ein gestörtes Mutter-Tochter-Verhältnis. Hinzu kommen Belastungen, die sich aus dem Zwang zur Geheimhaltung sowie aus dem Grad der psychischen Abhängigkeit vom Missbraucher ergeben.

Kindesmisshandlungen und sexueller Missbrauch *innerhalb* der Familie sind stets Ausdruck schwer gestörter Beziehungen, die eine langdauernde, kontinuierliche Behandlung und Begleitung durch Therapeuten und kooperierende Institutionen benötigen. Das Kind aus der Familie herauszunehmen, ist oft unumgänglich, bedeutet aber eine zusätzliche Belastung des Kindes und reicht als einzige Maßnahme therapeutisch in keinem Fall aus. In neuerer Zeit wird der sexuelle Missbrauch instrumentalisiert, z.B. in familienrechtlichen Verfahren (»Missbrauch des Missbrauchs«).

Eine Anzeige des Missbrauchers bei der Polizei kann aus juristischer Einschätzung oder aus Gründen des Kindeswohls im einen Fall zwingend geboten, im anderen Fall nicht ratsam sein, sie stellt die Betroffenen und ihre Helfer vor schwierige Abwägungen. Die Verarbeitung des erlittenen Traumas kann bei älteren Jugendlichen und Erwachsenen durch das Strafverfahren begünstigt werden, bei anderen, vor allem jüngeren Kindern, kann es zu unerträglichen Schuldkomplexen beitragen.

8 Reaktive, neurotische und psychosomatische Störungen bei Erwachsenen

8.1 Belastungsreaktionen (ICD-10: F43)

> Schwere Belastungen können psychische und psychosomatische Störungen zur Folge haben. Dabei ist stets zu berücksichtigen, welche Persönlichkeit mit welcher Vorgeschichte und Belastbarkeit bzw. Verwundbarkeit (Vulnerabilität) von einem Belastungsereignis betroffen wird. Das gilt für praktisch alle Krankheitsbilder der Psychiatrie, deren Benennung und Einteilung aber von den Krankheitserscheinungen, der Symptomatik, ausgeht.

Wenn dennoch bestimmte Störungen von Belastungen her benannt und definiert werden, geschieht das, um gewichtige pathogene Faktoren herauszustellen, nämlich im Sinn von »akute schwere Belastung oder kontinuierliches Trauma« (ICD 10). Ein weiteres Merkmal ist die gestörte Anpassung infolge der Belastung. Die Belastungsreaktionen oder Belastungsstörungen sind relativ junge Begriffe der psychiatrischen Diagnostik. Sie entsprechen dem Bedürfnis nach anschaulicher Krankheitsbezeichnung und Operationalisierbarkeit für die Klassifikation und Statistik, aber auch der Verständigung im forensisch-psychiatrischen Bereich, z.B. bei Entschädigungsverfahren. Man unterscheidet akute und chronische Formen:

Akute Belastungsreaktionen (F 43.0). Es sind Belastungen gemeint wie Naturkatastrophen, schwere Unfälle, Kriegshandlungen, Vergewaltigung, um nur einige zu nennen. Die unmittelbare Reaktion besteht insbesondere in vorübergehender Benommenheit (Betäubung oder Schock im alltagssprachlichen Sinne), sodann Unruhe, Angst, Fluchttendenz, vegetative Symptome wie Herzjagen und Schwitzen. Die Symptomatik ist sehr heterogen, geht aber bald zurück und klingt im Allgemeinen in einigen Stunden oder Tagen ab.

Nicht auf jede schwere Belastung tritt bei jedem Menschen eine solche Reaktion ein. Die zunehmend häufig gestellte Diagnose Belastungsreaktion bzw. posttraumatische Belastungsstörung, die ganz von dem Belastungsereignis ausgeht, berücksichtigt zu wenig die Erlebnisqualität der Belastung, den individuellen Hintergrund dieses Erlebens, die soziale Situation und die persönliche Vorgeschichte. Das ist insbesondere bei persistierenden Störungen zu beachten, unbeschadet der Feststellung, dass die Störung nicht ohne die Belastung eingetreten wäre.

Posttraumatische Belastungsstörung (F43.1). Es handelt sich um *langanhaltende* Reaktionen auf sehr schwere Belastungen und Bedrohungen (Naturkatastrophen, Krieg, Vergewaltigung, körperliche Misshandlung etc.). Die traumatischen Erfahrungen können in Träumen oder unwillentlichen, eindringlichen Erinnerungen (Intrusionen) immer wieder erlebt werden, es kommt zu emotionaler Einengung, Schlafstörungen, Schreckhaftigkeit, Reizbarkeit, Konzentrationsstörungen und Vermeidungsverhalten.

Die Symptomatik, die zuweilen erst mit einer Latenz von einigen Tagen bis zu Wochen deutlich wird, nimmt einen wechselhaften Verlauf. Im Extremfall bleibt sie sehr lange oder auch zeitlebens bestehen, wie anhaltende Störungen nach sexuellem Missbrauch und vor allem die Schicksale vieler rassisch Verfolgter zeigen. Alkohol- oder Tablettenmissbrauch i.S. eines Selbstbehandlungsversuches können hinzukommen, auch depressive Verstimmungen und Angstsyndrome.

Wie aus experimentellen Untersuchungen bekannt, kommt es infolge massiver Stressbelastung zu Veränderungen auf der Hypothalamus-Hypophysen-Nebennieren-Achse und des noradrenergen Transmittersystems. *Neuroanatomisch* zeigen einige Studien Veränderungen im Bereich von Hippocampus, Amygdala und präfrontalem Cortex; die genauen Zusammenhänge sind aber noch unklar.

Die posttraumatische Belastungsstörung ist häufiger, als früher angenommen. Nach amerikanischen Studien zählt sie sogar zu den häufigsten psychischen Störungen. Aber die Angaben zur Prävalenz schwanken erheblich, auch in Abhängigkeit vom soziokulturellen Umfeld.

Prädisponierend wirken traumatisierende Vorerfahrungen (z.B. sexuelle oder körperliche Misshandlungen in der Kindheit), aber auch genetische Einflüsse. Psychisch weniger belastbare, auch neurotisch strukturierte Menschen sind mehr betroffen, doch können ebenso zuvor ausgeglichene und lebenstüchtige Menschen eine posttraumatische Belastungsstörung erleiden.

Therapie. Der Aufbau einer tragfähigen, zuverlässigen Patient-Arzt-Beziehung ist von besonderer Wichtigkeit; supportive Behandlungselemente spielen eine große Rolle. Die psychotherapeutische Bearbeitung der traumatisierenden Erlebnisse erfordert sehr viel Behutsamkeit und Erfahrung des Therapeuten, sonst besteht die Gefahr einer Retraumatisierung und iatrogenen Schädigung. EMDR (Eye movement desensitization and reprocessing) ist ein kognitives Expositionsverfahren. Seine Wirksamkeit bei posttraumatischer Belastungsstörung gilt als belegt, aber die Bedeutung der während der Exposition beim Patienten ausgelösten sakkadischen Augenbewegungen ist ungeklärt, die neurobiologischen Hypothesen hierzu sind nicht gesichert. Medikamentös werden vor allem Antidepressiva eingesetzt. Comorbide Störungen (s.o.) sind in der Behandlung sorgsam zu berücksichtigen. – Leistungen nach dem *Opferentschädigungsgesetz* (OEG) können zur sozialen Stabilisierung und Rehabilitation des Patienten beitragen.

Anpassungsstörungen (F 43.2). Im Zusammenhang mit den Belastungsreaktionen spricht man auch von Anpassungsstörungen. Die Wortwahl Anpassung (adjustment) lässt allerdings leicht Missverständnisse aufkommen (*nur* Anpassungsstörung, keine Krankheit). Gemeint sind die Folgen *stärkerer* Belastungen (Traumen) in einem bestimmten Sinne: der Betroffene kommt aus dem Gestörtsein nicht heraus, es gelingt ihm nicht die Bewältigung und die Anpassung an die neue Situation.

Anpassungsstörungen reichen von der Reaktion auf den Verlust eines nahen Menschen (Trauerreaktion) bis zu den Anpassungsstörungen von Migranten. Die Störungen bestehen hauptsächlich in Depressivität und Angst, Gefühl der eigenen Unzulänglichkeit, Unsicherheit und Unfähigkeit, eingeschränkter Lebenstüchtigkeit im Alltag. Bei Kindern kann Regression eintreten, erkennbar an Enuresis und anderem kleinkindlichen Verhalten. Bei Jugendlichen kann es auch zu dissozialen Störungen kommen.

Es handelt sich im Wesentlichen um das Krankheitsbild, das herkömmlich als *reaktive Depression* bezeichnet wurde. Sie tritt nach einschneidenden Veränderungen der Lebensverhältnisse auf wie Verlust des gewohnten Lebensraumes und der vertrauten Atmosphäre, auch nach Wechsel des beruflichen Tätigkeitsfeldes, nach einem Umzug oder einer Pensionierung. Jeweils ist weniger das äußere Ereignis als das Erleben der Veränderung ausschlaggebend. Häufig liegen depressiven Reaktionen tiefgreifende Kränkungen und Selbstwertkrisen zugrunde. Prototyp ist die *Trauerreaktion*, auf die näher einzugehen sein wird.

Depressive Reaktionen sind schwer von normaler, besser gesagt, erlebnisadäquater Trauer zu unterscheiden (die Übergänge sind fließend), wohl aber von dem klinischen Bild der Depression im melancholischen Sinne.

Depressive Reaktionen gibt es in unterschiedlichen Zusammenhängen des Lebens und des Krankseins im Sinne der Comorbidität, z.B. bei schwerst Kranken, Süchtigen und Schizophrenen. Jeweils ist neben dem *objektiven* Ereignis oder auch medizinischen Befund die *subjektive* Seite zu beachten, nämlich die individuelle Belastbarkeit des Betroffenen mit seiner persönlichen Vergangenheit und Struktur. Das zeigen u.a. die anhaltenden reaktiv-depressiven Anpassungsstörungen nach medizinisch gesehen harmlosen Unfällen.

Die *Klassifikation* ICD 10 unterteilt die Anpassungsstörungen nach der Zeitdauer der depressiven Reaktion (kurz oder länger: F 43.20 bzw. 21) und nach der weiteren Symptomatik wie Angst (F 43.22 und 23) oder gestörtem Sozialverhalten (F 43.24).

Es folgen nun Beispiele: Prototyp der reaktiven Depression und Anpassungsstörung ist die *Trauerreaktion*. Historisches Beispiel für die posttraumatische Belastungsstörung ist die *Extrembelastung im Konzentrationslager*. In Belastungsreaktionen kommen auch *Affekthandlungen* und *Affektdelikte* vor.

8.2 Trauerreaktion (ICD-10: F 43.2)

Wenn ein Mensch einen schweren Verlust erleidet, wie den Verlust eines nahestehenden Menschen durch den Tod, so folgt ein schmerzhafter seelischer Vorgang der Ablösung. Die akute Trauer geht oft mit körperlichen Beschwerden und vegetativen Störungen einher, wie Kraftlosigkeit und Erschöpfung, insbesondere Magen-Darm-Störungen. Zu den psychischen Reaktionen des Trauernden gehören auch abweisende Kühle und Gereiztheit. Hinter feindseligen Reaktionen stehen oft eigene Schuldgefühle. Diese werden, wie auch die schmerzhafte Trauer selbst, nicht selten abzuwehren versucht. Aber nur das Wahrhaben des Verlustes und der Trauer, das Akzeptieren des Verlassenseins kann zur Bewältigung der eingetretenen Situation und zur Neuorientierung führen. Das wird als Trauerarbeit bezeichnet, »nach deren Vollendung das Ich wieder frei und ungehemmt ist« (FREUD).

Von einer *abnormen oder krankhaften Trauerreaktion* spricht man, wenn dieser Ablauf gestört und verzögert ist (nicht selten über Monate oder gar Jahre hin). Dem liegen verschiedene Bedingungen zugrunde: Zunächst schon aufgezwungene gesellschaftliche Verhaltensweisen, welche Traueräußerungen verhindern, oft unerträgliche Einsamkeit und Fehlen eines Gesprächspartners, aber auch Selbstvorwürfe wegen wirklicher oder vermeintlicher Versäumnisse bei der Betreuung des Verstorbenen, unbewältigt gebliebene Konflikte in der Beziehung zu ihm, dabei insbesondere ambivalente Einstellung und verdrängte Aggressivität (auch gegenüber dem Arzt); andererseits ausgeprägte symbiotische Beziehungen, die abrupt unterbrochen wurden. So wird (zugegebenermaßen etwas mechanistisch klingend) ein häufiger Ablauf skizziert. Im Einzelnen sind diese Trauerreaktionen so vielfältig und unterschiedlich wie die menschlichen Lebenssituationen überhaupt.

Anstelle der normalen Traurigkeit treten Versteinerung und Abkapselung, Passivität und Interesselosigkeit, z.T. Verbitterung und Aggressionshaltung der Umwelt gegenüber auf. Die krankhafte Trauerreaktion geht oft mit erheblichen funktionellen vegetativen (vor allem gastrointestinalen) Störungen und entsprechenden hypochondrischen Befürchtungen einher, die in der Organwahl z.T. an die Krankheit des Verstorbenen anknüpfen (Identifikationstendenz). Alkohol- und Medikamentenabusus sind nicht selten.

Diese krankhaften Trauerreaktionen treten nicht nur nach Todesfällen auf, sondern auch nach dem Verlust eines nahestehenden Menschen durch Trennung, Scheidung usw. Differentialdiagnostisch ist zu beachten, dass tiefgreifende Verlusterlebnisse auch andere psychische Krankheiten, z.B. melancholische Depressionen, auslösen können.

Therapie. Es kommt insbesondere auf eine feste Bindung zwischen Arzt und Patient an, auch als Schutz gegen Suizidhandlungen. Den Schmerzäußerungen und dem Nacherleben der gemeinsam durchschrittenen Vergangenheit soll Raum gegeben werden, ohne die konventionelle Beherrschung zu verlangen. Aufgabe des Therapeuten oder Beraters ist es, bei der inneren Auseinandersetzung mit dem Verstorbenen unter Umständen stellvertretend verfügbar zu sein, eine übersteigerte Idealisierung des Verstorbenen zu vermeiden, in konkreten Lebensproblemen zu raten und neue mitmenschliche Bindungen zu vermitteln. Letzteres gilt auch für depressive Reaktionen nach Entwurzelung.

8.3 Extrembelastung: Persönlichkeitswandel/Verfolgtensyndrom (ICD-10: F 62.0)

Die Belastungen, die mit langer Haft im Konzentrationslager verbunden waren, haben bei einem Teil der Betroffenen anhaltende psychische Folgen hinterlassen. Was die KZ-Haft zu einer *Extrembelastung* machte, waren nicht nur die oft lange Dauer, die ungünstigen hygienischen Verhältnisse und die mangelhafte Ernährung, Schwerstarbeit, Krankheiten und Misshandlungen, über deren Grausamkeit hier nichts ausgeführt zu werden braucht. Die tiefgreifende seelische Schädigung ist vor allem auf die ständige Todesfurcht, das Miterleben der Selektionen und der Ermordung von Angehörigen, auf anhaltende, hasserfüllte Schikanen und die permanente Konfrontierung mit bürokratisch-kalten Vernichtungsmaßnahmen zurückzuführen.

Das Schwerwiegendste war die absolute Entwürdigung der persönlichen Existenz, und bei den rassisch Verfolgten auch der Geschichte eines ganzen Volkes und seiner Glaubensgemeinschaft. Diese »Annihilierung« als totale Sinn- und Wertberaubung der persönlichen und sozialen Existenz und die Unaufhörlichkeit des Unerträglichen stellte eine Extrembelastung dar, die der Psychiatrie in dieser Art zuvor unbekannt war. Bei Kindern war vor allem das Miterleben der chronischen Angst ihrer Bezugspersonen der am stärksten traumatisierende Faktor.

416 Zu den in der KZ-Haft erlittenen Belastungen kamen später oft weitere hinzu: Der Zurückkehrende war entwurzelt. Im neuen Lebensraum ergaben sich Anpassungsschwierigkeiten. Viele hatten alle ihre Angehörigen verloren, waren isoliert. Die meisten leben heute in Ländern mit wesentlich anderen soziokulturellen Verhältnissen (z.B. Ostjuden in den USA). Die Eingliederung wird zu einem zusätzlichen Problem.

Manche konnten z.B. nicht unter einem Vorgesetzten arbeiten, weil sie auf jeden Menschen mit Angst reagierten, der irgendwie über sie verfügen konnte. Sie wechselten deshalb immer wieder die Stellung oder arbeiteten für sich allein, z.B. in einer kleinen Werkstatt, oft unter dem Niveau ihrer Fähigkeiten und Ausbildung und ohne ausreichendes Einkommen. Andere sind zu einer vertrauensvollen mitmenschlichen Bindung und Hingabe unfähig geworden, was sich auf die ehelichen Beziehungen besonders dann verhängnisvoll auswirkt, wenn auch der Ehepartner Verfolgter gewesen ist und das gemeinsame Leid Hauptmotiv der Partnerwahl war.

Inzwischen sind die Geschädigten alt geworden und es hat sich gezeigt, dass die erlittene Traumatisierung zeitlebens nicht abklingt. Die Extrembelastung hat das Selbsterleben, die Möglichkeiten mitmenschlicher Beziehungen, die Bewältigungsfähigkeiten in kritischen Situationen und bei Krankheiten nachhaltig beeinträchtigt.

Chronische Angstsymptomatik. Wenn es zu einer anhaltenden psycho*pathologischen* Symptomatik kommt, besteht diese vor allem in chronischer Angst, verbunden mit depressiver Verstimmung, Leistungsinsuffizienz und psychosomatischen Beschwerden (Somatisierungsstörungen). Es handelt sich um eine Umstrukturierung der Persönlichkeit, die erlebnisbedingter Persönlichkeitswandel genannt wird. Die Betroffenen leiden unter *angsterfüllten Erinnerungen* an die KZ-Situationen, die ständig im Bewusstsein bleiben und in Angstträumen wieder durchbrechen. Das Verfolgungserleben kann weder vergessen noch verdrängt werden. Hinzu kommt bei vielen das Schuldgefühl des »unverdient Überlebenden«. Die Treue gegenüber den während des Holocaust umgekommenen Angehörigen kann einen inneren Protest verlangen, der eine Aussöhnung mit dem Schicksal nicht zulässt. Verbitterung und Resignation prägen das Leben dieser Menschen.

Diese chronisch gewordene Angstsymptomatik ist für den psychischen Dauerschaden nach Verfolgung so charakteristisch, dass man sie als das Kernsyndrom oder *das* Verfolgtensyndrom bezeichnet hat. Sie ist die häufigste Störung bei Verfolgten im mittleren Lebensalter. Für ältere Patienten ist dagegen mehr eine chronische depressive Verstimmung kennzeichnend, häufig verbunden mit hartnäckigen psychosomatischen Störungen. Demgegenüber sind andere psychopathologische Syndrome bei Verfolgten seltener.

> *Mit den Worten des Patienten:* Der deutsche Jude C. F. war 16-jährig inhaftiert worden, zunächst in einem bewachten Ghetto, dann kam er ins Zwangsarbeitslager und in Konzentrationslager, insgesamt 4 Jahre. 12 Jahre später sagt er u.a.:
>
> »Ich kann die Erinnerungen an die Verfolgung nicht loswerden, sie kommen immer wieder durch. Und das besonders im Traum. Ich schreie oft nachts laut, meine Frau weckt mich dann…Immer wieder sehe ich vor mir einen Berg von Leichen, der im Traum auf mich zukommt, oder wie ich von Hunden gehetzt werde…Um dagegen anzukämpfen, habe ich mir vor Jahren einen Hund gekauft mit der Absicht, mich mit diesem Hund anzufreunden und so das Bild des feindlichen Hundes zu verdrängen. Ich kaufte einen Deutschen Schäferhund. Die ersten Monate waren schrecklich, dann aber trat die gewünschte Wirkung wenigstens teilweise ein… Ich kann nicht in einem kleinen Zimmer allein sein, zumindest die Tür muss offen stehen… Es ist mir unmöglich, bei einem Begräbnis mitzugehen…ich lebe in ständiger Angst, meinen Kindern würde etwas passieren… Wenn ich hier in Deutschland einen uniformierten Polizisten sehe, durchfährt es mich… An manchen Tagen muss ich schrecklich viel essen, immer weiter essen, ich weiß auch nicht warum. Vielleicht steht die Angst vor dem Verhungern dahinter«.

Während er berichtet, ist er zunächst still und zurückhaltend, etwas verlegen und um Sachlichkeit bemüht, bald aber beginnt er unruhig zu hantieren und zu zittern, er schaut angstvoll um sich im Arztzimmer, dann weint er, ohne aufhören zu können. Erst als der Arzt das Fenster weit öffnet, wird er etwas ruhiger.

Bei Kindern, soweit sie die Verfolgung überhaupt überlebt haben, richtet sich die Spätsymptomatik auch nach dem Alter, in dem sie der Verfolgungszeit ausgesetzt waren. Die Verfolgung während der frühesten Kindheit bewirkte vor allem Störungen der Kontaktfähigkeit und der Fähigkeit zu sozialer Selbstständigkeit. Fiel die Verfolgung in die Vorpubertät und Pubertät, gleicht die Symptomatik der Folgezustände mehr dem charakteristischen Verfolgtensyndrom der Erwachsenen.

Nachuntersuchungen der im Kindes- oder Jugendalter Verfolgten ergaben, dass bei den inzwischen 60 bis 80 Jahre alten Betroffenen auch noch nach langer Latenzzeit und selbst im Alter die geschilderten Störungen auftreten können. Es handelt sich dabei um Dekompensationen bei verminderter Widerstandskraft, die als Schädigungsfolgen zu sehen sind.

Therapie. Angst und Depression dieser Patienten sind schwer zu beeinflussen. Aber auch dann, wenn dieser Persönlichkeitswandel i.Allg. nicht reversibel ist, sind doch psychotherapeutische und medikamentöse Behandlungen indiziert. Vor allem sind soziotherapeutische Maßnahmen mit dem Ziel der Eingliederung und beruflichen Rehabilitation wichtig.

8.4 Somatisierungsstörung (ICD-10: F 45)

Zur Terminologie und Klassifikation. Diese häufigen und vielgestaltigen Störungen werden unter mehreren verschiedenen Bezeichnungen diagnostiziert und klassifiziert. Als *Oberbegriff* verwenden die Klassifikationen *Somatoforme Störungen* (ICD-10: F 45). Gemeint sind störende und quälende körperliche Beschwerden ohne medizinischen Befund, aber in psychisch-situativen Zusammenhängen. Dabei bedeutet somatoform ungefähr: in körperlicher Form in Erscheinung tretend. Gewisse Beziehungen bestehen zu Konversionsreaktionen und hypochondrischen Störungen.

ICD 10 untergliedert folgendermaßen:
Somatisierungsstörung (F 45.0, bei schwacher Ausprägung F 45.1). Somatisierung klingt ähnlich und meint auch ähnliches wie somatoform: im Körperlichen sich äußernde Störung mit psychischen Zusammenhängen im Sinne eines somatischen Äquivalentes. Dabei sind die körperlichen Beschwerden »multipel«, d.h. sie betreffen nicht *ein* Organsystem. Geläufige Bezeichnungen hierfür sind auch *Psychovegetatives Syndrom*, vegetative Dystonie, allgemeines psychosomatisches Syndrom. Unterschieden wird hiervon (mehr begrifflich als klinisch) die
Somatoforme autonome Funktionsstörung (F 45.3). Unter dieser umständlichen Bezeichnung wird geführt, was sonst als funktionelle Störung, funktionelle Organbeschwerde oder Organneurose bezeichnet wird. Gemeint sind auf ein einzelnes Organsystem bezogene Beschwerden ohne morphologische Organschäden (nicht aber im Sinne von nicht-vorhanden oder simuliert). Beispiele sind funktionelle Atmungsstörung (Hyperventilation), funktionelle Magenbeschwerden, Darmbeschwerden wie Colon irritabile, funktionelle Herzbeschwerden. Diese Störungen gehören in den Bereich der speziellen psychosomatischen Medizin. Kinderpsychiatrisch ist zu beachten, dass sich Entwicklungsstörungen und Konflikterleben bevorzugt in Organneurosen äußern, da neurotische Angst- und Zwangsstörungen eine entsprechend fortgeschrittene psychische Entwicklung voraussetzen.

8.4 · Somatisierungsstörung (ICD-10: F 45)

In diesem Kapitel wird die *Somatisierungsstörung* beschrieben. Hierher gehört größtenteils auch die *Neurasthenie* (ICD-10: F 48.0), ein alter Begriff, wiederzufinden in dem sog. chronic fatigue syndrome.

> Auf lang andauernde psychophysische Belastung und Überbeanspruchung, insbesondere wenn sie mit Konfliktspannung verbunden ist, reagiert der Mensch häufig mit psychischen und vegetativen Störungen, Leistungsinsuffizienz und Verstimmung.

Symptomatik. Statt natürliche und möglicherweise sogar angenehme Müdigkeit und Erschöpfung zu empfinden, fühlt sich der Patient gespannt und hektisch. Hinzu kommen Konzentrationsschwäche, Leistungsinsuffizienz, Schreckhaftigkeit, Reizbarkeit (reizbare Schwäche), Stimmungsschwankungen, verdrießliche Stimmung, Lustlosigkeit und Bedrücktsein. Weiterhin: Kopfdruck, »unfreier« benommener Kopf, klopfender Kopfschmerz, unsystematischer Schwindel, Flimmern vor den Augen; Schlafstörungen, vor allem verzögertes Einschlafen und unruhiger Schlaf; feinschlägiges Zittern der Finger; lebhafte Reflexe; Pulsbeschleunigung, zuweilen unangenehm empfundene Extrasystolen und andere Herzbeschwerden ohne organischen Herzbefund; Inappetenz, Magenbeschwerden, Obstipation oder gelegentlich Durchfall, Erektionsstörungen u.a.

> *Mit den Worten des Patienten.* Eine 25jährige Frau berichtet über ihre Beschwerden.

»Angefangen hat es damit, dass mir morgens nach dem Frühstück auf dem Weg zur Arbeit unterwegs schlecht geworden ist. Also totales Flimmern vor den Augen, Kreislaufbeschwerden. Und dann bin ich zu meinem Hausarzt gefahren, der hat mir Kreislauftabletten aufgeschrieben, die haben aber nichts geholfen. Dann bin ich eine Woche später zusammengeklappt zu Hause, ja und dann bin ich ins Krankenhaus gekommen, und äh, die haben mich total auf den Kopf gestellt, und EKGs gemacht. Ja, und da die im Krankenhaus nichts mit mir machen konnten, haben die mich dann in die Uniklinik überwiesen, in die Herzabteilung. Und, ja nach 10 Tagen sagten die mir, also ist alles, organisch ist in Ordnung. Wir müssen Sie entlassen. Und da hab' ich total Horror gekriegt, wieder nach Hause zu gehen. Ich sag: das gibt's doch nicht! Ja, und da fiel mir auf einmal ein: Ich denke, nee nach Haus kannst du nicht! Da sind die Schwiegereltern, und da willst du nie wieder hin. Da ist mir klar geworden, dass es psychisch ist bei mir.

(Sie sind verheiratet?) Ja, drei Monate. (Und wohnen mit Ihrem Mann in unmittelbarer Nähe der Schwiegereltern?) Ja, also direkt der Anbau ist das. Also meine Schwiegereltern wollen nicht akzeptieren, dass wir jetzt für uns sein wollen. Dass wir unser eigenes Leben leben, und die mischen sich überall rein, die behandeln meinen Mann noch wie ein kleines Kind, ne. Und ich meine, ich wusste das alles vorher, aber ich dachte, du musst dich damit abfinden. Es ist nun mal so; du musst damit auskommen, mit den Schwiegereltern. Aber ich kann es nicht! Das nervt mich alles.

(Jetzt hatten Sie eingangs gesagt, die Beschwerden bestanden darin, dass es vor den Augen flimmerte.) Ja, ich sah kaum noch was, ne. Besonders beim Autofahren. Es fiel mir unheimlich schwer, mich überhaupt zu konzentrieren,

auch bei der Arbeit dann. (Und kam das allmählich?) Nee, schlagartig. Von einer Minute zur anderen.
(Und Sie sagten, Sie seien zusammengeklappt?) Ja, ich fühlte mich also schlecht. Ich weiß nicht, ich hab auch geheult, und dann auch einmal sind mir die Beine weggegangen, da kriegte ich so ein Kribbeln. In den Beinen, und in den Händen auch. Und dann bin ich zusammengeklappt.«

Die Somatisierungsstörung dieser Patientin manifestierte sich in einer konfliktbelasteten Veränderung ihrer Lebenssituation; die junge Frau beschreibt die *bewusste* Seite des aktuellen Konfliktes, nämlich die die Spannungen zwischen ihr und den Schwiegereltern.

Abgrenzung und Differentialdiagnose. Einzelne funktionelle Störungen sind, auch mit deutlicher Ausprägung und über längere Zeit hin, vielen gesunden Menschen (nach empirischen Untersuchungen ca. 50%) geläufig. Gesundheit besteht eben nicht in absolutem Wohlbefinden. Das muss bei der Bewertung dieser Beschwerden bedacht werden.

Somatisierungsstörungen können natürlich auch bei körperlich Kranken auftreten, sozusagen zusätzlich. Auch bei noch so typisch erscheinenden psychovegetativen Störungen darf die medizinische Diagnostik nicht versäumt werden. Sie muss allerdings verhältnismäßig bleiben, also nicht nach negativem Ergebnis immer weiter bis zu den letzten diagnostischen Möglichkeiten fortgesetzt werden.

Differentialdiagnostisch ist zu beachten, dass depressive Syndrome mit ausgeprägten vegetativen Störungen, Erschöpfung und Müdigkeit einhergehen können. Auch nach Hirntraumata, Infektionskrankheiten und anderen Erkrankungen sind psychovegetative Symptome häufig. Sie können mit organisch-psychischen Störungen verbunden sein, was (früher) pseudoneurasthenisches Syndrom oder (heute) organische emotional labile (asthenische) Störung genannt wird (ICD-10: F 06.6).

Ätiopathogenese. Seelische oder/und körperliche Überforderungen, denen die psychophysische Konstitution des Betroffenen auf die Dauer nicht gewachsen ist, führen zu psychovegetativen Syndromen. Belastungen werden umso eher zu Überforderungen, je weniger sie sinnvoll motiviert sind. Das gilt insbesondere für konflikthaft erlebte Beanspruchungen. Zielgerichtete Anspannung ist geeignet, Erschöpfung und Somatisierungen hintan an zu halten. Entspannungssituationen können gefährdender sein. Versagens- und Erschöpfungszustände treten bevorzugt bei asthenischen Menschen auf. Ein genetischer Faktor wird vermutet.

Arbeitsüberlastung kann durch unbewusste konflikthafte Motivation mitbedingt sein. Wenn jemand meint, ganz in seiner Arbeit aufgehen und sich übermäßigen Belastungen aussetzen zu müssen, so kann es sich dabei unbewusst um den Versuch handeln, auf diese Weise Versäumnisse oder Insuffizienz in anderen Lebensbereichen zu kompensieren oder durch ständiges Tätig- und Angespanntsein das Konflikterleben abzuwehren und zu verdrängen. Der sog. Flucht in die Arbeit oder Arbeitssucht folgt um so eher die Erschöpfung, als derartiges Arbeiten auf die Dauer nicht als sinnvoll erlebt werden kann. Konfliktquellen sind Mehrfachbelastungen, die miteinander konkurrieren (z.B. in Beruf, Familie oder/und Landwirtschaft).

Therapie. Überlastungen müssen nach Möglichkeit abgestellt werden. Die Lebensweise ist zu korrigieren: regelmäßiges Essen ohne Hast, Entspannung und ausreichender Schlaf, jedoch ohne Überwertung der bloßen Schlafdauer, Sport oder andere Körperbetätigung. Entspannungsverfahren sind hilfreich. Nur sehr schwere vegetative Syndrome erfordern zunächst Schonung, Urlaub oder eine Kur.

Psychotherapeutisch ist den zugrundeliegenden Konflikten nachzugehen. Oft genügen wenige Unterredungen, um dem Patienten Einsicht in die Zusammenhänge zu vermitteln und ihm die erforderlichen Konsequenzen zu ermöglichen. Bei schweren neurotischen Störungen ist eine längere Psychotherapie angezeigt.

Physiotherapie (z.B. Gymnastik, Hydrotherapie) ist regelmäßig indiziert und oft wirksamer als Medikamente.

Psychopharmaka werden für diese Indikation zwar häufig und suggestiv angeboten, gehören aber an die letzte Stelle der Behandlungsmaßnahmen. Ein Tranquilizer oder ein sedierendes Neuroleptikum in geringer Dosierung kann vorübergehend angebracht sein, z.B. bei hartnäckiger Schlafstörung. Dabei muss das Medikament in den Gesamtbehandlungsplan eingebaut werden. Bei Benzodiazepinen ist die Gefahr der Abhängigkeit zu beachten.

Der Verlauf hängt von der Persönlichkeitsstruktur, von den Lebensumständen (Möglichkeiten der Korrektur) und von konsequenter Behandlung ab. Die Prognose ist meist günstig, allerdings sind Wiederholungen nicht selten. Je stärker der neurotische Anteil ist, umso höher ist die Gefahr eines chronischen Verlaufs, sofern nicht eine entsprechende Psychotherapie durchgeführt und dem Gefährdeten nicht schon vorbeugend erträgliche Belastungsverhältnisse und Pausen eingeräumt werden.

Chronic fatigue syndrome (CFS). Diese Diagnose meint eine chronische Erschöpfung mit Müdigkeit, allgemeiner Leistungsinsuffizienz, auch Konzentrationsschwäche, verschiedenen körperlichen (vegetativen) Beschwerden und anderen Störungen, ohne dass diese auf eine körperliche oder psychische Krankheit zurückzuführen wären. Patienten klagen, durch Ruhe und Pausen trete keine Besserung ein, die Symptomatik bestehe über längere Zeit. Es gibt unterschiedliche Definitionen und Ätiologiemodelle. Vermutlich handelt es sich nicht um eine eigenständige Störung, sondern um Erschöpfungssyndrome in unterschiedlichen Zusammenhängen, insbesondere Somatisierungsstörungen und depressive Störungen im Sinne der sog. vegetativen Depression.

8.5 Funktionelle Schlafstörungen (ICD-10: F 51)

Im Ablauf des durch die Formatio reticularis gesteuerten Tag-Nacht-Rhythmus ist der Schlaf ein regelmäßiger somatopsychischer Erholungsvorgang mit Bewusstseinsveränderung und vegetativen Umstellungen. Zugleich bedeutet Schlafen auch Rückzug von dem wachen Erleben, vom bewussten Reflektieren und von der Auseinandersetzung mit der Umwelt. Es gibt zahlreiche psychologische und tiefenpsychologische Schlaf- (und Traum-)Theorien.

Psychiatrisch interessieren an dieser Stelle weniger die Hypersomnien (Narkolepsie, Kleine-Levin-Syndrom etc.), und von den Hyposomnien nicht die somatisch bedingten Formen (z.B. Schlaf-Apnoe), sondern die *funktionellen Schlafstörungen*, d.h. Schlafdefizite und gestörter Schlaf im Zusammenhang mit einer psychiatrischen Krankheit oder aber als alleinige funktionelle Störung sonst gesunder Menschen.

Diese »nicht-organischen Schlafstörungen« sind die häufigsten. Die Prävalenz wird auf ca. 25% geschätzt, bei älteren Menschen deutlich höher.

Entstehung und Folgen. Probleme und Konflikte in psychosozialen Beziehungen können Entstehungsbedingungen funktioneller Schlafstörungen sein. Anderseits können durch ein Schlafdefizit Anspannung und Konfliktbereitschaft entstehen. Wie störend sich ein Schlafdefizit auswirkt, hängt sehr von der subjektiven Wertung durch den Betroffenen ab. Häufige Folgen des defizitären Schlafes sind Leistungsinsuffizienz, Konzentrationsschwäche, Reizbarkeit und vegetative Störungen. Ernsthafte Gesundheitsstörungen treten hingegen erst nach absolutem Schlafentzug über mehrere Nächte hin auf.

Man unterscheidet (ohne scharfe Grenze) *Einschlafstörungen*, die im Zusammenhang psychoreaktiver und neurotischer Störungen am häufigsten sind und *Durchschlafstörungen*, wie sie z.B. bei Depressionen vom melancholischen Typ auftreten (hier war die psychiatrische Schlafforschung besonders ergiebig). Nicht selten bestehen kombinierte Ein- und Durchschlafstörungen und ganz unregelmäßige Schlafstörungen, letztere häufig bei älteren und insbesondere bei dementen Menschen.

Behandlung. Bei funktionellen Schlafstörungen steht an erster Stelle die Regulierung der Lebensweise, speziell des Tagesrhythmus: regelmäßige Schlafzeiten, regelmäßige Pausen und Mahlzeiten, wenig Mittagsschlaf, körperlicher Ausgleich (Physiotherapie). Abends wo möglich Ruhe und Muße, günstige äußere Bedingungen im Schlafzimmer, möglichst wenig stimulierende bzw. sedierende Genussmittel wie Kaffee, Zigaretten und Alkohol, zum Einschlafen ein »Schlafritual«. Vorausgeplantes Verhalten bei Schlaflosigkeit.

Psychotherapie ist abgestuft einzusetzen. Die Beratung hinsichtlich der Lebensweise und des Tagesrhythmus erfolgt am besten im Sinne einer systematischen Verhaltensberatung bzw. *Verhaltenstherapie*.

Kognitiv-therapeutisch sind die meist verzerrten Wertungen anzugehen. Es ist dem Patienten zu vermitteln, dass durch Schlafdefizite kaum eine Gesundheitsgefährdung eintreten kann, dass auf einen schlechten Schlaf nicht selten ein überraschend guter Tag folgen kann (der nächste dann allerdings weniger gut), dass das verkürzte Schlafpensum oft das kleinere Problem ist verglichen mit dem Grübeln während des nächtlichen Wachliegens. – *Entspannungsverfahren* können hilfreich sein.

Psychodynamische Psychotherapie kann notwendig werden, wenn eine sehr hartnäckige Schlafstörung Symptom einer psychoreaktiven oder neurotischen Störung ist. Dabei ist nicht die Schlafstörung als Symptom, sondern die zugrundeliegende neurotische bzw. Persönlichkeitsstörung zu behandeln.

Medikamentöse Behandlung ist keineswegs bei jeder Schlafstörung notwendig und steht auch im Übrigen nicht an erster Stelle der Behandlungsmaßnahmen. Vor der Verordnung sind mögliche Interaktionen mit anderen Medikamenten zu bedenken, auch wenn die heutigen Schlafmittel i.Allg. gut verträglich und gut kombinierbar sind (bei psychisch Kranken, die Neuroleptika oder Antidepressiva erhalten, regulieren diese oft schon den Schlaf). Komplikationen können sein: zu starke Sedierung noch am nächsten Morgen (Autofahren), suizidaler Missbrauch des verschriebenen Schlafmittels, insbesondere Abhängigkeit.

Am meisten werden heute *Tranquilizer der Benzodiazepingruppe* verwendet. Die einzelnen Verbindungen unterscheiden sich u.a. durch die Wirkungsdauer. Bei Einschlafstörungen ist eher ein rasch und kurz wirksames Mittel zu verwenden (z.B. Triazolam), bei Durchschlafstörungen eher ein länger wirksames Mittel (z.B. Diazepam), in kleiner Dosis auch Flurazepam. Immer soll sparsam dosiert werden. Es ist erstaunlich, mit wie kleinen Dosierungen (auch Viertel einer

Tablette) mancher Patient auskommt, wenn die Medikation im Gesamtzusammenhang der Schlafregulierung steht. Jeweils muss der Arzt kontrollieren, wie lange der Patient das Mittel nimmt. Wegen des Abhängigkeitsrisikos der Benzodiazepine müssen mögliche *Alternativen* bedacht werden:

Manche *Neuroleptika* und *Antidepressiva* sind aufgrund ihrer sedierenden Eigenschaften zur Schlafregulierung geeignet (z.B. Levomepromazin, Pipamperon, Trimipramin). Alternativ kommen auch *pflanzliche Sedativa (Phytotherapeutika)* in Frage; sie enthalten u.a. Hopfen, Baldrian, Melisse und werden unter zahlreichen Namen als Tropfen, Dragees oder »Nerventee« angeboten (bei der Tropfenform ist das Mittel allerdings oft in Alkohol gelöst). Bei der Verordnung kann man mit dem Patienten offen besprechen, dass diese Phytotherapeutika objektiv weniger wirksam sind als die chemischen Mittel, dass sie aber eine gesicherte, wenn auch begrenzte Wirkung ohne irgendwelche Nachteile aufweisen. Die große Wertschätzung, derer sich pflanzliche Mittel in der Bevölkerung erfreuen, wird hier als Plazeboeffekt mit wirksam. Phytotherapeutika können auch als Tagessedativa verwendet werden. Johanniskraut (z.B. in »Psychotonin« oder »Jarsin«) ist auch bei Depressivität und Angst wirksam. Im Einzelfall kann auch Chloralhydrat erwogen werden; nachteilig bei diesem alten Schlafmittel ist allerdings die vergleichsweise geringe therapeutische Breite.

356
365

Alkohol ist als Schlafmittel vergleichsweise ungünstig, dennoch wird er von vielen Menschen bevorzugt und von vielen Ärzten empfohlen. Clomethiazol (»Distraneurin«) hat eine verführerisch angenehme Wirkung, aber ein sehr großes Abhängigkeitsrisiko. Nicht nur Barbiturate und Bromide, die kaum mehr verwendet werden, sind gefährliche Schlafmittel. Jedes Schlafmittel weist Risiken von Nebenwirkungen und von Abhängigkeit auf.

8.6 Hypochondrische Störungen (ICD-10: F45.2)

> Die hypochondrische Fehlhaltung ist durch eine extrem besorgte Einstellung des Menschen auf seinen Leib, durch ängstliche Selbstbeobachtung und Krankheitsfurcht mit qualvollen Phantasien gekennzeichnet. Es handelt sich nicht um eine Krankheit »Hypochondrie«, sondern um eine Reaktionsform, ein Syndrom.

Symptomatik. Die hypochondrischen Befürchtungen beziehen sich vor allem auf das Herz, den Magen-Darm-Trakt, Harn- und Geschlechtsorgane, Gehirn und Rückenmark. Autonome Funktionen werden mit Sorge und Angst beobachtet. Durch diese unphysiologische Zuwendung der Aufmerksamkeit und ängstliche Einstellung können vegetativ innervierte Organsysteme in ihren Funktionen beeinträchtigt werden, denn die autonome Regulation ist emotional störbar. Allein hierdurch schon können harmlose Funktionsstörungen entstehen, die ihrerseits die hypochondrischen Befürchtungen verstärken (circulus vitiosus). Die Befürchtungen können auch an tatsächliche körperliche Beschwerden anknüpfen, deren Bedeutung stark überwertet wird. Die auf ein Organ oder seine Funktion bezogene Angst rückt die hypochondrische Fehlhaltung in die Nähe der Phobien (siehe Herzphobie). Aufdringlichkeit und Unabweisbarkeit machen die Befürchtungen zuweilen einem Zwang ähnlich.

82

Ätiopathogenese. Die Unbefangenheit den Körperfunktionen gegenüber kann verlorengehen, wenn die Aufmerksamkeit allzu sehr auf den Organismus gerichtet wird und eine Verunsicherung eintritt. Die der sensitiven Persönlichkeitsstruktur eigene Unsicherheit ist eine der Voraussetzungen der hypochondrischen Entwicklung; auch wie Krankheit in der Kindheit erfahren wurde und wie die Eltern damit umgingen, kann hierzu beitragen, ebenso frühkindliche Traumatisierung. Es wird sozusagen von gesund auf krank umgeschaltet, d. h. funktionelle Störungen, die sonst auch einmal ignoriert, »weggesteckt« werden, bekommen nun einen höheren Stellenwert und eine stärkere emotionale Bewertung. Damit werden sie zum Krankheitssymptom. Dazu gehören Befürchtungen des Medizinstudenten in frühen Semestern. In der hypochondrischen Fehlhaltung wird besonders deutlich, wie schwer der Mensch die gesunde Mitte zwischen sträflicher Sorglosigkeit und angstvoller Überbesorgtheit dem Leib gegenüber findet. Letztlich spiegelt sich in der hypochondrischen Einstellung das Gefährdetsein des Menschen in seiner leiblichen Existenz, das Bedrohtsein durch den Tod wider.

> Hypochondrische Befürchtungen können iatrogen durch unangepasste, falsch verstandene oder fehlgedeutete Äußerungen des Arztes provoziert und fixiert werden. Einflussreich sind auch Krankheitsfälle bei Angehörigen und Berichte der Medien. Bei einem Krankenbesuch glaubt jemand, ähnliche Beschwerden zu fühlen oder früher einmal verspürt zu haben, so dass er nun befürchtet, an der gleichen Krankheit zu leiden (Identifikationstendenz).

Psychodynamisch wird die hypochondrische Fehlhaltung als Verschiebung der Aufmerksamkeit auf begrenzte Körperpartien bzw. Befindlichkeitsstörungen interpretiert. So können beispielsweise quälende Vorstellungen über zerstörerische Prozesse im eigenen Körper an die Stelle konflikthafter aggressiver Phantasien gegenüber einem geliebten Menschen treten oder Angst um die körperliche Integrität an die Stelle von Konfliktangst. Schuldängste können die Entstehung hypochondrischer Befürchtungen begünstigen. Ein schon historisches Beispiel hierfür sind die aus Masturbationsskrupel und Schuldgefühlen entstandenen hypochondrischen Befürchtungen (»Rückenmarksschwindsucht«) von Jugendlichen.

Jedoch ist die ausschließlich psychodynamische Genese nicht die Regel. Bei vielen hypochondrischen Symptomen findet man organische Entstehungsfaktoren. Dementsprechend treten sie auch bei Hirnkrankheiten auf. Auch melancholisch Depressive können hypochondrische Befürchtungen mit großer Eindringlichkeit vortragen. Schizophrene äußern nicht selten abstruse hypochondrische Vorstellungen, z.B. auf die Genitalien bezogen.

Diagnose. Einerseits ist damit zu rechnen, dass jeder Mensch hypochondrisch reagieren kann und dass hypochondrische Syndrome bei verschiedenen Krankheiten und nicht nur als somatoforme Störungen vorkommen. Andererseits ist zu bedenken, dass Menschen mit hypochondrischer Fehlhaltung natürlich auch einmal ernsthaft körperlich krank werden können.

Der **Verlauf** ist, abgesehen von den hypochondrischen Reaktionen jugendlicher Patienten, meist langwierig. Oft durchzieht die hypochondrische Fehlhaltung die ganze Biographie. Bei alten Menschen ist sie besonders häufig.

Behandlung. Der Zugang zum hypochondrischen Patienten kann durch dessen Fixierung auf seine Theorien, durch angelesenes Halbwissen (»ausgebildeter Kranker«) und insbesondere durch neurotischen Widerstand erschwert sein. Dies ruft beim Arzt häufig Ungeduld und unterschwellige Zurückweisung hervor. Oft ist eine längerfristige

8.6 · Hypochondrische Störungen (ICD-10: F45.2)

Psychotherapie indiziert. Dabei reicht die *psychodynamische* Thematik von Triebkonflikten über zwischenmenschliche Probleme bis zu existentiellen Fragen. Die *kognitive Therapie* versucht, angstvolle Wahrnehmungen und pessimistische Wertungen zu modifizieren.

Das Behandlungsziel kann nicht immer die Befreiung des Patienten von allen hypochondrischen Ängsten sein, wohl aber ein weniger angstbesetzter und bewusster Umgang mit erneut auftretenden Befürchtungen. Die symptomatische Behandlung einzelner Beschwerden ist selten sinnvoll. *Psychopharmaka* sind allenfalls vorübergehend zur Entspannung des Patienten indiziert. Auf Nebenwirkungen kann der Patient hypochondrisch reagieren.

Es gibt zahlreiche *Variationen* und Themen der hypochondrischen Befürchtungen. Zurzeit sind Ängste vor Alzheimer und AIDS besonders häufig. Zwei spezielle Formen sollen hier kurz beschrieben werden:

Dysmorphe Störung. Sie scheint den hypochondrischen Störungen ähnlich zu sein, geht aber hierüber hinaus: Die Patienten, meist jüngere Erwachsene sind fest davon überzeugt, ein Körperteil sei missgestaltet, falle unangenehm auf und errege Anstoß. Betroffen sind häufig die Haut (z.B. bei Akne), die Nase, die Ohren, die weibliche Brust. Die Kranken wünschen hartnäckig eine operative Korrektur. (Es gibt aber auch Operationswünsche ohne dysmorphe Störung, insbesondere nach Augmentationsplastik der Brust.) Dysmorphe Störungen kommen im Rahmen hypochondrischer Entwicklungen vor (nicht aber als Phobien, die alte Bezeichnung Dysmorphophobie ist irreführend), auch bei depressiven Neurosen und Borderline-Störungen, seltener im Rahmen von Schizophrenien. Psychodynamisch gesehen sind Störungen des Selbstkonzeptes bedeutsam, vermutete Hässlichkeit kann Ausdruck einer Selbstablehnung sein. Der Verlauf ist oft chronisch. Operationen können der psychischen Fehlhaltung nicht abhelfen, diese sogar verschlimmern. Medikamentös werden serotonerge Antidepressiva empfohlen, auch wenn keine depressive Symptomatik vorliegt. Psychotherapeutisch ist an kognitive oder psychodynamische Therapie zu denken.

Umwelthypochondrische Störungen. Reaktorkatastrophe, Ölpest, Flussverseuchung, Asbestausdünstung etc. bilden den Hintergrund einer *allgemeinen* Verunsicherung der Bevölkerung. Diese wird geschürt durch unpräzise Informationen seitens der Wissenschaft, Beschwichtigungen der Politiker und überzogene Darstellungen in den Medien.

Gewiss gibt es Schädigungen durch unkontrollierte chemische Einflüsse, möglicherweise mehr, als man heute annimmt. Natürlich entsteht Angst hiervor, verständlicherweise dabei auch sachlich unbegründete Ängste. Umweltbedrohung ist eine Projektionsfläche von Ohnmacht und Ängsten insbesondere für Menschen, die zu besonderer Empfindlichkeit und zu hypochondrischer Einstellung neigen. Anscheinend sind diese Reaktionen heute wesentlich häufiger als die objektiven Schädigungen.

Die *Beschwerden* dieser Patienten sind vielfältig, u.a. Müdigkeit, Konzentrationsschwäche, Leistungsinsuffizienz, Parästhesien. Manche halten an der Vermutung einer chemischen Beeinflussung wie an einer emotional überbewerteten Vorstellung fest. Falsches ärztliches Verhalten kann die Störung verstärken: unbegründete Hypothesen (irrtümlich oder bewusst vorgebracht), unnötige und kostspielige Untersuchungen, Hinhalten des Patienten, Ausnutzen seiner Ängste. Wenn einzelne chemische Analysen negativ verliefen, wird sozusagen ersatzweise eine »*Multiple Chemikalien-Sensitivität*« (MCS) diagnostiziert. Selbst Hirnschäden werden ohne beweisenden Befund behauptet. Psychische Entstehungsbedingungen der Umweltängste werden dann heftig abgewehrt, auch von den Patienten selbst. Organisationen setzen sich bereits für die »nicht-eingebildeten Kranken« ein.

Die Behandlung ist unter diesen Umständen außerordentlich schwer. Psychotherapeutischen Versuchen wird starker Widerstand entgegengesetzt, der aus der vorausgegangenen Odyssee von Untersuchungen und Behandlungen seine Argumente bezieht. Psychopharmaka sind i.Allg. unangebracht.

8.7 Konversionsstörungen (ICD-10: F 44)

Konversion ist die Umwandlung eines verdrängten seelischen Konfliktes in eine körperliche Symptomatik. Die Konversionssymptome, die den Konflikt symbolisch zum Ausdruck bringen, zielen auf einen Krankheitsgewinn ab. Die analog entstehenden psychischen Symptome nennt man Dissoziative Störungen.

Terminologie und Klassifikation. Ältere Bezeichnungen sind Konversionsneurose, Konversionshysterie, hysterische Reaktion. Diese Begriffe werden gemieden, nicht nur weil sie pejorativ besetzt sind, sondern auch weil »hysterisch« ein unscharfer Begriff und »Hysterie« keine Krankheitseinheit ist. Die heutige Terminologie ist nicht ganz einheitlich, auch nicht in der *Klassifikation*: Der Begriff Dissoziation tritt in den Vordergrund und wird auch für körperliche Störungen verwendet. ICD 10 versteht Konversion und Dissoziation ungefähr synonym (im Einzelnen siehe unten).

Symptomatik. Konversionsreaktionen äußern sich in funktionellen motorischen, sensiblen und sensorischen Symptomen sowie in Anfallszuständen.

Motorische Konversionsreaktionen (bzw. dissoziative Bewegungsstörungen nach ICD 10: F 44.4) sind z.B. Lähmungen einer oder mehrerer Extremitäten, oft beider Beine mit der Unfähigkeit zu stehen und zu gehen (Astasie und Abasie), oder eine nichtorganische Stimmlosigkeit (funktionelle Aphonie).

> *Mit den Worten des Patienten.* Die 25jährige Patientin schildert die Entwicklung ihrer Konversionssymptomatik.
>
> »Das ist gewesen, als ich jetzt in der psychosomatischen Klinik war, und nach dem Frühsport, auf dem Rückweg zum Hauptgebäude hin sind wir über Steinstufen gelaufen, und da hab ich die Balance verloren und bin dann runtergesprungen die letzten paar Stufen, und komm mit den Fersen auf, und da konnte ich auf einmal nicht mehr richtig laufen. Und dann kam ich zur Behandlung weg zu einem Chirurgen. Und da bekam ich erst Zinkleimverband, und als es nicht besser wurde, eben Liegegips. Und als der dann abkam, als der Gips dann abkam, 2 Stunden später konnte ich überhaupt nicht auftreten. Und seitdem musste ich auf Krücken laufen. Ich hatte gar kein Gefühl mehr im Fuß, der Fuß war ganz dick, und seitdem wurde für mich alles schwieriger. (Ja. Sie konnten dann nicht mehr gehen?) Nein, kein bisschen, noch nicht mal die Zehen bewegen.
> (Wie ging es Ihnen denn vor diesem Sportunfall in Ihrer Psychotherapie?) Ja, wir hatten da auch Therapie gehabt, wie hier. Und ich durfte aber mit zu Hause keinen Kontakt haben; also dass ich sie sehen konnte, ich durfte nicht nach Hause fahren, also es ging nur brieflich oder per Telefon. Es war erst sehr, sehr schwer. Ich konnte mir das überhaupt nicht vorstellen, bevor ich dahin kam. Und wäre am liebsten wieder weg, aber ich bin heute froh drüber, zum Schluss ist es mir immer leichter gefallen.

(Wo standen Sie in der Behandlung, als dieser Unfall passierte?) Ich stand ziemlich in der Endphase schon; dass ich mit meiner Entlassung am Planen war, und was ich vorhab' für die Zukunft, was meine Arbeit auch betrifft. Und da kam das gerade dazwischen, und das war sehr schade dann. Ging bei mir vieles verloren.

(Das hat Ihnen so einen richtigen Strich durch Ihre Zukunftspläne gemacht?) Ja. Ich bin zu Hause wohl erst ganz gut fertig geworden, dass ich auf 2 Krücken laufen musste. Dann haben wir immer weiter geübt, und das klappte dann auch nach einiger Zeit, dass ich so wieder laufen konnte auch mit einem Stock. Nur ich kam von dem nicht runter, und das machte mir solche Schwierigkeiten. Ich konnte auch nie was mitmachen, und da wurde ich nicht ganz mit fertig. Und ich hatte auch manchmal das Gefühl, ich fiel wieder ganz zurück. Also meine Therapie, die hat sich, was ich dahinten gewonnen habe an Kraft, das hab' ich wieder verloren.

(Hat es da Schwierigkeiten zu Hause gegeben?) Ja, zu Hause, äh, wurde dann nachher auch wohl gesagt, ich soll es sein lassen, in der Küche was zu machen. Also ich wurde immer in die Ecke hingestellt, und wurde gesagt: Jetzt bleib mal sitzen, sieh zu, dass du mal wieder laufen kannst. Aber damit war mir auch nicht geholfen. Das machte mich so... (Man hat Sie so ganz schonend behandelt. Und da fürchteten Sie, dass dann das, was Sie gewonnen hatten in der Therapie vorher, wieder weggehen könnte.) Ja, genau so war es.«

Die Konversionssymptomatik (Gangstörung) verhindert (zunächst) eine Realisierung ambivalent erlebter Bestrebungen, ein von der Herkunftsfamilie stärker unabhängiges Leben zu führen.

Der funktionelle *Tremor* ist meist grobschlägig, in den beteiligten Muskelregionen synchron, betrifft bevorzugt die proximalen Extremitätenabschnitte. Die distalen Partien, Hände und Füße, werden erst sekundär in Bewegung gesetzt (Schütteltremor). Durch Zuwendung der Aufmerksamkeit wird er verstärkt; Abwendung und Unbeobachtetsein schwächen ihn ab (aber auch ein organisch bedingter Tremor ist in seiner Intensität von emotionalen Einflüssen abhängig).

Seltener ist ein psychoreaktiver *Erregungszustand* (z.B. als Haftreaktion): eine heftige motorische Entladung mit Toben und Schreien. Durch den offenkundigen Ausdrucksgehalt und Gebärdenreichtum unterscheidet er sich vom psychotischen Erregungszustand.

Funktionelle (»psychogene«) *Anfälle* (F 44.5) verlaufen zwar dramatisch, aber ohne Bewusstlosigkeit und ohne Hinstürzen und Verletzungen. Sie dauern länger als epileptische Anfälle und sind durch suggestives oder energisches Ansprechen zu beeinflussen. Sie sind meist an ihrem Ausdruckscharakter erkennbar. Allerdings gibt es Kranke mit epileptischen *und* funktionellen Anfällen.

Sensibilitätsstörungen als Konversionsreaktionen (dissoziative Sensibilitäts- und Empfindungsstörungen nach ICD 10: F 44.6): Der Patient gibt z.B. an, bestimmte Hautbezirke seien unempfindlich (Anästhesie). Die Abgrenzung entspricht jedoch nicht, wie bei organisch bedingten Sensibilitätsstörungen, der zentralen oder peripheren Innervation, sondern laienhaften Körpervorstellungen. So wird z.B. eine Oberkörperseite ohne Arm und mit Begrenzung in der Mittellinie oder ein strumpfförmiger Bezirk am Bein oder ein handschuhförmig begrenzter Hautbezirk der Hand als anästhetisch angegeben.

Zu den *Konversionsstörungen* der *Sinnesfunktionen* (in ICD 10 zu F 44.6) gehört die *funktionelle Blindheit*, eine charakteristische röhrenförmige Einengung des Gesichtsfeldes, dessen Flächengröße mit der Entfernung nicht zunimmt, und die funktionelle Taubheit. Es handelt sich um Symptome, die verhältnismäßig selten vorkommen und am inkonsequenten Verhalten des Patienten bald zu erkennen sind.

Häufige Konversionssymptome sind *Schmerzzustände* in allen möglichen Körperregionen, insbesondere Kopfschmerzen und Bauchschmerzen. Selbstverständlich muss jeweils eine organische Krankheit ausgeschlossen werden. *Erbrechen* kann eine Konversionsreaktion sein.

Es ist unmöglich, die ganze *Vielgestaltigkeit* der Konversionssyndrome zu schildern. Beinahe jedes Krankheitsbild kann in einer Konversionsreaktion dargestellt werden. Aber auch tatsächlich bestehende körperliche Störungen und Beschwerden werden hierzu aufgegriffen, verstärkt und unterhalten (Aggravation).

Ätiopathogenese. Die Konversionsreaktion war das erste Modell, an dem FREUD eine neurotische Störung erklärte. Wenn unerfüllte Triebwünsche und unbewältigte Konflikte ins Unbewusste verdrängt werden, bleibt deren Dynamik erhalten. Sie äußert sich auf verschiedene Weise, im Fall der Konversionsreaktion in Form körperlicher Störungen.

Der *Ausdrucks- und Symbolcharakter* liegt oft auf der Hand: Eine Lähmung der Beine zeigt an, dass es nicht mehr weiter geht; eine Sehstörung, dass der Patient von dem, was um ihn vorgeht, nichts mehr wissen will oder kann; eine Schluckstörung, dass er unfähig ist, »Unangenehmes« zu schlucken; Erbrechen, dass ihm alles zuwider ist. Die Körpersprache wird hier überdeutlich und dramatisch, der Körper wird zum »Spielball der Seele«. Konversionsreaktionen stellen unbefriedigende Phantasien und Erlebnisse dar. Zuweilen ist der sexuelle Ausdrucksgehalt nicht zu verkennen, so etwa bei dem (selten gewordenen) arc de cercle, einem funktionellen Anfall mit Hyperlordose und Hervorheben des Beckens bei Frauen.

Viele Konversionssyndrome sind appellativ zu verstehen; sie bringen bestimmte Tendenzen sinnfällig zum Ausdruck: so etwa den Vorwurf: Nun, da ich gelähmt bin, kann man nichts mehr von mir verlangen; soweit ist es mit mir gekommen; nun werdet ihr euch endlich um mich kümmern. Konversionssyndrome zielen auf Entlastung von äußeren oder inneren Verpflichtungen und auf Alarmierung der Umwelt, um deren Zuwendung zu erzwingen. Sie bezwecken einen *Krankheitsgewinn* und zwar in doppeltem Sinn: Durch Bildung des hysterischen Symptoms kommt es zu einer gewissen kompromisshaften (und auch für den Patienten nicht offensichtlichen) Befriedigung ins Bewusstsein drängender Impulse (primärer Krankheitsgewinn), außerdem zu größerer Aufmerksamkeit, Anerkennung oder Entlastung (sekundärer Krankheitsgewinn). So werden Konversionsstörungen konditioniert (siehe unten).

Soziale Verstärkung und Lernen am Modell sind unverkennbar, wie auch »Ansteckung« und »Nachahmungstendenzen«. Frauen sind häufiger betroffen als Männer. Persönlichkeitsstörungen können eine Vorbedingung sein. In den letzten Jahrzehnten ist ein Symptomwandel von der »Gebärde zur Beschwerde« (Somatisierungsstörungen, psychosomatische Symptome) eingetreten.

Konversionsreaktionen treten bei (zumeist leicht) Hirngeschädigten bevorzugt mit grober motorischer Symptomatik auf (nach ICD 10: organische dissoziative Störung: F 06.5). Die Untersuchung möglicher cerebraler Korrelate mittels bildgebender Verfahren steht noch in den Anfängen.

Diagnose und Abgrenzung. Entscheidend für die Diagnose sind demonstratives Anbieten, Ausdrucksgehalt und Zweckgerichtetheit der Symptomatik. Hierdurch unterscheidet sich das Konversionssymptom von einer organisch bedingten Störung der gleichen Funktion und von Somatisierungsstörungen. Die weitere Untersuchung zielt auf den zugrunde liegenden Konflikt ab.

Falsch wäre es, wollte man die Diagnose dieser funktionellen Störungen lediglich auf den Ausschluss einer Organkrankheit stützen. Andererseits: wenn ein Organbefund vorliegt, spricht er nicht unbedingt gegen eine Konversionsreaktion. Somatisch begründete Beschwerden können nach Art der Konversionsreaktion aggraviert werden. Manche Kranke zielen so auf eine ernsthafte Bewertung ihrer bisher von der Umgebung oder auch vom Arzt zu wenig beachteten Störungen ab.

Konversion ist von *Simulation* zu unterscheiden. Konversionssymptome sind nicht einfach vorgetäuscht, auch wenn sie nicht immer ganz unbewusst ablaufen (siehe oben). Ist die Konversionssymptomatik besonders »grob« und aufdringlich, ist an eine psychoorganische Störung zu denken, aufgrund derer die Bewältigungsmöglichkeiten des Betroffenen reduziert sind, so dass differenziertere Reaktionen auf Belastungen und Konflikte nicht mehr möglich sind.

Von Konversionssymptomen zu unterscheiden sind einige motorische Störungen, die ähnlich aussehen können, aber komplizierter bedingt sind. *Torticollis* (Schiefhals), *Tic, Graphospasmus* (Schreibkrampf) und ähnliche Symptome können psychoreaktiv mitbedingt bzw. ausgelöst sein. Zumeist sind durch genaue Untersuchungen auch hirnorganische (extrapyramidale) Faktoren nachweisbar; es handelt sich also um somatopsychische Störungen.

Verlauf. Die Symptombildungen sind z.T. flüchtig. Speziell die typischen in der Pubertät auftretenden Phänomene verschwinden mit dem weiteren Reifungsprozess. Auch Veränderungen der Lebensumstände lassen die Symptomatik spontan verschwinden, wie die Verläufe zeigen. Seltener wird ein Konversionssymptom über lange Zeit beibehalten. Wenn es sich um eine motorische Störung handelt, besteht die Gefahr bleibender Fehlhaltungen oder Kontrakturen. Die Symptomatik kann rezidivieren.

Behandlung. Stets muss der Arzt sachlich und wohlwollend vorgehen, die gegen den Patienten und sein aufdringliches evtl. Verhalten aufkommenden Emotionen (Gegenübertragung) dürfen nicht sein Handeln bestimmen. Dem Patienten die »Psychogenese« auf den Kopf zuzusagen – »Das ist nur seelisch« – wäre ebenso falsch gesagt wie »Sie haben nichts«.

Zu Beginn der Therapie ist zu entscheiden, ob zuerst eine symptomgerichtete oder konfliktzentrierte Behandlung indiziert ist. Akut aufgetretene Konversionssymptome sind möglichst rasch zu behandeln und aufzuheben, ehe sie therapierefraktär werden. Hierzu eignen sich verhaltenstherapeutische Methoden, z.B. bei motorischen Konversionsstörungen Krankengymnastik mit systematischer Verstärkung.

Diese Übungen sollen auf den Patienten wie die Therapie einer organischen Störung wirken, schon allein um eine Brücke zum Rückzug vom Symptom zu bauen und dem Patienten eine Beschämung zu ersparen, die ihn veranlassen könnte, das Symptom aufrechtzuerhalten. Dieses Vorgehen kann auch suggestive Elemente enthalten.

Bei dramatischen Konversionsreaktionen, wie Anfällen oder Erregungszuständen, soll die Aufmerksamkeit (des Patienten selbst und der Therapeuten) möglichst von der Symptomatik abgelenkt werden, um soziale Verstärker zu entziehen und den Krankheitsgewinn herabzusetzen. Es wird auch Hypnose empfohlen. Psychopharmaka sind selten indiziert.

In anderen Fällen empfiehlt es sich, die Behandlung mit einer *konfliktzentrierten Therapie* zu beginnen, um dem Symptom gleichsam die dynamische Grundlage zu entziehen. Über die Bearbeitung aktueller Konflikte und soziotherapeutischer Hilfen hinaus ist eine *analytische Psychotherapie* nur selten indiziert. Auch wenn Anfangserfolge eindrucksvoll erscheinen können (sog. »Übertragungsheilungen«), scheitern doch viele Behandlungen an dem »spielerischen« Verhalten der Patienten, manche auch an einer übermäßigen emotionalen Verstrickung von Arzt und Patient.

Das größte Problem bei der Behandlung von Konversionssyndromen liegt im Krankheitsgewinn: Wenn sich der Patient mit den Krankheitserscheinungen eingerichtet hat, wenn er so Entlastung von Anforderungen und verstärkt Zuwendungen erfährt, fehlt es an einem Gefälle zur Gesundheit hin. Aussicht auf Erfolg der Behandlung besteht nur, wenn anstelle des Krankheitsgewinns ein neues Ziel, eine Verbesserung der gesundheitlichen oder psychosozialen Situation, erstrebenswert erscheint.

8.8 Artefizielle Störungen (ICD-10: F 68.1)

Artefaktstörungen (auch: Selbstverletzungen, selbstmanipulierte Krankheiten, factitious disorders) gibt es relativ häufig, in vielfältigen Formen und unterschiedlichen psychischen Zusammenhängen, z.B. auch bei Schizophrenen. Oft stehen sie im Zusammenhang mit einer schweren, d.h. früh beginnenden und tiefgreifenden neurotischen Entwicklung. Artefizielle Störungen bilden nicht eine einheitliche Krankheit. Das Spektrum reicht von der oft harmlosen Vortäuschung von Symptomen bis zu sehr ernsthaften autoaggressiven Handlungen.

Auf dem einen Pol steht das sogenannte *Münchhausen-Syndrom*: die Patienten verhalten sich wie Schwindler: sie geben nicht-vorhandene Beschwerden und Symptome an, fälschen Anamnese und Personaldaten (sog. Pseudologia phantastica). Sie erzwingen so Behandlungen, Krankenhausaufenthalte und nicht selten Operationen (daher auch: hospital-hopper-syndrome). Der Leidensdruck ist meist gering, das Entgegenkommen der Ärzte aber auffallend weitgehend. Differentialdiagnostisch ist zu beachten, dass auch diese Menschen einmal körperlich krank werden können.

Noch komplizierter und schwerwiegender gestört sind Persönlichkeiten mit sog. *Münchhausen-by-proxy-Syndrom*, meist Mütter, die ihr eigenes Kind manipulieren, bis es erkrankt oder Verletzungen davonträgt, oder es heimlich würgen oder vergiften und dann alarmiert den Arzt rufen.

Sehr viel häufiger wird das gleiche destruktive Muster nicht gegen den Körper des Kindes, sondern gegen den eigenen Körper gerichtet. Die *artefiziellen Störungen* sind autoaggressive Handlungen bei ausgeprägter depressiv-neurotischer Persönlichkeitsentwicklung bzw. Borderline-Störung. Artefaktstörungen grenzen einerseits an Konversionssyndrome und dissoziative Störungen, andererseits an Anorexie und Suizidhandlungen. Frauen sind weit öfter betroffen als Männer, Medizinberufe sind überrepräsentiert.

Die **Symptomatik** betrifft alle medizinischen Fachgebiete: Hautschädigungen durch Kratzen, Brennen, Chemikalien; Manipulation am Fieberthermometer, aber auch künstlich erzeugtes Fieber; Blutungen, die zu Anämien führen; Einnehmen von Medikamenten wie Antidiabetika, Schilddrüsenhormon, Herzmitteln etc.; Manipulationen z.B. am Genitale oder an der Harnröhre; auch Verstümmelungen.

Die **Entstehungsbedingungen** sind unheitlich, komplex und oft nicht zu entschlüsseln. Häufig ist die Kindheit durch wiederkehrende Traumata, Verlusterlebnisse und auch (sexuelle) Misshandlungen schwer belastet, was zu den ich-strukturellen Störungen, der fragilen Abwehr und Vulnerabilität dieser Patienten beiträgt. Die Kranken behandeln, so scheint es, ihren Körper so, wie sie einmal behandelt wurden. Hinter dem Hass auf den eigenen Körper sind masochistische Fixierungen und auch narzisstische Besetzungen zu erkennen. Manche Artefaktstörungen wirken wie misslungene Reparationsversuche, andere lassen (wie Reinszenierungen früherer Traumata) eine Identifikation mit dem Aggressor vermuten. Selbstschädigungen können lustvoll erlebt werden, zumindest aber angst- und spannungslösend (wenn auch nur vorübergehend). Hinzu kommen Tendenzen der Selbstvergewisserung: im Hinzufügen von Schädigung und Schmerz vergewissert sich der Patient sozusagen seiner Lebendigkeit.

Auf diese Patienten reagieren Ärzte oft widersprüchlich, zumal die Kranken nicht (wie dem Arzt geläufig) Opfer, sondern sozusagen Erzeuger von Krankheiten sind: zunächst Zuwendung, Sympathie und Behandlungsbereitschaft, auch unter Verleugnen der artefiziellen Entstehung bzw. Außerachtlassen gewohnter Indikationsregeln (z.B. bei Operationen). Auf die »Überführung« (Entlarvung) folgen dann Abwendung bzw. Aggressivität.

Biologisch-psychiatrisch wurde eine Serotoninunterfunktion (wie bei depressiven Störungen) gefunden. Eine Beteiligung des Endorphinsystems wird vermutet.

Die **Behandlung** überfordert i.Allg. den Nicht-Psychiater, der aber von dieser Störung wissen muss, damit er sie früh erkennt und den Patienten überweist. Oft wird *stationäre* psychiatrische Behandlung notwendig. Allerdings sind diese Patienten häufig schwer zur Therapie zu motivieren. Meist ist eine Kombination von psychodynamischer Psychotherapie mit Verhaltenstherapie indiziert. Weiterhin sind Entspannungsverfahren und andere körperzentrierte Methoden anzuwenden, auch Physiotherapie. Körperliche Schäden müssen oft fachärztlich-konsiliarisch mitbehandelt werden. Psychopharmaka können in Krisensituationen indiziert sein (insbesondere Antidepressiva).

8.9 Dissoziative Störungen (ICD-10: F 44)

Was *Dissoziation* meint, ist schwer zu beschreiben. Der Begriff wird häufig, aber nicht einheitlich verwendet, weder deskriptiv noch psychodynamisch. Im Wesentlichen bezeichnet Dissoziation eine Störung der integrativen psychischen Funktionen: Die normalerweise selbstverständlich zu einem einheitlichen Gesamterleben der Situation und des Selbst verknüpften Wahrnehmungen, Erinnerungen, Vorstellungen und Affekte fallen teilweise auseinander. Die abgespaltenen, dissoziierten Gefühle, Vorstellungen etc. haben ihre Verbindung zum Gesamterleben verloren und führen somit eine Art Eigenleben. Solche dissoziativen Symptome kommen zum einen bei unterschiedlichen psychiatrischen Syndromen vor, z.B. im Rahmen einer posttraumatischen Belastungsstörung. Zum anderen prägen sie die klinische Symptomatik der in diesem Kapitel behandelten dissoziativen Störungen. Hierzu zählen:

Dissoziative Amnesie (F 44.0): Der Erinnerungsverlust bezieht sich häufig auf Ereignisse in Zusammenhang mit unangenehmen oder belastenden Erlebnissen; auch wichtige persönliche Daten können betroffen sein. Die Erinnerungslosigkeit ist meist partiell und betrifft oft einen bestimmten Zeitabschnitt. Diagnostisch sind organisch bedingte Amnesien auszuschließen.

Psychogener Dämmerzustand (F 44.88): Der Patient scheint nicht voll orientiert, irgendwie nicht klar, umdämmert; das hält eine Zeit von meist einigen Stunden bis einigen Tagen an. Hiermit kann verbunden sein:

Dissoziative Fugue (*Poriomanie*; F 44.1): Wie im Dämmerzustand läuft oder fährt der Betroffene weg (lat.: fugare = fliehen), zuweilen weit weg, verhält sich dabei aber scheinbar geordnet und kaum auffällig, bis er »wieder zu sich kommt«. Danach besteht die oben beschriebene partielle und keineswegs irreversible Amnesie.

Dissoziativer Stupor (F 44.2): Scheinbar unbeteiligt und reaktionslos liegt der Patient da oder er wendet sich aktiv ab. Dabei ist er weder bewusstlos noch gespannt wie beim katatonen Stupor.

Ganser-Syndrom (*Pseudodemenz;* F 44.80): Bei dieser seltenen Störung, die vor allem in forensisch-psychiatrischem Zusammenhang beschrieben wurde, erscheinen die einfachsten Denkleistungen nicht mehr möglich, das Nächstliegende am wenigsten. Charakteristisch ist das »Vorbeiantworten«: Die richtige Antwort wird haarscharf verfehlt, z.B. 3×6=19 oder 17. Diese dissoziative Pseudodemenz unterscheidet sich von der organischen Demenz durch demonstratives und auch klagsames Verhalten. Sie darf nicht verwechselt werden mit der sog. depressiven Pseudodemenz.

Dissoziative Identitätsstörung (multiple Persönlichkeit; F 44.81). Der Betroffene erlebt sich subjektiv in Form von zwei (oder mehr) verschiedenen Persönlichkeiten, die voneinander unabhängig zu sein und auch nichts voneinander zu wissen scheinen. Dieses seltene Krankheitsbild fand vielfach dramatisierende Darstellungen sowohl in der psychiatrischen wie auch in der belletristischen Literatur. Es ist stark von kulturspezifischen Einflüssen, von Reaktionen der Umwelt und auch vom Arztverhalten abhängig. Es ist sehr umstritten, wie häufig, ja selbst ob das Syndrom der dissoziativen Identitätsstörung unabhängig von diesen Einflüssen auftritt.

Diese dissoziativen Syndrome können vielfach ineinander übergehen. Nicht nur bei dissoziativen Störungen in einem forensisch-psychiatrischen Zusammenhang ist die Abgrenzung gegen Simulation oft schwer, zumal wenn der Ausdrucksgehalt deutlich ist oder wenn sie bewusstseinsnah erscheinen.

Bei einem Teil dieser Patienten ist eine (meist leichte) organische Hirnschädigung festzustellen, welche die psychische Leistungsfähigkeit und damit auch die Möglichkeiten der Konfliktbewältigung herabsetzt und so zu dieser Reaktionsweise beiträgt. Häufig werden körperliche und sexuelle Misshandlungen und andere Formen kindlicher Realtraumatisierung berichtet. Solche belastenden Erfahrungen (die aber keineswegs regelhaft bei Patienten mit dissoziativen Störungen anzunehmen sind) könnten mit dazu führen, dass unerträgliche Aspekte des Selbsterlebens psychodynamisch nicht durch den Vorgang der Verdrängung in das Unbewusste abgewehrt werden können. Die inkompatiblen Strebungen werden stattdessen dissoziiert und im Extrem der dissoziativen Identitätsstörung wie in einer anderen Persönlichkeit repräsentiert.

Grundlage der *Behandlung* sind eine wohlwollend-akzeptierende, sachliche Haltung, supportive und Ich-stärkende Interventionen sowie Verfahren zur Förderung der Selbstwahrnehmung. Forcierte Versuche der Konfrontation des Patienten mit den in der Dissoziation abgewehrten Aspekten seines Selbsterlebens oder Verhaltens können für den Patienten beschämend und verletzend sein. Besonders viel Erfahrung und ein behutsames Vorgehen erfordert die Therapie von Patienten mit dissoziativer Identitätsstörung; die Gefahr einer zusätzlichen iatrogenen Schädigung ist hier nicht zu unterschätzen. Im Übrigen wird auf die Abschnitte zur Therapie der Borderline-Störung, der Konversionsreaktion und auch der hysterischen Persönlichkeitsstörung verwiesen.

8.10 Depersonalisations- und Derealisationssyndrom/ Entfremdungssyndrome (ICD-10: F 48.1)

Depersonalisation ist eine Störung des Ich-Erlebens, des Bewusstseins seiner selbst: Psychische Vorgänge wie Wahrnehmen, Körperempfinden, Fühlen, Denken und Handeln werden nicht mehr als dem Ich zugehörig und meinhaft erlebt. Der selbstverständliche lebendige Bezug ist verlorengegangen. Ist die Umwelt der betroffenen Person als Außenbereich ihres Erlebens in die Entfremdung einbezogen, so spricht man von Derealisation, zusammenfassend von Entfremdungserleben.

Symptomatik. Patienten mit Depersonalisations-Erscheinungen erklären, der lebendige Bezug zu sich selbst und zu der Umwelt sei verlorengegangen. Die Entfremdung äußert sich im Beginn oft mit dem Empfinden, mit dem Kopf sei etwas nicht in Ordnung, ein dumpfes Gefühl, ähnlich einer Benommenheit, wie wenn ein Reif um den Kopf gelegt sei oder ein Brett vor der Stirn, wie Nebel, der sich vor die Augen schiebe, usw. Mancher Patient geht deshalb zum Augenarzt. Die Patienten sehen in den Spiegel, um sich ihrer selbst zu vergewissern, aber ihr Gesicht hat für sie etwas Fremdes. Später sagen die Kranken, sie seien sich selbst fremd, stünden sich wie einer anderen Person gegenüber. Ihr Gefühl erleben sie als unpersönlich, ihr Handeln als mechanisch. Gleichzeitig sind sie sich dessen bewusst, dass sie dennoch sie selbst sind, dass ihre Vorstellungen, Strebungen und Verhaltensweisen zu ihnen gehören, aber dieser rationalen Einsicht entspricht nicht die unmittelbare gefühlsmäßige Sicherheit der Zusammengehörigkeit. Sie sagen nicht »das bin ich nicht«, sondern »es ist, *als ob* nicht *ich* dies denke, fühle, tue ...«.

Der Körper ist dem Patienten nicht mehr vertraut, seine Bewegungen empfindet er als automatisch; ein Arm wird als etwas Fremdes, nicht selbstverständlich zum eigenen Leib Gehörendes empfunden. Auch hier weiß der Patient, dass es zwar sein Arm ist, den er fühlt und den er bewegen kann. Aber das Erleben der »Meinhaftigkeit« ist verlorengegangen.

Im Außenbereich sind ihm z.B. die seit Jahren bekannten Haushaltsgegenstände nicht mehr vertraut, sie wirken verändert oder unbekannt, so als ob er zuvor nicht wahrgenommen hätte, wie sie wirklich sind. Beim gewohnten Blick aus dem Fenster erscheint die Umgebung anders als früher, nicht mehr selbstverständlich. Erst sind einzelne Umweltbereiche verfremdet, später breitet sich die Derealisation aus.

> *Mit den Worten des Patienten.* Eine 28jährige Frau schildert eine mittelschwer ausgeprägte neurotische Depersonalisations- und Derealisationssymptomatik.

> »Langsam hab' ich das festgestellt: die Wirklichkeit, alles hat – das hat sich alles eigentlich nichts geändert, aber das was ich spüre, wie ich diese Wirklichkeit sehe, das ist komisch, ganz anders wie früher. Das heißt, ich konnte die Leute nicht verstehen, warum sie normal leben, alles normal machen, obwohl ich das alles auch nicht so lange Zeit früher gemacht habe; es ist oder es war ein gewisser Abstand zwischen mir und der Wirklichkeit. Zwischen den Leuten und mir.
> (Was war denn anders?) Eigentlich nichts, nichts Konkretes. Was kann man beschreiben? Nichts, was realistisch ist. Was wirklich ist, nur die Emp-

findungen. Als ich gesprochen hab', als ich diese Belastungen im Kopf gespürt habe, diesen, diesen Druck; und habe ich zum Beispiel gesprochen, da habe ich bemerkt, meine eigene Stimme höre ich ganz weit, ganz fremd; wie wenn sie, wenn die Stimme hinter der Wand wär' und ich in dem Zimmer.

Manchmal habe ich sogar den Eindruck, der Körper ist getrennt von dem Innerlichen. Das heißt, das was ich rede, gehört nicht meinem Körper, in dem Sinne. Obwohl ich war bewusst, dass ich das sei; dass meine Worte eigene sind; aber das war alles so komisch getrennt. Und mit der Wirklichkeit, das kann man nicht so gut beschreiben, aber die Empfindung, die starke, die tiefe Empfindung; das ist ein Abstand, zwischen der Wirklichkeit und mir geworden ist.

Ich hab immer den Eindruck gehabt, dass ich so wie eine Mumie, so wie eine Figur mich bewege. Der ganze Körper, das war so eigentlich so eine Figur, eine Mumie, ein ganz getrennte Sache. Also, ich hab mich immer so streng unter Kontrolle betrachtet. Ich war immer unter dem eigenen Druck, mich selbst beobachtet, mich selbst betrachtet. Manchmal war das so, so streng, so tief dieses Fremdgefühl, dass ich hab' Angst gehabt, dass ich auf einmal wahnsinnig werde, dass ich bin an der Grenze, wo ich mein Bewusstsein verliere, meine Vernunft. Und deshalb diese starke innerliche Unruhe. Diese Unruhe hat mir Angst gemacht, diese, diese Fremdgefühle und das alles hat sich so gesammelt, dass eine große Angst entstanden ist.

Ich hab ja schon verglichen, wenn das so etwas wäre, wenn das für mich ein Film ist. Ich sehe das auf einem Bildschirm, das ist ein Film. Ich beobachte mich selbst, die ganze Wirklichkeit und das alles: insgesamt ist es für mich ein Film.«

Die aus Osteuropa stammende Patientin lebt in einem anhaltenden Loyalitätskonflikt zwischen ihrer Zuneigung zu einem Mann und ihrer Bindung an die in Polen lebende Mutter. Die Symptomatik tritt auf, als die Mutter erkrankt und sich diese Konfliktspannung hierdurch weiter verschärft.

Vorkommen und Ätiopathogenese. Depersonalisation und Derealisation können isoliert oder im Rahmen der Symptomatik verschiedener psychischer Krankheiten auftreten.

Depersonalisationsphänomene sind in der Adoleszenz mit 60% ausgesprochen weit verbreitet. Sie können als vorübergehende Ausweichmanöver bei Überlastungen im Rahmen der Identitätssuche interpretiert werden.

Der gesunde Erwachsene kennt flüchtige, meist nur Sekunden anhaltende Entfremdungserlebnisse während der Ermüdung. In Erschöpfungs- und Versagenszuständen können sie länger anhalten. In Schrecksituationen, z.B. bei Katastrophen, können sie akut auftreten und nach der »Schrecklähmung« wieder verschwinden, aber mitunter auch im Rahmen einer Belastungsstörung länger bestehen bleiben. Entfremdungserlebnisse können auch im Sinne der krankhaften Trauerreaktion persistieren. Die Entfremdungserlebnisse nach Katastrophe, Trauerfall oder miterlebter Gewalttat an Angehörigen können als Notfallmaßnahme verstanden werden, die hilft, eine unerträgliche Situation zu überstehen.

Der Übergang zu neurotischen Depersonalisationssyndromen ist fließend. Hier wird die Entfremdung tiefenpsychologisch als eine Abwehrmaßnahme des Ich gegen nicht zu bewältigende Erlebnisinhalte, insbesondere gegen schuldhaft empfundene aggressive Regungen oder gegen eine bedrohliche Labilisierung des Ich-Erlebens gedeutet. Dabei kommt es gewissermaßen zu einer Regression in frühkindliche Denk- und Erlebnisweisen, die einer Zeit angehören, als sich Ich-Struktur und Realitätsbezug noch nicht stabilisiert hatten.

Psychodynamisch bestehen Beziehungen zur neurotischen Depression, zu Angststörungen und zur Borderline-Störung. Da die Entfremdung wie abgespalten erlebt wird, wird die Depersonalisation zuweilen den Dissoziationsstörungen zugeordnet. Jedoch sind die Unterschiede erheblich.

Über *somatische* Entstehungsbedingungen ist bisher nichts Sicheres bekannt. Eine asthenische Persönlichkeit ist oft festzustellen.

Diagnose und Differentialdiagnose. Entfremdungserlebnisse werden aus den genannten Gründen leicht übersehen, und diese Störung ist überhaupt schwer in Worte zu fassen. Entfremdungserleben kommt bei verschiedenen psychischen Krankheiten vor, daher muss die Diagnose stets von der Symptomatik insgesamt ausgehen.

Abgesehen von neurotischen Störungen tritt Depersonalisation bei melancholischer Depression (zusammen mit dem Gefühl der Gefühllosigkeit und dem Nichttraurigseinkönnen) und bei Schizophrenen (meist mit dem Gefühl des Gemachten) auf, hier bevorzugt in frühen Krankheitsstadien. Auch bei Jugendlichen ist die Affinität der Depersonalisation zum schizophrenen Vorfeld erwiesen. Häufiger aber ist die unspezifische Bedeutung der Depersonalisation für Reifungskrisen.

238

Therapie. Entfremdungssyndrome sind meist hartnäckig. Bei den neurotischen Formen ist eine psychodynamische Psychotherapie indiziert, die insbesondere auf die abgewehrten aggressiven Erlebnisweisen abzielt. Symptomgerichtete Behandlungen haben demgegenüber wenig Erfolg. Psychopharmaka helfen hier im Allgemeinen nicht viel (Begleiteffekte können mit Entfremdungssymptomen ungünstig interferieren). Ein Versuch mit einem Serotoninwiederaufnahmehemmer kann indiziert sein.

363

8.11 Phobische und Angststörungen (ICD-10: F 40/41)

Vorbemerkungen über Angst

> Was Angst ist, weiß jeder, lässt sich aber nicht definieren, sondern allenfalls umschreiben. Es handelt sich um ein auch körperlich empfundenes Erleben des Unheimlichen und Bedrohlichen, das nicht verlässlich erkannt und abgeschätzt werden kann und dem man sich hilflos ausgeliefert fühlt.
> Angst ist immer körperliches und seelisches Phänomen zugleich. Die körperlichen Erscheinungen, wie Herzklopfen, zugeschnürte oder trockene Kehle, motorische Unruhe, Zittern, kalter Schweiß, Harndrang, Durchfall sind nicht Folgen der Angst, sondern unmittelbares somatisches Korrelat. Angst ist stets ein psychosomatischer Vorgang. Die Äußerungsformen sind mannigfach, die Schweregrade sehr unterschiedlich. Angst kann sich hinter der Maske betonter Sicherheit verbergen. Sie kann sich in der Hilflosigkeit des Kindes, in einer Insuffizienz und mangelnder Lebensbewältigung vor allem asthenischer Menschen äußern, ferner im »Lampenfieber«, aber auch in akuten Reaktionen (Panik).

Man unterscheidet drei Angstformen, die allerdings ineinander übergehen.

1. *Realangst* stellt sich bei äußerer Bedrohung, bei Katastrophen- und Gefahrensituationen ein. Natürliche Reaktionen sind Panik, Ausweichen, Flucht, aber auch Wut und Aggression. Dazu gehört auch die Vitalangst, die bei lebensbedrohlicher Erkrankung, z.B. bei Sauerstoffmangel oder Coronarinsuffizienz, eintreten kann. Das Ausmaß dieser Angst ist auch von der Persönlichkeit und ihren Reaktionsbereitschaften, von der Widerstandskraft und von früheren Angsterfahrungen abhängig.

2. *Existenzangst* ist eine allgemeine Erfahrung des Menschen als eines Lebewesens, das sich im Laufe seiner Phylogenese weitgehend aus der Verbundenheit mit der Natur gelöst hat. Das hat ihm größere Möglichkeiten der Naturbewältigung und der Freiheit eingebracht, aber auch einen Verlust an naturhafter Geborgenheit. Aus dem »Schwindel der Freiheit« (KIERKEGAARD) resultiert die Existenzangst. So gesehen erscheint es weniger erklärungsbedürftig, dass der Mensch Angst hat, sondern mehr, dass ein Mensch angstfrei sein kann. Ontogenetisch ist der Mensch bei seiner Geburt schutzlos, er bleibt auf Sicherheit vermittelnde Bezogenheit angewiesen. Wird er durch Liebesverlust empfindlich bedroht, so stellen sich Ängste ein. Sie wiederholen sich später in scheinbar harmlosen Situationen. Damit ist zur dritten Form übergeleitet.

3. *Neurotische Angst* (Binnenangst) entsteht aus unbewältigtem Konflikterleben, insbesondere wenn die Abwehrmöglichkeiten nicht ausreichen. Der Angst aus dem »Es« wird die Gewissensangst, die Angst aus dem »Über-Ich« gegenübergestellt. Die Angst kann jeweils als ein Warnsignal für das Ich angesehen werden.

Angst ist demnach nicht nur ein psychopathologisches Phänomen, sondern eine Reaktionsform des Menschen, ein Bestandteil seines Lebens überhaupt. Zwischen Realangst, Existenzangst und Binnenangst gibt es keine scharfen Grenzen. Angst hat auch eine positive Seite, die in der Formulierung von KIERKEGAARD zum Ausdruck kommt: »Wer dagegen gelernt hat, sich recht zu ängsten, der hat das Höchste gelernt.« Angst kann anspornen, sie kann zu höchster Leistungssteigerung anregen. Die Unfähigkeit, Angst zu erleben, muss als pathologisch angesehen werden (sog. antisoziale Persönlichkeit).

Angst hat *Auswirkungen* auf andere. Sie hat die Tendenz, sich mitzuteilen und auszuweiten. Im Zusammenleben, in der Erziehung, ja auch bei der ärztlichen Einflussnahme besteht die Versuchung, den anderen dadurch in Bann zu halten, dass man ihm Angst einflößt, statt ihm Freiheit einzuräumen. Gleichgewicht und »Ordnung« werden oft nur durch Angst aufrechterhalten.

Klinik der Angststörungen und Phobien

Vorkommen und Symptomatik. Angst gehört zu den Grundvorgängen seelischen Krankseins überhaupt. Die meisten psychischen Störungen sind von Angst begleitet. Wenn Angst das Krankheitsbild bestimmt (ohne das wesentliche andere psychopathologische Störungen festzustellen sind), spricht man von *Angststörung*; wenn diese auf bestimmte Objekte und Situationen bezogen ist, von *Phobie*. – Die Angststörungen und Phobien des Kindes- und Jugendalters wurden bereits besprochen.

Epidemiologie: Angststörungen zählen zu den häufigsten psychischen Krankheiten; die aktuelle Prävalenz liegt um 7%, die Lebenszeitprävalenz um 15%.

Die einzelnen Formen der Angststörungen, die auf den folgenden Seiten beschrieben werden, gehen vielfach ineinander über und sie zeigen Beziehungen zu den hypochondrischen und Somatisierungsstörungen.

Bei der *generalisierten Angststörung* (F 41.1) leiden die Patienten unter »frei flottierender«, d.h. nicht auf bestimmte Situationen bezogener Angst. Der Kranke ist sich des

Ursprungs der Angst nicht bewusst und kann nur angeben, dass er Angst hat; allenfalls antwortet er mit dem Hinweis auf die somatischen Ausdrucksformen der Angst. Das klinische Bild der generalisierten Angststörung entspricht weitgehend dem, was früher Angstneurose genannt wurde. Oder die Angst ist auf bestimmte Objekte bzw. Situationen der Umwelt bezogen, was man *Phobie* nennt. Beispiele sind:

Agoraphobie (F 40.0): Der Patient hat Angst, über eine Straße oder einen freien Platz oder durch einen leeren Saal zu gehen. Auch die Angst, sich in engen bzw. geschlossenen Räumen (z.B. Lift) aufzuhalten (Claustrophobie), wird zum Teil unter Agoraphobie klassifiziert.

Soziale Phobie (F 40.1): Ausgeprägte Angst, in der Öffentlichkeit zu handeln oder zu sprechen (z.B. in einem Seminar eine Frage zu stellen) und allgemeine Angst vor Ablehnung, Kritik und Herabsetzung. Der Kranke befürchtet, zu versagen oder auch zu erröten (Erythrophobie) und meidet derartige Situationen nach Möglichkeit.

Spezifische (isolierte) Phobien (F 40.2): Angst vor Höhe oder Tiefe, vor Gewitter, auch Arztbesuch; bezogen auf Eisenbahn- oder Schifffahrten, auf Gegenstände (z.B. Messer) oder harmlose Tiere. Schon die Aussicht, in solche Situationen zu geraten, die sog. Erwartungsangst, wirkt im Sinne eines circulus vitiosus symptomverstärkend. Die Inhalte der Angst sind so zahlreich wie die Umweltobjekte und -situationen des Menschen. Die Themen der Phobien dürfen nicht mit ihren Ursprüngen verwechselt werden, sie sind lediglich deren Ersatzobjekte und haben z.T. Symbolcharakter.

Ätiopathogenese. Auf einen genetischen Faktor weist die dreimal höhere Konkordanz bei eineiigen gegenüber zweieiigen Zwillingen hin. Die beteiligten *neuronalen Strukturen* liegen in Thalamus, Hippocampus und Locus coeruleus sowie insbesondere Amygdala. *Neurochemisch* werden neben dem GABA-System auch noradrenerge und serotonerge Funktionen beachtet. Neuroendokrinologisch ist Angst insbesondere mit einer Kortisolausschüttung verbunden. *Psychophysiologisch* wird ein Zustand erhöhter adrenerger Aktivität als somatisches Korrelat der Angst angesehen. Jedenfalls ist mit einer komplexen Ätiopathogenese zu rechnen.

Die *Psychodynamik* der Angsterkrankungen ist alles andere als einheitlich. Bei den spezifischen Phobien wird die durch konflikthafte Triebwünsche aufkommende Angst auf ein an sich harmloses Objekt der Umwelt verschoben. Das Ich des Patienten sieht sich dann nicht länger der *innerseelischen* Gefahr ausgesetzt, Triebwünsche und Impulse zu erleben, die vom eigenen Gewissen aufs schärfste abgelehnt werden; an die Stelle ist eine vermeintliche *äußere* Bedrohung getreten (Abwehr), die durch Vermeidungshaltung bewältigt werden kann. Diese Form neurotischer Konfliktbewältigung und Angstbindung setzt aber voraus, dass das Ich über entsprechende Fähigkeiten der Abwehr und Angsttoleranz verfügt. Ungünstige Entwicklungsbedingungen in der frühen Kindheit (weniger einzelne Versagungs- oder Bedrohungssituationen als eine durch andauernde Frustrierung bestimmte Atmosphäre) können dazu beitragen, dass diese Ich-Funktionen nur unzureichend ausgebildet wurden; infolge der hierdurch auch in Mitleidenschaft gezogenen Autonomieentwicklung bleiben diese Menschen in besonderer Weise auf die Anwesenheit und die Zuwendung anderer angewiesen. In Situationen, in denen Ärger oder Wut gegenüber anderen zu erwarten wären, legen sie besondere Freundlichkeit, Liebenswürdigkeit und Hilfsbereitschaft an den Tag (Aggressionshemmung; Reaktionsbildung, Verkehrung ins Gegenteil). Die Brüchigkeit dieser Bemühungen, wichtige Beziehungen vermeintlich konfliktfrei zu halten, wird vom Patienten in der generalisierten Angststörung subjektiv als ständige Anspannung und Ängstigung empfunden; wenn aber trotz allem der Konflikt nicht mehr zu kaschieren ist und aufzubrechen droht, löst das massive Ängste aus.

Lernpsychologisch wird Angst als Ergebnis einer klassischen und/oder operanten Konditionierung sowie des Modell-Lernens erklärt. Im Sinne der klassischen Konditionierung werden Phobien als gelernte Reaktionen angesehen: Ein neutraler Stimulus wird befürchtet, wenn er mit einem unangenehmen bzw. angsterzeugenden Erlebnis gekoppelt wird. Modell-Lernen besagt hier, dass Angst durch Nachahmung, durch Imitation des Verhaltens anderer Menschen erlernt werden kann. Phobien werden weiterhin durch operante Konditionierung aufrechterhalten: Wenn angsterzeugende Situationen umgangen werden und sich hieraus positive Konsequenzen (Angstreduktion) ergeben, wird Vermeidungsverhalten systematisch aufgebaut und dadurch der Lebensraum des Betroffenen mehr und mehr eingeengt. So tragen – unbeschadet der psychodynamischen Ursprünge – Lernvorgänge wesentlich zur Ausbildung phobischer Störungen bei.

Kognitiv gesehen erscheint Angst als Folge eines Mangels an Kontrollmöglichkeiten, die zur Bewältigung von Anforderungen notwendig sind, aber nicht gelernt wurden. So entsteht eine angsterzeugende Auffassung von der Welt und eine Hilflosigkeit im Sinne irrationaler Überzeugungen.

Abgrenzung und Differentialdiagnose. Beziehungen bestehen zu den hypochondrischen Störungen, bei denen die Angst auf eine Körperfunktion bezogen ist und zu den Zwangsstörungen, da Phobien zwanghaft fixiert sein können.

Im Verlauf von Angststörungen und Phobien treten häufig depressive Verstimmungen auf, auch mit Vitalsymptomen. In depressiven Episoden melancholischer Art ist Angst ein häufiges Symptom, wobei die Inhalte der Ängste meist eine Unterscheidung gegenüber Angststörungen zulassen.

In akuten schizophrenen Episoden besteht praktisch immer Angst, die übrigen Symptome ermöglichen meist die Diagnose. Bei *einer* Psychose steht das Angsterleben so im Mittelpunkt, dass sie als Angstpsychose bezeichnet wird. Angst kann auch Symptom einer körperlichen Krankheit sein, z.B. einer Hyperthyreose.

Verlauf und Prognose. Angsterkrankungen neigen zur Chronifizierung. Spontanheilungen sind selten, nur wenige Patienten sind nach längerer Beobachtungszeit unbehandelt symptomfrei. Der Verlauf kann wellenförmig mit symptomfreien Intervallen sein. Im fortgeschrittenen Lebensalter sieht man mitigierte Verläufe, z.T. aber mit psychischen Residualzuständen.

Behandlung. Psychotherapie in Form der *Verhaltenstherapie* und der *kognitiven Therapie* hat sich als außerordentlich und häufig auch anhaltend wirksam erwiesen. Die Reizexposition in vivo (als flooding oder als abgestufte Exposition) ist besonders bei Phobien indiziert; sie wird häufig in Verbindung mit kognitiven Verfahren durchgeführt. Das Angst-Management-Training wird unten beschrieben. Zusätzlich sind Entspannungsverfahren hilfreich, insbesondere die progressive Muskelrelaxation nach Jacobson. Die Behandlungen können auch als Gruppentherapien durchgeführt werden. In der *psychodynamischen Psychotherapie* werden die zugrunde liegenden unbewussten Konflikte und unzureichend entwickelten Ich-Funktionen bearbeitet. Eine Kombination mit verhaltenstherapeutischen Ansätzen ist häufig sinnvoll.

Psychopharmaka können zum einem in Krisensituationen helfen, die Psychotherapie zu ermöglichen bzw. deren Fortsetzung zu gewährleisten. Längerfristig werden Antidepressiva, insbesondere selektive Serotoninwiederaufnahmehemmer, eingesetzt. Tranquilizer sollten wegen der Gefahr der Abhängigkeit aber nur kurzzeitig verordnet werden; sie können Angststörungen nicht heilen, jedoch lindern.

Diese Behandlungen verbessern eindeutig kurzfristig die aktuelle Symptomatik und darüber hinaus mittelfristig den Verlauf. Oft wird eine soziale Stabilisierung erreicht. Langfristig sind die Therapieeffekte noch wenig untersucht.

Panikstörung

> Panikstörung (F 41.0) ist eine spezielle Form phobischer Störung, gekennzeichnet durch anfallsweise auftretende Herzangst (ohne kardiologischen Befund) oder/und andere Ängste. Sie ist nicht selten. Die Prävalenz wird mit ca. 2% angegeben. Hauptsächlich sind junge Erwachsene betroffen, Männer etwas häufiger als Frauen, aber auch Kinder.

Die früher geläufige Bezeichnung Herzphobie bedeutete klinisch gesehen ungefähr das gleiche. Die ältere Bezeichnung besagt, dass sich die Angst hauptsächlich auf das Herz bezieht. Der neuere Terminus Panikstörung (auch: Panikattacke oder episodisch paroxysmale Angst) bezeichnet den anfallsartigen Ablauf und bezieht auch andere Angstäußerungen ein (s. u.). Er entstand im Zusammenhang bestimmter pharmakologischer Befunde und ist durch die einseitige Hypothese, diese Form der Angst sei rein biologisch bedingt, belastet.

Symptomatik und Verlauf. Ohne dass eine körperliche Grundkrankheit besteht, treten anfallsweise elementare Angstzustände auf, in denen der Patient das sofortige Aussetzen seiner Herztätigkeit und den Tod fürchtet. In manchen Fällen gehen Übelkeit, Schwindel, innere Unruhe, leichte Herzbeklemmung voraus. Meist aber kommt es ohne Vorboten zu heftigem Herzklopfen, leichter Blutdruckerhöhung, schwerem Druck- und Beklemmungsgefühl in der Herzgegend, Atemnot, Schweißausbruch, Schwindel und Ohnmachtsgefühl (aber nicht Bewusstlosigkeit), Zittern am ganzen Körper und vor allem zu elementarer Angst. Die Patienten glauben, das Herz werde in der nächsten Sekunde aussetzen und sie würden tot umfallen. Es ist eine Vernichtungs- und Todesangst. Voller Erregung laufen die Kranken umher und rufen um Hilfe. Wenn ein Angstanfall beim Autofahren auftritt, sieht sich der Patient gezwungen, irgendwo anzuhalten, sein Auto stehen und sich abholen zu lassen.

Die Herzsensation *und* der Affekt sind Ausdrucksformen *eines* körperlich-seelischen Geschehens: der Angst. Der Anfall dauert zwischen einer Viertelstunde und zwei Stunden an. Sobald Hilfe kommt oder in Aussicht steht, klingen Erregung und Angst ab. Die Anwesenheit eines Arztes ist dabei wichtiger als die medikamentöse Sedierung. Im Krankenhaus, wo ständig ein Arzt erreichbar ist, treten Panikstörungen kaum auf.

> *Mit den Worten des Patienten.* Eine 22jährige Patientin beschreibt, wie sie ihren ersten Angstanfall erlebt hat.
>
>> »Am schlimmsten ist erst mal die Atemnot, dann der Schwindel, die innere Unruhe. Das Schlimmste vor allem, dass ich nicht rausgehen kann. Ich kann mich schlecht konzentrieren auf meine Sachen. (Sind die Beschwerden situationsabhängig?) Ja, am schlimmsten ist es natürlich in den Kaufhäusern, Bus

kann ich gar nicht fahren. Und natürlich so Sachen, wo ich weiß, dass ich nicht sofort rauskomme: Fahrstühle oder so, würde ich nie fahren.

(Wie hat das Ganze angefangen?) Ja, das war im Kaufhaus. Ich habe da mit meiner Freundin gesessen, habe Kaffee getrunken in der Mittagspause, während meiner Arbeitszeit. Ja, und dann ist mir auf einmal ganz komisch geworden, ganz schwindelig, habe keine Luft mehr gekriegt. Bin auch ganz weiß geworden, was meine Freundin sagte, der ist das sofort aufgefallen. Ich bin dann schon aufgestanden und bin raus gerannt.

(Sie saßen zum Mittagessen da?) Zum Mittagessen, ja. Ja, ich hab mich unterhalten. Und bin da beobachtet worden. (Wie Sie neulich berichtet haben, von einem fremden Mann.) Ja. Hab mich unheimlich unsicher gefühlt. Mehr war da eigentlich nicht. Ich weiß auch nicht mehr, worüber ich mich unterhalten habe, ob das damit was zu tun hatte. Oder dadurch, dass ich beobachtet worden bin, das weiß ich nicht. (Wie lange sind Sie wohl beobachtet worden?) Na, immer so zwischendurch. War nicht lange da. Ich habe das Essen auch alles stehen lassen. Hatte dann ja auch Schwierigkeiten runterzukommen wegen der Rolltreppe. Ich hatte also immer das Gefühl, ich kippe nach vorne, ich hatte gar keinen Halt mehr. Da hat meine Freundin mich auch festgehalten. Es war ganz schlimm, ich habe mich immer so nach vorne gebeugt, weil ich wirklich gar nicht mehr richtig durchatmen konnte.

(Wie haben Sie sich noch dabei gefühlt?) Ja, so als wenn ich mich gar nicht mehr unter Kontrolle hätte. Meine Beine vor allen Dingen, als wenn die immer so wegsacken. Dass ich gar kein richtiges Gefühl mehr hätte, so zu gehen: das ist jetzt auch noch ein großes Problem, wenn ich irgendwo bin. Weil ich immer so Angst habe, ich komme dann gar nicht mehr weg. Angst, ja unheimliche Angst.

(Wie lange ist das jetzt her?) 7 Monate. Es ist immer wieder aufgetreten. Ich habe diese Anfälle dann gekriegt, zwei-, dreimal die Woche. Aber richtig starke Anfälle, also dass sich die Hände verkrampft haben. Dann hat mein Freund mich jedes Mal ins Krankenhaus gebracht. Dann habe ich da eine Beruhigungsspritze gekriegt, und dann war es wieder gut sofort. Zwischendurch ist es noch mal auf Arbeit aufgetreten; dann mal wieder zu Hause, aber nie so schlimm. Am schlimmsten war es dann wirklich, wo ich da – ich weiß nicht, wie nennt man das mit den Händen: Pfötchenstellung? – da habe ich also richtig Panik gekriegt, weil ich nicht wusste was das war. Ich dachte, ich hätte körperlich irgendwie was. Und da hat mein Freund natürlich auch Angst gekriegt, ne. Ich konnte nicht ruhig stehen. Ja, und dann hatte ich dieses Zittern. So richtig doll auch. (Und in der letzten Zeit verstärkt?) Ja, weil ich das nicht mehr ausgehalten habe, so. Weil ich nichts mehr machen kann, ich kann nicht mehr rausgehen. Nicht mehr einkaufen. Ich habe es immer wieder versucht.«

Die Patientin, die in ihrer Kindheit in Zusammenhang mit der Trennung ihrer Eltern wiederholt Beziehungsabbrüche und Zurücksetzungen erfuhr, lebt in einer wenig gefestigten Partnerschaft. Als sie sich in einer Cafeteria von einem jungen Mann beobachtet fühlt, kommt erstmals zu einem Angstanfall.

Nach dem ersten Anfall setzt eine *phobische Entwicklung* ein. Die Kranken haben ihre Unbefangenheit verloren, leben in ständiger Angst vor dem nächsten Anfall, vor dem Sterben, in Angst vor der Angst (Erwartungsangst, Phobophobie). Hiergegen hilft ihnen weder die Mitteilung eines normalen Herzbefundes durch den Internisten noch die wiederholte Erfahrung, dass sie frühere Anfälle ohne Schaden überstanden haben. Häufigkeit und zeitlicher Abstand der Anfälle sind unregelmäßig.

Im Intervall beobachten manche Patienten ständig ängstlich ihre Herzfunktion, kontrollieren den Puls und registrieren belanglose Frequenzschwankungen sowie gelegentliche Extrasystolen als vermeintlich untrügliche Zeichen einer desolaten Herzerkrankung. Auch andere vegetative Sensationen und banale Schwankungen im Befinden werden ängstlich beobachtet und gedeutet. Die Kranken schonen sich, wagen kaum einen Schritt und versuchen, allen Anstrengungen, Unruhe und vor allem Aufregungen aus dem Weg zu gehen, um die Auslösung eines Herzanfalles zu vermeiden (*Vermeidungsverhalten*). An die Stelle der Angst vor dem Sterben tritt in vielen Verläufen mehr und mehr die Angst vor der Angst bzw. vor Angst auslösenden Situationen.

Aus Angst vor dem nächsten Anfall will der Patient nicht mehr allein sein. Manche haben Angst, im Schlaf von einem Anfall überrascht zu werden und nicht schnell genug reagieren zu können; hartnäckige Einschlafstörungen sind die Folge. Andere können sich nicht mehr in einer Menschenansammlung aufhalten; die Panikstörung geht häufig mit einer Agoraphobie oder Claustrophobie einher. Angst und Vermeidung führen zu einem ausgeprägten phobischen Verhalten, das den Patienten im Beruf und Privatleben erheblich beeinträchtigt.

Die Panikstörung neigt zu chronischem *Verlauf*. Frühinvalidisierung ist nicht selten, obwohl die Herzphobie nicht zu organischen Veränderungen am Herzen führt.

Ätiopathogenese. Auch hier sprechen familiäre Häufung und Zwillingsuntersuchungen für einen genetischen Faktor, der allerdings nicht so ausgeprägt ist, dass er die Krankheit alleine erklären könnte. Auf die Neuroanatomie und die neuronalen Systeme wurde bereits eingegangen. Auf die besondere Bedeutung des serotonerges Systems verweist auch die Tatsache, dass Serotonin-Agonisten Angst auslösend wirken können, Serotonin-Antagonisten aber angstmildernd. Weitere pharmakologische Versuche (Provokationstests) zeigen, dass CO_2, Yohimbin, auch Coffein und insbesondere Natriumlaktat angstauslösend wirken können, was im Hinblick auf die Entstehung von Panikstörungen kontrovers beurteilt wird. – Neuroendokrinologische und psychophysiologische Befunde sind noch wenig gesichert.

Psychischen Faktoren kommt großes Gewicht zu, ohne dass man heute noch die Entstehung rein psychologisch erklären würde. Angst ist ein komplexes Phänomen, was sich auch in den Befunden der verschiedenen Arbeitsrichtungen widerspiegelt.

Anlass für den ersten herzphobischen Anfall sind vielfach akute Konflikte und Überforderungen, Trennungen und Enttäuschungen, Situationen des Alleinseins und Verlassenwerdens, auch das Miterleben eines Herztodesfalles in der unmittelbaren Umgebung. Das Wissen um die Tatsache, dass jederzeit bei jedem, auch bei Jüngeren und Gesunden, ein Herzinfarkt eintreten kann, ist zu einem beunruhigenden Faktor geworden. Starker Kaffee- und Nikotinverbrauch können zur Auslösung beitragen.

Doch reichen diese Faktoren zur Erklärung nicht aus. Der aktuelle Anlaß ist i. Allg. ein letzter Anstoß nach einer längeren neurotischen Entwicklung. Der Beginn reicht oft in die Kindheit zurück. Bevorzugt betroffen sind ehemals verwöhnte und unselbständige Kinder in starker Abhängigkeit von der Mutter, vielfach mit einer ambivalenten Einstellung: Liebeserwartung auf der einen und Autonomiewünsche sowie aggressive Regungen auf der anderen Seite, mit gegensätzlichen Phantasien der Bindung und Trennung. Sie erscheinen besonders anfällig für Entwurzelung, Trennung und Enttäuschung. Der Patient lebt vielfach bereits in Angst vor der Trennung, bevor es überhaupt dazu kommt, er wünscht sie herbei und fürchtet sie zugleich. Regelmäßig lassen sich Elternproblematik und Partnerkonflikt in Beziehung zueinander nachweisen.

Lernpsychologisch gelten ähnliche Gesetzmäßigkeiten wie oben für die Angststörungen erläutert.

Differentialdiagnose. Angst, Zittern und Erregung können an eine akute Psychose erinnern und zur Fehldiagnose einer agitierten Depression oder einer Angstpsychose führen. Ein synkopaler Anfall verläuft weniger dramatisch, er führt zur Bewusstlosigkeit, die Angst im Anfall und die phobische Entwicklung fehlen.

Am wichtigsten ist die Differentialdiagnose gegenüber Herzinfarkt, Angina pectoris und paroxysmaler Tachykardie. Herzphobiker sind meist jünger als Infarktpatienten; der Blutdruck sinkt i. Allg. nicht ab, eher steigt er leicht an; der Anfall sieht somatisch weniger bedrohlich aus und wird weniger schmerzhaft beschrieben, geht aber regelmäßig mit Angst einher, die stärker und alarmierender geäußert wird. Die Beschwerden werden meist in die linke Brustseite lokalisiert, können aber auch den linken Arm betreffen. Die paroxysmale Tachykardie verläuft für das Erleben des Patienten ebenfalls weniger dramatisch, die Pulsbeschleunigung ist meist stärker als im Panikanfall, und der Blutdruck eher erniedrigt.

Die Unterscheidung ist aufgrund des klinischen Aspektes allein jedoch nicht absolut sicher, daher ist stets eine internistische Untersuchung geboten; darauf drängt der Patient selbst am meisten.

Abgrenzung funktioneller Herzbeschwerden (hyperkinetisches Herzsyndrom, Organneurose des Herzens): Ohne dass ein organischer Befund am Herzen vorliegt, klagt der Patient über Druckgefühl oder Stechen in der Herzgegend oder er äußert unbestimmte Klagen, weiterhin allgemeine Leistungsinsuffizienz und andere funktionelle Beschwerden wie bei einem psychovegetativen Syndrom. Die Herzuntersuchung ergibt allenfalls eine Sinustachykardie. Diese funktionellen Herzbeschwerden müssen nicht »psychogen« sein, sie sollten aber immer psychosomatisch gesehen werden.

Behandlung. Im akuten Anfall hilft die Anwesenheit des Arztes und sein Gespräch mit dem Patienten am meisten. Ein Psychopharmakon ist keineswegs immer notwendig und muss auch nicht bevorzugt i.v. gegeben werden.

Pharmakotherapeutisch kommen Benzodiazepine in Frage, die rasch wirken und gut verträglich sind, allerdings bei fortgesetzter Gabe ein Abhängigkeitsrisiko haben. Für längere Pharmakotherapie werden SSRI oder SNRI (Venlafaxin) bevorzugt, alternativ Imipramin oder Clomipramin. Die Wirkung setzt nach 2–4 Wochen ein. Diese können die Anfallsfrequenz und die Symptomintensität reduzieren, sind aber langfristig als Monotherapie (ohne Psychotherapie) unzureichend. Vor einer Selbstbehandlung seiner Angst mit Alkohol muss man den Patienten warnen.

Psychotherapeutisch können auch hier sowohl Verhaltenstherapie wie konfliktzentrierte Psychotherapie eingesetzt werden, entweder sukzessiv oder simultan einander ergänzend. Die obigen Ausführungen zur *Verhaltenstherapie* gelten im Wesentlichen auch hier. Indiziert ist neben Reizkonfrontation und operantem Konditionieren insbesondere kognitive Verhaltenstherapie (Erkennen früher Angstsignale, kognitive Modifikation der Angstbewertung). Auch Entspannungsverfahren sind angezeigt.

Panikstörungen erfordern eine systematische, konsequente, längerfristige und oft multimodale Behandlung ggf. initial stationär. Die Kombination von Verhaltenstherapie und Pharmakotherapie scheint besonders effizient zu sein.

8.12 Zwangsstörungen (ICD-10: F 42)

Zwang (Anankasmus, obsessiv-kompulsives Syndrom) liegt vor, wenn sich Gedanken, Vorstellungen, Handlungsimpulse oder Handlungen immer wieder aufdrängen und nicht unterdrückt werden können, obwohl erkannt wird, dass sie unsinnig sind oder zumindest ohne Grund Denken und Handeln beherrschen. Wird versucht, Zwangshandlungen zu unterlassen, so stellt sich häufig unerträgliche Angst ein. Meist sind nicht die Inhalte des Zwanges das Pathologische, sondern ihr dominierender Charakter und die Unfähigkeit, sie zu unterdrücken.

Vorkommen. Zwang gibt es bei Gesunden und Kranken verschiedener Diagnosen. Bei Gesunden können Zwangserscheinungen vorübergehend auftreten, in Zuständen von Anspannung und Ermüdung, in postinfektiösen Erschöpfungszuständen, in der Gravidität und im Wochenbett.

Kindliche Zwangsstörungen beginnen durchschnittlich mit 10 Jahren. Ihre Ausgestaltung setzt voraus, dass sich eine reife Gewissensinstanz (Über-Ich) gebildet hat und das eigene Tun aus der Außenperspektive bewertet werden kann. Bei Kleinkindern kommen stereotype Handlungen vor, die der Angstabwehr dienen. Schulkinder praktizieren zwanghafte Regelspiele, bewerten sie aber nicht als abnorm. Autistische Kinder verharren in vielfältigen Ritualen als Ausdruck ihrer Objektfixierung. Sie reagieren angstvoll, wenn sie unterbrochen werden. Selten beginnen pathologische Vorstufen einer Zwangsstörung um das 10. Lebensjahr mit starker gedanklicher Einengung, depressivem Affekt und asketischen Verhaltensweisen. Am häufigsten beginnen Zwangsstörungen jenseits der Pubertät mit 15 oder 16 Jahren.

Manche Menschen neigen habituell zu Zwangsdenken oder -verhalten; man spricht dann von anankastischer Persönlichkeitsstörung. Die Grenze zwischen »normalen« Zwängen und pathologischen Zwangsstörungen ist fließend. Am häufigsten ist Zwangssymptomatik im Zusammenhang neurotischer Störungen, so auch in Verbindung mit hypochondrischen Störungen, Angststörungen und depressiv-neurotischen Störungen.

Des Weiteren kommen Zwangssymptome bei Psychosen vor, nicht selten bei Depressionen vom melancholischen Typ (sog. anankastische Depression). Bei Schizophrenen können Zwangssymptome die erste Erkrankungsphase prägen, später sind sie seltener. Bei organischen Hirnerkrankungen, insbesondere bei Stammhirnläsionen (z.B. Encephalitis lethargica) sind Zwangssymptome geläufig, zuweilen bei Multipler Sklerose und Epilepsien. Dieser Überblick zeigt, dass Zwangserscheinungen eine heterogene Gruppe häufiger und unspezifischer psychischer Störungen multifaktorieller Genese bilden.

Wenn Zwangserscheinungen nicht neben anderen psychopathologischen Störungen auftreten, sondern die Erkrankung (fast) ausschließlich bestimmen, spricht man von *Zwangsstörung*. Diese diagnostische Bezeichnung ist an die Stelle von »Zwangsneurose« getreten, ohne aber das rein psychodynamische Krankheitskonzept zu übernehmen, sondern die Ätiopathogenese wird pluridimensional verstanden.

Epidemiologie. Die 1-Jahresprävalenz liegt bei 1 bis 2%, die Lebenszeitprävalenz bei 2 bis 3% für Zwangsstörungen insgesamt.

Symptomatik. Manche normalpsychologischen Phänomene erscheinen wie Vorstufen von Zwangsphänomenen. Wenn man z.B. von Melodien, Namen, Rhythmen oder Wortfolgen nicht loskommt, wenn man es nicht unterlassen kann, Glockenschläge, Treppenstufen oder Muster in der Tapete zu zählen, wenn man glaubt, den Schreibtisch nicht unaufgeräumt oder ein Zimmer nicht ungeputzt verlassen zu können. Hierher zu rechnen sind auch zwanghafte Rituale beim Essen, Rauchen, Zubettgehen und Einschlafen – fixierte Gewohnheiten, die nicht qualhaft empfunden werden und die durch Ablenkung oder äußere Einflüsse unterbrochen werden können, ohne dass Angst auftritt.

Davon ist der pathologische Zwang dem Inhalt nach nicht grundsätzlich, der Intensität nach aber wesentlich verschieden, vor allem ist er durch die Angstdynamik geprägt. Der Patient kann sich von dem Zwang nicht distanzieren, sich weder entziehen noch ausweichen, er ist dem Zwang ausgeliefert. Zwänge äußern sich im Denken (Zwangsgedanken, Zwangsvorstellungen, Obsessionen), im Bereich der Gefühle und Strebungen (Zwangsantriebe, Zwangsimpulse) und im Verhalten (Zwangsverhalten, Zwangshandlungen, Kompulsionen).

Zwangsgedanken (F 42.0) werden von der Angst bestimmt, es könne einem etwas zustoßen, man könne abstürzen, überfahren werden usw. Es geht bei diesen Zwangsvorstellungen aber weniger um die eigene Person (wie bei den Phobien) als um andere Menschen: dass Angehörigen etwas passieren könne oder etwas passiert sei und sie selbst, die Patienten, an dem Unglück schuld seien.

Zwangsimpulse beinhalten insbesondere: man werde – weniger sich als andere – schädigen, z.B. aus einem Fenster stürzen oder dem eigenen Kind etwas antun; mit einem Messer, sobald man es in die Hand nehme, jemanden verletzen oder gar töten; Obszönes oder Blasphemisches aussprechen, also Verbotenes wollen, denken oder tun. Zwangsimpulse sind demnach bevorzugt aggressiver Art. Besonders quälend sind Kontrastassoziationen zwischen obszönen und »heiligen« Vorstellungen, in beständigem Antagonismus verpönter Impulse und ethischer Normen. Zwar geben die Kranken den Zwangsimpulsen nicht nach, es kommt nicht zu entsprechendem Verhalten. Aber sie erleben sich als unfrei; die aggressiven Regungen, die sich so penetrant einstellen, geben dem Patienten bei seinem meist stark ausgeprägten ethischen Empfinden zu zusätzlichen Schuldregungen und weiteren Ängsten Anlass (Gewissensangst).

Zwangshandlung (F42.1) ist z.B. der Zählzwang: Alles, was in größeren oder kleineren Mengen vorkommt (Wäschestücke im Schrank, Formulare auf dem Schreibtisch etc.), muss immer von neuem gezählt werden. Im Kontrollzwang muss wiederholt geprüft werden, ob das Licht ausgeschaltet, der Gashahn geschlossen, die Tür verriegelt, der Brief richtig eingeworfen ist usw. Beim Ordnungszwang muss im Kleiderschrank oder auf dem Schreibtisch eine bestimmte Ordnung immer wieder hergestellt werden oder es muss eine bestimmte Reihenfolge täglicher Verrichtungen eingehalten werden. Ein Patient mit Waschzwang muss unaufhörlich seine Hände, andere Körperteile oder auch den ganzen Körper waschen, bis zur Mazeration der Haut und zur Unfähigkeit, irgendetwas anderes zu tun außer zu waschen.

Der Patient wehrt sich gegen diese Zwangshandlungen, die er als unsinnig erkennt, aber ohne Erfolg: Wenn er das Kontrollieren, Ordnen, Waschen usw. unterlässt, entsteht Angst, es werde etwas verlorengehen, ein Unglück durch sein Verschulden eintreten, er werde jemanden infizieren usw. Diese Angst kann nur durch erneute Zwangshandlungen behoben werden, wenigstens vorübergehend.

8.12 · Zwangsstörungen (ICD-10: F 42)

> *Mit den Worten eines 22jährigen Patienten.*

»Zunächst musste ich, im jugendlichen Alter, so 12, 13, verschiedene Sachen besonders gründlich machen. Darauf basiert im Grunde genommen die ganze Zwangslogik. Dass ich gründlich Schultasche packen musste, dass ich die Bücher in einer bestimmten Reihenfolge reinlegte, die Kanten alle parallel liegen mussten, dass es einen ordentlichen Eindruck machte.

Und es weitete sich dann nachher aus, dass ich mir Hände besonders lange und ausgiebig gründlich waschen musste, bzw. auf Toilette, wenn ich also Stuhlgang machte, besonders viel Papier benutzte, um eben das Gefühl zu haben, ich hätte wirklich ganz gründlich abgewischt. Ich hatte dann später mal eine ganze Rolle für einmal Toilettegehen benützt. Und es ging dann schließlich in der Entwicklung so, dass sich das auf das Umziehen und Anziehen ausweitete. Das heißt, wenn ich also einen Socken anzog, musste ich den also stundenlang immer gerade rücken, und gerade ziehen, sodass ich für einmal Ankleiden und Waschen ein bis zwei Tage brauchte. Und das 'ne fürchterliche Quälerei für mich war. Und es ist heute also noch ähnlich; ich kann inzwischen mich immer noch nicht jeden Tag jetzt an- und ausziehen. Muss mich gezwungenermaßen, weil eben die Sachen so schwierig für mich sind, mit Kleidung ins Bett legen, und dann nur gelegentlich die Kleidung wechseln. Dazu kommt dann noch, dass das mit der Toilette sich ebenfalls sehr gesteigert hat. Dass ich also manchmal einen Tag, zwei, drei Tage oder so, auf der Toilette gesessen habe. Und dann das Abwischen bzw. das Schließen der Kleidung dann wieder, und Abziehen dann, muss ich auch besonders lange auf den Abzug und immer wieder drücken, weil ich mich auch überzeugen muss, ob ich auch wirklich alles weggespült hab.

Wenn ich lese, muss ich dann immer wieder gucken, ob ich auch wirklich das Wort, ob es wirklich auch das Wort ist, was ich jetzt gelesen habe, muss ich dann genau nochmal Buchstabe für Buchstabe kontrollieren. Oder ich betrachte mir teilweise Buchstaben dann minutenlang, um zu sehen, ist das wirklich ein e, oder könnte das vielleicht auch ein anderer Buchstabe sein. Und solche Dinge. Oder beim Schreiben muss ich dann die Punkte nachmalen, ob der Punkt auch richtig als Punkt zu erkennen ist. Dass er nicht vielleicht eiig ist und vielleicht für ein Komma gehalten werden könnte, oder solche Dinge. Und ich muss also alles, äh, hab ich das Bedürfnis, bei jeder Handlung, die ich praktisch mache, das besonders gründlich und gut machen möchte, und das übersteigert sich dann so, dass es schließlich schon außerhalb des rational Begründbaren im Grunde genommen liegt. Ich weiß das wohl, das ist natürlich das Fatale wieder an der Sache, dass das Unsinn ist, was ich da tue.

Das ist ja das Dumme eben an der Sache, dass ich verstandesgemäß wohl die Sache voll und ganz durchschaue, und weiß, das ist Unsinn, was ich da tue. Und das ist völlig unnütz und hindert mich nur daran, mein Leben so zu gestalten, wie ich es möchte.«

Obwohl dieser Kranke zuvor wiederholt lange, aber ohne rechten Erfolg stationär behandelt worden war (einschließlich medikamentöser und konsequenter Verhaltenstherapie), stellte sich schließlich im Verlauf doch noch eine deutliche Besserung der Störung ein.

Zwangssymptome haben die Tendenz, sich auszubreiten. Anfangs wird nur 1- oder 2mal die verschlossene Tür kontrolliert, schließlich alles nur irgendwie Kontrollierbare ungezählte Male. Erst richtet sich die Zwangsangst nur auf das Brotmesser, später auf alle denkbaren spitzen oder scharfen Gegenstände. Das Händewaschen geschieht 50mal oder öfter am Tage.

Abgrenzungen. Wahn wird, im Unterschied zu Zwang, gerade *nicht* als unsinnig erlebt. Allerdings gibt es zuweilen Wahn, der wie zwanghaft aufgedrängt erlebt wird. Sucht wird zwar als unwiderstehlich, aber nicht als ich-dyston empfunden. Das nicht unterdrückbare Einnehmen einer Substanz kann zwangähnlich aussehen.

Ätiopathogenese. Ausgeprägte familiäre Häufung und auffallend hohe Konkordanz bei eineiigen Zwillingen sprechen für einen *genetischen* Faktor, der gewichtiger zu sein scheint als bei den anderen Störungen in diesem Kapitel.

Neuroanatomisch wird aufgrund der Befunde bildgebender Untersuchungsverfahren (PET, SPECT) und des neurochurgischen Eingriffs der Zingulotomie vor allem eine Störung im Schaltkreis präfrontaler Cortex – Basalganglien – Thalamus – präfrontaler Cortex angenommen. Die Erhöhung der Glucoseutilisation und des regionalen Blutflusses spricht für eine präfrontale neuronale Hyperaktivität, die therapeutische Wirksamkeit serotonerger Antidepressiva für eine Beteiligung des *Serotonin*-Systems; darüber hinaus gibt es Hinweise auf eine Dysbalance der dopaminergen, glutamatergen und GABAergen Neurotransmission.

Weitere Hinweise für somatische Faktoren: klinische Anzeichen zerebraler Dysfunktion und infolgedessen Teilleistungsschwächen als Kofaktoren der Zwangsentstehung, diskrete (vor allem extrapyramidale) neurologische Abweichungen (sog. soft signs) sowie leichtere psychoorganische Auffälligkeiten. Zudem weist das Auftreten von Zwängen bei Hirnkrankheiten (s.o.) in diese Richtung.

Lernpsychologisch gesehen sind sowohl klassisches wie auch operantes Konditionieren an der Zwangentstehung beteiligt. Wenn ein unangenehmes Erlebnis (z.B. eine konflikthafte Situation) mit einem sonst neutralen Stimulus wie Schmutz zusammen kommt, kann eine Koppelung (Konditionierung) eintreten, infolge derer auch Schmutz die gleiche Reaktion (bevorzugt Spannung und Angst) auslöst wie initial die belastende Situation.

Sodann trägt operantes Konditionieren zur Zwangausbreitung bei: Schmutz (oder schon die Vorstellung hiervon) führt zu Anspannung und Angst, was vermieden werden kann durch eine Zwangshandlung, in diesem Beispiel das Waschen. Infolge dieser Angst- oder Spannungsreduktion erfährt die Zwangshandlung eine sog. negative Verstärkung, breitet sich aus und kann schließlich zur Linderung jedweder unangenehmer Anspannung eingesetzt werden (Generalisierung). Dieses Modell gilt für *Zwangshandlungen*.

Das *kognitive Modell* der Zwangsgedanken und Zwangsimpulse knüpft an die Erfahrung an, dass auch Gesunde sich aufdrängende Gedanken und Befürchtungen kennen (z.B. sich oder einen anderen Menschen mit einem gefährlichen Krankheitserreger kontaminieren zu können), doch wird die (extrem geringe) Auftretenswahrscheinlichkeit realistisch eingeschätzt, und der Gedanke ist affektiv nicht so hoch besetzt, so dass auch keine vermeintlich Unheil abwendenden Zwangshandlungen ausgeführt werden müssen. Solche dysfunktionalen Annahmen und kognitiven Verzerrungen werden in der kognitiven Therapie einer systematischen Überprüfung unterzogen.

Psychodynamisch sind Zwangskranke durch einen ausgeprägten Kontrast zwischen Es und Über-Ich gekennzeichnet: Triebsphäre und Gewissen sind zugleich stark angelegt. Die anankastische Reaktionsweise wird offenbar gefördert durch strenge Erziehung, unerbittliches Anhalten zu Ordnung und Sauberkeit, übertriebene Reinlichkeitserziehung des Kleinkindes, Verpönung sexueller Regungen mit Strafandrohung und ganz allgemein Frustrierung der kindlichen Triebbedürfnisse.

Waschzwang kann psychodynamisch gesehen Reinigung bei einem Sexualkomplex und Reinwaschen von schuldhaft erlebten Aggressionstendenzen oder auch beides zugleich symbolisieren. Die aggressiven Impulse sind umso stärker mit Angst besetzt, je mehr sie sich auf Personen erstreckten, die der Patient gleichzeitig liebt.

Der häufige Ekel des Zwangskranken vor Schmutz hat offenbar Symbolcharakter. Eine Zwangshandlung wie das Waschen kann als sekundärer Abwehrvorgang interpretiert werden. Zwangsvorstellungen wie eine ambivalent erlebte sexuelle »Verunreinigung« werden dadurch bekämpft, dass im Zwang Schutzmaßregeln auf Handlungen mit Stellvertretungsfunktion übertragen werden, nämlich das zwanghafte Waschen der Hände (Verschiebung).

Die psychodynamischen und lernpsychologischen Befunde und Modelle zur Zwangentstehung ergänzen einander widerspruchsfrei. Wie somatische und psychologische Faktoren im Einzelnen zusammenwirken, ist noch weitgehend unklar. Eine multifaktorielle Genese ist auch hier zu vermuten.

Verlauf und Behandlung. Zwangsphänomene neigen zur Ausbreitung. Unbehandelt nehmen Zwangsstörungen zu mehr als drei Viertel einen chronischen Verlauf. Es gibt alle Schweregrade bis zu progredienten, psychoseartigen Verläufen. Die Behandlung gilt als schwierig und langwierig, Behandlungserfolge sind aber überwiegend anhaltend.

Die *Verhaltenstherapie* behandelt *Zwangshandlungen* hauptsächlich durch Reizkonfrontation: Der Patient wird seiner angstauslösenden Situation ausgesetzt und dabei an der sonst eintretenden Zwangshandlung gehindert (response prevention), um ihm die Erfahrung zu vermitteln, dass er auch ohne das Zwangsverhalten die aufkommenden Ängste und Spannungen übersteht, welche sich dann bei Behandlungswiederholungen mehr und mehr abschwächen.

Das Behandlungsziel kann dabei nicht immer Symptomfreiheit sein, die schwer zu erreichen ist. Eine Symptomreduktion ist bereits positiv zu bewerten. Partner und Angehörige können in die Behandlung einbezogen werden, insbesondere in das Bewältigungs-Training. Während dieser Verhaltenstherapie kann biographisches und psychodynamisches Material zutage kommen, das entsprechend psychodynamisch zu behandeln ist.

Die Verhaltenstherapie von *Zwangsgedanken* ist schwieriger. Sie beschränkt sich nicht mehr auf die kognitive Methode des »Gedankenstopp«, sondern bedient sich auch der Exposition in sensu und der kognitiven Vorgehensweise des Aufbaues von Alternativverhalten. Des Weiteren werden »Symptomverschreibungen« angewandt: Verordnung, bestimmte Zwangsgedanken in festgelegten Abständen bewusst zu denken (nach Art einer paradoxen Intention). Die Ergebnisse der Verhaltenstherapie bei Zwangspatienten sind mit der Differenzierung der Methoden wesentlich günstiger geworden.

Psychoanalytisch orientierte Psychotherapie war lange Zeit die einzige Behandlung, die mit großem Aufwand bei Zwangskranken durchgeführt wurde. Dabei entstanden evidente Einblicke in die tiefenpsychologischen Zusammenhänge, die jedoch nicht immer mit therapeutischen Fortschritten verbunden waren. Die Zwangspatienten erweisen sich häufig als auffallend entgegenkommend und scheinbar kooperativ, hinter diesem Verhalten aber als latent aggressiv und schwer zugänglich bei rigider Persönlichkeitsstruktur. Die traditionelle Psychoanalyse wird hier kaum mehr angewandt, wohl aber sind die Erfahrungen aus diesen Behandlungen dem Umgang mit diesen Patienten zugute gekommen, insbesondere hinsichtlich der stets zu beachtenden Übertragungen.

Pharmakotherapie, zu der bevorzugt serotonerge Antidepressiva verwendet werden, ist insbesondere indiziert bei schwerer Zwangsstörung und wenn Zwangsgedanken vorherrschen. Pharmakotherapie kann in diesen Fällen nicht nur Angst und Depression, sondern auch die Zwangssymptome selbst reduzieren. Tranquilizer sind hier weniger wirksam und wegen des Abhängigkeitsrisikos problematisch. Bei schwersten und therapieresistenten Zwangsstörungen ist eine Zingulotomie zu erwägen.

Prognose. Insgesamt verlaufen Zwangsneurosen keineswegs generell ungünstig und therapierefraktär. Die nicht seltenen präpuberalen zwangsneurotischen Episoden haben auch unbehandelt eine günstige Prognose. Die Übergänge zu den prognostisch ernsteren und therapiebedürftigen Zwangsneurosen sind fließend. Bei letzteren ergeben langfristige Katamnesen für etwa die Hälfte der Fälle Heilung oder wesentliche Besserung. Allerdings geht auch hier die Symptommilderung häufig mit einem Verlust an Dynamik der Persönlichkeit (neurotischer Residualzustand) einher. Aber auch wenn keine Heilung und keine dauerhafte und wesentliche Besserung erreicht wird, sind doch gewisse Besserungen nicht zu unterschätzen; nicht selten kann ein progredienter Verlauf aufgehalten werden.

Exkurs: Gilles-de-la-Tourette-Syndrom. Hier treten zwangähnliche Phänomene auf. Sie sind verbunden mit Tics: unwillkürliche und wiederkehrende schnelle Bewegungen wie Zuckungen, insbesondere an Augen, Zunge, Hals, auch Atemstöße, weiterhin an Rumpf und Extremitäten, sie sind nur zeitweilig unterdrückbar. Unter Belastungen können sie zunehmen. Zwanghaft bzw. wie Automatismen wirken die vokalen Symptome: Ausstoßen von Lauten wie Husten, Bellen, Grunzen etc., aber auch von Worten, insbesondere obszönen Inhalts (sogenannte *Koprolalie*). Zudem kommt es zu zwanghaftem Berühren von Gegenständen. Auch kommen Selbstverletzungen und Suizidhandlungen vor. Im Schlaf lassen die motorischen Störungen oft nach.

Die Störung ist nicht selten: Prävalenz um 5/10 000. Sie beginnt in der Kindheit (meist mit Tics) und verläuft chronisch, zum Teil wellenförmig; im Erwachsenenalter ist die Koprolalie häufiger. Die meisten Betroffenen sind trotz der Störung erstaunlich leistungsfähig und auch erfolgreich. – Die Ätiologie ist letztlich unbekannt, Zwillinge sollen eine Konkordanz von 70% aufweisen. Vermutet werden cortico-striato-pallidothalamonale Veränderungen und auch autoimmunologische Mechanismen. Psychodynamische Faktoren können die Symptomausprägung beeinflussen. – Die *Behandlung* ist ausgesprochen schwierig. Die Tics sprechen am ehesten auf Neuroleptika an, bei der häufigen comorbiden Zwangssymptomatik werden SSRI empfohlen. Psychotherapie kann bei der Krankheitsbewältigung (coping) hilfreich sein. Entspannungsverfahren können versucht werden. Kontaktadresse: www.tourette-gesellschaft.de; www.tourette.de

8.13 Dysthymia/Neurotische Depression (ICD-10: F 34.1)

Zur Nosologie und Klassifikation. Bis gegen Ende des vergangenen Jahrhunderts war die neurotische Depression eine häufige Diagnose. Im Zuge einer stärkeren Ausrichtung an operationalisierten Klassifikationssystemen (ICD-10 und DSM IV) wurden dann allerdings Einwände erhoben: die Symptomatik sei heterogen und wechselhaft, sie lasse sich nicht zuverlässig definieren und nicht von der Symptomatik bei depressiver Episode im Sinne der major depressive disorder abgrenzen; psychodynamische Kriterien, die bei der neurotischen Depression zur Kennzeichnung herangezogen wurden, würden sich nicht operationalisieren lassen.

Der Verzicht auf die bewährte Diagnose neurotische Depression birgt allerdings die Gefahr in sich, dass bei der Erfassung der klinischen Symptomatik pathische Befunde (Selbsterleben des Betroffenen) gegenüber der Psychopathometrie vernachlässigt werden. Auch die umfangreichen, auf der Grundlage der traditionellen, differenzierenden Depressionstypologie gewonnenen therapeutischen (insbesondere psychotherapeutischen) Erfahrungen werden vielfach nicht mehr ausreichend berücksichtigt. Deshalb halten wir vorerst an der Darstellung der neurotischen Depression fest. In der *Klassifikation* ICD 10 finden sie sich unter F 34.1, allerdings mit einer anderen Bezeichnung, nämlich Dysthymia. Hier ist ausdrücklich die neurotische Depression gemeint, und die Kriterien im Einzelnen treffen hierauf zu.

Vorbemerkungen zum Depressionsbegriff. In der gegenwärtigen Psychiatrie besteht eine starke Tendenz zu einer vereinheitlichten Depressions-Diagnose, ohne Berücksichtigung der traditionell vorgenommenen Differenzierungen. Gegenüber diesem reduktionistischen Vorgehen ist festzuhalten: Depression bedeutet:

- Das »normale«, besser erlebnisadäquate Verstimmtsein bei betrüblichen oder entmutigenden Anlässen, was auch (und besser) *Traurigkeit* oder Deprimiertsein genannt wird.
- Wenn der Betroffene über Zugefügtes oder häufiger über Verlorenes sehr stark und sehr lange deprimiert ist und diese Störung mit psychosomatischen Beschwerden einhergeht, spricht man von *reaktiver Depression* oder *Anpassungsstörung*. 60
- Wenn eine lang anhaltende depressive Störung nicht auf eine aktuelle Belastung oder einen aktuellen Konflikt allein zurückzuführen ist, sondern weit zurückreichende und lang anhaltende Konfliktkonstellationen erkennbar sind, nennt man das eine *neurotische Depression/Dysthymia*. 120
- Mit *depressiver Persönlichkeitsstörung* ist im Wesentlichen das gleiche gemeint wie mit neurotischer Depression.
- Als eine sehr schwere *Krankheit* kommt Depression bei den affektiven Psychosen vor (hier als depressive Episode, major depressive disorder, melancholische Depression bezeichnet) und auch bei Schizophrenien und bei organischen Psychosen. Jeweils sind Symptomatik, Entstehungsweise, Verlauf und Behandlung unterschiedlich, wenn auch nicht in jedem Fall zweifelsfrei zu unterscheiden. 238

Symptomatik. Depressiv-neurotische Menschen sind still und zurückhaltend, wirken gehemmt und bedrückt, äußern sich vielfach pessimistisch oder zumindest skeptisch. Sie erwarten für sich wenig vom Leben. Von sich selbst sprechen sie kaum, die Umgebung erfährt kaum etwas von ihrem stillen Leiden. Die depressive Struktur kann sich hinter einer Maske scheinbarer Gelassenheit und Ausgeglichenheit verbergen. Neben diesen Schwerblütigen gibt es auch mehr missmutig Depressive, deren Pessimismus einen mürrischen, nörglerischen und sarkastischen Zug hat. Beruflich sind sie meist solide und fleißig, dabei auf Unauffälligkeit bedacht; sie erreichen kaum gehobene Positionen. Diese Störung durchzieht mehr oder weniger das ganze Leben, im fortgeschrittenen Alter kann sie sich abschwächen. In Krisensituationen kann die Depressivität exazerbieren, deshalb spricht man von neurotischer Depression.

Mit den Worten des Patienten. Eine 30jährige Patientin beschreibt ihre Beschwerden folgendermaßen:

> »Im Moment denke ich halt ständig über den Sinn des Lebens nach, so. Ist seit einigen Tagen so ganz aktuell geworden, und ich bin da immer so hin und her gerissen. Dann find ich wieder irgendwo einen Sinn, und dann widerleg ich mir den wieder selber, und dann hört man Nachrichten oder sieht andere Leute, die sich auch so rumquälen und dann denkt man: Wofür soll das alles gut sein?
>
> Die Gedanken, die hab' ich eigentlich seit Anfang der Krankheit, nur immer wieder auch beiseite gedrängt, weil mir die auch gefährlich vorkommen. Und ja, so aktuell, wenn ich so nachdenke darüber, wie es bei mir weitergehen soll, das scheint alles nicht so ganz einfach zu sein.
>
> (Welche Vorstellungen haben Sie, wie es weitergehen könnte?) Hm..., ja, zum Teil weiß ich es nicht genau. Ich weiß, ich möchte in eine andere Wohnsituation als ich jetzt bin, und mit meinen Kindern zusammen sein wieder, und dann, weiß aber nicht, ob ich mit meinem Freund zusammenbleiben soll oder nicht, kann ich mich irgendwie nicht entscheiden so richtig. Oder ich möchte es gerne, aber ich weiß nicht, wie es weitergehen soll. Es kommt mir eben alles so schwierig vor.
>
> (Und diese Gedanken bestehen seit längerem?) Ja, seit Mai. (In den letzten Tagen verstärkt?) Ja, in den letzten Tagen sind sie so konkret geworden. Vorher waren das immer so mehr oder weniger undefinierbare Ängste, und seit einigen Tagen, da dreht sich das so ganz konkret immer um den Sinn des Lebens eben. Ich beobachte ständig irgendwelche Leute und denke: wo haben die den Sinn ihres Lebens, und wo ist meiner? Früher hab' ich gar nicht viel drüber nachgedacht. Ich hab immer irgendwas gefunden, worüber ich mich freuen konnte, und das war das dann für mich.
>
> (Und das hat sich im Mai dann geändert?) – [Lange Pause; Patientin weint] Ja, oder im April hat sich das geändert. Weil sich ja eben 'ne Bekannte von mir das Leben genommen hat. Seither schwankte es auch. Aber ich hatte dann viele körperliche Beschwerden anfangs: Herzrasen und Herzklopfen, und Verspannungen und Kreislaufbeschwerden viel, und dann wurden halt die Ängste, rückten dann immer mehr in den Vordergrund. Ich versuche immer, mich abzulenken, irgendetwas zu machen trotzdem noch. Was zu unternehmen auch, aber das funktioniert auch nicht immer. Die Stimmung ist ja auch ziemlich schwankend, mal geht es mir tagelang schlecht, und dann geht es mir wieder tagelang besser. Dann habe ich wieder mehr Hoffnung, und weniger Hoffnung.«

Die Patientin, die in ihrer Kindheit wenig emotionale Sicherheit und Geborgenheit erfuhr (eher Einengung und Leistungsanforderungen seitens der Eltern), lebt in einer sehr konfliktbelasteten Beziehung, in der sie den alkoholgefährdeten Partner zu stützen versucht. Die depressive Störung manifestierte sich nach dem Suizid ihrer Freundin.

Bei *Kindern* findet man nicht selten eine chronische, gleichsam zur Persönlichkeit gehörende depressive Gestimmtheit. Sie tritt im Alltag oft kaum hervor und kann sich im Zusammensein mit anderen Kindern hinter einem scheinbar unauffälligen Verhalten verstecken, wird aber in anderen Situationen und auch in projektiven Tests deutlich. Hier kann es sich um ein konstitutionelles Merkmal oder um Folgen einer frühkindlichen Deprivation handeln.

Ätiopathogenese. Für einen gewissen *Anlagefaktor* sprechen Zwillingsuntersuchungen. Über die *psychodynamische Genese* ist folgendes bekannt: Die Geborgenheitsthematik bestimmt bereits das kindliche Erleben, und zwar nicht nur eine an Liebe arme Atmosphäre nach Trennung von der Mutter oder Auflösung des Familienzusammenhangs. Mangelnde Nestwärme und »broken home« sind vielfach überbewertete Schlagworte. Ebenso pathogen kann die übermäßig fürsorgliche Verwöhnung durch ängstliche Eltern, insbesondere durch eine neurotische Mutter sein, die das Kind an sich binden und vor den Einwirkungen der Umwelt schützen will und die gerade dadurch die Selbstwerdung und Durchsetzungsfähigkeit erschwert.

Diese »Überfürsorglichkeit« vermittelt vor allem dann kein Vertrauen, wenn sie der Ausdruck verdrängter Aggressionsregungen der Mutter gegen das Kind ist. Die so aufgewachsenen Menschen können abhängig und anklammerungsbedürftig bleiben und auf geringe Veränderungen depressiv reagieren. »Und wer sich des Guten nicht erinnert, hofft nicht ...« (GOETHE). Wenn Eltern zudem die Äußerungen der sich entwickelnden Eigenständigkeit und auch aggressive Impulse erzieherisch unterbinden, können solche Regungen zeitlebens problematisch bleiben. Allein schon ihr Bewusstwerden kann Angst und Schuldgefühle auslösen.

Die orale Fixierung des neurotisch Depressiven wird im Sinne einer Regression auf dieses frühe Stadium primärer Geborgenheit interpretiert. Wenn es an Urvertrauen fehlte, können Abhängigkeit und Trennungsangst nicht überwunden werden, so dass im späteren Leben Liebesverlust und Trennung (und schon deren Befürchtung) immer wieder tiefgreifende Erschütterungen der inneren Sicherheit bedeuten. Dabei entstehen auch aggressive Regungen jenem anderen Menschen gegenüber, der für ihn unverzichtbar ist. Da der depressiv Neurotische diese Aggressionen nicht ertragen kann, wenden sie sich gegen die eigene Person.

Mit solcher Introjektion und Autoaggression werden psychoanalytisch Selbstvorwürfe und Suizidimpulse interpretiert: sie seien im Grunde Anklagen und Mordimpulse gegen den anderen. In der Ambivalenz zwischen starkem Anhänglichkeitsbedürfnis und uneingestandener Aggressionshaltung besteht der Konflikt des neurotisch Depressiven.

Verlauf und Prognose. Diese habituelle Störung der Persönlichkeit besteht meist ein Leben lang, allerdings ist die Prognose in der zweiten Lebenshälfte relativ günstig: Es kommt zu Symptomabschwächung, geringerem Leidenszustand, besserer Anpassung, wenn auch oft verbunden mit Einengung.

Der Verlauf ist nicht selten wellenförmig, d.h. mit krisenhaften Zuspitzungen, aber auch mit Intervallen von relativem Wohlbefinden. Eine Komplikation ist Alkohol- oder Drogenmissbrauch im Sinne der Selbstbehandlung, eine andere das erhöhte Suizidrisiko. Überblickt man längere Verläufe, erkennt man die Beziehungen zu anderen psychischen Störungen: außer Abhängigkeiten auch Anorexie und artefizielle Störungen.

Behandlung. Die *psychodynamische (psychoanalytisch orientierte) Psychotherapie* ist auf den depressiven Grundkonflikt ausgerichtet. Sie ist langwierig und oft schwierig, insbesondere infolge zwischenzeitlicher tieferer Verstimmungen und suizidaler Krisen, auch im Zusammenhang mit Übertragungskomplikationen. Auf Trennungen (z.B. Urlaub des Therapeuten, bevorstehender Abschluss der Behandlung) reagieren diese Patienten besonders empfindlich und ängstlich. Die *interpersonelle Psychotherapie* wurde speziell für die Behandlung Depressiver entwickelt; sie wird an anderer Stelle genauer erläutert.

Kognitive Verhaltenstherapie ist ebenfalls sehr wirksam. Sie zielt auf die depressiv verzerrten Wahrnehmungen, Denkschemata und Bewertungen ab, die im Einzelnen bestimmt, in ihren situativen Zusammenhängen analysiert und überprüft werden. Es werden positive Alternativen erarbeitet und möglichst verstärkt.

Antidepressive Medikamente sind bei manifester depressiver Verstimmung in depressiv-neurotischen Verläufen angezeigt. Der therapeutische Effekt ist erwiesen, wenn auch weniger ausgeprägt als bei melancholischer Depression. Gleiches gilt für die hier ebenfalls indizierte *Wachtherapie*. Prädiktoren der Wirksamkeit sind neben dem Schweregrad insbesondere Vitalstörungen. Bei schwerer Schlafstörung kann vorübergehend ein Tranquilizer angebracht sein. Diese Somatotherapien ersetzen nicht die Psychotherapie, können sie aber begünstigen und dem Patienten über Krisen hinweghelfen.

8.14 Anorexia nervosa und Bulimia nervosa (ICD-10: F 50)

Die *Anorexie nervosa* beginnt meist in der Pubertät oder Adoleszenz (daher auch Pubertätsmagersucht) und ist gekennzeichnet durch Abmagerung (BMI > 17,5) infolge einer rigorosen Einschränkung der Nahrungsaufnahme, körperliche Folgeschäden und psychische Symptome. Die *Bulimia nervosa* (Bulmie: griech. Ochsenhunger) geht einher mit Heißhunger- und Essanfällen; der drohenden Gewichtszunahme steuern die Patientinnen durch selbstinduziertes Erbrechen und andere Maßnahmen entgegen, streben dabei aber nicht (wie bei Anorexia nervosa) eine progressive Reduktion ihres Körpergewichtes an. Beide Störungen zeigen enge, aber im Einzelnen noch nicht vollständig geklärte Verbindungen: So findet man in der Anamnese bei Bulimia nervosa nicht selten anorektische Zeichen, und umgekehrt können auch Patientinnen mit Anorexia nervosa Heißhungeranfälle und bulimische Attacken erleiden.

Klassifikation nach ICD 10: Anorexia nervosa F 50.0 (mit der Möglichkeit, zusätzlich zwischen restriktiver und bulimischer Form der Anorexia nervosa zu differenzieren: F 50.00 bzw. F 50.01); Bulimia nervosa: F 50.2 (leichte Form: F 50.3).

Epidemiologie. Die Punktprävalenz der Anorexia nervosa wird für die Hauptrisikogruppe heranwachsender und junger Frauen mit ca. 0.5% angegeben, die der Bulimia nervosa mit etwa 1%. Beide Erkrankungen betreffen Frauen weitaus häufiger als Männer: das Verhältnis beträgt 12–20 : 1 bei Anorexie und ca. 8:1 bei Bulimie. Seit den 60er Jahren ist die Anorexie häufiger geworden, seit den 80er Jahren die Bulimie, die erst wenig zuvor als Krankheitsbild erkannt wurde. Anorexia und Bulimia nervosa kommen in der »westlichen Welt« häufiger vor als in anderen Regionen.

Symptomatik. Die *Anorexiekranken* verweigern die Nahrung bis auf ein Minimum. Als Grund geben sie Widerwillen und unerträgliches Völlegefühl an; sie fühlen sich dick und unförmig, selbst wenn sie schon deutlich angemagert sind (Körperschemastörung). Manche essen nur heimlich, andere trinken sehr viel anstatt zu essen. Das Leitsymptom ist also eine verzerrte, ablehnende, unversöhnliche Einstellung zur Nahrungsaufnahme. Alles, was mit der Nahrungsaufnahme zusammenhängt, ist problematisch und Gegenstand von Auseinandersetzungen.

Die Kranken magern stark ab, im Mittel um ca. 45% ihres Ausgangsgewichtes, zum Teil bis auf 25–35 kg. Manche sehen blass und gealtert aus; bei anderen kann ein relativ frisches Aussehen des Gesichtes täuschen. Häufig besteht Obstipation, die auch als Vorwand für das Einnehmen von Abführmitteln dient, von denen weitere Abmagerung erwartet wird; ein oft exzessiver Bewegungsdrang trägt ebenfalls zur Gewichtsabnahme bei.

Praktisch ausnahmslos besteht eine *sekundäre Amenorrhoe*, z.T. auch eine Hypoplasie des Uterus. Bei männlichen Kranken kommt es zu einem Rückgang der Libido und der Sexualfunktion, z.T. ist das Genitale hypoplastisch.

Folgeerscheinungen und Komplikationen: Ödeme, lebensbedrohliche Kachexie, endokrine Störungen, reduzierter Grundumsatz, Bradykardie, Hypotonie, Elektrolytstörungen (Hypokaliämie!), Blutbildveränderungen, Osteoporose, Akrozyanose, bei Erbrechen auch kariöse Zahnschäden. Eine Komplikation ist auch *Medikamentenabhängigkeit*: Neben Laxantien insbesondere Appetitzügler (Amphetamine) und Tranquilizer.

> *Mit den Worten einer 19jährigen Patientin:*

> »Als ich 12 Jahre alt war, war ich eigentlich noch ganz normal, so, und dann, auf einmal hab ich rapide zugenommen, so dass ich es auf über 80 Kilo brachte. Und das war eine Zeit, wo ich mich sehr, sehr unwohl gefühlt habe. Und dann hab ich eben versucht, krampfhaft so abzunehmen, und dann hat das auch sehr gut geklappt, und dann hab ich auch 20 Kilo abgenommen. Und das war auch eine Zeit gut so, mit 60 Kilo. Und dann muss es wohl irgendwie ausgehakt sein, Auf jeden Fall wurde das dann immer schlimmer, also dann hab ich das Erbrechen entdeckt, kann man fast sagen. Und dann versucht, auch immer mehr abzunehmen. Tja, und dann, dann hab ich das mit dem Erbrechen so 2 bis 3 Jahre so fortgezogen, und meine Eltern und Geschwister, also keiner wusste was davon. Ja, und dann ist das irgendwie übergegangen in Magersucht. Dass ich dann nachher also sehr, sehr wenig noch gegessen hab. Und immer mehr abgemagert bin. Ja, und dann wurde das so schlimm, dass ich eben ins Krankenhaus stationär eingeliefert werden musste, um irgendwie noch am Leben erhalten zu werden.

> (Zu Anfang zunächst zugenommen und sehr unwohl gefühlt?) Ja, also ich halte mich für einen leicht beeinflussbaren Menschen, und dann wurde ich sehr oft drauf angesprochen; das konnte ich absolut nicht vertragen. Und ich bin ja nicht die Kleinste, und dann, wenn man so groß ist und so dick, und ich hatte sowieso irgendwie so Minderwertigkeitskomplexe auch wohl, deshalb auch, und hab mich dann auch eher zurückgezogen, auch von anderen Aktivitäten und so. (Haben Sie darüber noch mal nachgedacht, was es ausgelöst haben könnte, diesen Wunsch, jetzt plötzlich doch immer mehr abnehmen zu wollen?) Hm, ich kann mir das nur so erklären, dass ich, äh, dann wieder irgendwie 2 oder 3 Kilo wieder zugenommen hatte, dann irgendwie Panik bekommen hab. Also wieder so dick zu werden, wie ich's schon mal war. Also immer mehr noch weiter zuzunehmen, und das wollte ich auf jeden Fall verhindern. Und dann ist es irgendwie immer schlimmer geworden.

> (Haben Sie auch sonst noch was eingenommen?) Zuerst nicht, aber dann bin ich auch auf die Abführmittel gekommen. Dann hab ich auch häufiger so Abführmittelmissbrauch betrieben. (Und finden Sie sich jetzt so richtig, zu dünn oder eigentlich eher immer noch zu dick?) Hm, also dass ich mich eher,

eher noch zu dick als zu dünn finde. Auf jeden Fall. Weil irgendwie, ich weiß nicht, das Gewebe so, ich find alles nicht so, nicht so fest oder so, und das erweckt in mir den Eindruck, dass ich mich immer noch, irgendwie nicht so, nicht so richtig, also immer noch eher zu dick als zu dünn. (Wissen Sie wie viel Sie jetzt wiegen?) Hm. Irgendwo um 40 Kilo. (Wie groß sind Sie?) 1,76. (Was sollten Sie Ihres Erachtens wiegen?) Also, je weiter runter, desto besser.

(Zwischendurch auch Anfälle von Heißhunger?) Das kommt schon mal vor. Das ist so, äh, wenn ich meine, zuviel gegessen zu haben und hab' aber noch Hunger, dann kann das schon sein, dass ich dann irgendwie noch mehr esse. Das ist dann aber sofort mit Erbrechen verbunden. Dass ich dann sofort versuche, das wieder auszubrechen. Und wenn ich zum Beispiel so unter Stress stehe, unter Schulstress zum Beispiel, dann ist das auch passiert. Weil ich irgendwie auch dann Hunger hatte und so, und dann war das irgendwie alles so unkontrolliert, dann ist es auch schon passiert. Oder wenn mich irgendwas genervt hat, zum Beispiel auch, wenn irgendwie meine Mutter geschimpft hat, oder ich hab irgendwas nicht eingesehen; also dass ich versucht hab, diesen Druck dann über dieses vermehrte Essen und Erbrechen dann auszulassen.«

Die Patientin leidet unter der bulimischen Form der Anorexia nervosa; trotz beträchtlicher Abmagerung (BMI 12,6) erlebt sie sich subjektiv als noch immer zu dick (Körperschemastörung)

Psychisch sind viele depressiv, manche suizidgefährdet, andere geben sich heiter und wirken fast »euphorisch«, aber dahinter verbergen sich Verzweiflung und Hoffnungslosigkeit. Bei vielen fallen besondere Energieentfaltung und Ehrgeiz auf; sie bleiben trotz fortgeschrittener Kachexie in ihrer Ausbildung oder im Beruf tätig. Auch dieser Ehrgeiz hat – wie die ganze Krankheit – etwas Selbstzerstörerisches. Im Vordergrund stehen Auseinandersetzungen mit den besorgten Angehörigen und Widerstand gegen ärztliche Behandlung sind die Regel.

In der *Bulimia nervosa* verschlingen die Patienten große Mengen jedweder erreichbaren Nahrung (»Fressanfälle«) schnell und kaum zerkaut, um danach Erbrechen auszulösen; auch hier gibt es Laxantien-Abusus. Die Patienten sind sich der krankhaften Störung mehr bewusst als bei der Anorexie und sie sind öfter depressiv. Zum Teil haben sie ein normales Gewicht und insgesamt weniger körperliche Störungen als Anorexiekranke. Gestört ist aber auch hier das Körperschema in der Selbstwahrnehmung.

> *Mit den Worten des Patienten.* Ein 28jähriger Patient schildert seine bulimische Symptomatik.

»Ich unterliege einem permanenten Essdrang oder Esszwang. Ich möchte also ständig Nahrung in mich aufnehmen, und komme mit dem Quantum, das ich zu den Mahlzeiten kriege, nicht aus, muss mich also immer gewaltsam zurückhalten, beherrschen, und versuche so gut ich kann, mich an die üblichen Mengen, an die Mahlzeiten zu halten. Aber das funktioniert eben nur eine ganz kurze Zeit. Und durch irgendwas wird dann dieser Essdrang besonders stimuliert, und ich hab das Gefühl, es nicht mehr aushalten zu können. Und dann esse ich eben unbegrenzt weiter, so lange, bis der Magen nichts mehr fassen kann bzw. bis ich nichts mehr finden kann. Und dann kommt meistens

der Punkt, dass ich erbreche, um dieses Übermaß wieder loszuwerden. Hier in der Klinik läuft es etwas besser als in der Zeit zu Hause, wo ich ganz auf mich allein gestellt war.
(Gibt es Situationen gibt, die das auslösen können?) Ja, äh, da gibt es verschiedene Faktoren. Einmal einfach nur eine Speise, die mir besonders gut schmeckt. Von der ich mehr essen möchte, mir das an sich aber nicht erlaubt habe. Oder erlauben wollte, und dann nicht standhalten kann. Dann bricht der innere Widerstand und, äh, ich weiter esse und dann zu der Überlegung komme, es ist ohnehin alles egal, es läuft wieder durcheinander und dann, äh, dem hingebe. Das ist der eine Umstand. Der andere ist einfach oftmals Langeweile. Dass ich nicht weiß, wie ich die Zeit ausfüllen kann. Auf diese Art und Weise mir angenehme, für mich angenehme Stunden schaffen kann. Zum dritten auch, hab ich festgestellt, dass ich auch auf irgendwie eine Enttäuschung, die ich empfunden habe, mit einem verstärkten Essverhalten reagiere. Und ein vierter Faktor ist, dass ich manchmal mitten in der Nacht oder auch früh morgens wach werde, und, äh, manchmal von Essen geträumt habe, oder auch gar nicht dran denke, aber irgendwie spüre ich diesen ungeheuren Drang in mir. Und dann kann ich den Prozess nicht mehr stoppen, dann geht's schon morgens oder mitten in der Nacht los mit der Aufnahme einer größeren Nahrungsmenge.«

In der Adoleszenz war der Patient leicht übergewichtig; von seinen Freunden wurde er gehänselt. Als Soldat versuchte er zunächst mit Diät, dann mit Fasten und schließlich mit selbstinduziertem Erbrechen sein Gewicht zu kontrollieren. Der Patient ist nun normalgewichtig (einer der seltenen Fälle von Bulimie bei einem Mann).

Ätiopathogenese. Am meisten fallen psychodynamische und soziokulturelle Faktoren ins Gewicht, wie schon die Erstbeschreiber GULL und LASÉGUE erkannten. Die metabolisch-endokrinen Veränderungen sind, ebenso wie die hirnatrophischen Befunde in der cerebralen Bildgebung, Folge des Hungerzustandes, jedoch ätiologisch nicht von Relevanz. Sie haben allerdings ihrerseits wieder Auswirkungen auf das Erleben und die Affektivität sowie die kognitiven Funktionen der Patientinnen, was auch in der Therapie zu beachten ist. Für einen genetischen Faktor spricht die erhöhte Konkordanz bei eineiigen Zwillingen. Neurochemisch wurde eine Vulnerabilität des serotonergen Systems festgestellt, die nach Gewichtsnormalisierung bestehen bleibt.
Psychologische Voraussetzungen. Um diese Störung der Nahrungsaufnahme psychologisch abzuleiten, muss man sich zunächst vergegenwärtigen, dass das Essen das früheste und wichtigste vitale Bedürfnis des Menschen ist. Beim Essen bzw. Trinken erlebt das Kleinkind erstmalig die Befriedigung eines Triebes und die Linderung eines Unbehagens, nämlich des Hungers. Nach tiefenpsychologischem Verständnis bedeutet Essen aber zugleich Einverleiben und somit die entwicklungspsychologisch früheste Form, etwas in Besitz zu nehmen. Da das Besitzstreben auf Kosten anderer gehen und somit als Aggression empfunden werden kann, wird es zu einer Quelle von Schulderleben. Essen ist eben nicht nur ein einfacher natürlicher Vorgang, sondern ein kompliziertes Verhalten, das durch das Trieberleben insgesamt sowie durch familiäre und andere interpersonale Beziehungen beeinflussbar und ausgesprochen störungsanfällig ist. Über das Saugen und sensibel-sensorische Stimulation an Lippen und Zunge ist das Essen mit einer lustvollen Erregung verbunden; daher können verdrängte sexuelle Triebregungen – durch Regression auf frühere Entwicklungsstufen – auf den Vorgang der Nahrungsaufnahme verlagert werden.

Soziokultureller Hintergrund. Fasten ist in den großen Religionen geläufig, teils im Sinne der Askese, teils nach Art des Heilfastens mit gesundheitlicher, aber auch sektiererischer Intention. Wichtiger noch erscheint die in den westlichen Ländern erkennbare ambivalente Einstellung zu Körperfigur und Gewicht: einerseits das intensiv propagierte Schlankheitsideal, andererseits die nicht minder intensive Werbung für den Konsum des Lebensmittelüberflusses und die nicht übersehbare Zunahme des Anteiles adipöser Menschen in der Bevölkerung (trotz bekannter Gesundheitsrisiken).

Psychodynamische Bedingungen. Die allgemeine und speziell die psychosexuelle Entwicklung ist bei Magersüchtigen retardiert. Die Einstellung zum Körper zeigt eine narzisstische Überbewertung und ist ambivalent: einerseits Zuwendung und gesteigerte Aufmerksamkeit, andererseits angstgetönte Triebfeindlichkeit und Distanzierung. Das Selbstgefühl der Patientinnen ist fragil, der Rolle der erwachsenen Frau sind sie nicht gewachsen. Nahrungsverweigerung und Erbrechen sind für die an den Reifungsanforderungen scheiternden Mädchen ein verzweifelter Versuch autonomen Handelns, der sie aber zugleich in kindlicher Abhängigkeit hält und der Anforderung enthebt, Partnerin und Mutter zu sein bzw. zu werden. Zum Teil sind psychodynamisch Beziehungen zu Borderline-Störungen festzustellen.

Die Beziehung zur Mutter wird in der Regel von einem persistierenden Autonomie-Abhängigkeitskonflikt bestimmt, der oft von einem ödipalen Konflikt kaschiert wird. Auch die Beziehungen der Eltern sind häufig konflikthaft; in den Familien findet man häufig Autoritäts- und Abhängigkeitsprobleme. Nicht selten entsteht das Bild einer »Familienneurose«, die sich in der Anorexie der Tochter als Symptomträgerin auskristallisiert. Den Widerstand der Familienangehörigen erfährt der Arzt bei keiner Krankheit stärker als in der Behandlung der Anorexie. Sexueller Missbrauch in der Kindheit wird relativ oft berichtet, ist aber nicht spezifisch für diese Krankheit.

Bei *männlichen* Anorexiekranken sind, psychodynamisch gesehen, wahrscheinlich Konflikte zwischen Ich-Ideal (knabenhaft oder geschlechtslos) und fortschreitender Entwicklung maßgeblich, aber auch starke Anlehnung an die Mutter und weibliche Identifikation. Über die Psychodynamik von Kranken mit reiner *Bulimie* ist bisher wenig bekannt.

Schweregrade, Verläufe, Prognose. Symptomausprägung und Verlauf reichen von relativ harmlosen Tendenzen, sich in der Jugend einem asketischen Ideal oder dem überwertigen Prinzip der »schlanken Linie« zu verschreiben, bis zu extrem schweren Formen. In der Vorpubertät und Pubertät sind leichtere anorektische Reaktionen häufig, die unbehandelt und unbeachtet bald wieder verschwinden. Hiervon muss die Anorexia nervosa als sehr ernste, langdauernde und therapiebedürftige Krankheit unterschieden werden.

Bei Anorexie gibt es vitalbedrohliche Abmagerungen, gefährliche Komplikationen (s.o.), Todesfälle durch interkurrente Infektionen, aber auch durch Verhungern und durch Suizid. Die Letalität liegt bei 10–15%; eine reine Bulimia nervosa führt hingegen selten zum Tode.

Vereinzelt werden psychotische Formen beobachtet: Diese Kranken haben einen unüberwindlichen Hass gegen leibliches Wohlbefinden; zur Umwelt haben sie kaum Kontakt, die Persönlichkeit verändert sich mehr und mehr. Neigungen und Interessen verkümmern. Die Endzustände sind dem Residualsyndrom bei schizophrenen Psychosen, z.T. auch dem organischen Psychosyndrom sehr ähnlich. Bei männlichen Patienten sind Verläufe mit früherem Erkrankungsbeginn, sehr schwerem Ablauf und Residualzustand relativ häufiger als bei weiblichen Kranken.

Die Verläufe sind sehr unterschiedlich, sie sind oft, aber keineswegs immer chronisch rezidivierend. Über die Spontanprognose liegen kaum zuverlässige Zahlen vor. Die Komorbidität ist beträchtlich, insbesondere können Alkohol- und Medikamentenabhängigkeit hinzukommen bzw. an die Stelle der Anorexie treten, zudem Angststörungen und Depressionen. Gelegentlich kommt krankhaftes Stehlen (Kleptomanie) vor.

Die Prognose ist durch die heute übliche Behandlung verbessert worden, sodass nach 5–10 Jahren ungefähr 60% ohne oder fast ohne Essstörung leben. Der Verlauf der Bulimia nervosa ist etwas günstiger.

Therapie. Im Zentrum der Behandlung steht Psychotherapie. Somatische Behandlung, die in körperlich kritischen Situationen notwendig wird, muss immer von einem psychotherapeutischen Basisverhalten getragen sein. Viele Anorexie- und Bulimie-Kranke können ambulant behandelt werden, oft aber wird eine stationäre Behandlung notwendig, insbesondere wegen ausgeprägter Abmagerung, Stoffwechselstörungen, ausgeprägter Depressivität, Suizidalität und wegen Therapieresistenz.

326

Anorexia nervosa. Wenn wegen Kachexie hochkalorisch ernährt werden muss, kann eine Magensonde indiziert sein. Sie gewährleistet eine ausreichende Ernährung und hebt vorübergehend die unfruchtbare Auseinandersetzung auf, die die Kranke mit ihrer Umgebung und sich selbst um das Essen führt. Aber nur im Zusammenhang mit der Vorbereitung einer Psychotherapie und nur bei psychotherapeutischer Grundeinstellung ist die Sondenbehandlung statthaft, nicht als isolierte Maßnahme. Infusionsbehandlung ist nicht zu empfehlen, Sexualhormone sind nicht indiziert, Neuroleptika nur in besonderen Einzelfällen; Antidepressiva können bei ausgeprägten Ängsten und depressiven Verstimmungen sowie Zwangssymptomatik nützlich sein. – Bei Bulimie sollen SSRI auch die Essstörung beeinflussen. In den meisten Fällen erübrigen sich allerdings somatotherapeutische Maßnahmen.

363

Psychotherapie. Schwerpunkte der Behandlung sind die psychodynamische Psychotherapie *und* Verhaltenstherapie. Meist sind beide Therapieansätze angebracht, teils sukzessiv, teils simultan. Die *Verhaltenstherapie* zielt in der Anorexiebehandlung nicht nur auf die Normalisierung des Gewichtes ab, sondern auch auf das Verhalten zum eigenen Körper und zur sozialen Umwelt. Zur Gewichtsrestitution haben sich Selbstkontrollprogramme und verhaltenstherapeutische Behandlungsverträge bewährt, die eine wöchentliche Zunahme von 0,5 bis 1,0 kg anstreben. Psychoeduktion und Ernährungsberatung kommen hinzu, sind allein aber nicht ausreichend. Je jünger die Patientin bzw. der Patient ist, desto wichtiger ist es, die Eltern oder die weitere Familie in die Psychotherapie einzubeziehen, ggf. auch in Form einer Familientherapie. Kognitive Verhaltenstherapie hat sich besonders bei Bulimia nervosa bewährt. Die *dynamische Psychotherapie* bearbeitet die geschilderten Entstehungsbedingungen.

9 Psychoreaktive und psychosomatische Störungen im Alter

Psychoreaktive und psychosomatische Störungen machen in diesem Lebensabschnitt den weitaus größten Anteil seelischer Erkrankungen aus, auch verglichen mit den altersbedingten Hirnkrankheiten. Dabei treten aktuelle Belastungsreaktionen und Konfliktreaktionen mehr in den Vordergrund als chronische neurotische Störungen, die in früheren Lebensabschnitten begannen und nun eher eine Abschwächung erfahren. – Der Symptomatik nach handelt es sich hauptsächlich um depressive und hypochondrische Störungen sowie funktionelle Beschwerden, die z.T. in Zusammenhang stehen mit objektivierbaren körperlichen Krankheiten. – Bestimmte Persönlichkeitsmerkmale können im Alter stärker hervortreten. Aus Ordnungssinn wird Pedanterie, aus Sparsamkeit Geiz usw. (hypertypische Persönlichkeitsveränderungen). Hierzu trägt neben hirnorganischen Faktoren offensichtlich auch die Einengung des Lebensraumes bei.

In unserer Zeit ist nicht nur die Lebenserwartung länger geworden, es haben sich auch mehr Möglichkeiten für neue Erfahrungen (und Entfaltung) im Alter ergeben, und damit mehr Konfliktrisiken, andererseits aber auch mehr psychotherapeutische Ansätze.

Neurotische Entwicklungen können sich bis in das hohe Alter hinein bemerkbar machen. Eine unbewältigte Triebproblematik, ein ungelöster Konflikt kann auch im Alter eine ausgeprägte Dynamik zeigen und zu schweren Störungen, meist depressiven Verstimmungen, führen. Öfter aber trifft man die »alten« neurotischen Störungen (z.B. Angst- oder Zwangsstörungen) im Alter deutlich abgeschwächt an, sie sind besser erträglich geworden, andererseits aber mit einer gewissen Einengung an Vitalität und Erlebnisbreite erkauft worden (Residualzustand). Das ist zu berücksichtigen, wenn man von einem relativ günstigen Bild neurotischer Störungen im Alter spricht.

Aus verschiedenen Gründen ist die Konfliktbewältigung im Alter reduziert: aufgrund des körperlichen Befindens und der Beeinträchtigung kognitiver Funktionen, infolge der sozialen Situation (s. unten) und geringeren Kompensationsmöglichkeiten in anderen Lebensbereichen, und nicht zuletzt infolge nachlassender Selbstsicherheit auch angesichts veränderter Wertordnungen der jüngeren Umwelt.

Belastungs- und Konfliktreaktionen stehen dann im Zusammenhang mit den veränderten Lebensbedingungen und den häufigeren Verlusterlebnissen in dieser Lebensphase. Die Symptomatik ist insofern altersspezifisch, als »stillere« Störungen, wie depressive Verstimmung und hypochondrische Befürchtungen häufiger werden, die ebenso wie funktionelle Beschwerden (Somatisierungsstörungen) oft unerkannt bleiben.

Exkurs über das Altern. Die höhere Lebenserwartung hat nicht nur gesellschaftliche Probleme (veränderte Alterspyramide) zur Folge, sondern ist auch unmittelbar individuell-persönlich von größter biographischer Bedeutung. Der sog. dritte Lebensabschnitt währt heute für viele Menschen 2–3 Jahrzehnte lang. Für manche beginnt er relativ früh, nämlich bereits um das 60. Lebensjahr mit der Entpflichtung von den beruflichen bzw. familiären Aufgaben.

Beim Eintritt in diese Phase fühlen sich die meisten verhältnismäßig gesund, so dass man von einer Zwischenphase des »Jungseniorendaseins« spricht. In ihrem Selbstverständnis fühlen sich viele noch unverändert (auch wenn sie einräumen, nicht mehr so jung auszusehen), und die Entfaltungsmöglichkeiten scheinen kaum eingeschränkt zu sein, zumal es nicht wenigen im 7. Lebensjahrzehnt materiell eher besser geht als früher.

Dennoch ist nicht zu übersehen, dass sich das Leben verändert hat. Insbesondere die räumliche Trennung von den Kindern und das Ende der Berufstätigkeit haben eine Zäsur gesetzt. Nun verlieren die Woche und das Jahr den zuvor gewohnten Rhythmus, die Zeitstrukturen sind nicht mehr eindeutig vorgegeben. Die zuvor gesuchte Freizeit ist nun sozusagen im Überfluss vorhanden, was zum Überdruss führen kann.

Wie diese biographische Schwellensituation erlebt wird, hängt nicht nur von der jeweiligen körperlichen Verfassung des Menschen und seiner sozialen Situation ab, sondern auch davon, woran er sich in seinem bisherigen Leben orientiert und wie er gelebt hat. Wenn kompensatorisch überbetontes Leistungsstreben mit einseitiger Ausrichtung an beruflichem Erfolg und gesellschaftlicher Anerkennung dann nicht mehr aufrecht zu halten ist, kann dies eine beunruhigende Krise des Selbstwertgefühls zur Folge haben. Nicht selten wird der neue Lebensabschnitt aber auch mit der Erwartung überfrachtet, nun all das zu ermöglichen, was einem zuvor verwehrt war oder nicht gelungen ist. Was für die Entwicklungsphasen der Kindheit gesagt wurde, gilt mutatis mutandis auch für die späteren Lebensabschnitte: Die Bewältigung der einen Lebensphase ist die Vorbereitung für das Gelingen der nächsten. Mit besonderer Akzentuierung sagt FREUD: »Wenn Du leben willst, bereite Dich auf den Tod vor.«

An dieser Stelle sind die geläufigen Alterstheorien zu erwähnen: die Disengagement-Theorie sieht das Abnehmen sozialer Kontakte als altersentsprechend normal an. Die Aktivitätstheorie hingegen betont, dass Zufriedenheit nur durch Aktivität erreicht werden kann. Solche Theorien sind für sich allein genommen wenig hilfreich, so dass auch eine Theorie der modifizierten Integration des Alters in den Sozialisationsprozess entstand.

Insbesondere kommt es darauf an, auch diesen Lebensabschnitt des Alterns als eine Entwicklungsphase anzusehen, anstatt ihn als einen Zustand zu beschreiben. Die für die meisten noch zu erwartende längere Lebensspanne fordert zu neuen Überlegungen und Planungen heraus. Wenn nun positive Entwicklungsmöglichkeiten im Alter gesucht werden, sind insbesondere autoprotektive Kräfte zu stärken und Leistungsanforderungen hinsichtlich neuer Aufgaben mit den gesundheitlichen und situativen Möglichkeiten abzustimmen. Allerdings steht diesen durchaus positiven Perspektiven ein (besonders in den westlichen Ländern weit verbreitetes) *negatives Stereotyp* gegenüber, nämlich das vom alten, d.h. abständigen Menschen (*ageism*). Gesellschaften mit überzogener Leistungsorientierung verhindern eher ein positives Altersbild. Der alte Mensch wird allzu leicht zum Objekt. Es soll seine Rolle sein, dass er keine Rolle mehr spielt (sog. sozialer Tod).

Unter dem Aspekt der psychischen Entwicklung ist zu beachten, dass auch in dieser Lebensphase kalendarisches Alter und Selbsteinschätzung auseinanderklaffen können. Analog zur Retardierung im Jugend- und Adoleszentenalter gibt es auch ausgesprochen asynchrone Altersentwicklungen: z.B. wenn die nachlassende körperliche Vitalität hinter der uneingeschränkten geistigen Regsamkeit zurückbleibt oder wenn umgekehrt bei ausgezeichneter Gesundheit die Spontaneität nachlässt und die Interessensphäre enger wird. Wenn bei unverändert hohem Anspruch das altersentsprechende Maß sexuellen Vermögens nicht akzeptiert werden kann, steht dahinter die Problematik des »Nicht-mehr-jung-Seins« insgesamt. Welche Bedeutung die sich hieraus ergebenden Konflikte auch für die Angehörigen und andere Bezugspersonen bekommen, kann hier nur erwähnt werden.

»Die Nöte der zweiten Lebenshälfte sind ganz andere als die der ersten: Das Leben ist absehbar geworden. Mit unerwarteten glücklichen Wendungen, neuen mitmenschlichen Beziehungen ist kaum mehr zu rechnen. Der äußere Rahmen des Lebens ist weitgehend festgelegt. Mit abnehmenden Körperkräften und vielfältigen physischen und psychischen Behinderungen wird das eigene Lebensende zunehmend und unausweichlich zu einer persönlichen Realität. Das Zurückschauen einerseits und die Auseinandersetzung mit Sterben und Tod andererseits entwickeln sich zu den beiden Hauptthemen dieser Lebensphase« (J.-E. Meyer).

Wenn nun körperliche Funktionseinbußen, Beschwerden und Krankheiten mehr in den Vordergrund treten, wenn die bedrückende Feststellung des geistigen Nachlassens hinzukommt, wenn soziale Beeinträchtigungen und kränkende Abhängigkeiten unausweichlich werden, dann verdichten sich die Elemente der Endlichkeit und des Sterbens im Sinne der prolixitas mortis (Sein zum Tode nach Gregor d. Gr.). Wie diese Einschränkungen erlebt, wie weit sie angenommen werden können, hängt von verschiedenen Faktoren ab, auch von vorausgegangenen Lebenserfahrungen: einerseits von der Vorbereitung durch Behinderungen und Einengungen bereits in früheren Lebensphasen, andererseits von der Grunderfahrung, die in einem erfüllten Leben entstanden sein kann.

Was hier in Kürze über das Altern und das Alter dargelegt wurde, bildet die Grundlage der Psychotherapie älterer und alter Menschen (denen diese Behandlung nach wie vor bei weitem nicht in dem erforderlichen Umfang zuteil wird) und eröffnet Möglichkeiten der Prävention.

10 Persönlichkeitsstörungen

10.1 Allgemeiner Teil

Von Persönlichkeitsstörung spricht man, wenn eine Persönlichkeitsstruktur durch starke Ausprägung bestimmter Merkmale so akzentuiert ist, dass sich hieraus ernsthafte Leidenszustände oder/und Konflikte ergeben.

Die Abweichung vom gesunden Seelenleben besteht weniger in dem Merkmal an sich, als in dessen Prägnanz und Dominanz. Selbstunsicherheit ist z.B. kaum einem Menschen ganz fremd, sie ist eine ubiquitäre psychische Erscheinung und in gewissem Maße dem Menschen an sich gemäß. In extremer Ausprägung jedoch macht sie sich hinderlich und störend bemerkbar. Man spricht dann von selbstunsicherer oder sensitiver Persönlichkeitsstörung.

Diese Definition mag einleuchtend klingen, aber den Persönlichkeitsstörungen liegt keine einheitliche Konzeption zugrunde.

- Einige Persönlichkeitsstörungen sind auf der Basis der psychiatrischen Krankheitslehre konzipiert worden. Die Termini lassen das erkennen: paranoide, schizoide, schizothyme, depressive Persönlichkeitsstörungen. Diesem Modell, das mehr krankheitsbezogen als persönlichkeitsorientiert ist, liegt die Vorstellung zugrunde, Persönlichkeitsstörungen seien Verdünnungsformen von Psychosen, bzw. Psychosen seien extreme Ausprägungen von Persönlichkeitsstörungen, was aber nicht begründet ist. Im Übrigen sind diese Typen rein *deskriptiv* gefasst.
- Andere Typen gehen auf *reaktionstypologische* Konzeptionen zurück, z.B. Vermeidungspersönlichkeitsstörung oder passiv-aggressive Persönlichkeitsstörung. Hier werden einzelne charakteristische Reaktionsweisen zur Konstituierung eines Typus herangezogen.
- Hiermit verwandt sind die *tiefenpsychologischen* Konzeptionen wie narzisstische oder Borderline-Persönlichkeitsstörung. Dabei handelt es sich ursprünglich um psychoanalytische Modelle, die auch auf andere psychische Störungen anzuwenden sind, also nicht nur zur Kennzeichnung einer Persönlichkeitsstörung dienen.
- Weitere Persönlichkeitsstörungen stehen den so genannten Charakterneurosen der klassischen Psychoanalyse nahe und werden gleichlautend benannt: depressive, hysterische, anankastische und schizoide Persönlichkeitsstörungen bzw. Charakterneurosen. Hinzuzufügen ist die sensitive Persönlichkeitsstörung. Diese Typen sind sowohl deskriptiv wie psychodynamisch definiert.
- Eine weitere Konzeption, nämlich die der dissozialen Persönlichkeitsstörung, ist stark *soziologisch* geprägt und insofern ein Sonderfall.

»Persönlichkeitsstörungen« ist also ein Oberbegriff für eine heterogene Gruppe psychischer Störungen. Es handelt sich um Prägnanztypen auffälliger Persönlichkeitsstrukturen. Wenn man sie diagnostisch benutzt, muss man sich bewusst sein, dass ein aufgestellter Persönlichkeitstypus immer nur einen Teilaspekt einer realen individuellen Persönlichkeit repräsentieren kann und dass die individuelle Persönlichkeit in der Regel nicht alle Merkmale eines Persönlichkeitstypus aufweist. In der praktischen Psychiatrie geht es weit mehr um die individuelle, einmalige Persönlichkeit des Patienten als um seine Zuordnung zu einem Typus. Die amerikanische Psychiatrie hat in DSM-4 die Persönlichkeitsstörungen in drei Gruppen geordnet: Cluster A, B, C, was jedoch in der Praxis wenig nützlich ist.

Ein weiteres Problem besteht in der oft negativen Bewertung dieser Diagnosen. Die vorausgegangenen Begriffe wie Psychopathen oder abnorme Persönlichkeiten erfuhren einen so ausgeprägten pejorativen Bedeutungswandel, dass sie aufgegeben wurden. Viele Beschreibungen lesen sich wie Kataloge schlechter menschlicher Eigenschaften und wirken wie ein Gegenbild zum erwünschten Menschen. Auch das will in der Diagnostik bedacht sein.

Zur **Ätiologie und Pathogenese** ist nur wenig bekannt. Die erste Lehre von den »psychopathischen Minderwertigkeiten« (der psychiatrischen Degenerationslehre nahestehend) postulierte eine Anlage, die genetisch gemeint war. Demgegenüber vertraten psychoanalytische Schulen die Auffassung einer entwicklungs- und konfliktpsychologischen Entstehungsweise. In jüngerer Zeit wurden neurobiologische Untersuchungen in den Vordergrund gerückt. Keiner der genannten Ansätze führte bisher zu einer abgerundeten Theorie, sondern jeweils nur zu Einzelbefunden.

Familien-, Zwillings- und Adoptions-Studien sprechen für einen *genetischen Teilfaktor*. Auf eine Anlage weisen auch entwicklungspsychologische Erkenntnisse hin: bereits in den ersten Lebenswochen und -monaten lassen sich die wesentlichen Züge der später dauerhaften affektiven Struktur erkennen.

Die Anlagenfaktoren interferieren mit den *Entwicklungsbedingungen*, die für die Entstehung von Persönlichkeitsstörungen gleicherweise zu beachten sind. Hierzu gehören Triebimpulse, Ich-Funktionen, bevorzugte Abwehrmaßnahmen sowie Funktionen von Über-Ich und Ideal-Ich.

In diesem Zusammenhang spricht die neuere psychoanalytische Lehre von einer *frühen Störung* und meint hiermit, dass in der frühen Kindheit die für den Entwicklungsaufbau einer stabilen seelischen Struktur notwendigen zwischenmenschlichen Kommunikationen nicht zustande kamen oder misslungen sind. Struktur ist hier nicht statisch zu verstehen, sondern als Integrationsniveau der Persönlichkeit, das sich in Selbstwahrnehmung, Selbststeuerung, Abwehr, Objektwahrnehmung, Kommunikation und Bindung abzeichnet (weiteres wird bei den Borderline-Störungen zu erklären sein). Diese psychodynamischen Erfahrungen lassen sich in einem »Modell des erhaltenen Entwicklungsschadens« (*strukturelle Ich-Störung*) zusammenfassen: frühe Störung, anhaltende Ich-Schwäche, unzulängliche Abwehrmöglichkeiten, Symptombildungen.

Hirnfunktionsstörung, insbesondere perinatal erworben und mit Teilleistungsschwächen verbunden (diagnostisch erkennbar auch an leichten neurologischen Abweichungen, so genannten soft signs), können bei Persönlichkeitsstörungen ebenfalls Mitbedingung sein. Zusammenfassend stellt sich die Entstehung von Persönlichkeitsstörungen multikonditional dar.

Abgrenzung. Zwischen gesund und persönlichkeitsgestört kann es keine scharfe Grenze geben. Vergleicht man Persönlichkeitsstörungen und neurotische Störungen, so handelt es sich um unterschiedliche wissenschaftliche Konzeptionen: einerseits deskriptive Persönlichkeitsbeschreibungen, andererseits psychodynamische Ableitung aus der Entwicklung. Gleichlautende Benennungen weisen darauf hin, dass gleiche Patientengruppen gemeint sind. In der gegenwärtigen Psychiatrie erfreut sich die Diagnose Persönlichkeitsstörung größerer Beliebtheit als die Diagnose Neurose. Die Beziehungen zwischen Persönlichkeitsstörungen und Psychosen sind nicht so eng, wie man annahm und terminologisch zum Ausdruck brachte (siehe oben). Es gibt kaum regelhafte Beziehungen zwischen *einer* Persönlichkeitsstörung und *einer* Psychose.

Diagnose. »Persönlichkeitsstörung« ist allein genommen keine sinnvolle Diagnose. Auch die näher bezeichnete Persönlichkeitsstörung macht noch keine vollständige Diagnostik aus. Die Persönlichkeitsdiagnose gewinnt ihre Bedeutung erst in Verbindung mit weiteren diagnostischen Aussagen, die hauptsächlich Krankheits- bzw. Syndrombezeichnungen sind. In DSM wird Persönlichkeitsstörung daher auf einer eigenen Achse klassifiziert, ICD 10 empfiehlt Mehrfachdiagnosen. Nur in der forensischen Psychiatrie kann »Persönlichkeitsstörung« als einzige Diagnose sinnvoll sein.

Bei Kindern und Jugendlichen sollten diagnostische Festlegungen auf eine Persönlichkeitsstörung vermieden werden. Allenfalls könnte eine »Störung der Persönlichkeitsentwicklung« (W. Spiel) postuliert werden. Eine Ausnahme bilden die »Borderline-Störungen«. Wegen der hohen therapeutischen Relevanz erscheint es sinnvoll, diese bereits im Jugendalter diagnostisch auszuweisen.

Behandlung. Psychotherapie und Pharmakotherapie können nicht übergreifend, sondern jeweils nur für einzelne Störungen dargestellt werden.

Verläufe. Persönlichkeitsstörungen sind nicht absolute Größen, die ständig in gleicher Weise in Erscheinung treten. Wohl bleiben die Persönlichkeitsmerkmale im Laufe des Lebens qualitativ weitgehend unverändert, der Ausprägungsgrad ist aber im Laufe der Zeit und in Abhängigkeit von den Lebensumständen unterschiedlich. Behandlungsbedürftige Krisen treten bevorzugt im frühen Erwachsenenalter auf und werden im Laufe des Lebens seltener. Dabei ist die Symptomatik vielgestaltig; häufig sind depressive Verstimmungen, Somatisierungsstörungen und Konversionssymptome. Die Symptomatik ist nicht für die jeweilige Persönlichkeitsstörung spezifisch. Lediglich Zwangssyndrome sind relativ enger an die anankastische Persönlichkeitsstörung gebunden. Neue Symptome treten in der zweiten Lebenshälfte kaum noch auf.

> Wenn man psychologische, medizinische und soziale Daten zusammenfasst, zeichnet sich ab, dass entgegen früheren Annahmen das Leben dieser Menschen keineswegs ausschließlich von Versagen, Konflikten und ärztlichen Behandlungen geprägt ist, sondern ein großer Teil eine bemerkenswerte Daseinsbewältigung aufweist. In ungefähr je einem Drittel findet man ungünstige Lebensläufe (auch Suizide) und günstige Schicksale sowie kompromisshafte Lebensbewältigung.

Residualzustände bei neurotischen und Persönlichkeitsstörungen. Mit kompromisshafter Daseinsbewältigung ist gemeint, dass diese Menschen nur begrenzt und nur in einem kleinen Lebensbereich den Anforderungen gewachsen sind. Die notwendige Anpassung wird vielfach erst durch eine Einengung der Umweltbezüge erreicht, und Ausgeglichenheit wird mit einem Verlust an Vitalität bezahlt. Aber diese Persönlichkeiten finden doch i.Allg. im Rahmen ihrer Möglichkeiten ein ausgefülltes oder wenigstens erträgliches Dasein.

Es kann dabei zu einem Vitalitätsverlust der Persönlichkeit und zu einer Einengung der Umweltbeziehungen kommen, und zwar meist erst nach längerem und wechselhaftem Verlauf. Diese Veränderungen bleiben dann stationär. Deshalb werden sie auch als *Residualzustände* bezeichnet. Diesen Verlauf nehmen viele Patienten mit neurotischen und Persönlichkeitsstörungen wie Konversions- und Dissoziationsreaktionen, phobischen und Angststörungen, Zwangsstörungen und neurotischen Depressionen, hysterischen und anderen schweren Persönlichkeitsstörungen. Allerdings sieht der Psychiater diese Residuen selten, denn i.Allg. kommen diese Patienten nicht mehr zur Behandlung.

Die Patienten erscheinen in ihrer Spontaneität und Aktivität verarmt. Sie haben wenig Initiative und Widerstandskraft. Sie leben zurückgezogen und scheuen alles Ungewohnte und Neue. Spannkraft und Ehrgeiz haben nachgelassen. Manche sind beruflich abgestiegen und begnügen sich mit einer Stellung unter ihrem Ausbildungsniveau. Die geistigen Interessen haben nachgelassen, Hobbys sind eingeschlafen, aus ihrem Verein sind sie ausgetreten. Selbst Tagesereignisse und Politik interessieren weniger als früher.

Durch diesen Rückzug wird eine Entlastung von den früheren, nie recht bewältigten Konflikten und ein gewisses Wohlbefinden erreicht – allerdings auf Kosten der Vitalität der Persönlichkeit und ihrer Umweltbezüge. Bei den meisten, aber nicht bei allen Patienten, ist diese Einengung mit einem Gefühl der Erleichterung verbunden. Einengung ist ein Bewältigungsversuch, der unter verschiedenen Bedingungen sein Ziel mehr oder weniger gut erreichen kann. Da der Patient einen Modus vivendi erreicht hat, ist eine Psychotherapie mit dem Ziel der Umstrukturierung i.Allg. nicht indiziert.

Epidemiologie. Die Prävalenzwerte schwanken zwischen 5 und 10%, was angesichts der Probleme der Heterogenität und der Abgrenzung (siehe oben) nicht verwundert.

Nosologie und Klassifikation. Es gibt keine überzeugende Systematik der Persönlichkeitsstörungen. Es ist auch hier nur eine Aneinanderreihung der Typen denkbar. Diese schließt sich an ICD 10 an und berücksichtigt einige weitere Formen.

10.2 Spezielle Formen

Paranoide, querulatorische und fanatische Persönlichkeitsstörungen (ICD-10: F 60.0)

Paranoid bedeutet hier: ungewöhnlich empfindlich und misstrauisch, was mit Wahn weniger zu tun hat, als man dem Wortklang nach meinen könnte. Eine kämpferische Variante nennt man querulatorisch. Wenn es aber weniger um das eigene Recht als um Ideale bzw. Belange anderer geht und diese mit extremen Mitteln verfolgt werden, spricht man von fanatischer Störung. Diese Persönlichkeitsstörungen grenzen auf der einen Seite an »gesundes« Verhalten, auf der anderen Seite an wahnhafte Störungen (insbesondere mit den Themen Beziehungs- und Beeinträchtigungswahn).

Menschen mit *paranoider Persönlichkeitsstörung* sind empfindlich, insbesondere gegenüber Ablehnung und Misserfolg. Sie sind ausgesprochen misstrauisch und auch eifersüchtig, wobei sie manche Wahrnehmung missdeuten. Sie sind leicht gekränkt und dann in beharrlicher Weise streitbar. Sie wirken humorlos und emotional rigide. Missliche Ereignisse werten sie leicht als absichtliche Anfeindungen. Manche reagieren mit Hilflosigkeit und Resignation, die meisten aber sind kämpferisch und aggressiv.

Querulant ist ein problematischer Begriff, den die Psychiatrie aus dem juristischen Denken übernahm. Gemeint sind Menschen, die unbeirrbar und zäh einen Rechtskampf führen. Wie viel Positives darin liegen kann, wird leicht übersehen. Von einer *querulatorischen Persönlichkeitsstörung* kann man sprechen, wenn das Verhalten extrem rechthaberisch und rücksichtslos wird. Aber auch dann ist zu bedenken, dass es sich um empfindliche und verwundbare Menschen handelt, die meist, oft schon vor langer Zeit, ungerecht oder doch unangemessen behandelt wurden: eine gewisse Benachteiligung bei einer Erbschaft, eine wirklich oder vermeintlich zu harte Geldbuße oder Bestrafung, eine schwer verständliche berufliche Zurücksetzung. Hierauf reagieren diese Menschen höchst empfindlich und dann mit unermüdlicher Streitbarkeit. Verbissen kämpfen sie gegen das Unrecht, und es geht ihnen bald weniger um die materielle Wiedergutmachung als um das Rechtbekommen, letztlich um die Gerechtigkeit schlechthin.

Während sie auf ihr Recht pochen, respektieren sie das Recht des anderen weit weniger. Manche greifen in blindem Eifer zu unrechtmäßigen Mitteln (auch Beleidigung und Gewalt). Der Einsatz übersteigt bei weitem den zu erwartenden Gewinn. Das Streitthema wird zu einer emotional überbewerteten Vorstellung. Dabei ist immer die »andere Seite« zu beachten, die »Bürokratie«, die in diesen Fällen ebenfalls besonders empfindlich und auch aggressiv reagieren kann, zu wenig die subjektive Problematik des Betroffenen berücksichtigt und übersieht, dass hoheitliches Verhalten auch herausfordernd wirken kann.

Die querulatorische Fehlhaltung manifestiert sich meist im mittleren Lebensalter, nie schon bei Jugendlichen. KLEISTS Michael Kohlhaas ist ein Beispiel für die mannigfachen literarischen Darstellungen, die diese Persönlichkeiten gefunden haben. Aus der querulatorischen Fehlhaltung kann ein *Querulantenwahn* hervorgehen.

Auch der so genannte *Rentenquerulant* erfuhr eine Kränkung, z.B. durch eine ungerechte oder unverständliche Begutachtung oder auch durch eine unzureichende Untersuchung. Der hartnäckig und aggressiv gegen Behörden, Ärzte und Gerichte geführte Rentenkampf hat schließlich aber weniger die Versorgung der eigenen Person zum Ziel als eine Korrektur der Fehlbeurteilung, also eine Wiederherstellung des Rechtes. Auch in diesen Fällen ist das nicht selten formalistisch-bürokratische Vorgehen der zuständigen Institutionen zu beachten, das dem Rentenstreit immer neue Anlässe und Impulse geben und zur querulatorischen Entwicklung beitragen kann.

Fanatismus ist ein weit verbreitetes Phänomen in verschiedenen Lebensgebieten: in der Politik, im weltanschaulich-religiösen Bereich (Sektierer) oder auch auf gesundheitlichem Sektor (z.B. Impfgegner). Der Ursprung liegt meist in durchaus begründeten Ideen und oft in hohen Idealen (z.B. auch religiöse Vollkommenheit); jedoch wird die Idee emotional überbewertet. *Fanatiker* werden rücksichtslos bei der Durchsetzung ihrer Ideen, sie vernachlässigen andere berechtigte Aspekte und verlieren den Überblick für das Ganze. (Hierdurch unterscheiden sich Fanatiker von den Menschen, die nonkonformistisch und hartnäckig, aber überlegt und mit den gebotenen Rücksichten um ein höheres Ziel kämpfen, was natürlich nicht als Persönlichkeitsstörung zu gelten hat.) Die meisten gehören allerdings nicht zu den kämpferischen, sondern zu den stillen Fanatikern, die nicht die Welt verändern wollen, wenigstens nicht revolutionär, aber für ihre Person die Idee kompromisslos verfolgen.

Behandlung. Die Psychotherapie geht von dem regelmäßig anzutreffenden Frustrations-Aggressions-Konflikt aus. Es wird versucht, dem Patienten in der therapeutischen Beziehung die massiven unbewussten, aus früheren Versagungen und misslungener personaler Kommunikation entstandenen aggressiven Regungen behutsam zugänglich zu machen. In dem Maße, in dem es gelingt, sie in sein Erleben zu integrieren, verliert die projektive Abwehr an Bedeutung. Oft scheitern diese Bemühungen aber an der Fixierung des Themas, der rigiden Persönlichkeitsstruktur und der meist ungünstigen sozialen Situation.

Schizoide Persönlichkeitsstörung (ICD-10: F 60.1)

Mit »schizoid« ist nicht etwa schizophrenieähnlich gemeint (hierfür gibt es die Kategorie schizotypische Störung). Auch sind die Beziehungen zwischen dieser Persönlichkeitsstörung und schizophrenen Psychosen nicht eng. Nur manche Schizophrene zeigten vor der Erkrankung schizoide Züge, mit anderen Worten: nur wenige schizoide Menschen werden schizophren.

Schizoide sind im Verhalten kühl und auch schroff, im Inneren überempfindlich. Sie vermeiden es, Gefühle zu zeigen. Sie sind wenig fähig zu harmloser Freude. Natürliche Kontaktaufnahme fällt ihnen schwer. Sie reagieren leicht misstrauisch, ziehen sich dann zurück, bleiben distanziert und leben isoliert. Das Sexualleben ist entweder stark eingeschränkt oder konfliktreich. Manche zeigen exzentrisches Verhalten (Sonderlinge), lassen bei ihrem Rückzug von der Welt Resignation erkennen. Es kommen Züge auch der paranoiden Persönlichkeitsstörung vor.

Diese Konflikte durchziehen das Leben der Betroffenen. Behandlungsbedürftige Krisen sind relativ häufig und gehen hauptsächlich mit depressiver Verstimmung und mit psychosomatischen Symptomen einher.

Behandlung. Die Psychotherapie geht von psychodynamischen Modellvorstellungen aus: Störung der frühesten Objektbeziehungen dieser sozusagen emotional unterernährten Menschen. Die Patienten finden sich nicht leicht zu einer Behandlung bereit, und die therapeutische Beziehung ist schwer herzustellen. Das Vorgehen entspricht weitgehend dem bei Borderline-Störungen.

Die Behandlung erstreckt sich auf die Bearbeitung aktueller Konflikte und vor allem auf die Verbesserung der Kontaktfindung, wozu auch das Selbstsicherheitstraining nützlich sein kann. Manche Schizoide erreichen durch Resignation eine bessere soziale Anpassung.

Impulsive/erregbare Persönlichkeitsstörung (ICD-10: F 60.30)

Klassifikation. Diese Persönlichkeitsstörung, für die es verschiedene Bezeichnungen gibt (reizbare, explosive, aggressive Persönlichkeitsstörung), wird in ICD 10 (nicht in DSM IV) mit der Borderline-Persönlichkeitsstörung zusammengefasst unter dem Oberbegriff *emotional instabile Persönlichkeitsstörung*. Allerdings bestehen mehr Beziehungen zu der dissozialen Persönlichkeitsstörung.

Emotional instabil sind diese Menschen insofern, als ihre Impulskontrolle mangelhaft ist. Es kommt zu Affektausbrüchen und unkontrolliertem Verhalten, wie bei einem Kurzschluss zwischen Empfinden und Handeln. Die Auslöser können geringfügig sein, z.B. Kritik durch andere. Im Übrigen sind diese Persönlichkeiten wenig auffällig.

Das unkontrollierte Verhalten kann auch bedrohlich und gewalttätig werden. Alkohol kann zur Enthemmung beitragen. Straftaten sind bevorzugt Beleidigung und Körperverletzung.

Ätiopathogenese. Verschiedene Befunde weisen auf konstitutionelle bzw. hirnorganische Faktoren hin: athletischer Körperbau, vegetative Labilität (analog der emotionalen Instabilität), EEG-Befunde wie paroxysmale Dysrhythmien (jedoch in der Regel ohne Anfälle), Hinweise auf frühkindlich oder auch später erworbene Hirnschädigungen, verminderte Aktivität des serotonergen Systems. Wie weit diese Befunde ätiologierelevant sind, blieb offen.

Psychodynamisch wurde auf unbewusste Triebimpulse, insbesondere aggressiver Art hingewiesen, die sich in Affektausbrüchen durchsetzen. Allerdings ist eine solche psychodynamische Hypothese unspezifisch.

Borderline-Persönlichkeitsstörung (ICD-10: F 60.31)

»Borderline« ist eine häufig gewordene Diagnose, die aber nicht leicht zu verstehen ist. Der Begriff wird mit unterschiedlicher Bedeutung verwendet und ist wie mancher psychiatrische Terminus nicht dem Risiko entgangen, zu einem Modewort und pejorativ besetzt zu werden. Es geht um das Grenzgebiet zwischen neurotischen und psychotischen Störungen. Zunächst waren – im deskriptiven Sinne – die Grenzpsychosen gemeint. Dann bekam das Wort Borderline eine andere, psychodynamische Bedeutung:

In einem ersten Schritt wurde eine psychoanalytische Konzeption erarbeitet, *borderline personality organization* genannt. Ausgangspunkt ist die bereits erwähnte frühe oder *strukturelle Störung*, was zugleich tiefgreifend und habituell bedeutet. Früh gestörte und wenig entwickelte Ich-Funktionen persistieren und bedingen zwischenmenschliche Beziehungsstörungen (siehe unten).

Ein zweiter Schritt war die Entwicklung einer Psychotherapie für diese Patienten. Sie gehört zu den wesentlichen Fortschritten der Psychotherapie in jüngerer Zeit; denn mit dem klassischen psychoanalytischen Vorgehen waren Patienten mit diesen Störungen nicht erreichbar.

Erst in einem dritten Schritt wurde die Borderline-Persönlichkeitsstörung konzipiert und klassifiziert. Auf operationaler Ebene wurden Merkmale beschrieben und das Störungsbild wurde den Persönlichkeitsstörungen zugeordnet (deshalb wird es auch an dieser Stelle beschrieben). Diese diagnostische Kategorie entstand also sekundär.

Kennzeichnend für die *Borderline-Persönlichkeitsstörung* ist eine ausgeprägte Instabilität der Affekte, des Selbstbildes und Identitätsgefühls. Hierdurch ergibt sich eine sehr wechselhafte Symptomatik, die auch Elemente anderer neurotischer und Persönlichkeitsstörungen enthält.

Die zwischenmenschlichen Beziehungen sind wenig stabil, wenn auch zeitweilig scheinbar intensiv. Angst, verlassen zu werden, beherrscht weitgehend die Beziehungsgestaltung. Allein schon die befürchtete Abwesenheit des anderen kann als endgültige Zurückweisung erlebt werden und Verzweiflung oder heftige Wut auslösen. Durch ein von außen betrachtet oft manipulativ erscheinendes Verhalten versuchen die Betroffenen, die Bezugsperson an sich zu binden. Dabei können sie sich nur unzulänglich in andere Menschen hineindenken und einfühlen, die Fähigkeit, andere Menschen realistisch einzuschätzen und als Subjekte mit eigenen Bedürfnissen zu erleben, ist nur unzureichend ausgebildet. Die Patienten schwanken zwischen Idealisierung und Abwertung des Partners.

Analog ist die Instabilität der Selbstwahrnehmung und des Selbstbildes. Das Verhalten kann ausgesprochen impulsiv sein, z.B. in sozialen Kontakten (nicht nur aggressiv, sondern auch sexuell) und im Konsumverhalten.

Viele Patienten sind lange Zeit suizidal, es kommt zu Suizidversuchen und Suiziddrohungen oder anderen Formen selbstschädigenden Verhaltens. Die Stimmung schwankt stark von Tag zu Tag oder gar von Stunde zu Stunde zwischen dysphorisch-reizbarer Verstimmung und dem Gefühl innerer Leere oder Wut. Bei innerer Anspannung können dissoziative Störungen auftreten; selbstverletzende Handlungen (zur Spannungsreduktion oder um sich selbst wieder zu spüren) werden häufig habituell. Schließlich kommen auch wahnhafte Vorstellungen vor. Dieses Störungsbild, das meist im frühen Erwachsenenalter manifest wird, zeigt unterschiedliche Verlaufsformen (auch wellenförmig), bis ungefähr im 4. Lebensjahrzehnt eine gewisse Stabilisierung zu erkennen ist.

Abgrenzung. Infolge der Vielgestaltigkeit und Wechselhaftigkeit der Symptomatik gibt es zahlreiche Überschneidungen mit anderen Typen von Persönlichkeitsstörungen sowie manchen neurotischen Störungen. Entsprechend häufig werden auch comorbide Störungen diagnostiziert, vor allem Substanzmissbrauch und affektive Störungen.

Epidemiologie. Wegen der oft unklaren Abgrenzung ist die Prävalenz schwer zu bestimmen. Schätzungen belaufen sich auf etwa 2% der Allgemeinbevölkerung; bei Patienten psychiatrischer Institutionen liegt die Prävalenz deutlich höher. Frauen sind wesentlich häufiger betroffen als Männer. Eine Zunahme der Prävalenz in jüngerer Zeit ist nicht belegt. Wenn heute mehr Borderline-Patienten behandelt werden, handelt es sich eher um veränderte Diagnostik und häufigere Inanspruchnahme.

Psychodynamik. Patienten mit Borderline-Störung sind nur unzureichend in der Lage, Konfliktspannungen durch Verdrängung zu lindern. Stattdessen führt der Abwehrvorgang des *splitting* (übersetzt »Spaltung«, aber nicht gleichzusetzen mit schizophrener Spaltung) zu einer Veränderung der Selbstwahrnehmung und des Erlebens wichtiger zwischenmenschlicher Beziehungen mit der Folge, dass die inkompatiblen Strebungen und Gefühle nicht mehr in konflikthafter Weise aufeinandertreffen. Diese psychodynamischen Überlegungen wurden aus der bereits erwähnten Konzeption der *borderline personality organization* abgeleitet.

Borderline-Konzeption (borderline personality organization). Wenn das Kind beginnt, Umgebungspersonen in Bezug auf sich selbst wahrzunehmen, und wenn eine Person, z.B. die Mutter (in der Fachsprache: Objekt), sich einmal zugewandt und gewährend verhält, ein anderes Mal ablehnend und versagend, kann das Kind nicht *ein* Objekt wahrnehmen, sondern es internalisiert zwei Objekte, ein gutes und ein böses. Erst in der weiteren Entwicklung entsteht die Möglichkeit zur Synthese von Objektbildern gegensätzlicher Qualität. Menschen, die diese Integration (aus welchen Gründen auch immer) nicht erreicht haben, behalten ein sog. splitting.

Anwendung finden die Borderline-Konzeption und das entsprechende Psychotherapie-Modell bei verschiedenen Krankheitsbildern im Bereich der neurotischen und Persönlichkeitsstörungen, insbesondere bei neurotischen Depressionen, emotional instabilen und Impulskontrollstörungen, artefiziellen Störungen, Anorexien, posttraumatischen Belastungsreaktionen und auch Abhängigkeiten.

Als Abwehr ist *splitting* insofern zu verstehen, als der Betroffene seine personalen »Objekte« sozusagen in Bestandteile (gute und böse) »zerlegen« kann, was seiner inneren pathologischen Verfassung entspricht und ihm Entlastung im Konflikterleben verschafft. Da sich das Selbstbild in der Erfahrung zwischenmenschlicher Beziehung entwickelt, behindert das innere splitting die Ausbildung eines einheitlichen und stabilen Identitätsgefühls. Emotionales Erleben und Antriebsverhalten bleiben instabil und wenig kontrolliert. Das äußert sich insbesondere in den Beziehungen zu anderen Menschen, denen nicht Positives *und* Negatives entgegengebracht werden kann (Ambivalenzintoleranz nach Alexander).

Die entwicklungspsychologischen Annahmen zum *splitting* (s.o.) sind allerdings nach den Erkenntnissen der empirischen Säuglingsforschung in Frage gestellt worden, nicht aber der hier nur sehr kurz und vereinfacht dargestellte Abwehrvorgang an sich. Er gilt als »unreife« Form der Abwehr; da er eine projektiv verzerrte Sicht der Mitmenschen zur Folge hat, sind weitere Konflikte vorprogrammiert.

In *Kindheit und Jugend* ist bei der diagnostischen Bewertung des »Splitting« Vorsicht geboten, da oft extreme und polarisierende Positionen eingenommen werden und die Ich-Strukturen vorübergehend instabil sein können. Trotz dieses Vorbehalts können bereits bei Jugendlichen pathologische Formen des Splitting identifiziert werden. Ob Borderline-Persönlichkeitsorganisationen bei Kindern unter 10 Jahren gesichert werden können, bleibt hingegen umstritten.

Behandlung. Hier sollen nur die Therapiegrundsätze bei Borderline-Störung genannt werden, Einzelheiten finden sich bei den Krankheiten, bei denen die Störung vorkommt.

Die psychodynamische Therapie ist anders als bei Neurosen (sie enthält auch Erfahrungen der analytischen Psychotherapie Schizophrener), nämlich elastischer und mehr aktiv im Vorgehen des Psychotherapeuten. Nicht die Übertragungsanalyse steht im Mittelpunkt, sondern die konkreten zwischenmenschlichen Probleme des Patienten. Die Interventionen, die behutsam sein müssen, beziehen sich auf sein manifestes Erleben und Verhalten.

Auch die *Verhaltenstherapie* wird auf die interpersonellen Schwierigkeiten dieser Patienten eingestellt. Methodisch bevorzugt werden Problemlösungsstrategien und Übungsprogramme bezogen auf das impulsive Verhalten, auch Reizexpositionen. *Die kognitive Therapie* entspricht ungefähr der bei neurotischer Depression. Ein speziell für Patienten mit Borderline-Störungen entwickelter, strukturierter und verhaltenstherapeutisch ausgerichteter Ansatz ist die *dialektisch-behaviorale Therapie*. *Psychopharmaka* können in kritischen Behandlungsabschnitten notwendig werden; bei Verstimmungszuständen können Antidepressiva (auch SSRI) hilfreich sein.

Grundsätzlich ist die Behandlung von Borderline-Patienten erfahrenen und persönlich gefestigten Psychotherapeuten vorbehalten. Sie ist meist langwierig und erfordert eine verlässliche Beziehungskonstanz. Die Beziehungsdynamik, insbesondere die Aggressivität dieser Patienten, ist für *einen* Psychotherapeuten oft schwer durchzustehen. Bei stationärer Behandlung sind regelmäßig alle Mitarbeiter involviert, die sich gut abstimmen müssen. Übertragungen und Gegenübertragungen sind sorgfältig zu beachten, auch mittels Supervision.

Histrionische/hysterische Persönlichkeitsstörung (ICD-10: F 60.4)

Histrionische und hysterische Persönlichkeitsstörung sind synonyme Bezeichnungen. Charakteristisch für diese Persönlichkeit ist »das Bedürfnis, vor sich und anderen mehr zu scheinen, als sie ist« (K. Jaspers). Dabei kommt ihr lebhafte Phantasie und Begabung zu effektvoller Darstellung zustatten: beeindruckendes Auftreten, demonstratives Leiden und andere Möglichkeiten, um Aufmerksamkeit auf sich zu ziehen. Soweit ist die Bezeichnung »histrionische« Persönlichkeitsstörung begründet (histrion [griech.] = Schauspieler). Ihr betont expressives, sehr emotionales Auftreten und Verhalten ist Ausdruck des drängenden Bedürfnisses, ein intensiveres Erleben wenigstens zu »inszenieren«, wenn es ihr schon innerlich nicht authentisch zugänglich ist. An die Stelle des ursprünglich echten Erlebens mit seinem natürlichen Ausdruck tritt so ein gemachtes, geschauspieltes, erzwungenes Erleben. Mehr als auf die sog. Geltungssucht kommt es auf die Erlebnisstörung an. Das ist mit »hysterisch« gemeint.

Der Terminus »hysterisch« ist seit dem Altertum gebräuchlich, aber sehr unterschiedlich verstanden worden und schließlich alltagssprachlich zum Schimpfwort geworden. Psychiatrisch versteht man unter hysterisch neben charakteristischen Verhaltensmerkmalen auch eine bestimmte Psychodynamik (siehe unten).

Die folgende *Beschreibung* gibt die ausgeprägte hysterische Persönlichkeitsstruktur wieder. Häufiger sind schwächere Merkmale anzutreffen.

Das hysterische Verhalten tritt meist schon in der Kindheit deutlich hervor, vor allem als übersteigerter Geltungsanspruch in der Auseinandersetzung mit Eltern und Geschwistern. Charakteristisch sind unglaubwürdige Berichte von großen Ereignissen und besonderen Missgeschicken, von unglücklichen Liebeserlebnissen, auch Vergewaltigungen und Verführungen. Nicht alles, was berichtet wird, hat sich wirklich ereignet bzw. in der dargestellten Weise ereignet, sondern ist in der Phantasie lebhaft ausgestaltet worden. Was dabei, möglicherweise durch Wiederholungen verstärkt, zum Ausdruck gebracht wird, entspricht mehr einem Wunschbild der eigenen Persönlichkeit.

Für die Entwicklung der hysterischen Fehlhaltung ist nach psychoanalytischer Auffassung die Zeit zwischen dem 4. und 6. Lebensjahr besonders wichtig, wenn das kleinkindliche Denken mit der Realität konfrontiert wird. Durch unangemessene Verwöhnung können die Eltern diesen Anpassungsprozess erschweren, aber ebenso durch oft unausgesprochene Erwartungen, die das Kind überfordern und seine noch unsichere Identität missachten. Oftmals durch vorausgehende massive orale und Selbstwertkonflikte belastet, fühlt sich das Kind dieser Realität nicht gewachsen und verharrt in Wunschdenken und Phantasien. Auffallend ist, wie stark viele hysterische Menschen an ihre Eltern fixiert bleiben, auch in Form einer ödipalen Fixierung. Kranksein bedeutet für viele von früher Kindheit an eine Ausweichmöglichkeit vor der unerbittlichen Realität.

Häufig sind Konflikte in den *mitmenschlichen Beziehungen*. Hysterische können zwar rasch und leicht oberflächliche Kontakte anknüpfen, sie sind hierin sogar besonders anpassungsfähig und gewandt. Zu einer tieferen und tragfähigeren Bindung sind sie wenig fähig. Hiermit kontrastiert ein starkes Kontaktbedürfnis, was zu Konflikten Anlass gibt. Deshalb verlaufen Partnerschaften oft unglücklich.

Die *Symptomatik in Krisensituationen* ist vielgestaltig: Konversionssymptome, depressive Versagenszustände, Suizidversuche und psychosomatische Störungen. Manche Patienten wandern von Arzt zu Arzt. Ein Teil neigt zu artefiziellen Störungen.

Behandlung. Hysterische Menschen kommen häufig in ärztliche Behandlung; viele verstehen es, Ärzte für sich einzunehmen. Sie provozieren aber oft durch geltungssüchtiges Verhalten dann so sehr Ablehnung und Gegenübertragung, dass die tiefere Bedeutung des Verhaltens nicht verstanden wird. Die Behandlung wird erschwert durch die Tendenz dieser Patienten, den ärztlichen Kontakt in ein persönliches Verhältnis umzugestalten. Der Arzt muss bedacht sein, die Regeln der psychotherapeutischen Behandlung einzuhalten: eine nüchterne Atmosphäre in überlegter Ausgewogenheit von Zuwendung und Distanz.

Der *Psychotherapie* sind enge Grenzen gesetzt. Die Persönlichkeitsstruktur ist auch durch eine langfristige psychoanalytische Therapie nur wenig zu beeinflussen. Eine Bearbeitung der aktuellen Lebensschwierigkeiten kann jedoch hilfreich sein.

Narzisstische Persönlichkeitsstörung (ICD-10: F 60.8)

Narzissmus bezeichnete zunächst eine allgemein gebräuchliche psychoanalytische Konzeption, inzwischen wird der Begriff auch in Zusammenhang mit einer speziellen Persönlichkeitsstörung verwendet. Wenn das Kleinkind die liebevolle Zuwendung seiner Eltern wahrzunehmen beginnt, erlebt es sich selbst als liebenswert. Zurückweisungen, Kränkungen und Liebesenttäuschungen können (auch in späteren Lebensphasen) umgekehrt als Erfahrung verinnerlicht werden, keine Zuwendung oder Aufmerksamkeit zu verdienen. Wird das Selbstgefühl so nachhaltig untergraben, kann dies in einen resignativen Rückzug auf sich selbst münden: Wenn andere mich nicht lieben, muss ich mich selbst lieben.

Sich selbst als liebenswert und von anderen geschätzt zu erfahren, ist ein natürliches menschliches Bedürfnis und Narzissmus nicht etwa grundsätzlich pathologisch. Gesunder Narzissmus äußert sich in positiver Einstellung zu sich selbst, einem stabilen Selbstwertgefühl und trägt zur Entwicklung der Selbstsicherheit bei. Stärkere narzisstische Züge zeigen sich in einer übertriebenen Selbstbezogenheit bis hin zu einer vordergründigen Selbstüberschätzung (in der griechischen Sage verliebt sich Narzissus in sein Spiegelbild). Wenn narzisstische Eigenschaften im Persönlichkeitsbild dominieren, spricht man von narzisstischer Persönlichkeitsstörung.

Narzisstische Persönlichkeitsstörung. Charakteristisch ist ein »grandioses Gefühl der eigenen Wichtigkeit«, der eigenen Leistungen und der Überlegenheit, was sich im Verhalten zeigt und auch in Phantasien erlebt wird. Die Patienten meinen, die meisten anderen Menschen weit hinter sich zu lassen und erwarten uneingeschränkte Bewunderung. Sie erwarten mit Nachdruck, bevorzugt behandelt zu werden. Im Verfolgen der eigenen Ziele beachten sie wenig die Belange anderer, sind auch wenig fähig, sich in andere hineinzuversetzen. Oberflächlich betrachtet wirken sie überheblich und arrogant.

Diese Persönlichkeitsstörung wird in der psychiatrischen Literatur zum Teil mit sehr kritischen Formulierungen beschrieben, da man einseitig von den Wirkungen auf die Umwelt ausgeht. Dabei darf das Leiden der Betroffenen nicht gering geschätzt werden, die auf die Bestätigung von außen angewiesen sind, um ihre eigenen inneren Selbstwertzweifel abzuwehren. Gelingt dies nicht mehr (weil z.B. die körperliche Attraktivität mit dem Alter verblasst oder beruflicher Einfluss verloren geht), drohen schwere narzisstische Krisen, vorzugsweise mit depressiver Symptomatik und auch Suizidalität.

Psychodynamik. Die vordergründige Selbstverliebtheit dient der Stabilisierung eines fragilen Selbstwertgefühls. Auch die zwischenmenschlichen Beziehungen, insbesondere die Partnerbeziehungen, haben vor allem diese Funktion. Der narzisstische Mensch »liebt« nur um seiner selbst willen, ist im Grunde liebesunfähig und kann mitunter nur durch Entwertung des anderen bedrohliche Selbstzweifel abwehren. Zur Entwicklung einer narzisstischen Persönlichkeitsstruktur tragen nach psychodynamischem Verständnis vor allem Störungen der frühkindlichen Autonomieentwicklung (während des 2. und 3. Lebensjahres) bei, in deren Rahmen sich das Selbstgefühl stabilisiert.

Behandlung. In akuten narzisstischen Krisen wird vorrangig symptomorientiert behandelt, d.h. supportiv und häufig auch medikamentös antidepressiv. Eine darüber hinaus auf die narzisstische Persönlichkeitsstörung an sich abzielende Behandlung ist vorzugsweise analytisch auszurichten. Wegen der hohen Kränkbarkeit und der beschriebenen kompensatorischen Beziehungsgestaltung von Menschen mit narzisstischer Persönlichkeitsstörung ist der Aufbau eines tragfähigen therapeutischen Bündnisses schwierig. Es ist aber die Voraussetzung dafür, dass solchen Patienten die Erfahrung eigener Unzulänglichkeit erträglich wird.

Abgrenzung. Zwischen »gesundem« und pathologischem Narzissmus sind die Übergänge fließend. Man spricht auch von narzisstischer (Charakter-)Neurose. Narzisstische Züge findet man auch bei anderen Persönlichkeitsstörungen, insbesondere histrionischer, antisozialer und Borderline-Persönlichkeitsstörung.

Anankastische Persönlichkeitsstörungen (ICD-10: F 60.5)

Anankastische (zwanghafte) Persönlichkeiten sind in allen Lebensbereichen übergenau: von der Ordnung im Kleiderschrank und der Akkuratesse der Kleidung über die pedantische Einteilung des Tageslaufes und die sparsame solide Lebensführung bis zu den mitmenschlichen Beziehungen, den ethischen Prinzipien und der religiösen Einstellung. Alles muss in Ordnung sein, Unordnung ist ihnen auch im Kleinsten unerträglich. Sie sind ausgesprochene Gewissensmenschen (starkes Über-Ich); in manchen Berufen sind sie wegen ihrer besonderen Zuverlässigkeit geschätzt; aber sie können Sklaven ihres skrupulösen Gewissens werden. Sie geraten mehr mit sich als mit der Umwelt in Konflikt.

Manche zeigen neben Überordentlichkeit, Sparsamkeit und Eigensinn auch übermäßige Sauberkeit und Empfindlichkeit gegenüber Schmutz.

Diese Persönlichkeitsstörung wird auch als Zwangspersönlichkeit oder anankastische Charakterneurose bezeichnet. Die Nähe zu den Zwangsstörungen ist erkennbar: Wenn anankastische Menschen auch manifeste Zwangssymptome aufweisen, spricht man von Zwangsstörung.

Anankastische Züge müssen nicht Krankheitszeichen sein. Gewohnheiten, festgelegte Tätigkeiten und zeitliche Abläufe entheben den Menschen der Entscheidungen in banalen Dingen des Alltags, machen ihn frei für wesentliche Dinge. Schon das Ritualisieren im kindlichen Spiel dient nach ERIKSON dazu, Strukturen im Verhalten, insbesondere im zwischenmenschlichen Umgang, festzulegen und zu erhalten. Ohne »zwanghaftes« Verhalten wären feste Realitätsbeziehungen kaum denkbar. Je weniger sicher und entscheidungsfähig die Persönlichkeit ist, desto mehr braucht sie gefügte Ordnung. Überbetonte Ordentlichkeit findet man nicht nur bei anankastischen, sondern auch bei zahlreichen anderen Persönlichkeiten, vor allem bei asthenischen und sensitiven Menschen. Sie sind z.T. als Kompensationsvorgänge zu verstehen: Wenn manches im Leben unerreicht oder unbewältigt bleibt und das als Insuffizienz erlebt wird, so kann der eingeräumte Lebensbereich insbesondere dann positiv gewertet werden, wenn er »in Ordnung« gehalten wird.

Die **Behandlung** ist durch den Perfektionismus und die Rigidität dieser Patienten erschwert. Sie richtet sich im Einzelnen nach bestehenden Zwangssymptomen oder anderen Störungen.

Sensitive/ängstliche/vermeidende Persönlichkeitsstörung (ICD-10: F 60.6)

Wiederholte Umbenennungen weisen darauf hin, dass es sich um eine komplexe Persönlichkeitsstörung handelt. Zuerst nannte man sie *selbstunsichere* Persönlichkeitsstörung (Psychopathie), was rein deskriptiv gemeint war und nur eine Eigenschaft anzeigt. Die reaktionstypologische, biographische und psychodynamische Befunde umfassende Konzeption einer sensitiven Persönlichkeit hat sich wenig durchgesetzt. Eine Zeitlang war von *hypersensitiver* Persönlichkeit die Rede, dann von *vermeidender* Persönlichkeitsstörung (DSM), womit *eine* Reaktionsweise benannt war, schließlich von ängstlicher Persönlichkeitsstörung (ICD), was allerdings eine zu unspezifische Bezeichnung ist, die auf andere Persönlichkeitsstörungen mehr zutrifft als auf diese.

> Selbstunsicherheit ist ubiquitär und, in Maßen, keineswegs als negativ oder krank zu bewerten. Stark ausgeprägt und im Zusammenhang der sensitiven Struktur führt Selbstunsicherheit zu qualvollen Konflikten. Diese Menschen sind überaus empfindsam und leicht zu beeindrucken. Sie können sich schlecht durchsetzen und sind empfindlich und verletzbar, Ärger und Kummer »schlucken sie herunter«, tragen jedoch lange und schwer daran. Belastende Erlebnisse können nicht verdrängt werden; sie sind im Bewusstsein präsent und stark affektbesetzt. Sensitive neigen zur Affektstauung und *Retention:* Die Leitfähigkeit und vor allem die Möglichkeit zur Affektverarbeitung und Affektäußerung sind mangelhaft. Das gilt besonders für aggressive Regungen (Aggressionshemmung). Erst wenn es zu einer erheblichen Affektstauung gekommen ist, treten gelegentlich heftige explosive Ausbrüche auf. Die sensitive Persönlichkeit ist nach KRETSCHMER gekennzeichnet durch eine asthenische Struktur mit einem starken sthenischen »Stachel«.

Entstehungsbedingungen und Lebenslauf. Auffallend oft war in der Kindheit der Vater nicht präsent oder aber schwach. Damit entging dem Kind die Identifikationsfigur und die Auseinandersetzung mit ihr. Hiermit kann in Zusammenhang gebracht werden, dass Sensitive regelmäßig ein strenges Ich-Ideal aufweisen, zu dem das Sein und Können in Konflikt geraten. Die alleinstehenden Mütter neigen dazu, den Vater in realitätsfremder Weise zu idealisieren, in der Erziehung versuchen sie, ihn zu ersetzen und eine kaum auszufüllende Doppelfunktion einzunehmen. Das Kind kann zum Gatten-Substitut werden, zumindest versucht die Mutter (aus oft uneingestandener Trennungsangst heraus) das Kind an sich zu binden; sie behütet es und nimmt ihm möglichst viel ab. Zugleich entwickelt die Mutter ein Idealbild des Sohnes, erwartet sehr viel von ihm an Gewissenhaftigkeit, Strebsamkeit und Erfolg.

So werden diese Persönlichkeiten einerseits beeindruckbar, weich und verletzbar, andererseits ehrgeizig und betont ordentlich. Ihre besondere Abhängigkeit von der Einschätzung durch die Umwelt kann aus dieser Entwicklung abgeleitet werden. »Die Überempfindlichkeit für Anerkennung und Abweisung hängt mit einer starken Über-Ich-Funktion zusammen und mit einem strengen Ich-Ideal, entstanden durch die Haltung einer sehr liebevollen Mutter, die jedoch den triebmäßigen Äußerungen ihres Kindes abweisend gegenüberstand« (KUIPER).

Selbstunsicherheit bedeutet letztlich: Das Selbstgefühl kann nicht von innen heraus abgestützt werden und ist umso mehr auf Bestätigung von außen angewiesen, auf ausdrückliche Anerkennung und unbedingtes Akzeptiertwerden. Es überwiegt das *passive* Liebesbedürfnis. Da Sensitive persönlich unsichere Beziehungen angstvoll vermeiden, kommen sie schwer in Kontakt, können aber stabile Beziehungen aufbauen. In der Ausbildung und im Beruf kommt es vielfach zu Konflikten zwischen Können und Streben und zu Selbstwertkrisen, wenn Erfolg und insbesondere die ausdrückliche Anerkennung ausbleiben.

Therapie. Sensitive kommen relativ selten zur Behandlung. Die klinische Symptomatik besteht bevorzugt in depressiven Selbstwertkrisen und noch häufiger in hypochondrischer Fehlhaltung. Die Psychotherapie hat das Ziel, die aktuelle Konfliktsituation zu bearbeiten und darüber hinaus dem Patienten zu einem besseren Verständnis seiner Struktur und seines Abwehrverhaltens zu verhelfen, sowie ihn (im kognitiv-therapeutischen Sinne) die positiven Seiten seiner Struktur erkennen zu lassen: Feinfühligkeit, Bescheidenheit, Rücksichtnahme, Gerechtigkeitssinn und Einfühlungsvermögen. Zudem kann im Selbstsicherheitstraining oder Rollenspiel ein adäquater Umgang mit Kritik von außen und mit eigenen aggressiven Regungen geübt werden. Die Prognose ist meist günstig.

Passiv-aggressive Persönlichkeitsstörung. Diese Menschen bringen ihre Aggressivität nicht offen, sondern latent und dabei bevorzugt durch passives Verhalten zum Ausdruck: Durch Vergesslichkeit, Unpünktlichkeit und Verzögern widersetzen sie sich den Anforderungen, die in persönlichen, beruflichen und sozialen Lebensbereichen an sie herangetragen werden. Die Folge ist eine ineffiziente Lebensführung, zumal dieses Verhalten habituell wird, es dehnt sich schließlich auch auf Situationen aus, die durchaus eine positivere Einstellung und Aktivität ermöglichen würden. Abgesehen von den ausgeprägten Formen findet man diese Verhaltensweisen in abgeschwächter Form vielfach im Arbeitsleben.

Zur psychodynamischen Erklärung dieser Persönlichkeitsentwicklung wird ein Elternverhalten angeführt, das kindliche Äußerungen von Eigenständigkeit und Durchsetzungsstreben zu bestrafen geneigt ist. Dabei werden Abhängigkeitsbedürfnisse des Kindes gefördert, allerdings mit ambivalenter Tönung. Im Laufe des Lebens erweist sich auch diese Persönlichkeitsstörung bemerkenswert konstant. Die Psychotherapie ist ähnlich wie bei sensitiver Persönlichkeitsstörung zu handhaben.

Abhängige/asthenische Persönlichkeitsstörung (ICD-10: F 60.7)

Asthenische Persönlichkeiten leiden unter Mangel an Spannkraft, geringer Ausdauer, vorherrschendem Gefühl der Schwäche (seelisch und körperlich empfunden), rascher Ermüdbarkeit und besonderer Erschöpfbarkeit, ohne dass hierfür körperliche Ursachen nachzuweisen sind. Die seelische Schwäche dieser Menschen äußert sich auch darin, dass sie sich schwer durchsetzen können, Angst vor Verantwortung haben, sich lieber anderen unterordnen, ihre Ansprüche schwer geltend machen können, Verlassenwerden befürchten, sich hilflos und abhängig von anderen fühlen – daher die Bezeichnung *abhängige* (dependente) Persönlichkeitsstörung (womit nicht Sucht gemeint ist).

Die **Entstehungsbedingungen** sind noch wenig geklärt. In den Anamnesen fällt auf, dass später Asthenische als Kinder durch ein bestimmtes fürsorgendes Verhalten der Eltern zugleich entlastet und entmutigt wurden. Die Fähigkeiten zur Auseinandersetzung mit der Umwelt wurden nicht gefördert. Die »gelernte Hilflosigkeit« (SELIGMAN), mit der die Entstehung reaktiver Depressionen verhaltenspsychologisch zu erklären versucht wurde, trifft am ehesten auf diese asthenischen Menschen zu, die vielfach zu depressiven Reaktionen neigen.

Psychodynamisch wurde zunächst eine durch oral-neurotische Fixierung gestörte Entwicklung diskutiert, heute mehr die Entwicklung eines »falschen Selbst«, womit Mangel an Selbständigkeit, Sicherheit und Identität gemeint ist.

In Krisen kommt es hauptsächlich zu depressiven und Somatisierungsstörungen, bis zum Grade schwerer Erschöpfung. Manche sind alkoholgefährdet. Im Laufe des Lebens werden Krisen seltener, was auf Anpassung der eigenen Kräfte an die Anforderungen der Umwelt zurückzuführen ist. Beim Arzt, in der Praxis wie in der Klinik, sind asthenische Menschen häufig.

Therapie. Asthenische sind in besonderer Weise auf regelmäßige Erholung (Urlaub, Kur) angewiesen. Abgesehen von allgemeiner Roborierung, Schonung und Erholung kommt es in kritischen Situationen darauf an, dass der Patient sein Leistungsvermögen abzuschätzen und sich von Überforderungen freizuhalten lernt. *Psychotherapeutisch* kann die »gelernte Hilflosigkeit« mit kognitiver Verhaltenstherapie angegangen werden. Die konfliktzentrierte Behandlung zielt auf den Grundkonflikt von Autonomiebedürfnis und Abhängigkeitswunsch ab.

Depressive Persönlichkeitsstörung (ICD-10: F 34.1)

Diese zuvor geläufige Persönlichkeitsdiagnose wurde in die Klassifikationen nicht aufgenommen. Die Gründe hierfür wurden im Zusammenhang der neurotischen Depression (Dysthmie) erklärt, mit der die depressive Persönlichkeitsstörung (oder depressive Charakterneurose) weitgehend identisch ist. Persönlichkeitsmerkmale, Entstehungsbedingungen und Behandlung wurden dort beschrieben.

10.3 Dissoziale/antisoziale Persönlichkeitsstörung (ICD-10: F 60.2)

Das Hauptmerkmal ist dissoziales Verhalten. Diese Persönlichkeitsstörung (auch Soziopathie genannt) ist demnach nicht nur psychologisch, sondern auch kriminologisch definiert. Daher gelingt kaum eine wertungsfreie Beschreibung. Die *Prävalenz* wird auf 3% für Männer, 1% für Frauen geschätzt.

10.3 · Dissoziale/antisoziale Persönlichkeitsstörung (ICD-10: F 60.2)

Beschreibung. Sie empfinden wenig Gefühle für andere und wenig Verantwortungsgefühl, sie halten sich wenig an soziale und juristische Regeln. Dabei sind sie empfindlich gegenüber Vorwürfen (geringe Frustrationstoleranz) und reagieren rasch aggressiv, auch gewalttätig. Sie finden für sich Entschuldigungen und beschuldigen stattdessen andere. Mit einer gewissen sozialen Beobachtungsfähigkeit wissen sie Schwächen anderer und den eigenen Nutzen zu erkennen.

Charakteristisch ist die mangelnde Fähigkeit, aus Erfahrungen zu lernen, insbesondere unangenehme Folgen des eigenen Verhaltens abzuschätzen und so Risiken zu vermeiden. Sie scheinen auch weniger unter nachteiligen Konsequenzen ihres Verhaltens zu leiden. (Daher wirken Strafen kaum abschreckend.) Sie zeigen wenig Angst in kritischen Situationen.

Ätiopathogenese. *Genetisch* ergaben Zwillingsuntersuchungen eine ca. 4mal größere Konkordanz eineiiger gegenüber zweieiigen Zwillingen. Auch Adoptionsstudien sprechen für einen genetischen Faktor. – *Psychophysiologisch* wurde ein herabgesetztes Erregungsniveau mit niedrigen EEG-Frequenzen festgestellt und mit der geringen Angstbereitschaft in Beziehung gesetzt. Die Bedeutung der Chromosomen-Aberration XYY wurde eine Zeitlang überschätzt.

Entwicklungspsychologisch wirken stark zerrüttete Familienverhältnisse in die Dissozialität hinein: früher Elternverlust, mangelhafte Fürsorge und Zuwendung durch die Mutter, antisoziale Väter, inkonsequentes, angsterregendes Erziehungsverhalten. Verstärktes Bedürfnis des Kindes, durch ungewöhnliches Verhalten Aufmerksamkeit zu erregen bei gleichzeitiger Hoffnungslosigkeit. – Vermutlich stehen manche dissoziale Entwicklungen in Zusammenhang mit frühkindlichen Entbehrungen, psychischen Beschädigungen und Verlusterlebnissen, die nicht immer aus der erhobenen objektiven Anamnese ableitbar sind, sondern sich verdeckt innerhalb scheinbar intakter familiärer Verhältnisse ereignen (familiärer Hospitalismus) oder das Resultat eines unheilvollen Zusammenwirkens von psychischen Eigenschaften der Bezugspersonen und des zu versorgenden Kindes sind.

Psychodynamisch kommen neben schwachen auch destruktiv gesteigerte Über-Ich-Funktionen vor, zugleich eine narzisstische oder eine Borderline-Persönlichkeitsorganisation.

Verlauf. Schon in der *Kindheit* sind Weglaufen und Diebstähle häufig. Aber auch Schuleschwänzen erwies sich als verlässlicher Prädiktor späteren soziopathischen Verhaltens, das regelmäßig im Alter von weniger als 15 Jahren offenkundig wird, vor allem in Form von Delinquenz und auch Alkoholmissbrauch bzw. Drogenkonsum. Dissoziales Verhalten, das erstmals im Rahmen einer Jugendkrise in Erscheinung tritt, hat eine bessere Prognose als solches, das schon im Kindesalter beginnt. Der Kulminationspunkt dissozialen Verhaltens liegt im späteren Jugend- bzw. frühen Erwachsenenalter. Im mittleren Lebensalter ist nur noch ungefähr jeder Dritte dieser Menschen durch antisoziales Verhalten auffällig, nach dem 65. Lebensjahr kaum einer mehr.

Therapie. Die Behandlung, die nach Straftaten in forensisch-psychiatrischen Krankenhäusern oder in sozialtherapeutischen Anstalten erfolgt, gehört zu den schwierigsten der Psychiatrie. Entscheidend sind langfristige Therapiepläne und abgestufte Rehabilitationsmaßnahmen. Das Ziel der Psycho-Soziotherapie liegt bei diesen Patienten mehr in der sozialen Anpassung als in einer intrapsychischen Umstrukturierung. Dabei kann über die Änderung des Verhaltens zu anderen Menschen auch eine Verbesserung des Umgangs mit sich selbst und insofern eine positive Persönlichkeitsentwicklung eintreten. Die heilpädagogische Behandlung von Kindern mit soziopathischem Verhalten und Delinquenz ist durchaus lohnend.

10.4 Rechtsfragen bei neurotischen und Persönlichkeitsstörungen

397   *Rente wegen teilweiser* oder *voller Erwerbsminderung* ist bei neurotischen und Persönlichkeitsstörungen nur in seltenen Fällen berechtigt. Voraussetzungen hierfür sind eine schwere neurotische Symptomatik bzw. ein anhaltendes berufliches Versagen. Tendenziöse Verhaltensweisen müssen ausgeschlossen werden. Es ist nachzuweisen, dass der Kranke seine Fehlhaltung »nicht aus eigener Kraft überwinden kann«. Die therapeutischen Möglichkeiten müssen ausgeschöpft sein.

Unfallreaktionen. Nach Unfällen können psychoreaktive Störungen auftreten, auch wenn es nicht zu schweren körperlichen Verletzungen kam und das Unfall*erleben* (Schreck, Angst) nicht besonders gravierend erschien. Die Betroffenen klagen insbesondere über depressive Verstimmung und Schlafstörung, auch über hypochondrische und andere Ängste. Intensität und Zeitdauer dieser Beschwerden scheinen in keinem Verhältnis zum Unfallgeschehen zu stehen. Wenn dann ein Rechtsanspruch auf Entschädigung der Unfallfolgen besteht, kommt allzu leicht der Verdacht auf Simulation, Rentenbegehren oder (wie man früher fälschlich sagte) Rentenneurose auf.

Was aber in dem Betroffenen ablief, ist im eingehenden, psychodynamisch orientierten ärztlichen Gespräch zu eruieren. Viele dieser Kranken waren bisher besonders aktiv und erfolgreich, manche überengagiert im Berufs- und Privatleben, was als Überkompensation früherer Enttäuschungen, Entmutigungen und Beschämungen zu erkennen ist. So vermitteln diese Menschen vor sich und vor anderen ein Bild von Stärke, die bei ihrer zumeist sensitiven Persönlichkeitsstruktur nicht ausreichend von innen abgestützt ist. Wenn ein Unfall in dieses Gefüge einbricht und die Leistungsfähigkeit beeinträchtigt, entfällt die geschilderte Abwehr eigener Unsicherheit und es kommt zur Dekompensation in Form einer anhaltenden reaktiven Depression. Da diese psychischen Vorgänge weitgehend unbewusst ablaufen, sieht der Betroffene oft im Unfall die einzige Ursache. In diesen Fällen ist eine psychodynamisch ausgerichtete Psychotherapie indiziert.

Wenn für die Folgen eines Unfalles Entschädigungspflicht besteht, erstreckt sich diese auch auf psychoreaktive Störungen und deren Behandlung. Bei den beschriebenen anhaltenden Depressionszuständen nach Unfall kommt es – rechtlich gesehen – darauf an, dass diese Reaktion nicht ohne den Unfall eingetreten wäre.

Fahreignung. Bei neurotischen und Persönlichkeitsstörungen kann, insbesondere nach einem verschuldeten Verkehrsunfall, die Frage nach der *Fahreignung* gestellt werden. Häufig handelt es sich um junge Menschen in protrahierten Adoleszentenkrisen, bei einem Teil auch um Alkoholeinfluss. Wenn die psychiatrisch-psychologische Untersuchung (einschließlich Testverfahren) ergibt, dass die Fahreignung infolge emotionaler Störungen wesentlich beeinträchtigt ist und wenn die Fahrerlaubnis nicht oder nur mit Einschränkung gewährt werden kann, soll die Möglichkeit einer erneuten Untersuchung nach einiger Zeit eingeräumt werden.

400   *Geschäftsunfähigkeit* liegt bei neurotischen und Persönlichkeitsstörungen nicht vor, außer, wenn zugleich eine erhebliche geistige Behinderung besteht.

Eine *Ehescheidung* richtet sich nach dem allgemeingültigen Zerrüttungsprinzip (§ 1565 BGB).

400   *Schuldfähigkeit:* § 20 bzw. § 21 StGB führen, abgesehen von krankhafter seelischer Störung, tiefgreifender Bewusstseinsstörung und Schwachsinn, auch »schwere andere seelische Abartigkeiten« als schuldausschließende bzw. strafmildernde Gründe an. Mit dieser aus heutiger Sicht pejorativen Bezeichnung sind u.a. neurotische und Persönlichkeitsstörungen gemeint, bei denen von einem gewissen Schweregrad an eine Beeinträchtigung der Schuldfähigkeit (Minderung, aber sehr selten Aufhebung) vorliegen

kann. Das ist im Einzelfall zu prüfen, wobei entwicklungspsychologische und tiefenpsychologische Erkenntnisse einzubeziehen sind.

Hierzu sind auch die »schweren frühkindlichen Fehlentwicklungen« zu rechnen, bei denen es gerade im Jugendalter nicht selten zu kriminellen Handlungen kommt. Allerdings sind Strafen hier kaum hilfreich. Die Bejahung der Voraussetzungen des § 21 StGB kann aber Maßnahmen nach § 10 JGG (heilerzieherische Behandlung) begründen.

Affektive Ausnahmezustände, Affektdelikte. Im Zusammenhang akuter Belastungsreaktionen kann es zu hochgradiger affektiver Erregung und u.U. zu impulsiven Handlungen, auch zu Gewalttaten kommen. Betroffene sind Menschen mit neurotischer oder Persönlichkeitsstörung, aber auch seelisch gesunde Menschen.

Nach solchen Taten entsteht die Frage nach der eingeschränkten oder aufgehobenen Schuldfähigkeit wegen »tiefgreifender Bewusstseinsstörung«. Dieser Terminus ist ein Rechtsbegriff (nicht eine psychiatrische Diagnose) und meint nicht eine Bewusstseinssenkung oder Bewusstseinstrübung im Sinne einer organisch-psychischen Störung, sondern eine andere Art von Bewusstseinsveränderung: Zustände extremer affektiver Erregung können mit Beeinträchtigungen von Aufmerksamkeit und Wahrnehmung (auch der eigenen Emotionen und des eigenen Verhaltens) einhergehen, weiterhin mit Beeinträchtigungen des Reflexionsvermögens und der Steuerung des Handelns.

Die forensisch-psychiatrische Beurteilung solcher Gewalttaten (oft handelt es sich um die Tötung des Intimpartners) ist ausgesprochen schwierig, zumal es keine »harten Kriterien« für die schwere affektive Erschütterung und damit für eine »tiefgreifende Bewusstseinsstörung« gibt. Merkmale und Hinweise sind: vorher eine konflikthafte Täter-Opfer-Beziehung, ansteigende affektive Spannung, aktuell eine tiefgreifende Kränkung (narzisstische Krise) und darauf schwerste affektive Erregung führen zur Tatbereitschaft. Verstärkend können Erschöpfung, Ermüdung und Alkoholeinfluss zur Tatzeit wirken. Die Tat erfolgt ungeplant und explosiv, sie erscheint nicht verhältnismäßig zu der aktuellen Veranlassung. Während der Tat sind Wahrnehmung und andere psychische Funktionen eingeengt (s. oben). Nachher kann die Erinnerung an das Geschehen gestört sein (jedoch ist eine Amnesie nicht obligatorisch).

In solchen Fällen liegen im Allgemeinen die Voraussetzungen für die Annahme einer verminderten Schuldfähigkeit vor; auf Schuldunfähigkeit wird hingegen selten erkannt (im Einzelnen siehe forensisch-psychiatrische Literatur).

Kleptomanie (ICD-10: F63.2). Bei pathologischem Stehlen besteht ein starker, krankhaft motivierter Drang Gegenstände zu entwenden, die aber dann meist keine Verwendung finden und gehortet oder wieder weggeworfen werden. Kleptomanes Verhalten (meist als Ladendiebstahl) ist nicht durch die vordergründige Brauchbarkeit des Diebesgutes motiviert, sondern durch seine symbolische Bedeutung im Rahmen unbewusster Konfliktspannungen. Gelegentlich werden fetischistische Objekte gestohlen, aber es gibt auch andere als sexuelle Motive krankhaften Stehlens, u.a. orale Impulse und neurotisches Besitzstreben, z.B. bei Anorexiekranken. Die Diebstahlhandlung kann von solchen Patienten als spannungslösend empfunden werden, aber auch als beschämender Impulsdurchbruch. Kleptomanie ist bei Frauen häufiger, insgesamt aber ist die beschriebene psychische Störung selten. Die weitaus meisten Diebstähle werden von psychisch Gesunden begangen. Ob bei kleptomanem Verhalten eine Minderung oder Aufhebung der Schuldfähigkeit vorliegt, ist im Einzelfall zu prüfen und gegebenenfalls konkret zu belegen.

11 Suizidalität

Epidemiologie. Im Jahr 2000 sind nach WHO-Angaben weltweit mehr als 800 000 Menschen durch Suizid verstorben; das sind fast ebenso viele, wie im selben Jahr Opfer von Kriegshandlungen *und* Tötungsdelikten wurden. In der Bundesrepublik nahmen sich im selben Jahr mehr als 11 000 Menschen das Leben, das sind rund 45% mehr, als im Straßenverkehr starben. Bezogen auf die Bevölkerungszahl suizidieren sich in Deutschland jährlich 10 von 100 000 Einwohnern, dabei ist die Suizidziffer der Männer mehr als doppelt so hoch wie die der Frauen.

Suizidversuche sind weit häufiger als Suizide, geschätzt 10- bis 100mal häufiger. Genaue Zahlen liegen nicht vor, da viele Suizidversuche nicht erfasst werden. – Dem Lebensalter nach liegt ein Gipfel von Suizidversuchen in der Reifezeit. Mit ansteigendem Lebensalter nehmen Suizide zu. Suizidimpulse sind noch weit häufiger, unter Adoleszenten bei ca. 30%. – Bei psychisch Kranken sind Suizidhandlungen erwartungsgemäß häufiger als bei Gesunden.

Motivation. Suizidal wird ein Mensch, wenn er einer ihm unerträglichen oder unlösbar erscheinenden Situation nur dadurch glaubt entrinnen zu können, dass er sich dem Leben entzieht. Beweggründe sind Enttäuschung, vor allem in den zwischenmenschlichen Beziehungen, und Angst, insbesondere vor einer Gefahr, vor einem Leiden, vor dem Tode, vor der Entdeckung einer Schuld, vor dem Ausbruch einer seelischen Krankheit. Gemeinsam ist allen Suizidsituationen die Hoffnungslosigkeit.

Oft handelt es sich um Kurzschlussreaktionen, bei denen die Möglichkeiten späterer Bewältigung oder Anpassung nicht bedacht werden können. Länger andauernde Suizidabsicht korreliert mit sorgfältiger Vorbereitung und radikaler Durchführung (zuweilen mit mehreren Methoden zugleich). Häufiger aber wird ein Suizidversuch ohne genauen Plan durchgeführt, so dass in vielen Fällen die Rettung möglich oder sogar wahrscheinlich ist. Nicht wenige suchen sofort nach dem Suizidversuch Hilfe, insbesondere nach der Selbstvergiftung mit Schlaftabletten.

Kindersuizide kommen in der allgemeinen Suizidstatistik überhaupt nicht vor. Sie ereignen sich in seltenen Einzelfällen etwa vom 7. Lebensjahr an, wirken in ihrer Auslösung oft inadäquat und sind gelegentlich nicht von Unglücksfällen abgrenzbar. Die nicht ganz so selten geäußerten *Suiziddrohungen von Kindern* zeigen an, dass sich das Kind extrem unglücklich fühlt und verraten nicht selten eine psychische Notlage der Mutter, die ihrerseits depressiv ist.

Im *Jugendalter* erreicht die Rate erfolgreicher Suizide rasch die Höhe des Erwachsenenalters. Um ein Mehrfaches häufiger sind freilich Suizidversuche, bei Mädchen noch 3–7mal häufiger als bei Jungen. Sie ergeben sich weniger aus schweren depressiven Entwicklungen als aus Verzweiflung über die aktuelle Situation. Sie sind oft als Hilferufe zu verstehen. Dass Jugendliche sich vom Thema Suizid so angesprochen fühlen, erklärt sich aus Schwierigkeiten bei der Identitätsbildung, der allgemeinen Lockerung der Sinnbezüge bei der Loslösung aus den oft konfliktreichen Elternhäusern, der hohen Risikobereitschaft der Jugend, sowie dem Mangel an Lebenserfahrung und sozialer Verankerung. Durch den Suizid eines Jugendlichen können im Freundeskreis Nachfolgehandlungen ausgelöst werden.

Autoaggressivität bestimmt weitgehend das Suizidverhalten, insbesondere wenn Selbstzweifel und Schulderleben hinter Verzweiflung und Hoffnungslosigkeit stehen. Der

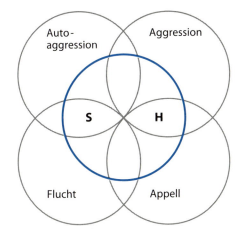

Abb. 6. Motivstruktur der Suizidhandlungen (nach Henseler)

Suizid erscheint dann als Flucht aus einer unerträglichen Realität und als Ausweichen vor einer aussichtslosen Zukunft. Narzisstisch strukturierte Menschen sind in Versagungssituationen besonders suizidgefährdet. Geht man den Motiven weiter nach, erkennt man auch Aggressivität gegenüber Beziehungspersonen.

Mit einem Suizidversuch können Hilferuf und Appell an die Umwelt verbunden sein und auch das Motiv, etwas zu erreichen und durchzusetzen, andere zu beschämen und sich an ihnen zu rächen, sie zu erschrecken oder zu ängstigen. Es gibt also verschiedene Motive, die sich überschneiden (Abb. 6). Suizidalität kann zugleich selbstzerstörerisch *und* tendenziös sein, sich gegen die eigene Person *und* gegen andere richten, appellativ wirken *und* doch sehr ernst sein. Von Suizidalität kann sog. Parasuizidalität (die nicht unbedingt auf die Selbsttötung angelegt ist) kaum verlässlich unterschieden werden.

Weiterhin ist zu beachten, dass der Suizidale, der zu Schlafmitteln greift, keineswegs immer konsequent auf die Beendigung des Lebens abzielt. Viele haben zunächst nur den Wunsch, Ruhe zu haben, nicht denken, nicht leiden müssen. Schlaf und Tod sind im Erleben des Suizidalen nicht grundlegend verschieden: Schlaf ist Tod auf Zeit. Die Zielsetzung bleibt vielfach offen, wodurch der Suizidversuch »den Charakter einer Herausforderung des Schicksals« annimmt. Im Falle des Überlebens kann dann dieser Ausgang wie eine Art »Gottesurteil« angesehen werden. Zahlreiche Suizidversuche geschehen unter dem Einfluss von Alkohol, der die letzte Hemmung und Angst beseitigt. Zuweilen will sich der Suizidale bewusst »Mut antrinken«.

Suizidhandlungen lassen also neben lebenszerstörenden auch lebenserhaltende Tendenzen (für das Leben an sich, wenn auch nicht für dieses Leben) erkennen. Aus dieser Sicht zeichnen sich Typen des Parasuizids und Suizids ab: appellatives Verhalten, das demonstrativ wirkt; ambivalente Einstellung, die den Ausgang offen lässt; verzweifelte Suizidalität, die nicht kompromisslos sein muss und dranghaftes Suizidverhalten, das bedingungslos den Tod sucht.

Bilanzsuizid ist ein umstrittener Begriff. Zweifellos kann eine wirklich oder vermeintlich negative Lebensbilanz zum Suizid führen. Fraglich ist aber, ob hier rationale Überlegung und freier Wille das Handeln bestimmen. Hinter dem Bilanzieren können unausgesprochene und auch uneingestandene andere Motive stehen. Wenn ein Mensch in seiner Welt nicht mehr leben zu können meint, muss die Umwelt seine Suizidhandlung jedenfalls als Signal und Herausforderung verstehen. Suizid ist »die Abwesenheit des Anderen« (Paul Valery).

Aus diesen und anderen Gründen ist es problematisch, wenn manche Vereinigungen vorgeblich humanes Sterben propagieren und ihren Mitgliedern ein Formular »Freitoderklärung« beigeben, um Reanimierungsversuche zu unterbinden. Dabei wird nicht berücksichtigt, dass die weitaus meisten Menschen, die einen durchaus ernstgemeinten Suizidversuch überleben, auch noch nach Jahren und Jahrzehnten leben.

Verhalten, das nicht die Selbsttötung bewusst intendiert, oft aber zum vorzeitigen Tod führt, wird auch als *chronischer Suizid* oder *Suizid in Etappen* bezeichnet: durch anhaltende Selbstschädigung, z.B. bei Alkoholismus und Drogenabhängigkeit, Fettsucht und Anorexia nervosa, aber auch durch extremes Risikoverhalten (z.B. im Straßenverkehr, halb absichtliche Unfälle). Im Erleben der Betroffenen und der Psychodynamik bestehen aber erhebliche Unterschiede zum Suizid im eigentlichen Sinn.

Beim *erweiterten Suizid* tötet ein zum Suizid Entschlossener außer sich selbst noch weitere Personen. Einem Kranken, insbesondere einem Patienten mit melancholischer Depression, kann die Zukunft so aussichtslos erscheinen, dass er dem ihm nahestehenden Menschen Leid, Not und Schande ersparen will (Mitnahmetendenz). Oder er meint, nur mit dem Angehörigen zusammen in den Tod gehen zu können, da ihn sonst Rücksicht und Bindung an ihn vom Suizid abhalten würden. *Gemeinsamer Suizid* geht auf die Verabredung von zwei oder mehr Menschen zurück. Bei Jugendlichen kann auch der Suizid eines idealisierten Vorbilds zu suizidalen Nachfolgehandlungen Anlass geben (»Werther-Effekt«).

> **Die Beurteilung der Suizidgefahr** gehört zu den schwersten und verantwortungsvollsten Aufgaben des Arztes. Für eine erhöhte Suizidgefahr sprechen: akute Angst, lang anhaltende und schwere Depressivität, Schulderleben und Selbstbezichtigungen, bittere Äußerungen über die Aussichtslosigkeit des Lebens und auch starke latente Aggressivität, die ihr Ziel nicht erreicht, weiterhin frühere Suizidversuche des Patienten sowie näherer Angehöriger.
>
> Manche Suizidhandlungen kündigen sich in konkreten Vorbereitungen oder Äußerungen des Patienten an. Andere Kranke sprechen scheinbar leichthin über den Sinn des Lebens oder die Sinnlosigkeit des Suizids und täuschen so über ihre wahren Absichten hinweg. Wenn einmal der Entschluss zum Suizid gefasst ist, wirken manche Patienten fast entspannt, denn nach langem und quälendem Schwanken kann dem Patienten der Entschluss wie eine Befreiung und der Suizid wie eine Erlösung erscheinen.

In jedem Fall soll man ein offenes Gespräch mit dem Patienten suchen und immer wieder auf dieses kritische Thema zurückkommen. Die Sorge, den Patienten damit überhaupt erst auf den Suizid als vermeintlichen Ausweg aufmerksam zu machen, ist unbegründet. Wenn der Kranke die Frage nach Suizidabsichten verneint, der Arzt jedoch hiervon nicht überzeugt ist, so kann bisweilen die einfühlsam formulierte Frage weiteren Aufschluss bringen, *warum* der Patient keine Suizidabsichten (mehr) habe. Gegen akute Suizidalität spricht eine konkrete Antwort, z.B. er werde es wegen seiner Frau, seiner Kinder oder seiner Mutter nicht tun. Hingegen muss die Beteuerung des Patienten, vor einer Suizidhandlung habe er viel zu viel Angst oder es fehle ihm die Möglichkeit dazu, als deutlicher Ausdruck suizidaler Gefährdung verstanden werden. Das eingehende Gespräch mit dem Patienten ist notwendig; hingegen haben Suizidalitätsfragebögen kaum einen diagnostischen Wert.

Therapie. Nach einem Suizidversuch reicht die Behandlung der unmittelbaren Folgen (Detoxikation, chirurgische Versorgung) nicht aus. In jedem Fall ist ein Psychiater hinzuzuziehen, damit die eigentliche Behandlung der Suizidalität bzw. der zugrunde liegenden psychischen Krankheit eingeleitet wird. Die Behandlung kann ambulant erfolgen, wenn der Patient konkrete Behandlungsabsprachen zuverlässig einhalten kann und seine mitmenschlichen Bindungen hinreichend tragfähig sind. Der Aufbau einer verlässlichen therapeutischen Beziehung ist entscheidend. Bei Fortbestehen der Suizidalität wird die stationäre psychiatrische Behandlung notwendig (keineswegs immer in einer geschlossenen Abteilung), um den Patienten zu entlasten und auch um eine vorübergehend hilfreiche Regression zu ermöglichen.

Eine vorbestehende psychische Krankheit, z.B. eine affektive oder schizophrene Psychose oder Abhängigkeit, ist vorrangig zu beachten und ggf. auch medikamentös zu behandeln. Allgemein ist bei gefährlicher Suizidalität ein Benzodiazepin indiziert, das den Patienten entspannt und entlastet. Aber nicht jeder suizidale Patient braucht ein Psychopharmakon.

Psychotherapie ist in jedem Fall notwendig, oft auch auf längere Sicht i.S. der sekundären Prävention. Sie muss dem Patienten in der postsuizidalen Situation bereits nachdrücklich nahe gebracht werden, denn in dieser Situation ist er relativ besser psychotherapeutisch erreichbar als sonst. Mit den Angehörigen ist der Kontakt zu suchen, auch ihrer selbst willen; manche sind selbst behandlungsbedürftig.

Prävention. Konfliktsituation und Kurzschlusshandlungen sind so häufig und meist so schwer vorauszusehen, dass eine *Primärprävention* fast unmöglich erscheint. Dennoch gibt es Möglichkeiten; z.B. kann bei psychisch Kranken mit Suizidalität gerechnet werden, wenn sich die den Patienten belastenden Symptome zuspitzen. Das gilt auch für andere gefährdete Personenkreise, insbesondere für unheilbar körperlich Kranke. Statistisch gesehen gelten als gefährdet: alleinstehende Menschen, Menschen in Scheidungssituationen und in sozialer Notlage, Entwurzelte und Flüchtlinge, rassisch, religiös oder politisch Verfolgte. Das sogenannte präsuizidale Syndrom besteht in Einengung des Erlebens, Aggressionshemmung und Autoaggressivität, Nachlassen der seelischen Kräfte sowie Todesphantasien.

Der *Sekundärprävention* dient vor allem die konsequente Fortführung der genannten Therapie, um Rückfälle in die Suizidalität zu vermeiden. *Tertiärprävention* zielt langfristig darauf ab, ungünstigen psychischen Entwicklungen und damit erneuten Suizidversuchen vorzubeugen, denn bei diesen Patienten ist das Risiko zukünftiger Suizidversuche gegenüber der Allgemeinbevölkerung deutlich erhöht; gleichwohl kommt es nach einem Suizidversuch nur relativ selten zu einem vollendeten Suizid. Auch aus dieser Sicht muss der Ansicht widersprochen werden, man solle suizidale Patienten sich selbst überlassen, weil jeder ein Anrecht auf seinen »Selbstmord« habe.

Suizid im psychiatrischen Krankenhaus. Wenn bevorzugt die schwerst psychisch Kranken stationär behandelt werden und unter ihnen Suizidalität besonders häufig ist, kann es nicht verwundern, dass auch im psychiatrischen Krankenhaus Suizidversuche und Suizide vorkommen. Nach Stichtagsuntersuchungen sind bis zu 40% der stationären Patienten suizidal, deshalb sind auch im psychiatrischen Krankenhaus Suizidversuche und Suizide nicht immer zu verhindern. Die Suizidrate liegt aber unter 0,5% der aufgenommenen Patienten. Kritische Situationen sind: Verlegung innerhalb der Klinik und Therapeutenwechsel, Wochenendbeurlaubung, Übergang in eine Rehabilitationseinrichtung und Entlassung. Die Häufigkeit suizidaler Handlungen in den Wochen und Monaten nach der Klinikentlassung hat zugenommen, was bei den Bemühungen um eine weitere Verkürzung der stationären Behandlungszeiten zu berücksichtigen ist.

Ärzte, Schwestern und alle Mitarbeiter wissen zwar, dass Suizide nicht absolut vermeidbar sind, trotzdem können sie die Selbsttötung eines Patienten nicht wie einen Todesfall sonst ansehen. Sie sind Mitbetroffene, da sie den Patienten engagiert und oft lange Zeit behandelt und betreut haben. Nach einem Suizid kann bei den therapeutisch Beteiligten Enttäuschung, mehr aber noch Zweifel am eigenen Handeln bis zu Selbstvorwürfen aufkommen. Auch wenn kein Behandlungsfehler erkennbar ist, bleibt doch der Gedanke unabweisbar, man hätte anders handeln oder mehr tun können. Gerade die Suizidsituationen lehren, wie schwer es ist, immer wieder mit großem persönlichen Einsatz psychiatrisch zu arbeiten und sich zugleich einzugestehen, dass therapeutisches Handeln von begrenzter Wirksamkeit ist.

Man kann nicht alle Gelegenheiten und Möglichkeiten zum Suizid organisatorisch und sozusagen physikalisch ausschließen. Äußere Einschränkungen und Zwänge sind auch insofern von begrenztem Wert, da sie die Suche nach anderen Mitteln herausfordern. Einschränkung und Bewachung können das Leben des Betroffenen noch unerträglicher machen und somit die Suizidalität verstärken. Man sollte aber *naheliegende* Möglichkeiten für Suizidhandlungen beseitigen, damit ein Suizidimpuls nicht allzu schnell in die Tat umgesetzt werden kann und Zeit für die Behandlung gewonnen wird. Mehr noch als die *Gelegenheiten* sind die *Motive* der Suizidhandlungen zu beachten. Psychotherapeutische Behandlung und persönliche Betreuung sind die besten Hilfen für den Kranken und zugleich wirksamste Suizidprävention.

Suizidhilfe. Die bisherigen Ausführungen gingen davon aus, dass es die Aufgabe des Arztes sei, darauf hinzuwirken, dass das Leben des Patienten erhalten bleibe, auch entgegen dessen Suizidtendenzen. Diese Auffassung gilt nicht mehr unbestritten seit der sog. assistierte Suizid medizinisch und juristisch, auch in der Öffentlichkeit, diskutiert wird und zwar hauptsächlich im Hinblick auf unheilbar körperlich Kranke. In der Psychiatrie stellt sich diese Problematik i.Allg. anders, weil es hier selten Krankheiten gibt, die zum Tode führen und es somit nicht darum geht, einen Leidenszustand abzukürzen, der ohnehin mit dem Tode enden würde. Aber die Tendenz geht längst dahin, die Suizidhilfe nicht nur im Terminalstadium, sondern auch schon bei chronischen Krankheiten zu erlauben, auch bei chronischen psychischen Krankheiten. Für psychisch Kranke, insbesondere für Depressive liegt der Gedanke an einen Suizid oft sehr nahe, wesentlich näher als vergleichsweise bei einem Onkologiepatienten; aber die Prognose ist natürlich eine andere. Insgesamt zeigen Erfahrungen, z.B. in den Niederlanden, dass Suizidhilfe immer mehr in die Nähe der Euthanasie gerät.

12 Sexualstörungen

Störungen der Sexualfunktion und des sexuellen Erlebens gehören zu den häufigsten Beschwerden und Symptomen, deretwegen ein Arzt konsultiert wird. Allerdings sprechen viele Patienten nicht von sich aus hierüber, sondern stellvertretend über andere Beschwerden oder Verstimmungszustände als Anlass des Arztbesuches. Der Arzt aber sollte die Sexualität offen ansprechen.

Sexuelle Störungen können isoliert auftreten oder im Zusammenhang mit körperlichen oder seelischen Krankheiten. Über Physiologie und Pathologie, Psychologie und Soziologie der Sexualität informieren die Bücher der Sexualmedizin.

12.1 Sexuelle Funktionsstörungen (ICD-10: F 52)

Ätiopathogenese. Funktionelle Sexualstörung bedeutet nicht etwa »psychogene« Störung. Neben psychischen Entstehungsbedingungen gibt es zahlreiche somatische Faktoren: vaskuläre Störungen im Genitalorgan sowie lokale Missbildungen oder Operationsfolgen, neurologische Erkrankungen (insbesondere des Rückenmarkes), Stoffwechselkrankheiten (vor allem Diabetes), auch endokrine und Herz-Kreislauf-Krankheiten und häufig Medikamente, nach denen stets gefragt werden muss (z.B. Antihypertensiva, Neuroleptika, Antidepressiva), auch Alkohol und Drogen.

Immer wieder wird diskutiert, ob sexuelle Funktionsstörungen hauptsächlich bzw. mehrheitlich organisch oder psychisch entstehen würden. Diese Fragestellung ist falsch. Erwiesenermaßen kann bei organischer Entstehung die Funktion durch psychische Faktoren weiterhin verschlechtert werden und andererseits liegen vielen psychoreaktiv entstandenen Funktionsstörungen nicht selten als Cofaktoren auch organische Bedingungen zugrunde. Die multifaktorielle Genese ist häufig.

Sexuelle Funktionsstörungen des Mannes. Das *sexuelle Verlangen* (F 52.0) kann herabgesetzt oder auch aufgehoben sein (Alibidimie), so dass ein zentraler Erlebnisbereich verschlossen bleibt und die Erfahrung der Männlichkeit an sich in Frage gestellt ist. Das kann sowohl auf die genannten körperlichen Faktoren zurückzuführen sein (insbesondere bei primärem Libidomangel) als auch auf psychoreaktive Entstehungsbedingungen (siehe unten), meist im Sinne eines »Sowohl-als-auch«.

Wegen eines *gesteigerten Sexualbedürfnisses* (F 52.7) wird seltener ein Arzt konsultiert, eher handelt es sich um eine Fragestellung bei forensischer Begutachtung von Sexualstraftätern. Exzessive sexuelle Betätigung ist meist weniger Zeichen besonderer Triebstärke als Ausdruck verminderter Liebesfähigkeit, die sexuell zu kompensieren versucht wird. Es bestehen Beziehungen zur narzisstischen und süchtigen Fehlhaltung. Übersteigertes Selbstbestätigungsbedürfnis auch auf sexueller Ebene kann mit Angst vor persönlicher Bindung einhergehen (Don-Juanismus).

Bei *Erektionsstörungen* (auch *erektile Dysfunktion*; F 52.2) sind (trotz sexueller Appetenz) Dauer und/oder Stärke der Erektion nicht ausreichend für einen befriedigenden Geschlechtsverkehr. Die Erektion kann ganz aufgehoben sein, öfter erfolgt sie unregelmäßig und/oder unvollständig.

Im einfachsten Fall ist die Erektionsschwäche auf gesteigerte Erwartungsspannung und willentliche Anstrengung zurückzuführen, insbesondere bei noch unerfahrenen Männern. Die wichtigsten Störfaktoren sind ungünstige äußere Situation, unglückliche, aversiv wirkende Vorerfahrungen, geringe persönliche Kommunikation der Partner, Überforderung durch die Partnerin und öfter noch überhöhter eigener Anspruch an die Sexualfunktion. Besonderes Gewicht kommt dabei der Unsicherheit bezüglich der männlichen Identität zu, so dass das Erleben der sexuellen Insuffizienz zu Gefühlen der Beschämung und des Versagens und darüber hinaus zu Selbstwertkrisen führt. Es handelt sich um einen circulus vitiosus von Erwartungsangst und funktionellen Störungen oder lernpsychologisch formuliert: um eine Verhaltenskette mit negativer Konsequenz.

Oft aber ist die psychische Dynamik der Erektionsstörung komplizierter. Es gibt verschiedene psychoreaktive Faktoren, z.B. Persistieren der libidinösen Beziehung zur Mutter mit Folgen bei der Partnerwahl und oft unbewussten Partnerkonflikten; Furcht, die Partnerin zu verletzen; Angst, von der Partnerin in Besitz genommen, ausgenommen zu werden; weiterhin Angst, die aus der Verdrängung der sexuellen Bedürfnisse stammt, die in der Kindheit verpönt waren; ungelöste ambivalente Beziehung zum Vater. Männer, die in einem anderen, z.B. beruflichen Lebensbereich versagen, können auch sexuell »impotent« werden. Ist die Störung partnerabhängig, tritt sie also nur bei einer bestimmten Partnerin auf, so ist ein ursächlicher Zusammenhang zwischen der Erektionsstörung und den in dieser Partnerschaft aktualisierten Konflikten anzunehmen. – Somatische Bedingungen können hinzukommen, z.B. Alkoholmissbrauch, Diabetes mellitus oder Medikamentennebenwirkungen.

Zu den *Ejakulationsstörungen* gehört insbesondere der vorzeitige Samenerguss, die *Ejaculatio praecox* (F 52.4). Wenn der Ejakulationsreflex nicht hinreichend kontrolliert werden kann, erfolgt die Ejakulation zu früh, noch vor dem Einführen des Gliedes oder schon unmittelbar danach. Diese psychoreaktive Störung ist oft mit einer Erektionsschwäche bei dem Betroffenen und mit Orgasmusstörungen bei der Partnerin verbunden. Leichtere derartige Störungen führen nicht unbedingt zur Unzufriedenheit der Partner, müssen also nicht in jedem Fall behandelt werden. Die psychoreaktiven Entstehungsbedingungen sind ähnlich wie bei Erektionsstörungen. Auch hier ist auf somatische, z.B. pharmakogene Einflüsse hinzuweisen.

Eine verzögerte Ejakulation (*Ejaculatio retardata*; F 52.3) wird, sofern sie nicht organisch bedingt ist, psychodynamisch auf psychosexuelle Hemmung und speziell Kastrationsangst zurückgeführt, aber auch auf latente homosexuelle Tendenzen oder auf Angst vor ungewollter Schwangerschaft oder »Beschmutzung« der Partnerin. Der ausgebliebenen Ejakulation folgen Gefühle der Unzufriedenheit und Verstimmung.

Funktionelle Sexualstörungen der Frau betreffen (im Unterschied zum Mann) mehr das Erleben insgesamt als eine einzelne Funktion. Die *sexuelle Inappetenz* (F 52.0) ist häufiger als bei Männern, was auch mit der psychosozialen Rolle der Frau in Zusammenhang zu bringen ist, zudem mit dem Ablauf des Geschlechtsverkehrs selbst, der auf Seiten der Frau weniger obligat mit Lustgefühlen verbunden ist. Die sexuelle Appetenz der Frau ist in höherem Maße von ihren persönlichen Einstellungen und Inanspruchnahmen abhängig.

Vaginismus (Verkrampfung der Muskulatur der unteren Scheide und des Beckenbodens; F 52.5) kann den Verkehr erschweren oder unmöglich machen. Häufiger sind Schmerzen beim Verkehr (*Dyspareunie*; F 52.6), was auch organische Ursachen haben kann, z.B. postoperativ. Aber auch in diesen Fällen ist möglichen psychodynamischen Bedingungen nachzugehen.

12.1 · Sexuelle Funktionsstörungen (ICD-10: F 52)

Orgasmusstörungen (F 52.3) haben zahlreiche Varianten, sie können mehr oder weniger ausgeprägt sein, sporadisch oder regelmäßig auftreten, mehr oder weniger subjektiv als Mangel empfunden werden. Es gibt keine Norm des Orgasmus und daher keine quantitative Definition von Orgasmusstörungen. Ob sie klinisch relevant sind, hängt hauptsächlich von den Umständen der Partnersituation und auch von der Bewertung durch beide Partner ab.

Die genannten Einschränkungen werden nicht selten als etwas Normales hingenommen. Es gibt alle Grade von Indifferenz und inaktiver Hingabe bis hin zu Ekel und Ablehnung. Zu beachten sind auch die temporären Schwankungen des weiblichen Sexualerlebens, die Komplementarität zum Sexualverhalten des Mannes, auch frühere Masturbationserfahrungen und nicht zuletzt der Ablauf der sexuellen Erregung, der bei den Partnern zeitlich voneinander abweichen kann. Eingeschränkte sexuelle Erlebnisfähigkeit ist bei jungen Frauen häufig anzutreffen, was sich mit der Zeit ändern kann. Sexuelle Lerndefizite, sexualfeindliche Erziehung und entsprechende Ängste wirken sich bei Frauen öfter nachhaltig aus als bei Männern. Sozialisationsbedingt ist die Sexualität der Frau mehr in einen emotionalen Kontext eingebunden.

Tiefergreifende psychische Entstehungsbedingungen sind in einer retardierten psychosexuellen Entwicklung zu sehen. Unbewusste Ängste vor Beschmutzung und Verletzung verhindern bei unzureichender Integration des erotischen und sexuellen Empfindens eine befriedigende Partnerbeziehung. Das kann psychodynamisch mit den Elternbeziehungen und dem Erleben der frühkindlichen Sexualität in Beziehung stehen. In der Partnerbeziehung kann befürchtete (oder auch wirkliche) Ausnutzung durch den Mann die Erlebnisfähigkeit beeinträchtigen. Die zugrundeliegenden Partnerkonflikte sind verschiedenartig und oft nicht leicht zu erkennen.

Gesteigerte sexuelle Appetenz ist auch bei Frauen eher Ausdruck überkompensierter Erlebnismängel und mangelhaften Selbstwertgefühls (es ist fraglich, ob es eine eigentliche Hypersexualität im Sinne der Hyperlibidimie oder Nymphomanie überhaupt gibt). Bei Mädchen führt eine allgemein gestörte Kontaktfähigkeit nicht selten zu frühzeitigen sexuellen Beziehungen (besonders bei körperlich akzelerierten Mädchen). Diese werden leicht als sexuelle Hemmungslosigkeit missdeutet, die es zumindest bei Jugendlichen wohl nicht gibt. Der scheinbare Kontakterfolg veranlasst diese Mädchen zu ständigen Wiederholungen, auf die jedes Mal eine Enttäuschung folgt, durch die jedoch das einmal begonnene Verhaltensmuster nicht verändert wird. So kann es frühzeitig zu sexuellen Fehlentwicklungen, auch zur Prostitution kommen.

Behandlung. Nach sorgfältiger, oft interdisziplinärer Diagnostik, stets auch durch einen Psychosomatiker oder Psychiater, erfolgt als erster Schritt die *sexualmedizinische Beratung*: Im ärztlichen Gespräch wird der Patient informiert und beraten, z.B. hinsichtlich Erwartungsspannung und Erfolgsangst. Die *Beratung* erstreckt sich über die Sexualthematik hinaus auch auf die Partnerbeziehung im Ganzen. Sie begleitet auch jede somatische Therapie und ist darüber hinaus besonders wichtig bei überwiegend organisch-bedingten sexuellen Störungen.

Die *Psychotherapie* bedient sich heute bevorzugt verhaltenstherapeutischer Methoden. Die Partner werden gemeinsam behandelt. Am Anfang steht eine eingehende Sexualanamnese einschließlich Verhaltensanalyse. Im Rahmen von Partnerübungen werden schrittweise angenehme oder stimulierende körperliche Berührungen erfahren, zunächst unter Aussparung, später unter Einbeziehung des Genitalbereichs. Die einzelnen Schritte werden erklärt und die Erfahrungen werden in der nächsten Sitzung besprochen. Zur Ejakulationskontrolle wird die »squeeze-Technik« empfohlen, bei der manuell die Ejakulation gesteuert wird. Durch Verhaltensmodifikation können – psychodynamisch gesehen – Hemmungen, Erwartungshaltungen und Abwehrreaktionen beeinflusst (behoben) werden. Darüber hinaus kann zur Konfliktbearbeitung eine psychodynamische Psychotherapie notwendig werden.

Somatische Behandlung. Bei körperlich bedingten sexuellen Funktionsstörungen steht die Behandlung der Grundkrankheit im Vordergrund (dabei sind auch pharmakogene Funktionsstörungen zu beachten). Ansonsten sind von den somatischen Therapieansätzen bei Erektionsstörungen vorrangig orale Phosphodiesterasehemmer (z.B. Sidenafil, »Vigara«) indiziert; nur noch bei Kontraindikationen oder Therapieversagen kommt die intrakavernöse Injektion vasoaktiver Substanzen (Schwellkörperautoinjektionstherapie, SKAT) in Betracht. Aber auch die Indikation für Phosphodiesterasehemmer muss individuell gestellt werden, wobei nicht nur die Nebenwirkungen und Komplikationen zu beachten sind. Denn es macht einen erheblichen Unterschied aus, ob die Erektionsstörung im Zusammenhang mit einem Diabetes entstand oder konfliktpsychologisch mit der Partnerbeziehung zusammenhängt, ob die reduzierte Sexualfunktion altersbedingt zu bewerten ist oder ein gesunder jüngerer Mensch seine Sexualfunktion steigern möchte. – Mechanische Hilfsmittel sind in der Behandlung nur von randständiger Bedeutung, sog. Aphrodisiaka haben nur einen Plazeboeffekt.

12.2 Transsexualität/Geschlechtsidentitätsstörung (ICD-10: F 64)

Transsexuelle sind fest überzeugt, dem anderen Geschlecht anzugehören, sozusagen im falschen Körper zu leben. Körperkonstitution und erlebte Psychosexualität sind inkongruent. Sie leiden unter ihrem anatomischen Geschlecht und haben den dringenden Wunsch nach Geschlechtswechsel (so genannte Geschlechtsumwandlung) und entsprechender Anerkennung.

Transsexualität kommt im Zusammenhang verschiedener psychischer Krankheiten vor, häufiger aber ohne andere Störungen. Seitdem Transsexualität mehr beachtet wird, zeigt sich, wie viele Varianten es gibt.

Epidemiologie: Die Prävalenz ist vermutlich in jüngerer Zeit gestiegen. Sie liegt für die Mann-zu-Frau-Transsexualität um 1:25 000, für die Frau-zu-Mann-Transsexualität bei 1:100 000.

Der *Beginn* liegt meist in der Kindheit. Die Kinder wünschen die Kleidung des anderen Geschlechtes. In der Pubertät leiden sie unter der Ausbildung der Geschlechtsmerkmale, die sie als falsch empfinden. Jungen beginnen sich mädchenhaft zu geben, Mädchen jungenhaft. Viele versuchen, ihr transsexuelles Erleben zu verbergen und zu unterdrücken. Manche heiraten und verkehren heterosexuell, also ihrem somatischen Geschlecht, nicht der subjektiv empfundenen Geschlechtsidentität entsprechend. Diese Partnerbeziehungen bleiben unbefriedigend. Homosexualität wird von den meisten abgelehnt, z.T. heftig abgewehrt. Mann-zu-Frau-Transsexuelle wollen von anderen Männern in jeder Hinsicht als Frauen, Frau-zu-Mann-Transsexuelle von anderen Frauen als Männer begehrt werden. Den meisten aber geht es weniger um die sexuelle Befriedigung als vielmehr um die geschlechtliche Identität. An der Vorstellung, eigentlich dem anderen Geschlecht anzugehören, halten sie mit einer Gewissheit fest, die bei manchen an eine überwertige oder wahnähnliche Idee erinnert (bei Schizophrenen kommt Geschlechtswandel als Wahn vor). Allerdings ist die Transsexualität nicht immer so eindeutig; es gibt auch unklare, unecht wirkende Störungen.

Ätiopathogenese. Die Verursachung ist unbekannt. Es gibt biologische und psychologische Theorien, aber keine überzeugenden Befunde. Selten kommen Klinefeltersyndrom (XXY), Intersexualität und Hermaphroditismus vor. Körperbau und endokrine Befunde entsprechen dem biologischen, nicht dem empfundenen Geschlecht, i.Allg. auch der Chromosomenbefund.

Behandlung. Da Transsexuelle subjektiv unter ihrer Körperlichkeit, nicht unter ihrem Geschlechtsidentitätserleben leiden, können sie sich Hilfe nur von einer hormonellen bzw. operativen Geschlechtsangleichung vorstellen und lehnen alles andere entschieden ab. Psychotherapie, die sich gegen die transsexuellen Wünsche richtet, ist sinnlos.

Die Behandlung erstreckt sich über Jahre. *Psychotherapie* ist in jedem Fall und primär indiziert: zunächst um dem Patienten in seinen Konflikten und sozialen Problemen zu helfen; sodann um ihn seine Einstellungen und Wünsche realitätsgerecht erkennen zu lassen; des Weiteren, um die medizinischen Behandlungen vorzubereiten und sie später zu begleiten. Erst nach 1–2 Jahren psychotherapeutischer Betreuung kann ggf. mit der somatischen Behandlung begonnen werden. Voraussetzung hierfür ist auch eine sehr genaue psychiatrische Diagnostik und Differentialdiagnostik zum Ausschluss vorübergehender transsexueller Identität und unsicherer Operationswünsche, aber auch um behandlungsrelevante Comorbidität zu erkennen.

Sexualhormonbehandlung (mit einem Östrogen-Präparat bei Mann-zu-Frau-Transsexuellen bzw. mit Testosteron bei Frau-zu-Mann-Transsexuellen) bewirkt die zu erwartenden Veränderungen der sekundären Geschlechtsmerkmale (nur teilweise reversibel), was zu einer deutlichen Entlastung des Patienten führt.

Die *operative Geschlechtsangleichung* wurde lange aus ethischen Erwägungen abgelehnt. Sie wird heute positiver beurteilt, zumal die Operationstechniken verfeinert und die Ergebnisse verbessert wurden. Stets gehen Psychotherapie und Hormonbehandlung voraus. Bei Männern gelingen Mamma-Plastik und Neovagina besser als die Penisplastik bei Frauen (die Operationskosten werden von Krankenkassen übernommen). Ggf. kommen dermatologische Epilation (gegen den Bartwuchs) und Logopädie hinzu.

Die Ergebnisse sind anatomisch und in ihren sozialen Folgen unterschiedlich. Wenig erfolgreiche Operationen und unglückliche Schicksale stehen zufriedenstellenden postoperativen Entwicklungen gegenüber. Einerseits können sogar Ehen, die nach der Operation eingegangen wurden, erstaunlich stabil sein, wenn auch unter Ausklammerung mancher Probleme. Andererseits gibt es ungünstige Verläufe. Prädiktoren sind neben der Qualität der Behandlungen auch die soziale Integration und juristische Anerkennung.

Das Transsexuellengesetz (1981) ermöglicht auf der Basis zweier ärztlicher Gutachten die Änderung des Vornamens und nach erfolgter geschlechtsangleichender Operation auch des Personenstandes (Geschlechtszugehörigkeit).

12.3 Störungen der Sexualpräferenz/Deviationen (ICD-10: F 65)

Sexuelle Deviation ist Fixierung auf ungewöhnliche Sexualziele oder -praktiken. Wenig gebräuchliche Synonyma sind sexuelle Abweichung oder Perversion; DSM IV spricht von Paraphilie.

Was Deviation ist, lässt sich nicht allein am Sexualverhalten selbst ablesen, sondern kann nur in Abhängigkeit von den jeweiligen soziokulturellen Auffassungen und Wertungen zu bestimmen versucht werden. Ungewöhnliche Sexualpraktiken können solange als »normal« angesehen werden, als sie bei übereinstimmendem Erleben der Partner auf den Geschlechtsakt bezogen und in das erotisch-sexuelle Gesamterleben integriert bleiben.

Daher wird versucht, diese Andersartigkeit aus sich selbst heraus, aus ihren psychodynamischen und biographischen Beziehungen zu verstehen. Die einzelnen Störungen manifestieren sich nicht immer in den hier geschilderten Ausprägungsgraden, sondern häufig in leichterer Form und einem sonst unauffälligen Sexualverhalten zugehörig.

Ätiopathogenese. Weder über somatische noch über psychische Faktoren ist Sicheres bekannt. *Lernpsychologisch* liegt die Annahme nahe, ungewöhnliche sexuelle Stimuli würden durch operantes Konditionieren (Lustgewinn) zu einer habituellen Deviation führen. *Psychodynamisch* wird eine partielle psychosexuelle Retardierung bzw. Regression auf einen kindlichen Partialtrieb postuliert. Konflikte würden sexualisiert. Daseinsanalytisch gesehen werden sie als Misslingen der freien und befriedigenden Sexualbetätigung interpretiert. FREUD betonte, dass sich »die Allgewalt der Liebe vielleicht nirgends stärker als in diesen Verirrungen zeigt«.

Sadismus und Masochismus (F 65.5) nennt man Sexualverhalten mit Zufügen und Erleiden von Schmerzen. Zwischen den Extremformen wie Fesseln und Schlagen, Gefesselt- und Geschlagenwerden und den in ungestörten Sexualbeziehungen enthaltenen Elementen des Überwältigens und Hingebens gibt es alle Übergänge. Die aktive bzw. passive Version ist zwischen den Partnern komplementär oder aber individuell ambitendent angelegt: die Lust am Quälen und die Lust am Leiden liegen nahe beieinander und können sich auch zugleich äußern (*Sadomasochismus*).

Die Devianz besteht darin, dass weniger das sexuelle Erleben selbst als vielmehr Machtausüben und Quälen einerseits, Sichunterwerfen und Leiden andererseits die eigentlichen Triebziele sind, die sozusagen sexualisiert werden. So ist es zu verstehen, dass die Begriffe Sadismus und Masochismus über die Sexualpathologie hinaus in einem weiteren Sinne von Befriedigung durch Beherrschen bzw. Unterordnen allgemein verwendet werden.

In den meisten sadistisch-masochistisch getönten Partnerbeziehungen (auch homosexueller Art) wird diese Variante sexuellen Verhaltens im Ablauf kontrolliert und gesteuert, z.T. geradezu ritualisiert. Andererseits gibt es extreme sadomasochistische Praktiken im Bereich der Prostitution und in Subkulturen mit gesundheitlichen Risiken und Todesfällen.

Pädophilie (F 65.4) ist die sexuelle Neigung und Beziehung zu Kindern. Die Altersgrenze ist in den einzelnen Ländern gesetzlich unterschiedlich festgelegt worden. Die Devianz besteht darin, dass der Erwachsene einseitig Lustgewinn erzielt auf Kosten des Kindes. Meist handelt es sich um Männer, die sich Mädchen sexuell nähern. Zudem gibt es homosexuelle Beziehungen von erwachsenen Männern mit Knaben (*Päderastie*). Pädophilie wird in der sozialen Wertung mehr geächtet als andere Deviationen. Häufig handelt der Pädophile nicht triebhaft-enthemmt, sondern aus Schwäche. Oft sind es nur schüchterne Annäherungen; zielgerichtetes oder aggressives sexuelles Vorgehen ist seltener. In vielen Fällen ist der Schaden auf Seiten des Kindes keineswegs so groß, wie der Laie unterstellt. Nicht selten wird der erst durch die inadäquate Reaktion der Erwachsenen auf das »unzüchtige Ereignis« gesetzt. Die Schädigung ist bei Mädchen eher größer als bei Jungen, sie ist abhängig von der angewandten Gewalt und dem psychischen Druck.

Pädophile bilden keine diagnostisch einheitliche Gruppe; es finden sich unterschiedliche Konstellationen und Bedingungen. Zum Teil sind es ausgesprochen unsichere, sozial und persönlich zu kurz gekommene Männer, die eine adäquate Partnerbeziehung nicht erreichen können und eine

Triebbefriedigung bei Kindern suchen. Andererseits gibt es Männer im mittleren Lebensalter, die ein ganz unauffälliges Leben führen, scheinbar in einer intakten eigenen Familie aufgehoben sind, aber doch zur Pädophilie neigen. Nicht wenige pädophile Männer stehen in pädagogischen Berufen und fallen dort durch ungewöhnliches Engagement auf; für sie scheint das Kind nicht nur sexuelles Objekt, sondern in seinem natürlichen, unerfahrenen und anständigen Dasein auch infantiles Wunschbild des eigenen Selbst zu sein. – Die Behandlungsergebnisse sind relativ günstig.

Des Weiteren kommt Pädophilie bei Jugendlichen vor, die z.T. minderbegabt sind, oft aus zerrütteten Familien stammen und sozial isoliert sind. Bei ihnen ist sexuelle Gewaltanwendung häufiger. Schließlich gehören die »unzüchtigen Handlungen« von Greisen an Kindern (Jungen oder Mädchen) hierher. Oft handelt es sich um relativ harmloses Verhalten, das forensisch überbewertet wird (§ 176 StGB).

Exhibitionismus (F 65.2) ist das Vorzeigen des männlichen Gliedes, meist vor Frauen oder Kindern, seltener vor männlichen Jugendlichen. Meist handelt es sich um Männer, die im 3. oder 4. Lebensjahrzehnt stehen, in geordneten Verhältnissen leben und verheiratet sind. Der Lustgewinn besteht hauptsächlich in der Reaktion der Zuschauenden, sei es Neugier, Erregung oder Schrecken, auch in der Empörung der Eltern. Zudringliches Verhalten ist bei Exhibitionisten selten, Masturbation häufiger. Wiederholungen sind die Regel.

Zur Erklärung werden *psychodynamisch* konfliktreiche Familienverhältnisse in der Kindheit, autoritäre Väter (mit wenig Identifikationsmöglichkeiten) und infolge dessen schwaches Selbstwerterleben angeführt. Der Exhibitionismus ist Ausdruck von Ohnmacht und Schwäche, was demonstrativ zu kompensieren versucht wird. Insbesondere in Selbstwertkrisen dieser Männer kann es zu exhibitionistischem Verhalten kommen, das als unbewusster und misslungener Versuch der Selbstbestätigung und Demonstration von Überlegenheit zu verstehen ist (Penis als Symbol der Stärke). Das Erschrecken der Zuschauenden und die polizeiliche Verfolgung scheinen das dem Exhibitionisten zu bestätigen.

In der *Pubertät* ist Exhibitionismus nicht selten eine harmlose Durchgangsphase (pubertäres sexuelles Suchverhalten), besonders bei kontaktängstlichen und selbstunsicheren Jugendlichen. Sind die begleitenden Masturbationsphantasien von normalen Partnervorstellungen bestimmt, ist die Prognose günstig.

Exhibitionismus kann nach § 183 StGB (Erregung öffentlichen Ärgernisses) verfolgt (nur noch auf Antrag) und bestraft werden. Der Nachweis der neurotischen Genese und insbesondere ein erkennbarer Zusammenhang mit einer depressiven Selbstwertkrise können verminderte Schuldfähigkeit (§ 21 StGB) begründen. Haftstrafen sind keine Hilfen, auch nicht bezüglich der Rückfallgefährdung, und der Schaden auf Seiten der Frauen und Mädchen ist im Allgemeinen gering. – Die Behandlungsergebnisse sind wenig befriedigend.

Voyeurismus (F 65.3) ist die sexuelle Befriedigung durch Zuschauen beim Geschlechtsverkehr anderer und auch beim Beobachten sich entkleidender oder entkleideter Frauen. Der Voyeur verhält sich in der Regel unsichtbar, sehr selten wird er sexuell aggressiv. Oft sind es gehemmte und scheue Männer, wie beim Exhibitionismus, mit dem der Voyeurismus kombiniert sein kann. Auch hier handelt es sich um eine rudimentäre Form des Sexualverhaltens, die als Persistenz kindlich-sexueller Neugierde interpretiert wird.

Fetischismus (F 65.0). Nicht jedes Einbeziehen von Kleidungsstücken oder sonstigen Gegenständen, Haaren oder anderen Körperteilen in die sexuelle Erregung ist hier gemeint. Fetischismus liegt vor, wenn die Gegenstände selbst zum eigentlichen Triebziel werden, wie ein Partnerersatz.

Insbesondere Damenwäsche und -schuhe dienen dem Fetischisten zur sexuellen Erregung und Ejakulation. Wie den Exhibitionismus gibt es auch den Fetischismus bei Jungen im Pubertätsalter als prognostisch günstiges Suchverhalten. Einer Psychotherapie scheint diese sexuelle Fehlhaltung relativ leichter zugänglich zu sein.

Beim **Transvestismus** (F 64.1) empfinden Männer Befriedigung darin, dass sie sich weiblich kleiden und als Frauen auftreten. Das Verhalten ist sehr unterschiedlich. Viele leben in einer stabilen Partnerschaft, allerdings kann das Bekanntwerden der Störung auch bei zuvor unbeeinträchtigter Ehe zu erheblichen Konflikten führen. Anders als Transsexuelle fühlen sich transvestitische Männer (die Störung ist bei Frauen erheblich seltener) dem männlichen Geschlecht zugehörig und wünschen keine geschlechtsumwandelnden Maßnahmen. Allerdings kann Transvestismus gelegentlich in Transsexualität übergehen. Transvestismus zeigt Beziehungen zum Fetischismus: Wie das Besitzen einzelner Wäschestücke kann auch das Tragen weiblicher Kleidung sexuell stimulieren (fetischistischer Transvestismus: ICD-10: F65.1).

Sexuelle Aggressivität, Vergewaltigung, Sexualmord. Aggressivität im Sexualverhalten ist nur dann deviant zu nennen, wenn das Verhalten weniger auf sexuelle Befriedigung als auf Dominieren über den Partner abzielt. Entsprechendes ist zur Vergewaltigung zu sagen, der aber andere Motive zugrunde liegen können. Es handelt sich psychologisch nicht um ein einheitliches Verhalten. *Sexualmord* im engeren Sinne ist auf sadistische Impulse zurückzuführen. Davon zu unterscheiden ist die Tötung im Zusammenhang mit einer Vergewaltigung, nämlich aus Angst, entdeckt und belangt zu werden. – **Nekrophilie** ist der sexuelle Missbrauch einer Leiche. Diese Deviation ist selten; es soll sich überwiegend um Persönlichkeitsgestörte oder geistig Behinderte handeln.

Behandlung ist nicht immer notwendig und im Übrigen von vielen nicht erwünscht. Sie kommt oft über das Beratungsgespräch nicht hinaus, in dem immerhin entlastende Informationen und (im Sinne der kognitiven Therapie) Modifikationen von Einstellungen und Vorurteilen (auch über die, auf die sich die sexuelle Handlung bezieht) möglich sind. Über *psychodynamische Psychotherapie* liegen vergleichsweise wenig Erfahrungen vor.

Verhaltenstherapeutisch wird die Stimuluskontrolle versucht: Spezifisch auslösende Situationen werden analysiert und in ihren Konsequenzen modifiziert, um Risiken zu reduzieren. Des Weiteren wird Desensibilisierung angewandt und soziales Üben zum Aufbau von Selbstkontrolle. – Behandlungen auf Drängen anderer (Angehörige, Richter) führen meist nicht weiter. Die *Behandlungsergebnisse* hängen abgesehen von der Motivation und der Zeitdauer auch davon ab, ob der Patient im Übrigen psychisch wenig gestört ist.

Zur *medikamentösen* Behandlung von Deviationen, die mit aggressivem Verhalten einhergehen oder sich stark selbstschädigend auswirken, wird heute die hormonelle Behandlung (sog. temporäre Kastration) bevorzugt, und zwar mit dem *kompetitiven Testosteronhemmer* Cyproteronacetat (»Androcur«). Eine im Hinblick auf Wirksamkeit und Akzeptanz günstige Alternative sind möglicherweise Analoga der natürlichen Gonadotropin-Releasing-Hormone (Leuprorelin, Triptorelin). In jedem Fall ist diese Behandlung mit Psycho- und Soziotherapie zu verbinden.

Das synthetisch gewonnene Cyproteronacetat wirkt gestagen und antiandrogen. Dosierung: oral 50 bis 200 mg täglich oder ca. 300 mg Androcur-Depot i.m. in Abständen von zehn bis vierzehn Tagen. Über eine Blockade der Androgenrezeptoren bewirkt Androcur innerhalb von vier Wochen eine Hemmung von sexueller Appetenz, Erektion und z.T. auch Ejakulation. Die Nebenwirkungen sind meist geringfügig. Die histologische Hodenuntersuchung zeigt ein ruhendes Samenepithel und eine fast vollständig aufgehobene Spermiogenese.

Eine Feminisierung tritt nicht ein. Nach dem Absetzen ist der Effekt innerhalb von einigen Wochen bis Monaten reversibel. Der Alkoholkonsum ist einzuschränken. Blutbild und Leberenzyme sind zu kontrollieren. Kontraindikationen sind Leberkrankheiten und maligne Tumoren. – Bei Jugendlichen mit sexuell deviantem Verhalten ist diese Hormonbehandlung nicht indiziert, da es sich oft nur um ein passageres Suchverhalten handelt und weil die Hormonbehandlung die Entwicklung gefährden kann.

Sexuelle Entwicklungsstörungen und Gewalttaten in der Reifezeit (ICD10: F66). Viele sexuelle Auffälligkeiten, wie der erwähnte Exhibitionismus und Fetischismus, treten im Jugendalter nur flüchtig im Rahmen der erstmaligen sexuellen Orientierung (Suchverhalten) in Erscheinung und werden überwunden. Sie erreichen noch nicht den späteren Grad perversiver Einengung und Spezialisierung. Sie beziehen sich meist noch auf allgemeine puberale Konflikte. Mehr gefährdet sind geistig Behinderte und andere im sozialen Umgang behinderte Personen. Männliche Jugendliche können sexuelle Nötigungen begehen. Die angewandte Gewalt kann bis zur Tötung des Opfers führen. Hierzu kommt es kurzschlussartig, wenn die Täter mit der herbeigeführten Lage überfordert und verwirrt sind und ihr Tun vor sich selbst nicht akzeptieren können. Zu vermuten ist, dass in dieser Situation verdeckte aggressive Phantasien in das offene Handeln durchbrechen. Die Sexualisierung dieser Phantasien ist dabei oft nicht entscheidend. Die Phantasien können allerdings einen versteckten Bezug zur Mutter aufweisen. Oft sind die mitwirkenden Faktoren weder dynamisch noch krankheitsspezifisch aufzuklären. Auch die Prognose ist schwierig zu stellen. Sie ist aber günstiger als bei gesicherten Perversionen. Die jugendlichen Täter sind meist früh traumatisiert, psychisch instabil und unreif. Nur bei wenigen ergibt sich später eine schizophrene Psychose, bei anderen entwickeln sich schwere Persönlichkeitsstörungen, darunter auch Perversionen.

Ohne wirksame *Behandlung* sind diese Jugendlichen gefährdet für weitere psychische Fehlentwicklungen, in seltenen Fällen kommt es zur Wiederholung identischer Taten. Leider sind die Möglichkeiten der psychotherapeutischen oder zumindest sozialpädagogischen Begleitung dieser Jugendlichen im Strafvollzug mangelhaft. Für eine Unterbringung im psychiatrischen Maßregelvollzug fehlen meist die juristischen (§ 63 StGB), aber auch die geeigneten institutionellen Voraussetzungen.

13 Abhängigkeit/Sucht

13.1 Allgemeiner Teil

Als *Sucht* wird ein begierig-dranghaftes, exzessives Verhalten bezeichnet, über das der Betroffene weitgehend die Kontrolle verloren hat. Am Anfang der Entwicklung einer Suchterkrankung steht häufig die beglückende oder berauschende Erfahrung, die alltäglichen Mühen hinter sich zu lassen; dies kann durch Konsum psychotroper Substanzen erreicht werden, mitunter aber auch, indem sich ein Mensch leidenschaftlich und exzessiv einer Tätigkeit hingibt. Anthropologisch gesehen äußert sich in der Sucht das Bestreben, aus einer unerträglich erscheinenden Realität in eine Betäubung zu flüchten. Hierbei kann es sich um Schmerzen oder Schlaflosigkeit, wirtschaftliche Sorgen oder andere Belastungen handeln; häufiger aber sind es »innere« Gründe wie anhaltende Versagungen und Ambivalenzkonflikte, die betäubt werden sollen, weiterhin Einsamkeit und Sinnentleerung des Lebens.

Praktisch jedes menschliche Verhalten kann süchtig entgleisen, denn alle exzessiv betriebenen Tätigkeiten, so insbesondere Arbeit (»workaholic«), aber auch Sport oder elektronische Kommunikation (sog. Computerspielsucht) und Medien können dazu dienen, persönliche Konflikte und Probleme zu betäuben. Süchtige Sexualität äußert sich in dranghafter Sexualappetenz, verbunden mit ausgeprägter innerer Unruhe sowie dem Beherrschtsein von sexuellen Vorstellungen und Impulsen.

Sucht umfasst also die unterschiedlichsten Formen süchtig entartenden Verhaltens; entsprechend vielgestaltig sind die Krankheitsbilder. Der süchtige Konsum psychotroper Substanzen ist gegenüber den sog. nichtstoffgebundenen Süchten dadurch gekennzeichnet, dass hier das Suchtmittel nicht nur unmittelbare körperliche und psychische Effekte hervorruft, sondern mit der Zeit auch anhaltende, die Zufuhr der Substanz überdauernde körperliche Veränderungen. Zur Betonung dieser Besonderheit hatte die WHO empfohlen, bei Drogen den Begriff Abhängigkeit statt Sucht zu verwenden. Diese begriffliche Unterscheidung ist aber weitgehend durchlässig geworden, und es wird heute auch von nichtstoffgebundener Abhängigkeit gesprochen (klassifikatorisch werden diese Störungen allerdings nicht zu den Abhängigkeitssyndromen gerechnet, sondern zu den sog. Impulskontrollstörungen).

Jegliches Suchtverhalten, sei es stoff- oder nichtstoffgebunden, kann allenfalls ein Gefühl der Gehobenheit erreichen, jedoch keine reale Verbesserung der Situation. Die Unerträglichkeit der Lage wird für den Augenblick verdeckt, nicht aber aufgehoben. Nachher kann der Zustand noch weniger erträglich sein. So entstehen drängendes und quälendes Verlangen nach den Suchtmitteln (craving) und immer größere Abhängigkeit (Nichtaufhörenkönnen).

Im süchtigen Verhalten wird eine selbstzerstörerische Komponente deutlich; daher wird Sucht auch als protrahierter Suizid interpretiert. Zahlreiche Süchtige sterben durch Suizid; bei anderen wird zwar nicht die leibliche, so doch die zwischenmenschliche und soziale Existenz zerstört. Dabei können Suizidphantasien wie Suchtmittel dazu dienen, einer unerträglichen Realität scheinbar zu entfliehen, nämlich in die Vorstellung, dass dann alles Leid und Elend weg sei.

Exkurs: Pathologisches Spielen/Glücksspielabhängigkeit (ICD-10: F 63.0)

Süchtiges Spielen ist durch neue Techniken mehr als früher verbreitet. Bei Automaten, an denen zwei Drittel der Abhängigen spielen, unterscheidet man zwischen Geldspielautomaten mit Gewinnmöglichkeit und Glücksspielautomaten, die in Casinos stehen. Der Glücksspielumsatz liegt bei jährlich 24 Milliarden € (davon entfallen ca. 2 Drittel auf Geldspielautomaten und Spielbanken); dabei profitiert der Fiskus mit 3,2 Milliarden €, also mehr als bei der Alkoholsteuer.

> *Mit den Worten des Patienten:* Entstehungsbedingungen und Verlauf des pathologischen Spielens.

> »Ich bin glücksspielabhängig. Zunächst habe ich Angst davor, weil ich ja das Ende kenne. Ich will mich dagegen wehren, aber ich kann es nicht. Auf der Fahrt zu einer Spielbank habe ich öfter versucht, doch wieder umzukehren. Aber das ging nicht. Wenn ich den Saal betrete, ist alles in Ordnung, stimmt alles, dann bin ich glücklich, habe keine Sorgen. Im Grunde genommen verhalte ich mich unsinnig: Ich setze immer auf dieselbe Zahl, z. B. 14, obwohl das nicht aussichtsreich ist. Gegen Ende, wenn ich fast kein Geld mehr habe, dann werde ich nervös, bekomme Angst, Schweißausbrüche, später bin ich deprimiert. (…)
>
> Ich mache es auch der Kontakte wegen, denn ich habe immer schon schlecht Kontakt finden können. (…) Ich habe mir schon selbst Schranken gesetzt, z. B. meinen Pass weggeben, so dass ich nicht in die Spielbank gekommen wäre. Aber ich habe dann den Führerschein benutzt. Vor anderen habe ich das Spielen verheimlicht, den Schein gewahrt. (…) Schließlich konnte ich nicht mehr arbeiten, ging morgens nur noch für ein bis zwei Stunden hin, war zu unruhig. Das Spielen ist vielleicht eine Flucht aus dem Arbeitsbereich, es ging mir gar nicht um das Spielen selbst, sondern um das Sich-dort-Aufhalten, um das Berufliche dort zu kompensieren, dazu Familiäres.
>
> Über andere Spielbankbesucher lernte ich andere Spielbanken kennen, schließlich besuchte ich Lokale mit Spielautomaten. Schließlich habe ich mir Geld geliehen, zum Schluss von unseriösen Geldleihern. Es gibt in diesem Bereich eine Menge Leute, die einem Geld leihen wollen.«

> Der u. a. durch den frühen Verlust der Mutter (und zeitweilige Unterbringung in einer Pflegefamilie) unter schwierigen familiären Bedingungen aufgewachsene 30jährige Patient kam aus eigener Motivation zur Behandlung. In seiner unter erheblichen Mühen erreichten beruflichen Position als Leiter einer karitativen Einrichtung war er überfordert und fühlte sich den untergebenen Mitarbeitern unterlegen.

Epidemiologie. In Deutschland sollen 10% der Bevölkerung gelegentlich spielen, 1% regelmäßig. Frauen sind kaum weniger als Männer beteiligt. Nicht immer handelt es sich um Abhängigkeit; es gibt auch harmloses und gelegentliches Spielen, andererseits Spielen des enthemmten Manie-Kranken.

Ätiopathogenese. Es gibt Hinweise auf familiäre Häufung und auf Persönlichkeitsfaktoren (verschiedene Persönlichkeitsstörungen, aber nicht etwa ein Spieler-Typus). Pathologische Spieler spielen nicht in erster Linie des Gewinnes wegen. Manche spielen, um zu verlieren (unbewusste Selbstbestrafungstendenz). Hauptmotiv ist das Spielen um seiner selbst willen, letztlich das Spielen um das eigene Glück, wenn nicht das eigene Leben (im sozialen Sinne). Das Spielen wird stimulierend erlebt, wie im Rausch; der Drang wird unwiderstehlich. Die Beschreibungen klingen bei Spielern ähnlich wie bei Alkoholkonsumenten.

Vorausgegangen sind häufig neurotische Fehlentwicklungen, zwischenmenschliche Konflikte und soziale Probleme, Hintergrund können auch Langeweile und Sinnleere sein. Comorbidität mit Alkohol- oder Drogenkonsum ist nicht selten. Autodestruktive Tendenzen (Schulden, Suizidalität) sind nicht zu übersehen. Lernpsychologisch gesehen bewirken u.a. intermittierende Gewinne eine operante Konditionierung. *Risikofaktoren* wurden in der Entwicklung und Lebenssituation gefunden, jedoch unspezifischer Art, also nicht anders als bei psychischen Störungen sonst. Über neurobiologische Faktoren ist noch nicht viel bekannt, Transmitteranomalien werden vermutet. Neurophysiologisch gibt es Hinweise auf ein erhöhtes Arousalniveau.

Verlauf und Prognose. Man unterscheidet eine Gewinnphase (Spielen mit Vergnügen), Verlustphase (Schulden) und Verzweiflungsphase (Kontrollverlust). Über den längerfristigen Verlauf ist noch nicht viel bekannt. Komplikationen sind insbesondere depressive Verstimmungen, Alkohol- und Medikamentenmissbrauch und Suizidalität.

Behandlung: Die Therapie ist unerwartet schwierig. Setting und Methoden entsprechen ungefähr denen der Alkoholentwöhnung. Das Vorgehen muss multimodal sein und sowohl Informationen und übendes Vorgehen, psychodynamische und Verhaltenstherapie enthalten; medikamentös werden SSRI empfohlen. Verlässliche Zahlen zur Effektivität gibt es noch nicht. – Kontaktadresse: Fachverband Glücksspielsucht e.V., 32052 Herford, Arndtstr. 10, Tel. 05221/1022670, Internet: www.gluecksspielsucht.de.

Stoffgebundene Abhängigkeit

> **Abhängigkeit von Suchtmitteln**. Bei Medikamenten- und Drogenabhängigkeit zeigt sich durch die schädigende Substanzwirkung prototypisch die autodestruktive Tendenz jeder Sucht. Deshalb bedeutet Sucht Krankheit (siech = krank), und zwar seelische *und* körperliche Krankheit. Die Suchterkrankungen bilden eines der größten Arbeitsgebiete der Psychiatrie.
>
> Als Suchtmittel geeignet sind Medikamente und Drogen, die eine Änderung der Bewusstseinslage (öfter herabgesetzt als gesteigert) oder/und eine Euphorie bewirken. Wenn die angenehme Wirkung erkannt ist, entsteht der Wunsch nach Wiederholung. Im Übrigen sind die Wirkungen unterschiedlich (siehe unten). Pharmaka, die nicht diese Merkmale aufweisen, wie z.B. Neuroleptika und Antidepressiva, werden nicht als Suchtmittel verwandt.

Um die Entwicklung zur Abhängigkeit zu verstehen, darf man die dionysische Seite des Rausches nicht außer Acht lassen, der auch eine Bereicherung des Lebens und Erlebens bedeuten kann, ein Schwelgen in Möglichkeiten, die nicht ergriffen zu werden brauchen. Demgegenüber scheint der ausschließlich nüchtern, geordnet lebende Mensch in den Augen der den Rausch Suchenden zu einem trockenen Dasein verurteilt und an Prinzipien gefesselt zu sein, die ihn zwar nicht entgleisen lassen, vielleicht ihm aber manche Entfaltung und Erfüllung vorenthalten.

Erweiterung des Bewusstseins und Bereicherung des Erlebens sind häufige Argumente bei der Verteidigung des Drogenkonsums und Drogenrausches: diese Verfassung sei dem normalen, nüchternen Zustand mindestens gleichwertig, wenn nicht überlegen. Diesen Überlegungen kann man mit pharmakologischen oder psychiatrischen Argumenten schwer begegnen. Man muss aber darauf hinweisen, dass der Rausch wohl eine Bereicherung des Erlebens sein kann, gleichzeitig aber ein Risiko für ein realitätsbezogenes Leben ist. Abhängigkeit bedeutet Verlust an Freiheit, und Gesundheitsschäden erzwingen Behandlung.

Missbrauch kann von banalen Gelegenheiten ausgehen: gesellschaftliche Verpflichtungen (Alkohol), Probieren und Renommieren in Jugendgruppen (z.B. Nikotin und Drogen) und auch leicht zu erwirkende ärztliche Verschreibungen. Schlafstörungen und »Nervosität« werden oft unbedacht und dann zu lange mit Tranquilizern beantwortet. Oft aber liegen dem Missbrauch Belastungssituationen, Konflikte und neurotische Krisen zugrunde. *Schädlicher Gebrauch* i. S. der ICD-10 setzt voraus, dass es infolge missbräuchlichen Substanzkonsums tatsächlich zu einer körperlichen oder psychischen Gesundheitsschädigung gekommen ist (und nicht »nur« zu sozialen oder forensischen Komplikationen).

Wiederholtes Einnehmen führt zur *Gewöhnung*, womit ein seelischer und körperlicher Vorgang gemeint ist: Pharmakologisch führt die wiederholte Zufuhr der Substanz zu einer Empfindlichkeitsabnahme des Rezeptors und zur Enzyminduktion. Hierdurch kommt es zur *Toleranzentwicklung* (körperliche Gewöhnung) mit der Folge einer *Dosissteigerung*. Diese wird begünstigt durch die Habituation (*psychische Gewöhnung*) bei wiederholter Suchtmittelexposition. Hinzu kommt die Ausbildung von Gewohnheiten und Ritualen (z.B. beim Alkoholtrinken oder Zigarettenrauchen); durch Konditionierung wird der Missbrauch in Gang gehalten.

> Damit ist das Stadium der Abhängigkeit erreicht. *Psychische Abhängigkeit* zeigt sich an dem Nichtaufhörenkönnen, es entsteht ein unausweichliches Verlangen (craving). *Physische Abhängigkeit* äußert sich insbesondere in Entzugserscheinungen beim Versuch des Absetzens oder Reduzierens. So entsteht ein prozesshafter Vorgang, aus dem sich der Patient kaum mehr aus eigener Kraft befreien kann.

Physische und psychische Gewöhnung greifen anscheinend ineinander. Das Entstehungsmodell »Belohnungssystem« wird zugleich physiologisch und psychologisch verstanden. Es ist anscheinend interindividuell unterschiedlich ausgeprägt (angeboren oder erworben?), womit das unterschiedliche Abhängigkeitsrisiko erklärt werden könnte. *Lernpsychologisch* handelt es sich insbesondere um Belohnung im Sinne des operanten Konditionierens, nämlich verbessertes Befinden (positive Verstärkung) bzw. Minderung von Missbefinden (negative Verstärkung). Neurobiologisch gibt es Hinweise auf einen Anstieg der β-Endorphine und einen gesteigerten Dopaminumsatz, möglicherweise als Folge eines zunächst bestehenden dopaminergen Defizits (insbesondere in Mittelhirnstrukturen). Bei Alkohol-, Morphin- und Nikotin-Abhängigkeit wurden analoge Befunde dieser Art erhoben.

Das Suchtpotential der einzelnen Stoffe ist unterschiedlich, wie das Verhältnis von Konsumenten zu Abhängigen zeigt. Die Einzelheiten der Therapie und Prävention werden in den folgenden Kapiteln beschrieben.

Definition nach den ICD-Kriterien für *Abhängigkeitssyndrom*:
- Starker Wunsch (Drang), die Substanz zu konsumieren; nachlassende Kontrollfähigkeit.
- Entzugssymptome körperlicher Art und infolgedessen erneuter Konsum.
- Toleranzentwicklung und Dosissteigerung.
- Übliches soziales Verhalten (z.B. beim Alkoholtrinker) wird nicht mehr eingehalten.
- Frühere Interessen und andere »Vergnügen« werden vernachlässigt.
- Trotz substanzbedingter psychischer Beeinträchtigung, Organschäden und sozialer Nachteile wird der Konsum fortgesetzt.

Klassifikation. ICD 10 bringt unter F1 eine differenzierende Klassifikation nach der Substanz, dem Stadium (Intoxikation, schädlicher Gebrauch, Entzug, Abhängigkeit) und der Folgesymptomatik (körperliche Schädigung, Delir, Krampfanfall, psychotische Störung).

13.2 Alkoholabhängigkeit (ICD-10: F 10)

Alkoholismus ist ein unscharfer Begriff; im engeren Sinne wird er synonym mit Alkoholabhängigkeit verwendet, im Weiteren umfasst er auch Missbrauch und schädlichen Gebrauch von Alkohol. Die verglichen mit anderen Suchtmitteln hohe Gewebetoxizität des Alkohols führt häufig bereits vor Manifestation der Abhängigkeit zu vielfältigen Organschäden. Auch mit schwerwiegenden psychischen Störungen und sozialen Folgen ist in jedem Stadium des Alkoholismus zu rechnen. Daher ist eine frühzeitige Behandlung dringlich.

> *Zuerst ein Beispiel mit den Worten einer Patientin:*

»Ich bin in die Klinik gekommen, weil ich Alkoholikerin bin, und das ist erkannt worden nach der Geburt meines dritten Kindes. Da merkte ich, dass ich tagsüber schon zu trinken anfing.

Und so ging das dann ungefähr ein ganzes Jahr, dann habe ich das festgestellt, ich bin mit meinen Kindern nach Holland gefahren und habe unterwegs schon sehr stark Alkohol trinken müssen, um überhaupt die Fahrt zu überbrücken. Ich hatte mir eine Flasche mitgenommen, mein Mann musste mehrmals unterwegs anhalten, er wusste nicht, dass ich krank war; weil er selbst trinkt, hat er das bei mir nicht so empfunden und nicht riechen können. Dann hatte er mich von Holland wieder abholen müssen nach einer Woche, weil ich hochgradig Polyneuropathie hatte.

Im Krankenhaus stellte man eine chronische Hepatitis fest, Fettleber III., hochgradige Polyneuropathie und latenter Diabetes mellitus und labile Hypertonie. Prof. … hat zu dem Zeitpunkt noch nicht erkannt, dass ich Alkoholikerin bin. (…)

Ich hörte dann, dass mein Mann sich mit dem Kindermädchen eingelassen hatte, und dann ist bei mir wieder ganz stark herausgekommen, ich wollte mich betäuben, ich wollte es nicht glauben. Im Unterbewusstsein wusste ich, dass das stimmte, aber ich wollte es nicht glauben. Ich habe dann wieder getrunken und habe in meiner Not Prof. … angerufen und habe dann Farbe bekannt und habe gesagt: ich bin Alkoholikerin, ich hatte Ihnen das damals verschwiegen. Er hat dann gesagt: Frau…. Sie können zu mir kommen, aber Sie müssen mir versprechen, dass Sie 8 Wochen bleiben (…).

Ich wollte es [Trennung vom Mann] nicht, weil mein Mann mir immer gedroht hat: Ich habe das Geschäft, ich habe Geld, du hast gar nichts, die Kinder bekommst du nie. Und da er weiß, dass ich ganz stark abhängig von meinen Kindern bin und die Kinder von mir auch, konnte er mich diesbezüglich ständig unter Druck setzen. Ich kam dann, wurde nach 8 Wochen entlassen und hatte auch die 8 Wochen ganz stramm durchgehalten, wieder raus und dann fing das von vorn wieder an.

Da hatte man schon auf mich gewartet, und zwar eine Familienfeier. Wir sind abends losgefahren mit Pferd und Wagen, und der ganze Wagen war voll alkoholischer Getränke. Du musst vorsichtig sein, die Angestellten brauchen nicht wissen, dass du Alkoholikerin bist. Ein paar kannst du mittrinken. Ich bin ehrlich, mir kam es eigentlich ganz gut gelegen. Ich hätte jetzt in diesem Moment sagen müssen: Nein! Aber ich habe dann wieder mitgetrunken und habe mich dann über Wasser gehalten bis kurz nach Weihnachten. Dann lernte ich ... den lernte ich gar nicht kennen, das war ein Angestellter von uns, mit dem ich mich schon immer sehr gut verstanden hatte, und dem erzählte ich bedauernswerter Weise mein ganzes Problem, und der hat das dann auf seine Art ausgenutzt, ich bekam von ihm zu trinken, ich bin eine Nacht weggewesen, das war Karneval. Das hab ich mir noch nie erlaubt, in meiner ganzen Ehe nicht. Mein Mann wollte mich morgens auch nicht reinlassen, die Kinder machten mir allerdings auf.

Und da bin ich moralisch runter gewesen, dass ich sofort noch, es war Aschermittwoch, meinen Sozialarbeiter angerufen und habe gesagt: Herr ... bringen sie mich sofort ins LKH.

Ich hatte noch vergessen hinzuzufügen, dass ich Anfang Februar mich einer Operation unterzogen habe, und zwar die Eileiter sind durchtrennt worden. Das hätte ich schon vor Jahren machen sollen. Ich wollte nach dem Werner kein Kind mehr bekommen. Hinzu kamen noch zwei andere Sachen, zwei Abtreibungen, wo mein Mann mich gezwungen hatte, und das habe ich ihm auch nie verziehen, bis heute noch nicht. Das dritte Kind wollte er genauso, aber ich habe mich dagegen doch ganz energisch gewehrt. Ich war dann zur Operation Anfang Februar und war schon zeitweise wieder in der Trinkphase, und dann musste ich den Termin mit meiner Operation ständig verschieben, weil ich ständig unter Alkohol stand; dann hatten wir den Termin endgültig festgelegt, und mein Mann hat mich an diesem Abend noch einen Tag vor meiner Operation so vollgepumpt mit Alkohol, dass ich morgens ich kann fast sagen, angetrunken in die Klinik ging. Dr. ... musste 3 Tage warten, um mich überhaupt operieren zu können.«

Was diese 35-jährige Frau berichtet, deutet an, wie vielschichtig die Alkoholproblematik sein kann.

Epidemiologie. Alkoholabhängigkeit ist das größte Suchtproblem. In den mitteleuropäischen Ländern sind etwa 1–3% der Bevölkerung alkoholabhängig. In der Bundesrepublik ist mit einem riskanten Alkoholkonsum bei 5 Mio. zu rechnen, mit einem schädlichen Gebrauch bei 2,7 Mio. und mit Abhängigkeit bei 1,6 Mio. Weit mehr Menschen sind im familiären und sozialen Umkreis der Kranken ernsthaft mitbetroffen. In manchem psychiatrischen Krankenhaus machen die Alkoholpatienten ca. 30% des Krankenbestandes und fast 50% der Aufnahmen aus. In chirurgischen und internistischen Abteilungen finden sich um 20% Alkoholpatienten, viele bleiben unerkannt, die allermeisten (mehr als 90%) ohne entsprechende Behandlung der Abhängigkeit. – Häufig kommt Abhängigkeit von Drogen, Nikotin und Medikamenten hinzu, auch von Clomethiazol (»Distraneurin«). Die Häufigkeit aller alkoholbedingten körperlichen, psychischen und sozialen Schädigungen (alcoholic related disabilities) ist schwer zu bestimmen. Alkoholabstinent leben in der Bundesrepublik nur etwa 6%. Der jährliche Konsum beträgt in der Bundesrepublik pro Kopf ca. 9,7 l reinen Alkohols (2009). Die Ausgaben hierfür belaufen sich auf ca. 30 Mrd. Euro.

Von den Jugendlichen sind in der Bundesrepublik 7–8% alkoholgefährdet, 4% haben einen hohen Alkoholkonsum. Mädchen sind weniger betroffen als Jungen. Der Konsum in mäßiger Form ist bei den 12–25jährigen seit 1973 um 40–50% zurückgegangen. Entsprechend höher liegt aber der Drogenkonsum.

Ätiopathogenese. Der *genetische Faktor* ist stärker wirksam, als man lange annahm. Das zeigen nicht nur Familien- und Zwillingsuntersuchungen, sondern z.B. auch Hochrisiko-Studien: Die Alkoholempfindlichkeit und andererseits die »Trinkfestigkeit« sind genetisch mitbedingt. Wer relativ alkoholunempfindlich (trinkfest) ist (und möglicherweise in der Tradition eines alkoholabhängigen Vaters steht), hat ein höheres Abhängigkeitsrisiko, wohl weil ihm die Warnsignale fehlen. Entsprechendes gilt für Menschen mit raschem Alkoholabbau, der ebenfalls genetisch mitbedingt ist.

In der *Kindheit* fallen zerrüttete zwischenmenschliche Beziehungen in der Familie, stark oder oder exzessiv trinkende Väter (und auch Mütter) auf. *Psychodynamisch* wird Alkoholabhängigkeit als Regression auf die orale Stufe der Libidoentwicklung interpretiert. Anamnestisch sind Verwöhnung und geringe Frustrationstoleranz, oral-depressive Abhängigkeitskonflikte und schwaches Selbstgefühl oft anzutreffen, vor allem aber Störungen der Affekt-, Stimmungs- und Selbstwertregulation. Auf die Bedeutung klassischer und operanter Konditionierung wurde bereits hingewiesen; durch Lernen am Modell werden problematische Trinkgewohnheiten in Familie und peer-group vermittelt.

> *Mit den Worten des Patienten:* Wie sein Alkoholismus entstand, berichtet ein 53-jähriger Handwerksmeister.

> »…weil ich kleine Probleme habe mit dem Alkohol und auf Anraten meiner Frau, meines Arztes, meines Arbeitgeber bin ich dann nach hierhin gekommen, oder vielmehr bin ich erst einmal zu meinen Hausarzt gegangen, habe mich untersuchen lassen. Darauf bin ich dann hier zu Klinik hingefahren, hab ein Vorgespräch geführt und mein Problem noch mal geschildert (…)
>
> Ja, ich war sehr rege im Vereinsleben und bei jeder Versammlung oder bei jeder Veranstaltung im Vereinsleben gab es auch Alkohol zu trinken. Und so wurde das, im Anfangsstadium waren das geringe Mengen und dann wurde es immer ein klein bisschen mehr, und dann steigerte sich das und die Versammlungen endeten dann nicht nach 2 Stunden bzw. dehnten sich dann schon mal auf 3 Stunden oder 3 1/2 Stunden aus, und man merkte allmählich schon selber, wie man so ein bisschen mit dem Alkoholproblem Schwierigkeiten bekam.
>
> Schwierigkeiten bekam ich erst im Familienleben und im Betrieb beim Arbeitgeber. Morgens mit einem Restalkohol bzw. einer Alkoholfahne. Da ich Vorgesetzter im Betrieb bin, hat man mich einmal zur Rede gestellt und gesagt: Mein Lieber, Sie sind bei mir eine Führungsperson, nehmen Sie sich etwas zusammen oder unternehmen Sie was mit ihrem Alkoholproblem. (Gab es Schwierigkeiten im Betrieb?) Im Betrieb und in der Familie, und… (Wie war das in der Familie?) In der Familie, ja, die Frau wurde durch das rege Vereinsleben – ich war praktisch 2–3 mal in der Woche außer Hause, dann kam noch ein Kegelclub dazu, dann war ich praktisch alle 14 Tage 4mal in der Woche außer Hause – und dann gab es schon allmählich Ärger, und meine Frau bzw. die Familie wurde im Rückstand, oder kam zu kurz im Familienle-

ben. Und, ja wie soll ich es sagen, das gefiel meiner Frau dann nicht. Und dann ständig das gleiche Problem wie beim Arbeitgeber. Ich kam mit einer Alkoholfahne nach Hause. Es führte zu keinem vernünftigen Gespräch mehr, und meiste Zeit, wenn die Frau dann Ärger oder vielmehr mich zur Rede stellen wollte, bin ich dem Gespräch aus dem Wege gegangen und hab mich dann stillschweigend irgendwo im Zimmer verzogen und dann meiste Zeit so vor mich hingesellt und, oder auch praktisch um meine Ruhe zu finden, dann mich Schlafen gelegt.«

Bei diesem Gespräch war bereits zu vermuten, dass die größeren Probleme im familiären als im beruflichen Bereich lagen.

Alkohol ist nicht nur Genussmittel, sondern auch Psychopharmakon mit Tranquilizer-Effekt. Alkohol kann Spannungen und Angst herabsetzen, Niedergeschlagenheit und Missbefinden bekämpfen, Schlafstörungen überwinden helfen.

Mit dem fortgesetzten Alkoholkonsum kommt es zu einer Toleranzentwicklung (die als eine Gegenregulation des ZNS (GABA-Rezeptoren) erkannt worden ist), so dass der Alkoholkonsum gesteigert werden muss.

Die Entwicklung der Abhängigkeit wird dadurch gefördert, dass die *Unterbrechung* des Konsums unangenehme Folgen hat (via glutamaterge und GABA-Rezeptoren), u.a. in Form erhöhter Exzitation mit unangenehmen Erscheinungen (s. unten) und auch Krampfanfällen. Daher wird weiter und mehr getrunken. Entzugsreaktionen können konditioniert werden. Alkoholbedingt ist auch eine Dopaminausschüttung, von der man vermutet, dass sie die Abhängigkeit (dopaminerges Belohnungssystem) und das Alkoholverlangen (craving) mit aufrecht erhält.

Nicht zuletzt sind *soziale Bedingungen* zu beachten: Gepflogenheiten in Familien, Gesellschaftsschichten, Berufen und Vereinen. Alkohol kann zwischenmenschliche Kontakte begünstigen und künstlerisches Schaffen anregen. Unsere Gesellschaft ist hinsichtlich des Alkohols eine Permissivkultur, die mäßigen Genuss erlaubt, ohne die Risiken ausreichend zu bedenken.

Aktivitäten der Alkoholindustrie: Als einem großen Wirtschaftszweig kommt es der Alkoholindustrie darauf an, Produktionen zu steigern, Umsätze zu maximieren und hohe Gewinnspannen zu erzielen. Die hohen Gewinne ermöglichen es der Alkoholindustrie eine weit reichende »Öffentlichkeitsarbeit« zu finanzieren sowie durch Sponsoring und Lobbyarbeit ihre Ziele zu erreichen. Auch so genannte Präventionsangebote der Alkoholindustrie reduzieren keineswegs den Alkoholkonsum, sondern sie sind so gewählt, dass sie keinen oder keinen wesentlichen Einfluss auf das Konsumverhalten haben.

> Diese unterschiedlichen *Entstehungsbedingungen* lassen sich in einem *Dispositions-Expositions-Modell* zusammenfassen. *Pharmakologisch* führt Gewöhnung zur Dosiserhöhung und zu Entziehungserscheinungen, die wiederum mit Alkohol bekämpft werden. *Psychologisch* veranlassen Verstimmungen und Unlustgefühle den Konsum von Alkohol, der seinerseits erneut zu solchen Gefühlen und Situationen mit beitragen kann. *Sozial* sieht sich der Alkoholabhängige geächtet und findet auch hierin einen Grund zum weiteren Trinken. Und im Hinblick auf die *zerebralen Funktionen*: Bei alkoholbedingter Hirnschädigung können die Bewältigungsmöglichkeiten so eingeschränkt sein, dass auch hierdurch der Alkoholkonsum verstärkt wird.

Diagnose. Alkoholismus wird häufig nicht erkannt. Zwar gehen viele wegen des Alkoholismus zum Arzt, sprechen dann aber nicht darüber. Und oft versäumt der Arzt, Andeutungen des Patienten aufzugreifen und in ein ernsthaftes Gespräch mit dem Patienten einzutreten. *Frühsymptome* des Alkoholismus sind: reduzierter Allgemeinzustand, Magen- und Darmbeschwerden, Schlafstörungen, später auch Vergesslichkeit, Erektionsstörungen, Tremor, Wadenkrämpfe, Muskelzucken. Bei ungeklärten Beschwerden dieser Art muss der Arzt immer an Alkoholismus denken. Eine diagnostische Hilfe ist z.B. der Münchener Alkoholismus-Test (MALT nach Feuerlein) oder der Selbsttest AUDIT (alcohol use disorder identification test). – *Labordiagnostisch* weisen erhöhte Werte der Gamma-GT und des mittleren Erythrozytenvolumens (MCV) auf einen längerfristig erhöhten Alkoholkonsum hin; spezifischer ist eine Erhöhung des Carbohydratdefizienten Transferrins (CDT). – Ethylglucuronid (EtG) als Abbauprodukt des Ethanol zeigt aktuellen Alkoholkonsum an, auch wenn dieser in Atemluft oder Blut schon nicht mehr nachweisbar ist.

Verlauf und Folgen. Im Überblick zeichnen sich folgende Phasen (nach Jellinek) ab, die allerdings nicht jeder einzelne Alkoholabhängige durchläuft:
1. Voralkoholische Phase: Stadium des progredienten Erleichterungstrinkens.
2. Prodromalphase: Stadium der Toleranzsteigerung: Räusche mit Erinnerungslücken; heimliches Trinken; dauerndes Denken an Alkohol; gieriges Trinken der ersten Gläser.
3. Kritische Phase: Stadium des Zwangstrinkens: Verlust der Kontrolle; Widerstand gegen Vorhaltungen; aggressives Verhalten; Wechsel von Abstinenz und Betrinken; Verlust an Interessen (auch sexuell); erste soziale Beeinträchtigungen; Bestreben, »seinen Vorrat zu sichern«; Vernachlässigung angemessener Ernährung; regelmäßiges morgendliches Trinken.
4. Chronische Phase: Stadium der Sensibilisierung: verlängerte, tagelange Räusche; Beeinträchtigung des Denkens; passagere alkoholische Psychosen; Trinken mit Personen weit unter dem Niveau des Patienten; Verlust der Alkoholtoleranz; Angstzustände; Zittern; psychomotorische Hemmung.

Alkohol-Schäden betreffen praktisch alle Organsysteme. Es werden immer mehr Schädigungen entdeckt. Selbst bei moderatem Konsum treten signifikant häufiger (als bei alkoholabstinenten Probanden) Karzinome der oberen Luftwege und des Urogenitaltraktes auf. Letalität und Mortalität sind hoch. Das Nervensystem ist direkt und indirekt betroffen: Polyneuropathie bei 20 bis 40%, Kleinhirnschädigung bei 30 bis 50% (siehe Lehrbücher der Neurologie), Großhirnatrophie kortikal und subkortikal bei 30 bis 50% (psychische Störungen, epileptische Anfälle). Die zerebralen Schäden (und ihre Folgen) sind unter Abstinenz in erstaunlichem Maße partiell reversibel (auch neuroradiologisch erkennbar).

Neuropathologisch findet man nach chronischem Alkoholismus eine diffuse, kortikale Hirnatrophie (auch im CT) und histologisch den Befund der sogenannten Wernicke-Enzephalopathie: Proliferation von Kapillaren und kleinen Venen, Vermehrung der Endothel- und Perithel-Zellen, spongiöse Gewebsauflockerung, Proliferation faserbildender Astrozyten. Am stärksten betroffen sind die Corpora mamillaria sowie die Bereiche um den dritten Ventrikel und Aquädukt sowie die Vierhügelregion. Hier lassen sich hämorrhagische und spongiöse Läsionen bei entsprechender Größe auch kernspintomographisch (MRT) nachweisen.

Alkoholembryopathie: Alkohol ist die häufigste der erkennbaren Ursachen der geistigen Behinderung und des perinatalen Minderwuchses; häufig sind auch innere Fehlbildungen (Herz und Urogenitalsystem, auch Extremitäten). Äußerlich erkennbar ist ein Teil dieser Kinder an der typischen kraniofazialen Dysmorphie.

Psychische Folgen des chronischen Alkoholismus zeigen sich u.a. in der alkoholischen Persönlichkeitsveränderung (F 10.71). Kennzeichnend hierfür sind: Einengung der Interessen auf den Alkoholkonsum, auch unter Vernachlässigung zwischenmenschlicher Bindungen und sozialer Normen; emotionale Labilität; kognitive Defizite; Vernachlässigung der Körperhygiene, mitunter auch Beeinträchtigungen in der Steuerung aggressiver oder sexueller Impulse. Depressive Verstimmungen sind häufig, auch suizidale Impulse. Dabei sind zuvor bestehende Persönlichkeitsstörungen und andere comorbide Störungen (s.u.), Reaktionen auf alte und neue Konflikte sowie hirnorganische psychische Veränderungen (Alkoholpsychosen) miteinander verzahnt. Die psychischen Leistungsminderungen können bis zu einer Demenz fortschreiten. Eine besondere Form ist das Korsakow-Syndrom (F 10.6).

153
277
157

Entzugssyndrom. Bei Unterbrechung der Alkoholzufuhr kann ein vegetatives Entzugssyndrom auftreten, das auch Vorstufe eines Delirs (s.u.) sein kann (daher sprach man früher auch von Prädelir). Im Einzelnen kommt es zu: Tachykardie, Blutdruckschwankungen, frequenter Atmung, Schwitzen, Brechreiz, Durchfällen, Schlafstörungen. Es können Krampfanfälle, neurologische Ausfälle und schwere Verstimmungszustände folgen. Zur Behandlung s.u.

Comorbidität. Etwa ein Drittel der Alkoholabhängigen zeigt weitere ernsthafte psychische Störungen: am häufigsten Angststörungen und Depressionen aller Art, aber auch Schizophrenien (sog. Doppeldiagnosen). Zum Teil sind diese Erkrankungen primär aufgetreten und der Alkoholismus sekundär, oder aber umgekehrt, ohne dass über die Beziehungen im Einzelnen viel bekannt wäre.

Soziale Komplikationen sind Vernachlässigung der Familie, Ehescheidung, Kindsmisshandlung und sexueller Missbrauch, Verkehrsdelikte, Führerscheinentzug, Arbeitslosigkeit, Frühinvalidität, Wohnungslosigkeit, Kriminalität.

Prognose. Der Verlauf der Alkoholabhängigkeit ist ohne Behandlung sehr ungünstig, und selbst intensive Behandlungen sind nicht überwiegend erfolgreich. Psychische Störungen, körperliche Folgen und soziale Komplikationen interferieren ungünstig. Mortalität und Letalität sind hoch, auch infolge der Suizide (10–20%). Das Senium kann einen mitigierenden Einfluss haben; andererseits sind Spätmanifestationen nicht selten.

Einteilungen. Nach JELLINEK unterscheidet man fünf Formen:
- α-Alkoholismus: psychische Abhängigkeit, familiäre und soziale Komplikationen.
- β-Alkoholismus: Gelegenheits- bzw. Verführungstrinker.
- γ-Alkoholismus: Toleranzsteigerung, Stoffwechselstörungen, Kontrollverlust bzw. -minderung, Abstinenzsymptome; also der Alkoholismus im engeren Sinne.
- δ-Alkoholismus: zwar nicht Kontrollverlust, aber doch Unfähigkeit zu verzichten; trinken täglich, selten ganz nüchtern.
- ε-Alkoholismus (*Dipsomanie*): Periodische Trinkexzesse in Abständen von einigen Monaten (daher auch: Quartalstrinken), zwischenzeitlich trinkt der Patient mäßig, dann aber wieder maßlos und widerstandslos. Z.T. sind Auslösungssituationen festzustellen. Diese Form ist selten und therapeutisch schwer zu beeinflussen.

Nach CLONINGER wird so unterschieden:
- Typ-I-Alkoholiker mit spätem Krankheitsbeginn, geringer familiärer Belastung und relativ günstiger Prognose.
- Typ-II-Alkoholiker mit frühem Beginn, ausgeprägter familiärer Belastung; hauptsächlich sind Männer betroffen, z.T. antisoziale Persönlichkeitsstörung; ungünstige Prognose.

Prävention muss bei den allgemein üblichen Trinksitten und Verharmlosungstendenzen ansetzen und bei den Kindern beginnen; denn heute sind bereits 10- bis 12jährige alkoholgefährdet. Diese *Primärprävention* ist in erster Linie eine pädagogische Aufgabe. Dabei ist über den Alkoholabusus hinaus das *gesamte* Konsumverhalten in Beziehung zum Lebensgefühl und Lebensstil dieser Kinder und Jugendlichen zu berücksichtigen. Zugleich bedarf es gesetzlicher Bestimmungen zum Verbot oder zur Einschränkung der Alkoholabgabe (auch als sog. Alcopops) an Kinder und Jugendliche.

Ziel der Prävention muss nicht Abstinenz, sondern kann auch mäßiges und kontrolliertes Trinken sein (außer bei zuvor Abhängigen). Hierzu können auch alternative Getränke beitragen, z.B. alkoholfreies Bier (das allerdings einen kleinen Rest Alkohol enthält und für entwöhnte Alkoholabhängige nicht geeignet ist). In Ländern mit eingeschränkter Verfügbarkeit des Alkohols gehen die Folgekrankheiten und Todesfälle zurück.

Zur Prävention des Alkoholismus sollten auch wirtschafts- und gesundheitspolitische Maßnahmen gehören. Stattdessen wird in Deutschland z.B. die Kornbrandherstellung mit ca. 90 Mio. € jährlich subventioniert.

Möglichkeiten der *sekundären Prävention* bestehen in der Früherkennung und Frühbehandlung (s.o.). Das Bemühen, die Ausweichtendenzen und Widerstände des Patienten zu erkennen und zu beheben, verfolgt das Ziel, die Entwicklung der schwersten Krankheitsstadien zu verhindern.

Aber auch bei voll ausgeprägtem Alkoholismus (γ-Alkoholismus bzw. chronische Phase) gilt es, im Sinne einer *tertiären Prävention* Spätfolgen zu verhindern.

Therapie

Behandlungsangebote (Suchtkrankenhilfe für alkoholabhängige und drogenabhängige Menschen): Es gibt inzwischen in der Bundesrepublik über 1000 Beratungsstellen für die Suchthilfe, größtenteils mit niedrigschwelligen Angeboten. Qualifizierter Entzug wird in über 200 Kliniken und Fachkrankenhäusern angeboten. Für die Rehabilitation gibt es ca. 11 000 Plätze. Darüber hinaus werden Betreutes Wohnen und wohnortnahe Selbsthilfeangebote vorgehalten. Es kommt heute insbesondere darauf an, die Arbeit dieser Einrichtungen qualitativ zu verbessern und überholte Behandlungsmethoden abzuschaffen.

Um dem ansonsten ungünstigen Verlauf der Alkoholabhängigkeit Rechnung zu tragen, muss die Behandlung möglichst frühzeitig einsetzen und langfristig angelegt sein. Dabei verändern sich im Laufe der Therapie die Behandlungsschwerpunkte und -methoden:

Entgiftungsphase: Entzug. Bei noch relativ geringer Abhängigkeit und nicht allzu großen Alkoholmengen kann die Entgiftung ambulant durchgeführt werden, wenn tägliche Kontakte gewährleistet sind. Meist wird die stationäre Entgiftung notwendig. Wenn sie im Allgemeinkrankenhaus erfolgt, bleibt im Allgemeinen das Grundleiden, die Abhängigkeit, unbehandelt. Bei wiederholten Entzügen besteht die Gefahr, dass die Symptomatik sich von Mal zu Mal verstärkt. Besser wird die Entgiftung in einer psychiatrischen Abteilung durchgeführt. Die Ziele sind: Entzugskomplikationen aufzufangen, dem Patienten den Entzug zu erleichtern und danach den quälenden Kampf gegen das neue Verlangen zu unterstützen.

In der Entgiftungsphase ist der Alkoholabhängige zunächst wie ein körperlich Kranker zu behandeln. Selbstverständlich erfolgt eine vollständige neurologische und internistische Untersuchung, insbesondere Herz- und Kreislauffunktionen sind sorgfältig zu beachten. Die *Entzugserscheinungen* wurden beschrieben. Wenn eine *medikamentöse Behandlung* notwendig wird (keineswegs in jedem Fall), ist ein niedrig dosiertes Neuroleptikum oder Carbamazepin indiziert, bei Anfallsgefahr ein Benzodiazepin, bei starken vegetativ-adrenergen Störungen ein β-Rezeptorblocker. Clomethiazol (»Distraneurin«) soll hier möglichst nicht verwendet werden, außer es droht ein Delir. Die außerhalb der Psychiatrie (z.B. in der Chirurgie vor Operationen) gelegentlich noch angewendeten Alkoholinfusionen sind angesichts der heutigen medikamentösen Behandlungsmöglichkeiten obsolet.

Die beste Methode ist der *qualifizierte Entzug*, der die Entgiftung mit der Motivationsarbeit und Entwöhnung verbindet. So können ca. 50% der Kranken auf den Weg einer erfolgversprechenden Behandlung der Abhängigkeit gebracht werden; anderenfalls, also bei rein medizinischer Entgiftung, wird eine Chance vertan.

Kontaktphase: Motivation. Wenn der erste Kontakt zustande gekommen ist (vor oder nach der Entgiftung), soll der Arzt behutsam und zugleich konsequent den Patienten auf den Weg der Therapie führen. Die noch schwankende Behandlungsmotivation des Patienten ist zu verstärken und ihm zu vermitteln, dass er an einer Krankheit leidet, dass ihn hierfür nicht Schuld trifft, dass er aber Verantwortung für die Behandlung hat. Die Information darüber, dass Alkoholschäden reversibel sein können, wirkt oft motivierend.

Im Umgang mit dem Alkoholiker ist jedes Moralisieren zu vermeiden. Der Arzt soll das unterhöhlte Selbstwertgefühl des Patienten schonen und sein Selbstvertrauen stärken. Er soll nicht jeden Genuss in Misskredit bringen und nicht den Verzicht um des Verzichtens willen fordern, sondern wegen des Nichtaufhörenkönnens. Nicht auf das »du darfst« oder »du darfst nicht« oder »das kann alles passieren« kommt es an, sondern auf das: »du kannst, aber du brauchst nicht«. Resignation und Widerstand des Patienten sowie unzuverlässiges Verhalten erschweren diese Behandlungsphase.

Speziell auf die Förderung der Veränderungsbereitschaft von substanzabhängigen Patienten zielt das Konzept der *motivierenden Gesprächsführung* (»motivational interviewing«; MILLER u. ROLLNICK) ab; es umfasst unterschiedliche therapeutische Techniken und hat sich besonders in der Behandlung von wenig motivierten Patienten bewährt.

Entwöhnungsphase: Unabhängigkeit. Hierzu haben sich breit angelegte Therapieprogramme bewährt. Die Behandlung (ambulant oder stationär) wird größtenteils in Gruppentherapien durchgeführt und umfasst, neben Physiotherapie und Ergotherapie, Tagesstrukturierung und Freizeitgestaltung, eingehende Informationen über Alkoholismus und insbesondere Psychotherapie (einschließlich Entspannungsverfahren). Erste Ziele sind Motivation für einen Neuanfang, Erfahren von Hilfen, Problemlösungen im sozialen Feld, Erkennen der Möglichkeiten der Selbstkontrolle und Rückfallprävention, Umgang mit protrahierten Entzugssymptomen und depressiven Verstimmungen.

Verhaltenstherapeutisch werden heute kaum noch Aversionsmethoden angewandt, mehr Selbstkontrolltechniken, Selbstsicherheitstraining sowie kognitiv orientiertes Problemlösetraining. – *Psychodynamische* Behandlungsansätze kommen in der hier bevorzugten interaktionellen Gruppenpsychotherapie zur Geltung. Der Gruppenzusammenhalt ist oft der entscheidende therapeutische Faktor. Zudem sollen Angehörige an der Behandlung beteiligt werden.

Diese *multimodalen Therapieprogramme* werden am besten gemeindenah und in Gruppen durchgeführt. Die Entwöhnung kann ambulant, tagesklinisch oder stationär erfolgen. Bewährt hat sich eine ca. 6-wöchige stationäre und anschließend einjährige ambulante Behandlung mit wöchentlichen Gruppenterminen. Die ca. 6 Monate dauernde stationäre Behandlung in einer Fachklinik für Alkoholkranke ist nicht mehr die einzige wirksame Behandlungsmöglichkeit. Die Ergebnisse sind bei allen genannten Vorgehensweisen ungefähr gleich: nach einem Jahr sind ca. 2/3 der Behandelten abstinent. Jedenfalls ist eine ambulante Nachbetreuung indiziert. Nach mehreren Jahren sind immerhin ca. 50% abstinent.

Eine Liste der Behandlungsinstitutionen für Alkoholiker und der regionalen Selbsthilfegruppen wird alljährlich von der Deutschen Hauptstelle für Suchtfragen (Westenwall 4, 59065 Hamm, Telefon: 02381/90150, Internet: www.dhs.de) herausgegeben. – Weitere Kontaktadressen: Gesamtverband für Suchtkrankenhilfe im Diakonischen Werk der Evangelischen Kirche Deutschlands e.V. (GVS), Altensteinstr. 51, 14195 Berlin, Telefon: 030/84312355, Internet: www.sucht.org und Referat Basisdienste im Deutschen Caritas-Verband, Karlstr. 40, 79104 Freiburg, Telefon: 0761/200-0, Internet: www.caritas.de.

Nachsorgephase: Rehabilitation. Die Erfolge der Entwöhnungsbehandlung, die sozialrechtlich bereits als Rehabilitation gilt, sind bei den meisten Patienten gefährdet, wenn nicht eine Nachsorge folgt, die sich mindestens über mehrere Jahre erstrecken muss. Diese Nachbehandlung wird grundsätzlich ambulant durchgeführt, hauptsächlich in Suchtberatungsstellen und Selbsthilfeorganisationen, vorübergehend auch in einem Übergangshaus.

Es kommt darauf an, die Lebensbedingungen so zu gestalten, dass die Flucht in die Sucht nicht mehr zwingend erscheint. Häufige Ursachen für Rückfälle sind unverändert gebliebene Lebensprobleme, nach wie vor unbewältigte familiäre oder berufliche Konflikte und die sich hieraus ergebende Resignation. Weitere soziotherapeutische Maßnahmen erstrecken sich auf berufliche Rehabilitation, Regulierung behördlicher und rechtlicher Angelegenheiten, auch auf die Freizeitgestaltung. Langfristig sollen Selbsthilfe und Eigenständigkeit gefördert werden.

Insbesondere sind die gestörten Beziehungen zu den nächsten *Angehörigen* zu bearbeiten, die ihrerseits nach Enttäuschungen und Kränkungen nur noch wenig Verständnis aufbringen können. Die Mitbehandlung der Angehörigen ist unentbehrlich. Bei all diesen Bemühungen hat sich die Zusammenarbeit Gleichgesinnter in Gruppen bewährt, z.B. der Zusammenschluss ehemaliger Patienten einer Behandlungsstätte zu einem örtlichen »Freundeskreis«. Hierdurch wird die Prognose erheblich verbessert. Einen Rückfall dürfen weder Angehörige noch Therapeuten und Gruppenmitglieder als Zeichen endgültiger Verfallenheit werten; gerade in dieser Situation ist der Alkoholkranke auf verlässliche Bindungen angewiesen. Seine Prognose hängt weitgehend davon ab, ob und wieweit es gelingt, ihn aus seiner Isolierung herauszuholen. Hierzu dienen auch die:

Selbsthilfeorganisationen: Kreuzbund, Guttempler, Blaues Kreuz, Anonyme Alkoholiker (AA). Letztere, eine 1936 in den USA gegründete Vereinigung, nimmt nur Alkoholiker auf und verzichtet weitgehend auf die Unterstützung durch gesunde Helfer, karitative oder andere Stellen. Die Gruppen pflegen aber zunehmend die Zusammenarbeit mit Ärzten und Kliniken.

Der vorgezeichnete Heilungsweg der AA hat seinen programmatisch-rituellen Niederschlag in »12 Stufen« gefunden, an deren Anfang das schonungslose Selbstbekenntnis vor den ehemaligen Leidensgenossen steht: »Ich bin ein Alkoholiker.« Der Akzent wird darauf gelegt, dass der Alkohol stärker ist als alle Willensanstrengungen, dass man allein nicht von ihm loskommt, dass nur der Alkoholiker den Alkoholiker versteht und ihm helfen kann: Keiner werde je geheilt, er bleibe immer in der Gefahr, das erste Glas werfe ihn wieder voll in seine Krankheit zurück. Deshalb bezeichnen sich »die Ehemaligen« nie als geheilte Trinker, sondern als nicht-aktive Alkoholiker. Bewährt hat sich das Prinzip der kleinen Schritte: Es wird davon ausgegangen, dass der Alkoholiker mit einem grundsätzlichen und unbefristeten Verbot überfordert wäre, eine zunächst zeitlich begrenzte Abstinenz dagegen eher akzeptieren und durchhalten könne. Von einem neuen Mitglied wird daher gefordert, dass es zunächst während 24 Std. alkoholfrei bleibt, dann für den nächsten Tag, darauf für mehrere Tage bis zur nächsten Sitzung, eine Woche lang usw. Entscheidend ist weiterhin, dass der Alkoholiker nicht nur von gleichsinnig Betroffenen kontrolliert wird, sondern mehr und mehr auch zur kontrollierenden Instanz für andere erhoben wird. Bei einem Rückfall fühlen sich die anderen für ihn verantwortlich, und sie begleiten ihn, bis er wieder fest genug geworden ist.

Dieses Vorgehen ist eine Alternative zu der ärztlichen Behandlung in den geschilderten vier Phasen. Die Erfolge der AA sind bemerkenswert: Wer bis zu einem Jahr lang nüchtern blieb, kommt mit einer Chance von 41% auch abstinent durch das nächste Jahr. Nach fünf alkoholfreien Jahren steigt diese Chance of 92% an. – Zudem gibt es für die Angehörigen die Al-Anon-Familiengruppen (Alcoholics Anonymous Family Groups). – Die örtlichen Gruppen vergeben Kontaktanschriften. Zentrale Kontaktadresse: Anonyme Alkoholiker Interessengemeinschaft e.V., Waldweg 6, 84177 Gottfrieding-Unterweilnbach, Tel. 08731-32573-0, Internet: www.anonyme-alkoholiker.de.

Die hier beschriebenen Therapiephasen Entzug, Motivation, Entwöhnung und Nachsorge sind eng miteinander verzahnt. Dabei verläuft auch eine letztlich erfolgreiche Behandlung meist nicht gradlinig; Rückfälle bedeuteten deshalb nicht, dass die Behandlung gescheitert ist, sondern sind Anlass, Zwischenziele der Behandlung zu überprüfen und ggf. das therapeutische Vorgehen zu modifizieren. Der therapeutische Prozess kann auf jeder Stufe unterbrochen werden, aber er kann ebenfalls nach kürzeren oder längeren Trinkphasen wieder neu aufgenommen werden, so dass einzelne Behandlungsphasen auch wiederholt durchlaufen werden. Motivationsarbeit ist somit eine die gesamte Behandlung durchziehende Aufgabe.

Pharmakotherapie. Wegen gleichzeitiger anderer psychischer Störungen wird nicht selten eine Pharmakotherapie notwendig, relativ häufig wegen depressiver Verstimmungen. Diese bilden sich allerdings oft nach einigen Wochen Abstinenz zurück, so dass man mit Antidepressiva zunächst abwarten soll. Für Angststörungen gilt entsprechendes.

Seit kurzem gibt es Medikamente zur Rückfallprophylaxe (Disulfiram, »Antabus«, wird heute nicht mehr eingesetzt). Von diesen *Anticravingmitteln* ist Acamprosat (»Campral«) bisher am besten untersucht, das über das Glutamat-System wirkt. Dosierung: 4–6 Kapseln à 333 mg täglich je nach Körpergewicht, ca. 1 Jahr lang. Die Überlegenheit gegenüber Placebo ist nachgewiesen, aber den Erfolg einer intensiven Psychotherapie (s.o.) verbessert eine gleichzeitige Anticraving-Medikation nicht. – Fast ebenso wirksam scheint der Opiatantagonist Naltrexon (»Nemexin«). Diese Pharmaka dienen der Unterstützung der genannten multimodalen Behandlungsprogramme und sollen nicht isoliert verordnet werden.

Tabelle 1. Münchner Alkoholismustest.
Selbstbeurteilungsfragebogen (MALT-S): vom Patienten auszufüllen

	trifft zu	trifft nicht zu
1. In der letzten Zeit leide ich häufiger an Zittern der Hände	☐	☐
2. Ich hatte zeitweilig, besonders morgens, ein Würgegefühl oder Brechreiz	☐	☐
3. Ich habe schon einmal versucht, Zittern oder morgendlichen Brechreiz mit Alkohol zu kurieren	☐	☐
4. Zur Zeit fühle ich mich verbittert wegen meiner Probleme und Schwierigkeiten	☐	☐
5. Es kommt nicht selten vor, dass ich vor dem Mittagessen bzw. zweiten Frühstück Alkohol trinke	☐	☐
6. Nach den ersten Gläsern Alkohol habe ich ein unwiderstehliches Verlangen, weiter zu trinken	☐	☐
7. Ich denke häufig an Alkohol	☐	☐
8. Ich habe manchmal auch dann Alkohol getrunken, wenn es mir vom Arzt verboten wurde	☐	☐
9. In Zeiten erhöhten Alkoholkonsums habe ich weniger gegessen	☐	☐
10. An der Arbeitsstelle hat man mir schon einmal Vorhaltungen wegen meines Alkoholtrinkens gemacht	☐	☐
11. Ich trinke Alkohol lieber, wenn ich allein bin	☐	☐
12. Seitdem ich mehr Alkohol trinke, bin ich weniger tüchtig	☐	☐
13. Ich habe nach dem Trinken von Alkohol schon öfter Gewissensbisse (Schuldgefühle) gehabt	☐	☐
14. Ich habe ein Trinksystem versucht (z. B. nicht vor bestimmten Zeiten zu trinken)	☐	☐
15. Ich glaube, ich sollte mein Trinken einschränken	☐	☐
16. Ohne Alkohol hätte ich nicht so viele Probleme	☐	☐
17. Wenn ich aufgeregt bin, trinke ich Alkohol, um mich zu beruhigen	☐	☐
18. Ich glaube, der Alkohol zerstört mein Leben	☐	☐
19. Einmal möchte ich aufhören mit dem Trinken, dann wieder nicht	☐	☐
20. Andere Leute können nicht verstehen, warum ich trinke	☐	☐
21. Wenn ich nicht trinken würde, käme ich mit meinem Partner besser zurecht	☐	☐
22. Ich habe schon versucht, zeitweilig ohne Alkohol zu leben	☐	☐
23. Wenn ich nicht trinken würde, wäre ich mit mir zufrieden	☐	☐
24. Man hat mich schon wiederholt auf meine »Alkoholfahne« angesprochen	☐	☐

Tabelle 1. (Fortsetzung)
Fremdbeurteilung (MALT-F): vom Arzt auszufüllen

1. Lebererkrankung (Mindest. ein klin. Symptom: z. B. vermehrte Konsistenz, Vergrößerung, Druckdolenz o. a. **und** mindest. ein pathologischer Laborwert: z.B. GOT, GPT oder Gamma-GT sind notwendig.) ☐ ☐
2. Polyneuropathie (Trifft nur zu, wenn keine anderen Ursachen bekannt sind, z.B. Diabetes mellitus oder eindeutige chron. Vergiftungen.) ☐ ☐
3. Delirium tremens (jetzt oder in der Vorgeschichte) ☐ ☐
4. Alkoholkonsum von mehr als 150 ml (bei Frauen 120 ml) reinem Alkohol pro Tag mindestens über einige Monate ☐ ☐
5. Alkoholkonsum von mehr als 300 ml (bei Frauen 240 ml) reinem Alkohol ein- oder mehrmals im Monat ☐ ☐
6. Foetor alcoholicus (z. zt. der ärztlichen Untersuchung) ☐ ☐
7. Familienangehörige oder engere Bezugspersonen haben schon einmal Rat gesucht wegen Alkoholproblemen des Patienten. (z.B. beim Arzt, der Familienfürsorge oder anderen entsprechenden Einrichtungen.) ☐ ☐

Es wird ein Gesamt-Testwert ermittelt, wobei die Anzahl der Zustimmungen im Selbstbeurteilungsteil mit einfacher, die im Fremdbeurteilungsteil mit vierfacher Gewichtung eingehen.
6 bis 10 Punkte: Verdacht auf Alkoholismus
11 Punkte und mehr: Alkoholismus

© by Beltz Test GmbH, Göttingen – Nachdruck und jegliche Art der Vervielfältigung verboten
Bezugsquelle des Münchner Alkoholismus-Test (MALT): Testzentrale Göttingen, Herbert-Quandt-Str. 4, 37081 Göttingen, Tel. (0551) 50-688-0, www.testzentrale.de.

Chronisch Suchtkranke. Bei ungefähr der Hälfte der Alkoholabhängigen bleibt die Behandlung ohne Erfolg oder nur begrenzt wirksam. Die Betroffenen werden zu chronisch Kranken, im körperlichen und seelischen Sinne. Für ihre Behandlung ist bisher weniger gesorgt als für die Entwöhnungstherapie. Manche müssen immer wieder wegen Alkoholintoxikationen (oder anderen Komplikationen) kurzfristig stationär behandelt werden. Andere bedürfen, auch wegen körperlicher Gesundheitsschäden, der langfristigen stationären Behandlung, ggf. in krankenhausnahen Heimen. Z.T. gelingt mittelfristig doch die Rehabilitation.

13.3 Alkoholpsychosen

Durch *akute* Alkoholintoxikation (F 10.0) können folgende Psychosen eintreten.

Der Alkoholrausch ist eine kurzdauernde Intoxikation mit Selbstüberschätzung und Euphorie, aber auch Gereiztheit, Denk- und Konzentrationsstörungen verbunden mit Rededrang, z.T. depressiver Gestimmtheit und Suizidgefährdung. Von der individuellen Alkoholtoleranz hängt es ab, nach welcher Menge ein Rausch eintritt und wie stark er ausfällt. Bei stärkerem Rausch treten zudem Pulsbeschleunigung, Erweiterung der Gefäße in der Gesichtshaut und in den Konjunktiven sowie Koordinationsstörungen beim Sprechen und Gehen, z.T. auch Blickrichtungsnystagmus auf. Im Exzitationsstadium kann die Erregung vorsichtig mit Haloperidol behandelt werden. Bei tiefer Bewusstlosigkeit gelten die Regeln der Koma-Therapie.

Der **pathologische Rausch** ist ein durch Alkohol ausgelöster Erregungs- und Dämmerzustand mit Verkennung der Situation, z.T. mit Illusionen und Halluzinationen, mit exzessiver Angst oder Wut und heftiger Aggressivität, auch im Sinne persönlichkeitsfremden Verhaltens. Der pathologische Rausch tritt oft schon nach geringen Alkoholmengen, gelegentlich auch starkem affektiven Engagement auf. Dieser Zustand ist zeitlich befristet auf einige Minuten bis eine Viertelstunde, mitunter aber länger (eine oder mehrere Stunden). Im pathologischen Rausch kann es zu Affektentladungen und Gewalttaten kommen. Den Abschluss bildet ein Terminalschlaf. Für den Ablauf des Zustandes besteht partielle, meist sogar totale Amnesie. Die zuweilen geforderte gutachterliche Differentialdiagnose gegenüber dem normalen Rausch ist oft schwer.

Zudem gibt es bei *chronischem* Alkoholismus verschiedene Psychosen:

Alkoholdelir (F 10.04)

Delir ist einerseits Syndrombegriff, andererseits Krankheitsbezeichnung wie hier im Falle des Alkoholdelirs. Alkohol ist eine häufige, aber nicht die einzige Ursache von Delirien. Die *Symptomatik* wird im Zusammenhang der organisch-psychischen Störungen beschrieben; Tremor und die oben erwähnten vegetativen Entzugssyndrome sind beim Alkoholentzugsdelir oft besonders ausgeprägt (daher früher Delirium tremens).

Vorkommen. Das Alkoholdelir tritt im Allgemeinen erst nach langdauerndem Alkoholabusus auf. Nicht immer ist ein exzessiver Alkoholismus vorausgegangen; ein Delir kommt auch bei Gewohnheitstrinkern vor. Alkoholdelirien treten während ununterbrochen fortgesetztem Trinken (Kontinuitätsdelir) und häufiger nach abruptem Entzug des Alkohols (Abstinenzdelir) auf. Von einem Gelegenheitsdelir spricht man, wenn das Delir durch eine körperliche Erkrankung oder seelische Belastung provoziert eintritt. Das Intervall zwischen Entzug und Delir beträgt meist 1–3 Tage.

Verlauf. Meist beginnt das Alkoholdelir akut. Bei einem Teil der Kranken bestanden einige Tage oder Wochen vorher Prodromalerscheinungen: Schlaflosigkeit, gesteigerte Empfindlichkeit für optische und akustische Reize, Unruhe, Schreckhaftigkeit, Angst und Zittern und allgemeine Schwäche, vereinzelt Halluzinationen. Dieses Bild wurde früher *Prädelir* genannt. Wird die Behandlung rechtzeitig begonnen, kann der Ausbruch eines schweren Delirs verhindert werden.

Das Delir dauert in der Regel 2–5 Tage. Es gibt auch kürzere, abortive Delirien und längere Verläufe, besonders bei internistisch kranken und hirnorganisch geschädigten Alkoholikern. Der Verlauf kann durch *zerebrale Krampfanfälle* kompliziert werden. Sie treten häufiger vor als während oder nach einem Delir auf.

Unbehandelt verlaufen 20 bis 30% der Alkoholdelirien letal. Wird der Alkoholismus fortgesetzt, können sich Delirien wiederholen. Ein Delir kann in ein Korsakow-Syndrom, eine alkoholische Demenz oder Wernicke-Enzephalopathie übergehen.

Differentialdiagnose. Das Delir ist eine unspezifische zerebrale Reaktionsform, die auch bei anderer Verursachung vorkommt, z.B. Hyperthyreose, zerebraler Durchblutungsstörungen, Stoffwechselkrankheiten, traumatischer Hirnschädigung und insbesondere Medikamenten.

Die Ätiopathogenese des Alkoholdelirs ist sehr komplex und nur teilweise geklärt; neben Veränderungen der glutamatergen und GABAergen Neurotransmission spielen unter anderem metabolische und Elektrolytstörungen eine Rolle. Das Abstinenzdelir wird als Rebound-Effekt nach einer zerebralen Adaptation zu erklären versucht. Hierfür sprechen die REM-Schlafreduktion durch Alkohol und die erhöhte REM-Aktivität nach dem Entzug.

Die Behandlung des Alkoholdelirs und der Delirien anderer Genese hat zunächst vom internistischen Befund auszugehen; zu beachten sind insbesondere Herz- und Kreislauffunktion, Leberfunktion und Elektrolytstatus, Pneumonierisiko. Die Pharmakotherapie erfolgt bei leichteren Delirien mit einem Benzodiazepin (z.B. Diazepam), bei ausgeprägten psychotischen Störungen ggf. in Kombination mit einem Neuroleptikum (z.B. Haloperidol). Auch Carbamazepin wird eingesetzt, vor allem bei bekannter Anfallsanamnese. Versucht wurde u.a. auch Clonidin. Alkohol ist hier therapeutisch unwirksam. Im Vordergrund steht aber Clomethiazol (»Distraneurin«). Kontraindikationen sind schwere Lungenkrankheiten und Delir infolge Distraneurin-Sucht (in diesem Fall ein Neuroleptikum).

Bei mittelschweren Delirien gibt man 3- bis 6-stündlich je 2–3 Kapseln à 192 mg Clomethiazol (oder 10–15 ml Mixtur), in schweren Fällen bis zu 24 Kapseln in 24 Stunden. Selten dauert ein Delir unter dieser Therapie länger als drei Tage. Die Nebenwirkungen sind gering; evtl. Nies- und Hustenreiz, nur bei Überdosierung Blutdruckabfall und Atemdepression.

Durch die Clomethiazolbehandlung ist die Komplikationsrate des Delirs erheblich zurückgegangen. Die Letalität dieser sonst lebensbedrohlichen Krankheit sank auf nahezu 0%. Allerdings besteht Suchtgefahr; »Distraneurin« kann dann neben Alkohol konsumiert werden oder diesen ablösen. Daher muss die »Distraneurin«-Medikation auf diese spezielle Indikation begrenzt bleiben und so rasch wie möglich abgeschlossen werden. Bei anderen Entzugssymptomen ist »Distraneurin« nicht indiziert. Ambulant soll »Distraneurin« keinesfalls verschrieben werden.

> *Mit den Worten des Patienten:* Über seine Alkohol- und Medikamentenabhängigkeit berichtet dieser 43-jährige Mann.

»...weil ich Alkoholiker bin. (Schon lange?) Ja. Das hat sich so nach und nach ergeben. An und für sich bin ich ein sturer Mensch, ich bin sehr schlecht ansprechbar. Wenn ich aber einigen Alkohol verkonsumiert habe, dann wird das sofort besser und ich rede mit jedem über jedes. Das ist eben die Wirkung des Alkohols, die löst, und sonst bin ich in einer Gesellschaft ein toter Punkt. Ja, da bin ich so ganz, ohne dass ich es selbst merkte, hereingeschlittert. Es wurde mal abends nach Feierabend mal eines mehr getrunken, und das fiel auch nicht auf. Dann beim Kennenlernen meiner Braut, der Schwiegervater und die ganzen Schwäger, die tranken sich immer gerne einen.

Es wurde dann mehr und mehr, und schließlich wurde die Behandlung nötig (Da waren Sie in einem Spezialkrankenhaus?) Mein Hausarzt hatte meine Frau schon bzw. fing an, meine Frau zu warnen, der erste Hausarzt, der sagte, da gibt's nichts Frau... Aber dann bin ich zu einem anderen Hausarzt übergewechselt, hatte allerdings einen anderen Grund, nicht wegen des Alkohols, und der sah also sofort auch wohl etwas klarer. Ich habe Distraneurin verschrieben bekommen, und die wirken ja bei jedem Menschen verschieden. Bei mir, da wirkten die besser als Alkohol, so dass ich sagen kann, es ist an und für sich relativ leichter mit Distraneurin vom Alkohol los zu kommen, aber es ist viel, viel schwerer, nachher vom Distraneurin wieder runter zu kommen. Und die Distraneurin, die wirken bei mir wenigstens nachts immer besser als Alkohol.

Dann nahm ich zwei morgens, also erst versuchte ich es mit einer, aber es dauert eine gewisse Zeit, eine halbe Stunde bis dreiviertel Stunde, bis die Wirkung eintritt, und man zweifelt dann doch schon bald, dass die überhaupt noch eintritt, und nimmt dann die zweite Tablette hinterher. Und dann nach einer gewissen Zeit, dann auf mal, kommt eine Ruhe über mich, also nicht, dass ich irgendwie, wie es nach größeren Mengen Alkohol bei vielen anzutreffen ist, dass ich auffällig werde, wenigstens nicht, dass ich es merke.

(Wenn Sie in dieser Hinsicht Distraneurin mit Alkohol vergleichen, was sagen Sie dann?) Also da würde ich Distraneurin vorziehen, weil es eine ganz andere, für mich angenehmere Wirkung hat, als wenn ich mir den Bauch voll Bier schlage, und ich trinke meistens eins kurz, eins lang, also ein Korn, ein Bier, und da kann einem doch nachher schon übel von werden, und das hält natürlich auch diese Zeit nicht vor, während Distraneurin länger vorhält, die Stimmung hält länger vor bei Distraneurin als bei Alkohol.«

Alkoholhalluzinose (F 10.52)

Symptomatik. Bei dieser selteneren Psychose bestimmen vorwiegend akustische Halluzinationen die Symptomatik. Das Bewusstsein ist klar. Der ängstlich-gequälte Patient hört meist Stimmen mehrerer nicht anwesender Personen, die in zwei Parteien in dramatisch zugespitztem Dialog über ihn, weniger mit ihm reden. Sie drohen und beschimpfen ihn und begleiten sein Tun und Handeln, sie verkörpern gelegentlich eine tribunale Instanz, der er sich ausgeliefert fühlt. Manche Patienten versuchen, den Stimmen zu entfliehen. Sie verbarrikadieren sich wie »Belagerte« in ihrem Zimmer. Optische und haptische Halluzinationen sind seltener. Die Halluzinationen können auch mit Wahnerleben einhergehen, dem aber nicht die Bedeutung zukommt wie bei paranoid-halluzinatorischen Schizophrenien.

Verlauf. Die Alkoholhalluzinose tritt meist im mittleren Lebensalter auf, oft nach einer Periode von Trinkexzessen. Wird der Alkohol abgesetzt, so klingt die Halluzinose in den meisten Fällen innerhalb weniger Tage ab. Trinken die Patienten wieder, so kommt es leicht zu einem Rezidiv. Bei ungefähr einem Fünftel der Fälle wird die Alkoholhalluzinose chronisch. Stets sind dann auch psychoorganische Störungen, im Extremfall eine Demenz festzustellen. Seltener gleicht der Endzustand eher einer chronischen Schizophrenie.

Ätiologie und Nosologie. Auf einen genetischen Faktor weist hin, dass in den Familien dieser Kranken gehäuft Alkoholismus anzutreffen ist, aber auch mehr Schizophrene vorkommen als im Bevölkerungsdurchschnitt (wenn auch nicht so viele wie in den Familien schizophrener Patienten). Im Übrigen ist Alkohol die Ursache.

Behandlung. Durch Abstinenz finden die meisten Patienten schnell eine Erleichterung. Wenn sie durch Angst und Halluzinationen stark gequält werden, sind Neuroleptika angezeigt, jedoch in niedrigerer Dosierung als bei Schizophrenen. Im Übrigen kommt es auf die Behandlung der Alkoholabhängigkeit an.

Alkoholischer Eifersuchtswahn (F 10.51)

Eifersuchtsvorstellungen sind bei Alkoholikern häufig. Bei einem kleinen Teil verdichten sie sich zur Entwicklung eines Eifersuchts*wahns*.

Ätiopathogenese. Situative Faktoren dieser Wahnentwicklung sind: die verstehbare misstrauische und enttäuschte Abwehrhaltung des Partners, die alkoholbedingten ehelichen Zerwürfnisse, das gestörte Verhältnis zur mitmenschlichen Umwelt überhaupt, Demütigungen und unerträgliche Schuldgefühle und besonders die beschämende relative sexuelle Insuffizienz, auch im Kontrast zu gesteigertem sexuellen Bedürfnis. Im Eifersuchtswahn wird die Schuld am eigenen Versagen abgewehrt und auf die Ehefrau projiziert. Die Verdächtigungen nehmen groteske Formen an und verraten das hohe Maß an Kritikschwäche. Dieses Erleben und Reagieren des Kranken wird durch psychoorganische Störungen (infolge des Alkohols) mitbedingt.

Verlauf und Differentialdiagnose. Der Eifersuchtswahn kann passager – auch im Zusammenhang mit einem Delir – auftreten und mit der Entzugssymptomatik abklingen. Häufiger bleibt er aber unabhängig von weiterem Alkoholkonsum bestehen und wird chronisch. – Der Eifersuchtswahn wird zwar am häufigsten bei chronischem Alkoholismus angetroffen, tritt aber auch bei Kranken mit vaskulärer, traumatischer oder dystrophischer Hirnschädigung auf, wenn die entsprechenden Bedingungen der Persönlichkeitsstruktur und Lebenssituation hinzukommen. Zudem gibt es Eifersuchtswahn bei Schizophrenen.

Korsakow-Syndrom und Wernicke-Enzephalopathie (F 10.6)

Das Korsakow-Syndrom, eine Demenz mit Betonung der Gedächtnisstörungen, kommt (neben anderen Verursachungen) häufig bei Alkoholkranken vor, z.T. im Gefolge einer *Wernicke-Enzephalopathie* (Polioencephalitis haemorrhagica superior Wernicke). Hiermit ist einerseits der oben beschriebene neuropathologische Befund gemeint, der auch dem alkoholischen Korsakow-Syndrom zugrunde liegt und weiterhin durch andere, nichtalkoholische Noxen verursacht sein kann. Kernspintomographisch lassen sich dementsprechend periventrikuläre und periaquäduktale Läsionen und auch Atrophien der Mamillarkörper nachweisen.

Andererseits wird so ein *Krankheitsbild* genannt, das akut oder subakut, z.T. im Anschluss an ein Delirium tremens auftritt. Neurologisch sind Oculomotoriusparese und Ataxie sowie vegetative Dysregulation festzustellen; generalisierte Krampfanfälle sind nicht ungewöhnlich. Psychopathologisch sind Somnolenz bzw. amnestisches Syndrom charakteristisch. Wenn der Patient überlebt, bleibt i.Allg. ein Korsakow-Syndrom zurück.

> *Mit den Worten des Patienten:*
>
> »Mir ist schwindelig«.(Wie geht es Ihnen denn sonst heute?) …. (Sie sind immer sehr müde, nicht?) Weiß ich selbst gar nicht. (Wissen Sie noch wie es Ihnen gestern gegangen ist?) …. (Hatten Sie gestern Besuch?) Nein…Klinik in Münster (In Münster meinen Sie?) Weiß ich so nicht, ich habe das Gebäude so nie gesehen. (Wie lange sind Sie denn schon hier?) Das weiß ich nicht.
>
> (Was fehlt Ihnen denn hauptsächlich außer diesem Schwindel und dieser Müdigkeit) Druckgefühl, und von meine Knie. (Die Beine machen Problem und das Laufen ist schwierig?) Ja. (Ist das denn schon längere Zeit so?) Ich weiß es nicht. (Sie können sich so an gar nichts erinnern?) Nein, das weiß ich wirklich nicht. (Ja…) Ich habe den Raum vergessen…weil sich alles dreht, schrecklich«. (Ist das öfters?) Das weiß ich nicht, also im Augenblick. (..) Entschuldigen Sie bitte, dass meine Hand hier…, entschuldigen Sie bitte, Sie sind anständig (Anständig?) Ja, wenn man sich mit jemanden unterhält, sollte man den Kopf hinten hochhalten und ihn ansehen und nicht nur vors Gesicht.«

Außer Gedächtnisstörung und Desorientiertheit fällt auch eine schlaffe Parese der Beine auf in Folge einer alkoholischen Polyneuropathie:

Der Wernicke-Enzephalopathie liegt ein Mangel an Thiamin (Vitamin B_1) zugrunde (infolge des Alkoholismus oder einer anderen Verursachung). Die rasche parenterale Substitution von Thiamin ist therapeutisch wirksam.

13.4 Tabakabhängigkeit (ICD-10: F 17)

Tabak ist neben Kaffee, Tee und Alkohol das weitest verbreitete Genussmittel. Von den Inhaltsstoffen der Pflanze Nicotina tabacum bzw. Nicotina rustica ist Nikotin eine psychotrope Substanz, die zur Abhängigkeit führen kann. Nikotin bewirkt in geringerem Maße Gesundheitsschäden als lange angenommen wurde, es ist nicht kanzerogen. Andere Bestandteile des Tabaks, insbesondere Teer, bewirken erhebliche Gesundheitsstörungen, führen aber nicht zu Abhängigkeit. Diese Kombination von Wirkstoffen macht den Tabakkonsum gefährlich. Tabak ist die Haupteinstiegsdroge. Trotz dieser Gefahren sind die Widerstände gegen Maßnahmen zur Einschränkung des Tabakrauchens in Deutschland weiterhin erheblich.

Das Tabakrauchen bewirkt nur diskrete psychische Veränderungen, dennoch gehört die Tabakabhängigkeit zum Arbeitsgebiet der Psychiatrie, zum einen wegen der Möglichkeit der Abhängigkeitsentwicklung, zum anderen wegen deren Behandlung.

Epidemiologie. In Deutschland rauchen ungefähr 40% der Männer (abnehmend) und ungefähr 30% der Frauen (zunehmend). Für Kinder und Jugendliche sind die Zahlen unsicher (in anderen Ländern, insbesondere Skandinavien und USA, sind die Raten mehr abgesunken). Tabak*abhängigkeit* ist epidemiologisch schwer zu erfassen, sie dürfte in der Größenordnung der Alkoholabhängigkeit liegen. Tabakassoziierte Todesfälle werden für Deutschland mit 90 000 bis 140 000 angegeben (zum Vergleich: ca. 40 000 Alkoholtote und 1400 Drogentote). Das Bronchialkarzinom korreliert epidemiologisch eindeutig mit Zigarettenkonsum. – Die jährlichen Ausgaben für Tabakprodukte betragen 22,8 Mrd. Euro, wovon 13,4 Mrd. Euro auf Steuern entfallen.

Wirkungen. Nikotin hat verschiedene neurovegetative und Stoffwechselwirkungen und auch psychotrope Effekte: Als ein Alkaloid, das dem Acetylcholin verwandt ist, wirkt es in niedriger Dosis stimulierend, in höherer Dosis sedierend. Zigarettenrauchen wird gegen Angst und Spannung eingesetzt.

Therapeutisch wird versucht, Nikotin (hauptsächlich transdermal) bei der Alzheimer-Krankheit, Colitis ulcerosa, Gilles-de-la-Tourette-Syndrom und auch bei Depressionen einzusetzen, allerdings bisher ohne überzeugenden Wirksamkeitsnachweis.

Intoxikation. Es treten Schwindel, Bauchschmerzen, Erbrechen, Durchfälle, Tachykardie und Hypertonie auf, auch Verwirrtheitszustände und Atemstillstand. Insbesondere bei Kindern und Jugendlichen kann stationäre Behandlung notwendig werden.

Folgen des Rauchens. Relativ harmlose Begleiterscheinungen (Husten, Kopfschmerzen, Magenbeschwerden usw.) werden von zwei Dritteln der Raucher angegeben. Ernste Gesundheitsrisiken sind Bronchialkarzinom, Herzinfarkt und andere Gefäßkrankheiten. Für zahlreiche weitere Krankheiten (auch Karzinome anderer Lokalisation) wird eine Mitverursachung durch den Tabak mit seinen ca. 4000 Inhaltsstoffen angenommen. Rauchende Alkoholiker haben eine eineinhalbmal höhere Mortalität als Alkoholiker sonst. *Passivrauchen* ist nachgewiesenermaßen schädlich.

Ätiopathogenese. Zwillingsuntersuchungen legen die Annahme eines *genetischen Faktors* nahe. *Neurobiologisch* wurde festgestellt: Nikotin aktiviert nikotinerge Acetylcholinrezeptoren und bewirkt die Freisetzung von Adrenalin, Noradrenalin, β-Endorphin, Serotonin und Vasopressin. Bei chronischem Konsum wird der Acetylcholinrezeptor desensibilisiert, infolgedessen kommt es zu einer Vermehrung zentraler nikotinerger Acetylcholinrezeptoren.

Psychosoziale Bedingungen: das Rauchen der Eltern, Lehrer und anderer Erwachsener (Identifikationstendenzen) und insbesondere der Einfluss rauchender Freunde (Solidarisierung). Die Fortsetzung des einmal begonnenen Rauchens wird durch mehrere Faktoren in Gang gehalten: Der Raucher lernt die Wirkungen der Zigarette auf psychische Funktionen, insbesondere auf Unlustgefühle und Spannungen schätzen (operantes Konditionieren), verstärkt auch durch die häufig wiederholte Verhaltenskette des Anzündens, Inhalierens usw. Das Weiterrauchen ist zudem pharmakologisch bedingt: körperliche Gewöhnung, Notwendigkeit der Dosissteigerung, Bekämpfung von Entzugserscheinungen (vor allem vegetativer Art) durch erneutes Rauchen. Auch unbefriedigte orale Bedürfnisse können *psychodynamisch* eine Rolle spielen.

Verlauf. So ist zu erklären, dass viele Menschen früh mit dem Rauchen beginnen und dass die meisten Raucher zeitlebens Raucher bleiben (ca. drei Viertel), obwohl sie die Gesundheitsrisiken kennen. Zwar wird immer wieder versucht, das Rauchen einzustellen, auch wiederholt; aber die meisten werden bald wieder rückfällig. Erst im fortgeschrittenen Lebensalter und vielfach mit Rücksicht auf eine bereits angegriffene Gesundheit wird ein Teil der Zigarettenraucher abstinent; bei den übrigen lässt (im Mittel) die Intensität des Rauchens nach.

Die Merkmale der Abhängigkeit sind beim Tabakrauchen gegeben: starker Konsumwunsch, verminderte Kontrollfähigkeit, Toleranzentwicklung, Dosissteigerung, Entzugssymptome, Bemühen, diese zu vermeiden, Fortsetzen des Konsums trotz zu erwartender oder bereits eingetretener gesundheitlicher Folgen (aber kaum sozial nachteiliger Folgen). Jedoch ist nicht jeder Zigarettenraucher abhängig (geschätzt 25% der Raucher). Neben dem süchtigen Rauchen gibt es auch das meist mäßige Genussrauchen und das Rauchen zur Milderung psychischer Spannungen.

Behandlung. Der *Entzug* ist relativ leicht, aber die Motivation hierzu fällt schwer. Entzugssymptome sind (in der Regel schwach ausgeprägt) Nervosität, Schlafstörungen, Unruhe, Appetitzunahme.

Entwöhnung. Ältere Verfahren sind Suggestivtherapie, Hypnose, Akupunktur und verschiedene Medikamente. Die Sofortwirkungen können günstig sein, die langfristigen Effekte nicht. Wirksame Programme zur Entwöhnung umfassen psychoedukative und vor allem verhaltenstherapeutische Verfahren. Das Ziel ist die Selbstkontrolle (der Patient als sein Therapeut). Die Bausteine dieser Behandlung in Gruppen sind: Schluss-Punkt-Methode, Verhaltensbeobachtung, Löschung von Verhaltensmustern, Stimuluskontrolle, kognitive Umstrukturierung, Verstärken erlernten Verhaltens, Selbstbelohnung, Vorsatzbildung. Die Effekte können verbessert werden durch zusätzliche *transdermale Nikotinsubstitution*. Dabei wird zunächst die psychische Abhängigkeit mittels Verhaltenstherapie angegangen: das Rauchen wird eingestellt, während Nikotin noch eine Zeitlang via Pflaster zugeführt wird. Wenn dann nach einigen Wochen auch die körperliche Nikotinabhängigkeit angegangen wird (schrittweiser Entzug durch Verkleinerung des Pflasters), kann der Ex-Raucher den Entzug besser tolerieren, nachdem er vom Rauchen entwöhnt worden war. Nikotinpflaster ohne Verhaltenstherapie ist nur wenig wirksam. *Ergebnisse* der kombinierten Behandlung: Kurzfristig stellen 80% das Rauchen ein, langfristig sind es 25–30%. Zur Verminderung der Entzugssymptomatik und des Craving werden in der Nikotinentwöhnung auch das ursprünglich als Antidepressivum eingeführte Bupropion (»Zyban«) sowie Vareniclin (»Champix«), ein partieller Agonist des nikotinischen Acetylcholinrezeptors, eingesetzt. Die Abstinenzrate liegt nach einem Jahr bei 30%.

Prävention ist angesichts der Verbreitung, der Schädlichkeit und der begrenzten Wirkungen der Entwöhnung indiziert und nach den Erfahrungen systematischer Programme auch erfolgreich. Sie setzt eine genaue Kenntnis der Psychologie und Soziologie des Rauchens voraus, und sie muss bei Kindern und Jugendlichen beginnen. Abschreckung und auch Verbot von Werbung allein sind wenig wirksam, Verteuerung über Steuererhöhung mehr. – Nikotinarme Zigaretten zu rauchen ist wenig nützlich; denn die übrigen Schadstoffe sind nicht immer in gleicher Weise reduziert worden, und die meisten Raucher halten ungewollt ihre Nikotinzufuhr konstant, indem sie tiefer inhalieren oder mehr Zigaretten konsumieren.

13.5 Medikamenten- und Drogenabhängigkeit

Kaum weniger verbreitet als der Alkoholismus sind Missbrauch und Abhängigkeit von Medikamenten mit psychotroper Wirkung. Schätzungsweise sind 1 bis 1 1/2 Mio. Menschen in der Bundesrepublik hiervon betroffen (weltweit sollen es 200 bis 300 Mio. sein). Medikamentenabhängigkeit ist bei Frauen häufiger, Abhängigkeit von sog. harten Drogen bei Männern. Die Grenze zwischen beiden Suchtformen ist allerdings unscharf, weil manche Stoffe (z.B. Opioide) sowohl im Rahmen der Medikamenten- wie Drogenabhängigkeit Verwendung finden und weil häufig auch mehrere Substanzen nebeneinander eingesetzt werden. Andererseits bestehen deutliche Unterschiede im Suchtverhalten und den psychosozialen Folgeschäden bei der Abhängigkeit von verordnungsfähigen Medikamenten und von illegalen Drogen. Medikamentenabhängigkeit ist etwa 10mal so häufig wie die Abhängigkeit von »harten« Drogen.

Lange Zeit waren Opiate, später Barbiturate die von Abhängigen bevorzugten Pharmaka, dann andere Sedativa und Analgetika, schließlich kamen Stimulantien (Psychoanaleptika) und Rauschmittel (Psychodysleptika) hinzu. Häufiger als früher wird heute der Übergang vom einen zum anderen Mittel, also die Austauschbarkeit der Mittel (einschließlich Alkohol) beobachtet. Diese *polyvalente Sucht (Polytoxikomanie)* ist einerseits auf die wechselnde Verfügbarkeit der Mittel zurückzuführen, andererseits darauf, dass ein Mittel gegen Nebenwirkungen oder Entzugserscheinungen eines anderen Mittels eingesetzt wird, z.B. nach Stimulantien zur Beruhigung Schlafmittel; nach Rauschmitteln Tranquilizer; nach Alkoholentzug Clomethiazol. Nicht nur bei gleichzeitiger Einnahme sich gegenseitig verstärkender, sondern auch gegensätzlich wirkender Mittel wird das vitale Risiko erhöht.

Opioide/Betäubungsmittel (F 11)

Es handelt sich um chemisch und pharmakologisch sehr unterschiedliche Verbindungen mit schmerzstillender, hypnogener und euphorisierender Wirkung (s. Tab. 2). Die Bezeichnungen Opioide oder Opiate sind vom Opium abgeleitet, dem am längsten bekannten *Betäubungsmittel*. Opium enthält eine Reihe von wirksamen Alkaloiden, von denen Morphin (Morphium) seit 1827 auf dem Markt ist. Ein erhöhtes Risiko für Missbrauch und Abhängigkeit von Opioiden besteht bei chronisch Schmerzkranken und Angehörigen medizinischer Berufe (leichterer Zugang); unter den illegalen Drogen hat Heroin, das die Blut-Hirn-Schranke schneller überwindet als Morphin, wegen seines sehr hohen Abhängigkeitspotentials und der häufig verheerenden gesundheitlichen und sozialen Folgen, besondere Bedeutung.

Wirkungen und Abhängigkeit. Die Opioidwirkung, besonders nach i.v. Injektion, besteht in einer allgemeinen Betäubung der psychischen Funktionen, insbesondere der Missbefindlichkeiten. Die Stimmung wird euphorisch, die Reaktionen sind verlangsamt. Im angenehmen Gefühl einer Geborgenheit kapselt sich der Betroffene gern von seiner Umwelt ab. Bei diesen Medikamenten kommt es besonders rasch zu Gewöhnung und Abhängigkeit, die auch schon vor der Dosissteigerung eintreten kann und an Entzugserscheinungen erkennbar ist. Zudem gibt es auch Opioidmissbrauch, der nicht zur Abhängigkeit fortschreitet.

Bei chronischer Intoxikation treten auf: Blutdruckabfall und Bradykardie, penetrante Schlafstörung, ständige Müdigkeit, Miosis; weiterhin Gewichtsverlust bis zur Kachexie, Inappetenz, Obstipation (bis zur Darmatonie), Impotenz, Frösteln, Zittern, Ataxie, undeutliche Sprache, trockene, fahl-graue und gelbliche Haut, Haarausfall, Karies; zudem Krankheitsübertragung durch die Spritzen (sonst aber keine Organschäden). Todesfälle sind nicht selten. In der Gravidität opioidabhängiger Frauen sind verschiedene Komplikationen häufiger, die Kindssterblichkeit ist erhöht, ebenso die Rate von Embryonalschäden. Auf *psychischem Gebiet* treten vor allem Leistungsabfall, Affektlabilität und Stimmungsschwankungen auf; der Antrieb erlahmt, die Interessen sind auf die Droge eingeengt. Die Betroffenen vernachlässigen sich, verarmen, werden unzuverlässig, neigen zu Unehrlichkeit, besonders wenn es um das Kaschieren der Sucht, um die Beschaffung der Medikamente (Rezeptfälschung) und der hierzu notwendigen Mittel (Betrug) geht.

Die *Diagnose* ist meist nicht schwer zu stellen. Frische Injektionsstellen können den Verdacht bestätigen. In Deutschland sind bis zu 20% der Heroinabhängigen mit HIV infiziert, die meisten (bis zu 90%) leiden an Hepatitis.

Entzugserscheinungen treten nach ungefähr 1/2 Tag auf und dauern etwa eine Woche an. Sie sind vergleichsweise stark ausgeprägt und häufig quälend: Tachykardie, weite Pupillen, Polyurie, Schweißausbrüche, Spasmen, Diarrhö, Übelkeit, Erbrechen, Unruhe, Angst, Schlaflosigkeit, Suizidimpulse. Allerdings treten diese Symptome nicht bei jedem Entzug auf. Delirante Psychosen sind selten.

Der *Verlauf* ist ohne Behandlung i.Allg. ungünstig. Deshalb, aber auch wegen des mit der Erkrankung verbundenen Leidens und der schwerwiegenden sozialen Komplikationen bedarf es intensiver Behandlungsanstrengungen.

Behandlung. Die Grundzüge sind ähnlich wie bei Alkoholkranken, die Einzelheiten z.T. anders. Was hier mitgeteilt wird, gilt im Prinzip auch für Abhängigkeit von anderen Drogen. Ohne fachkundige Hilfe gelingen i.Allg. Entzug und Entwöhnung nicht. Den

Tabelle 2. Opioidartige Analgetika, Antitussiva und Substitutionsmittel

Generic name	Handelsname	Status
Alfentanil	Rapifen u.a.	BtM
Buprenorphin	Temgesic, Subutex[2], Transtec, Norspan u.v.a.	BtM
Buprenorphin plus Naloxon[2]	Suboxone	BtM
Codein	Codicompren, Codicaps, CodiOPT u.v.a., auch Kombinationen	Rp
Dextromethorphan	verschiedene Husten- und Erkältungspräparate, auch Kombinationen	apothekenpflichtig
Diacetylmorphin, Diamorphin[2]	Heroin (historisch)	nicht verkehrsfähig; nur in Ausnahmefällen unter speziellen Voraussetzungen zur Substitution Schwerstabhängiger
Dihydrocodein, DHC	Paracodin, Tiamon mono, DHC Mundipharma	Rp
Fentanyl	Fentanyl Janssen, Durogesic, Actiq u.v.a.	BtM
Hydromorphon	Jurnista, Palladon u.a.	BtM
DL-Methadon[2]	Methaddict	BtM
Levomethadon	L-Polamidon	BtM
Morphin	MST, MSI, Morphin Merck, Sevredol, Capros, Kapanol u.v.a.	BtM
Opium, Gesamtalkaloide	Tinctura Opii[1]	BtM
Oxycodon	Oxygesic	BtM
Oxycodon plus Naloxon	Targin	BtM
Pethidin, Meperidine	Dolantin u.a.	BtM
Piritramid	Dipidolor	BtM
Sufentanil	Sufenta u.a.	BtM
Tapentadol	Palexia retard	BtM
Tilidin plus Naloxon	Valoron N u.a.	Rp
Tramadol	Tramal, Tramundin, Tramadolor u.v.a.	Rp

BtM: Die Substanzen dürfen nur gemäß der Betäubungsmittelverschreibungsverordnung (BtMVV) verschrieben und abgegeben werden (d.h. auf besonderem Formular und in begrenzter Menge). Einige Substanzen sind fast nur in der Anästhesie gebräuchlich und werden kaum ambulant verordnet. Heroin darf lt. BtMG-Gesetz nicht verschrieben oder abgegeben werden. [1] kein Fertigarzneimittel. [2] Substitutionsmittel

Zugang zur Behandlung, die meist stationär erfolgen muss, ist durch sog. niederschwellige Hilfsangebote zu erleichtern (Drogenambulanz, Fixerstuben). Viele müssen auch körperlich behandelt werden. Bei *lebensbedrohlicher Opioidintoxikation* wird Intensivbehandlung notwendig, ggf. wird ein Morphinantagonist eingesetzt, am besten das kurzwirksame Naloxon (nicht aber zur Diagnostik!).

Entgiftung. Sie soll in einer psychiatrischen Klinik erfolgen, wo im Rahmen des *qualifizierten Entzugs* psycho- und soziotherapeutische Maßnahmen eingesetzt werden, um den Patienten zu einer längerfristigen Entwöhnungsbehandlung zu motivieren und diese einzuleiten. Dabei sind die bei Drogenabhängigen häufigen comorbiden Störungen, insbesondere depressive und Angsterkrankungen sowie Persönlichkeitsstörungen, besonders zu berücksichtigen.

Eine *Entgiftung ohne Medikamente* (aber mit Physiotherapie) ist bei einem (allerdings eher kleinen) Teil der Patienten möglich. Ausgeprägtere Entzugssymptome lassen sich durch eine *medikamentengestützte Entgiftung* vermeiden. Bewährt haben sich Antidepressiva mit sedierender Komponente (z.B. Doxepin, Trimipramin) sowie Clonidin, das die noradrenerge Überaktivität im Entzug abschwächt; Benzodiazepine sind wegen des Abhängigkeitsrisikos möglichst zu vermeiden.

Bei der *opiatgestützten Entgiftung* wird Heroin zunächst durch Methadon (initiale Tagesdosis ca. 40 mg, ggf. mehr oder weniger, je nach Entzugssymptomatik) ersetzt, das dann nach wenigen Tagen ausschleichend abgesetzt wird. Dieser sog. »warme« Entzug wird subjektiv als weniger belastend empfunden, dauert aber länger als die herkömmliche Form der Entgiftung, auch kann es nach der letzten Methadongabe zum protrahierten Entzugssyndrom kommen.

Bei der sog. *forcierten Entgiftung* (Ultrakurzentzug, »Turboentzug«) wird durch Gabe eines Opiatantagonisten ein beschleunigter Entzug ausgelöst, der aber von dem Patienten nicht empfunden wird, da die Behandlung in Narkose erfolgt. Diese Form der Entgiftung wird aber wegen der damit verbundenen größeren Risiken schwerwiegender Komplikationen heute nicht mehr empfohlen.

Entwöhnung. Sie verläuft langfristig und ähnlich der bei Alkoholabhängigen, allerdings mit größeren Schwierigkeiten und geringeren Erfolgen. Die multimodalen Behandlungsprogramme umfassen Arbeits- und Soziotherapie, Angehörigenarbeit und Psychotherapie, oft mit verhaltenstherapeutischem Schwerpunkt. Psychodynamisch wird versucht, unzureichend ausgebildete Ich-Funktionen (Affektregulation, Impulskontrolle, Frustrationstoleranz u.a.) zu fördern. Die Lebenshilfe in der aktuellen Situation steht oft im Vordergrund. Gruppenprozesse sind therapeutisch besonders günstig, gerade bei diesen Patienten jedoch auch sehr störanfällig.

Substitution. Ziel der Behandlung Drogenabhängiger ist die Abstinenz. Aber ein Teil der Patienten ist mit der beschriebenen Form qualifizierter Entzugs- und Entwöhnungsbehandlung nicht zu erreichen, da sie gar nicht erst zur Teilnahme motiviert werden können oder vorzeitig abbrechen. Hier setzt die Substitutionsbehandlung an, bei der ein Opiagonist (in der Regel Methadon) als Adjuvans im Rahmen einer medizinischen und psychosozialen Betreuung eingesetzt wird.

Übergangsweise kann eine *Methadon-Substitution* erfolgen, um bei Opiatabhängigen dringend notwendige somatische Behandlungen durchführen zu können. Auch bei Schwangeren kann sie indiziert sein (Risikoabwägung); nach der Entbindung ist beim Neugeborenen mit einem neonatalen Abstinenzsyndrom zu rechnen.

Die Langzeitsubstitutionsbehandlung hat zum Ziel, die schweren körperlichen und psychosozialen Folgeschäden der Opiatabhängigkeit zu verringern: Distanzierung von der Drogenszene, Entkriminalisierung und Resozialisierung, Senkung der Mortalität und HIV-Prophylaxe. Auf diesem Wege wird versucht, langfristig die Chancen für eine Entwöhnung und Opiatabstinenz zu erhöhen.

Verwendet wird meist das Methadon-Racemat (»Methaddict«), weniger das aus der Schmerzbehandlung bekannte Levomethadon (»L-Polamidon«), das doppelt so stark wirkt. Die Initialdosis liegt bei ca. 20 bis 40 mg Methadon-Racemat, dann behutsame Erhöhung bis zur Erhaltungsdosis, die meist 80 bis 120 mg beträgt (anfangs verteilt auf 2 Tagesdosen, dann Einmalgabe morgens).

Die Substitution als ärztlich kontrollierte Vergabe eines Suchtmittels ist ein Kompromiss. Um die angestrebten Teilziele zu erreichen, bedarf es individuell angepasster psycho- und soziotherapeutischer Maßnahmen, des weiteren sind verbindliche Absprachen mit dem Patienten über die Bedingungen der Methadonvergabe erforderlich. Einzelheiten hierzu sind der speziellen Literatur zu entnehmen. Insbesondere ist auf den Beigebrauch von Alkohol oder anderen Drogen zu achten (Urinkontrollen), der stets das Risiko vital-bedrohlicher Komplikationen in sich birgt.

Die *Ergebnisse* blieben hinter manchen hochgesteckten Erwartungen zurück, wobei allerdings zu berücksichtigen ist, dass sich die Substitutionsbehandlung gerade an Patienten mit zunächst eher geringer Behandlungsmotivation richtet. Die Behandlungsaussichten hängen abgesehen von Persönlichkeits- und sozialen Faktoren auch von der Comorbidität ab.

Außer Methadon wird auch Buprenorphin (»Subutex«) zur Substitution eingesetzt; die in Deutschland lange verbreitete Verordnung von codeinhaltigen Präparaten ist überholt. Bei schwerst Heroinabhängigen, die anders therapeutisch nicht mehr zu erreichen sind, erlauben die gesetzlichen Bestimmungen unter besonderen Voraussetzungen und strengen Kautelen eine ärztliche Heroinverschreibung im Rahmen einer Diamorphin gestützten Behandlung.

Andere Analgetika. Es gibt keine »einfachen Schmerzmittel«, sondern alle Analgetika weisen Nebenwirkungen und Risiken auf. Besonders problematisch sind Schmerzmittel-Kombinationen wegen der Überlagerung der Effekte und der Unübersichtlichkeit der Risiken. Werden Analgetika nach längerem und regelmäßigem Gebrauch abgesetzt, können *Entzugserscheinungen* auftreten wie Kopfschmerzen, Tremor, Schlafstörungen, Kollapsneigung, Durchfälle, ängstliche Unruhe, Spannungs- und Verstimmungszustände. Auch Anfälle, Delirien und Dämmerzustände kommen vor.

Abhängigkeit. Mit der analgetischen Wirkung kann ein euphorisierender Effekt verbunden sein, der durch Kombination mit Barbituraten oder Anticholinergika verstärkt wird. Das häufig zugesetzte Coffein wirkt stimulierend und damit auch abhängigkeitsfördernd. Analgetika werden auch zur Potenzierung der Alkoholwirkungen benutzt.

Daher ist jede Schmerzmittel-Verschreibung gut zu überlegen, die Indikation ist immer wieder zu überprüfen. Die Dosierung ist sparsam zu halten; der bei der Schmerzbehandlung bekanntlich hohe Plazeboeffekt ist zu nutzen.

Cannabis (F 12)

Der *indische Hanf (Cannabis indica)* enthält neben anderen Cannabinoiden den Wirkstoff Delta-9-Tetrahydrocannabinol (THC). Marihuana wird aus den getrockneten Blättern und Blüten gewonnen, während das wirksamere Haschisch das Harz aus der Blütenspitze ist (im Altertum in Griechenland und in Mexiko verwendet). In der Drogenszene spricht man von Hasch, Shit, Pot, Gras, Reefer, Weed.

Die *Wirkungen* setzen bei Inhalation nach wenigen Minuten ein und halten einige Stunden an: Entspannung, Abrücken von den Problemen des Alltags und Euphorie, die aber gelegentlich auch von Angst unterlegt ist. Die Wahrnehmung kann als intensiviert, das Denken subjektiv als bereichert erlebt werden, die Zeit scheint langsamer zu vergehen. Insbesondere bei chronischem Konsum können zunehmend kognitive Störungen auftreten, vor allem des Gedächtnisses, der Aufmerksamkeit und der Integration komplexer Informationen. Körperlich kommt es, meist leichtgradig, zu Mydriasis, geröteten Konjunktiven, Mundtrockenheit, Tachykardie, Tremor und Koordinationsstörungen.

Die *Entzugssymptome* sind nicht sehr ausgeprägt.

Nach hochdosiertem Cannabiskonsum können Psychosen auftreten, z.T. mit ausgeprägtem Angsterleben (*Horrortrip*), aber auch Aggressivität und Halluzinationen.

Cannabis wirkt zudem analgetisch, antiemetisch, appetitanregend und muskelrelaxierend; ob sich hieraus im Einzelfall *therapeutische Anwendungsmöglichkeiten* (z.B. bei AIDS oder Karzinomschmerzen) ergeben, ist umstritten.

Auch bei chronischem Konsum entwickelt sich in der Regel keine körperliche *Abhängigkeit* (aber im Einzelfall bei anhaltend starkem Konsum möglich), die Tendenz zur Dosissteigerung ist gering. Psychische Abhängigkeit kann bei längerem Konsum (auch geringer Dosen) eintreten.

Cannabis ist die mit Abstand am häufigsten gebrauchte illegale Droge; in Deutschland haben rund 1/4 der 12- bis 25-jährigen Erfahrungen mit ihr gemacht (geraucht, geschnupft, geschluckt). Überwiegend handelt es sich um sporadischen Konsum, aber etwa 1/4 der Cannabis-Konsumenten nimmt fast täglich Cannabis zu sich, bei 4–7% der Cannabis-Konsumenten liegt eine Abhängigkeit vor. Regelmäßiger Konsum, insbesondere in höherer Dosierung oder bei gleichzeitigem Missbrauch weiterer Suchtmittel, ist (auch ohne Abhängigkeitsentwicklung) mit dem Risiko anhaltender *kognitiver* Störungen behaftet, hinzu kommen schädliche Folgen für die *körperliche* Gesundheit. Andere comorbide psychische Störungen sind häufig (bei den Cannabisabhängigen nach amerikanischen Studien bei ca. 70%, vor allem Persönlichkeitsstörungen, aber auch Schizophrenien und affektive Störungen).

Schlafmittel und Tranquilizer (F13)

Im Laufe der Zeit wurden Verbindungen unterschiedlicher chemischer Struktur als Schlaf- und Beruhigungsmittel (Hypnotika, Sedativa) verwendet: Barbiturate, Harnstoffderivate, Piperidinderivate u.a.; Alkohole, Aldehyde und deren Derivate (z.B. Chloralhydrat, Paraldehyd); Bromide und Bromureide, Clomethiazol u.a.

Bevorzugte Schlafmittel sind heute *Tranquilizer der Benzodiazepingruppe*, die im Psychopharmaka-Kapitel besprochen werden einschließlich der Abhängigkeit. In jüngster Zeit gewinnt Gamma-Hydroxybuttersäure (GABA) als illegale Droge an Bedeutung. Die Wirkung ist im Gegensatz zu dem Szene-Namen Liquid Ecstasy nicht der von Ecstasy ähnlich, sondern mit der Wirkung von Alkohol oder Benzodiazepinen vergleichbar.

Wirkungsqualitäten. Bewusstseinsdämpfung (je nach Art und Dosis: sedativ, hypnogen, narkotisch), z.T. euphorisierend, Erhöhung der Krampfschwelle. Die *Schlafdauer* wird zunächst durch Hypnotika verlängert, nimmt aber bei gewohnheitsmäßigem Gebrauch wieder ab. Nach dem Absetzen kommt es als Rebound-Effekt zu Schlaflosigkeit und Traumaktivierung.

Indikationen. Bei jeder Verordnung sind Indikation und Kontraindikation sorgfältig zu überlegen. Das gilt besonders für die Anwendung bei Kindern, da jedes Sedativum die Auffassungsfähigkeit beeinträchtigt, die in diesen Entwicklungsphasen, in denen viel hinzuzulernen ist, von noch größerer Wichtigkeit ist als beim Erwachsenen, der auf erlernte Erfahrungen und Verhaltensweisen zurückgreifen kann. Nur bei ausgeprägter Störung des Schlaf-Wach-Rhythmus ist die Schlafmittel-Verordnung vertretbar, sie sollte allerdings stets zeitlich begrenzt werden (Einzelheiten siehe unter *Funktionelle Schlafstörungen*).

Abhängigkeit. Der Missbrauch beginnt meist mit dem leichtfertigen regelmäßigen Einnehmen (und Verschreiben) eines Schlafmittels. Gewöhnung und Dosierungssteigerung treten in der Regel rasch ein. Bei allen Schlafmitteln besteht die Gefahr der Abhängigkeit.

> *Mit den Worten des Patienten:* Eine 55jährige Patientin beschreibt die Entwicklung ihrer Medikamentenabhängigkeit (Schlafmittel und Tranquilizer).

»Also tablettenabhängig bin ich seit sechs Jahren. (Auf Nachfrage:) Ja, da kann ich mich sehr gut dran erinnern. Das fing an mit einem Schlafmittel, also nicht dieses Diazepam jetzt, es war ein anderes Schlafmittel. Und ich hab das genommen und konnte danach gut schlafen. Das war Chloraldurat. Das war vor sechs Jahren. Das war das erste Mal, da kriegte ich aufgrund der Depressionen vom Arzt aus Chloraldurat verschrieben, weil ich nicht schlafen konnte. Chloraldurat. Und ich hab' die abends genommen und hab' sofort wunderbar geschlafen. Das hat zwei Jahre lang wunderbar geklappt, ich habe die auch immer schön abends nur genommen. Immer nur 2–3 Stück, wie der Arzt es mir gesagt hat.

Ich kann dann schlafen, also ich hab' dann Ruhe, ich kann die Bettdecke drüber machen und keiner spricht mich mehr an. Ich kann mich ganz verkriechen irgendwo. Und ich kann dann auch schlafen, komme zur Ruhe, und das ist ein wunderbares Gefühl gewesen. Und dann ist mir folgende Situation passiert: Ich habe das Schlafmittel abends genommen, meine 2–3 Tabletten, und dann kam eine Freundin aus D. zu Besuch. Und ich hatte die Tabletten schon intus und hab' mich eben nicht direkt hingelegt, ich habe mich wahnsinnig gefreut, dass sie kam, und dann stellte sich dieses high-Gefühl ein. Also ich war auf einmal gar nicht mehr ich selbst, ich kannte dieses Gefühl überhaupt nicht; ich habe nur gedacht, was ist jetzt alles schön. Da habe ich gedacht am nächsten Tag, dieses Gefühl willst du öfter haben. Und ich habe angefangen, die Schlaftabletten immer früher zu nehmen und hab mich dann einfach auf die Couch gesetzt, hab' rausgeguckt und ich fand alles nur noch herrlich. Ich fand das Leben schön, alles war schön, jede Wolke, also wie gesagt, ich kenne das überhaupt nicht, das hat sich da eingestellt und dadurch bin ich an die Sucht gekommen, das war der Klick, der Moment.

(Wie viel Tabletten Chloraldurat am Tag?) Bestimmt 20 Stück. Ich hab die vom Neurologen bekommen. Irgendwann hat er das gemerkt. Dann musste ich den Arzt wechseln, da musste ich sehen, dass ich einen anderen Arzt finde, wo ich dann wieder neu angefangen hab. Und dann hab ich immer Ausreden gehabt, und dann hab' ich gesagt: Ich fahre jetzt in Urlaub für drei Wochen, können Sie mir nicht drei Packungen aufschreiben.

(Wie kam es zum Wechsel zu den Benzodiazepinen?) Dadurch, dass die mir das Chloraldurat eben nicht mehr verschrieben haben und dass die gesagt haben, dann schreiben wir Ihnen das Bromazepam auf; das gleiche Spiel. Ich hatte immer ein paar Monate Ruhe, dann habe ich wieder zu Hause gar nichts genommen, hatte aber Entzugserscheinungen ohne Ende, 'ne. Und zwar ist während des Entzuges der Gleichgewichtssinn bei mir durcheinander geraten, d. h. ich konnte nicht mehr laufen, ich konnte nicht mehr alleine zur Toilette gehen, ich konnte nicht alleine duschen gehen, ich konnte gar nichts mehr. Das war während des Entzuges.

Das hat nicht funktioniert. Ich habe die Dosis wie gesagt ja wieder auf sechs gesteigert. Ich habe dann gemerkt, Diazepam beruhigt, macht mich ruhig, macht mich einfach platt, ich brauche nicht mehr so viel denken, so viel überlegen, und habe auf der anderen Seite aber gemerkt, dass ich immer weniger kann, immer weniger wert bin, ich kann zu Hause meinen Haushalt nicht mehr machen, ich kann gar nichts mehr, ich bin kein Mensch mehr irgendwie.«

Die Gefahr einer solchen Abhängigkeitsentwicklung wird frühzeitig erkennbar, wenn der Arzt die gebotene Sorgfalt walten lässt und die verordneten Medikamentenmengen nachhält.

Für die Schlafmittelabhängigkeit gilt im Wesentlichen, was im Alkoholkapitel über Entstehung und Verlauf, Entzugssymptomatik (auch Anfälle und Psychosen) und Behandlung gesagt wurde.

Die psychischen Wirkungen hängen im Einzelnen von der Art des Schlafmittels ab. Im Allgemeinen treten bei chronischer Intoxikation Müdigkeit, Langsamkeit und allgemeine Leistungsunfähigkeit auf, auch Dysarthrie und Koordinationsstörungen. Akute Intoxikationen sind meist suizidaler Art.

Die **Behandlung** ist ähnlich wie bei Alkoholabhängigen, mit denen zusammen Medikamentenabhängige in Gruppen behandelt werden können. Hingegen ist eine Therapie gemeinsam mit Patienten, die von illegalen Drogen abhängig sind, schlechter möglich.

Kokain (F 14)

Kokain ist das Hauptalkaloid der Cocapflanze, die schon im Inkareich als heilig galt. Vor gut 100 Jahren fand es Eingang in die Schulmedizin, vor allem wegen seiner anästhetischen Wirkung. Als Rauschmittel ist Kokain nach Cannabis die am häufigsten konsumierte illegale Droge. Pharmakologisch blockiert Kokain die Wiederaufnahme insbesondere von Dopamin, aber auch Noradrenalin und Serotonin, aus dem synaptischen Spalt.

Kocainhydrochlorid, ein wasserlösliches weißes Pulver (»Schnee«) wird geschnupft oder als Lösung i.v. injiziert, Kokainbase inhaliert, ebenso Crack, ein leicht herstellbares Kokain-Produkt, das sehr schnell und intensiv wirkt.

Psychische Wirkung: Cocain wirkt anregend und euphorisierend, reduziert Kritik und steigert Risikobereitschaft; Schlafbedürfnis und Appetit nehmen ab. Nach Abklingen des Cocainrausches können Angst und Depressivität auftreten.

Körperliche Symptome der *akuten Intoxikation* sind v.a. Tachykardie und Herz-Rhythmusstörungen, Blutdruckanstieg, Mydriasis, Krampfanfall, auch Hyperthermie; als schwerwiegende Komplikationen können Herz- oder Hirninfarkte und Atemlähmung auftreten.

Chronische Intoxikation führt u.a. zu Schlafstörungen, depressiver Verstimmung und organischer Persönlichkeitsveränderung. Wahnerleben und Halluzinationen (insbesondere taktile: »Kokainwanzen«) können auftreten, auch delirante Syndrome. Hinzu kommen Kachexie, Kardiomyopathie und allgemeiner körperlicher Verfall. – Embryotoxische Effekte bei Kokainkonsum während der Schwangerschaft sind gesichert.

Entzugserscheinungen sind erstaunlich gering ausgeprägt (vegetative und Befindlichkeitsstörungen) und werden ggf. mit (bevorzugt trizyklischen) Antidepressiva behandelt. – *Zur Entwöhnung* gibt es bisher keine medikamentöse Behandlung (versucht wurde die Substitutionstherapie mit Amphetaminen). Psycho- und Soziotherapie werden zusammenfassend dargestellt.

Psychostimulantien (F 15)

Die zahlreichen Verbindungen dieser Gruppe weisen bei unterschiedlicher chemischer Struktur eine gemeinsame psychopharmakologische Eigenschaft auf: sie steigern den Antrieb und die psychische Leistungsfähigkeit (daher die Synonyma Psychoanaleptika, Weckamine); dies führt zu Missbrauch und Abhängigkeit.

Die Hauptgruppe bilden die Amphetamine, die als sog. indirekte Sympathikomimetika präsynaptisch Noradrenalin und Dopamin freisetzen. Die bekanntesten Verbindungen sind in Tabelle 3 zusammengestellt. Kokain nimmt eine Sonderstellung ein und wurde bereits besprochen.

Psychostimulantien haben eine leistungssteigernde (physisch wie psychisch) Wirkung, die natürliche Müdigkeit lässt sich leichter überwinden; deshalb greifen z.B. Examenskandidaten, Flugpiloten oder Sportler zu Stimulantien. Aber dabei wird eine biologische Leistungsreserve erschlossen, die der Willensanstrengung normalerweise nicht zugänglich ist (allenfalls dem Einfluss starker Affekte wie Angst und Wut). Durch Psychoanaleptika wird die natürliche Leistungsschranke, die durch Ermüdung gegeben ist, aufgehoben. Der Eingriff in die autonom geschützte Reserve bleibt oft nicht ungestraft: Nach längerer Anwendung von Psychostimulantien können Kollaps und schwere Versagenszustände eintreten. Bei Sportlern (Doping) können Psychostimulantien, insbesondere zusammen mit Überhitzung, zu Zusammenbrüchen und Todesfällen führen. Die Verbreitung der Vorstellung einer pharmakologischen Leistungssteigerung spiegelt sich auch in der gegenwärtig aufkommenden Diskussion um das sog. Neuroenhancement wider.

Indikationen sind Narkolepsie und in der Kinderpsychiatrie das hyperkinetische Syndrom. Ansonsten sind Psychostimulantien kaum indiziert, allenfalls in Extremsituationen (z.B. Rettungsboot). Depression ist keine Indikation.

Unerwünschte Wirkungen sind vegetativ-sympathikotoner Art (vor allem Blutdrucksteigerung mit Tachykardie). Die sexuelle Appetenz kann gesteigert werden, die Potenz aber nachlassen. Bei längerem *Missbrauch* treten nicht selten Psychosen mit deliranter, aber auch paranoid-halluzinatorischer Symptomatik auf; dann sind Neuroleptika indiziert. Bei Schwangerschaft können Amphetamine (und auch Kokain) Embryonalschäden bewirken, u.a. zerebrale Missbildungen.

Missbrauch und Abhängigkeit. Missbräuchlich werden Stimulantien in der Drogen- und Partyszene verwendet. Manche suchen auch zunächst die appetitzügelnde Wirkung und entdecken im Laufe längerer Anwendung den stimulierenden Effekt. Die Wirkung der Psychostimulantien nimmt bei wiederholtem Gebrauch rasch ab, so dass erhebliche Dosissteigerungen notwendig werden und rasch Abhängigkeit entsteht. Nach amerikanischen Studien werden von den Konsumenten 10% abhängig. Da Psychoanaleptika zu Schlafstörungen führen, werden oft Schlafmittel oder Tranquilizer in größeren Mengen zusätzlich eingenommen.

13.5 · Medikamenten- und Drogenabhängigkeit

Tabelle 3. Psychostimulantien

Substanz	Handelsname	Indikation, Bemerkungen
Amfepramon	Regenon (retard), Tenuate retard	Appetitzügler
Coffein	Coffeinum N 0,2 g Tabl.; Percoffedrinol N Tabl.	kurzfristige Beseitigung von Ermüdungszuständen
Ephedrin	kein Monopräparat auf dem Markt	Bestandteil von Wick Medinait Erkältungssaft
MDMA=3,4-Methylendioxymethamphetamin =»Ecstasy«	nicht verschreibungs- und verkehrsfähig	als »Ecstasy« wird auch MDA =3,4-Methylendioxyamphetamin gehandelt
Methylphenidat	Medikinet, Ritalin, Concerta u.a.	Narkolepsie, hyperkinetisches Syndrom, BtM
Modafinil	Vigil	Narkolepsie

BtM=Betäubungsmittel, Verschreibung und Abgabe nur gemäß der Betäubungsmittelverschreibungsverordnung (BtMVV)

Die körperlichen *Entzugssymptome* sind, auch bei abruptem Entzug, vergleichsweise leicht: Schläfrigkeit, Heißhunger, zuweilen Blutdruckabfall, Ängstlichkeit und Konzentrationsstörungen können auftreten, aber auch depressive Verstimmung mit Suizidalität.

Ecstasy bezeichnet in der Sprache der Drogenszene eine Gruppe von synthetischen Stimulantien, deren Hauptvertreter **MDMA** (Methylendioxymethamphetamin) ist. Der Stoff intensiviert das emotionale Erleben, hat aber nur geringe halluzinatorische Effekte. Daher steht MDMA zwischen Psychostimulantien und Halluzinogenen (Rauschmittel). Das gilt auch für MDE (3,4-Methylendioxy-N-ethylamphetamin). Diese und verwandte Stoffe werden auch als Entaktogene bezeichnet, womit Substanzen zur Verbesserung der Kommunikationsfähigkeit, auch infolge eines Hemmungsabbaus, bezeichnet werden. – MDMA führt zu internistischen Komplikationen wie Hepatopathie, maligner Hyperthermie, Gerinnungsstörungen, Nierenversagen, Herzrhythmusstörungen usw.; Todesfälle sind nicht selten. Es gibt inzwischen auch zahlreiche tierexperimentelle Hinweise auf anhaltende neurotoxische Schäden durch Ecstasy-Konsum.

Khat (Blätter des Strauches Catha edules) enthält mehrere Wirkstoffe: u.a. das amphetaminähnliche Cathinon und das weniger wirksame Cathin, das mit dem synthetischen Appetitzügler D-Norpseudoephedrin identisch ist, einem Bestandteil zahlreicher Abmagerungsmittel. Wirkungen, Abhängigkeit und Komplikationen sind ähnlich wie bei Amphetaminen.
Behandlung. Auf die Behandlung bei Opioidabhängigkeit und polyvalenter Abhängigkeit kann verwiesen werden.

LSD und andere Halluzinogene (Rauschmittel) (F 16)

LSD 25 (D-Lysergsäure-Diäthylamid, »acid«, aus dem Mutterkorn oder synthetisch) bewirkt Wahrnehmungsveränderungen unterschiedlicher Art, von lebhaften eidetischen Phänomenen bis zu optischen Halluzinationen; seltener sind akustische Sinnestäuschungen. Das Ich-Erleben wird verändert, Entfremdungserleben ist häufig. Die Stimmung kann euphorisch, aber auch dysphorisch werden, oder die Stimmungslage wechselt zwischen diesen Polen (Suizidgefahr). Im »Hor-

> ror-Trip« überwiegt die Angst. Die Zeit wird gedehnt erlebt. Antriebsveränderungen werden als Befreiung und Enthemmung, aber auch als Entleerung beschrieben. Mehr als sonst können weit zurückliegende, vergessene Ereignisse erinnert werden. Viele, die LSD nehmen, haben das Gefühl, sie kämen zu vertieften Einsichten, die ihnen sonst vorenthalten blieben (weshalb auch früher vereinzelt versucht wurde, Rauschmittel zur medikamentösen Unterstützung von Psychotherapie einzusetzen). Die Bewusstseinshelligkeit ist i.Allg. wenig verändert.

Zusammenfassend entspricht der Rausch einer organischen Psychose (es kann durch LSD aber auch eine Schizophrenie ausgelöst werden). Diese Symptomatik kann auch Tage, sogar Monate nach der letzten Zufuhr erneut auftreten (Echo-Effekt, flash back), was durch vorausgegangene Konditionierung und durch aktuelle körperliche oder seelische Beanspruchungen begünstigt wird. Die akute Psychose wird mit Benzodiazepinen oder neuroleptisch behandelt.

Eine physische Abhängigkeit tritt bei LSD nicht ein. Körperlich können vegetative Störungen und Ataxie auftreten, meist aber in geringem Maße. Bleibende Gesundheitsschäden oder teratogene Effekte wurden bisher nicht beobachtet.

> Zahlreiche pflanzliche Stoffe werden seit Menschengedenken und in allen Kulturen (heute z.T. auch synthetisch) als *Rauschmittel* verwendet. Sie erzeugen einen Rauschzustand (s.o.), bei höheren Dosen schwere Psychosen. Sie bewirken i.Allg. keine physische, wohl aber eine psychische Abhängigkeit. Organschäden sind nicht bekannt. Die wichtigsten sind (neben LSD):
> - *Mescalin* aus dem Peyote-Kaktus
> - *Psilocybin* und Psilocin aus Teonanacatl-Pilzen
> - *Harmin* aus verschiedenen Pflanzen
> - *Atropin* aus Tollkirsche und Stechapfel
> - *Muskarin* und *Bufotenin* aus Fliegenpilz.

Phencyclidin (PCP, Angel Dust) ist ein leicht synthetisierbares Mittel, das geraucht, geschluckt oder gespritzt wird. Somatische Wirkungen sind Hypertonie, Tachykardie und teils erhebliche Koordinationsstörungen sowie Anfälle. Psychopathologisch kann Apathie auftreten, mehr noch Unruhe, Enthemmung und Aggressivität und auch Psychosen mit akustischen Halluzinationen (bezüglich der glutamatantagonistischen Wirkung des PCP wurden Beziehungen zur Glutamat-Hypothese der Schizophrenien hergestellt). Es kann auch zu Selbstverstümmelungen und Suiziden kommen. PCP ist eine der gefährlichsten Drogen.

Inhalantien, Schnüffelstoffe (F 18). Inhaliert werden chemisch unterschiedliche organische Lösungsmittel (z.B. in Klebstoffen), aber auch Äther, Benzin und andere Kohlenwasserstoffe. Die Mittel sind leicht verfügbar. Die Wirkung besteht in Enthemmung und Euphorie; es können delirähnliche Psychosen mit Halluzinationen auftreten. Toxische Wirkungen sind u.a. Schwindel, Ataxie, Dysarthrie und auch Polyneuropathie, zudem Leber- und Nierenschäden. Das Schnüffeln weist kaum Beziehungen zum Konsum der zuvor beschriebenen Drogen auf.

13.6 Multiple Drogenabhängigkeit (Polytoxikomanie) (ICD-10: F 19)

Die Drogenwelle begann um 1960 mit dem LSD 25-Gebrauch von Studenten und Schülern in Kalifornien und hat sich rasch ausgebreitet. Auf LSD 25 folgten u.a. Haschisch, Opioide, Psychostimulantien und Designer-Drogen. Die Drogenszene ändert sich rasch, auch die bevorzugten Mittel, zu denen Tabak und häufig auch Alkohol hinzukommen. Abhängige Jugendliche konsumieren oft mehrere Drogen zugleich (zu ca. 60%). Der Drogenkonsum ist altersabhängig; er liegt bei 12–25-jährigen zwischen 18% (weiblich) und 25% (männlich). Die Statistik zeigt nicht, wie viele vom Probieren zur Sucht gelangen.

Die »Drogen-Karriere« beginnt vielfach mit Alkohol oder Tabak. Von den Konsumenten bleibt mancher ein Probierer (aus Neugier, Langeweile, Mode), vielen aber wird die Droge zur Gewohnheit (user), und ca. 1/3 (nach Schätzungen) geht zu anderen »härteren« Drogen über. Was der Einzelne nimmt, ist einerseits vom Grad der Abhängigkeit, andererseits vom Angebot auf dem Drogen-Markt (scene) abhängig. Die einzelnen Mittel leisten einander Schrittmacherfunktion.

Drogen werden in jeder nur denkbaren Form einverleibt, vielfach injiziert (fixen). Häufige Folgen sind Hepatitis und HIV-Infektion, Intoxikationen und Todesfälle, Psychosen und Suizide. Toxische Gesundheitsschäden treten auch durch Verunreinigungen der Drogen auf. Auch wenn in den Statistiken der letzten Jahre die Zahl der Rauschgifttoten leicht rückläufig ist, bleibt die Mortalität unter den Drogenabhängigen exzessiv erhöht (auch durch Suizid). Verwahrlosung ist häufig, auch Kriminalität.

Diagnostisch ist die beginnende Drogenabhängigkeit am Verhalten zu erkennen: Diese Jugendlichen schränken ihre Kontakte ein und isolieren sich, sie verhalten sich kindlich und wiederholen sich viel, liegen lange im Bett und wirken ausdruckslos; die Stimmung ist wechselhaft.

Ätiopathogenese. Bei einem großen Teil dieser Jugendlichen sind neurotische Entwicklung und gestörte Umweltbedingungen festzustellen. Schulversagen ist häufig. Psychodynamisch erscheinen frühe Störungen der mitmenschlichen Kommunikation und in der Adoleszenz misslungene Identifizierung mit der Geschlechtsrolle wichtig. Hinzu kommen geringe Frustrationstoleranz und Tendenzen, Belastungen und Unbehagen auszuweichen.

Neben den individuellen Bedingungen sind psychosoziale Faktoren maßgeblich: Überdruss und Resignation angesichts einer überorganisierten und perfektionistischen Gesellschaft mit einseitigem Leistungsprinzip (im Kontrast hierzu Massenarbeitslosigkeit), Ablehnung von Fortschrittsgläubigkeit, Konsum- und Wohlstandsdenken, wenig Aussicht auf Veränderung. Geringes Engagement und Resignation bahnen den Weg in die andersartige, im Rausch erlebte oder gesuchte Realität. Eine Alternative bietet dann die Erlebnisveränderung unter Drogeneinfluss. – Möglicherweise gibt es einen gemeinsamen genetischen Faktor für Abhängigkeit von verschiedenen Stoffen.

> *Mit den Worten des Patienten:* Ein 43jähriger Patient berichtet über unterschiedliche psychotrope Wirkungen verschiedener illegaler Drogen.

»Ja, also das, ja wie geschieht das? Also aus meiner Sicht ist das so, wenn man aus so einer Familie kommt, wie ich, trifft man irgendwie automatisch auf Menschen, die auch nicht aus ganz idealen Verhältnissen kommen. Die Menschen finden irgendwie zusammen, weil die sich einen Ersatz suchen in der Welt. Irgendwie eine Ersatzfamilie oder was weiß ich, aber die Menschen finden zusammen aus nicht so idealen Verhältnissen, und da bringt dann irgendeiner Drogen ins Spiel. (…) Die erste illegale Droge war Haschisch, und wenn ich Haschisch konsumiert habe, das hat mich so auf einen Angsttrip gebracht, dass ich ganz schlimme Ängste bekommen habe. Das habe ich dann gelassen, das konnte ich gar nicht vertragen.

Ja, dann ging es so, ja so mit zwanzig, da habe ich dann meine Lebensgefährtin kennengelernt und mich dann nicht mehr in diesen Kreisen bewegt (…) Also vom 20. bis zum 28. Lebensjahr ca. habe ich ein Leben geführt, das hauptsächlich so mit Berufsausbildung, meiner Berufsausbildung, mit der Berufsausbildung von meiner Partnerin bestimmt war. Und in diesen acht Jahren, also da waren Drogen und Alkohol, haben eine untergeordnete Rolle gespielt in unserem Leben. Ich habe dann massiv angefangen Drogen zu konsumieren, in erster Linie Kokain, als ich meine Ausbildung zum Industriekaufmann abgeschlossen hab' und nach der ersten Bewerbung gleich einen unheimlich tollen Job im Vertrieb bekommen habe, den mir auch gewünscht habe und hab' da für meine Verhältnisse Geld verdient durch Provision, was ich mir niemals gedacht hätte, dass ich soviel Geld verdienen könnte, und dadurch war es mir möglich, Kokain zu konsumieren. Ich hatte von damals noch Bekannte, die sind eher so als Single weiter durchs Leben gegangen und haben aber weiter Partys gefeiert und so, und mit denen habe ich mich dann mal wieder getroffen, und da stand dann schon Kokain im Vordergrund, nicht mehr Haschen und Alkohol, sondern da war es dann schon massiv.

(Wirkungen?) Beim Kokain, für mich war das eine zweigeteilte Wirkung. Zunächst tritt erst mal eine unheimliche Ruhe, also ich habe eine unheimliche Ruhe bekommen, Gelassenheit, ein Gefühl von Größe, so als Gegenmodell zu dem, wie ich mich immer gefühlt hatte, das deckte sich auf einmal, meine Größenphantasien mit meinem Zustand. Das war die erste Wirkung, die Kokain bei mir ausgelöst hat. Ja, und dann auch so eine zweite Wirkung, die beim Kokain zum Tragen kam: Das hat Antrieb erzeugt in mir, und Hemmungen konnte ich abbauen, meine Schüchternheit, das konnte ich dann ablegen. Und dann wurde beim Kokainkonsum auch immer Alkohol mit konsumiert, und sagen wir mal so, die anfänglichen positiven Wirkungen des Alkohols, die kommen dann auch durch, und die negativen Wirkungen des Alkohols, dass er betrunken macht, müde macht, die werden durch das Kokain unterdrückt, d. h. man hat durch den Alkoholkonsum noch einmal so einen, wie so einen Turbo quasi beim Kokainkonsum.

Ja, das war fatal damals. Ich wollte da an dem Punkt noch mal etwas nachholen, oder ich hatte das Gefühl, ich hab' etwas nachzuholen, was mir lange Zeit verwehrt geblieben ist schon von Kindheit, von Jugend an, also Gelassenheit, Unbeschwertheit, einfach die große weite Welt zu erleben, dieses Gefühl hab' ich ja gehabt, das hole ich jetzt alles nach. Das ist mir aus dem

Ruder gelaufen, komplett. Das hat sich so verselbständigt, dass ich das nicht mehr bremsen konnte, dass ich mich alleine zu Hause hingesetzt habe und hab' alleine für mich Kokain konsumiert, um dieses Größengefühl wieder zu spüren, und hab' meine Arbeit vernachlässigt, hab' meine Partnerschaft vernachlässigt. Das ging dann so zwei Jahre, wo es auch massiv dann Partnerschaftsprobleme durch den Kokainkonsum gab, und aber auch schon berufliche Probleme, so dass meine Mitkollegen das gemerkt haben, dass meine Leistung nachließ, dass ich nicht mehr so richtig bei der Sache war. Dann hat meine Partnerin mich verlassen. Ja, deswegen. Weil ich durch den Kokainkonsum, ich bin dann oft ausgegangen mit Freunden und hab' ihr gar nicht Bescheid gesagt, und das hat massiv unsere Partnerschaft angegriffen und hat die auch zerstört, das Kokain, das hat über mich so viel Einfluss, ja, das hat so viel Macht über mich gewonnen, das Kokain. Mehrfach habe ich es versucht zu lassen, hab' es mal über Tage geschafft, vielleicht auch mal 'ne Woche, aber dann kam die Gier wieder und hat mich wieder zum Kokain getrieben.

(Heroinkonsum?) Ja, dann hab' ich das erste Mal so gezogen, also nicht intravenös gespritzt, sondern es wurde so auf einer Alufolie geraucht das Heroin, so habe ich das auch konsumiert und hab' dann diese Wirkung als das empfunden beim ersten, zweiten Mal, als wenn alles das in Erfüllung geht, was ich mir mein Leben lang gewünscht habe, so war die Wirkung auf mich. Alle Ängste und Minderwertigkeitsgefühle, Demütigungsschmerz, den ich in meinem Leben erfahren habe, war alles wie weggeblasen gewesen. (Ähnlich wie Kokain?) Viel stärker, und der wesentliche Vorteil beim Heroin war bei mir gewesen: Kokain, das muss man zweiteilen, die Konsumphase. Wir hatten nur über den guten Teil gesprochen, der schlechte Teil ist der, dass Kokain, nachdem diese Hochphase vorbei ist, einen unheimlich abstürzen lässt. Und dieser Absturz lässt einen immer wieder von neuem Kokain konsumieren. Der wesentliche Vorteil beim Heroin war, dass es diesen Absturz nicht gab, diese Angst, Verfolgungswahn schon fast beim Kokain – das gab's beim Heroin nicht. Das war ein ganz sanftes Abgleiten, als wenn nichts gewesen wäre. Das war für mich der große Vorteil gewesen, den ich im Heroin gesehen habe, hat keine Angst ausgelöst wie das Hasch oder wie das Kokain im letzten Drittel, es war einfach Konsum, der Rausch ging weg und das war's. Das war faszinierend für mich. Also das hat sich dann total gewandelt, dass mein Kokainkonsum zurückgegangen ist und mein Heroinkonsum ist dafür stark angestiegen. Ich hab' dann genau so viel Heroin konsumiert, wie ich vorher Kokain konsumiert habe. Das war innerhalb kürzester Zeit täglich gewesen. Innerhalb kürzester Zeit habe ich täglich Heroin konsumiert.

Im Rausch versucht dieser Patient das trotz zunächst gut gelungener sozialer Integration anhaltende Gefühl des Mangels und der Insuffizienz zu überwinden.

Prävention. Allgemein fällt heute eine Neigung vieler Eltern auf, bei harmlosen Unpässlichkeiten zu Tabletten zu greifen und hiervon rasche Entlastung zu erwarten. Diese Haltung wird von Kindern insbesondere dann übernommen, wenn sog. orale Fixierungen vorliegen, etwa infolge sehr früher konflikthafter Beziehungserfahrungen. Es ist jedoch eine wichtige erzieherische Aufgabe, Kindern die Fähigkeit zu vermitteln, leichtere Schmerzzustände und Stimmungsschwankungen zu ertragen.

Da vom Probieren bis zur Abhängigkeit meistens mindestens einige Monate vergehen, kommt es auf frühes Eingreifen an. Die Aufklärungsarbeit soll nicht mit Abschreckungstechnik, sondern nüchterner Information vorgehen. Beratungsstellen müssen erreichbar und niederschwellig organisiert sein. – Drogenproduktion und -handel müssen noch strenger verfolgt werden.

Behandlung und Rehabilitation. Es gibt Institutionen verschiedener Art: intramurale und extramurale, geschlossene und offene Einrichtungen, erzwungene oder freiwillige Behandlungen, ärztlich oder sozialpädagogisch geleitete Häuser. Welche Maßnahme indiziert ist, muss im Einzelfall entschieden werden. Ebenso vielfältig sind die angewandten Psychotherapie-Methoden; der Gruppenbehandlung und den Selbsthilfe-Gruppen kommt besondere Bedeutung zu. Medikamente werden in der Drogenentwöhnung kaum verwendet. Die Substitutionsbehandlung wurde bereits besprochen.

13.7 Rechtsfragen

Unter das *Betäubungsmittelgesetz* (BtMG, »Gesetz über den Verkehr mit Betäubungsmitteln«) fallen über 100 Mittel, neben Opioiden hauptsächlich Stimulantien und Rauschmittel. Der Betäubungsmittelverordnung (BtMVV) unterliegen ungefähr 20 Mittel.

Das *Betäubungsmittelgesetz* wurde unter dem Leitsatz »Therapie vor Strafe« eingeführt. Der dortige § 35 eröffnet die Möglichkeit, bei geringen und mittleren suchtbedingten Delikten die Strafvollstreckung zurückzustellen zugunsten einer Entwöhnungsbehandlung (ggf. stationär). Entsprechend kann auch die Unterbringung in einer Entziehungsanstalt (siehe oben) zurückgestellt werden.

Strafrecht. Für die Beurteilung der strafrechtlichen Verantwortlichkeit eines alkoholisierten Täters muss außer dem Promillewert vor allem der psychopathologische Befund zur Zeit der Tat herangezogen werden. Infolge des Alkoholrausches kann die Steuerungsfähigkeit oder die sog. Einsichtsfähigkeit so stark eingeschränkt sein, dass dem Täter verminderte Schuldfähigkeit zugesprochen wird. Gleiches gilt, wenn es bei geistig behinderten, persönlichkeitsgestörten oder hirnorganisch Kranken unter Alkoholeinfluss zu kurzschlussartigen Gewalttaten kommt; im Ausnahmefall kann dann die Schuldfähigkeit aufgehoben sein (§ 21 bzw. 20 StGB). Bei dem sehr seltenen pathologischen Rausch sind die Einsichts- und Steuerungsfähigkeit aufgehoben.

Bei *Medikamenten- und Drogenabhängigen* ist insbesondere zu klären, ob eine Straftat unmittelbar der Abhängigkeit wegen geschah (Beschaffungskriminalität) und ob bereits erhebliche Persönlichkeitsveränderungen bestehen; dann kann die strafrechtliche Verantwortung herabgesetzt oder im Ausnahmefall auch aufgehoben sein (§ 21 bzw. 20 StGB). Denn in diesen Fällen dient die Beschaffung nicht der Bereicherung, sondern sie ist ein Versuch, dem subjektiv unbezwingbaren Verlangen bzw. den Entzugserscheinungen abzuhelfen.

Wer im Hinblick auf eine im Rausch begangene Tat nach § 20 StGB exkulpiert wird, kann nach § 323a StGB bestraft werden, wenn er »sich vorsätzlich oder fahrlässig durch den Genuss geistiger Getränke oder durch berauschende Mittel in einen die Zurechnungsfähigkeit ausschließenden Rausch versetzt« hat. – Unabhängig von der Frage der Schuldfähigkeit kann das Gericht die *Unterbringung* in einer Entziehungsanstalt (nach § 64 StGB) anordnen, wenn die Gefahr weiterer erheblicher rechtswidriger Taten aufgrund der Sucht besteht. Wurde bei nachweislich engem Zusammenhang zwischen einer Straftat und der Sucht bzw. ihren psychischen Folgen verminderte oder aufgehobene strafrechtliche Verantwortlichkeit angenommen, so ordnet das Gericht die Unterbringung in einem psychiatrischen Krankenhaus an, wenn von dem Täter

»infolge seines Zustandes erhebliche rechtswidrige Taten zu erwarten sind und er deshalb für die Allgemeinheit gefährlich ist« (§ 63 StGB).

Bei Alkoholstraftätern sind zwei Hauptgruppen zu unterscheiden: zum einen Täter, die bereits als Jugendliche mit Affekttaten unter Alkohol (sowie alkoholunabhängiger Delinquenz) auffallen. Sie stammen meist aus gestörten Familien, haben keine Berufsausbildung absolviert und sind häufig bereits vorbestraft; auf der anderen Seite chronische Alkoholiker im mittleren Lebensalter, die zuvor strafrechtlich kaum in Erscheinung getreten sind und aus allen sozialen Schichten kommen.

Glückspielabhängigkeit: Auch hier ist der Rechtsbegriff »schwere andere seelische Abartigkeit« anzuwenden. Es ist daraufhin zu untersuchen, ob der Spieler ein psychisch gestörter Mensch ist und eine Beziehung zwischen dieser Störung, dem Spielen, und dem Delikt besteht.

Zivilrecht. Bei fortgeschrittener Alkohol- oder Medikamentensucht kann Geschäftsunfähigkeit (§ 104 BGB) eintreten. Die zivilrechtliche Verantwortlichkeit im Rausch ist in § 827 (2) BGB geregelt.

In schweren Fällen ist die Rechtsmaßnahme der *Betreuung* hilfreich. Wenn alle anderen therapeutischen Vorschläge und Maßnahmen fehlschlagen, muss in Ausnahmefällen von der Möglichkeit der zwangsweisen *Unterbringung* in einem psychiatrischen Krankenhaus nach den Unterbringungsgesetzen der Länder Gebrauch gemacht werden. Alternativ kann die Unterbringung auch nach dem Betreuungsrecht erfolgen, insbesondere wenn eine längere Unterbringung angezeigt ist.

Fahreignung. Alkohol, Drogen und z.T. auch Psychopharmaka können die Fahrtüchtigkeit im Straßenverkehr erheblich beeinträchtigen. Wenn eine Abhängigkeit von Alkohol oder Drogen eingetreten ist, ist die Fahreignung aufgehoben. Nach erfolgreicher Entwöhnung kann die Fahreignung in der Regel als wiedergegeben angesehen werden. Bei Drogenabhängigen unter Methadon-Substitution ist unter günstigen Umständen die Fahreignung nicht ausgeschlossen. In Zweifelsfällen ist eine eingehende psychiatrische und psychologische Untersuchung indiziert.

Die Grenzwerte der Blutalkoholkonzentration, von denen an das Fahren strafbar ist bzw. generell absolute Fahruntüchtigkeit angenommen wird, wurde von 0,8 auf 0,5 Promille gesenkt. Das Fahren unter Opioiden ist nach dem Straßenverkehrsgesetz (1998) nicht erlaubt, außer in besonderen, individuell geprüften Fällen kontrollierter Einnahme bei chronisch Schmerzkranken.

14 Zum Problem des Wahns

Steht man einem Wahnkranken gegenüber, so ist die Diagnose i.Allg. nicht schwer zu stellen. Wenn man aber definieren soll, was Wahn ist, stößt man auf erhebliche Probleme. Es gelang keine befriedigende Definition des Wahns. Es ist sehr schwierig, Wahn in einer allgemein gültigen, wissenschaftlich exakten Formulierung vom normalen Erleben und von anderen psychopathologischen Phänomenen abzugrenzen. Was Wahn ist, soll hier beschrieben werden, bevor in den folgenden Kapiteln von Krankheiten die Rede ist, bei denen Wahn vorkommt.

Wahnthemen

Beziehungswahn. Der Kranke meint, dieses oder jenes, was sich in seiner Umgebung ereignet, geschehe nur seinetwegen, es solle ihm damit etwas bedeutet werden. Was im Radio oder Fernsehen gesagt wird, in der Zeitung steht, einen Blick oder ein Lachen bezieht der Kranke auf sich. Er wähnt, dass andere in seiner Abwesenheit über ihn sprechen, sich über ihn lustig machen und manches hinter seinem Rücken tun. Der Beziehungswahn ist das häufigste Thema bei wahnhafter Störung und tritt auch im Beginn von Schizophrenien auf.

Beeinträchtigungswahn. Der Kranke sieht das, was um ihn geschieht, nicht nur auf sich bezogen, sondern gegen sich gerichtet. Er wähnt, man wolle ihn beleidigen, herabsetzen und schädigen oder gar vernichten. Er wittert Schikanen des Hauswirts, Ungerechtigkeit bei der Arbeitsverteilung, Benachteiligung durch Behörden. Ein Beeinträchtigungswahn tritt besonders in Psychosen des 6./7. Lebensjahrzehnts (präsenile Psychosen) auf.

Verfolgungswahn. In weiterer Steigerung werden harmlose Ereignisse in der Umwelt als Anzeichen der Bedrohung und Verfolgung empfunden. Es beginnt mit einem unheimlichen Gefühl, dass etwas im Gange sei (Wahnspannung). Dann folgt die konkrete Deutung: ein Komplott werde geschmiedet, eine Vernichtungsaktion geplant: man werde ihn vergiften, durch Giftgase töten usw. Bestimmte Menschen seien Verfolger, Hintermänner, Drahtzieher oder Helfershelfer; oft wird ein solcher Verdacht aber nicht ausgesprochen. Der Verfolgungswahn ist besonders häufig bei Schizophrenen.

Liebeswahn (Erotomanie) ist ein erotischer Beziehungswahn. Er tritt bei Frauen häufiger auf als bei Männern. Die Kranke meint, von einem bestimmten Mann geliebt zu werden. Oft hat sie ihn nicht einmal gesprochen oder sie kennt ihn nur flüchtig. Aber sie ist sich ihrer Sache sicher. Er habe sich zwar nie darüber geäußert, aber mit Blicken, Gesten und mit seinem ganzen Verhalten habe er ihr seine Liebe zu verstehen gegeben. Dass er nicht deutlicher werde, liege an seiner Stellung oder an familiären Bindungen. Es können Verfolgungswahnvorstellungen hinzukommen: er wolle sie sexuell belästigen oder auf andere Weise quälen. Liebeswahn tritt bevorzugt bei wahnhafter Störung auf.

Eifersuchtswahn (Othello-Syndrom, »Wahn ehelicher Untreue«) ist bei Männern 2–3mal häufiger als bei Frauen. Der Kranke ist unkorrigierbar von der Untreue seiner Ehefrau überzeugt, auch wenn er keine Beweise und nicht einmal Indizien hat. Stattdessen bringt er groteske Behauptungen über das angeblich ausschweifende Leben der Frau vor. Gegen die Ehefrau, nicht etwa gegen den Nebenbuhler, richten sich seine

Aggressionen. Fragt man nach konkreten Beobachtungen, dann erfährt man nur, die Ehefrau sei beim Einkaufen verdächtig lange ausgeblieben oder habe sich im Bus bedeutsam umgesehen. Was vom Bericht des Kranken wahnhaft ist und was doch realiter geschah, ist im Einzelnen zuweilen schwer zu unterscheiden. Eifersuchtswahn kommt bei wahnhafter Störung, Alkoholismus und Schizophrenie vor.

Doppelgängerwahn bedeutet: Eine Bezugsperson, z.B. der Ehepartner, sei gar nicht mehr derselbe, sondern ein anderer habe dessen Platz eingenommen, also ein Doppelgänger (*Capgras-Syndrom*). Oder es gebe einen Doppelgänger der eigenen Person, dieser wolle ihn verdrängen und seine Stelle einnehmen. Jeweils handelt es sich um eine wahnhafte Personenverkennung (delusional misidentification).

> *Mit den Worten des Patienten.* Eine 55-jährige Frau sagt:

> »Der mich hergebracht hat, der ist der Falsche, eigentlich nicht mehr mein Mann…es sind zwei verschiedene, zwei verschiedene Männer…Der bei Ihnen war, das weiß ich nicht … der gestern hier war, das ist der Gute. Der mich hergebracht hat, das ist der Schlechte…so wie Himmel und Hölle, wie Gott und Unterwelt… (Auf weitere Fragen.) Sie stecken beide in der Figur meines Mannes, man sieht es nur an den Augen. Der andere (Schlechte) will an mich heran…der will mich reinlegen, der ist wohl der Falsche…mein Mann macht das nicht…«

Dieser Aufspaltung von Gut und Böse war ein schwerer Konflikt mit dem Ehemann vorausgegangen.

Größenwahn (expansiver Wahn, Megalomanie). Der Patient überschätzt seine eigene Person und Bedeutung, seine Fähigkeiten und Leistungen bis zu den verstiegensten Vorstellungen von ungeheurer Machtfülle, unermesslichem Reichtum, Befähigung zu revolutionärer Weltverbesserung und umwälzenden Erfindungen. Mancher hält sich für einen Retter, Welterlöser, Gott, Obergott. Gelegentlich wird die Umgebung in den Wahn einbezogen, Mitpatienten werden z.B. als Persönlichkeiten von hohem Rang verkannt.

Unrealistische Selbstübersteigerungen finden sich auch in Tagträumen von Gesunden (Omnipotenzphantasien) und mehr noch im Rausch. Zum eigentlichen Größenwahn kommt es in der manischen Erregung und bei Schizophrenen, weiterhin bei organischen Psychosen, z.B. Dämmerzuständen, Stirnhirnerkrankungen, progressiver Paralyse.

Kleinheitswahn oder Nichtigkeitswahn ist das Gegenstück zum Größenwahn: der Kranke sieht sich in Ohnmacht, Nichtigkeit und Verlorenheit. Mancher Patient sagt geradezu, er werde immer kleiner. Das kann sich bis zu einem *nihilistischen Wahn* steigern: Er existiere nicht mehr »wirklich«, er lebe nicht mehr oder lebe nur zum Schein. Er leugnet nicht nur die eigene Existenz, sondern zuweilen auch die seiner Angehörigen: er habe nie einen Sohn gehabt; die Welt existiere nicht mehr.

Diese Wahnthematik ist für die melancholische Depression charakteristisch. Die Hauptthemen sind ruinierte Gesundheit, Schuld (Versündigung) und Verarmung.

Hypochondrischer Wahn bedeutet im engeren Sinne Krankheitswahn. Es gibt aber noch weitere auf den Leib bezogene Wahnstörungen. Bei Schizophrenen gibt es Eigengeruchswahn und Geruchshallzinationen. Dysmorphe Störungen können wahnhaft sein. Leibbezogen ist auch die Wahnthematik im Dermatozoenwahn.

Formen des Wahnerlebens und der Halluzinationen

Wahn. Man unterscheidet zwischen *Wahnvorstellung* (Wahnidee, Wahneinfall) und *Wahnwahrnehmung*: einer richtigen Wahrnehmung wird eine abnorme Bedeutung (Eigenbeziehung) beigelegt. Ein Gegenstand oder Vorgang wird zwar als das wahrgenommen, wofür ihn auch andere Menschen übereinstimmend halten. Er hat aber eine besondere, nur für den Kranken gültige, wahnhafte Bedeutung.

Von seiner Wahnwahrnehmung ist der Patient unkorrigierbar überzeugt, ohne sagen zu können warum. Er sieht z.B. Tropfen, die sich am Käse gebildet haben und denkt, dies sei so gemacht, um ihm zu bedeuten: er müsse schwitzen, d.h. sich mehr einsetzen und besser bewähren. Der französische Dichter NERVAL schreibt in der Selbstdarstellung seiner Psychose: Er habe eines Abends auf der Straße eine Hausnummer gesehen. »Diese Nummer entsprach der Zahl meiner derzeitigen Jahre. Als ich die Blicke senkte, sah ich bald darauf eine bleiche Frau mit hohlen Augen vor mir, die die Züge Aurelias zu tragen schien. Ich sagte mir: Ihr Tod oder der meine wird mir hiermit verkündet. Doch ich weiß nicht, weshalb: Ich hielt mich an die zweite Vermutung und rannte mich fest in die Idee, es werde mich schon am folgenden Tag zur gleichen Stunde treffen.«

Eine *Wahnerinnerung* liegt vor, wenn ein Ereignis zutreffend erinnert, diese Erinnerung nun nachträglich wahnhaft umgedeutet wird.

Die *emotional überbewertete Vorstellung* (früher: *überwertige Idee*) steht dem nicht-kranken Erleben näher. Sie ist eine gefühlsbetonte, hartnäckig festgehaltene und durchgesetzte Überzeugung. Einzelne Vorstellungen sind stark emotional besetzt und lassen sich nicht durch kritische Gegenvorstellungen korrigieren. Ihretwegen werden Anfeindungen und Benachteiligungen in Kauf genommen. Überwertige Ideen gibt es in allen Lebensbereichen, bevorzugt in Weltanschauung und Politik, auch in der Wissenschaft. Sie wirken auf die Umwelt je nach deren kritischer Fähigkeit mitreißend, anregend oder abstoßend. Inhaltlich sind sie nicht grundsätzlich falsch, sie enthalten aber zumeist Fehler in Form von unvollständigen, lückenhaften Voraussetzungen. Dass sie verbissen und z.T. rücksichtslos verfolgt werden, hat zumeist unbewusste Motive. Überwertige Ideen sind also etwas anderes als Wahn, doch gibt es auch hier Übergänge, z.B. von der querulatorischen Fehlhaltung zum Querulantenwahn im Verlauf einer Wahnentwicklung.

Halluzinationen sind Trugwahrnehmungen, die nicht durch einen »äußeren« Sinnesreiz hervorgerufen werden (selbst bei gehörlosen Psychosekranken kommen akustische Halluzinationen vor). Dennoch haben sie elementaren Charakter und werden leibhaftig empfunden. Klinisch sind Wahn und Halluzination im psychotischen Erleben eng miteinander verbunden: von der Realität dessen, was der Kranke in den Halluzinationen erlebt, ist er fest und unkorrigierbar überzeugt. Er ist nicht auf Bestätigung angewiesen.

Halluzinationen sind auf alle Sinnesgebiete bezogen. *Akustische Halluzinationen* können Geräusche oder Stimmen sein, bei Schizophrenen z.T. Stimmen in Form von Rede und Gegenrede oder Stimmen, die das eigene Tun des Kranken mit Bemerkungen begleiten. *Optische Halluzinationen* kommen insbesondere bei organisch begründeten Psychosen, aber auch bei Schizophrenen vor. Szenenhafter Ablauf ist typisch für das Alkoholdelir. Beziehen sich die Sinnestäuschungen auf die Wahrnehmung des eigenen Körpers, so spricht man von *taktilen oder haptischen Halluzinationen*, die vor allem im Delir und bei der chronischen taktilen Halluzinose (Dermatozoenwahn) auftreten.

Geruchs- und Geschmackshalluzinationen kommen bei Epileptikern vor, zuweilen auch bei Schizophrenen.

Andere Wahrnehmungsstörungen, die von Halluzinationen zu unterscheiden sind:

Pseudohalluzinationen werden weniger »leibhaftig« empfunden und mit einer gewissen Einsicht in das Irreale. Sie treten vor allem im Zusammenhang mit Bewusstseinsveränderungen als sog. hypnagoge Sinnestäuschungen auch im Drogenrausch auf. Sie sind meist von Wünschen oder Ängsten bestimmt. Das kritische Realitätsurteil bleibt weitgehend erhalten, so dass diese Wahrnehmungsstörungen, anders als Halluzinationen, als unecht empfunden werden.

Illusionen sind verfälschte Wahrnehmungen realer Objekte. Sie treten bevorzugt in der Ermüdung und bei leicht getrübtem Bewusstsein auf, vor allem unter dem Einfluss starker Affekte (sog. Affektillusion): der Baumstumpf im Dunkeln erscheint in der Angst als lauernde Gestalt; in der freudigen Erwartung der Rückkehr eines geliebten Menschen werden andere mit dem Erwarteten verwechselt; ein in der Ecke hängender Bademantel erscheint dem geängstigten Kind als Hexe. Von Halluzinationen unterscheiden sich Illusionen durch den realen Wahrnehmungsgegenstand, von Wahnwahrnehmungen dadurch, dass die Wahrnehmung partiell verfälscht ist, der Gegenstand also verkannt wird, ohne dass es aber zu unkorrigierbarer wahnhafter Umdeutung kommt. Illusionen sind meist flüchtig.

Pareidolien sind Sinnestäuschungen, bei denen der Wahrnehmung etwas zugefügt, d.h. zusätzlich zur Realität (daneben, para-) etwas hinein gehört oder hinein gesehen wird, z.B. Worte bei einem Geräusch oder Gestalten im Muster der Tapete. Im Rorschach-Test geschieht etwas Ähnliches. Pareidolien kommen ebenso wie Illusionen, von denen sie nicht scharf zu trennen sind, hauptsächlich bei Gesunden vor.

Innere Stimmen. Gemeint ist das Lautwerden eigener Gedanken, meist in Form der eigenen Stimme, die anderen Vorstellungen und Motiven des Betroffenen widerspricht. Das erinnert bei manchen Patienten an eine dissoziative Identitätsstörung. Die Stimme wird, selbst wenn sie einer anderen Person zugeschrieben wird, nicht in die Außenwelt verlagert. Der Realitätsbezug ist ungestört. Insofern ist die Abgrenzung von akustischen Halluzinationen begrifflich eindeutig, klinisch aber gibt es nicht selten Übergänge. Die neuere Diskussion spricht übergreifend von »Stimmenhören«. Innere Stimmen sind hauptsächlich bei Gesunden festzustellen, nach ausgeprägten Belastungen und Konflikten und auch unter Folter.

Kriterien des Wahns

Zur Diagnose des Wahns reichen offensichtlich Verkehrtheit, verfälschte Urteilsbildung oder befremdliche Überzeugung nicht aus. Mehr als die Inhalte des wahnhaft Angenommenen und halluzinatorisch Wahrgenommenen sind die ihnen beigemessene Bedeutung und die Ich-Bezogenheit kennzeichnend. Deshalb wurde Wahn auch charakterisiert als krankhafter Ich-Bezug oder als abnormes Bedeutungsbewusstsein. Damit ist aber nur ein Teilaspekt des Wahns erfasst.

Es wird häufig übersehen, dass das Denken des *Kleinkindes* wichtige Parallelen zum Wahn aufweist. Im Spiel lernt das Kind zunächst, stabile Nebenrealitäten aufzubauen und schließlich auch, den Wechsel zwischen »Haupt- und Nebenrealität« zu steuern. Allmählich dominiert die äußere, gemeinsame Realität gegenüber der Nebenrealität. Erst dann wird die Umwelt nach Kriterien beurteilt, die nicht nur für einen allein, sondern auch und vor allem für die umgebenden Menschen gültig sind. Es wird möglich zu unterscheiden, ob die Ereignisse auch aus Sicht anderer einen Bezug zum Selbst haben oder ob die Beziehung nur zufällig ist. Die Fähigkeit zur Relativierung der eigenen Person setzt also eine bestimmte Entwicklung beim Aufbau des Realitätsbezugs voraus, über den Kleinkinder noch nicht verfügen, der aber offenbar auch unter bestimmten Bedingungen partiell wieder verlorengehen kann, so bei Wahnkrankheiten, aber auch bei starker Angst, Ermüdung oder Trunkenheit.

> Wichtige Wahnkriterien sind subjektive Gewissheit, Unwiderlegbarkeit und *Unkorrigierbarkeit*. Wahn ist Wissen von Bedeutungen in der Art einer Offenbarung, objektiv befremdliche Überzeugung von hoher subjektiver Evidenz. Diese überbietet selbst die stärkste normale Überzeugung und beruht gänzlich auf sich selbst. Sie ist keines Beweises bedürftig.

Die Inhalte des Wahnerlebens sind nicht diagnostisch ausschlaggebend. *Was* der Wahnkranke sich vorstellt und was er wahrnimmt, kann größtenteils auch im Erleben des Gesunden vorkommen. Auch dass Vorgestelltem und Wahrgenommenem eine besondere und ungewöhnliche Bedeutung zukomme, ist dem gesunden Erleben nicht ganz fremd: der Verliebte deutet belanglose Worte und unbefangene Gesten der Geliebten als bewusste und gewollte Zeichen ihrer Zuneigung. Der Schuldbewusste wittert auch hinter einem harmlosen Verhalten der Umwelt Hinweise dafür, dass man ihn durchschaut hat.

> Eines aber unterscheidet den Gesunden vom Wahnkranken; er kann jederzeit »umschalten« und sich sagen: warum sollten alle auf mich sehen, das galt doch nicht mir. Er kann das Bezugssystem wechseln, so wie man im fahrenden Zug zwischen der Vorstellung, die Telegrafenstangen sausen vorbei und der anderen, der Zug selbst bewegt sich, wechseln kann; so wie zwischen der Vorstellung, die Sonne ginge auf und unter und der anderen, dass sich die Erde dreht.
> Wahn aber beginnt, wenn ein Mensch dieses *Überstiegs* nicht mehr fähig ist, wenn er aus seiner privaten *Nebenrealität* nicht zur allgemeinen Hauptrealität zurückfindet, wenn er diese »kopernikanische Wende« nicht mehr vollziehen kann und damit zum Gefangenen seiner selbst wird. Alles dreht sich um ihn selbst. Im Wahn gelinge es nicht, sich auf eine andere Perspektive einzulassen und vom eigenen Standpunkt abzusehen, sich in den anderen Menschen hineinzuversetzen

Wenn der Kranke etwas auf sich bezogen hat, fehlt ihm die Freiheit, wieder davon abzurücken. Jedoch gilt dieses Kriterium der Unkorrigierbarkeit nicht für alle Grade bzw. Verlaufsabschnitte. Im Beginn oder beim Abklingen der Krankheit äußert mancher Kranke wenigstens zeitweise gewisse Zweifel an der Richtigkeit des Gewähnten, an der Gültigkeit der Deutung, und er schließt die Möglichkeit einer »Einbildung« nicht ganz aus. Bei ausgeprägter Psychose besteht jedoch absolute *Wahngewissheit*.

Als ein weiteres Merkmal des Wahns wurde dessen *Unverstehbarkeit* angeführt. Doch ist dieses Kriterium am wenigsten geeignet, Wahn zu charakterisieren. Auch außerhalb des Wahns gibt es Erlebnisse, die dem Verstehen nicht ohne weiteres zugänglich sind. Und andererseits wird manches vom Wahnerleben verständlich, wenn man von der veränderten Erlebnisstruktur des Wahnkranken ausgeht. Im Verlauf einer Psychotherapie können Beziehungen zwischen dem Wahn und dem vorausgehenden Erleben des Patienten evident werden. Insbesondere die Inhalte des Wahns können aus der Lebensgeschichte und der Situation des Patienten wenigstens ein gutes Stück weit abgeleitet werden. Wahn ist zwar fremdartig, aber nicht grundsätzlich unverständlich.

Merkmal des Wahns ist nicht, dass er für andere Menschen unverstehbar bleiben muss, sondern dass der Kranke selbst nicht von sich aus das Bedürfnis hat, den Ursprüngen des Wahnerlebens nachzugehen, die Wahninhalte in Frage zu stellen und die Einwände anderer zu prüfen. Er hält mit unanfechtbarer Sicherheit und oft auch mit einer (innerhalb des Systems) logischen Konsequenz an seiner wahnhaften Überzeugung fest, so wie er in seinem übrigen Denken folgerichtig zu urteilen vermag. Gemessen an der Ungeheuerlichkeit mancher Inhalte ist dabei häufig die affektive Resonanz verhältnismäßig gering.

Dem verbalisierten Wahn geht die *Wahnspannung* (weniger gut auch als Wahnstimmung und Wahnbedürfnis bezeichnet) voraus: Die Welt erscheint verändert, unheimlich und bedrohlich, ohne dass der Kranke Bestimmtes bezeichnen kann (insbesondere bei schizophrenen Psychosen). Aus der Wahnspannung entwickelt sich die Wahngewissheit, der manifeste Wahn.

Als *Wahnarbeit* bezeichnet man die Ausgestaltung einzelner Wahnerlebnisse zu einem *Wahnsystem* oder Wahngebäude. Es kann in sich geschlossen sein, d.h. eine innere Folgerichtigkeit zeigen. Dann sind also lediglich die Prämissen nicht realitätsgerecht. Die Wahnarbeit kann bereits als ein Bewältigungsversuch des psychotisch veränderten Erlebens interpretiert werden. Häufig erscheint aber der Wahn unsystematisch, d.h. in sich selbst ungeordnet, inkonsequent und variabel. Vor allem bei Schizophrenen kann der Wahn so verworren sein wie das ganze Erleben dieser Kranken.

Zur Phänomenologie
Über die formalen Kriterien hinaus haben die bisherigen Überlegungen Ansätze zu einer Phänomenologie des Wahns ergeben: das Bedeutungserleben, die besondere Art des Bezuges auf die eigene Person, die Befangenheit in diesem Bezugssystem, die Unmöglichkeit des Überstiegs in ein anderes Bezugssystem (Nebenrealität, Perspektivität), die Tendenz, hierin zu verharren, statt es kritisch zu durchdringen. Wahn lässt sich als Ver-rücktheit im wörtlichen Sinn auffassen. Doch handelt es sich weniger um eine Verrückung des Denkens oder Urteilens, als um eine »Verrückung des Standpunktes« oder der personalen Existenz. Hiervon ausgehend sollen die phänomenologischen Überlegungen fortgesetzt werden.

Bei der phänomenologischen Analyse des Wahns wird zwischen dinghafter und personaler Realität unterschieden. Der Widerspruch zur dinghaften Realität tritt nach außen als wahnhafte Umdeutung in Erscheinung. Primär handelt es sich um einen Widerspruch in der personalen Realität, was bei der Wahnwahrnehmung am deutlichsten zu erkennen ist. Dass sich der Wahnkranke als Mittelpunkt des Geschehens und zugleich gefangen und isoliert erlebt (Unmöglichkeit der »kopernikanischen Wende«), wird in der phänomenologisch-anthropologischen Wahnforschung konsequent formuliert. Wahn ist primär ein Irrtum weniger in der objektiven Welt als in der personalen, mitmenschlichen Wirklichkeit. Der Wahnkranke glaubt nicht zuviel, sondern er kann in der mitmenschlichen Begegnung nicht genug glauben und vertrauen, und so versucht er, sich stattdessen an die dinghafte Realität zu halten. Dass dieser Versuch misslingt, zeigt die Wahnsymptomatik.

> Im Umgang mit Wahnkranken findet man bestätigt, dass dem Wahn eine *Störung der mitmenschlichen Begegnung* (i.S. von M. BUBER), ein Glaubens- und Vertrau-

ensverlust zugrunde liegt. Diese Erfahrung wurde insbesondere bei schizophrenen Wahnkranken gewonnen, sie gilt aber auch für andere Wahnformen. Ein wesentliches Merkmal des Wahnkranken ist das Nebeneinander von Krankem und Gesundem, von allgemeiner Hauptrealität und privater Nebenrealität: der Patient ist anders, fremd, fern, des Überstiegs unfähig und ver-rückt, und doch handelt und spricht er im Übrigen ungestört. Gleichzeitig bestehen Realitätsbezugsstörungen des Wahns und realitätsgerechte Verhaltensweisen im Alltag. Diese Doppelgleisigkeit kennzeichnet den Wahn, insbesondere bei schizophrenen Kranken.

Ätiopathogenese

Die folgenden Ausführungen gelten hauptsächlich für die Wahnentwicklung bei wahnhafter Störung (Paranoia) und Schizophrenien, weniger für melancholisch-depressive Wahnbildungen und organische Psychosen. Bei der Wahnentstehung greifen verschiedene Bedingungen ineinander (◘ Abb. 7).

Psychoreaktive Bedingungen. »Wahneinfälle sind aus innerem Bedürfnis heraus entstanden« (E. BLEULER). Das innere Bedürfnis ist schon daran zu erkennen, dass sich der Wahnkranke nicht veranlasst sieht, seine ungewöhnlichen Vorstellungen und Wahrnehmungen auf ihre Gültigkeit zu überprüfen, was möglicherweise seine Annahmen gegenstandslos machen würde. Er wehrt sich auch gegen entsprechende Versuche eines Gesprächspartners. Wenn er sich in seinem Wahn nicht durch Erfahrung beirren lassen »will«, muss der Wahn eine innere Notwendigkeit darstellen, die er nicht aufgeben kann.

Je mehr die Aufmerksamkeit auf biographische Zusammenhänge, auf Konflikte im Vorfeld und im Verlauf der Krankheit gerichtet wird, desto mehr verdichtet sich die Erfahrung *psychodynamischer Beziehungen*. Die Themen und Formen des Wahns sowie der Zeitpunkt des Auftretens erscheinen dann nicht mehr zufällig. Allerdings gelingt dieser Nachweis nicht in jedem Fall. Und allgemein stellt sich die Frage, ob auch der Wahn an sich, also die Verrückung des Standpunktes und die spezifische Abwandlung des Realitätsbezuges, aus Fehlentwicklungen und Konflikten abgeleitet werden können. Hiergegen spricht vor allem, dass sich bei den meisten Menschen, die in

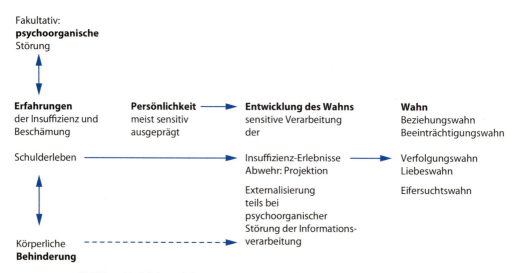

◘ **Abb. 7.** Modell der multifaktoriellen Genese von Wahnentwicklungen

gleichartigen unbewältigten Konfliktsituationen stehen, kein Wahn entwickelt. Es ist bisher nicht gelungen, *spezifische* psychische Bedingungen für die Wahnbildung nachzuweisen. Diese Erfahrungen legen die Annahme weiterer Entstehungsbedingungen nahe, wie Anlage oder noch unbekannte somatische Faktoren.

Psychoanalytisch wird die Wahnbildung mit dem Vorgang der *Projektion* zu erklären versucht, die hier allerdings in einem anderen Sinn verstanden wird als bei neurotischen Störungen. Hier ist eine radikale Verlagerung von inkompatiblen Erlebnisinhalten von der eigenen Person in die Außenwelt gemeint (*Externalisierung*), woraus eine Realitätsbezugsstörung resultiert.

Ein einfaches Beispiel ist das Schulderleben im Konflikt zwischen Triebwünschen und Gewissen (Über-Ich). Die nicht eingestandenen Triebregungen, evtl. auch die als unverzeihlich erlebten Triebrealisierungen, lösen ein Schuldempfinden aus, dessen Unerträglichkeit durch Projektion abgewehrt werden kann: aus den Selbstvorwürfen werden Beschimpfungen und Drohungen von Seiten der Umwelt, nämlich die Stimmen im Verfolgungswahn. Diese sind subjektiv anscheinend leichter zu ertragen als Selbstbezichtigungen. Hierin liegt die Entlastung.

Ein anderer Weg führt zum Liebeswahn: erotische und sexuelle Wünsche, die mit Schuldbewusstsein verbunden sind oder mangels Erwiderung als Beschämung erlebt werden, können auf den anderen Menschen projiziert werden. Nun ist es der andere, der liebt und begehrt (*Subjekt-Objekt-Umkehr*), womit eine Entlastung des eigenen Erlebens und u.U. auch eine Wunscherfüllung verbunden ist. Derartige Vorgänge der Wahnbildung sind klinisch evident, wissenschaftlich allerdings schwer zu beweisen. Es sind zahlreiche Fragen offen, insbesondere warum nur bei einzelnen Menschen diese Konfliktverarbeitung und diese Abwehrmaßnahmen eintreten. Weitere Einzelheiten werden im Zusammenhang der Psychodynamik des schizophrenen Wahns erklärt.

Auf *soziokulturelle Bedingungen* weisen unter anderem auch Häufigkeitsverteilungen hin: nicht zufällig ist der Liebeswahn bei Frauen, der Eifersuchtswahn bei Männern häufiger. Zeitgeschichtlich gesehen, haben in den letzten Jahrzehnten anscheinend Größenwahn und Liebeswahn zahlenmäßig abgenommen, hypochondrischer Wahn zugenommen. Im Verfolgungswahn ist die sexuelle Thematik seltener, Vergiftungsvorstellungen sind häufiger geworden.

Über *somatische Entstehungsbedingungen* des Wahns ist nichts Bestimmtes bekannt. Gesichert ist nur bei einem Teil dieser Kranken eine erworbene, z.B. traumatische Hirnschädigung (meist leichterer Art) als Co-Faktor der Pathogenese. Neurobiologische Hypothesen, die auf Funktionsstörungen in hippocampalen Strukturen hinweisen, blieben bisher wenig überzeugend. Klinische Erfahrungen legen die Annahme einer Veranlagung zu Wahnbildungen nahe. Wie weit es sich dabei um einen genetischen Faktor handelt, ist noch nicht abzusehen.

Es ist kaum damit zu rechnen, dass es gelingt, Wahn unmittelbar auf *einen* genetischen Defekt oder *eine* neurobiologische Ursache zurückzuführen. Wohl aber ist vorstellbar, dass am Beginn des Prozesses, der zu Wahn führt, auch ein somatischer Faktor in einem Bedingungsgefüge mitwirkt. Der Wahn selbst ist das Ergebnis eines längeren und komplizierten *psychologischen* Ablaufes, nämlich des Prozesses der Auseinandersetzung der Person mit der einbrechenden Psychose. In diesem Sinn wurde das Wahngefüge als ein »Verteidigungsbau« oder als »Kunstwerk der Verzweiflung« bezeichnet.

Vorkommen
Wahn kommt bei verschiedenen psychischen Krankheiten vor, am häufigsten bei schizophrenen Psychosen, weiterhin bei organischen Psychosen, dem Dermatozoenwahn und

mit bestimmten Themen bei Depressionen vom melancholischen Typ. Die Diagnose richtet sich nach der Art des Wahnerlebens und mehr noch nach den übrigen Symptomen.

Zudem gibt es Krankheiten, die im Wahnerleben allein bestehen, ohne dass andere psychische Störungen auftreten. Diese reinen Wahnerkrankungen, Paranoia oder wahnhafte Störung genannt, werden im folgenden Kapitel beschrieben.

Zum therapeutischen Umgang mit Wahnkranken

Ein Patient, der von *seinen* Vorstellungen erfüllt ist und an ihnen unbedingt festhält, steht einem Arzt gegenüber, der diese Vorstellungen nicht teilen kann, sondern als irrig ansieht. Der Arzt muss den Patienten für »uneinsichtig« halten, der Patient den Arzt für unverständig – eine sehr schwierige Situation.

Wie soll sich der Arzt verhalten, um dennoch eine therapeutische Beziehung entstehen zu lassen? Man soll dem Wahnkranken gegenüber weder argumentieren oder ihm etwas ausreden wollen, noch das Gesagte ignorieren oder bagatellisieren, auch nicht die wahnhaften Erlebnisse zum Schein bestätigen. Besser ist es, ehrlich und dabei behutsam zu sagen, man könne die Auffassung des Patienten in dieser Form nicht teilen, man nehme aber das, was der Patient erlebt und sagt, als seine Realität. Der Kranke könne, so wird der Arzt fortfahren, erkennen, dass es neben der geäußerten wahnhaften »Nebenrealität« auch eine Realität gebe, die er mit anderen teile. Hierzu gehöre auch die eingegangene Beziehung zwischen Patient und Arzt. Zugleich soll man ihm versichern, man werde alles, was er denke und fühle, ernstnehmen und zu verstehen versuchen. Nicht wenige Wahnkranke können das akzeptieren, so dass ein »Konsens über Dissens« zustande kommt. Der Arzt kann einräumen, dass er nicht in alles Einblick habe und sich daher kein Urteil erlaube. Das ist psychologisch gemeint, kann aber vom Patienten hinsichtlich der »Tatsachen« aufgegriffen werden. Das Gespräch mit dem Kranken soll sich mehr und mehr in der Ebene des subjektiven Erlebens bewegen und den Kranken zu der Erkenntnis führen, dass es außer der objektiven (äußeren) Realität auch eine innere Realität gibt. Von hier ausgehend können im Patienten erste Zweifel an seiner Perspektive, also seinem Wahn aufkommen. Zuweilen lässt sich so eine Wahnentwicklung auflösen.

Nicht selten aber lehnen Wahnkranke die psychotherapeutischen Versuche des Arztes konsequent ab. Mancher Wahnkranke kann jedoch eine Behandlung im weiteren Sinn akzeptieren, wenn man ihm erklärt, dass er durch all das, was ihm widerfuhr, stark belastet, strapaziert, bedrückt und daher behandlungsbedürftig sei. Alle Bemühungen zielen darauf ab, ein Arbeitsbündnis zu erreichen. Es ist erstaunlich, wie oft das gelingt. Auch wenn die Wahnsymptomatik nicht behoben werden kann, ist eine stabile Patient-Arzt-Beziehung von beständigem therapeutischen Wert, insbesondere um bei chronischem Wahn die Abspaltung von Wahnerlebnissen zu unterstützen und damit soziale Beziehungen zu erleichtern.

Psychopharmaka zeigen bei Wahnsyndromen eine unterschiedliche Wirksamkeit in Abhängigkeit von der zugrunde liegenden Krankheit. Bei *wahnhafter Störung* beeinflussen neuroleptische und andere Psychopharmaka den Wahn im Allgemeinen wenig. Bei einzelnen Kranken kann aber durch ein Neuroleptikum der Wahn abgemildert oder gar aufgehoben werden (bei fortgesetzter Medikation auch dauerhaft). Daher ist in jedem Fall ein Versuch angezeigt. Wenn zugleich depressive Störungen bestehen, sind Antidepressiva zu bevorzugen. Bei akuter Schizophrenie beeinflussen Neuroleptika die paranoid-halluzinatorische Symptomatik ausgesprochen günstig, weit weniger aber in chronischen Stadien mit systematisiertem Wahn. Bei melancholischem Wahnerleben von Depressiven wird im Rahmen der üblichen antidepressiven Behandlung zusätzlich ein atypisches Neuroleptikum eingesetzt.

15 Wahnhafte Störung

Psychosen mit einem andauernden und unerschütterlichen Wahnsystem, aber ohne wesentliche andere psychopathologische Störungen und insbesondere ohne Persönlichkeitsdesintegration, werden anhaltende wahnhafte Störung genannt, früher Paranoia (KRAEPELIN). Diese Psychosen sind relativ selten, gewannen aber das bevorzugte Interesse der Psychiatrie, nachdem es gelungen war, seelische Entwicklungsbedingungen (neben anderen Entstehungsfaktoren) für eine Psychose, nämlich für diese Wahnkrankheiten nachzuweisen.

Klassifikation. Die amerikanische Klassifikation DSM-IV unterteilt die Symptomatik nach fünf Typen: Liebeswahn, Größenwahn, Eifersuchtswahn, Verfolgungswahn, somatischer Typ (körperbezogener Wahn). Die Internationale Klassifikation ICD-10 fügt der Beschreibung hinzu: »Der Inhalt des Wahns oder die Zeit seines Auftretens können häufig mit der Lebenssituation des Betreffenden in Beziehung gesetzt werden.« Diagnostisch gefordert wird der Ausschluss einer schizophrenen, affektiven und organischen Psychose.

Dass es sich um ein eigenes Krankheitsbild handelt, wurde immer wieder mit dem Argument bestritten, diese Kranken würden früher oder später schizophren. Das gilt aber nur für einen Teil, bei anderen bleibt es bei der Paranoia. Für die Eigenständigkeit des Krankheitsbildes sprechen erhöhte Inzidenz für wahnhafte Störungen in der Familie, aber keine Häufung schizophrener Psychosen. Die folgenden Abschnitte gehen nicht von der abstrakten Darstellung der »Wahnhaften Störung« in den Klassifikationssystemen aus, sondern es werden mehrere klinisch anschauliche Formen beschrieben. Auch der Eifersuchtswahn bei Alkoholabhängigkeit gehört hierzu. 156

15.1 Sensitiver Beziehungswahn (ICD-10: F 22.0)

Die **Symptomatik** besteht in Beziehungswahn, der bereits beschrieben wurde; sonstige schizophrene oder andere psychotische Störungen sind nicht festzustellen. 176

Ätiopathogenese. Der sensitive Beziehungswahn entwickelt sich aus einer Trias von Charakter, Erlebnis und Milieu. Der spezifische Charakter ist eine sensitive Persönlichkeitsstruktur mit Affektverhaltung (Retention), mit Kontrasten zwischen Asthenie und Sthenie, zwischen Verletzbarkeit und Geltungsstreben und mit der besonderen Sexualkonstitution von erhöhter Triebhaftigkeit bei überstarker Triebhemmung. Es handelt sich meistens um differenzierte und intelligente, aber partiell retardierte Menschen. 118

Erlebnisse, die bei dieser Persönlichkeitsstruktur wie der Schlüssel zum Schloss passen und die Wahnentwicklung auslösen, sind Insuffizienzerfahrungen und persönliche Niederlagen, aber auch andere Enttäuschungen und Verfehlungen in zwischenmenschlichen Beziehungen sowie Schulderleben, Insuffizienzerleben bei körperlicher Behinderung und bei Anfallsleiden, Zurücksetzung im beruflichen und sozialen Bereich.

Infolge der *Retention* werden Konflikte bzw. Schulderleben nicht verdrängt, sondern »verhalten«, sie bleiben quälend im Bewusstsein, beherrschen das Erleben in unerträglicher Weise. Was darauf folgt und zur Wahnbildung führt, ist nicht leicht zu erklären. Es handelt sich um ein erlebnismäßiges Umschlagen, das Inversion oder Katathymie genannt wird. »Das Primärerlebnis der peinlichen Insuffizienz, der beschämenden Minderwertigkeit, des Verlustes der Selbstachtung schlägt reflektorisch in ein anschauliches Symbol, in die sinnliche Beobachtung um, von allen begegnenden Menschen peinlich betrachtet, bestichelt, verachtet zu werden.« Diese psychodynamische Interpretation (*Externalisierung* des Über-Ich nach WINKLER) lässt ungeklärt, warum nur wenige Menschen und auch unter den sensitiven Persönlichkeiten nur einige eine solche Wahnbildung erfahren. Hieraus folgt die Annahme, dass weitere Faktoren an der Wahngenese beteiligt sein müssen. Insbesondere ist an eine anlagebedingte Krankheitsbereitschaft zu denken.

Der sensitive Beziehungswahn wird auch nach *organischer Hirnschädigung* beobachtet, z.B. nach Hirntraumen oder Hungerdystrophien. Die besondere Empfindlichkeit und Verletzbarkeit eines hirnorganisch beeinträchtigten Menschen und die größere Konfliktgefährdung bei dieser Insuffizienz sind offensichtlich Mitbedingungen der Wahnbildung. Zugleich sind auch bei diesen Kranken die geschilderten Persönlichkeitsmerkmale, Konflikte und Erlebniskonstellationen nachzuweisen. Diese Beobachtungen bestätigen die Annahme der multikonditionalen Genese.

Verlauf. Der Beginn liegt auffallend oft im 4. Lebensjahrzehnt. Frauen erkranken etwas häufiger als Männer, bei denen hirnorganische Störungen als Mitbedingungen öfter festzustellen sind. Die Krankheit entwickelt sich allmählich, meist für die Umgebung unmerklich, da sich die Patienten nur schwer äußern können. Offenkundig wird die Krankheit zuweilen erst durch einen Suizidversuch.

Im weiteren Verlauf treten keine anderen Störungen als die Wahnsymptome auf, auch keine Persönlichkeitsveränderungen. Insofern ist die Prognose günstig, weniger aber im Hinblick auf den Wahn selbst: er verläuft meist chronisch und ist schwer zu beeinflussen. In dieser Form ist der sensitive Beziehungswahn sehr selten. Etwas häufiger beobachtet man einen Beziehungswahn als Syndrom in den Initialstadien einer Schizophrenie.

Therapie. In der *Psychotherapie* werden nicht unmittelbar die Wahnerlebnisse behandelt, sondern deren Wurzeln in der Entwicklung und im Erleben des Kranken. Wenn die Behandlung früh einsetzt, kann bei manchen Patienten der Wahn aufgelöst werden. Oft aber bleibt die Wahnsymptomatik bestehen. Einer Umstrukturierung der Erlebnisweisen sind dann enge Grenzen gesetzt. Zudem erlaubt die Lebenssituation oft kaum neue Ansätze. Aber auch in diesen Fällen ist das psychotherapeutische Gespräch nützlich und verhilft mindestens zu einem modus vivendi. Wenn auch der Wahn bestehen bleibt, so wird doch der Leidensdruck geringer und mancher Patient kann mit seinem Wahn leben.

Neuroleptika beeinflussen diese Wahnbildungen nur bei einzelnen Patienten. Ein Versuch ist aber immer indiziert.

15.2 Querulantenwahn (ICD-10: F 22.8)

Dem sensitiven Beziehungswahn wird die expansive Wahnentwicklung, der Querulantenwahn, gegenübergestellt. Auch diese Wahnbildung setzt eine bestimmte psychische Struktur voraus: die sog. querulatorische Persönlichkeitsstörung. Diese Menschen wirken sthenisch und selbstbewusst, sind aber zugleich außerordentlich empfindlich und verletzbar. In der Entwicklung stößt man auf Kränkungen, Insuffizienzerfahrungen und verletztes Rechtsempfinden. Wie sich hieraus die sog. querulatorische Persönlichkeit entwickelt, wurde beschrieben.

Diese querulatorische Fehlhaltung geht bei einem Teil der Betroffenen ohne scharfe Grenze in einen Querulantenwahn über. Von nun an sind Zweifel an der Rechtmäßigkeit seiner eigenen Position und des eigenen Verhaltens nicht mehr möglich. Der Umwelt werden verwerfliche Motive unterstellt, der Kranke meint, andere wären bestochen, gegen ihn aufgehetzt, arbeiteten planmäßig gegen ihn, suchten ihn zu erledigen, zu unterdrücken und um jeden Preis auszuschalten. Die Uneinsichtigkeit, Selbstgerechtigkeit und die Ausweitung des Kampfes vom ursprünglichen Gegner auf andere Menschen und Instanzen und schließlich auf die ganze Gesellschaft sind charakteristische Merkmale.

Ätiopathogenese. *Psychodynamisch* kann man in der subjektiven Beeinträchtigung der eigenen Rechtsansprüche und in der fehlerhaften Beurteilung durch die gegnerischen Instanzen die Projektion einer uneingestandenen Selbstverurteilung sehen. Was er sich selbst als Unrecht vorzuwerfen hätte, projiziert der Kranke in die Umwelt, die ihm nunmehr ihrerseits ungerecht gegenüberzutreten scheint. So besehen ist der Querulantenwahn ein Kampf um Rechtfertigung von außen: Man soll mich für gut halten, denn ich halte mich eigentlich für schlecht. Im Übrigen ist über die Psychodynamik und über andere Entstehungsbedingungen wenig bekannt.

Der *Verlauf* ist auch von dem Verhalten der Umweltpersonen abhängig. Wenn diese nur formal-juristisch und verständnislos reagieren, wird die Wahnentwicklung unterhalten. Unbürokratisches Begegnen kann das Fortschreiten aufhalten. Nur selten kommt eine Psychotherapie zustande.

Zur Begutachtung. Bei ausgeprägtem Querulantenwahn ist der Patient *partiell geschäftsunfähig* (selten geschäftsunfähig) oder *prozessunfähig*. Wegen der Nachteile, die aus dem querulatorischen Verhalten für den Betroffenen selbst und für seine Angehörigen entstehen können, kann eine rechtliche Betreuung notwendig werden.

Bei *strafbaren Handlungen*, die in eindeutigem Zusammenhang mit dem Wahn stehen, werden Einsichts- und Steuerungsfähigkeit als erheblich vermindert (§ 21 StGB), unter Umständen auch als aufgehoben (§ 20 StGB) angesehen. Die Belästigung von Behörden und Gerichten sollte nicht zu Strafanzeigen Anlass geben.

15.3 Wahnhafte Störung im Alter

Im Alter kann eine Wahnsymptomatik im Zusammenhang einer Schizophrenie oder affektiven Psychose auftreten oder aber als »reine« Wahnkrankheit, also wahnhafte Störung (Altersparanoid). Frauen sind wesentlich häufiger betroffen als Männer. Die Symptomatik besteht meist in Beeinträchtigungs- und Verfolgungswahnvorstellungen.

Ätiopathogenese. In der Persönlichkeitsstruktur sind die Betroffenen oft empfindsame, misstrauische und auch paranoide Menschen. In der Vorgeschichte fallen verunsichernde, kränkende und Verlusterlebnisse auf, auch körperliche Behinderungen. Bedeutsam ist die Lebenssituation, geprägt durch Vereinsamung und Isolation. Auch hier zeigt sich der Wahn als Störung der mitmenschlichen Begegnung (daher auch Kontaktmangelparanoid).

Begünstigend wirken sensorische Behinderungen, nämlich des Sehens und insbesondere des Hörens. Die *Wahnentwicklung Schwerhöriger* war der Prototyp des Altersparanoids, bevor Hörgeräte diese Störung seltener machten. Der Kranke missdeutet halbgehörte Äußerungen, wittert hinter Unverstandenem abfällige Bemerkungen und Spott. Er bezieht schließlich irgendwelche Gesten auf sich und wähnt hinter harmlosem Verhalten Missachtung. So kann sich aus einer tatsächlichen Beeinträchtigung ein Beeinträchtigungs*wahn* entwickeln: Man lege es darauf an, sich auf seine Kosten Vorteile zu verschaffen usw. Viele dieser Patienten leiden an leichteren hirnorganischen Störungen (selten vom Grade der Demenz) mit Beeinträchtigungen der Wahrnehmung, der Wendigkeit des Denkens und der Korrekturfähigkeit. Bildgebende Verfahren zeigen insbesondere frontal und temporal entsprechende Veränderungen.

Verlauf und Therapie. Der Verlauf ist meist chronisch, wenn auch nicht immer progredient. Was über den psychotherapeutischen Umgang mit Wahnkranken gesagt wurde, ist hier anzuwenden. Ruhiges und sorgfältiges Eingehen auf die »Sorgen« des Patienten und Informierung der Angehörigen bilden die Basis. Oft reicht ambulante Behandlung aus. Statt dem Kranken seine Vorstellungen argumentativ ausreden zu wollen, ist es hilfreich, zwischenmenschliche Beziehungen wieder herzustellen bzw. zu stabilisieren. – Ein medikamentöser Versuch mit einem atypischen Neuroleptikum, vorsichtig dosiert und langfristig geplant, ist indiziert. Zwar wird hierdurch der Wahn im Allgemeinen nicht aufgelöst, aber der Patient wird beruhigt und entspannt.

15.4 Symbiontischer Wahn/Folie à deux (ICD-10: F 24)

Wahnkranke erfahren von ihrer Umgebung zumeist Unverständnis, Ablehnung oder aggressive Zurückweisung. Seltener findet der Wahn zustimmende Resonanz, die zuweilen so weit gehen kann, dass ein nahestehender Mensch am Wahnerleben des Kranken partizipiert. Man spricht dann von einer »folie à deux«, einer induzierten wahnhaften Störung oder von einer symbiontischen Psychose. Meist handelt es sich um einen Verfolgungswahn, es kommen aber auch andere Wahnthemen einschließlich Dermatozoenwahn vor.

Die französische Psychiatrie hat sich um genauere Differenzierung bemüht. Bei der folie simultanée handelt es sich um gleichzeitiges Auftreten voneinander unabhängiger Wahnkrankheiten. Unter der folie imposée werden leichte und flüchtige Wahnsymptome bei Menschen verstanden, die mit dem Wahnkranken in engerer Beziehung stehen. Folie communiquée entspricht dem induzierten Wahn. Hier kommt es zu einer gemeinsamen Wahnarbeit, zu einem wir-bezogenen, konformen Wahn.

Im Falle eines Verfolgungs-, Beeinträchtigungs- und Beziehungswahns sind den Partnern Furcht und Hoffnung gemeinsam; beim Querulantenwahn verbindet sie der Kampf gegen die feindlich erlebte Umwelt. Nicht alles wird vom anderen übernommen. Den Wahnpartnern bleibt auch Raum für eigene Ausgestaltungen, von denen sich der andere ein Stück weit distanzieren kann.

Ätiopathogenese. Eine anlagebedingte Krankheitsbereitschaft ist wahrscheinlich: in den Familien der Induzierten finden sich ungefähr ebenso viele psychisch kranke, insbesondere schizophrene Verwandte, wie in den Familien der Induzierenden. Zudem sind Persönlichkeits- und Erlebnisbedingungen nachzuweisen, insbesondere im Bereich der zwischenmenschlichen Beziehungen. Der Induzierte ist meist ich-schwächer als der primär Erkrankte und er erlebt unter dem Einfluss des induzierenden Partners die Welt so, wie sie sich diesem erschließt.

Im Allgemeinen vertieft sich die Kommunikation infolge wachsender sozialer Isolierung und Zunahme der gemeinsamen Abwehr der Umwelt. Der Wahn wird zum Kommunikationsmedium der Dyade. Das durch die Erkrankung des ersten Partners gestörte Gleichgewicht kann durch

15.4 · Symbiontischer Wahn/folie à deux (ICD-10: F 24)

Erkrankung des anderen wiederhergestellt werden. Nicht dass der primär Kranke den Wahn für den Partner glaubwürdig macht, ist für die Wahninduktion maßgeblich, sondern dass dieser paranoide Umweltbezug auch auf Seiten des Induzierten einem »inneren Bedürfnis« entspricht, und dass der Wahn zum gemeinsamen Anliegen dieser beiden Menschen wird. So kann es zu gemeinsamer Wahnarbeit kommen, in der jeder Partner Induzierender und Induzierter zugleich ist. Ein Wahn, der auf den Ehepartner induziert wurde, kann auch auf deren Kind übergehen.

Vor allem ein Kind unter 11 Jahren ist in Gefahr, in den Wahn der Eltern einbezogen zu werden, da es seine Einschätzungen aus der Perspektive der Eltern vornimmt und diese nicht mit der Perspektive der Außenwelt vergleicht. Das konforme Verhalten des Kindes wirkt dann auf die Eltern als Bestätigung ihres Wahns. So kann sich eine »folie a famille« ergeben. Nach einem ähnlichen Muster entsteht auch das »false memory syndrome« bezüglich eines erlittenen sexuellen Missbrauchs. Schließlich ergeben sich von hier aus Querverbindungen zum Münchhausen-by-proxy-Syndrom. Eine Mutter kann wahnhaft überzeugt sein, ihr Kind sei psychisch verändert. Wiederum besteht die Gefahr, dass das Kind diese Auffassung in das eigene Erleben und Verhalten übernimmt und dabei eine schwere Identitätsstörung erleidet.

Die **Behandlung** des Induzierten setzt die Trennung vom zuerst Erkrankten voraus. Gelingt das frühzeitig, so klingt der induzierte Wahn oft rasch ab. Später ist dieser Eingriff weniger erfolgreich. Wenn trotz Trennung der Wahn fortbesteht, muss differentialdiagnostisch eine selbständige Wahnerkrankung (im Sinne der folie simultanée) erwogen werden. Oft aber erreicht man eine Trennung der im Wahn Verbundenen nicht und muss sich auf Hilfeleistung für die Lebensbewältigung beider Kranker beschränken.

16 Schizophrenien

Die heute Schizophrenien genannten Psychosen sind seit dem Altertum bekannt und wurden immer wieder unter zahlreichen verschiedenen Namen beschrieben. Erst 1896 gelang es Kraepelin (Abb. 3), hinter der großen Vielgestaltigkeit der Symptomatik gemeinsame Merkmale zu erkennen und *ein* Krankheitsbild herauszuarbeiten, das er Dementia praecox nannte. Zu dieser Benennung gaben die Störungen des Denkens und der oft frühe Krankheitsbeginn Anlass. Dabei gelang es Kraepelin auch, die Dementia praecox von den manisch-depressiven Krankheiten (heute: bipolare Störungen) abzugrenzen.

Ein weiterer wichtiger Schritt war die Neufassung des Krankheitskonzeptes durch E. Bleuler (1911), der die heute noch gültige Bezeichnung Schizophrenie wählte. Hierfür gab es mehrere Gründe: weder die Demenz noch der frühe Beginn erwiesen sich als obligate Merkmale dieser Krankheit; zudem konnte Bleuler (Abb. 4) aufgrund seiner klinischen Erfahrung einige Korrekturen und Ergänzungen hinsichtlich Symptomatik und Verlauf vornehmen; und es gelang ihm, in die zunächst deskriptive Konzeption auch psychodynamische Aspekte einzubringen (die er der Psychoanalyse Freuds entnahm). Dabei schienen »die elementarsten Störungen in einer mangelhaften Einheit, in einer Zersplitterung und Aufspaltung des Denkens, Fühlens und Wollens und des subjektiven Gefühls der Persönlichkeit zu liegen«. Bleuler erkannte die Grundsymptome dieser Krankheiten.

Die Schizophrenien stellen vermutlich keine einheitliche, sondern eine heterogene Gruppe von Psychosen dar. Seit Kraepelin und Bleuler hat jede Psychiatergeneration versucht, die Symptomatik besser abzugrenzen und das Krankheitsbild genauer zu definieren, was aber weniger zu neuen Befunden als zu neuen Termini führte.

Die *Ätiologie* der Schizophrenien ist nicht insgesamt geklärt, wohl aber gibt es Erkenntnisse über Teilfaktoren. Und es gibt wirksame *Behandlungsverfahren* unterschiedlicher Art. Hierdurch sind die *Verläufe* wesentlich günstiger geworden. Das Krankheitsbild der Schizophrenien wurde geradezu revidiert. Auch diese Erfahrungen sollen ausführlich dargestellt werden (jeweils mit einem Überblick bzw. einer Zusammenfassung), zumal die Schizophrenien zu den häufigsten und schwersten psychischen Krankheiten zählen.

Epidemiologie. Schizophrenien kommen in allen Rassen und Kulturen der Erde in bemerkenswert übereinstimmender Häufigkeit vor. Dabei ist die Symptomatik in Abhängigkeit von soziokulturellen Faktoren unterschiedlich. In psychiatrischen Krankenhäusern bilden die Schizophrenen die größte Diagnosegruppe, insbesondere unter den Langzeitpatienten.

Ergebnisse epidemiologischer Untersuchungen (auf 1000 Menschen der Allgemeinbevölkerung bezogen): Prävalenz 1,4–4,0; Jahresinzidenz zwischen 0,1 und 0,4 (je nach enger oder weiter Schizophreniedefinition). Das Lebenszeitrisiko wird geschätzt auf 1,0 %. Männer und Frauen erkranken ungefähr gleich häufig.

Klassifikation. ICD 10 unterscheidet im Abschnitt F 20 Schizophrenien zunächst die einzelnen Unterformen bzw. Syndrome (vierte Stelle) und (fünfte Stelle) die Verlaufsform (episodisch, chronisch, remittiert usw.). Die einzelnen Kategorien werden an den entsprechenden Stellen angegeben.

16.1 Symptomatik

> *Mit den Worten des Patienten.* Nach ihrer schizophrenen Episode beschrieb eine 20-jährige Studentin in ihrem Bericht u. a. folgendes:

»…dass es für diesen Zustand einfach keine Begriffe gibt, dass das eben jenseits des Erfahrungsbereiches eines gesunden Menschen ist. Ich war damals für alle Einflüsse von außen ganz besonders sensibel und ihnen recht wehrlos ausgeliefert und so, wie mich alles Unheimliche, Dunkle, Kranke oder auch Böse unmittelbar mit hineinzog und ängstigte, so zog es mich umso mehr zu Schönem, Harmonischen, Guten wie zu starken Menschen, zu schöner Natur, Märchen aber vor allem zur Musik. Ich fühlte mich damals irgendwie mehr wie ein Kind, in der Art, wie ich mich diesen Dingen hingab…Auch das Wahrnehmen und Empfinden von mir selber in solchen Situationen, wo man irgendwie etwas von sich selber zu fühlen meint, wenn man z.B. es sich für sich alleine in seinem Zimmer gemütlich macht, …habe ich weggestoßen und zerstört. So habe ich nach und nach völlig die Welt aus mir herausgestoßen und mich selber weggestoßen…Bis ich deutlich den Eindruck hatte, meinen ganzen Innenraum oder Seelenraum verloren, aus mir herausgestoßen zu haben…Ich hatte einfach den Eindruck, bei den vielen komischen Dingen, die sich in mir abspielten, bei dem Erzählen und Besprechen in den Visiten, überhaupt nicht mehr nachzukommen, dass mir das alles restlos über den Kopf wächst.

Es geht ums Kernproblem und dieses zwanghafte Zweifeln und diese restlose Verunsicherung, aber dass dies solche schrecklichen und wirklich existenzielle Formen annehmen konnte, dazu haben, so scheint mir, alle möglichen Einflüsse und Umstände beigetragen. ..Außerdem hat sich irgendwie die Vorstellung in mir festgesetzt, als ob ich im Dialog stünde mit dem, der mir gezielt diese Erscheinungen der Krankheit schickt, damit ich dies oder jenes dadurch lerne, und schon damals hatte ich den Eindruck, dass irgendwie in mir ein Bruch geschehen ist, irgendwie konnte ich diese zwei Arten, das Ganze zu sehen, nicht mehr in mir sinnvoll vereinigen…, nicht mehr die Realität der Naturgesetze richtig erfassen konnte…Aber im Grunde genommen verstehe ich überhaupt nichts mehr… Das Schlimmste ist eben, und deswegen habe ich mehr und mehr den Eindruck gewonnen, so schlecht ginge es mir noch nie, dass ich genau das aufgegeben habe, was bisher immer die einzige Kraftquelle war, nämlich meinen ganz eigenen inneren Standpunkt den Erscheinungen der Krankheit gegenüber zu finden…In den schlimmen Phasen ist das eben immer wieder ein Zustand von absoluter seelischer Blindheit…«.

Diese Auszüge aus einem längeren Bericht sollen dem Leser einen konkreten Eindruck des Erlebens in der beginnenden Schizophrenie vermitteln, insbesondere was die Ich- und Realitätsbezugsstörungen betrifft. Die Symptomatik dieser Psychose soll nun ausführlicher beschrieben werden, als es sonst üblich ist; geht es hierbei doch um Veränderungen des Erlebens, die sich so radikal von allen anderen Erfahrungen unterscheidet, dass sie sich schon allein sprachlich nur unzureichend fassen lassen.

Schizophrenien können praktisch alle psychischen Funktionen verändern. Um die zahlreichen und vielgestaltigen Symptome zu gliedern, wurden unterschiedliche Versuche der Gruppierung vorgenommen. Der erste stammt von BLEULER: Grundsymptome sind die Störungen des Denkens, der Affektivität und des Antriebes, in erster Linie Zerfahrenheit, Ambivalenz und Autismus. Akzessorische Symptome sind Wahn, Halluzinationen und katatone Störungen; sie sind zwar eindrucksvoll, aber weder obligatorisch noch spezifisch und daher nicht diagnostisch ausschlaggebend.

Das Konzept der *Basisstörungen* bezieht sich nicht auf klinisch markante schizophrene Symptome, sondern auf subjektive Erfahrungen (z.B. eigenartige, aber noch uncharakteristische leibliche Missempfindungen) und beinhaltet darüber hinaus die Hypothese, dass es sich hierbei um psychopathologische Radikale handele, die unmittelbar auf somatische Entstehungsbedingungen zurückzuführen seien. Eine andere, auf die ältere englische Psychiatrie zurückgehende Einteilung, die u.a. in der Psychopharmakotherapie verwendet wird, unterscheidet sog. Positiv- und Negativsymptomatik; zu ersterer zählen u.a. Wahn, Halluzinationen und Zerfahrenheit (auch als produktive Symptome bezeichnet), zu letzterer Affekt- und Sprachverarmung sowie Apathie.

Es wurde auch versucht, eine sog. Typ-I-Schizophrenie mit Positivsymptomatik von einer durch Negativsymptomatik bestimmten Typ-II-Schizophreniesymptomatik abzugrenzen. Jedoch erwiesen sich die Grenzen der Typen als nicht scharf, zudem können beide Formen im Verlauf aufeinander folgen. Daher wird diese Einteilung nur noch wenig verwendet.

Bei allen Gliederungsversuchen kommt es darauf an, ob diese nicht nur psychopathologisch sinnvoll und in den Verläufen wiederzufinden sind, sondern ob diesen Subtypen auch differente neurobiologische Befunde bzw. therapeutische Ergebnisse entsprechen.

Die folgende Darstellung geht in drei Schritten vor: zunächst wird auf der Symptomebene das Krankheitsbild (hauptsächlich im Anschluss an BLEULER) so beschrieben, dass es dem Leser verständlich wird und dabei möglichst patientnah ausfällt. Sodann wird auf die Problematik der Subtypisierung eingegangen und drittens auf die diagnostische Bedeutung der Symptome, auf ihre Verwendbarkeit für die Klassifikation sowie auf Differentialdiagnose und Abgrenzung. Vorausgeschickt sei, dass die Symptome aus didaktischen Gründen in ihrer schweren Ausprägung beschrieben werden, auch wenn sie oft in leichter Form auftreten.

Denken. In der *Zerfahrenheit* ist das Denken zusammenhanglos und alogisch. Im Extremfall hört man von dem Patienten nichts Verstehbares, sondern nur noch unzusammenhängende Wörter oder Wortreste. Das zerfahrene Denken kann aber einen Sinn *innerhalb* des psychotischen Erlebens haben und wenigstens teilweise verstanden werden, wenn man sich eingehend mit dem Kranken befasst. Zerfahrenes Denken zeigt die Realitätsbezugsstörung und den Autismus des Schizophrenen an.

Zusammenhanglos und alogisch kann auch das Denken von Kindern und zuweilen von Erwachsenen wirken (nicht nur bei unterdurchschnittlicher Intelligenz), insbesondere unter dem Einfluss starker Emotionen. Das Wunschdenken des Gesunden kann in Widerspruch zur Realität geraten, was BLEULER als »autistisch-undiszipliniertes Denken« bezeichnet. Autistisch ist hier, im Gegensatz zum Autismus des Schizophrenen sowie bei frühkindlichen Psychosen, in einem weiteren Sinn von Selbstbezogenheit gemeint.

Das schizophrene zerfahrene Denken zeigt zwar gewisse Beziehungen zu dem allgemeinen Wunschdenken Gesunder, unterscheidet sich von diesem jedoch durch seine bizarre und absurde Art, durch Widersprüche in sich und durch Verbindungen mit dem Wahnerleben. Hierdurch unterscheidet es sich auch von dem absolut zusammenhangslosen Denken (Inkohärenz) bei organischer Psychose (Delir).

Weitere Denkstörungen. Sperrung des Denkens oder Gedankenabreißen: der zunächst flüssige Gedankengang bricht plötzlich ab, zuweilen mitten im Satz. Der Patient kann den Gedanken nicht zu Ende führen, er schweigt und ist sich dieser Denkstörung zuweilen in einer für ihn quälenden Weise bewusst. – Die *gemachten Gedanken* erlebt der Kranke als seiner eigenen Vorstellungswelt zugehörig (also nicht als Halluzinationen), dabei aber von anderen gemacht bzw. »eingezwungen«. Das Gegenstück hierzu ist der *Gedankenentzug*: Gedanken würden von außen entzogen, evtl. von einer bestimmten Person. Diese Symptome stehen in engem Zusammenhang mit Ich-Störungen und Wahnerleben.

> *Mit den Worten des Patienten.*
>
> »Ich meine immer, man könnte meine Gedanken lesen. Wenn ich mich irgendwo hinsetze und mich in meine Gedanken vertiefe, dann denke ich oft, wenn ich mich an eine Person erinnere, dann denke ich oft, dass diese Personen meine Gedanken lesen könnten. Und ich habe auch noch so Erscheinungen, so Bilder, als wenn ich mir ein Körperteil vorstelle, z.B. eine Hand, und die mit den Augen röntge, dass ich demjenigen an der Hand weh tue, oder ihm ein unangenehmes Gefühl bereite. Das mit den Gedankenübertragungen meine ich so, das ist so ähnlich wie Telepathie. Dass meine Gedanken den anderen berühren und ihn auch ansprechen.«

Das Wahnhafte dieses Gedankenlesens wird aus dem kurzen Zitat deutlich.

Begriffszerfall: Begriffe verlieren ihre exakte Bedeutung und ihre scharfe Abgrenzung gegenüber anderen Begriffen. *Kontamination*: Unterschiedliche, zum Teil logisch unvereinbare Bedeutungen werden miteinander verquickt.

»Der Herrgott ist das Schiff der Wüste.« In diesem Satz wird das biblische Thema von Gott in der Wüste und die Rede vom Kamel als Wüstenschiff vermengt. Im Rorschach-Test wurden Deutungsmöglichkeiten wie Gestalt mit Flügeln *oder* Bärenkopf kontaminiert zu »Eisbärenengel«. Wenn sich derartige Verquickungen auf Personen erstrecken, kommt es zur wahnhaften Personenverkennung.

Begriffsverschiebung kommt in unterschiedlicher Art vor. Konkretismus: Begriffe können nur noch wörtlich, nicht in übertragenem Sinne verstanden und genutzt werden. Eine junge schizophrene Patientin kann sich nicht an die Ereignisse des Vortages erinnern. Auf die Frage, warum sie ihren Schrank durchwühlt, erklärt sie: »Ich suche den verlorenen Tag«. Hier wird die Unfähigkeit des Überstiegs, die Unmöglichkeit, das Bezugssystem zu wechseln, deutlich. Störungen der Wortübertragung können anhand bekannter Sprichwörter geprüft werden. Auch die gegensinnige Störung kommt bei Schizophrenen vor und zeigt ebenfalls eine Realitätsbezugsstörung an. Symbolismus besteht darin, dass Begriffe nur im übertragenen (metaphorischen) Sinne begriffen werden. Das Symbol kann sich in pathologischer Weise verselbständigen. So meinte ein schizophrener Bauernknecht, er sei in die Klinik gekommen, weil ihm ein Schwein in den Kuhstall gelaufen sei; vorausgegangen war eine sexuelle Handlung an Kühen (Beispiel von BLEULER).

Charakteristisch für Schizophrene ist, dass geordnetes und zerfahrenes Denken nebeneinander, oft in raschem Wechsel, vorkommen. Bei gutem Kontakt mit dem Kranken stellt man nicht selten fest, dass das Denken im Laufe eines längeren Gesprächs zunehmend geordnet wird.

In der geschilderten Ausprägung bestehen diese Störungen keineswegs bei jedem Kranken bzw. in jedem Krankheitsstadium. Oft sind die Denkstörungen nur wenig auffällig oder sie werden nur bei eher eingehender Befragung genannt. Geeignet ist die Frage nach der »Konzentration«, z.B. beim Lesen. Eine einfache Prüfung ist auch das Vorsprechen und Nacherzählenlassen einer Tierfabel, wobei es mehr auf die Sinnerfassung (die beim Schizophrenen gestört sein kann) als auf die Wiedergabe von Einzelheiten ankommt.

Sprache. Die Spracheigentümlichkeiten sind qualitativ und quantitativ sehr unterschiedlich ausgeprägt. Starker Rededrang ist möglich, aber auch Redehemmung bis zum *Mutismus*. Manieriertheiten der Sprache und *Wortneubildungen (Neologismen)* entstehen durch idiosynkratische Kompositionen, wie z.B. »trauram« aus »traurig« und »grausam«. Beeinträchtigt ist auch die Fähigkeit, sprachliche Äußerungen als in sich gefügte, themabezogene Gebilde auf intersubjektiv erkennbare Weise zu größeren Einheiten zu formen. An größeren Textstichproben wird das z.B. an einem Mangel sog. kohäsiver Verknüpfungen deutlich.

Die *Manieriertheit* der schizophrenen Sprache äußert sich in einer übertrieben elaboriert, bisweilen verspielt wirkenden, »ornamentalen« Ausdrucksweise. Sie kann sich in der Wortwahl, aber auch in der Aussprache, bei schriftlichen Äußerungen sogar im Schriftbild, bemerkbar machen.

Wenn die Spracheigentümlichkeiten stark ausgeprägt sind (was eher selten vorkommt), kann es dem Gesprächspartner schwer fallen, den Patienten zu verstehen. Unter Umständen entsteht auch der Eindruck einer Art von Privat- oder Geheimsprache.

Schizophasie (Sprachverwirrtheit) nennt man ein schizophrenes Syndrom, das von einer ausgeprägten Sprachstörung bestimmt wird: Man hört von den Kranken kaum eine sinnvolle Äußerung. Antworten auf Fragen sind beziehungslos und unverständlich. Das Verhalten zeigt, dass das Denken nicht so schwer gestört sein kann: sie kommen Aufforderungen nach und können manche Arbeiten verrichten. Sie sind ihrer Umgebung meist freundlich zugewandt, jedoch verhindert die Sprachstörung engere Beziehungen.

Weitere neuropsychologische Störungen. Klinisch fallen *Wahrnehmungsstörungen* bei Schizophrenen nur wenig auf. Bei gestaltpsychologischer Analyse findet man, dass die Wesens- oder Ausdruckseigenschaften am wahrgenommenen Gegenstand ein Übergewicht erhalten, während die Eigenschaften der Struktur, des Gefüges und der Beschaffenheit zurücktreten. Der Wahrnehmungsprozess führt nicht bis zur Endgestalt, sondern bleibt an Details hängen.

Experimentell erwiesen sich Wahrnehmung und Wahrnehmungsverarbeitung als gestört, z.B. bei Versuchen zur Größenkonstanz, Tiefen- oder Kontrastwahrnehmung, Figur-Grund-Differenzierung. Die Reaktionszeiten sind verlängert, insbesondere bei chronisch Schizophrenen. Die Aufmerksamkeit ist insofern verändert, als zu viele irrelevante Reize aufgenommen werden (Wahrnehmungsüberflutung). Es fällt Schizophrenen schwerer, den emotionalen Ausdruck von Gesichtern zu erfassen. Verschiedene Gedächtnisleistungen und Problemlösefertigkeiten sind im experimentellen Vergleich gegenüber Gesunden vermindert. Obwohl diese kognitiven Störungen klinisch oft nicht sehr auffallen, scheinen sie die Bewältigung alltäglicher und speziell beruflicher Routineaufgaben zu beeinträchtigen; sie können auch zur Wahnbildung beitragen.

Affektivität. Störungen der Affektivität sind bei Schizophrenen vielgestaltig und wechselhaft. Man beobachtet Verstimmungen verschiedenster Art. Die *gehobenen Stim-*

mungslagen können manisches Gepräge haben, meist aber wirken sie weniger vital, mitreißend und produktiv als bei affektiven Psychosen. Charakteristisch für Schizophrene ist eine andere Art gehobener Stimmung, die wie eine Karikatur des Unernsten und Albernen wirkt, insbesondere bei jungen Kranken (sog. hebephrene Form). Die Kranken sind oft enthemmt, ausgelassen, laut und zuweilen rücksichtslos.

> *Depressive Verstimmungen* prägen nicht selten die Symptomatik der beginnenden Schizophrenie und sind im Anschluss an akute Episoden häufig (ICD-10: postschizophrene Depression F 20.4). Sie sind z.T. melancholischer Art, öfter aber psychopathologisch anders: die Kranken sind ratlos, hilflos und anlehnungsbedürftig. Diese Verstimmungen sind oft situationsabhängig, die Patienten können abgelenkt und aufgeheitert werden. Andererseits können unvermittelt tiefe Verstimmungen mit Suizidalität auftreten. Daher sind Suizidhandlungen von Schizophrenen oft kaum vorhersehbar.

Angst bestimmt besonders häufig das Erleben des Schizophrenen: Angst vor dem Unbekannten und Unheimlichen der erlebten psychotischen Persönlichkeitsveränderung, besonders in Anfangsstadien der Schizophrenie. Später wird die Angst des Schizophrenen vielfach vom Wahnerleben bestimmt, vor allem im Verfolgungswahn. Die Angst des Schizophrenen behindert Annäherungen an andere. Angst steht auch hinter der Erregung und Aggressivität schizophrener Kranker. In akuten Stadien der Krankheit fehlt Angst praktisch nie.

Während die bisher beschriebenen Affektstörungen als akzessorische Schizophreniesymptome gewertet werden, gehört zu den affektiven Grundsymptomen die *inadäquate Affektivität (Parathymie)*. Stimmungslage und gegenwärtige Situation passen nicht zusammen. Der Affektausdruck in Mimik, Gestik und Sprechweise kontrastiert mit dem, was der Patient erlebt oder was er sagt. Ein Kranker kann von ernsten oder gar traurigen Dingen sprechen und dabei zugleich lachen. Auch das schizophrene Wahnerleben ist oft stimmungsinkongruent. Diese affektiven Störungen sind Zeichen der schizophrenen Desintegration: die Einheit des Erlebens, die Zusammengehörigkeit von innerem Befinden und Ausdruck, ist gestört.

In späteren Krankheitsstadien überwiegen affektive Steifigkeit oder Modulationsarmut. Im Extremfall wirken die Kranken gleichgültig und apathisch. Man hat diesen Zustand als Affektverflachung oder Athymie bezeichnet. Doch ist der Affekt nicht erloschen. Bei gutem Kontakt mit dem Patienten zeigt sich immer wieder, dass hinter dem äußeren Bild der Indolenz eine lebhafte und sogar empfindliche Affektivität steht, deren Äußerung jedoch gesperrt ist. Psychodynamisch gesehen verbirgt der Schizophrene seine Überempfindlichkeit hinter einer Maske von Gleichgültigkeit, um sich vor emotionalen Ansprüchen, insbesondere im mitmenschlichen Umgang, zu schützen.

Ambivalenz. Das Erleben von gegensätzlichen Gefühlsregungen oder widersprüchlichen Strebungen wird Ambivalenz (Ambitendenz) genannt. Anders als bei gesunden Menschen bedeutet Ambivalenz bei Schizophrenen, dass unvereinbare Erlebnisqualitäten so beziehungslos nebeneinander bestehen, wie es im normalen Erleben nicht möglich ist, nämlich ohne dass die Gegensätze in irgendeiner Weise ausgetragen oder auch nur bewusst erlebt werden. Sie treten gleichzeitig und gleichwertig in Erscheinung; der Patient weint und lacht zugleich. Beides ist an seinem Gesicht abzulesen. Er erlebt nebeneinander Angst und Beglückung. Das Verhalten verrät in einer schwer beschreibbaren Weise, dass der Schizophrene im gleichen Augenblick einen Menschen liebt und haßt. Auch hier ist die Desintegration des schizophrenen Erlebens zu erkennen.

Autismus. Wie die Ambivalenz, so ist auch der Autismus ein schizophrenes Grundsymptom. Autismus bedeutet: Ich-Versunkenheit und Verlust des Realitätsbezugs. Der Schizophrene ist in seinem Erleben in eigentümlicher und schwer beschreibbarer Weise von der Umwelt abgekapselt und auf die eigene Person bezogen. Autismus äußert sich einerseits in Passivität: der Kranke scheint kaum mehr Anteil an den Vorgängen seiner Umwelt zu nehmen (z.B. Mutismus und Stupor). Andererseits ist auch *der* Schizophrene autistisch, der in seinem Wahnerleben befangen ist und sich nicht so verhalten kann, wie es der ihn umgebenden Realität entsprechen würde. Autismus kann als Schutz vor ängstigend erlebter Beziehung oder auch vor der Begegnung mit der Welt insgesamt verstanden werden und als Rückzug in eine weniger gefährdete Position.

Der Kranke beachtet die Notwendigkeiten der jeweiligen Situation nicht oder jedenfalls nicht ausreichend, redet z.B. in der Patientenrunde entweder gar nicht oder aber zu lange bzw. ohne Bezug zum Thema. Er stellt unerfüllbare Ansprüche, weil er die Realität in veränderter, autistischer Weise erfährt. Er spricht beim Arzt vor sich hin, als ob er allein wäre; er fragt etwas, ohne Antwort zu erwarten oder ohne die Antwort zu verwerten. Er äußert Wünsche, ohne im Falle der Gewährung hiervon rechten Gebrauch zu machen. Er wirkt abwesend und isoliert.

Zu beachten ist, dass »Autismus« in verschiedenem Sinne gebräuchlich ist: hier als ein Merkmal der Schizophrenie, weniger im Sinne eines Symptoms als einer Einstellung des schizophrenen Menschen zur Welt insgesamt (Realitätsbezugsstörung). Andererseits ist »Autismus« ein Krankheitsbegriff (frühkindlicher Autismus). Im weiteren Wortsinne bedeutet Autismus nicht-krankhafte Abwendung von der Umwelt und Selbstbezug, aber ohne jenen Verlust an Realitätsbeziehung wie beim Schizophrenen. In Verbindung mit Ich-Störungen prägt der Autismus das schizophrene Erleben und Verhalten.

Wahn. Nachdem in einem früheren Kapitel Wahn ausführlich dargestellt wurde, können wir uns hier auf die Besonderheiten des schizophrenen Wahns beschränken. Der Kranke spricht von Verfolgern, Radargeräten und Strahlungen, Mikrophonen und Fernsehkameras, die ihn beeinträchtigen bzw. verfolgen. Dabei hat er keine Einsicht in das Krankhafte seines Erlebens. Er ist unfähig zum Überstieg, d.h. wechselnde Standpunkte und somit den jeweils richtigen einzunehmen, also unfähig zur Korrektur. Aber auch abgesehen vom Wahn fehlt dem Schizophrenen i.Allg. das *Krankheitsbewusstsein*. Das gilt allerdings mehr für akute als für chronische Stadien der Krankheit.

Wahn wird zuweilen als inhaltliche Denkstörung bezeichnet und den sog. *formalen Denkstörungen* gegenübergestellt. Das ist nicht sinnvoll, denn Wahn lässt sich nicht auf gestörte Denkfunktionen reduzieren, sondern betrifft das Erleben und Leben des Kranken insgesamt.

Halluzinationen. Bei keiner anderen Psychose sind Halluzinationen so bedeutsam wie bei der Schizophrenie. Am häufigsten sind *akustische Halluzinationen*: die Kranken hören Geräusche verschiedener Art, Summen, Pfeifen, Donnern, Klopfen, Schritte usw.; häufiger sind *Stimmen*, die flüstern, rufen, schimpfen und drohen. Als Urheber der Stimmen nennen die Schizophrenen bestimmte Personen ihrer früheren oder gegenwärtigen Umgebung. Oft sind es Verfolger im Rahmen ihres Wahns. Wahn und Halluzina-

16.1 · Symptomatik

tion hängen eng zusammen. Dass die Stimmen über weite Entfernungen zu hören sind, bedarf für den Kranken keiner Erklärung. Meist hat der Patient zugleich Angst. Seltener sind die Stimmen freundlich.

> *Mit den Worten eines Patienten, eines 24-jährigen Angestellten:*

> (Sie sagten mir, Zacharias sei nicht mehr derjenige, der Sie anspricht?) Nein. Ich habe es bis jetzt noch nicht in Erfahrung bringen können; er schweigt, er sagt nichts. (Können Sie sich mit dieser neuen Stimme auch unterhalten?) Selbstverständlich. (Sprechen Sie auch manchmal von sich aus die Stimme an?) Ja, auch. (Ist das jederzeit möglich?) Jederzeit möglich, sobald ich wach bin, wenn ich schlafe, geht es nicht. Dann vielleicht im Traum, wenn ich etwas Bestimmtes träume oder so, dann höre ich den Kommentar wohl auch dazu. (Auch im Traum?) Auch im Traum. Dann höre ich so was, was er denkt. (Aber Sie haben jetzt im Augenblick noch keine Vorstellung, wem diese neue Stimme gehören könnte?) Nein. (Haben Sie den Wechsel von der Stimme des Zacharias zu der neuen Stimme richtig mitbekommen?) Richtig… voll mitbekommen. Er hat sich ganz langsam und sicher aus mir zurückgezogen. Er hat mich das spüren lassen, dass er jetzt fortgeht.
>
> (Und die neue Stimme? Könnten Sie genauer sagen, wie die gekommen ist?) Ja, das hat umgewechselt, dann kam ein anderer und ging langsam in mich rein. (Der ist jetzt gegenwärtig?) Der ist gegenwärtig. (Sie haben mir aber auch noch von Stimmen berichtet, die Sie als Nebenstimmen bezeichnen. Können Sie dazu noch etwas sagen?) Na, wenn ich im Bett liege abends. Meistens ist es abends dann, wenn ich schlafen gehen will. Dann sprechen die Stimmen, also nicht unbedingt durcheinander, aber eine nach der anderen regelmäßig und bestimmte Substantive und Adjektive… (Ergeben diese Wortfolgen für Sie einen Sinn?) Manchmal ist das schon ein Sinn, was mich betrifft. (Also, dass das für Sie einen Sinn gibt, aber für andere nicht verständlich wäre, meinen Sie es so?) Wenn andere diese Stimmen hätten, könnten sie damit bestimmt nichts anfangen.
>
> Das geht meistens abends los, und die sprechen dann in einer ganz bestimmten Lautstärke, nicht zu laut, nicht zu leise, dass ich es gut verstehe. (Die ganze Zeit gleichlaut?) Die Lautstärke bleibt gleich. Dann sprechen sie über Blumentopf, grüne Erde, Krankenhaus, Dr. M., das Faß, …hast Du denn noch Probleme? So in dem Stil, in der Art. Die Hauptstimme stört mich nicht. Gar nicht. Das ist eher angenehm. (Und die Nebenstimmen?) Die Nebenstimmen stören mich manchmal ständig, zu 50% stören sie mich, zu 50% ist das wohl angenehm. Die Hauptstimme ist für mich der Lebensweg, durchaus eine Lebenshilfe. (Sie sagten mir auch einmal, das Vorhandensein der Stimmen ist für Sie ein Beweis, dass es ein Leben nach dem Tode gibt?) Ja. (Das ist auch für Sie wichtig?) Ja, darauf hat sich auch meine Krankheit aufgebaut….«
>
> In diesem Interview spricht der Patient von begleitenden und von Stimmen, die sich unterhalten; zum Teil werden sie als angenehm empfunden.

Das Gehörte besteht i.Allg. aus einzelnen Wörtern oder kurzen Sätzen. Längere Reden sind selten. Zuweilen spricht der Patient mit seinen Stimmen, oder er hört Stimmen, die sich miteinander unterhalten. Manche Stimmen begleiten das Tun des Kranken, z.B. »jetzt steht er auf – er soll zum Essen gehen«. Andere Kranke beschreiben ihre Stimmen als Hören ihres augenblicklichen Denkens; dieses *Gedankenlautwerden* kann als eine Art Gespräch ohne Partner interpretiert werden.

> *Mit den Worten des Patienten:*
>
> »Das Belastende daran ist, dass meine sämtlichen Gedanken, die ich still zu mir sage, aber durch die Schallwellen verbreitet werden, abgehört werden. Es gibt für mich praktisch keine Intimsphäre mehr. Alle Gedanken, die mir einfallen, werden sofort abgehört…sie tun das, weil es mir persönlich etwas ausmacht…und sie daran Spaß haben, mich psychisch zu quälen. Deshalb sprechen sie mit mir, was mich insofern quält, als ich das Gefühl habe, ihnen antworten zu müssen, weil ich direkt von außen angesprochen werde…«
>
> So erlebt ein 53-jähriger Mann (Lehrer) Gedankenausbreitung und Abgehörtwerden.

281   *Optische Halluzinationen* sind seltener; sie lassen sich von denen bei organischen Psychosen unterscheiden. Halluzinatorisches Sehen von Umweltobjekten, z.B. von kleinen und lebhaft bewegten Tieren, ist für das Delir charakteristisch, bei Schizophrenen kommt es kaum je vor. Während beim Delir die optischen Halluzinationen kaum einen Zusammenhang mit anderen psychischen Störungen erkennen lassen und wie zufällige pathologische Produktionen der gestörten Wahrnehmung wirken, sind sie bei Schizophrenen in deren paranoid-halluzinatorisches Erleben verwoben. Im Verfolgungswahn, zumal auf dem Höhepunkt der paranoiden Angst, sieht der Kranke »zwei schwarze Hände aus der Wand steigen« oder »einen Kopf aus dem Bett«. Manche optische Sinnestäuschungen von Schizophrenen stehen den Pseudohalluzinationen nahe.

Wie das Wesentliche der akustischen Halluzinationen weniger im Hören als im Angesprochenwerden liegt, so handelt es sich auch bei den optischen Trugwahrnehmungen dieser Kranken mehr um ein Angeblicktwerden als um einen aktiven Vorgang. Der Schizophrene fühlt Blick und Stimme auf sich gerichtet. Halluzinationen sind also weniger Sinnesbetätigung als Ausgeliefertsein und weisen auf eine Störung der mitmenschlichen Kommunikation hin.

Geruchs- und Geschmackshalluzinationen beinhalten zumeist Vergiftungsängste im Zusammenhang mit einem Verfolgungswahn. In Getränken und Speisen meint der Kranke einen besonderen Geschmack festzustellen, er riecht Eigentümliches und wähnt giftige Gase.

Trugwahrnehmungen des Tastsinnes (*haptische* oder *taktile Halluzinationen*) und der Leibgefühle (*halluzinatorische Körpermissempfindungen*) sind bei Schizophrenen häufig und vielgestaltig. Die Kranken fühlen sich elektrisch, magnetisch, durch Bestrahlung oder andere physikalische Vorgänge beeinflusst und verändert. Sie verspüren ein Brennen, Stechen und an den inneren Organen ein Zerren, Schneiden oder Anfressen. Der Herzschlag werde gestört, der Stuhlgang gehemmt, der Harn zurückgehalten und vor allem das Geschlechtsorgan beeinflusst, und zwar stets von außen. Männer fühlen Reißen und Brennen am Genitale, der Samen werde abgesaugt und überhaupt die Kraft entzogen. Frauen fühlen sich missbraucht, vergewaltigt, geschändet. Die Leibhalluzinationen werden meist in absurder Weise geschildert.

Von Leibhalluzinationen unterscheiden sich die *Coenästhesien* (krankhafte Leibgefühle, Körpermissempfindungen) dadurch, dass sie nicht als von außen gemacht empfunden werden. Die Kranken leiden unter Leibgefühlen wie Schwäche, Zug, Taubheit, Steifigkeit, Fremdheit.

Halluzinationen der verschiedenen Sinnesgebiete kommen in akuten schizophrenen Episoden häufig nebeneinander vor. Der Patient hört die Schritte und drohenden Stimmen der Verfolger, er fühlt die Blicke der Umwelt auf sich gerichtet, und er riecht oder schmeckt das Gift. Er verspürt körperliche Beeinflussungen, und alles zusammen steht für ihn in Zusammenhang mit einem großen Verfolgungskomplott. Das paranoid-halluzinatorische Syndrom ist jedoch nicht immer auf ein Thema ausgerichtet; häufiger noch, besonders in späteren Verlaufsstadien, verliert es seine Einheit und wird instabil; die Wahnvorstellungen und Halluzinationen treten inkonstant und mit wechselnden Inhalten auf.

Während der Gesunde ständig zahlreiche Wahrnehmungen ignorieren kann, ist der Schizophrene seinen Halluzinationen ausgeliefert, meist erlebt er sie angstvoll. Manche Schizophrene sind allerdings durch ihre Wahnerlebnisse und Halluzinationen auffallend wenig beunruhigt. Im chronischen Stadium erscheint mancher Kranke trotz Fortbestehens des paranoid-halluzinatorischen Erlebens weniger gequält und wenig im Verhalten gestört.

Therapeutisch ist zu beachten, dass die paranoid-halluzinatorische Symptomatik relativ leicht reduziert und behoben werden kann. Wenn aber der Kranke sich zuvor mit seinem Wahn und seinen Stimmen sozusagen eingerichtet, also ein gewisses seelisches Gleichgewicht erreicht hatte, kann die medikamentöse Aufhebung der paranoid-halluzinatorischen Symptome erneut zu Verunsicherung und sogar Angst führen. Andere Kranke vermissen nach der neuroleptischen Medikation ihre zuvor angenehm oder sogar lustvoll erlebten Stimmen.

Katatone Symptome. Gemeint sind die Störungen der Motorik und des Antriebes. Im *Stupor* bewegt sich der Kranke kaum und spricht auch nicht (*Mutismus*). Dabei ist er bewusstseinsklar und wach, sogar in besonderem Maße beeindruckbar. Er nimmt die Vorgänge seiner Umgebung mit ungewöhnlicher Empfindlichkeit wahr, kann sich aber nicht an ihnen beteiligen. Das ist aus nachträglichen Schilderungen dieser Patienten zu erfahren. Im Stupor sind Angst, Wahn und Halluzinationen besonders quälend. Die Betreuung des stuporösen Patienten erfordert daher besondere Umsicht und Feinfühligkeit.

Von einer *Katalepsie* spricht man, wenn man Körperteile des Kranken in beliebige, auch unbequeme Stellungen bringen kann und sie dann darin länger verharren, als es dem Gesunden möglich ist; von einer *Flexibilitas cerea* (wächserne Biegsamkeit), wenn man bei der passiven Bewegung der Extremitäten einen ausgesprochen zähen Widerstand verspürt.

Andererseits kommen als katatone Symptome *psychomotorische Unruhe* und Erregung vor. Die Kranken sind ständig in Bewegung, laufen hin und her, machen Kniebeugen und andere Turnübungen. Oder sie werden aggressiv, zerstören, was ihnen in die Hände kommt, und greifen andere an, oder sie verletzen sich selbst. In *katatonen Erregungszuständen* kann das Bewusstsein vorübergehend leicht getrübt sein, was sonst bei der Schizophrenie nicht vorkommt. Die Herzfrequenz kann beschleunigt, die Körpertemperatur erhöht sein (wie auch im katatonen Stupor).

Katatone Hyperkinesen haben (anders als die meist blitzartigen, unkoordinierten und unregelmäßigen choreatischen Hyperkinesen) meist einen rhythmischen Ablauf. Solche *Bewegungsstereotypien* sind:

Klopfen mit den Fingern, Klatschen der Hände, Nicken des Kopfes, Wippen des Fußes, Vorbeugen des Rumpfes, stereotypes Gehen mit bestimmter Schrittzahl, ununterbrochen hin und zurück. In leichteren Fällen beobachtet man Reiben der Hände, Schmatzen der Lippen und Grimassieren (Paramimie), mehrfaches Öffnen und Schließen von Knöpfen an der Kleidung, bestimmte stereotyp wiederholte Bewegungen mit Messer und Gabel beim Essen, masturbatorische Stereotypien etc. Katatone Bewegungsstereotypien können mit Befehlsautomatie verbunden sein. Es gibt auch Stereotypien der Sprache: Wiederholen einzelner sinnlos wirkender Worte oder Sätze (Verbigerationen), wobei Neologismen bevorzugt werden.

Als *Manieriertheit* oder Manierismen bezeichnet man gewisse Posen, die manche Schizophrene immer wieder oder auch anhaltend einnehmen. So imitieren sie etwa eine bestimmte Persönlichkeit oder sie zeigen den Ausdruck der Arroganz oder Blasiertheit.

Die *Sperrung*, die bereits bei der schizophrenen Denkstörung erwähnt wurde, äußert sich auch im übrigen *Antriebsverhalten*: der Patient will etwas tun, hält aber mitten in seiner Bewegung (z.B. der zur Begrüßung ausgestreckten Hand) inne. Das Extrem einer Sperrung ist der katatone Stupor. In anderen Fällen erscheint der Antrieb weniger gesperrt als erlahmt; diese *Abulie* hängt eng mit dem Autismus zusammen.

Weitere schizophrene Antriebsstörungen sind *Negativismus* und Befehlsautomatie. Der negativistische Kranke tut nicht, was man von ihm erwartet, sondern das Gegenteil. Wenn man sich ihm zuwendet, kehrt er sich ab. Bei der *Befehlsautomatie* führt der Patient willenlos und kritiklos aus, was ihm aufgetragen wird. Er ahmt Bewegungen und Verhaltensweisen, die er in seiner Umgebung sieht, automatenhaft nach. *Echopraxie* nennt man das Nachahmen von Bewegungen, *Echolalie* das Nachsprechen. Es scheint, als ob bei diesen Schizophrenen der eigene Antrieb durch Übernahme fremder Impulse und durch mechanisches Wiederholen ersetzt wird. Negativismus und Befehlsautomatie können wechselweise auftreten.

Psychodynamisch können die katatonen Symptome als Ausdruck der schwersten psychotischen Bedrohung des Ich bei Unmöglichkeit einer Abwehr interpretiert werden, insbesondere die Panik der Erregung und des Stupors. Manche Bewegungsstereotypien dienen dem in seiner Eigenbestimmung (Ich-Aktivität) tiefst gestörten Kranken dazu, sich seiner selbst zu vergewissern, sich zu überzeugen, dass er noch zu einem Handeln (wenn auch nur in dieser rudimentären Form) fähig ist. Der Katatone, der mit dem Kopf gegen die Wand stößt, fühlt im Schmerz, dass er noch lebt (Selbstverletzungen sprechen daher nicht immer für Suizidabsichten). Auch im Hyperventilieren gewinnt der Kranke die Erfahrung des Lebendigseins, wenn seine Ich-Vitalität tief gestört ist.

Sperrung und Stupor, Negativismus und Befehlsautomatie können als extreme und bizarre Ausdrucksformen der gestörten zwischenmenschlichen Kommunikation des Schizophrenen angesehen werden. Alle diese Erfahrungen, die im Umgang mit Schizophrenen gewonnen wurden, sind weniger als Versuche einer ätiologisch-pathogenetischen Erklärung des schizophrenen Krankseins zu verstehen denn als Erfassen des Sinngehaltes der schizophrenen Symptomatik. Sie können wesentlich zu einem verbesserten Umgang mit dem Kranken und zur Therapie beitragen.

Die katatonen Symptome, unter ihnen vor allem so beeindruckende wie Katalepsie, sind inzwischen seltener und milder geworden, was mit der aktiveren Therapie der Schizophrenen in Zusammenhang gebracht wird. Sie waren offensichtlich auch durch die ungünstigen Lebensumstände, insbesondere Hospitalisierung dieser Kranken mitbedingt. Schwerer als die akuten und dramatischen katatonen Symptome ist aber die Erlahmung des Antriebs therapeutisch zu beeinflussen, die als dynamische Reduktion den Verlauf bestimmen und zu einem Residualzustand führen kann.

Ich-Störungen, Störungen der Person. Zahlreiche Schizophreniesymptome lassen sich aus Ich-Störungen ableiten und als Desintegration des Ich zusammenfassen. Die Polymorphie der Schizophrenie-Symptomatik wird darauf zurückgeführt, dass die Krankheit das Ich mit unterschiedlicher Stärke und unterschiedlichem zeitlichen Ablauf (akut bis chronisch) angreift und dass das Ich mit verschiedenen Maßnahmen des Abwehrens reagiert. In schweren Fällen kommt es zur Fragmentation des Ich.

16.1 · Symptomatik

Man unterscheidet (nach SCHARFETTER) fünf »basale Dimensionen des Ich-Bewusstseins«, die bei Schizophrenen gestört sein können:

- Störung der *Ich-Vitalität*, der Gewissheit der eigenen Lebendigkeit, z.B. im katatonen Stupor oder Erregungszustand, im hypochondrischen oder Weltuntergangswahn, auch im hypochondrischen Wahn. Beispiele: »Lebe ich noch?« – »Mein Gesicht, das ist Plastik, lebt nicht.«
- Störung der *Ich-Aktivität*, der Gewissheit der Eigenbestimmung des Erlebens, Denkens und Handelns, z.B. im wahnhaften Fremdbeeinflussungs- oder Verfolgungserleben. Beispiel: »Ich bin mechanisiert.«
- Störung der *Ich-Konsistenz*, der Gewissheit der Einheit seiner Selbst. Beispiele: »Ich bin zerfallen.« – »Der Rumpf ist halbiert. Ich bin 4 Menschen.«
- Störung der *Ich-Demarkation*, der Abgrenzung des Eigenbereiches, z.B. im Erleben von Derealisation, Isolierung und Autismus; die Grenzen von Ich und Umwelt sind verwischt. Beispiele: »Meine Gedanken verbreiten sich überall hin.« – »Ich bin ungeschützt. Alles dringt in mich ein.«
- Störung der *Ich-Identität*, der Gewissheit des eigenen Selbst, schließlich äußert sich in zahlreichen katatonen Symptomen und Wahnerlebnissen. Beispiele: »Man lässt mich nicht sein, der ich bin.« – »Ich wusste nicht mehr sicher, dass ich der Uli bin.«

> *Mit den Worten des Patienten.*
>
> »Es fehlt ein kleines bisschen, ein sehr, sehr kleines bisschen. Den Zusammenhang gilt es noch herauszufinden, aber 2 Freunde haben mich hierher gebracht. (Und in welchem Zusammenhang?) Den Zusammenhang gilt es noch herauszufinden, zumindest einmal hier…hier wo ich jetzt, letztendlich natürlich auch… (Sie wissen nicht weshalb Sie hier sind?) Ich glaube schon, aber ich weiß es nicht genau, das wäre erst noch zu beweisen. (Können Sie vielleicht sagen, was Sie meinen so…) zu beweisen, mein Vater hier um es beweisen zu können. (Ich versteh das jetzt nicht so recht, was wollen Sie beweisen?) Dass ich ein Sohn meines Vaters bin, und dass mein Vater, eben mein Vater ist Werner U., und ich heiße Peter U., und mir ist nicht genau klar, ob ich jetzt der Sohn bin und ob er demzufolge dann nach logischen Schlussfolgerungen mein Vater ist. Das ist eigentlich das, weshalb ich hier bin. Letztendlich ich möchte einfach herausfinden, wo gehört die Familie zusammen, wer ist mein Vater, wer Bruder, Schwester, Mutter usw. ..«
>
> Der Patient leidet an einer Störung der Ich-Identität.

Wenn man in diesem Sinne die Schizophrenie-Symptome nicht nur beschreibt und benennt, sondern darüber hinaus eine funktionelle, finale Interpretation versucht, erkennt man in manchem zunächst unsinnig und unverständlich anmutenden Verhalten einen »pathologischen Sinn«. Je mehr das gelingt, desto besser kann ein verständnisvoller und therapeutischer Umgang des Therapeuten mit dem Patienten zustande kommen.

Entfremdungserleben, das bei neurotischen Störungen (in der Adoleszenz) häufiger ist, kommt auch bei Schizophrenen vor, meist aber in anderer Ausprägung. Den Verlust der »Meinhaftigkeit« verbindet der Schizophrene häufig mit dem Erleben des von außen »Gemachten«. Die erlebte Entfremdung führt er auf Fernbeeinflussung, Hypnose, Bestrahlung usw. zurück. Die schizophrene Depersonalisation hat also paranoiden Charakter. Die Störungen des Ich-Erlebens des Schizophrenen gehen jedoch hierüber hinaus.

> *Mit den Worten des Patienten:*

»…als ob ich mich in einer Traumwelt befände, wenn man so will, und ich weiß auch nicht, ob ich da meinetwegen Sachen gesehen habe, die gar nicht da waren. Ich will sagen, es war nur alles ein bisschen, ein Zustand der Glückseeligkeit oder so, dass alles irgendwie so ein bisschen schöner aussah, alle Leute sahen schöner aus, alles war irgendwie leicht milchig, nicht irgendwie milchig, aber immer so wie, ich schätze man könnte das filmtechnisch auch nachmachen, so etwas. Ich habe gehört, dass Leute, die gerade ein Kind bekommen haben, auch sich 2–3 Tage in so einer Art Traumwelt befinden, wo alles unwahrscheinlich schön und nett und weich aussieht. Es ist auch alles nicht sehr weit weg, seitdem ich da runtergeholt wurde.
(Runtergeholt von wo?)
Ja, von diesem da oben da, irgendwie war ich nicht mit den beiden Beinen auf dem Boden, ich schwebte eher durch die Gegend, ich hatte das Gefühl, allmächtig zu sein. Nicht so, dass ich mir vorkam wie ein Gott oder so, ich dachte mir erst, das wäre so normal und das Leben geht erst los. (…) Ich hatte eine Art Größenwahn oder so, ich weiß nicht, das große Spiel des Lebens, ein bisschen draußen herumlaufen und alle Leute unter den Tisch reden, weiter geht's, ja, und dann hab ich es wieder geschafft, so ein bisschen in der der Art.«

So berichtet der 23-jährige Student

Überblick. Die Beschreibung der zahlreichen *Schizophreniesymptome* zeigt, dass alle psychischen Funktionen betroffen sein können. Die Schizophreniesymptome treten beim einzelnen Kranken nicht sämtlich und nicht immer in starker Ausprägung auf. Zum Teil verbinden sie sich zu bestimmten Syndromen; oft sind sie wechselhaft. Aber auch wenn eine Schizophreniesymptomatik schwach ausgeprägt ist, so handelt es sich doch immer um eine tiefgreifende psychische Störung; der Kranke erlebt eine »Todeslandschaft der Seele«.

Die einzelnen Störungen lassen sich schwerlich wie Kategorien voneinander trennen. Gerade die schizophrenen Psychosen zeigen, wie eng affektive und kognitive Störungen zusammenhängen (im Sinne einer »Affektlogik«). Die verschiedenartig wirkenden Symptome konvergieren in den Störungen des Ich. Schizophrenie ist eine Erkrankung der Person insgesamt. Der Patient *hat* nicht schizophrene Störungen, sondern er *ist* schizophren. »Schizophrenie ist Angriff im Mittelpunkt der Person« (Wyrsch).

Die Beschreibungen beinhalten neben der objektivierenden Deskription so gut wie möglich auch den pathischen Aspekt, nämlich das Erleben und insbesondere Selbsterleben des Kranken. Jedoch kann in einem Lehrbuch das Erleben schizophrener Menschen nur andeutungsweise wiedergegeben werden. Wie die Patienten sich fühlen und ihre Welt erfahren, erschließt sich dem Lernenden nur im täglichen Umgang mit dem Kranken. Auch wenn eine therapeutische Beziehung gelingt, bleibt vieles im Patienten verschlossen, nicht nur seine Ängste, sondern auch seine Wünsche und Bedürfnisse.

Die schizophrenen Störungen sind nicht grundsätzlich unverständlich. Zwar sind dem psychologischen Einfühlen und Verstehen Grenzen gesetzt, doch kann feinfühliges und behutsames Eingehen auf den Kranken zu einem Verständnis seines Erlebens und Verhaltens hinführen. Manche schizophrenen Erlebnis- und Verhaltensweisen können Ausdruck eines Bewältigungsversuches des von der Krankheit betroffenen Menschen sein.

Im Schizophrensein ist die psychische Einheit gestört. Einzelne Erlebnisweisen stehen beziehungslos nebeneinander oder gegeneinander. Von dieser tiefgreifenden und weitreichenden Desintegration sind auch die Beziehungen zwischen Ich und Welt betroffen, insbesondere die zwischenmenschlichen Beziehungen. Diese Veränderungen kann der Betroffene nicht begreifen. Er erlebt sich wie in einer anderen Welt, genauer: er kommt mit der Welt (der Gesunden) nicht zurecht. Sein »Dasein« hat sich geändert. Er verkennt die Welt und auch seine eigene Verfassung, was man herkömmlich als *Krankheitsuneinsichtigkeit* bezeichnet. Genauer genommen wäre zu sagen: der Kranke ist nicht in der Lage, sich so zu erkennen und kritisch zu beurteilen, wie wir als Gesunde ihn einschätzen. Man kann diese Verkennung seiner selbst auch als eine Schutzmaßnahme sehen: Sich selbst als schizophren verändert zu beurteilen und sich so zu bezeichnen, ist noch schwerer zu ertragen, als sich mit den Unstimmigkeiten in der Beziehung zur Umwelt auseinander zu setzen. Wenn die Gesunden und insbesondere die an der Behandlung Beteiligten das berücksichtigen und nicht erwarten, dass sich der Patient als krank bewertet, kommt das dem therapeutischen Umgang mit dem Patienten und dem Arbeitsbündnis für die Behandlung zugute.

16.2 Syndrome/Subtypen

Angesichts dieser vielgestaltigen Symptomatik und der nicht weniger unterschiedlichen Verläufe (siehe unten) fehlte es nicht an Bemühungen, innerhalb des »Formenkreises der Schizophrenien« eine Einteilung in Untergruppen zu finden. Bei der Konzeption des Krankheitsbildes beschrieb Kraepelin drei Unterformen: paranoid-halluzinatorische (F 20.0), hebephrene (F 20.1) und katatone (F 20.2) Schizophrenie. Damit sind Syndrome gemeint, nicht etwa eigene Krankheiten. Jeweils handelt es sich um das Hervortreten eines Symptomenkomplexes, auch bei der später hinzugekommenen Schizophrenia simplex (insbesondere Grundsymptome oder Basisstörungen). Allerdings ist einzuwenden, dass diese Syndrome vielfach ineinander übergehen und im Verlauf einander abwechseln können. Spezielle genetische Muster zeichnen sich für diese Subtypen nicht ab.

In ICD 10 sind folgende Kategorien hinzugekommen:
- *Undifferenzierte Schizophrenie* (F 20.3): das schizophrene Krankheitsbild ist keinem der vorgenannten Syndrome eindeutig zuzuordnen. Hier handelt es sich also nicht um einen weiteren Typus.
- *Postschizophrene Depression* (F 20.4), die bereits beschrieben wurde.
- *Schizophrenes Residuum* (F 20.5), das im Zusammenhang des Verlaufes beschrieben wird.

Die Bedeutung dieser Subtypisierung für die Klinik bzw. für die Klassifikation ist begrenzt, man hält aber hieran fest, solange es keine überzeugendere Einteilung gibt. Auf gewisse Beziehungen zwischen diesen Syndromen und Verlaufsmerkmalen sowie Therapieindikationen wird hingewiesen werden.

Paranoid-halluzinatorische Schizophrenie (F 20.0). Schizophrenien können akut mit einem paranoid-halluzinatorischen Syndrom beginnen. Häufiger sind Vorstadien mit uncharakteristischer Symptomatik. Längsschnittuntersuchungen haben gezeigt, dass bei 80% der chronischen Schizophrenien wenigstens einmal im Verlauf der Krankheit eine Wahnsymptomatik auftrat.

Schizophrenien mit rein paranoid-halluzinatorischer Symptomatik beginnen später als andere Formen. Der Erkrankungsgipfel liegt erst im 4. Lebensjahrzehnt, bei ca. 35% noch später. Wenn die Krankheit im fünften Lebensjahrzehnt oder danach ausbricht, spricht man von Spätschizophrenien. In diesen Fällen kommt es nur wenig zu Persönlichkeitsveränderungen und Residualzuständen; die paranoid-halluzinatorische Symptomatik kann jedoch chronisch werden.

Katatone Schizophrenie (F 20.2). Die akute katatone Symptomatik hat i.Allg. eine relativ günstige Prognose. Meist bestehen neben katatonen Symptomen auch Wahn und Halluzinationen. Bei chronisch verlaufenden Schizophrenien und bei ausgeprägten Residualzuständen fehlen katatone Symptome selten. Bei Spätschizophrenien kommen katatone Formen kaum vor.

Die *episodische Katatonie* ist ein besonderer Verlaufstyp: akut auftretende und stark ausgeprägte katatone Symptomatik, gute therapeutische Beeinflussbarkeit, kurze Dauer der jeweiligen Krankheitsepisoden, Tendenz zu erneuter Erkrankung, aber weniger zum Residualzustand. Diese Form steht den schizoaffektiven Psychosen nahe.

Perniziöse Katatonie. Neben den katatonen Symptomen treten bei dieser Form hohes Fieber (ohne nachweisbare Infektion), Kreislaufstörungen, Exsikkose, Zyanose und evtl. Hämorrhagien auf. Die Kranken sind entweder hochgradig erregt oder aber stuporös mit stark erhöhtem Muskeltonus und sichtbarer affektiver Gespanntheit (stille Erregung). Der Zustand ist oft lebensbedrohlich.
Früher verliefen die perniziösen Katatonien meist letal, daher auch die Bezeichnung »akute tödliche Katatonie«. Bei den heutigen Behandlungsmöglichkeiten gilt das jedoch nicht mehr. Die Abgrenzung gegenüber ähnlichen Syndromen bei Encephalitis und gegenüber dem malignen neuroleptischen Syndrom kann schwierig sein.

Hebephrene Schizophrenie (F 20.1) äußert sich in unernster, »alberner« Gestimmtheit und »Oberflächlichkeit« sowie Enthemmung, dabei auch Grimassieren, Manierismen, reichlichem und wenig geordnetem Reden und auch Wahnideen. Mit diesem Syndrom kann eine Schizophrenie beginnen, die bereits in die puberale Reifeentwicklung eingreift und diese karikiert. Ursprünglich wurde die Hebephrenie nur in diesem Entstehungszusammenhang gesehen und mit einer ungünstigen Prognose bedacht. In Wirklichkeit kommt hebephrene Symptomatik auch in anderen Lebensphasen vor und verläuft nicht immer ungünstig. Die meisten »early onset schizophrenias« zeigen eine paranoid-halluzinatorische oder schizoaffektive Symptomatik. Nur oberflächlich erinnern manche schizophrene Jugendliche an Hebephrene, wenn sie scheinbar spielerisch zwischen normalem und »verrücktem« Verhalten hin- und herschalten.

Schizophrenia simplex (F 20.6). Der Beginn ist fast unmerklich, und auch der Verlauf bleibt undramatisch. Es treten keine akuten Syndrome mit paranoid-halluzinatorischer oder katatoner Symptomatik auf. Allmählich, und anfangs für die Umgebung kaum spürbar, entwickeln sich die Grundsymptome der Schizophrenie.

Wenn die Kranken zum Arzt kommen, liegt der Beginn meist viele Jahre zurück. Sie haben allmählich an Vitalität und Dynamik eingebüßt, sind schließlich durch Mangel an Initiative und Schwunglosigkeit aufgefallen, die beruflichen Leistungen haben mehr und mehr nachgelassen. Die mitmenschlichen Beziehungen und überhaupt der Realitätsbezug sind verkümmert, die Kranken sind autistisch geworden. Denkstörungen sind meist nachweisbar, akzessorische Symptome fehlen i.Allg., allenfalls werden einzelne wahnhafte Erlebnisse und leichte katatone Symptome, z.B. Grimassieren berichtet. Die Krankheit verläuft meist langsam progredient und führt, wenn auch nicht ausnahmslos, zu Residuen.

Bei dieser Form ist die schizophrene Symptomatik also auf ihre Grundsymptome beschränkt. Es handelt sich nicht um eine abortive Form, sondern um eine Kerngruppe der Schizophrenien. Die Möglichkeiten der therapeutischen Beeinflussung sind geringer als bei Schizophrenien, die mit akuten Manifestationen und mit akzessorischen Symptomen verlaufen.

16.3 Verlauf und Prognose

> **Schizophrenie bei Kindern.** Die frühesten Formen schizophrener Psychosen finden sich bei acht- oder neunjährigen Kindern. Sie sind extrem selten. Sprachzerfall, Kontaktverlust und affektive Störungen stehen im Vordergrund. Etwas häufiger kommen schizophrene Erkrankungen in der Zeit der Pubertät vor. Sie nehmen meist einen langwierigen symptomarmen Verlauf. Der erste wirklich deutliche Häufigkeitsanstieg für den Krankheitsbeginn mit akuter paranoidhalluzinatorischer und schizoaffektiver Symptomatik liegt zwischen 17 und 18 Jahren.

Schizophrenie bei noch kleineren Kindern ist unmöglich, weil die schizophrenen Symptome des Denkens, Sprechens, der Wahrnehmung und Affekte eine vorherige Differenzierung dieser Fähigkeiten voraussetzen, die erst im Schulalter erreicht wird. Für die Diagnose einer Schizophrenie ist daher zu fordern, dass bis zum Erkrankungsbeginn eine hinreichende normale Entwicklung stattgefunden hat, insbesondere der Aufbau des Realitätsbezugs unauffällig verlaufen ist, bevor er verlorenging. Die Erkrankung muss als *Knick in der Entwicklung* imponieren. Dieser Knick grenzt die kindliche Schizophrenie vom kindlichen Autismus (Autismus infantum) ab, der sich bei genauer Anamnese stets bis zur Geburt oder bis zu den ersten 2 ½ Jahren zurückverfolgen lässt.

Beginn in der Pubertät. Jede puberale Symptomatik, die unter dem Bild nachlassender Schulleistungen, sozialen Rückzugs, unbestimmter Befindensstörungen und allgemeiner Antriebsprobleme in Erscheinung tritt, kann rückblickend als Prodromalphase einer beginnenden schizophrenen Erkrankung gewertet werden. Erst recht gilt dies für Krisen mit Depersonalisation, Derealisation und Zwangssymptomen, für Zweifel an der Identität und richtigen Körpergestalt (dysmorphe Störung) und für hypochondrische Befürchtungen. Weiterhin können ab der Pubertät markante und behandlungsbedürftige depressive Verstimmungen einsetzen, die sogar den Verdacht einer phasischen affektiven Erkrankung wecken, vor allem bei Wechsel mit hypomanischen Phasen. Für alle genannten Erscheinungen einer akzentuierten Pubertät gilt freilich, dass sie auch nach kurzer Frist wieder zurückgehen und einer unauffälligen Entwicklung Platz machen können. Mit dem Satz »in der Pubertät ist alles möglich« meinte E. Kretschmer, dass jedes psychopathologische Symptom in dieser Altersphase eine offene Prognose hat.

Beginn in der Adoleszenz. Erst wenn sich die unspezifischen puberalen Störzeichen nicht zurückbilden, sondern bis zur Adoleszenz als Wesensänderung verdeutlichen, kann rückblickend von einem puberalen Krankheitsbeginn ausgegangen werden. Eine solche Erkrankung hat tiefgreifende Folgen für den Persönlichkeitsaufbau. Der gesamte Prozess der Autonomieentwicklung wird empfindlich gestört. Häufiger kommt es im Rückblick auf die Vorgeschichte einer Schizophrenie aber vor, dass eine puberale Störung nicht besonders auffällt oder wieder in Vergessenheit gerät. Erst nach der Pubertät, d.h. in größerer zeitlicher Nähe zum manifesten Beginn der Erkrankung, kommt es zu einer uncharakteristischen Wesensveränderung. Die Jugendlichen ziehen sich stärker zurück, werden empfindsam oder ungewohnt lebhaft und oppositionell. Sie konsumieren dabei erstmals Drogen. »Pseudoneurotisches« Jugendverhalten dieser Art kommt bei etwa 70% späterer Schizophrenien vor.

Nach Abklingen der Erkrankung ergreifen die psychisch stabileren Jugendlichen rasch die Flucht in die Normalität, auch wenn eine erhöhte Vulnerabilität fortbesteht. Patienten, die bereits vorher weniger gefestigt waren, haben oft erhebliche Probleme mit ihrer Autonomieentwicklung. Sie tendieren zu regressivem Verhalten, versinken während der Behandlung in tiefe Abhängigkeit und drohen anschließend zu verwahrlosen. Neben der Art der schizophrenen Symptomatik sind auch die familiären Beziehungen mit ihren oft konflikthaften Verstrickungen und die Probleme bei der Verselbständigung wesentlich für den Verlauf.

Beginn bei Erwachsenen. Die meisten Schizophrenien beginnen bei männlichen Kranken zwischen 20 und 25, bei Frauen zwischen 25 und 30 Jahren, allgemein seltener jenseits von 30 Jahren. Der spätere Beginn bei Frauen wird mit einer protektiven Wirkung von Östrogen (auf D_2-Rezeptoren) zu erklären versucht. Die Häufigkeitskurve fällt bei Frauen langsamer ab. Spätschizophrenien sind bei Frauen häufiger.

Anfangs treten ungewohnte Verhaltensweisen und Äußerungen auf, die nicht sogleich als krankhaft erkannt werden, sondern irgendwie verändert und z.T. unverständlich wirken (sog. sinnlose Handlungen) oder auch neurotisch anmuten (pseudoneurotische Züge). Zuweilen sind diese Veränderungen flüchtig. Oft bestehen aber leichtere psychische Störungen über längere Zeit; die uncharakteristischen Vorstadien können Monate, zuweilen Jahre dauern, bis sich schließlich, teils durch Erlebnisfaktoren ausgelöst, eine eindeutige und schwere Symptomatik manifestiert. Ein akuter Beginn ist demgegenüber seltener. Wie im Jugendalter liegt auch bei Erwachsenen der Ausbruch der Erkrankung immer häufiger in einer Phase des Missbrauchs von Drogen und wird von diesem Missbrauch begünstigt (drogeninduzierte Schizophrenie).

Weiterer Verlauf. Nach Abklingen der Ersterkrankung ist der weitere Verlauf der Schizophrenien sehr unterschiedlich, keineswegs immer ungünstig. Es ist eine immer noch weit verbreitete Fehlinformation, dass häufiges Wiedererkranken, Chronifizierung und Residualzustand die Regel seien. Bei etwa 20% oder mehr heilt die Ersterkrankung folgenlos aus, der Betroffene bleibt symptomfrei; allerdings ist die schizophrene Erkrankung für das Selbsterleben des Betroffenen nicht folgenlos.

Bei anderen Patienten kommt es zu Wiedererkrankungen in unterschiedlichen Zeitabständen und mit unterschiedlicher Häufigkeit. Diese Rezidive sind durch unterschiedliche Faktoren und ihr Zusammenwirken bedingt: Neben der Eigengesetzlichkeit des Verlaufs stehen sie mit somatischen, psychischen und sozialen Einflüssen im Zusammenhang (sog. Stressoren), auch mit den Bewältigungsmöglichkeiten des Patienten (coping) und nicht zuletzt mit unzulänglicher oder abgebrochener Neuroleptikabehandlung. Diese Faktoren sind bei der Langzeitbehandlung zu beachten.

227

Die Wiedererkrankungen, *Episoden* genannt, dauern in der Mehrzahl um drei Monate lang an. Bei einem solchen *episodischen Verlauf* erschöpft sich die Krankheitsaktivität i.Allg. nach sechs bis sieben Episoden. Im Mittel tritt nach 5jähriger Krankheitszeit keine Verschlechterung mehr ein, sondern eher eine Verbesserung. Und auch nach jahrelangem oder jahrzehntelangem ungünstigen Verlauf sind spontane oder therapeutisch bewirkte Besserungen möglich, vereinzelt auch Heilungen. »Der Verlauf ist nicht einheitlich, sondern bis zuletzt offen, wie das Leben selbst« (C. MÜLLER). Die einzelne Episode kann folgenlos abklingen, so dass der Betroffene im Intervall praktisch gesund ist. Nicht selten aber hinterlässt sie Folgen in Form von Persönlichkeitsveränderungen. Die Ausbildung dieser *Residuen* und die Auswirkungen auf das Leben des Patienten werden nicht allein durch die Krankheit bewirkt, sondern sind auch von psychosozialen Faktoren abhängig. Bei leichterem Residualzustand kann der Betroffene durchaus anpassungs- und arbeitsfähig sein (*soziale Remission*).

Nur bei einem kleineren Teil, bei etwa einem Fünftel bis Viertel der Kranken, ist der Verlauf ausgesprochen ungünstig: die Episoden hinterlassen bleibende und zunehmende Veränderungen der Persönlichkeit, mit jedem Rezidiv verstärkt. Nur noch ca. 10% werden pflegebedürftig. Die Hospitalisierungsdauer zeigt den Wandel an. Sie ist durch die heutige Therapie auf ca. ¼ oder weniger zurückgegangen. Ungefähr 60% der Kranken erreichen heute eine *soziale Remission* mit Erwerbstätigkeit. Durch Verbesserung der Therapie kann dieser Anteil vermutlich noch erhöht werden. Allerdings sind körperliche Morbidität und Mortalität bei Schizophrenen höher als in der Allgemeinbevölkerung, z.T. wohl wegen comorbider Abhängigkeitskrankheiten; auch ist die Suizidrate mit ca. 10% sehr hoch.

Eine Übersicht der unterscheidbaren Verlaufsformen und ihrer Häufigkeit zeigt ◘ Abb. 8. Die hier und von anderen Autoren mitgeteilten Zahlen differieren erheblich, was methodisch bedingt ist und auch mit dem Untersuchungszeitpunkt zusammenhängt, nämlich mit zwischenzeitlichen therapeutischen Fortschritten. Die Untersuchungen weisen aber in *eine* Richtung: alte Zahlen waren zu ungünstig ausgefallen, da man nur von Krankenhauspatienten, also einer negativen Selektion, ausgegangen war. In den letzten ca. 40 Jahren hat sich die Prognose der Schizophrenie durch Pharmakotherapie und Psycho-Soziotherapie wesentlich verbessert. Man rechnet heute damit, dass die Hälfte bis ⅔ der Erkrankten gesund oder wesentlich gebessert werden.

Die präpuberalen und puberalen Psychosen mit mindestens einmonatiger Anfangssymptomatik und auch die Adoleszentenpsychosen schneiden prognostisch relativ schlecht ab. Sie greifen in den unfertigen Reifungsprozess ein, und dieser wirkt ungünstig auf die Krankheit zurück. Die

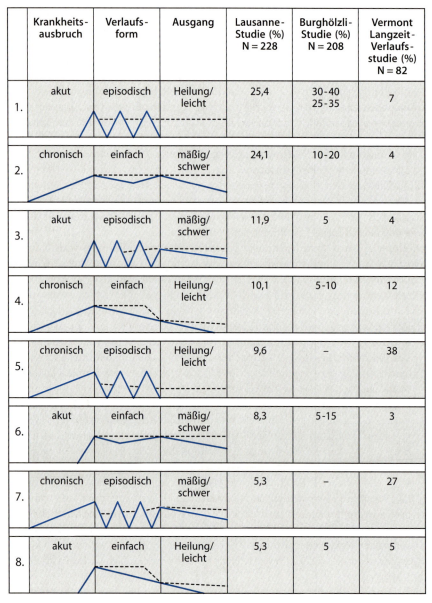

◻ **Abb. 8.** Schematische Darstellung von Verlaufstypen schizophrener Psychosen in 3 Studien (nach Häfner 2000)

Compliance ist schlecht. Behandlungskonzepte, die Früherkennung und Nachbehandlung optimieren, könnten evtl. bessere Ergebnisse bringen.

Prädiktoren. Im Einzelfall ist es schwer, zu Beginn der Erkrankung eine bestimmte *Prognose* zu stellen. Statistisch sprechen für eine günstige Prognose: späte Ersterkrankung, akuter Krankheitsbeginn, ausgeprägte affektive Symptomatik, auch psychoreaktive Auslösung der schizophrenen Episode, unkomplizierte Persönlichkeitsstruktur vor der Erkrankung, ausgeglichenes emotionales Familienmilieu, gute prämorbide Anpassung. – Hinweise auf eine ungünstige Prognose sind:

schleichender Krankheitsbeginn, Hinweise auf kortikale oder subkortikale Atrophie im CCT und insbesondere Comorbidität, nämlich zusätzlich Alkohol- oder Drogenabhängigkeit.

Aber auch wenn eines oder mehrere dieser Merkmale festgestellt werden, ist zu bedenken, dass der Verlauf auch von psychosozialen Gegebenheiten abhängig und therapeutisch modifizierbar ist.

Schizophrenien im Alter. Mit fortschreitendem Lebensalter treten, auch bei chronischer Verlaufsform, die schizophrenen Symptome meist zurück. Das Senium hat einen geradezu mitigierenden Einfluss auf die schizophrene Psychose (Erstmanifestationen kommen im fortgeschrittenen Lebensalter selten, im Senium nicht mehr vor). Rezidive mit akuter Symptomatik werden seltener. Insgesamt wird die Symptomatik einförmiger.

Andererseits findet man lange Hospitalisationszeiten im Alter, was aber oft soziale Gründe hat. Neuroleptika brauchen diese Kranken weit weniger als in den früheren Lebensphasen. Hinsichtlich der körperlichen Gesundheit sind nicht wenige von ihnen schlechter gestellt als nicht schizophrene Menschen, hauptsächlich mangels Gesundheitspflege und -vorsorge während der vorausgegangenen Zeit. Altersdemenz ist bei Schizophrenen fraglich häufiger als bei anderen Menschen.

> **Residuen.** Wenn Schizophrenien ungünstig verlaufen (siehe oben), dann (vom Suizid abgesehen) stets in bestimmter Richtung, nämlich auf ein schizophrenes Residuum hin (F 20.5). In diesen Residualzuständen sind mehr Grundsymptome als akzessorische Symptome festzustellen; Wahn und katatone Symptome treten meist in den Hintergrund. Kennzeichnend sind vielmehr Störungen des Denkens, Erlahmen des Antriebes, Verarmung der Affektivität und vor allem Autismus, das »Einspinnen in die eigene Gedankenwelt« und der Verlust aller Umweltkontakte. Diese Störungen sind mehr oder weniger ausgeprägt.

> *Mit den Worten des Patienten.* Was den schizophrenen Residualzustand kennzeichnet, ist schwerlich nur aufgrund eines schriftlichen Textes zu erkennen, also ohne Beobachtung des Verhaltens. Diese 68-jährige Kranke sprach langsam und unbestimmt, sagte kaum etwas Wesentliches, antwortete zum Teil an den Fragen vorbei. Dabei zeigte sie wenig Mimik. Aus dem Gespräch werden hier einige Passagen wiedergegeben:
>
>> (Erzählen Sie uns kurz was Sie für Beschwerden haben). »Im Moment ein bisschen warm. (Sonst bedrückt Sie nichts?) Nee, eigentlich nicht. …ein bisschen mit dem Rücken. (Was bewegt Sie denn so im Moment?) Gar nichts, ich muss mich bewegen…(Geht irgendetwas in Ihnen vor?) Gar nichts, im Moment bin ich ganz ruhig, jetzt ist es schön warm. …
>> (Woran liegt das denn wohl, dass es Ihnen besser geht?) Sehr wenig gearbeitet, die frische Luft immer. (Was machen Sie denn zu Hause?) Alles was anfällt…und Putzen, Nähen, bisschen Handarbeiten. (Geht Ihnen das gut von der Hand?) Ja, das geht mir ganz gut von der Hand…etwas Lesen und wenn ich da so jemanden habe, der mich um was bittet und was hat, tue ich ihm den Gefallen. (Gab es in der letzten Zeit irgendwelche Schwierigkeiten?) Nein, eigentlich nicht, ein bisschen Stress will ich sagen. (Warum mussten Sie denn

> hier aufgenommen werden?) Ja, das weiß ich nicht. (Was denken Sie denn?) Ja, das Bezahlen, das kann man ja nicht immer machen…(Hat der Arzt Ihnen geholfen?) Ja, der war sehr nett.«
>
> Während dieses Gespräches wirkt die Patientin, die langsam und modulationsarm spricht, als ob sie abwesend wäre und ins Leere schaut. Sie ist freundlich, aber nur scheinbar zugewandt, mehr auf sich selbst bezogen (Autismus).

Diese Residuen sind weniger als direkte Krankheitsfolge denn als Ergebnis der Auseinandersetzung des Betroffenen mit der Krankheit anzusehen. Der Patient, der in seiner Vitalität reduziert erscheint und sich autistisch verhält, ist von der Lebensrealität ein Stück weit abgerückt. Er hat sich sozusagen hinter einen Schutzwall zurückgezogen, der ihn gegen Ansprüche, die ihn überfordern würden, und gegen erneute Aktualisierungen stärkerer schizophrener Störungen schützt. Dabei werden, wie sich in der Psychotherapie chronisch Schizophrener zeigt, auch frühere unbewältigte Konflikte abgewehrt. Diese Psychodynamik des Residualzustandes ist allerdings im Einzelfall nur selten überzeugend nachweisbar.

Eine Gewichtung derjenigen Faktoren, die zur Ausbildung eines Residualzustandes beitragen, ist schwer möglich. Gesichert ist aber, dass die Entwicklung von Residualzuständen durch äußere Faktoren gefördert wird, vor allem durch Inaktivität und Isolierung des Kranken (*Unterstimulation*). Die Situation des Schizophrenen in Krankenhäusern älteren Stils hat solchen Entwicklungen Vorschub geleistet. Was als krankheitsbedingter und schicksalhafter Defekt angesehen wurde, ist zu einem beträchtlichen Teil Hospitalisierungsfolge (sog. *Anstaltsartefakt*).

16.4 Diagnose und Abgrenzung

> Es ist wichtig, eine Schizophrenie rechtzeitig zu erkennen und zu behandeln. Eine übereilte diagnostische Etikettierung führt jedoch häufig zu therapeutischer Resignation und zur Erschwerung der Rehabilitation (sog. Stigmatisierung oder Labeling effect).

Diagnostische Schwierigkeiten treten ein, wenn sich der Krankheitsprozess schleichend mit den geschilderten Prodromalerscheinungen entwickelt. Endgültige Klärung bringt oft erst der weitere Verlauf. Sicher zu erkennen sind Schizophrenien an den Grundsymptomen wie Denkstörungen, Autismus und Ambivalenz; diese Symptome kommen in typischer Ausprägung nicht bei anderen Psychosen vor. Wahn, Halluzinationen, katatone Erscheinungen hingegen können für sich allein die Diagnose einer Schizophrenie nicht begründen.

Es gibt jedoch besondere Kriterien des paranoid-halluzinatorischen Erlebens, die zusammen mit einigen anderen Merkmalen auf eine Schizophrenie hinweisen: »Gedankenlautwerden, Hören von Stimmen in Form von Rede und Gegenrede, Hören von Stimmen, die das eigene Tun mit Bemerkungen begleiten, leibliche Beeinflussungserlebnisse, Gedankenentzug und andere Gedankenbeeinflussung, Gedankenausbreitung, Wahnwahrnehmung, sowie alles von anderen Gemachte und Beeinflusste auf dem Gebiet des Fühlens, Strebens (der Triebe) und des Willens.« Diese

»Symptome ersten Ranges« (SCHNEIDER) sind beweisend für eine Schizophrenie, wenn kein Anhalt für eine somatische Verursachung (etwa durch eine Hirnkrankheit oder eine Droge) gegeben ist.

Als Klassifikationskriterien führt ICD 10 neben den eben genannten paranoid-halluzinatorischen Symptomen auch Denkstörungen, bestimmte katatone Symptome und insbesondere als »negative Symptome« Antriebs- und Affektstörungen nach Art der Grundsymptome auf.

Mehr noch als Einzelsymptome kann oftmals der *Gesamteindruck* des Fremdartigen, der Ferne und der Unzugänglichkeit diagnostisch wegweisend sein, der durch die Ich-Störung und Desintegration des Erlebens und Verhaltens des Schizophrenen entsteht. Der Untersucher vermisst *die* Beziehung zum Gegenüber, die er bei Gesunden und auch bei anders psychisch Kranken anzutreffen pflegt. In einer schwer beschreibbaren Weise sind viele Schizophrene vom Untersucher getrennt, wie durch eine gläserne Wand. Die Diagnose Schizophrenie ist ohne persönliche Untersuchung des Kranken nicht möglich. Aus der besten Beschreibung der Symptomatik kann man nur mit Wahrscheinlichkeit auf eine Schizophrenie schließen.

Standardisierte Verfahren: Mehr der Wissenschaft als der Klinik dienen Research Diagnostic Criteria (RDC) und Present State Examination (PSE).

Tests werden in der Schizophreniediagnostik nur wenig angewandt. Der früher viel gebräuchliche Rorschach-Test ist ein aufschlussreiches Verfahren in diagnostisch unklarer Situation, da er auch geeignet ist, psychodynamische Zusammenhänge aufzudecken. *Fragebögen* zur Erfassung subjektiv erlebter Krankheitssymptome sind in ihrer Spezifität umstritten.

Oft wird gefragt, ob der Arzt die Diagnose Schizophrenie dem Patienten und seinen Angehörigen mitteilen soll. Dabei ist zu bedenken, dass in den meisten Fällen die Betroffenen längst an diese Diagnose denken und oft falsche Informationen (Internet) im Kopf haben, so dass eine sachliche Aufklärung eher eine gewisse Erleichterung mit sich bringt. Man sollte in der geeigneten Form auf die Symptomatik und insbesondere die Prognose der Krankheit eingehen und sich dabei nicht allzu sehr scheuen, von Schizophrenie zu sprechen, über die sich die meisten Angehörigen bereits im Lexikon oder in Ratgeberschriften informiert haben. Eine gewisse Kompromissformulierung ist »Psychose«; so drücken sich viele Kranke aus.

Abgrenzung und Differentialdiagnose sind nach vier Richtungen (◘ Abb. 9) vorzunehmen:

1. *Gegenüber psychischer Gesundheit.* So tiefgreifend und schwerwiegend die schizophrenen Störungen auch sind, gibt es doch Hinweise dafür, dass sie nicht durch eine scharfe Grenze vom gesunden Seelenleben getrennt sind (siehe oben), sondern ein Kontinuum ohne Einschnitt besteht. Ein gewichtiger Hinweis ist das Auftreten gewisser schizophrenieartiger Störungen im familiären Umkreis psychisch Kranker. Dabei handelt es sich nicht um das vollausgeprägte Krankheitsbild Schizophrenie, sondern um eine abortive Form, die man auch *latente Schizophrenie* oder *formes frustes* nennt. Diese Menschen fallen als Sonderlinge oder Eigenbrötler auf, durch mangelnde Anpassung und eigensinniges Verhalten, weswegen in der amerikanischen Psychiatrie auch von schizotyper Persönlichkeit gesprochen wird (ICD-10: F 21). Da es sich nicht um ein eindeutig definiertes Krankheitsbild handelt, sollte auf die Diagnose einer schizotypen Störung verzichtet werden.

2. *Gegenüber neurotischen und Persönlichkeitsstörungen.* In diesem Grenzgebiet gibt es (nicht sehr häufig) die sog. Randpsychosen oder Grenzpsychosen (auch pseudoneurotische Schizophrenien genannt). Symptomatologisch kennzeichnend sind hypochondrische Fehlhaltung, Entfremdungserleben, vage Beziehungsvorstellungen, ausgeprägte

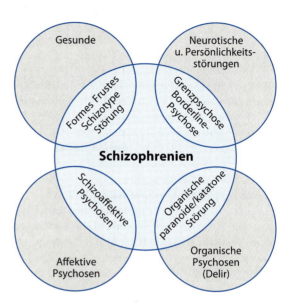

Abb. 9. Abgrenzung der Schizophrenien

Depressivität und Suizidalität, aber nicht Denkstörungen und Ich-Störungen in der für Schizophrenien charakteristischen Form, selten Wahn und katatone Symptome. Daneben findet man Merkmale von Angst- und Zwangsstörungen. Der Verlauf ist meist langwierig, die Behandlung sehr schwierig. Psychodynamisch trifft man auch hier auf die Borderline-Störung (daher auch die ältere Bezeichnung Borderline-Psychosen). *Klassifiziert* werden diese Störungen nach ICD10 ebenfalls unter F21.

3. *Gegenüber affektiven Psychosen.* In den weitaus meisten Fällen ist die Unterscheidung anhand der Symptomatik und des Verlaufes zuverlässig möglich. Es gibt jedoch ein Übergangsgebiet dieser Psychosenkreise: die sog. schizoaffektiven Psychosen. Eine möglichst genaue diagnostische Bestimmung ist aus therapeutischen Gründen angezeigt.

4. *Gegenüber organischer Psychose (Delir),* die zwar i.Allg. mit ihrer charakteristischen Symptomatik verläuft, gelegentlich aber mit schizophrener oder schizophrenieähnlicher Symptomatik. Das gilt besonders für pharmakogene und toxische Psychosen bei Stimulantienabusus, Rauschgiftmissbrauch und Alkoholismus. Auch die Chorea Huntington, die Pick-Krankheit und die Progressive Paralyse können im Anfangsstadium, Encephalitiden in späteren Krankheitsabschnitten Psychosen hervorrufen, die Schizophrenien täuschend ähnlich sehen. In diesen Fällen spricht man von organisch-paranoidem bzw. organisch-katatonem Syndrom usw. (F 06.0–06.2). Daher muss – auch bei typischer schizophrener Symptomatik – zunächst eine Hirnkrankheit bzw. andere körperliche Krankheit mit Hirnbeteiligung ausgeschlossen werden, bevor die Diagnose Schizophrenie gestellt wird.

16.5 Ätiopathogenese

Wir kennen nicht *die* Ursache der Schizophrenien, und nach dem heutigen Wissensstand ist es auch unwahrscheinlich, dass die Schizophrenien auf eine einzige Ursache zurückzuführen sind. Die psychiatrische Forschung hat eine Reihe von Entstehungsbedingungen nachgewiesen. Diese Befunde zur Ätiologie und Pathogenese werden in den folgenden Abschnitten kritisch erörtert und danach in Form einer vorläufigen Theorie zusammengefasst.

Genetische Faktoren. *Familienuntersuchungen* haben gezeigt, dass unter Verwandten schizophrener Patienten weit mehr schizophrene Erkrankungen auftreten als in der Allgemeinbevölkerung. Während das allgemeine Risiko um 1% liegt, beträgt es für die Eltern von Schizophrenen 6%, für Geschwister 9%, für Kinder 13% und für Enkel 5% (aus methodischen Gründen differieren die Studienergebnisse zu den jeweiligen Risikopopulationen z.T. erheblich, so dass hier Durchschnittswerte angegeben werden). Wenn beide Eltern schizophren sind, erkranken ca. 40% ihrer Kinder an Schizophrenie. Andererseits treten sehr viele Schizophrenien sporadisch auf, also ohne weitere Erkrankungen in der Familie.

Nähere Aufschlüsse ergaben *Zwillingsuntersuchungen*. Die neueren Studien zusammenfassend beträgt die Konkordanzrate bei eineiigen Zwillingen 31–78%, bei zweieiigen Zwillingen jedoch nur 6–28%. Bei eineiigen Zwillingen ist die Konkordanz also 3- bis 5mal größer als bei zweieiigen Zwillingen. Dieser Befund wird als Hinweis auf einen Erbfaktor gewertet: er weist aber zugleich auf weitere Entstehungsbedingungen hin; denn bei ausschließlicher Erbbedingtheit wäre eine vollständige Konkordanz eineiiger Zwillinge zu erwarten.

Adoptionsstudien sollen zwischen Vererbung und sozialem Einfluss differenzieren. Die bisherigen Ergebnisse dieser methodisch schwierigen Untersuchungen scheinen den genetischen Faktor zu unterstreichen. Kinder schizophrener Mütter oder Väter, die zur Adoption gegeben wurden, erkranken häufiger schizophren als Adoptivkinder nichtschizophrener Eltern. Dabei ist die Erkrankungshäufigkeit aber auch abhängig von einem gestörten Milieu in der Adoptivfamilie.

Molekulargenetische Untersuchungen, die zurzeit mit großer Intensität durchgeführt werden, versuchen Gene zu identifizieren, die im Rahmen eines mutmaßlich polygenen Erbgangs mit schizophrener Erkrankung in Verbindung gebracht werden können. Die in Frage kommenden Gene spielen u.a. eine Rolle bei der Expression präsynaptischer Proteine und der neuronalen Migration. Ein spezielles genetisches Muster zeichnet sich bisher nicht ab. Jedoch kann aufgrund der phänotypischen Befunde kein Zweifel an einem Erbfaktor sein, der allerdings nicht die Ätiologie insgesamt ausmacht. – Welcher Anteil den genetischen Bedingungen zukommt (Heritabilität), ist aber bisher nicht sicher abzuschätzen; man geht heute von ca. 50% aus.

Genetische Beratung. Häufiger als früher fragen Angehörige nach der familiären Belastung. Oft gehen sie von veralteten Vorstellungen aus. Im Allgemeinen bewährt es sich, die statistischen Zahlen (s.o.) mitzuteilen (die Befürchtungen von Patient und Angehörigen gehen meist weit hierüber hinaus). Das Gespräch über die genetische Belastung soll in das psychotherapeutische Gespräch mit Patient und Angehörigen einbezogen sein, in dem es zugleich um Behandlung und Prognose und auch um die situative Belastung der Familie geht.

Neuroanatomische Befunde. Mittels CT und MRT wurden bei etwa einem Drittel bis der Hälfte der Schizophrenen Erweiterungen der Seitenventrikel, des 3. Ventrikels und der Hirnfurchen festgestellt; hirnstrukturelle Veränderungen zeigen sich vor allem in frontalen, temporalen und limbischen Bereichen. Sie korrelieren anscheinend weniger mit der Symptomatik als mit der Verlaufstendenz. Diese Veränderungen sind möglicherweise entwicklungsbiologisch zu erklären (vermutet wird eine Störung im 2. Trimenon).

Mit funktionellen bildgebenden Verfahren (PET, fMRT) wurde gezeigt, dass mit einzelnen schizophrenen Symptomen neuronale Abläufe bestimmbarer Lokalisation korrelieren, insbesondere im anterioren Cingulum sowie in präfrontalen, parietalen und auch temporalen Kortexarealen. Das Ziel solcher Untersuchungen ist eine neuroanatomische Kartierung psychopathologischer Störungen. Die Veränderungen sind wahrscheinlich aber weniger Ausdruck fokaler Hirnschädigungen als der Dyskonnektivität komplexer neuronaler Netzwerkverbände.

Neuroradiologische Untersuchungen in Zusammenhang mit Zwillingsstudien zeigten, dass von eineiigen Zwillingen der schizophren Kranke die genannten Ventrikelerweiterungen in stärkerem Ausmaß aufweist als der gesund gebliebene Zwilling. Es kann vermutet werden, dass bei beiden eine gewisse Anomalie besteht, die bei dem einen, später erkrankten Zwilling möglicherweise durch eine erworbene Hirnschädigung akzentuiert worden ist.

Perinatal erworbene *Hirnschädigungen* (vor, während oder im ersten Jahr nach der Geburt) sind bei einem Teil der Schizophrenen anamnestisch zu eruieren, und auch diskrete neurologische Abweichungen (soft signs) können ein Hinweis hierauf sein. Da sie nicht bei allen Schizophrenen festzustellen ist, kann die perinatale Hirnschädigung nur als eine Teilbedingung angesehen werden. Sie ist als ein unspezifischer Risikofaktor der psychischen Entwicklung zu bewerten, der zur Vulnerabilität beiträgt. Die hiermit verbundenen Teilleistungsschwächen können den Aufbau normaler Realitätsbezüge behindern und somit zur Entstehung schizophrener Psychosen beitragen. Der Aufbau des Realitätsbezuges als eine Leistung, die jedes Kind im Vorschulalter bis hinein ins Grundschulalter bewältigen muss, ist von verschiedenen Faktoren abhängig, zu denen auch die neurophysiologische Leistungsfähigkeit, die Reizaufnahme und Reizdifferenzierungsfähigkeit, die Verarbeitungsfähigkeit und Speicherungsfähigkeit des kindlichen Gehirns gehören. Mit den Teilleistungsschwächen überschneiden sich die genannten Basisstörungen.

Neuropharmakologische und neurochemische Befunde. Auf der Suche nach ätiopathogenetischen Faktoren wurden zahlreiche somatische Funktionen, insbesondere des Stoffwechsels, untersucht, aber lange Zeit ohne wesentliches Ergebnis. Erst nachdem neuroleptische Medikamente in die psychiatrische Therapie eingeführt waren und auf ihre Wirkungsweise näher untersucht wurden, ergaben sich Einblicke in Neurotransmitterfunktionen. Eine weltweite und intensive Forschung führte zu der bereits erklärten *Dopamin-Hypothese der Schizophrenien*. Dabei sind auch andere Neurotransmitter beteiligt. Über das glutamaterge System liegen wenig gesicherte Befunde vor. Das serotonerge System wird im Zusammenhang der Wirkungen der atypischen Neuroleptika erneut diskutiert. Es wird eine Dysbalance der verschiedenen Systeme vermutet.

Ein anderer pharmakologischer Zugang wurde von der Untersuchung der sog. *Modellpsychosen* erwartet. Verschiedene Medikamente und Drogen können Psychosen hervorrufen, die in ihrer Symptomatik Ähnlichkeiten mit Schizophrenien aufweisen. Das sind u.a. LSD 25, Mescalin, Amphetamine, Cocain und Phencyclidin. Jedoch zeigte sich klinisch, dass diese pharmakogenen Psychosen nicht den Schizophrenien gleichzusetzen sind (weder in der Symptomatik noch hinsichtlich des Verlaufes), und auch neurochemisch gibt es bisher keine beweisenden Parallelen.

Neuroendokrinologisch wird insbesondere die Bedeutung des hypothalamisch-hypophysären Nebennierenrinden-Systems diskutiert, auch die Funktion von Wachstumshormon und Prolaktin.

Neuroimmunologie. Nachdem früher schon rheumatische, allergische und Virus-Hypothese diskutiert worden waren, wurde mit modernen neuroimmunologischen Methoden bei Schizophrenen eine Aktivierung des Immunsystems festgestellt, ähnlich wie bei Infektionskrankheiten. Ob aber eine Viruskrankheit bzw. Autoimmunkrankheit pathogenetisch eine Rolle spielt, ist ungesichert. Allerdings gewinnen unter diesem Aspekt pränatale Infektionen erneut an Interesse.

Somatische Erkrankungen. Die Annahme, dass körperliche Faktoren an der Schizophrenie-Genese beteiligt sind, stützt sich auch auf klinische Beobachtungen. Zwar lässt sich in den meisten Fällen keine Beziehung zwischen einer körperlichen Erkrankung und dem Ausbruch einer Schizophrenie feststellen, aber bei einem kleinen Teil stehen Beginn oder/und Verlauf der Psychose in so engem Zusammenhang mit einer Körperkrankheit, dass man schwerlich ein nur zufälliges Zusammentreffen annehmen kann.

Sogenannte symptomatische Schizophrenien. Wenn eine schizophrene Symptomatik in engem zeitlichem Zusammenhang mit einer schweren Körperkrankheit auftritt und zugleich mit der Behandlung und mit der Behebung dieses Grundleidens abklingt, so ist nicht eine Schizophrenie, sondern eine organische (symptomatische) Psychose mit schizophrenem Erscheinungsbild anzunehmen. Diese symptomatischen Schizophrenien werden bei verschiedenen körperlichen Grundleiden beobachtet, z.B. bei Encephalitiden, progressiver Paralyse, Hirntraumen, Stoffwechselkrankheiten. Häufiger sind sie bei Intoxikationen mit Psychoanaleptika und Halluzinogenen.

Diese Psychosen werden heute als organisch-paranoides Syndrom bzw. organisch-katatones Syndrom bezeichnet (ICD 10: F 06.0 bis 2). In diesen Psychosen tritt die schizophrene Symptomatik meist nur vorübergehend auf (sog. Durchgangssyndrom) und in Verbindung mit den geläufigen Symptomen organischer Psychosen (Delir).

Die Geburtsmonate Schizophrener liegen überzufällig häufig im Winter; die hieraus abgeleitete Hypothese einer pränatalen Influenza-Virusexposition ist aber nicht gesichert.

Somatische Auslösung. Anlässlich einer körperlichen Erkrankung bricht eine Schizophrenie aus (ohne dass die pathophysiologischen Zusammenhänge geklärt werden könnten) und verläuft dann wie andere Schizophrenien. In diesen Fällen wird vermutet, dass die interkurrente körperliche Erkrankung zur Manifestation der Psychose, für die eine hohe Krankheitsbereitschaft besteht, beiträgt. Spezifische somatische Auslöser gibt es anscheinend nicht.

Psychosoziale Faktoren. Klinische Erfahrungen und systematische Untersuchungen sprechen eindeutig dafür, dass auch psychosoziale Faktoren an der Entstehung der Schizophrenien (und deren Verlauf) beteiligt sind. Diese Befunde sind natürlich schwerer zu beweisen als naturwissenschaftliche Forschungsergebnisse. Im Einzelnen:

Psychoreaktive Auslösung. Belastende Lebenssituationen (*life events*) sind vor schizophrenen Erkrankungen überzufällig häufig, wie systematische Vergleiche mit Gesunden zeigen. Allerdings gewinnt man über das Leben der verschlossenen und autistischen Kranken nicht immer genug Informationen, um die Häufigkeit und die pathogenetische Wertigkeit von Belastungen zuverlässig zu ermitteln. Daher sind die Zahlenangaben unterschiedlich. Vermutlich ist in ungefähr der Hälfte der schizophrenen Erkrankungen (Episoden) mit einer psychoreaktiven Auslösung zu rechnen. Sie ist eine Bedingung unter anderen.

Dabei kommt Belastungen wie körperliche Überforderung, Notsituationen usw. anscheinend weniger Bedeutung zu als emotionaler Überstimulation bzw. Unterstimulation. Zu beachten sind insbesondere Konflikte in den zwischenmenschlichen Beziehungen: einerseits sind es Mangel an Zuwendung und Verlust menschlicher Verbindungen, andererseits können zu viel Nähe und zu große Intimität Schizophrene überfordern. Angst vor der Gefahr, Mitmenschen übermäßig nahe zu kommen, bei gleichzeitig starkem Bedürfnis nach mitmenschlicher Nähe und Liebe, ist der charakteristische Ambivalenzkonflikt des Schizophrenen. Eine enge mitmenschliche Beziehung ohne Angst, ohne Gefahr für das eigene Ich erleben zu können, ist für diese Kranken ein kaum lösbares Problem. Distanzverminderung scheint häufiger als Distanzerweiterung eine Veranlassungssituation für die Erkrankung zu sein.

Zuweilen ist die psychoreaktive Auslösung so dramatisch und eindrucksvoll, dass man früher geneigt war, von einer *schizophrenen Reaktion* zu sprechen. Jedoch zeigt der weitere Verlauf, der von anderen schizophrenen Verläufen nicht abweicht, dass es sich nicht um eine eigene Krankheitsform handelt.

Im *Verlauf* sind Wiedererkrankungen besonders häufig, wenn sich *Angehörige* überengagiert verhalten, entweder feindselig oder überfürsorglich, oder aber unterengagiert im Sinne von Gleichgültigkeit (expressed emotions, EE). Lebt der Kranke mit solchen Angehörigen viele Stunden am Tag zusammen, ist das Rezidivrisiko erhöht, zumal wenn er keine Neuroleptika einnimmt. Hieraus ist allerdings nicht zu folgern, dass diese Patienten nicht zu Hause leben sollten; als Konsequenz ergibt sich vielmehr, dass die zu erwartenden Konflikte psychotherapeutisch bearbeitet und die Familienangehörigen in die Therapie einbezogen werden sollen, zumal sie in ihrer eigenen Betroffenheit selbst hilfebedürftig sind. Manche Verläufe zeigen, dass den einzelnen schizophrenen Manifestationen jeweils gleichartige Belastungen vorausgingen, also individuellspezifische Auslösungen.

Allerdings ist oft schwer zu bestimmen, ob derartige Ereignisse und Erlebnisse zeitlich vor dem Ausbruch der Psychose lagen oder aber selbst das erste Zeichen der Erkrankung waren. Bei genauer Analyse der Situation wird deutlich, dass zwischen dem noch nicht kranken und dem schizophrenen Erleben zeitlich nicht scharf unterschieden und daher der Beginn der Psychose meist nicht eindeutig festgelegt werden kann. Präpsychotisches Konflikterleben und psychotische Erlebnisveränderung sind eng verzahnt.

Durch die Teilnahme an gruppendynamischen, meditativen und ähnlichen Übungen und Veranstaltungen werden (infolge ich-labilisierender Vorgehensweisen) nicht selten Schizophrenien ausgelöst.

Psychodynamische Aspekte. Wenn man versucht, in das schizophrene Erleben tiefergehend Einblick zu gewinnen, bietet die analytische Ich-Psychologie hierzu Möglichkeiten an. Das Ich kann hier nicht jene Abwehrmaßnahmen einsetzen, wie sie von neurotischen und Persönlichkeitsstörungen her bekannt sind, sondern es kommt zu einer Niederlage des Ich (FEDERN) und infolgedessen zu den beschriebenen schizophrenen Ich-Störungen.

Infolge der psychotischen Schwächung des Ich kommt es zu einer Störung der sog. Ich-Grenze, also der Fähigkeit zwischen innerer und äußerer Wirklichkeit zu unterscheiden, so dass es zur Invasion »falscher Wirklichkeiten« kommen kann. Hieraus leitet FEDERN die wichtigsten Merkmale der Schizophrenie ab: 1. Die Invasion »falscher« Wirklichkeiten, die sich in einer Überflutung durch sonst verdrängte Inhalte des Unbewussten zeigt oder in den mit dem Unbewussten zusammenhängenden Wahnerlebnissen. 2. Dieser Invasion kann das Ich durch *Regression* auf eine frühere Entwicklungsstufe entgehen. Diese Regression wird bei schizophrenen Psychosen in weit radikalerer Form als bei den Neurosen beobachtet. Vor allem jugendliche Schizophrene können bis in den Zustand des Kleinkindesalters, ja des Säuglingsalters regredieren. Diese Zustände sind nun aber keineswegs prognostisch ungünstig, sondern können das erste Stadium der Remission sein; sie sind weniger als Ausdruck eines Krankheitsprozesses denn eines psychodynamischen Vorganges zu erklären. 3. Die Instabilität der Ich-Grenzen ist weiterhin ein Grund für die Vermengung von Wirklichkeit und Phantasie und damit für die Störung des begrifflichen, abstrahierenden und integrierenden Denkens.

Diese sog. *Defizittheorie* kann nicht die Schizophrenieätiologie schlechthin erklären, sie ist aber als psychodynamisches Modell nützlich für die pluridimensionale Diagnostik und insbesondere für die Therapie, und sie regte zu weiteren Untersuchungen an, die zu der sog. *Konflikt-Theorie* hinführten. Auch hierfür ein Beispiel:

Zwei Formen von Abwehrmaßnahmen des Ich, die bei Schizophrenen zu einer Entlastung von inkompatiblen (mit dem Ich unvereinbaren) Schuldgefühlen dienen können, beschrieb die psychoanalytische Forschung in einer dynamisch-phänomenologischen Betrachtungsweise. Als *Ich-Anachorese* wird der Rückzug des Ichs von solchen Schuldgefühlen bezeichnet. Im Gegensatz zur Verdrängung bleiben hier die Inhalte im Bewusstsein, verlieren aber ihre Ich-Qualitäten, so dass sich das Ich für die ich-fremd gewordenen Inhalte nicht mehr verantwortlich fühlt. Durch diese Ich-Anachorese können z.B. körperliche Empfindungen sexueller Art zum Gefühl einer Beeinflussung von außen werden oder eigene Gedanken zu Fremdgedanken in Form von Eingebungen und akustischen Halluzinationen. Die Ich-Anachorese ist eine ultima ratio, wenn inkompatible Inhalte mit besonderer Intensität und Penetranz in das Ich einbrechen und nicht abgewehrt werden können. Das ist der Fall, wenn eine Ich-Schwäche oder mangelhafte Ich-Besetzung besteht, so dass eine aktive Auseinandersetzung oder auch eine Verdrängung nicht möglich ist.

Ein anderer Abwehrvorgang ist die Identifikation mit einer mythischen Figur. Bei dieser *Ich-Mythisierung*, die ebenfalls eine mit Wahnbildung einhergehende Form der Schuldentlastung ist, erfolgt eine Entrückung aus der persönlichen Existenz. Diese Untersuchungen zeigen: Nicht Belastungen an sich, sondern bestimmte Konflikte sind also Risikofaktoren für die Schizophreniegenese, genauer gesagt: die misslungenen Konfliktverarbeitungen eines geschwächten Ich unter Einsatz anderer Abwehrmaßnahmen als bei neurotischen und Persönlichkeitsstörungen.

Diese Beispiele aus der Psychodynamik der Schizophrenien zeigen, dass eine vertiefte Analyse des Erlebens und Verhaltens dieser Kranken möglich ist. Wie weit die geschilderten Vorgänge in die Psychose hineinführen oder aber bereits Anzeichen des psychotischen Einbruches sind, kann kaum entschieden werden. Aber auch unabhängig von der Frage nach der ätiologischen Relevanz sind diese Befunde für den therapeutisch überlegten Umgang mit dem Patienten und für Behandlungsschritte im Einzelnen von großer Bedeutung.

Entwicklungspsychologische Beiträge. Die beschriebene Ich-Schwäche besteht bei manchen Kranken bereits seit der frühen Kindheit: schon im Säuglingsalter zeigt sich geringe mimische, motorische und soziale Aktivität. Später ist zwar nicht die psychische Entwicklung verzögert, die Eltern berichten nicht über Erziehungsschwierigkeiten, sondern eher über ein braves Kind, bei genauerem Nachfragen aber über Mangel an Spontaneität und Reagibilität.

Aus einer derartigen Fügsamkeit kann dominierendes Verhalten der Eltern resultieren, welches seinerseits zu Abhängigkeit des Kindes (insbesondere von der Mutter), Unselbständigkeit, mangelhafter Widerstandskraft, also zu Ich-Schwäche führt.

Diese Kinder zeigen kaum eine Trotzphase, entwickeln wenig Kontakte, in der Schule sind sie eher passiv und unauffällig. Die Pubertätszeit verläuft auffallend ruhig. In den darauffolgenden

Jahren und in der Adoleszenz kontrastieren Ich-Schwäche und Lebensanforderungen immer mehr. Zusammenfassend spricht man von einer basalen Schwäche der Ich-Konstitution.

Diese Erfahrungen wurden hauptsächlich anamnestisch gewonnen und können deshalb als wenig beweiskräftig in Frage gestellt werden. Sie sind wahrscheinlich auch nicht spezifisch für diese Kranken. Dass diese Perspektive aber sinnvoll ist, lehren die prospektiven Entwicklungsuntersuchungen von THOMAS und CHESS: Bereits in den ersten Lebenswochen und -monaten ließen sich Temperamentsstrukturen erkennen, die bei späteren wiederholten Nachuntersuchungen bemerkenswert konstant wieder angetroffen wurden. Wie weit diese Temperamentsstrukturen anlagebedingt sind, muss dahingestellt bleiben; die Befunde sprechen aber dafür, dass psychische Strukturen nicht allein durch Umweltbedingungen zustande kommen. Unbeschadet zahlreicher offener Fragen kann die konstitutionelle Ich-Schwäche Anzeichen einer erhöhten *Vulnerabilität* (s.u.) sein.

Ein anderer Beitrag der Entwicklungspsychologie zur Schizophrenielehre geht von der »Überstiegsfähigkeit« aus. Gemeint ist die souveräne Möglichkeit, zwischen der gemeinsamen Realität, die der einzelne mit seiner Umwelt teilt, und einer individuellen Vorstellungswelt (Nebenrealität) zu wechseln. Der gemeinsame Realitätsbezug ist das Ergebnis der psychischen Entwicklung in den ersten Lebensjahren. Während beim Kleinkinde die gemeinsame Realität und eine individuelle Vorstellungswelt noch gleichberechtigt nebeneinander stehen, gewinnt die gemeinsame Realität bis spätestens zur Einschulung eine absolute Dominanz.

Der Aufbau dieser gemeinsamen Realität hängt in seiner Stabilität von der kognitiven Struktur, wie auch von den Informationen ab, die das Kind in den ersten Lebensjahren von seiner Umwelt erfährt. Störungen im Aufbau dieses Realitätsbezuges können sowohl kognitive Störungen als Folge ererbter oder erworbener Teilleistungsschwächen sein, wie auch anhaltend widersprüchlicher Information durch die Umwelt. Eine Instabilität beim Aufbau kann, neben anderen Faktoren, die Überstiegsfähigkeit unter Belastung beeinträchtigen und somit zur Schizophrenie disponieren.

Man kann dabei die gemeinsame oder Hauptrealität von der Nebenrealität oder Phantasie unterscheiden, wobei die letztere auch nach dem Kindesalter zwar bestehen bleibt, aber in den Hintergrund tritt und kaum geäußert wird, und gleichwohl eine große psychohygienische Bedeutung behält. Entscheidend ist der Erhalt der Unterscheidungsfähigkeit. Es bleibt abzuwarten, was die ständig zunehmenden »täuschend echten« virtuellen Welten für die Ich-Funktionen bedeuten werden.

Familienforschung. Seit langem ist bekannt, dass schwere Belastungen und Konflikte nicht erst in der Zeit vor dem Ausbruch der Krankheit festzustellen sind (psychoreaktive Auslösung), sondern bei einem großen Teil der Kranken bereits während der Kindheit: uneheliche Geburt, Vernachlässigung, psychotische oder neurotische Eltern, alkoholabhängige Väter (oder Mütter), Scheidung der Eltern, Auseinanderbrechen des Familienzusammenhaltes. Wichtiger noch als diese Merkmale des *broken home* ist die (anamnestisch allerdings schwerer zu erfassende) innere Zerrüttung der Familie: gestörte Eltern-Ehe, Ablehnung des Kindes, inkonsequente Erziehung, ausgeprägte Geschwisterrivalitäten. Derartige Belastungen findet man bei den meisten Schizophrenen in unterschiedlicher Ausprägung; nur bei einem Viertel sind »normale« Kindheitsverhältnisse festzustellen.

Die *psychoanalytische Familienforschung* amerikanischer Psychiater in den 50er Jahren hat bedeutsame Befunde zu den Kommunikationsstilen in den Familien später schizophren Erkrankter erbracht, worauf hier nicht im Einzelnen eingegangen werden kann, auch nicht auf die doublebind-Theorie. Dabei ging es über die Mutter-Kind-Beziehung hinaus auch um die Rolle der Väter und hauptsächlich um das System Familie mit seinen wechselseitigen Beziehungen. Heute wird nicht mehr der Anspruch erhoben, so die *Ätiologie* der Schizophrenien erklären zu wollen.

16.5 · Ätiopathogenese

Es wurden Einwände gegenüber der psychoanalytischen Familienforschung bei Schizophrenen erhoben: die nur mit anamnestischer Methode erhobenen Befunde seien nicht nachprüfbar; die gefundenen Familienverhältnisse seien unspezifisch, sie würden bei anderen psychisch Kranken in ähnlicher Weise vorkommen (was zutrifft); bei Nachuntersuchungen ließen sich manche Befunde nicht bestätigen; und (der gewichtigste Einwand) diese Familienbefunde müssten nicht im ursächlich-ätiologischen Sinne bewertet werden, das beschriebene Elternverhalten könne auch als Reaktion auf früh einsetzende Störungen des Kindes angesehen werden.

Jedoch hat die Familienforschung wesentliche Beiträge zum Verständnis des Erlebens schizophrener Patienten erbracht, insbesondere zu ihren frühen Interaktionen und späteren Kommunikationsproblemen. Diese Erfahrungen sind in die heutige Schizophreniebehandlung eingegangen, z.B. in den therapeutischen Umgang mit dem schizophrenen Patienten in der Verhaltenstherapie und in der Soziotherapie.

Auch nach dem Ausbruch der Erkrankung im Erwachsenenalter sind die emotionalen Beziehungen zwischen dem schizophrenen Patienten und seinen Angehörigen untersucht und in ihrer Bedeutung für die Behandlungsergebnisse und den Verlauf erkannt worden. Die Zeiten des Zusammenseins und die Art der erkennbaren Gefühlsbeziehungen wurden ermittelt, die sog. *expressed emotions* (EE). Überengagiertes (und auch überkritisches) Verhalten der Angehörigen (high expressed emotions), das meist von einer ambivalenten Einstellung zum Kranken herrührt, hat sich als ungünstig herausgestellt; die Rückfallraten sind höher als bei einer ruhigen und stetigen Beziehung. Entsprechendes gilt auch für eine ausgesprochen unengagierte Einstellung der Angehörigen zum Kranken. Auch hier ist die Frage zu stellen, wie weit solche Beziehungsstörungen der Erkrankung *vorausgehen* oder aber Erlebnisweisen *in der* beginnenden Erkrankung sind. Jedenfalls sind die gewonnenen Erfahrungen für die Behandlung nutzbar zu machen.

Soziokulturelle Aspekte. Es gibt Hinweise dafür, dass Schizophrenien in den unteren sozialen Schichten und in den Industriezentren der großen Städte häufiger vorkommen und möglicherweise auch die schweren Formen öfter anzutreffen sind. Dies wird heute vor allem auf einen sozialen Abstieg infolge der krankheitsbedingten Leistungseinschränkungen zurückgeführt (soziale Selektion). Möglicherweise können aber auch ungünstige psychosoziale Lebensbedingungen Schizophrenieerkrankungen begünstigen (soziale Verursachung).

Die Theorie, die Schizophrenie sei eine Zivilisationskrankheit, wurde durch *transkulturelle Untersuchungen* nicht bestätigt. Schizophrenien treten in sehr einfachen wie in hochentwickelten Kulturen auf. Die Symptomatik von Schizophrenien wird anscheinend nur wenig von soziokulturellen Einflüssen geprägt, sie ist in den verchiedenen Kulturkreisen und anscheinend auch Zeitepochen bemerkenswert gleichartig.

> **Zusammenfassung zur Ätiologie und Pathogenese.**
> 1. Es ist eine Reihe ätiopathogenetischer Einzelfaktoren unterschiedlicher Art bekannt: Genetische, morphologische, neurochemische, peristatische, entwicklungspsychologische und psychodynamische Faktoren.
> 2. Keiner dieser Faktoren kann für sich allein genommen die Entstehung einer Schizophrenie erklären.
> 3. Das Zusammenwirken mehrerer Faktoren ist erkennbar.

4. Die Verursachung der Schizophrenien ist nicht insgesamt geklärt, es gibt bisher keine vollständige Schizophrenie-Theorie.
5. Was bisher bekannt ist, spricht für eine multifaktorielle Genese im Sinne der pluridimensionalen Psychiatrie.

Wie wirken die einzelnen Entstehungsbedingungen zusammen? Das ätiopathogenetische Gefüge schizophrener Psychosen kann man sich so vorstellen: Es besteht eine Krankheitsbereitschaft im Sinne einer genetischen Anlage. Diese Disposition wird möglicherweise akzentuiert durch früh erworbene zerebrale Noxen bzw. psychische Fehlentwicklungen. Ob bei dieser Anfälligkeit eine schizophrene Psychose manifest wird, hängt von weiteren Faktoren ab, nämlich gesundheitlichen Beeinträchtigungen und psychosozialen Einflüssen. Letztere können für die Ausgestaltung der Symptomatik im Einzelnen mitbestimmend sein. Das Krankheitsbild ist auch als Ausdruck der Auseinandersetzung der betroffenen Person mit der Erkrankung zu verstehen. Manches psychotische Verhalten ist als Bewältigungsversuch zu interpretieren. Diese Vorstellungen, die voraussichtlich durch neue Befunde zu modifizieren sein werden, lassen sich im Vulnerabilitätsmodell zusammenfassen.

Vulnerabilitätsmodell. Vulnerabilität (Verletzlichkeit) ist ein anschauliches Modell, das seit langem zur Erklärung der multifaktoriellen Ätiopathogenese von Schizophrenien (und anderen psychischen Krankheiten) herangezogen wird: Wenn die Verletzlichkeitsschwelle durch Belastungen (welcher Art auch immer) überschritten wird, kommt es zur Erkrankung bzw. Wiedererkrankung. Bei niedriger Vulnerabilitätsschwelle (hoher Krankheitsbereitschaft) bedarf es nur geringer weiterer pathogenetischer Einflüsse. Bei hoher Vulnerabilitätsschwelle kann die Krankheitsmanifestation ausbleiben. Um das Zusammenwirken von Krankheitsbereitschaft, Belastung und Bewältigungsbemühungen des Patienten zum Ausdruck zu bringen, spricht man auch von dem Vulnerabilitätsmodell oder Vulnerabilitäts-Stress-Bewältigungs-Modell.

Diathese-Stress-Modell ist eine andere Bezeichnung für diese Zusammenhänge. Dabei bedeutet Diathese die genannte Krankheitsbereitschaft, und Stress ist in einem sehr weiten Sinne zu verstehen, der somatische und psychische Einflüsse umfasst.

Das Vulnerabilitätsmodell ist ätiologisch, diagnostisch und therapeutisch nützlich.
- *Ätiologisch* vermeidet es den Fehler monokausalen Denkens. Nur wenn man unzulässigerweise einen der genannten Faktoren verabsolutieren und die übrigen ignorieren würde, könnte man die Schizophrenien als Erbkrankheiten oder als organische Psychosen, als Folgen von Stress oder sozialen Missständen bezeichnen. Derartige Theorien sind überholt.
- *Diagnostisch* lehrt das Vulnerabilitätsmodell, dass die Schizophreniediagnose vielseitig sein muss und nicht nur auf deskriptive Befunde gestützt werden soll. Es lehrt auch die sorgfältige Beobachtung von Frühsymptomen (Schwellensymptomen).
- *Therapeutisch* sind aus dem Vulnerabilitätsmodell maßgebliche Konsequenzen abzuleiten: die Vulnerabilitätsschwelle von Schizophrenen kann therapeutisch erhöht werden, nämlich durch neuroleptische Medikamente und durch psychotherapeutische Maßnahmen. Die Schizophreniebehandlung verfügt hierzu über ver-

schiedene Ansätze, die es in der Praxis anzuwenden gilt, ohne die eine oder andere Therapiemöglichkeit auszulassen.

Der *langfristige Verlauf* und insbesondere die *Chronifizierung* schizophrener Psychosen ist in so hohem Maße von psychosozialen Einflüssen abhängig, dass für chronische Schizophrenien ein eigenes Ätiologie-Modell entwickelt wurde. Eine Reihe von Beobachtungen macht einen rein krankheitsbestimmten Verlauf unwahrscheinlich: Dekompensationen anlässlich von Konflikten, soziale Benachteiligungen (auch infolge des Schizophrenie-Etiketts), Unterstimulation (nicht nur in psychiatrischen Institutionen), außerordentliche Vielgestaltigkeit der individuellen Verläufe. Zudem zeigten Familienuntersuchungen, dass Chronifizierung nicht in dem gleichen Maße mit familiärer Belastung (schizophrene Angehörige) korreliert wie die akute Erkrankung. Weiterhin ist die Symptomatik chronisch-residuärer Schizophrenien in mancher Hinsicht den Residualzuständen anderer psychisch Kranker und auch der psychischen Einengung von Gesunden in bestimmten Situationen (wie Sanatorien, Gefängnissen) ähnlich. Aus diesen Beobachtungen könnte man die These ableiten, die chronische Schizophrenie sei mehr »Artefakt« als Krankheit; aber das wäre nur *eine* Perspektive der Ätiopathogenese, allerdings ein Aspekt von wesentlicher therapeutischer Bedeutung.

16.6 Therapie

Behandlungsbasis

Voraussetzungen für die Behandlung Schizophrener sind eine sorgfältige psychopathologische Untersuchung, die nicht nur auf eine rasche Diagnose abzielt, sondern auch Einzelheiten und dabei Gesundes neben dem Kranken berücksichtigt und, nicht minder wichtig, eine gründliche körperliche, ggf. auch konsiliarfachärztliche Untersuchung. Auf Seiten des Arztes und aller Mitarbeiter in der Psychiatrie müssen Kenntnisse dieser komplizierten Krankheit, Erfahrung im Umgang mit dem Patienten und in der Durchführung der einzelnen Therapien vorausgesetzt werden. Hierzu gehören Psychotherapie und Soziotherapie ebenso wie Pharmakotherapie.

Aus der pauschalen Diagnose »Schizophrenie« ergeben sich noch nicht gezielte Therapieindikationen, sondern es sind im Einzelnen Symptomatik, Persönlichkeitsstruktur, Lebenssituation, körperliche Gesundheit sowie die Erwartungen des Patienten zu berücksichtigen. Auf dieser Basis kann aus der Vielzahl der Behandlungsverfahren das Vorgehen ausgewählt werden, das in der jeweiligen Situation den meisten Erfolg verspricht.

Grundlage ist die *psychotherapeutische Einstellung* im Umgang mit Schizophrenen. Hierfür gibt es, unabhängig von Theorien und Methoden, einige allgemein anerkannte *Regeln*: Informationen müssen einfach und übersichtlich sein. Der Kommunikationsstil soll eindeutig sein, die Verantwortlichkeit im Team transparent. Die Betreuungspersonen dürfen nicht ständig wechseln. Es muss versucht werden, schizophrene Symptome auch als Bewältigungsversuche zu verstehen und gleichzeitig die gesunden Ich-Anteile zu stärken. In späteren Stadien erst können vorausgegangene Konflikte und Auslösebedingungen bearbeitet werden. Wird der Umgang mit dem Schizophrenen so gestaltet, fördert man auch seine Selbstheilungskräfte.

Was als *Basistherapie im Krankenhaus* zusammenfassend beschrieben wird, gilt insbesondere für die Betreuung schizophrener Patienten. Differenzierte Ergotherapie und Arbeitstherapie, regelmäßige Physiotherapie und Sport, Bildungsangebote und Freizeitgestaltung sind einerseits Selbstverständlichkeiten im Sinne der Lebensqualität, andererseits bildet dieses *therapeutische Milieu* die Basis für den Einsatz und die Wirksamkeit von Therapien im engeren Sinne, wie Pharmakotherapie und Psychotherapie. Andernfalls kann ein ungünstiges Milieu zu Krankheitsartefakten beitragen.

Die meisten Schizophrenen können *ambulant* behandelt werden, genauer gesagt: während des größten Teils ihrer Krankheitszeiten. Auch in akuten Krankheitsstadien ist die ambulante Behandlung oft möglich. *Voraussetzungen* sind allerdings eine intensive Betreuung des Patienten (und seiner Angehörigen) mit häufigen Kontakten, Zeit des Arztes für therapeutische Gespräche *und* eine oft relativ hoch dosierte neuroleptische Medikation. Die Vor- und Nachteile der ambulanten bzw. stationären Behandlungsform sind in jedem Einzelfall sorgfältig abzuwägen. Bei ambulanter Behandlung bleiben die sozialen Bezüge des Patienten erhalten. Jedoch lassen es manche Belastungssituationen angeraten erscheinen, den Patienten zunächst durch eine Krankenhausbehandlung zu entlasten, hinzu kommen die Möglichkeiten der gründlicheren Diagnostik und intensiveren Therapie. In Zweifelsfällen ist oft die tagesklinische Behandlung angezeigt.

Wenn ein schizophrener Patient eine dringend notwendige stationäre Behandlung nicht einsehen kann (sog. Krankheitsuneinsichtigkeit) und ablehnt, kann er gegen seinen Willen durch Gerichtsbeschluss eingewiesen werden. Hiervon soll man so wenig wie möglich Gebrauch machen, um nicht den Betroffenen zu kränken und die Rehabilitation zu erschweren (Registrierung beim Ordnungsamt und Gericht, evtl. unnötiger Führerscheinentzug etc.). In vielen Fällen gelingt es dem Arzt, den Patienten zu überzeugen. Andernfalls jedoch hat der Patient das Recht und der Arzt die Pflicht, die richterliche Entscheidung anzurufen. Auch nach dieser sog. Zwangsunterbringung ist die Behandlung (deren Notwendigkeit häufig später von den Betroffenen selbst bestätigt wird) durchaus effektiv.

Je früher die Behandlung beginnt, desto günstiger wird der Verlauf. Jedoch wird bei vielen schizophrenen Erkrankungen die Frühbehandlung verzögert, teils durch Unkenntnis, mehr noch durch Widerstand, nicht nur auf Seiten des Patienten und seiner Angehörigen, sondern auch bei Ärzten und nicht-ärztlichen »Therapeuten«.

Somatotherapie

Die somatische Behandlung von Schizophrenen erfolgt hauptsächlich pharmakotherapeutisch mit *Neuroleptika*, welche gezielt die schizophrene Störung beeinflussen und ein breites Wirkungsspektrum aufweisen. Seit der Entdeckung der antipsychotischen Wirkung von Chlorpromazin (»Megaphen«) im Jahre 1952 und der Entwicklung weiterer und stärker wirksamer Neuroleptika ist die Prognose schizophrener Psychosen weit günstiger geworden. Pharmakologie und Psychopharmakologie, Nebenwirkungen und deren Behandlung werden in einem eigenen Kapitel beschrieben, wo auch die gebräuchlichen Neuroleptika in Tabelle 6 zusammengefasst sind.

Der neuroleptischen Behandlung muss wie jeder psychiatrischen Pharmakotherapie eine eingehende allgemein-körperliche und neurologische Untersuchung vorausgehen im Hinblick auf mögliche gleichzeitige allgemeinkörperliche Krankheiten, die eine Kontraindikation darstellen können oder eine behutsame Dosierung angeraten erscheinen lassen (unter anderem Gefäß-, Blut- und Leberkrankheiten).

Die *Dosierung* ist nicht nur von der Art des Medikamentes und vom Schweregrad der Symptomatik abhängig, sondern auch von individuellen Faktoren, die im Voraus kaum zu erkennen sind. Daher müssen in Tabelle 6 weite Dosierungsspannen angegeben werden; als Faustregel kann gelten: bei akuten und schweren schizophrenen Syndromen nicht einschleichend, sondern sofort ausreichend hoch dosieren (ggf. parenteral) und schon bald nach Eintritt des erwünschten Effektes (meist innerhalb einiger Tage) diese Dosis reduzieren und die minimal notwendige Dosis ermitteln. Bei diesem Vorgehen wird letztlich weniger Neuroleptikum gebraucht. Andererseits darf die Dosis nicht zu hoch sein, um den Patienten nicht zu passivieren, seine Ich-Störung nicht zu akzentuieren und nicht die übrigen Therapiemaßnahmen zu hemmen. Bei Ersterkrankten sind, verglichen mit Rezidiven, häufig geringere Dosierungen ausreichend. Bei weniger akuten Syndromen ist einschleichend zu dosieren.

Die *Indikation* richtet sich hauptsächlich nach den jeweiligen Zielsymptomen.

Von den *paranoid-halluzinatorischen* Syndromen sind die akuten besser durch Neuroleptika beeinflussbar als die chronischen, die unsystematischen Wahnformen erregter oder affektiv gestörter Patienten besser als der systematische Wahn des besonnenen Schizophrenen.

Bei *akuten katatonen Zuständen* sind zunächst höhere Dosen eines sog. hochpotenten Neuroleptikums (s. Tabelle 6) indiziert, bei starker *Erregung* auch parenteral, ggf. in Kombination mit einem Benzodiazepin. Der Blutdruck ist zu beachten. Die Wirkung tritt i.Allg. innerhalb weniger Stunden bis spätestens zweier Tage ein. Bei dem *katatonen Stupor* empfiehlt sich der Behandlungsbeginn mit einem Benzodiazepin (z.B. 2 mg Lorazepam), um dann mit einem Neuroleptikum zu kombinieren.

356

Bei der *perniziösen Katatonie* muss sowohl mit reichlichen Infusionen der Wasser- und Elektrolythaushalt reguliert werden als auch eine Krampfbehandlung *oder* intensive neuroleptische Therapie vorgenommen werden. Meist wird die Krampfbehandlung bevorzugt. In schweren Fällen werden intensivmedizinische Maßnahmen notwendig. Differentialdiagnostisch ist an das maligne neuroleptische Syndrom zu denken.

376

358

Depressive Verstimmungen von Schizophrenen: Antidepressiva allein sind hier weniger wirksam als Neuroleptika bzw. die Kombination. Wachtherapie (Schlafentzug) wirkt auch bei diesen Patienten antidepressiv. Elektrokrampftherapie ist besonders wirksam, und bei langanhaltenden Verstimmungen sind Versuche mit Lithium oder Carbamazepin angezeigt.

373

367

Bei instabiler Affektivität im Rahmen des *hebephrenen Syndroms* sind vergleichsweise hohe Dosierungen von Neuroleptika notwendig, diese müssen freilich wegen der Nebeneffekte im Einzelfall auf ihre Verhältnismäßigkeit überprüft werden. Hier und ebenso bei maniformen Syndromen ist die Kombination eines intensiv antipsychotischen und eines sedierenden Neuroleptikums indiziert.

Bei der neuroleptischen Behandlung von Kindern und Jugendlichen ist eine höhere Rate von extrapyramidaler Nebenwirkungen zu bedenken, auch angstvolle Reaktionen auf das veränderte Körpererleben; deshalb empfehlen sich die neueren, atypischen Neuroleptika.

355

Während akute schizophrene Symptome neuroleptisch günstig zu beeinflussen sind, richten Neuroleptika gegen die Antriebsverarmung und den Autismus bei schizophrenen Residuen, also gegen Negativsymptome, weniger aus; dabei gibt es Hinweise für eine bessere Wirksamkeit der atypischen Neuroleptika. Mehr als von medikamentöser Therapie profitieren diese Patienten häufig von Psycho- und Soziotherapie (bei sehr behutsamem Vorgehen z.T. auch ohne Neuroleptikatherapie).

Kombinationen zweier verschiedener Neuroleptika werden empfohlen, um Nebenwirkungen hintanzuhalten. Bei Kombination mit anderen Pharmaka müssen mögliche Interferenzen beachtet werden. Die Kombination Neuroleptikum plus Antiparkinsonmittel kann zumindest vorübergehend nützlich sein.

Ergebnisse. Die neuroleptische Therapie bewirkt eine weitgehende Reduzierung und vielfach Aufhebung der schizophrenen Symptomatik; insbesondere bei akuten Syndromen setzt diese Wirkung rasch ein. Sie entlastet den Patienten von Angst, Spannung und Erregung, Denkstörungen und Ich-Desintegration. Das Verhältnis des Patienten zu Arzt, Schwester und Pfleger, aber auch zu den Mitpatienten wird entspannt, Psychotherapie wird erleichtert. Die Atmosphäre psychiatrischer Krankenhäuser ist durch Neuroleptika wesentlich verbessert worden.

Bei *unzureichendem neuroleptischem Effekt* wird empfohlen:
- Dosis erhöhen, nachdem die Compliance geprüft wurde.
- Wechsel auf ein chemisch und pharmakologisch andersartiges Neuroleptikum: z.B. anstelle eines »klassischen« ein »atypisches« Neuroleptikum.
- Abruptes Absetzen des Neuroleptikums (unter besonders sorgfältiger Betreuung des Patienten) führt innerhalb einiger Tage nicht immer zu einem Rezidiv, sondern bei einem Teil der Patienten zu einer überraschenden Besserung (von unterschiedlicher Dauer).
- Kombination eines Neuroleptikums mit einem Antidepressivum, Lithium, Valroat, Carbamazepin oder Benzodiazepin.
- *Elektrokrampftherapie,* die nicht nur bei katatoner Symptomatik wirksam ist. Sie wird in der heutigen Schizophreniebehandlung zu wenig genutzt.
- *Wachtherapie* und auch Antidepressiva bei depressiven Syndromen.

Psychotherapie

Psychodynamische Ansätze. Was oben zur Psychodynamik der Schizophrenen mitgeteilt wurde, ist das Ergebnis eingehender psychoanalytischer Behandlungen von den fünfziger Jahren an. Es waren die ersten systematischen psychotherapeutischen Versuche bei Schizophrenen. Sie haben gezeigt, dass auch diese psychisch Kranken beziehungsfähig und psychotherapeutisch erreichbar sind. Die Ergebnisse waren, allerdings unter der Voraussetzung eines sehr großen Aufwandes, überwiegend günstig. Im heutigen Spektrum der Schizophreniebehandlung wird die analytische Therapie in ihrer »klassischen« Form kaum mehr eingesetzt. Wenn sie dennoch hier erwähnt wird, so einmal ihrer psychiatriegeschichtlichen Bedeutung wegen, zum anderen weil zahlreiche Erkenntnisse aus diesen Behandlungen in das heute bevorzugte therapeutische Vorgehen eingegangen sind.

Es wurde eine spezielle Behandlungsform entwickelt, die einerseits aktiver vorgeht, auch im supportiven Sinne (um das gefährdete Ich zu unterstützen und dem Kranken im Alltäglichen behilflich zu sein), andererseits aber behutsamer im Hinblick auf konfliktanalytisches Vorgehen.

Die bei Schizophrenen gewonnenen methodisch-therapeutischen Erfahrungen kamen auch der Entwicklung der Psychotherapie für persönlichkeitsgestörte, insbesondere Borderline-Patienten zugute. Erkenntnisse und Erfahrungen aus den psychoanalytischen Behandlungen sind in die heutige Schizophreniebehandlung unübersehbar eingegangen: in die psychotherapeutische Einstellung als Basisverhalten, in den therapeutischen Umgang mit Patienten auch bei der Verhaltenstherapie und insbesondere in die langfristige soziotherapeutische Betreuung.

Leibbezogene Therapie ist aus der erwähnten Ich-Psychopathologie heraus entwickelt worden. Auch bei der Beschreibung der katatonen Symptome wurde hierauf hingewiesen. Die körperlichen

Störungen und das motorische Verhalten, welche auf die zentrale Beeinträchtigung des Ich hinweisen, werden in dieser Therapie weniger verbal als leibbezogen behandelt. Wie der Therapeut bei diesem Verfahren vorgeht, das viel Erfahrung und Intuition voraussetzt, kann hier nur angedeutet werden. Es besteht unter anderem in gemeinsamen Übungen von Patient und Therapeut, die den Kranken seine Ich-Vitalität und Ich-Aktivität wieder spüren lassen. Manche Elemente sind ähnlich wie in Entspannungs- und Bewegungstherapien, sie müssen bei diesen Kranken jedoch weit zurückhaltender und behutsamer, in »sorgsam dosierter Gemeinschaft« angewandt werden. Gemeinsames Handeln kann dem Patienten helfen, die psychotische Isolation und den Autismus zu überwinden.

Bewältigungsversuche. Seit langem ist bekannt, dass Schizophrene psychotische Symptome nicht nur passiv erleiden, sondern sich auch aktiv damit auseinandersetzen. Sie versuchen, Erklärungen für die selbst wahrgenommenen Störungen zu finden (z.B. wenn Denkstörungen wahnhaft auf Vergiftung oder Fremdbeeinflussung zurückgeführt werden) oder sie durch Verhaltensänderungen zu bekämpfen (Rückzug bei Reizüberflutung, Alkohol gegen innere Unruhe etc.). Auch wenn solche Bewältigungsanstrengungen vielfach in pathologisches Verhalten und Erleben münden (manche schizophrenen Symptome sind so zu verstehen), bieten sie therapeutische Ansatzpunkte, insbesondere für die Methoden der kognitiven Verhaltenstherapie und der Psychoedukation (s. u.). Die individuellen Erfahrungen mit der Erkrankung werden auch in den Seminaren der »Psychose-Erfahrenen« aufgegriffen, die ein Teil der Patienten als sehr hilfreich erlebt.

Verhaltenstherapie, kognitive Therapie. Die lernpsychologischen Grundlagen und die verhaltenstherapeutischen Techniken werden an anderer Stelle beschrieben. Verhaltenstherapie ist in der Schizophreniebehandlung vielseitig anwendbar. Einige Beispiele:

Förderung adäquaten Verhaltens durch *operantes Konditionieren*. Hierbei wird das gesunde, »erwünschte« Verhalten (z.B. das rechtzeitige morgendliche Aufstehen und Ankleiden) verstärkt, früher vor allem durch Wertmarken (token; daher token-economy-system), die gegen für den Patienten attraktive Belohnungen eingetauscht werden können.

Gegen kognitive Defizite ist ein *Training kognitiver Funktionen* wirksam, von den Patienten Konzentrationstraining genannt. Es handelt sich um ein systematisch abgestuftes Einüben, das neben Defiziten des Denkens und der Wahrnehmung auch Störungen der verbalen Kommunikation einbezieht.

Darüber hinaus wird in der *kognitiven Verhaltenstherapie* versucht, Wahn unterhaltende Interpretationen sozialer Situationen und selektive Wahrnehmungen zu bearbeiten und zu modifizieren.

Des Weiteren werden symptombezogene Copingstrategien gefördert (z.B. gezielter Einsatz sensorischer Reize, etwa Musik, bei akustischen Halluzinationen; Techniken der Aufmerksamkeitsverlagerung; Selbstinstruktionen), soziale Fertigkeiten und Problemlösefähigkeiten trainiert.

Psychoedukation. Auch schizophrene Patienten setzten sich, wie oben beschrieben, aktiv mit ihrer Erkrankung auseinander; sie entwickeln Strategien der Symptombewältigung und Vorstellungen über die Ursachen ihrer Beschwerden. Hier setzt die Psychoedukation an, die schizophrenen Patienten in einem strukturierten, didaktisch-psychotherapeutischen Prozess die notwendigen Kenntnisse für ein besseres Verständnis der psychotischen Erkrankung und der therapeutischen Möglichkeiten vermittelt. Dabei wird mit ihnen beispielsweise erarbeitet, welche individuellen Frühwarnsymptome ein drohendes Rezidiv anzeigen und wie sie dem selbst entgegensteuern können. Die Patienten erwerben bessere Fertigkeiten zur Krisenbewältigung, zur Stressreduktion oder Lösung zwischenmenschlicher Konflikte. In der meist in der Gruppe durchgeführten Psychoedukation wird medizinisches Wissen vermittelt, wobei aber immer wieder der Bezug zu den persönlichen Erfahrungen der Patienten mit ihrer Erkrankung hergestellt wird. Der Prozess ist thematisch klar strukturiert (es gibt Manuale mit schriftlichem Informations- und Bildmaterial, auch für die Gruppenteilnehmer), das Vorgehen methodisch weitgehend verhaltenstherapeutisch ausgerichtet.

Patienten sollen so gewissermaßen »Experten in eigener Sache« werden. Damit kann auch die Compliance verbessert und eine verantwortliche Mitarbeit des Patienten bei der neuroleptischen Behandlung angestrebt werden. Im Rahmen einer solchen *kooperativen Pharmakotherapie* können Patienten auch lernen, die Dosis des Neuroleptikums innerhalb vereinbarter Grenzen flexibel der aktuellen persönlichen Belastung anzupassen. Es hat sich bewährt, auch die Angehörigen im Rahmen eines sog. bifokalen psychoedukativen Ansatzes einzubeziehen.

Zusammenfassend ist es das Ziel der Verhaltenstherapie und der Psychoedukation bei Schizophrenen, die Vulnerabilität zu reduzieren, die Ich-Funktionen zu stärken und die Bewältigungsversuche des Patienten zu unterstützen.

Angehörigenarbeit, Familientherapie. Familientherapie mit psychoanalytischem oder systemorientiertem Ansatz wird in der heutigen Schizophreniebehandlung nur noch wenig angewandt. Die heutige Angehörigenarbeit erstreckt sich auf Information und gibt Hilfen in den krankheitsbedingten Problemen: Umgang mit dem Kranken, Mitarbeit beim Erkennen von Frühsymptomen eines Rezidivs, Vermindern des krankheitsfördernden emotionalen Überengagements (expressed emotion, EE). Angehörigenarbeit soll dazu beitragen, den Verlauf der Psychose zu verbessern sowie Belastungen und Leiden auch der Angehörigen zu vermindern. Die Angehörigenarbeit wird bevorzugt in Gruppen durchgeführt. Auch Selbsthilfegruppen sind nützlich.

Langzeitbehandlung und Rehabilitation

Die akute Symptomatik zu behandeln und zu beheben, reicht nicht aus. Eine Langzeitbehandlung Schizophrener ist erforderlich, weil alle Maßnahmen, Somatotherapien wie Psycho-Soziotherapien, nur so lange wirksam sind, wie sie angewendet werden. Der schizophrene Patient braucht aus mehreren Gründen eine längere Behandlung: um durch die Krankheit verschüttete Kräfte wieder aufbauen zu können, um Wohlbefinden und Leistungsfähigkeit zu erreichen und zu erhalten, um zwischenmenschliche Beziehungen erneut aufbauen zu können und um gegen Wiedererkrankungen geschützt zu werden. Die Langzeitbehandlung ist also Therapie, Rehabilitation und Prävention in einem. Sie wird größtenteils ambulant, zum Teil in Übergangseinrichtungen durchgeführt und umfasst psycho-, sozio- und pharmakotherapeutische Maßnahmen. Langzeitbehandlung hat sich besonders bei wellenförmigem Verlauf bewährt. Bei Residuen ist die Wirksamkeit begrenzt.

Neuroleptische Langzeittherapie hat folgende Wirkungen: 1. Der erreichte Zustand wird stabilisiert; der Patient kann früher aus dem Krankenhaus entlassen und ambulant behandelt werden. 2. Rezidivprophylaxe: Rückfälle und Wiederaufnahmen sind unter fortgesetzter Pharmakotherapie wesentlich seltener (auf 1/3 bis 1/4 reduziert). 3. Psychotherapie und Rehabilitation werden begünstigt. 4. Der Langzeitverlauf wird augenscheinlich verbessert. Für die Langzeittherapie werden heute atypische Neuroleptika wegen der günstigeren Wirkungs-Nebenwirkungs-Relation bevorzugt.

Die neuroleptische Langzeitbehandlung ist nach einer ersten Episode ca. 1 Jahr lang indiziert, nach wiederholten schizophrenen Episoden für die Dauer von ca. 5 Jahren, nach mehreren Rezidiven zeitlich unbegrenzt. Bei oraler Medikation sind motorisch wenig wirksame (atypische) Neuroleptika zu bevorzugen. Die Dosis darf anfangs nicht zu gering sein und erst nach längerer Zeit vorsichtig reduziert werden, um die individuell notwendige Menge herauszufinden. Intervallbehandlung (Ausschleichen der Neuroleptika nach Symptomremission und Wiederansetzen bei ersten Anzeichen eines drohenden Rezidivs) hat sich hingegen nicht bewährt.

Neuroleptika sind auch bei jahrelanger Anwendung relativ gut verträgliche Medikamente, wenn die Wahl des Mittels überlegt getroffen und die Dosierung immer wieder geprüft und sparsam gehalten wird. Hierdurch lässt sich das Auftreten extrapyramidal-motorischer Störungen und anderer Nebenwirkungen vielfach vermeiden oder minimalisieren. Der Arzt ist jedoch verpflichtet, auf das Risiko von Spätdyskinesien hinzuweisen, auch wenn dies unter den neueren, atypischen Antipsychotika wesentlich geringer ist als unter den konventionellen. Die Sexualfunktion kann herabgesetzt sein, Gewichtszunahme ist nicht selten (insbesondere unter Clozepin und Olanzapin). Kurze Unterbrechungen sind möglich, längere Unterbrechungen gefährden den Therapieeffekt.

Nicht jeder schizophrene Patient braucht eine neuroleptische Langzeitmedikation. Man kann davon ausgehen, dass 20–30% der Schizophrenen auch ohne Neuroleptika rezidivfrei bleiben und dass andererseits die neuroleptische Langzeitbehandlung bei 20–30% unwirksam ist. Andererseits bleiben aber nur wenige der Patienten, die bereits mindestens ein Rezidiv erlitten haben, im weiteren Velauf ohne neuroleptische Medikation rezidivfrei; welchen Patienten trotz neuroleptischer Medikation erneut erkranken und welche auch ohne diese rezidivfrei bleiben, ist allerdings nicht vorausbestimmbar. Dem tragen die o.g. Empfehlungen zur Langzeitbehandlung Rechnung.

Depotneuroleptika. Wenn orale Langzeitbehandlung nicht effektiv ist, möglicherweise mangels Compliance, können Depotneuroleptika günstig sein. Sie gewährleisten eine zuverlässige Medikation, entlasten den Patienten vom täglichen Einnehmen, rhythmisieren die Behandlung und begünstigen regelmäßige Patient-Arzt-Kontakte, was auch der Psycho- und Soziotherapie zugute kommt. Zudem wird (verglichen mit der oralen Medikation) die Gesamtmenge des verabreichten Neuroleptikums kleiner gehalten, da der First-pass-Metabolismus umgangen wird. Die Nebenwirkungen sind die gleichen wie bei oraler Medikation, oft geringer ausgeprägt.

Compliance. Ein großer Teil der Rezidive und Wiederaufnahmen ist auf eine Unterbrechung der Langzeitmedikation durch den Patienten, zum Teil auch durch Angehörige zurückzuführen. Nicht selten lassen es auch Ärzte an der Compliance fehlen. Bei geduldiger Führung sind auch Patienten ohne Krankheitseinsicht zur Dauermedikation zu bewegen, wenn sie erfahren, dass hierdurch ihr Befinden gebessert wird und Wiederaufnahmen in ein psychiatrisches Krankenhaus vermieden werden.

Widerstände gegen die medikamentöse Behandlung können verschiedene Motive haben: das Einnehmen kann als Eingeständnis des eigenen Krankseins gewertet werden, Nutzen des Medikamentes und Notwendigkeit der gewählten Dosis werden bezweifelt (insbesondere wenn der Patient hierüber nicht ausführlich genug informiert wurde), Widerstand gegen die Behandlung insgesamt bzw. Ablehnung des behandelnden Arztes (was im ärztlichen Gespräch zumeist aufgeklärt werden kann). Manche Patienten wollen mit ihren Bedenken zum Ausdruck bringen, dass sie nicht allein pharmakologisch behandelt werden wollen; sie signalisieren dem Arzt, er solle sich auch ihrer Konflikte und sozialen Schwierigkeiten annehmen. Andere aggravieren pharmakologische Begleiteffekte oder lasten dem Medikament Beschwerden an, die von der Krankheit herrühren. Hinter diesem Verhalten kann auch die ratlose Frage stehen, woher denn eigentlich die psychischen Störungen kommen. Nicht wenige Patienten sind von der Pharmakotherapie wenig überzeugt, weil sie kein Ziel vor sich sehen (Entlassung, Zusammenleben mit den Angehörigen, Berufsarbeit). – Diese Erfahrungen lehren, dass eine Langzeittherapie nur erfolgreich sein kann, wenn der Arzt den Patienten mit seinen Fragen und Problemen ernst nimmt, auch seine Autonomie- und Mitsprachewünsche. Unter diesen Bedingungen akzeptieren die meisten Patienten die neuroleptische Therapie, selbst wenn sie mit gewissen Nebenwirkungen verbunden ist.

224 **Psychotherapie, Soziotherapie.** *Psychotherapeutisch* ist hier aufzugreifen, was über die Behandlung in akuten Stadien gesagt wurde. Bei den meisten Kranken müssen Konflikte in den zwischenmenschlichen Beziehungen und andere Probleme behandelt werden, die teils vor der Erkrankung bestanden, teils durch die Krankheit entstanden.

Verhaltenstherapie hat in diesem Behandlungsabschnitt besondere Bedeutung: Informationen über die Krankheit und ihre Behandlung, insbesondere über Neuroleptika, Erkennen der ersten Rezidivsymptome (Frühwarnsystem), Bewältigungsmöglichkeiten bei Belastungen und Konflikten, ergänzt durch eine (hiervon unabhängige) Gruppentherapie der Angehörigen (bifokale Gruppenpsychotherapie). Ziele sind Eigenständigkeit und Selbsthilfe des Patienten sowie verbessertes Verständnis und Verhalten der Angehörigen.

Die *Rehabilitation* schizophrener Patienten ist ein großes Aufgabengebiet der Psychiatrie. Sie umfasst die verschiedenen Lebensbereiche der Kranken. Oft wird eine *Rehabilitation des Wohnens* notwendig, wozu Übergangseinrichtungen dienen. Am schwierigsten ist heute die *Arbeitsrehabilitation*. Da der Arbeitsmarkt kaum noch chronisch Schizophrene mit verminderter Leistungsfähigkeit aufnimmt (was früher durchaus möglich war), wurden eigene Arbeitsstätten für chronisch-psychisch Kranke geschaffen (sog. 2. Arbeitsmarkt). Die Wiedereingliederung schließt auch Hilfen beim Erstellen von sozialen Kontakten und bei der *Freizeitgestaltung* ein. Immer kommt es darauf an, nicht nur die Defizite, sondern auch die gesunden Anteile (Ressourcen) zu berücksichtigen.

Exkurs zur Sexualität psychisch Kranker. Das Sexualleben psychisch Kranker unterscheidet sich nicht so deutlich von demjenigen Gesunder, wie man lange meinte. Es ist in depressiven Zuständen nur wenig reduziert, im manischen Zustand mäßig gesteigert. Allerdings dämpfen Neuroleptika und andere Psychopharmaka die Sexualität oft erheblich, was sowohl mit psychotropen als auch mit endokrinen Wirkungskomponenten zusammenhängt.

Sexuelle Partnerschaften psychisch Kranker (auch schwer psychotisch Kranker) sind nicht selten. Sie können sich auch zwischen gemeinsam Hospitalisierten entwickeln, besonders aber im beziehungsstiftenden Raum komplementärer Versorgungseinrichtungen. Diese Beziehungen müssen nicht in jedem Fall als nachteilig angesehen werden, wenn andere Patienten nicht gestört werden; ungewollte Schwangerschaften sind relativ selten. Jedoch sind die Risiken für die psychische Stabilität des Kranken, insbesondere des schizophrenen Patienten, zu beachten, die sich mit der Nähe einer Partnerschaft einstellen. Rezidive sind in diesen Situationen nicht selten, unglücklicherweise verbunden mit dem Erreichen eines so wichtigen Lebenszieles.

Sexuelle Beziehungen zwischen Patienten und Klinikmitarbeitern verletzen in jedem Fall ethische und therapeutische Grundbedingungen; sie sind strafbar nach § 174c StGB. Auch andere private Beziehungen zwischen Betreuern und Kranken sind aus therapeutischen Gründen zu vermeiden.

Zusammenfassung: Pluridimensionale Therapie der Schizophrenien

In der Behandlung schizophrener Menschen hat die Psychiatrie in der letzten Generation sehr große Fortschritte erzielt. Es steht eine Reihe wirksamer Behandlungen unterschiedlicher Art zur Verfügung. Diese stehen nicht mehr beziehungslos nebeneinander, sondern es zeichnet sich ab, wie die einzelnen Therapien einander ergänzen und unterstützen: neuroleptische Behandlung erleichtert Psycho-Soziotherapie und verbessert deren Effekte. Andererseits kommt eine psychotherapeutisch orientierte Patient-Arzt-Beziehung der konsequenten Pharmakotherapie zugute. Verhaltenstherapie und medikamentöse Therapie konvergieren in der kooperativen Pharmakotherapie. Rezidivprophylaxe stützt sich auf pharmakotherapeutische wie psychotherapeutische Vorgehensweisen. Rehabilitation ist eine Einheit von Psycho-Soziotherapie und Pharmakotherapie. Polarisierungen – etwa in dem Sinne: Pharmakotherapie *versus* Psychotherapie, dynamische Psychotherapie *oder* Verhaltenstherapie – gehören der Vergangenheit an. Mehr und mehr setzt sich die Erkenntnis durch, dass bei Schizophrenen verschiedene Möglichkeiten der Therapie *zugleich* genützt werden müssen. Diese *pluridimensionale Schizophreniebehandlung* berücksichtigt auch die Bewältigungsversuche (Selbstheilungstendenzen) des Patienten.

Für die systematische wissenschaftliche Begründung des multimodalen Vorgehens hier ein Beispiel. Die inzwischen historisch zu nennende Studie von Hogarty et al (1974; Abb. 10), die seitdem in weiteren kontrollierten Studien bestätigt wurde, zeigt, dass durch konsequente neuroleptische Behandlung, insbesondere Langzeitmedikation, Komplikationen und Rezidive seltener werden. Dieses Therapieergebnis wird noch einmal verbessert, wenn gleichzeitig Psycho-Soziotherapie angewendet wird. Beispiele hierfür sind das psychoedukative Training zur Verbesserung der neuroleptischen Behandlung und die bifokale Gruppenpsychotherapie (Patienten, Angehörige) in Verbindung mit Neuroleptika. Als alleinige Behandlung sind Psycho- bzw. Soziotherapie bei schizophrenen Patienten in der Regel nicht ausreichend.

Die Therapieerfahrungen lassen zusammen mit den Verlaufserkenntnissen die schizophrenen Psychosen in einem anderen Licht erscheinen. Schizophrenien sind zwar zu einem großen Teil chronische Krankheiten, was aber nicht gleichzusetzen ist mit fortschreitend; nur ein kleiner Teil verläuft ausgesprochen ungünstig. Bei einem zunehmenden Teil der Kranken ist Heilung oder soziale Remission zu erreichen. Aber auch für die übrigen Kranken gilt: chronisch bedeutet weniger progredient als langwierig, und hieraus folgt: langfristig behandlungsbedürftig.

Die häufigsten *Fehler in der Schizophreniebehandlung* sind folgende:
- Die Erkrankung wird zu spät oder nicht als Psychose erkannt.
- Die neuroleptische Behandlung wird zu gering dosiert (ineffektiv) oder zu hoch dosiert (unverträglich) oder trotz unzureichender Wirkung zu lange unverändert beibehalten.
- Es wird zu wenig für den Patienten (und seine Angehörigen) getan.
- Es wird zuviel getan, der Patient wird überfordert.
- Durch unerfahrene »Therapeuten« nehmen viele Schizophrene Schaden.

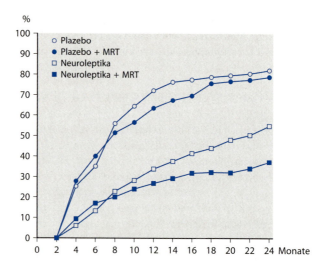

☐ **Abb. 10.** Schizophrenien, Langzeitbehandlung: Kumulative Rückfallraten in 4 Behandlungsgruppen (n=374, nach Hogarty et al. 1974). MRT=Psycho-Soziotherapie

— Der Patient wird zum Objekt der Anwendung einer einzelnen Methode, während er einer umfassenderen Behandlung bedarf.
— Es wird mehr die Krankheit als der Kranke behandelt.

Daseinsanalytische Aspekte. Wesentlichen Einfluss auf die Therapie der Schizophrenen hat die Daseinsanalyse genommen. Sie ist weniger eine spezielle Therapieform als eine besondere Betrachtungsweise, die sich auf den Umgang mit dem schizophrenen Kranken nachhaltig ausgewirkt hat. Über die einzelnen Krankheitssymptome und über die speziellen ätiologischen Aspekte hinaus hat sie die Daseinsform des Schizophrenen in den Mittelpunkt des Interesses gerückt. Sie ist »die heilsame Reaktion gegenüber dem Zerlegen der Psyche und der Verselbständigung von Einzelfunktionen« (M. Bleuler). Diese Einstellung äußert sich im Umgang mit dem Kranken vor allem in einer Unvoreingenommenheit, die jede Äußerung des Patienten ernst nimmt und im Kranken weniger den Symptomträger als die Person sieht. Mit dieser Grundhaltung gelingt es dem Arzt eher, das rechte Wort und das rechte Verhalten für den Patienten zu finden.

16.7 Rechtsfragen

Ob ein Schizophrener *erwerbsgemindert* im Sinne der Rentenversicherung ist, hängt nicht nur vom Schweregrad der Psychose ab, sondern auch von den jeweiligen Möglichkeiten der beruflichen Rehabilitation. Unter präventivem Aspekt müssen große Anstrengungen unternommen werden, um Schizophrene beruflich wieder einzugliedern, auch wenn bei einem Teil der Kranken nur noch eine Tätigkeit unter dem Ausbildungsniveau und nicht mehr ganztägig möglich ist.

In akuten schizophrenen Episoden ist der Kranke *geschäftsunfähig* (§ 104/2 BGB). Wenn der Schizophrene seine Angelegenheiten nicht mehr selbst besorgen kann, ist eine Betreuung (§ 1896 BGB) hilfreich.

Gefährlichkeit von Schizophrenen wird von Laien – nicht zuletzt unter dem Eindruck der Sensationspresse – erheblich überschätzt. Wenn Schizophrene aggressiv und dabei tätlich werden, so meist aus wahnhafter Angst. Sie handeln also nicht aus »niedrigen Beweggründen«. Charakteristisch für diese Straftaten ist, dass sie überraschend und unableitbar wirken, bei näherer

Kenntnis aber doch nicht so unverständlich erscheinen. Gewalttätigkeiten sind bei Schizophrenen jedoch Ausnahmen. Das Risiko ist größer bei geringer Compliance in der Langzeitmedikation, bei unzulänglicher Einbindung in therapeutische Beziehungen und bei Konsum von Alkohol oder Drogen. Durch weiter verbesserte Behandlung wird Gewalttätigkeit voraussichtlich zu reduzieren sein.

Ist eine Schizophrenie für die Tatzeit nachgewiesen, so sind im allgemeinen *Einsichts- bzw. Steuerungsfähigkeit* als aufgehoben anzusehen (§ 20 StGB), und zwar auch wenn es nicht gelingt, die Tat überzeugend aus dem Krankenerleben abzuleiten. (Nach abgelaufener schizophrener Episode ist jedoch nicht von vornherein von aufgehobener Verantwortlichkeit auszugehen.) Wenn der Kranke exkulpiert wird, entsteht die Frage nach der *Unterbringung* in einem psychiatrischen Krankenhaus (§ 63 StGB); die Dauer muss durch das Gericht mit Hilfe eines Gutachters überprüft werden.

400

401

Während einer akuten schizophrenen Episode ist die *Fahreignung* nicht gegeben. Nach Ablauf der Psychose ist sie i.Allg. wiederhergestellt. In jedem Zweifelsfall ist eine eingehende psychiatrische und psychologische Untersuchung vorzunehmen. Dabei sind auch die Auswirkungen der Psychopharmaka zu beachten. Aus der Diagnose allein ist der Entzug der Fahrerlaubnis nicht abzuleiten. Systematische Untersuchungen ergaben, dass Schizophrene eher weniger Unfälle verursachen als Gesunde. Diese Erkenntnisse werden auch in den EU-Richtlinien und in den vom Bundesverkehrsminister herausgegebenen »Begutachtungs-Leitlinien zur Kraftfahreignung« berücksichtigt. Den Patienten hinsichtlich des Autofahrens zu beraten, gehört zu den Aufgaben des Psychiaters.

17 Frühkindlicher Autismus

Frühkindlicher Autismus besteht von Geburt an oder tritt innerhalb der ersten 2½ Lebensjahre auf und äußert sich in tiefgreifenden (engl.: pervasive) Entwicklungsstörungen. Das charakteristische Symptombild besteht in Eigentümlichkeiten der Kontaktaufnahme. Die schwersten Ausprägungen können nahezu als Variante einer geistigen Behinderung betrachtet werden. Ihr Erstbeschreiber KANNER sah in ihnen frühkindliche Psychosen. Die leichteren Ausprägungen (ASPERGER) werden als Varianten der Persönlichkeitsentwicklung angesehen.

Epidemiologie. Das Krankheitsbild ist selten. Die Ausprägungsgrade sind so unterschiedlich und die Übergänge zu normalen Entwicklungsvarianten derart fließend, dass stichhaltige Prävalenzzahlen nicht vorliegen. Man kann etwa mit 4,5 auf 10.000 Kinder zwischen 5 und 14 Jahren rechnen, von denen etwa 2,1 typische und 2,4 weniger typische Fälle sind. Die Beschränkung auf die Altersgruppe zwischen 5 und 14 Jahren ist dadurch notwendig, dass die weniger ausgeprägten Autismusformen erst nach einigen Jahren diagnostiziert werden können. Man rechnet in der Bundesrepublik mit 6000–7000 autistischen Kindern. Mit einem Verhältnis von 4,5:1 bis 1,4:1 überwiegen die Jungen, in der Kerngruppe stärker als bei den weniger typischen Fällen. Unbewiesen ist der Eindruck, dass der frühkindliche Autismus zunimmt. Möglicherweise wird er lediglich besser beachtet und häufiger diagnostiziert.

Symptomatik. Die kennzeichnenden Symptome sind
- *Selbstbezogenheit* (der Autismus) und die dadurch bedingte *Kontaktstörung*. Dabei wurde von den Erstbeschreibern der von E. BLEULER geprägte Begriff des »Autismus« (als ein schizophrenes Symptom) bewusst aufgegriffen. In schweren Fällen nimmt das Kind von klein auf keinerlei Kontakte zu den umgebenden Personen auf, sondern benutzt auch die Mutter lediglich wie ein Objekt. Dabei besteht der Eindruck, dass es gar kein Bedürfnis nach einer solchen Beziehung hat, ja, dass es eine solche, wird sie ihm aufgedrängt oder aufgezwungen, als sehr lästig und störend ablehnt und abwehrt. Andererseits besteht der Eindruck, dass die Kinder ein lebhaftes Innenleben entfalten, an dem sie allerdings niemanden teilhaben lassen. Dementsprechend ist der Gesichtsausdruck keineswegs schwachsinnig, sondern oft differenziert und fein. Viele Kinder zeigen ein auffallend schönes, wenn auch unkindlich erwachsenes Gesicht (Prinzengesicht).
- Typisch ist eine besonders intensive *Objektfixierung*, die sich in den ausgeprägten Fällen als eine starre Fixierung an eine bestimmte Art von Gegenständen (Räder, Büchsen, Kabel, Knöpfe) richtet, in den leichteren als ein eng umschriebenes Spezialinteresse, das den großen Teil oder die ganze gedankliche Aktivität des Kindes beansprucht.
- Im Zusammenhang mit der Objektfixierung steht die *Veränderungsangst*, die in ausgeprägten Fällen das Kind in Panik geraten lässt, wenn es die von ihm benutzten Gegenstände nicht in derselben Form und Anordnung immer wieder findet. In leichterer Form äußert sich die Veränderungsangst in einer besonderen Neigung zur Ritualisierung der täglichen Handlungsabläufe, z.B. Fixierung an bestimmte Kleidungsstücke. Dieser Veränderungsangst entsprechen oft ungewöhnliches Beharrungsvermögen oder Perseverationstendenz.
- *Sprachstörungen* sind bei den schwereren Formen so ausgeprägt, dass es praktisch zu keiner Sprachentwicklung kommt, scheinbar auch nicht zu einem Sprachver-

ständnis. Leichtere Fälle können eine gute, ja vorzeitige Sprachentwicklung zeigen, die aber oft durch Neologismen (Wortneuschöpfungen), durch unnatürliche Artikulation und Intonation oder auch durch das ständige Wiederholen (Echolalie) bestimmter Redewendungen oder Worte auffällig werden. Bei den Wiederholungen geht es nicht um den Inhalt, sondern um den Wortklang. In der Entwicklung der Sprache fällt die verspätete oder fehlende pronominale Umkehr auf, wie auch das verspätete Lernen der besitzanzeigenden Fürwörter. Diese Grundsymptome können sich mit Störungen der Intelligenz und der motorischen Abläufe (Neigung zu motorischen Stereotypien) verbinden.

Zwei Gruppen werden hauptsächlich dem Schweregrad nach unterschieden und nach den Erstbeschreibern benannt:

Der **Kanner-Typ** (F 84.0) des infantilen Autismus ist durch eine schwere Ausprägung der Symptomatik charakterisiert. Nur wenige dieser Kinder lernen sprechen, allenfalls in sehr beschränktem Umfange. Ihre Kommunikationsfähigkeit ist schwer gestört. Meist bleiben sie ganz auf sich selbst bezogen, isoliert und ohne Interesse an ihrer belebten Umwelt. Das Interesse an charakteristischen Objekten kann hingegen sehr intensiv sein; diese werden penetrant und dranghaft aufgesucht. Die messbare Intelligenz erscheint dabei schwer gestört. Diejenigen Kinder mit primärer Kanner-Symptomatik, bei denen eine funktionale Selbstständigkeits- und Sprachentwicklung gelingt und die wenig kognitiv beeinträchtigt sind, werden im angloamerikanischen Sprachraum als »high functioning-Autisten« bezeichnet. Die Übergänge zum Jugendlichen mit einer Asperger-typischen Symptomatik sind dann unscharf, so dass viele Autoren insgesamt die klassische Typologie in Frage stellen und eher von »Autismus-Spektrum-Störungen« sprechen.

Der **Asperger-Typ** (F 84.5) des kindlichen Autismus stellt sich als leichtere Form der Störung sehr variantenreich dar. Diese Kinder fallen zunächst wenig auf. Die Mutter bemerkt eventuell leidvoll, dass der emotionale Austausch mit dem Kleinkind und Säugling schwer fällt und dass nur wenig Blickkontakt zustande kommt. Sie lernen häufig frühzeitig das Sprechen, manche erst nach langer Verzögerung, dann aber auffallend rasch. Ein Teil der Betroffenen bleibt lebenslang motorisch ungeschickt mit linkischem, fahrigem Gestus. Die Kontaktstörung zeigt sich später mehr in Gestalt einer Distanzstörung und eines situativ ganz unangepassten Verhaltens, das sich um die Anliegen und Reaktionen anderer Menschen in keiner Weise kümmert. Die Empathie ist beeinträchtigt. Einige Kinder sind sozial extrem fehlangepasst, stur, erregbar, verbittert und boshaft. Sie bringen ihre Angehörigen zur Verzweiflung und sind frühzeitig in Schulen nicht mehr tragbar. Andererseits können sie in hoch strukturierten kleinen Gruppen zufriedenstellend integriert werden. Bei besonders erregbaren Kindern kommen auch Stimulantien (Methylphenidat) und Neuroleptika (Risperidon) zur Anwendung.

> *Mit den Worten des Patenten, eines 12jährigen Jungen im Gespräch mit seinem Therapeuten.*

> »(Warum hast du heimlich den Wasserhahn aufgedreht?) Es rauscht dann so schön. Ich muss dann nicht hören, was die anderen reden. (Aber die anderen auf der Station waren doch davon genervt?) Ich finde es cool, wenn gefoltert wird. Ich würde gern sehen, wie der Junge in meinem Zimmer, der mich immer stört, ausgepeitscht wird. Ich mag solche lustigen Sachen. Wir Menschen sind ja die gefährlichsten Lebewesen auf der Erde.
> (Du sagst doch immer, du hast gute Manieren!) Klar muss man höflich sein. Es ist zum Beispiel unhöflich, Menschen nach ihrer Behinderung oder nach

ihrem Alter zu fragen. Ich bin den ausländischen Frauen [den Putzfrauen auf der Station] sehr dankbar, dass sie für uns hochnäsige Typen die Drecksarbeit verrichten. Ohne Ausländer würden wir in der Klemme stecken. (Wie kommst du jetzt darauf?) Bei mir ist das Denken sehr stark, viel stärker als bei anderen Leuten – aber nicht so das Gefühl! Das Denken überredet mich zur Vernunft.

Ich bin ein ganz komisches Kind, das sich nicht wie ein Kind benehmen will.(...) Ich nehme alles so ernst. Ich liebe alte Wörter, wie Gebaren oder Hoheit. Worte sind aber auch komisch. Warum heißt es denn »Rund«funk, wenn die Apparate doch eckig sind?

Ich kann nicht mehr in die Schule gehen. In der Klasse dürfen auf keinen Fall mehr als 4 Schüler sein. Ich hasse diese Massen-Klassen...

Hier [in einem Leitz-Ordner] ist meine Welt. Hier sind Telefonkarten, hier, das ist aus der Zeitung bei uns zu Hause. Hier ist meine Grafschaft. Wollen Sie meine Währung sehen, mit denen die Leute bei mir bezahlen müssen? Hier stehen die Gesetze, die ich gemacht habe. Daran müssen sich die Leute halten. Ich habe für die Kinder in meiner Klasse, die das nicht einhalten, ein hohes Strafmaß verhängt.

(Kannst du denn akzeptieren, dass sich nicht jeder für deine Grafschaft interessiert oder gehorchen will?) Befehlen Sie erst einmal den anderen Kindern, dass sie im Zimmer keine Poster aufhängen dürfen. Die Kinder müssen mich verstehen. Ich will kluge Kinder. Ich will in eine Schule, wo nur kluge Kinder sind...

(Wo könntest du später einmal leben?) Wissen Sie, meine Mutter ist psychisch krank, behindert. Aber sie raucht und telefoniert mir zu viel. Wissen Sie, warum ich große Angst habe? Vielleicht bin ich genauso behindert wie meine Mutter. (Und deine Oma?) Sie hat immer Tränen. Sie »übermuttert« mich.

Wo ich lebe, das muss ein Ort sein, wo ich meine Videos anschauen kann, mindestens einmal in der Woche. Ich muss allein im Zimmer sein. Die Entfernung von zu Hause wäre egal. Ach, die Welt ist nun mal kein Paradies, wo ich mich mit allen möglichen Hobbys beschäftigen kann. Es müssen sich dort kluge Kinder befinden. Ich muss lernen, in der Gemeinschaft auszukommen [sic!]. Ich habe Angst, dass man den falschen Platz für mich findet.«

Über das Verhalten des 12jährigen Patienten im Unterricht berichtet der Lehrer: Wenn er eine Situation nicht mehr aushält, wenn es zu laut ist oder er sich an etwas beteiligen soll, das ihm nicht passt, fängt er an herumzuhüpfen, Bewegungen zu machen, Laute zu produzieren. Er schlägt auch urplötzlich auf andere Kinder ein.

In der Vorpubertät wird diesen Kindern ihr Anderssein gegenüber den Altersgenossen deutlich gewahr. Sie reagieren oft depressiv und äußern Suizidideen, die sie allerdings in der Regel nicht ausführen. Es kann zu schweren depressiven Verstimmungen kommen. Mit der Mutter beginnt in diesem Alter eine verspätete emotionale Auseinandersetzung mit regressiven Zügen. Eine andere typische Reaktion auf die Schwierigkeiten in der Außenwelt führt zu einer Fixierung auf Comiczeichnungen mit grausamem Inhalt, begleitet von rücksichtslosen Rachephantasien, und zu konkreten Bosheitsakten, begleitet von Schadenfreude. Spezialinteressen können Einzelleistungen bis zum »Wunderkind« hervorbringen, wobei die speziellen Fähigkeiten kaum in die übrigen Kenntnisse und Fähigkeiten eingebunden sind, so dass sie sich nur verbal abrufen, nicht aber sozial verwerten lassen.

Diagnose und Differentialdiagnose. In ausgeprägten Fällen ist die Diagnose relativ einfach und oft frühzeitig (wenn auch selten vor dem 3. Lebensjahr) zu stellen aufgrund der Kontaktstörung, der Störung der Sprachentwicklung und der charakteristischen Verhaltensweisen. In leichteren Fällen kann die Diagnose wesentlich schwieriger sein. Oft fallen autistische Kinder vom Asperger-Typ erst in der Schulzeit auf, da ihre Eigenheiten im Schutz der Familie toleriert und kompensiert werden. Manche Kinder, Jugendliche und Erwachsene weisen nur Anklänge des Asperger-Syndroms auf, das in dieser Abschwächung relativ häufiger ist als in reiner Form. Nach langer Vernachlässigung hat sich das Asperger-Syndrom in der angloamerikanischen Psychiatrie zur Modediagnose entwickelt.

Beim Kanner-Autismus sind die Grenzen zu den globalen geistigen Behinderungen unscharf. Oft kann bei großzügiger Definition von autistischen Zügen einer Behinderung gesprochen werden. Auch in dieser Hinsicht ist der Autismusbegriff also stark ausgeweitet worden.

Eine ähnliche Symptomatik, wenn auch weit weniger typisch und ausgeprägt, können hospitalisierte Kinder bieten, auch Kinder mit anderen schweren frühkindlichen Fehlentwicklungen aufgrund defizitärer Kontakterfahrung. Kinder mit ausgeprägten kognitiven Schwächen, schweren Teilleistungsstörungen oder gar Sinnesdefekten können ebenfalls autistische Verhaltensweisen zeigen, vor allem wenn der Sinnesdefekt lange Zeit nicht erkannt wurde. Demnach ist auch die Reaktionsweise der Umwelt bei der Entwicklung des Störungsbildes bedeutsam.

Erwachsene Autisten vom Kanner-Typ wurden früher als geistig Behinderte, Autisten vom Asperger-Typ als »Psychopathen« verkannt.

Beim kindlichen Autismus bestätigt die Anamnese regelmäßig, dass das Krankheitsbild schon mindestens seit dem dritten Lebensjahr besteht. Bei *kindlichen Schizophrenien* hingegen, die frühestens im Schulkindalter auftreten, ist stets ein Verlust von zuvor bereits entwickelten Fähigkeiten zu beobachten (Entwicklungsknick). Allerdings gibt es vereinzelt autistische Kinder, die im ersten Lebensjahr noch eine normale Entwicklung zeigen (was zuweilen nachträglich durch Fotografien oder Filme sicher festgestellt werden kann), dann aber im zweiten oder dritten Lebensjahr einen Verlust der Kontaktfähigkeit und der kognitiven Funktionen erleiden.

Verlauf. Der Verlauf ist von der Intensität des Störungsbildes und der Konsequenz der therapeutischen Maßnahmen abhängig. Allerdings ist eine Heilung nach aller Erfahrung nicht möglich; die Besserung des Symptombildes bleibt in ziemlich engen Grenzen. Die Kranken vom Kanner-Typ bedürfen in der Regel einer lebenslangen Betreuung und einer geschützten Unterbringung. Beim Asperger-Typ hingegen hängt die soziale Eingliederungsfähigkeit im Wesentlichen von der Intelligenz und von der Bereitschaft der Umgebung ab, dem jungen Autisten eine Ausbildung bzw. Tätigkeit zu überlassen, die seinen speziellen Fähigkeiten angemessen ist und ihn befriedigt. Es kommt darauf an, für diese Menschen geeignete »soziale Nischen« zu finden. Die soziale Anpassung bessert sich offenbar jenseits der Pubertät bei einem Teil so deutlich, dass sie später lediglich als etwas skurrile Sonderlinge auffallen. Manche Asperger-Syndrome dekompensieren jedoch in der Pubertät oder danach in Form einer typischen schizophrenen Psychose.

Dieser Übergang in das charakteristische Bild einer *schizophrenen* Psychose kann die Hypothese stützen, dass es sich pathogenetisch beim frühkindlichen Autismus wie bei der Schizophrenie um im Grunde übereinstimmende Störungsbilder handelt, die sich lediglich darin unterscheiden, dass die Schizophrenie erst nach mehreren Jahren normaler Entwicklung zum Ausbruch kommt. Autismus ist wahrscheinlich keine Krankheitseinheit.

Ätiopathogenese. Über die Entstehung des kindlichen Autismus gibt es eine Reihe von Hypothesen. Eine allerdings heterogene biologische Fundierung erscheint heute gesichert; unter anderem konnten Migrationsstörungen bei Hirnschichten verbindenden Neuronen und Defizite der sogenannten Spielneurone nachgewiesen werden. Dagegen ist die früher populäre These, die Mütter der Kinder hätten durch mangelnde emotionale Zuwendung den Autismus verursacht (Bettelheim), mittlerweile als unzutreffend erkannt worden. Es hat sich vielmehr gezeigt, dass in den seltenen Fällen, in denen eine abweisende Haltung der Mütter beobachtet wurde, diese mit Wahrscheinlichkeit eine Reaktion auf das fehlende Kontaktverhalten des Kindes war.

Anscheinend kommen die frühkindlichen Entbehrungserfahrungen (Deprivationserfahrungen) nicht als entscheidende Ursache des kindlichen Autismus in Frage. Bei den Kindern, die im Säuglings- und Kleinkindesalter durch nationalsozialistische Verfolgung in Verstecken isoliert waren und dabei zum Teil über Monate und Jahre nur ein Minimum an Zuwendung und sensorischer Anregung erfuhren (und überlebten), sind zwar schwere psychosoziale Entwicklungsstörungen, aber keine autistischen Zustandsbilder beobachtet worden.

Man nimmt heute an, dass es sich beim kindlichen Autismus um eine anlagebedingte oder früh erworbene kognitive Erfassungsstörung handelt, die bei diesen Kindern die Aufnahme von Umweltreizen so verändert, dass der Aufbau eines gemeinsamen Realitätsbezugs nicht möglich ist. Familien- und Zwillingsuntersuchungen zeigten, dass unter Angehörigen autistischer Kinder ebenfalls Kontaktstörungen gehäuft vorkommen. Autistische Kinder findet man häufiger in Familien der gebildeten Sozialschichten. Der Grund ist unklar.

Diese Kinder lösen hohe therapeutische und pädagogische Anstrengungen aus. Bedenkenswert ist die Beobachtung, dass gerade gebildete Eltern auch bei allgemein retardierten Kindern, wenn sie diese rigoros und frühzeitig fördern, autistische Merkmale provozieren können. Offenbar kann das Einüben von Kulturleistungen bei fehlendem sozialem Kontext oder Bedeutungszusammenhang die vorhandenen emotionalen Schwächen verschärfen.

Therapie. Die Behandlung erfolgt vor allem heilpädagogisch und lernpsychologisch. Bei früher Erkennung und Intervention ermöglichen spezialisierte Programme bei vielen ausreichend intelligenten Kindern eine Sprachentwicklung und eine deutliche Erweiterung kommunikativer und sozialer Fähigkeiten. Diese Programme müssen unter anderem der Tatsache Rechnung tragen, dass das spontane Imitationslernen gesunder Kinder den Kindern mit Autismus-Spektrum-Störungen nicht oder nur sehr eingeschränkt möglich ist, so dass eine intensive 1:1-Betreuung und Interventionen, die komplexere Prozesse kleinschrittig aufgliedern (»discrete trial teaching«) erforderlich sind.

Die Hoffnungen, die in die sogenannte »gestützte Kommunikation« (auch »FC« von »facilitated communication«), bei der Helfer z.B. das Schreiben auf einer Computertastatur anleiten, gesetzt wurden, haben sich nicht erfüllt: die Studien zeigen eine wohl unbewusste, durch gutwillige Helferimpulse motivierte Einflussnahme der »Facilitatoren«. Die zugrunde liegende Vorstellung, hinter der kommunikativen Störung verberge sich bei vielen oder allen autistischen Menschen eine Welt verstreckter Potentiale, die man auf diesem Wege eröffnen könnte, konnte somit nicht erhärtet werden.

Für Kinder und Jugendliche mit Asperger-Formen oder »high functioning Autismus« ist weiterhin wichtig, die mangelnde Empathiefähigkeit und Sensiblität für soziale Situationen gezielt zu trainieren. International spricht man von der durch syndromtypischen »theory-off-mind«-Schwäche autistischer Menschen, die z.B. das explizite Trainieren des Erkennens von minischen und gestischen Ausdrücken emotionaler Zustände gemildert werden kann.

18 Affektive Psychosen/Affektive Störungen

> Affektive Psychosen (früher: manisch-depressive Krankheiten) sind seelische Erkrankungen, die hauptsächlich mit Störungen von Antrieb, Stimmung und Gefühl einhergehen und sich in polar entgegengesetzten Formen äußern können: als Depressionen vom melancholischen Typ oder/und Manien. Sie verlaufen in zeitlich abgesetzten Phasen (Episoden), die in der Regel remittieren, ohne wesentliche Persönlichkeitsveränderungen zu hinterlassen. Wenn bei demselben Kranken melancholisch-depressive *und* manische Phasen auftreten, spricht man von bipolarer Verlaufsform.

Zur Terminologie: Der gegenwärtige Sprachgebrauch muss erklärt werden: Außer von »Affektiven Psychosen« spricht man von »Affektiven Störungen«, die neben den melancholischen Depressionen und Manien auch Dysthymia und Cyclothymia einschließen, bei manchen Autoren auch Angststörungen. – Aus der bipolaren Verlaufsform wurde ein Krankheitskonzept abgeleitet: die bipolare Störung (siehe unten).

Die Klassifikation DSM IV verwendet aber auch den Begriff »melancholisch« in der Depressions-Klassifikation, und zwar für die Kerngruppe der major depressive disorder. Auch in diesem Buch wird die genauere Bezeichnung dieses Depressionstyps benutzt, nämlich Depression vom melancholischen Typ oder kürzer: melancholische Depression. Diese Diagnose entspricht der Kategorie depressive Episode bzw. major depressive disorder in den schwereren Ausprägungsgraden und mit den Zusatzmerkmalen psychotische bzw. melancholische Symptomatik.

Klassifikation. ICD 10 sieht die Kategorien manische Episode (F30), depressive Episode (F32), bipolare affektive Störung (F31), rezidivierende depressive Störung (F33) vor. Die dritte Stelle bezeichnet also Syndrom und Verlaufsform.

Epidemiologie. Die Prävalenz der affektiven Psychosen i.e.S. wird mit 0,5 bis 2,0% angegeben, die der affektiven Störungen im weiteren Sinne mit 2–7%. Das Lebenszeitrisiko liegt bei ca. 1,0% bzw. 7–18%. Melancholische Depressionen sind bei Frauen häufiger als bei Männern. Das früher genannte Verhältnis von 2:1 ist allerdings in Frage gestellt worden und gilt nicht für bipolare Störungen.

18.1 Melancholische Depression (ICD-10: F 32, F 33)

Erscheinungsbild. Der Gesichtsausdruck ist ernst und verbietet Ermunterung oder gar Scherz. Der Blick verrät oft ängstliche Beunruhigung, gleichzeitig auch eine eigentümliche Ferne und Unberührtheit von allem, was um den Betroffenen herum vorgeht. Am auffälligsten ist die Bewegungsarmut, die oft mit einer nur mühsam unterdrückten »inneren« Unruhe gepaart ist. Mimik, Gestik und Sprache drücken Angespanntheit, Entschlusslosigkeit und Hoffnungslosigkeit aus.

> **Erleben.** Das melancholisch-depressive Erleben ist nicht mit normal-psychologischen Kategorien zu erfassen. Der Gesunde kann es sich kaum annähernd vorstellen. Selbst dem Betroffenen fällt es schwer, sich nach Beendigung der Phase in den überwundenen Zustand zurückzuversetzen. Er erscheint ihm selber fremd und unbegreiflich, gleichzeitig aber auch so schwer und belastend, dass er, sollte er vor eine derartige Entscheidung gestellt werden, jeden anderen Leidenszustand bevorzugen würde.

Affektivität. Die melancholische Gestimmtheit ist nicht das gleiche, nicht einmal etwas Ähnliches wie Traurigkeit. Die Betroffenen sagen eher: versteinert, gleichgültig, leer, unlebendig, tot, ausgebrannt. »Alles ist abgeschnürt und tot in mir.« Viele sagen ausdrücklich, sie könnten gerade nicht traurig sein und nicht weinen; selbst bei einem Unglücksfall in der Familie könne keine Traurigkeit aufkommen. Die Kranken leiden sehr darunter. Manche bezeichnen sich zwar als traurig, aber nur weil sie kein anderes Wort für ihren Zustand wissen. Nur wenige können weinen.

Versteinerung und Leere beeinträchtigen die gesamte Affektivität. Freude, Mitleid, Liebe oder andere Gefühle kann der Kranke nicht oder kaum mehr empfinden. Aufmunterungen und Appelle von außen sind wirkungslos, oft quälend. *Nichtfühlenkönnen* und *Nichttraurigseinkönnen* sind diagnostisch wichtige Merkmale, nicht etwa Randphänomene, sie gehören zum Kern des melancholisch-depressiven Erlebens. Dabei wird die Gefühllosigkeit quälend gefühlt, die Erstarrung leidvoll empfunden, die Leblosigkeit erlebt, im Extremfall als Entfremdungserleben (*Depersonalisation*).

> *Mit den Worten einer Patientin, einer 59-jährigen Frau.*

>> »Ich bin so verzweifelt und habe keinen Mut für den Tag, sehe nichts Hoffnungsvolles für die Zukunft, habe große Angst vor allem. … Ich kann mir nichts mehr merken, kann zwar lesen, aber behalte nichts, auch nicht das, was ich im Fernsehen ansehe, obwohl ich denke, dass ich es mir merken müsste. Wie soll ich heute über den Tag kommen? Es fällt mir nichts ein, was ich machen könnte, ich traue mir nichts zu. Ich frage mich, ob es gestern deswegen besser war, weil ich nicht selbst entscheiden musste, was getan werden musste, weil ich keine Verantwortung hatte, sondern geführt wurde [Patientenausflug]. Mein Gedächtnis lässt mich im Stich. Ich weiß nicht, wann mein Enkelkind Geburtstag hat, das finde ich schlimm.«

Dieses Beispiel vermittelt einen Eindruck von der allgemeinen Insuffizienzerfahrung des depressiv-melancholischen Kranken.

18.1 · Melancholische Depression (ICD-10: F 32, F 33)

Die meisten sprechen, spontan oder gefragt, von *Angst*. Sie fühlen sich weniger bedroht als bedrückt oder erdrückt, was mit der Gehemmtheit und dem gestörten Zeiterleben zusammenhängt. Alles was auf sie zukommt und vor ihnen liegt, macht ihnen bedrückende Angst, von den Pflichten, die sie versäumen, bis zum Banal-Alltäglichen, das ihnen unerreichbar und nicht zu bewältigen erscheint.

> *Mit den Worten einer 55-jährigen Patientin:*

>> »Habe Angst vor allem, was ich machen muss, was man von mir erwartet. Habe ein inneres Zittern in Händen und Beinen. Kriege Heulanfälle, die keiner mitkriegen soll. Habe Angst vor der Hausarbeit, Putzen und Kochen, besonders wenn Besuch kommt. Sogar bei Gabi [der Tochter], dass ich mit Laura [dem Enkelkind] nicht fertig werde. Vor Ernas Geburtstag. Vor dem großen Umzug im Sommer. Vor Spaziergängen, dass ich es nicht schaffe, schlapp mache.«

> *Eine andere Patientin, 29 Jahre alt:*

>> »Ja, und Ängste, Angst davor, was es überhaupt gibt, weil man es einfach nicht fassen kann. Also mir wäre ein Arm- oder Beinbruch lieber. Weil ich es halt gar nicht mehr zu packen kriege und gar nicht weiß, was mit mir los ist.«

Antrieb. Die Blockierung betrifft auch den Antrieb. Die übliche Bezeichnung *Gehemmtheit* gibt nur unzulänglich das melancholisch-depressive Antriebserleben wieder, das wesentlich anders ist als Gehemmtheit im alltagssprachlichen Sinne. Die Kranken können sich nicht aufraffen, sich nicht entschließen, sie haben keine Initiative, keinen Elan, keine Arbeitsfreude, es geht ihnen nichts von der Hand, jede Tätigkeit wird zur Qual, insbesondere am Morgen. »Wie ein Leichnam und in einem begrenzten Lebensraum.« Versäumnisse, die hierdurch entstehen, werden schuldhaft und quälend empfunden (emotionale und intentionale Entmächtigung). Melancholische Depression ist nicht nur Gemütskrankheit, sondern »Hemmung aller psychischen Vorgänge«.

> *Mit den Worten des Patienten, eines 76-jährigen Mannes:*

>> »Ein psychischer Tiefpunkt: Vor- und nachmittags im Malatelier, konnte keinen Pinselstrich machen. Ein angefangenes Bild werde ich zerreißen müssen. Ich sitze untätig herum, kann nicht einmal lesen. Zum Essen muss ich mich zwingen, ich empfinde weder Freude noch Trauer. Kein Lebenswille, Antrieb ist gleich null. Jede kleine Tätigkeit, selbst das Rasieren, kostet mich Überwindung. Ich lebe, aber wie leblos.«

Dieses Beispiel spricht für die sonst unbekannte melancholische Art des Gehemmtseins.

In den schwersten Fällen besteht ein depressiver *Stupor*: der Kranke ist teilnahmslos und fast reglos, er spricht kaum noch, zeigt aber nicht die innere Gespanntheit und die Katalepsie des katatonen Stupors.

Mit der Hemmung ist häufig eine quälende innere *Unruhe* verbunden, oft im Brustraum, auch im ganzen Körper verspürbar. Wird sie im Verhalten erkennbar, nämlich in hektischen Bewegungen oder in unstetem Auf-der-Stelle-Treten, so spricht man von *Agitiertheit*. Sie ist ein zusätzliches, nicht ein alternatives Symptom (daher kann die »agitierte Depression« nicht als eigenes Krankheitsbild gelten). Sie ist oft mit Angst verbunden und kann sich auch in lautem Klagen und Lamentieren äußern. Die Kranken sind zugleich gehemmt und gehetzt (»lautlose Panik«).

Das *Denken* wird einförmig und unproduktiv, es kreist um die melancholisch-depressiven Ängste. Darüber hinaus können erhebliche Störungen des Denkens und Gedächtnisses (kognitive Defizite) auftreten, von den Patienten auch als gedankliche Leere beschrieben. Eine Alzheimer-Erkrankung zu befürchten liegt dann nahe. Es handelt sich um ein Depressionssymptom, das nicht mehr als »depressive Pseudodemenz« bezeichnet werden sollte, denn es ist einer hirnorganisch bedingten Demenz nicht gleichzusetzen. Vielmehr lässt die depressive Leistungsinsuffizienz im Rahmen der umfassenden »dynamischen Reduktion« den Depressiven hinter seinen eigenen Ansprüchen (an Ordentlichkeit und Gewissenhaftigkeit) zurückbleiben, was er als schmerzhaft empfindet. Die depressiv bedingten Störungen remittieren mit der Phase, können aber bei einem Teil der Patienten in eine Demenz übergehen.

Wahrnehmungsstörungen auditiver und visueller Art (auch experimentell nachweisbar) sind meist leicht ausgeprägt: der Kranke meint alles aus weiter Ferne zu hören, oder er ist in Entfernungsschätzungen unsicher. Ein Patient spricht von einer »Reduktion der Wahrnehmung auf die physikalische Komponente.« – »Das Aufnehmen ging auch nicht mehr.« – »Verlust an Wirklichkeitssinn ... und an Fähigkeit, Situationen richtig einzuschätzen.« – »Keine Konzentration und keine Kraft zum Denken, unfähig zu allem.« Manche Kranke halten diese Wahrnehmungsstörungen für das schwerste oder am meisten charakteristische Symptom.

Leichte Zwangssymptome sind nicht selten. Bei stärkerer Ausprägung (2% der Kranken) spricht man von *anankastischer Depression*. Sie wird leicht irrtümlicherweise als Zwangsstörung diagnostiziert.

Die meisten Kranken sind während langer Zeit *suizidal*. Auch wenn Rücksichten auf Angehörige und krankheitsbedingte Hemmung Suizidhandlungen meist verhindern, ist doch stets mit dieser Gefahr zu rechnen.

Melancholisches Wahnerleben. Die Kranken erleben sich klein, schuldig und nichtig. Das kann sich zu Wahnvorstellungen steigern, die bei ungefähr einem Fünftel der Kranken festzustellen sind, einschließlich der Vorstufen bei fast der Hälfte.

Schulderleben und Schuldwahn. Viele Kranke bezichtigen sich dieser oder jener Versäumnisse und Verfehlungen. Sie schreiben sich auch unbegründet Schuld zu. Dabei gibt es alle Abstufungen. Der Schuldwahn kann auch gegenstandslos sein: Schuld und Nichtigkeit schlechthin.

Verarmungsvorstellungen und Armutswahn. Viele Kranke sorgen sich ohne rechten Anlass um die finanzielle Absicherung der eigenen Person und noch mehr der Familie: die Einkünfte würden zurückgehen, die Steuern könnten nicht bezahlt werden, die Berentung drohe usw. Das kann sich steigern bis zu der wahnhaften Überzeugung, es werde kein Geld mehr da sein, das Haus werde abgerissen, die Familie werde verhungern.

> *Mit den Worten der Patienten:*

> »Ich habe vieles falsch gemacht.« – »Ich bin an allem schuld.« – »Dies ist die Strafe.« – »Ich werde ewig verdammt sein.« – »Ich bin ein großer Sünder.« – »Ich bin nichts mehr wert«. (Schuldwahn)

> »Unser Haus und alles wird abgerissen und zerschlagen.« – »Die Krankenkasse wird die hohen Klinikkosten nicht bezahlen.« (Armutswahn).

> »Meine Kräfte lassen nach, ich werde immer schwächer, bitte benachrichtigen Sie meine Angehörigen, diese sollen zum letzten Mal kommen.« – »Wie wenn mir die Hirnzellen fehlen würden.« – »Nichts funktioniert mehr, die Regel, der Darm…«. – »Ich komme wegen Krebs.« (Krankheitswahn).

> »Ein Licht ist ausgelöscht.« – »Hirn und Seele stehen leer, wo kann man wie ein Toter umherwandeln.« – »Bin ich noch? Und ich sehe auf den Ausweis.« – »Ich habe keinen Sohn« (tatsächlich hat sie einen erwachsenen Sohn). (Nihilistischer Wahn).

Hypchondrische Befürchtungen und Krankheitswahn. Ängste vor noch unbekannter Krankheit und Überwertungen einzelner Befunde sind häufig. In stärkerer Ausprägung äußert sich der Kranke, wie oben zitiert wurde; mancher wähnt ein Karzinom oder eine andere schwere Krankheit. Wird er auf die normalen Untersuchungsbefunde hingewiesen, entgegnet er: er werde in Kürze mit Sicherheit todkrank sein.

Nihilistischer Wahn. Das melancholisch-depressive Erleben von Kleinheit und Schuld findet extremen Ausdruck in der wahnhaften Nichtexistenz: der Kranke bestreitet seine Existenz oder die seiner Seele. Allenfalls existiere er zum Schein (Existenz ohne Existenzgefühl, auch Cotard-Syndrom genannt). Zuweilen wird auch die Existenz lebender Angehöriger verneint. Hinter der Äußerung, »ich habe keinen Sohn«, steht die wahnhafte Überzeugung dieser Frau, so unwert, unfähig, unwesentlich zu sein, dass sie unmöglich ein Kind geboren haben könne. Von »ich bin nichts wert« zu »ich bin nicht« ist es nur ein Schritt. – Derartige Äußerungen sind selten, häufiger findet man das Erleben der Nichtigkeit in Andeutungen der Patienten.

Andere Wahnthemen. Der Kranke kann sich so schuldig fühlen, dass er sich verfolgt wähnt. Er sieht in den Kriminalbeamten nicht (wie der Schizophrene im Verfolgungswahn) seine Widersacher, sondern die Vollstrecker einer gerechten Strafe (daher besser *Bestrafungs- oder Verbrecherwahn*). Auch diese Wahnthematik entspricht der melancholisch-depressiven Grundstimmung. Daher spricht man von einem stimmungskongruenten oder *synthymen Wahnerleben* gegenüber der oft stimmungsinkongruenten Wahnsymptomatik bei Schizophrenen.

Ausgeprägtes Wahnerleben in der Melancholie geht in der Regel mit *Krankheitsuneinsichtigkeit* einher. Der Kranke wertet seinen Zustand als Folge persönlicher Schuld, »… ich bin ja gar nicht krank, ich habe mich hier (in die Klinik) nur eingeschlichen«. Die meisten Patienten werten jedoch ihren Zustand als Krankheit.

Vitalsymptome und vegetative Störungen. Die melancholische Depression äußert sich nicht nur in psychopathologischen, sondern auch in körperlichen Symptomen. Sie ist die »leibnächste« Psychose und hebt sich hierdurch auch von anderen Depressionsformen ab. Es handelt sich um Störungen im Bereich der sog. Leibgefühle: allgemeines Abgeschlagensein, ständige Müdigkeit, keine Erholung durch Schlaf, Schlaflosigkeit und insbesondere mangelnder Tiefschlaf, Inappetenz und Obstipation, Druckgefühl (wie ein zentnerschwerer Stein) auf der Brust oder im Bauchraum, ein Kopf wie Blei, zugeschnürter Hals, Druck um den Körper wie von einem Reifen oder Unruhegefühl in Brust, Bauch oder seltener im Kopf. »Meine Depressionen liegen im Leib und nehmen mir jede Lust am Leben.« Die Sexualität ist herabgesetzt oder aufgehoben, bei Frauen sisitiert häufig die Periode. Ein Teil dieser Vitalsymptome lässt sich objektivieren, z.B. als Tachykardie (geringgradig), Dysorthostase, bei manchen Kranken verminderte Glukosetoleranz. Die Muskelkraft ist messbar reduziert. Zuweilen dominieren vegetative Funktionsstörungen so sehr, dass man von *vegetativer Depression* spricht, ohne dass hiermit ein Subtyp gemeint ist.

Rhythmusstörungen. Der Schlaf-Wach-Rhythmus ist regelmäßig gestört. *Schlafstörung* ist das häufigste und oft auch erste Symptom der melancholischen Depression. Die meisten Kranken können nur wenig schlafen, empfinden den Schlaf als flach, werden oft wach, schlafen besonders schlecht in der zweiten Nachthälfte (und erleben in dieser Zeit die tiefste Verzweiflung). Manche können auch schlecht einschlafen. Polysomnographisch sieht man frühes Auftreten und dabei Zunahme der Dauer und Dichte der ersten REM-Phasen bei gestörter Schlafkontinuität und häufigem Erwachen. Diese Befunde sind nicht spezifisch für melancholische Depression. – Hypersomnien sind selten.

Tagesschwankung. Die Symptomatik kann im Laufe des Tages in ihrer Intensität schwanken: nicht selten ist sie frühmorgens und vormittags am stärksten ausgeprägt (sog. Morgentief), gegen Nachmittag oder Abend tritt eine gewisse Aufhellung ein. Diese sog. typische Tagesschwankung ist eindrucksvoll, aber weder obligatorisch noch spezifisch für die melancholische Depression. Sie kommt nur bei gut einem Drittel dieser Kranken vor (und auch dann nicht konstant Tag für Tag). Bei anderen Depressionsformen ist sie ebenfalls anzutreffen, wenn auch seltener. Bei melancholischer Depression gibt es auch (wesentlich seltener) den umgekehrten Ablauf: Verschlechterung in der zweiten Tageshälfte (sog. Abendtyp). Neben diesen circadianen Schwankungen werden auch kurzfristigere (ultradiane) Rhythmen beobachtet.

Phänomenologische Aspekte. Die Grundstörung der Melancholischen wird als eine »*Werdenshemmung*« interpretiert. Der Kranke erlebt die vor ihm liegende Zeit als endlos gedehnt (was auch experimentell nachzuweisen ist), gleichzeitig verrinnt die Zeit für ihn unaufhörlich. Gestört ist also die innere Werdenszeit, die erlebnisimmanente Zeit. Die Zukunft ist für den Melancholischen versperrt. Wenn Hoffnung (für den Gesunden) die Antizipation der Zukunft ist, dann lebt der Melancholische zukunftslos und somit hoffnungslos. Wenn »nichts mehr geht«, muss Angst vor allem, auch dem Alltäglich-Banalen entstehen, eigentlich vor dem Leben selbst, weniger Angst vor dem Tod als vor der Verlängerung solchen Lebens. Diese Angst hat anderes Gepräge als neurotische Angst. Sie ähnelt mehr der existentiellen Angst.

Wenn das subjektive *Zeiterleben* stillsteht, wenn keine Aussicht vorhanden ist, Verschuldetes im weiteren Handeln wieder auszugleichen, wird das Erleben der Schuld übermächtig. »Je mehr sich die Hemmung verstärkt, das Tempo der inneren Zeit verlangsamt, umso deutlicher wird die determinierende Gewalt der Vergangenheit erlebt. Je fester dem Depressiven die Zukunft verschlossen ist, desto stärker fühlt er sich durch das Vergangene überwältigt und gebunden« (STRAUS).

18.1 · Melancholische Depression (ICD-10: F 32, F 33)

»Das Leben um mich geht weiter, bei mir geht es nicht weiter.« Diese Worte eines melancholischen Patienten kennzeichnen das Zurückbleiben der inneren Werdenszeit gegenüber dem Lauf der Welt (der erlebnistranseunten Welt-Zeit). Altes Schulderleben, das in der Zwischenzeit ganz in den Hintergrund getreten war, kann in der Melancholie erneut aktualisiert werden. »Die alten Komplexe sind wie große Steine im Flußbett, die bei tiefem Wasserstand störend über die Oberfläche kommen ...« (KRETSCHMER). Wenn das Leben nicht mehr Entfaltung bedeutet, sondern nur noch Vergehen, erscheint der Suizid geradezu als Konsequenz. So manifestiert sich die »Werdenshemmung« in Hoffnungslosigkeit und Angst, Schulderleben und Suizidalität.

Wenn die Vergangenheit übermächtig ist und die Zukunft versperrt erscheint (s.o.), wird das unabänderlich Eingetretene (im Extrem das Gewähnte) sozusagen in die Zukunft übertragen: es wird um mich geschehen sein, das Haus wird abgebrannt sein. Solche Formulierungen in der grammatischen Form der vollendeten Zukunft kennzeichnen insbesondere den depressiv-melancholischen Wahn.

Die Daseinsanalyse sieht im melancholisch-depressiven Wahnerleben eine »Losgelöstheit von den konstitutiven Bedingungen der natürlichen Erfahrungen überhaupt«. Die Kranken selbst kennzeichnen ihren Zustand auffallend oft mit Worten, die auf -los enden wie mutlos, freudlos, gefühllos, lustlos. Etymologisch bedeutet -los (englisch: -less) Verlust oder verloren.

> *Mit den Worten des Patienten:*
>
> »So, weil ich es halt gar nicht zu packen kriege, und gar nicht weiß, was mit mir los ist. Ich denke, mein Tag hat 24 Stunden, wo ich auf bin und ich freue mich über jede halbe Stunde, die rum ist; dass ich gar keine Freude am Leben habe, sondern irgendwie den Tag hinter mich bringen will...«

So versucht eine 29-jährige Patientin, die Veränderungen des Zeiterlebnisses zu beschreiben.

> *Mit den Worten eines anderen Patienten:*
>
> »Ich war mit der Zeit in Konflikt...das Zeiterleben war gestört...einmal raste die Zeit, wie wenn der Minutenzeiger so schnell gehe wie der Sekundenzeiger...und dann wieder verlief die Zeit sehr verlangsamt.«

Zusammenfassend zur melancholisch-depressiven Symptomatik. Es handelt sich nicht einfach um Traurigkeit oder Depressivsein, sondern um eine charakteristische, in manchen Zügen spezifische Veränderung, die vom Gesunden Erleben so fundamental verschieden ist, dass Umgangssprache und wissenschaftliche Terminologie hierfür kaum treffende Formulierungen finden. Die Symptomatik ist nicht für andere verstehbar oder einfühlbar. Selbst der Betroffene kann sich nach überstandener melancholisch-depressiver Episode kaum mehr diesen Zustand vorstellen.

Die Symptomatik betrifft hauptsächlich Affektivität und Antrieb im Sinne einer dynamischen Reduktion, auch Denken und (diskret) Wahrnehmung. Deutlich beeinträchtigt sind psychische und körperliche Leistungsfähigkeit. Vegetative und endokrine Funktionsstörungen (siehe unten) kommen hinzu. Kernsymptome sind gefühlte Gefühllosigkeit und Nichttraurigseinkönnen sowie Blockiertsein und gestörtes Zeiterleben. Hierdurch hebt sich die Depression vom melancholischen Typ deutlich von anderen Depressionsformen ab. Ein charakteristisches Wahnerleben (stimmungskongruent) ist die äußerste Steigerung des melancholisch-depressiven Erlebens (wahnhafte Depression ist nicht etwa ein Subtyp).

Diagnose. Ausgeprägte melancholische Depressionen sind kaum zu verkennen. Bei weniger prägnanter Symptomatik können sich diagnostisch Schwierigkeiten ergeben. Die wichtigsten diagnostischen Merkmale sind folgende: Insbesondere der Antrieb und Stimmung sind gehemmt, nicht nur die Stimmung ist gesenkt; die Patienten sprechen von freudlos, mutlos, energielos usw.; sie empfinden den melancholischen Zustand als qualitative psychische Veränderung. Bei tiefer Depression kann es zu Wahnerleben kommen, Vitalsymptome und Tagesschwankungen sind hingegen unspezifisch. Pathophysiologisch sind relativ spezifisch eine Hypercortisolämie und ein negativer Dexamethason-Suppressions-Test. Diagnostisch leitend kann auch der Krankheitsverlauf sein, soweit er schon bekannt ist.

> *Mit den Worten des Patienten:*

> »Anfangs das Gefühl des Alleinseins. Niemand kann mir helfen. Das Gefühl allein irgendwo im Raum zu schweben, ohne Verbindung zur Vergangenheit. Existenzangst – Zukunftsangst. Angst, dass die Familie Nachteile hat, weil ich nicht imstande bin, den Anforderungen gerecht zu werden. Angst zu versagen, das Gefühl, nichts mehr wert zu sein, weil kein Fundus da ist. … Das Gefühl des Sich-aufgeben-Wollens, das Gefühl der Hoffnungslosigkeit und Verzweiflung. Besonders tiefe Resignation bei Vergleich mit Gesunden und Erfolgreichen. … Oft das Gefühl, den Boden unter den Füßen verloren zu haben, zu treiben. Kein Selbstvertrauen, Hemmungen, beruflich an etwas Neues heranzugehen, in der Angst, psychisch und physisch zu versagen. Ich hadere nicht mit meiner Umwelt, sondern sie mit mir. Immer wieder der Wunsch, dass mir jemand aus dieser Stimmung heraushilft und wenn es mit Härte wäre. … Ich kann die negativen Gedankenphasen nicht verdrängen, jeden Morgen nach dem Aufwachen die gleiche Situation, alle geschilderten Probleme kommen auf mich zu. Es ist, als wenn ich mich in einem Teufelskreis befände, dem ich nicht entrinnen kann …und dass man ohnmächtig zu sehen muss, wie etwas mit einem geschieht, … Ich bin der Meinung, dass meine Intelligenz und geistige Kapazität stark nachgelassen haben und dass die Merkfähigkeit sehr eingeschränkt ist.«

Dieser Auszug aus dem Bericht eines 46jährigen Angestellten beschreibt die Symptomatik der melancholischen Depression im Ganzen.

Die seltenen melancholischen Depressionen im Jugendalter entziehen sich oft der Diagnose, denn die Phasen sind meist sehr kurz, z.T. nur einige Tage lang. Da im Reifungsalter scheinbar unmotivierte Stimmungsschwankungen auch sonst vorkommen, lässt sich der Beginn einer affektiven Psychose in diesem Alter oft erst retrospektiv bestimmen.

18.1 · Melancholische Depression (ICD-10: F 32, F 33)

Abgesehen von der Symptomatik orientiert sich die Diagnose am *Verlauf* (s.u.). Beweisend sind frühere Episoden (Phasen) melancholisch-depressiver oder manischer Art, auch eine hypomanische Nachschwankung. Charakteristisch sind plötzlicher Beginn und plötzliches Ende der Episode. *Skalen* zur Selbst- oder Fremdbeurteilung der Depressionssymptomatik dienen mehr der wissenschaftlichen Arbeit, insbesondere der Kontrolle von Behandlungsverläufen. Die häufigsten Fehler in der Diagnostik melancholischer Depressionen sind:

- die Krankheit ist dem Untersucher nicht bekannt,
- die Untersuchung erfasst nicht die (erkennbaren) charakteristischen Symptome,
- in der Anamnese werden frühere Phasen nicht erfragt,
- ein bestimmtes Verhalten oder eine bestimmte Persönlichkeitsstruktur wird vorausgesetzt.

Die Suizidgefährdung zu erkennen, gehört hier zu den wichtigsten diagnostischen Aufgaben. Die meisten dieser Patienten sind während langer Zeiten ihrer Phase zumindest latent suizidal. Die Kriterien zur Beurteilung der Suizidgefahr wurden bereits erörtert. Durch eine sichere Führung und feste Bindung des Kranken können Suizidimpulse zumeist hintangehalten werden. Aber nicht alle können auf diese Weise sicher genug vor dem Suizid geschützt werden und müssen stationär, z.T. auch zeitweise in einer geschlossenen Abteilung, behandelt werden. Mindestens 10% der Melancholiekranken sterben durch Suizid. Nicht bewiesen ist, dass während einer antidepressiven Medikation die Suizidgefahr steigen kann, weil zunächst nur die Gehemmtheit, weniger aber die Gestimmtheit beeinflusst würde. Mancher Patient leidet auch unter den Suizidimpulsen, weil diese seinem Gewissen widersprechen.

Differentialdiagnose und Abgrenzung. Die genannten klinischen Merkmale gelten für die unipolare und die bipolare Verlaufsform, sie unterscheiden sich *nicht* hinsichtlich der Symptomatik und des Verlaufs.

Differentialdiagnose gegenüber Traurigkeit und depressiver Reaktion: diese stehen dem normalen Verstimmtsein näher und zeigen nicht jene spezifische melancholisch-depressive Erlebnisveränderung.

Gegenüber Dysthymie (neurotischer Depression): auch hier sind die symptomatologischen Verschiedenheiten deutlich zu erkennen. Psychosoziale Faktoren (Auslösung) sind jedoch keine Unterscheidungskriterien. Zuweilen ist die Differentialdiagnose schwierig. Meist bringt der längere Verlauf die Klärung. Es gibt allerdings auch melancholisch-depressive Phasen in neurotisch-depressiven (dysthymen) Verläufen (sog. double depression).

Differentialdiagnose gegenüber organisch-depressiver Störung (F 06.32). In Zusammenhang von Hirnkrankheiten und schweren allgemein-körperlichen Krankheiten sind depressive Verstimmungen häufig. Sie sind sehr unterschiedlich, z.T. der reaktiven Depression (Anpassungsstörung), z.T. der melancholischen Depression nahestehend. Gleichzeitig bestehen meist deutliche kognitive Einbußen, was differentialdiagnostisch leitend ist.

Depressive Subtypen wurden in großer Zahl beschrieben. Es handelt sich um auffällige Ausprägungen bestimmter Symptom- oder Verlaufsmerkmale, deren Erkennen diagnostisch und therapeutisch wichtig sein kann. Die meistgenannten Subtypen sind:

Leichte Depression (*minor depressive disorder*) wird in den Klassifikationen (F32.0) so definiert: Nur ein Teil der Depressionsmerkmale ist festzustellen, die Dauer beträgt mindestens zwei Wochen. Kriterium ist also nur der Schweregrad, so dass es sich anscheinend um eine leichte Form der sonst major depressive disorder (depressive Episode) genannten Störung handelt. Wichtig zu wissen ist, dass es solche leichten Ausprägungsgrade gibt und dass sie oft übersehen werden. Es handelt sich hier also mehr um ein diagnostisches als um ein differentialdiagnostisches Problem; denn die Abgrenzung als eigener Subtyp ist unsicher. – Entsprechendes gilt für:

Rezidivierende kurze Depression (*recurrent brief depression, RBD*) ist gekennzeichnet durch kurze Dauer (weniger als zwei Wochen) und z.T. erhebliche Schweregrade sowie durch wiederholtes Auftreten. Auch diese Störungen sind wesentlich öfter als der Psychiater sie sieht. Möglicherweise handelt es sich größtenteils um Verlaufsvarianten der melancholischen Depression, denn die Patienten schildern die Symptomatik ähnlich.

Atypische Depression. Neben depressiver Verstimmung und Schlafstörung werden hier auch Angst, »hysterisch« anmutendes Verhalten, phobische Störungen und weitere vielgestaltige Symptome beschrieben, auch Gewichtszunahme und Hypersomnie. Die Diagnose ist ebenso unsicher wie die therapeutische Empfehlung von Monoaminooxydase-Hemmern. Ein ähnliches Symptombild wird für die so genannte bipolare Depression beschrieben.

Saisonale Depression (*seasonal affective disorder, SAD*). Hier besteht eine jahreszeitliche Bindung der depressiven Episoden, die jeweils im Herbst oder Winter beginnen und bis zum Frühjahr andauern. Die depressive Verstimmung kann eine gereizte und ängstliche Note haben, das Schlafbedürfnis ist oft erhöht, der Appetit gesteigert (insbesondere auf Kohlenhydrate), es kommt zu Gewichtszunahme. Zu drei Viertel sind Frauen betroffen. Zur Behandlung wird Lichttherapie empfohlen. Auch hier ist die nosologische Einordnung noch unsicher, Überschneidungen mit der sog. atypischen Depression und mit der dysthymen Störung sind nicht zu übersehen.

Comorbidität. Nicht immer handelt es sich um eine Differentialdiagnose i.e.S., sondern um die Feststellung zweier psychischer Krankheiten bei demselben Patienten. Diese Comorbidität wird in der Psychiatrie zunehmend beachtet. Es ist geläufig geworden, gegebenenfalls zwei Diagnosen zu stellen, was sich auch therapeutisch bewährt.

Melancholische Depressionen treten nämlich nicht nur bei zuvor psychisch Gesunden, sondern auch bei Patienten mit unterschiedlichen psychischen Störungen auf. Meist ist dann die melancholische Depression die »Zweitkrankheit«. Auch bei Kranken mit Hirnschäden, Epilepsie und geistiger Behinderung gibt es neben uncharakteristischen Verstimmungszuständen relativ typische melancholisch-depressive Erkrankungen. Entsprechendes gilt für manische Episoden und bipolare affektive Psychosen.

Bei Schizophrenen können Verstimmungen vielgestaltig sein (z.B. postremissiver Depressionszustand). Im Verlauf von Schizophrenien gibt es auch typische melancholische Depressionen, die schon E. Bleuler beschrieb. Auf die schizoaffektiven Psychosen wird noch einzugehen sein.

Große praktische Bedeutung hat die Comorbidität von melancholischer Depression und vorbestehender neurotischer oder Persönlichkeitsstörung. Die zweifache Diagnose muss besonders sorgfältig gestellt werden, weil während der melancholisch-depressiven Episode die Behandlung anders ist als in den übrigen Zeiten der langwierigen neurotischen oder Persönlichkeitsstörung. Das gilt insbesondere für depressiv-neurotische Patienten, die an einer melancholisch-depressiven Episode erkranken. Diese Comorbidität ist relativ häufig (sog. *double depression*) und bedarf einer vielschichtigen Diagnostik und differenzierenden Therapie.

Häufig ist die Comorbidität von *Alkoholabhängigkeit* und Depression. Auf die engen Beziehungen zwischen Alkoholismus und neurotischer Depression wurde schon hingewiesen. Zudem können im Verlauf melancholischer Depressionen und insbesondere bipolarer affektiver Psychosen Alkoholabusus und Alkoholabhängigkeit als Komplikation auftreten und die Behandlung erschweren.

Ablauf der einzelnen melancholisch-depressiven Episode. Die Episodendauer ist unterschiedlich. Man rechnet bei 40 bis 50% der Episoden mit einer Zeit bis zu 3 Monaten, bei 25 bis 30% bis zu 1 Jahr, bei 20–25% über 1 Jahr. Die Extreme liegen bei einer Dauer von einigen Tagen bzw. von mehreren Jahren. Dauert eine Episode länger als 2 Jahre, spricht man von *chronischer Depression*, bei der die Symptomintensität wechselhaft sein kann. Die extrem hochfrequenten Verläufe nennt man *rapid cycling*: Wechsel zwischen melancholisch-depressiven und manischen (öfter hypomanischen) Episoden von jeweils 1 Tag oder einigen Tagen. Im weiteren Sinne wird rapid cycling als das Auftreten von 4 oder mehr Phasen jährlich definiert. Frauen sind öfter betroffen als Männer.

Die Episoden beginnen meist allmählich, zuweilen aber plötzlich und vom Patienten auf die Minute oder Stunde anzugeben. Sie enden (unabhängig von ihrer Länge) teils allmählich, teils abrupt. Es ist erstaunlich, dass der Patient nach der melancholischen Phase, die sein Erleben total veränderte, fast nahtlos und oft mühelos an sein früheres Leben anknüpfen kann. Die meisten lassen die Phase sozusagen unreflektiert hinter sich. Andere aber haben, insbesondere nach langer Episode, erhebliche Schwierigkeiten, sich wieder in ihr Leben hineinzufinden. Nach sehr langer Episode (mehrere Jahre) berichten manche Patienten, dass sie sich verändert hätten: ruhiger, mehr auf das Wesentliche bedacht, weniger ehrgeizig, genügsamer oder gar resigniert, ohne dass aber ein Potentialverlust im Sinne eines Residualzustandes eingetreten wäre.

Auf eine melancholisch-depressive Episode folgt bei etwa 10% eine *hypomanische Nachschwankung*, meist von geringer Intensität und kurzer Dauer. Diese Verlaufsform wird auch bipolar II genannt.

Die Länge des *Intervalls zwischen zwei Episoden* ist unterschiedlich. Sie beträgt zwischen einigen Tagen und mehreren Jahrzehnten. Prognostische Aussagen sind im einzelnen Fall nicht möglich. Die Zyklusdauer, d.h. die Zeitspanne zwischen dem Beginn einer Episode und dem Beginn der nächstfolgenden, beträgt im Mittel anfangs bei unipolaren Depressionen vier bis fünf Jahre, bei bipolaren Affektpsychosen 3–4 Jahre. Sie wird mit der Episodenzahl kürzer, und zwar vor allem auf Kosten des freien Intervalls. In den multiphasigen Verläufen kann sich der Schweregrad der Symptomatik steigern und Therapieresistenz kann häufiger werden (sofern nicht eine Prophylaxe diesen Verlauf aufhält).

18.2 Manie (ICD-10: F30)

Erscheinungsbild. Die Manie ist durch gehobene Stimmung, gesteigerten Antrieb und beschleunigtes Denken (Ideenflucht) gekennzeichnet. Sie ist in mancher Hinsicht das Gegenstück zur melancholischen Depression, wenn auch nicht ihr Spiegelbild. Sie tritt phasisch (episodisch) auf, dabei selten unipolar, meist im Wechsel mit melancholischer Depression (bipolarer Verlauf).

Die *Stimmung des Manischen* wird meist als gehoben bezeichnet. Jedoch ist Heiterkeit für Manie ebenso wenig kennzeichnend wie Traurigkeit für den melancholisch Depressiven. Dieser leidet an Gefühllosigkeit, der Manische an einem Zuviel an Gefühl, Antrieb und Impuls. Zwar wirken manche Manische fröhlich und witzig, ausgelassen und ansteckend (im Gegensatz zu der Euphorie des hirnorganisch Kranken, die eher leer und lähmend wirkt). Mindestens ebenso viele Manische sind aber gereizt und anspruchsvoll, streitsüchtig und aggressiv.

Die *Antriebssteigerung* äußert sich in erhöhter Aktivität, starkem Bewegungsdrang und unermüdlicher Betriebsamkeit. Hierdurch wird der Manische für seine Umgebung schwer erträglich. Diese Enthemmung kann sich auch in einem Verlust des Schamgefühls, im Erzählen derber Witze, in sexueller Aufdringlichkeit und Liebesanträgen äußern. Schwere Erregungszustände sind nicht selten. Das griechische Wort mania bedeutet auch Raserei und Wut, nicht nur Begeisterung.

Die *Ideenflucht* ist die typische Denkstörung des Manischen. Der Kranke bringt immer wieder neue Einfälle, die flüchtig und unbeständig sind. Oft sind sie nur durch lockere Wort- und Klangassoziation verknüpft. Allenthalben greift er auf, was um ihn her geschieht, springt von einem Thema zum anderen und ist außerstande, einen etwas längeren Gedankengang zu Ende zu führen. Manche Patienten zeigen neben dem Rededrang auch einen Schreibdrang. Im Übrigen sind bei der Manie Denkfähigkeit und Gedächtnis erhalten. Das Bewusstsein bleibt klar.

Die Inhalte des ideenflüchtigen Denkens hängen mit der gesteigerten Betriebsamkeit und Selbstüberschätzung des Patienten eng zusammen (*Megalomanie*). Er hält sich für hochintelligent. Er gibt vor, er könne alle Probleme lösen, redet von revolutionären Erfindungen, weltanschaulichen und politischen Erneuerungen, großen finanziellen Unternehmungen, Geschäftsgründungen und unermesslich weitgespannten Plänen. Dieses Gefühl erhöhter Leistungsfähigkeit und Unermüdlichkeit des Manischen steht dem vitalen Missbefinden des Melancholischen gegenüber.

Da die Patienten in der Regel keine Einsicht in den krankhaften Charakter ihres Zustandes haben, neigen sie dazu, ihre Größenideen in Taten umzusetzen, z.B. viel einzukaufen, Bestellungen aufzugeben, Schulden zu machen, Mitpatienten zu Teilhabern zu ernennen. Mit Abklingen der manischen Aktivität stellt sich die Krankheitseinsicht erst allmählich wieder ein, so dass auch bei medikamentös behandelten und dementsprechend beruhigt erscheinenden Kranken noch längere Zeit die Gefahr unüberlegter Handlungen besteht.

Subjektiv wird der manische Zustand keineswegs immer positiv erlebt. Manche Patienten bewerten ihn als unecht und persönlichkeitsfremd, zum Teil qualvoll, wegen der Getriebenheit und Hetze. Die meisten Manischen schlafen nur wenig, aber sie entbehren (im Gegensatz zu Melancholiekranken) den Schlaf nicht, fühlen sich nicht müde, sondern unbegrenzt vital. Die abklingende manische Phase erlebt ein Patient so: »Der Höhenflug geht nun zu Ende ... und es kommen die kleinen Alltagsängste wieder.« Bis dahin war er nicht in der Lage, die kleinen Probleme des Alltags zu empfinden. Nachträglich meint er, es sei unheimlich gewesen, nicht selbstkritisch sein zu können.

Nach leichter Manie bleiben manche Kranke bei ihrer positiven Wertung. Oft aber wird der manische Zustand nachträglich als beschämend empfunden, insbesondere, wenn es zu zwischenmenschlichen Zerwürfnissen, finanziellen Verlusten oder anderen Folgen des manischen Verhaltens kam. So kann sich der Betroffene nach der Manie vor einem Scherbenhaufen sehen und suizidal werden.

> *Mit den Worten des Patienten.* Eine 50-jährige Patientin rückblickend auf die abgelaufene manische Phase:
>
> »Man fühlt sich leicht und geschmeidig. Es geht einem alles leicht von der Hand. Auch leichtfüßig, man tanzt so gerne. Man fühlt sich ewig jung. Man fühlt sich schön.

18.2 · Manie (ICD-10: F30)

> Man hat gute Ideen…Man ist unerhört begeisterungsfähig…Man liebt die Menschen, man ist voller Mitgefühl und auch in der Tat sehr hilfsbereit, man ist absolut unkritisch. Niedertracht, Gemeinheit, Bosheit – so was alles kapiert man überhaupt nicht. Es hat keinen Platz in einem Weltbild, das mit der rosa Brille sehr unzulänglich beschrieben ist. Man hat immer zu wenig Zeit, man fühlt sich eher als sei man auf einen sausenden Zug gesprungen, die verfliegende Zeit reißt einem mit sich. Während einer manischen Phase steht man unter einer starken Spannung. Sie ist körperlich fühlbar als eine Art brodelnde Energie in der Mitte unter dem Zwerchfell. Von da kann sie zu Kopfe steigen und in schauerlichen Wutausbrüchen explodieren. Man sieht buchstäblich rot, man empfindet sehr aggressiv, man ist unfähig, sich zu zügeln. Vorübergehend ist man fast wie von Sinnen. Merkwürdigerweise vergisst man den Vorfall sehr schnell. …
>
> Diese Spannung kann sich aber auch in überwältigenden Glücksgefühlen entladen. Sie kommen ganz von innen, an irgendeinem x-beliebigen Tag, ohne jeden Grund oder Anlass. Und man rennt durch die Wälder, tanzt über die Wiesen, man redet mit den Wolken und entschuldigt sich höflich beim Gras, dass man mit ihm noch lieber geflirtet hat, man umarmt die Bäume, man umarmt die Welt. …Man schmeißt mit dem Gelde nur so herum…Ich habe einmal an einem Vormittag für 1800 Euro eingekauft! Lauter reinseidene Blusen und ganz teure Pullover, einem juwelenbesetzten Gürtel, spitzenbesetzte Negligees, bestickte Saris…«

Dieser Bericht geht allein vom eigenen Erleben der Patientin in der manischen Phase aus.

Diagnose und Differentialdiagnose. Die Symptomatik ist nicht immer so stark ausgeprägt wie hier beschrieben. *Leichte Manien* (Hypomanien: F 30.0) sind häufig. Sie zu erkennen ist besonders wichtig, weil sie gezielt und wirksam behandelbar sind und weil andernfalls das Risiko unbesonnenen Handelns mit schwerwiegenden Folgen, auch für die Angehörigen, bestehen bleibt. Diagnostisch leitend sind bei leichter Manie Rededrang, unkritischer Optimismus und Enthemmung, auch Reizbarkeit, wie sie nicht zur Persönlichkeit des Betroffenen passen. Bei jüngeren Patienten ist die Diagnose zuweilen schwer zu stellen und erst im Verlauf zu sichern.

Die genannten drei Hauptsymptome der Manie sind nicht immer gleich stark ausgeprägt. Wenn die Größenideen und Betriebsamkeit vorherrschen, spricht man von expansiver Manie. Bei fehlender Ideenflucht von geordneter Manie. Wenn Ideenflucht und eventuell andere Denkstörungen im Vordergrund stehen, von verworrener Manie. – In manischen Episoden werden nicht selten paranoide, halluzinatorische oder katatone Symptome beobachtet. In diesen Fällen darf nicht sogleich eine Schizophrenie diagnostiziert werden, denn oft treten diese Symptome nur vorübergehend im Höhepunkt der manischen Phase auf, die im Übrigen typisch verläuft. Wenn diese Symptome jedoch langdauernd bestehen, handelt es sich um eine schizoaffektive Psychose.

Mit ekstatischen zykloiden Psychosen können Verwechslungen vorkommen, wenn man nicht die Verschiedenheit von manischer und ekstatischer Stimmung beachtet. – Manische Syndrome kommen auch bei organischen Psychosen, also aufgrund zerebraler oder allgemein-körperlicher Krankheiten, vor (F 06.30). Auch deshalb muss jeder manisch Kranke eingehend körperlich untersucht werden.

Der **Ablauf manischer Episoden** ist auffallend wenig untersucht worden. Die mittlere Episodendauer ist anscheinend kürzer als die der melancholisch-depressiven Episode. Eine manische Phase kann in eine kurze, leichte *depressive Nachschwankung* ausmünden, oder auch in eine schwere depressive Episode umschlagen.

18.3 Bipolare Störungen (ICD-10: F 31)

Ein Patient mit affektiver Psychose kann nur mit melancholisch-depressiven Episoden erkranken (was die häufigste Form der affektiven Psychose ist). Man spricht von unipolarer Verlaufsform. Zudem gibt es Verläufe, in denen bei demselben Patienten sowohl depressiv-melancholische wie manische Erkrankungen auftreten, was bipolarer Verlauf genannt wird. Diese verschiedenen Krankheitsbilder und Abläufe sind seit dem Altertum bekannt und wurden im 19. Jahrhundert wissenschaftlich definiert, zunächst in der französischen Psychiatrie, dann von dem deutschen Psychiater KRAEPELIN, der diese affektiven Psychosen unter der Bezeichnung manisch-depressives Irresein von den schizophrenen Psychosen abgrenzte. Eine Sonderform der affektiven Psychose sah KRAEPELIN in der Involutionsdepression (Spätdepression), was sich aber nicht bestätigte.

Eine andere Einteilung entstand 1966 mit den Untersuchungen von ANGST und PERRIS: Befunde des Familienbildes und des Verlaufes sprachen dafür, die unipolaren depressiv-melancholischen Erkrankungen den bipolaren Verlaufsformen gegenüberzustellen, wobei zu letzteren auch die rein manisch verlaufenden affektiven Psychosen gerechnet wurden. (Seitdem bezeichnet »bipolar« nicht nur eine Verlaufsform, sondern auch eine Krankheitsgruppe.) Diese Zweiteilung wurde üblich.

Wenn im Anschluss an eine depressive Episode oder auch im Verlauf rezidivierender depressiver Episoden nur eine hypomanische Nachschwankung eintritt (aber keine manische Episode vorkommt), spricht man von Bipolar-II.

Bipolare affektive Störung wird in der Klassifikation ICD-10 so definiert: »Hierbei handelt es sich um eine Störung, die durch wiederholte (d.h. wenigstens zwei) Episoden charakterisiert ist, in denen Stimmung und Aktivitätsniveau des Betroffenen deutlich gestört sind. Bei dieser Störung treten einmal eine gehobene Stimmung, vermehrter Antrieb und Aktivität (Manie oder Hypomanie) auf, dann wieder eine Stimmungssenkung, verminderter Antrieb und Aktivität (Depression). Charakteristischerweise ist die Besserung zwischen den Episoden vollständig...«

Bipolare Erkrankungen unterscheiden sich von den unipolaren Depressionen durch folgende Merkmale: Männer und Frauen sind ungefähr gleich oft betroffen. Das Ersterkrankungsalter liegt niedriger, die Patienten weisen mehr Phasen auf, die Intervalle sind kürzer, und allgemein kennzeichnet eine größere Instabilität den Verlauf. Der genetische Faktor ist relativ stärker ausgeprägt, wie die häufigeren Erkrankungen in der Familie zeigen. Neurochemisch gibt es bisher keine gesicherten Unterscheidungskriterien zwischen unipolaren und bipolaren Erkrankungen. *Psychopathologisch* weisen die Depressionen bei bipolarer Störung (kurz auch »bipolare Depression« genannt) keine wesentlich andere Symptomatik auf als unipolar verlaufende melancholisch-depressive Erkrankungen, außer dass einzelne Symptome wie Hypersomnie und Gewichtszunahme (ähnlich wie bei der sog. atypischen Depression) häufiger auftreten bzw. stärker ausgeprägt sind als vergleichsweise bei unipolaren Depressionen, bei denen verminderter Schlaf, Inappetenz und Gewichtsabnahme vorherrschen. Bipolare Depressionen entwickeln möglicherweise ihre Symptomatik schneller, sind stärker ausgeprägt und weisen mehr Comorbiditäten auf. Die antidepressive Therapie wird bei bipolarer Erkrankung größtenteils in gleicher Weise wie bei unipolarer Erkrankung durchgeführt;

sie kann mit einem Stimmungsstabilisator, darunter auch atypische Neuroleptika, begonnen werden. Wegen des Risiko eines Umschlages in eine Manie (*switch*) wird in der amerikanischen Psychiatrie von Antidepressiva abgeraten, allerdings sollte dieses Risiko nicht überbewertet werden. Ansonsten und auch bei der antimanischen Behandlung gibt es keine Unterschiede in Abhängigkeit von der Verlaufsform. Erst bei der Prophylaxe sind gewisse Akzentuierungen zu beachten.

Die Erforschung der sog. bipolaren Depression stellt die Forschung vor mehrere große Probleme: Die Diagnose einer bipolaren Depression ist schwer zu stellen, wenn eine manische Phase erst im späteren Verlauf nach mehreren depressiven Phasen auftritt. Zudem: Die Gruppe der bipolaren Störungen ist zwar klar definiert, nicht aber die der zum Vergleich herangezogenen unipolaren Depressionen, die schwer von Dysthymien abzugrenzen sind.

Diese theoretisch-wissenschaftlichen Fragen sind aber für die praktische Diagnostik und Therapie unerheblich. In didaktischer Sicht erscheint es zweckmäßig, Verlauf und Ätiologie nicht in getrennten Kapiteln für unipolare bzw. bipolare Störungen zu beschreiben, sondern in den folgenden Abschnitten die Besonderheiten der bipolaren Störungen jeweils hervorzuheben.

Mischzustände. Bei bipolaren Störungen können die depressiven und die manischen Syndrome nicht nur alternierend auftreten, sondern auch gleichzeitig (mixed depression). Diese so unterschiedlichen, beinahe gegensätzlichen Störungen bestehen dann nebeneinander und greifen ineinander, also etwa gehobene Stimmung und Antriebs- bzw. Denklähmung (manischer Stupor) oder heitere Betriebsamkeit und Ideenarmut (gedankenarme Manie). Bei der ängstlichen Manie ist der Affekt eher melancholischer Art, während gesteigerte Aktivität und Ideenflucht eine Manie anzeigen. Ähnliches gilt von der hypochondrischen Manie.

Derartige Mischzustände sind nicht häufig, bei älteren Menschen sehr selten. Meist bestehen sie nur kurze Zeit, einige Stunden oder einige Tage lang, nämlich während des Überganges von der melancholisch-depressiven in die manische Episode bzw. umgekehrt. Zuweilen aber dauert ein solcher Mischzustand während der ganzen Phase an. – Diese Mischzustände (die nicht mit Mischpsychosen im Sinne schizoaffektiver Psychosen verwechselt werden dürfen) heißen in der *Klassifikation* ICD 10: gemischte Episoden bei bipolarer affektiver Störung (F 31.6).

Zyklothymia. Von den bipolaren Störungen, die früher auch zyklothyme affektive Psychosen genannt wurden, ist im heutigen Sprachgebrauch Zyklothymia (F 34.0) abzugrenzen. Gemeint ist, was früher zyklothyme, zykloide und auch hyperthyme Persönlichkeitsstörung genannt wurde, nämlich um Verdünnungsformen bipolarer affektiver Psychosen mit folgenden Merkmalen: instabile Stimmung mit Schwankungen zwischen *leicht gesenkter* und *leicht gehobener Stimmungslage*. Der Wechsel verläuft meist ohne äußeren Anlass. Die Betroffenen kommen kaum zum Arzt, insbesondere nicht, wenn die gehobene (hyperthyme) Stimmungslage vorherrscht. Die Störung zu erkennen, kann aber bei forensischer Begutachtung wichtig sein. Sonst kann der hyperthym Gestimmte ein beliebter Gesellschafter und Betriebmacher sein, aber durch Distanzlosigkeit lästig werden. Mit fortschreitendem Alter kann eine gewisse Beruhigung, zugleich aber auch Vergröberung und Einengung eintreten (Residualzustand). Comorbidität mit Alkoholabhängigkeit ist nicht selten.

Ob Zyklothymia eine leichte Erkrankungsform der bipolaren affektiven Psychose ist (wie die Formulierungen in DSM IV erkennen lassen) oder aber eine Persönlichkeitsstörung (was in ICD 10 angedeutet wird), ist ungeklärt. Klassifikatorisch ist diese Kategorie jedenfalls nützlich.

18.4 Verläufe

Der größte Teil der Erkrankungen beginnt im 3. oder 4. Lebensjahrzehnt. Eine erste manische Episode tritt in früherem Alter als eine erste melancholisch-depressive Episode auf. Bipolare Affektpsychosen beginnen früher (zu 20% bereits vor dem 20. Lebensjahr) als unipolare.

Affektive Psychosen haben ihre ersten Phasen frühestens in der Vorpubertät. Die Phasen bei frühem Beginn sind relativ kurz, verlaufen jedoch auch im Jugendalter schon mit Rezidiven, die sich dann im Erwachsenenalter fortsetzen. Neben diesen Frühmanifestationen schwerer oder mittelschwerer phasischer Depressionen sieht man im Kindes- und Jugendalter eine Vielzahl akuter, nur kurz dauernder Verzweiflungszustände, die ebenfalls leichte depressive Verstimmungen enthalten, auch mit sich wiederholenden suizidalen Tendenzen. Die Krisen werden jeweils durch belastende Lebensumstände ausgelöst (Anpassungsstörung mit depressiver Symptomatik, F43.1), können aber durch Konfliktmanagement und Klärung im sozialen Umfeld rasch ausgeräumt werden. Der Langzeitverlauf dieser Störungen mit Hinblick auf spätere Depressionen ist unklar. Auch im Kleinkindesalter und bei Schulkindern treten depressive Störungen auf – freilich mit blander Symptomatik, z.B. Weinerlichkeit, Reizbarkeit, Spielunlust, Leerlaufhandlungen, Selbstunsicherheit. Die Überschneidungen mit Deprivationseffekten (F94.1), mit elektivem Mutismus (F94.0) und mit einem altersspezifischen ängstlich gehemmten Temperament sind unübersehbar. Zu diesem Temperament gehören die kindliche Trennungsangst (F93.0), die kindlichen phobischen Störungen (F93.1), die kindliche Sozialangst (F93.2) und die generalisierte Angst bei Kindern (F93.8). Angesichts dieses breiten Spektrums depressiver Phänomene, die auf die Entwicklungsphase beschränkt bleiben, verlieren die depressiven Störungen mit anderem Verlauf an diagnostischer Schärfe. Die Verlaufszusammenhänge mit lebenslangen depressiven Erkrankungen sind im Kindesalter weniger gesichert, obwohl die Prävalenz mit 1,9 – 3,4 % recht hoch eingeschätzt wird.

Eine *Komplikation* im Verlauf affektiver Psychosen ist *Alkoholabusus* bis zum Grade der Abhängigkeit, bei manischen und bipolaren Kranken öfter als bei unipolar melancholisch Depressiven. Manche Patienten trinken nur während der Phase, bei anderen verselbständigt sich die Alkoholkrankheit. Diese Comorbidität bringt große therapeutische Probleme mit sich.

Residuen. Anders als Schizophrenien führen affektive Psychosen i.Allg. nicht zu wesentlichen bleibenden Residuen im Sinne eines Potentialverlustes. Leichtere psychische Veränderungen, z.B. Restdepressivität oder emotionale Labilität, aber auch kognitive Einschränkungen, werden jedoch bei einem Teil der Kranken beobachtet, nach neueren Untersuchungen bei einem Drittel. Ursprünglicher Elan und Ausgeglichenheit haben gelitten. Selten kommt es zu deutlicheren Veränderungen der Persönlichkeit (Entdifferenzierung), betont nach längerem und bipolarem Verlauf. Diese Residualzustände sind auch Folge der durch die Krankheit gestörten Persönlichkeitsentwicklung.

Zusammenfassend ist festzustellen: Affektive Psychosen gehen einerseits mit schwersten psychischen Störungen einher, zeigen aber einen grundsätzlich gutartigen Verlauf, allerdings nicht ausnahmslos: häufiger als man früher annahm sind hochfrequent rezidivierende ungünstige Verläufe, sehr langwierige Episoden und Residuen. 10–12% sterben durch Suizid. Im Übrigen aber überwiegen die günstigen Verläufe, zumal die Prognose durch therapeutische und prophylaktische Maßnahmen entschieden verbessert wurde.

Depressionen in der Schwangerschaft, im Wochenbett und im Klimakterium. Während der Schwangerschaft sind Psychosen auffallend selten, im *Wochenbett* aber sind Psychosen etwa zehnmal häufiger als zu anderen Lebenszeiten der Frau (sog. *Puerperalpsychosen*). Da es sich meist um depressive Psychosen handelt, werden sie an dieser Stelle besprochen (zudem treten reaktive Depressionen, schizoaffektive und schizophrene Psychosen auf). Meist beginnt die sog. Wochenbettdepression in der ersten oder zweiten Woche. Zum Teil bleiben diese Frauen später gesund, andere erkranken erneut, ungefähr ⅓ wieder im Wochenbett. Neben genetischen sind vermutlich auch hormonelle und psychoreaktive Entstehungsbedingungen beteiligt.

Zwischen *Klimakterium* bzw. *Menopause* und affektiver Psychose ist kein Zusammenhang erwiesen. Melancholische Depressionen treten nicht gehäuft auf. Bei dem *Menopausensyndrom* können neben den bekannten Symptomen wie Hitzewellen, Schweißausbruch, Tachykardie und Schwindel auch uncharakteristische depressive Verstimmungen auftreten. Diese stehen, wie eingehende Untersuchungen ergaben, mehr mit biographischen und situativen Faktoren in Zusammenhang als mit dem »Klimakterium« im hormonellen Sinne. Therapeutisch sind Hormone nur in schwersten Fällen, Psychopharmaka allenfalls vorübergehend indiziert; mehr kommt es auf die psychotherapeutische Konfliktverarbeitung an.

Melancholische Depressionen und Manien im Alter. Depressive Verstimmungen sind im Alter häufig, viel häufiger als sie erkannt und behandelt werden. Aber es gibt nicht *eine* »Altersdepression«, sondern symptomatologisch vielgestaltige und ätiologisch unterschiedlich bedingte Depressionszustände, die denen in früheren Lebensabschnitten im Wesentlichen entsprechen. Zum Teil handelt es sich um reaktive Depressionen in Zusammenhang mit der Lebenssituation, ihren Konflikten und gesundheitlichen Behinderungen. Zum Teil sind es organisch bedingte Depressionen, z.B. bei Parkinson-Kranken oder der sog. vaskulären Demenz. Und schließlich kann es sich um eine melancholische Depression handeln. Diese Begriffe bezeichnen einerseits nosologische Gruppen, andererseits betonen sie pathogenetische Faktoren, die vielfach zusammenwirken.

Melancholische Depressionen sind in diesem Lebensabschnitt nicht besonders häufig; die Krankheitsaktivität affektiver Psychosen scheint im Senium nachzulassen. Was über Residuen gesagt wurde, ist hier zu beachten. Die depressive Stimmung hat öfter mißmutig-gereizte und hypochondrische Züge. Melancholischer Wahn ist häufiger. Diagnostisch werden melancholische Depressionen im Alter oft verkannt (vor allem wegen der in diesem Alter häufigen somatischen Beschwerden), so dass die Behandlung versäumt wird.

Depression und Demenz: Eine Depression kann im Alter einer Demenz vorausgehen, diese sozusagen einleiten. Und auch bei eingetretener Altersdemenz und vaskulärer Demenz kommt es häufig (zu ca. 40%) zu Depressionszuständen, die in der üblichen Weise behandelbar sind. Aber auch unabhängig von einer Altersdemenz können melancholisch-depressive Episoden alter Menschen mit erheblichen kognitiven Störungen einhergehen, die dann mit der Remission der Depression reversibel ist (sog. depressive Pseudodemenz wie in jüngeren Jahren). Klinisch ist es wichtig, bei diesen depressiven Patienten nicht voreilig von einer Altersdemenz zu sprechen und die Depressionssymptomatik in der üblichen Weise zu behandeln.

Manien im Alter: Es kann sich um eine wiederholte oder seltener um eine erste manische Episode handeln. Fehldiagnosen sind relativ häufig, weil der Arzt in diesem Lebensalter nicht mehr mit einer Manie rechnet oder weil die Symptomatik uncharakteristisch, z.B. mit Wahnerleben oder Demenz-Symptomen verbunden ist. Diagnostisches Leitsymptom ist der Überschuss an Vitalität und Gereiztheit, wenn diese dem gesunden Temperament des Betroffenen nicht entsprechen. Manisch-expansives Verhalten tritt beim alten Patienten weniger auf.

18.5 Ätiopathogenese

Genetische Befunde. In den Familien affektpsychotischer Patienten finden sich mehr gleichartig erkrankte Verwandte als in der Durchschnittsbevölkerung. Die Erkrankungswahrscheinlichkeit liegt für Verwandte 1. Grades von unipolar-melancholischen Patienten um ein Mehrfaches höher, bei bipolar-affektpsychotischen Patienten sogar 10mal höher als in der Allgemeinbevölkerung. Bei zwei bipolar kranken Eltern erkranken mehr als 50% der Kinder. Es besteht eine familiäre Beziehung zwischen bipolarer affektiver Psychose und Zyklothymia.

Zwillingsuntersuchungen ergaben für unipolare melancholische Depression 50% Konkordanz bei eineiigen gegenüber 20% bei zweieiigen Zwillingen, für die bipolare Form wurden 80% gegenüber 20% ermittelt. Auch diese Zahlen sprechen eindeutig für einen genetischen Faktor. Adoptionsstudien blieben bisher relativ unergiebig. *Molekulargenetisch* war die Erwartung, Kandidatengene zu finden, hoch; die Untersuchungen blieben aber bisher ohne eindeutige Ergebnisse bei unipolarer Depression und bei bipolarer Störung (bei der sich die molekulargenetischen Befunde mit denen bei Schizophrenie überlappen).

Zusammenfassend ist ein genetischer Faktor anzunehmen. Er kann nicht die Ätiologie insgesamt erklären, wohl aber die ausgeprägte Krankheitsbereitschaft im Sinne einer erhöhten Vulnerabilität. Die Befunde sprechen für eine polygene Vererbung. Die derzeit als prädisponierend diskutierten Einzelgene sind allerdings anscheinend jeweils nur für einen Teil der Depressionen von Bedeutung. – Bei der Familienberatung sind die genannten Erkrankungsrisiken zu berücksichtigen.

Obwohl die affektiven Psychosen unzweifelhaft und ausgeprägt genetisch mitbedingt sind, sind sie doch therapeutisch in hohem Maße beeinflussbar und sogar in ihrem Verlauf prophylaktisch wesentlich zu verbessern.

Neurobiologie. Das Grundlagenwissen wurde bereits erklärt. Die Erkenntnisse wurden tierexperimentell sowie beim Menschen im Liquor, mittels Bildgebung (MR-Volumetrie, PET, SPECT, fMRI), an Thrombozyten sowie elektrophysiologisch und autoptisch gewonnen. Wie weit die Befunde für den engeren Bereich der melancholischen Depression oder für Depressivität im weiteren Sinne gültig sind, ist noch schwer zu beurteilen (Manien wurden weit weniger neurochemisch untersucht).

Die Bewertung neuroanatomischer, neurochemischer und anderer biologischer Untersuchungen für einen affekt-psychotischen Patienten wird dadurch beeinträchtigt, dass die Stichproben zur Zeit meist diagnostisch uneinheitlich zusammengesetzt sind und dass psychopathologische Unterschiede der Depressionsformen nicht beachtet werden (stattdessen pauschal: major depression). Auch werden die psychosozialen Bedingungen nicht ausreichend differenziert (stattdessen allgemein: »stress«).

Die *Serotonin-Hypothese der Depressionen* steht heute im Vordergrund, was der Bevorzugung der neuen Antidepressiva vom SSRI-Typ entspricht. Zudem werden u.a. besondere Funktionen der noradrenergen β-Rezeptoren, eine cholinerge Imbalance sowie dopaminerge Dysfunktionen diskutiert. Die heterogenen Befunde werden in der unspezifischen *Neurotransmitter-Dysbalance-Hypothese* zusammengefasst. Verstärktes Interesse gilt heute der Aktivierung intrazellulärer Signaltransduktion (über an Rezeptoren gekoppelte G-Proteine) und einer hierdurch verstärkten Bildung neurotropher Faktoren (insbesondere BDNF). Ob auch Antidepressiva auf diesem Weg die Neurogenese und Neuroplastizität erhöhen, ist aber noch hypothetisch.

Neuroendokrinologisch wurden zahlreiche Befunde mit fraglicher Bedeutung erhoben. Gesichert ist ein Hypercortisolismus und dabei ein sehr häufiger (aber nicht regelmäßiger oder spezifischer) pathologischer Ausfall des Dexamethason-Suppressions-Tests (DST): die bei Provokation erwartete Hemmung der Cortisolsekretion tritt nicht ein. Differentialdiagnostisch verwertbar ist dieser Befund nicht. Man geht von einer gestörten Regulation der Hypothalamus-Hypophysen-Nebennierenrinden-Achse (HHN) aus, ohne die pathogenetische Relevanz ermessen zu können.

Das Thyreoidea stimulierende Hormon (TSH) wird im Stimulationstest (TRH-Gabe) bei Depressiven quantitativ weniger freigesetzt als bei Gesunden. Dieser Befund steht möglicherweise in Zusammenhang mit der HHN-Regulation, ebenfalls entsprechende Befunde des Wachstumshormons STH. Die Hypercortisolismus-Hypothese findet allerdings keine Bestätigung in den Therapieeffekten: antidepressive Pharmaka und antidepressiver Schlafentzug (Wachtherapie) aktivieren die HHN-Achse zusätzlich, erst mit der Remission der Symptomatik ist eine Rückbildung zu erkennen. Ob die Hormone »depressiogen« wirken, ist zweifelhaft.

Psychophysiologische Untersuchungen ergaben bei Depressiven Hinweise für eine verminderte Ansprechbarkeit auf Umweltreize (nicht spezifisch für melancholische Depressionen).

Neuropathologisch gibt es Hinweise auf eine (möglicherweise von der Dauer der Depression abhängige) Volumen- und Zellzahlminderung einzelner Hirnregionen, insbesondere Hippocampus und umschriebene Bereiche des präfrontalen Cortex.

Chronobiologische Aspekte. Im Hinblick auf die *circadiane Rhythmik* erscheinen die Tagesschwankungen der Depressionssymptomatik und die Schlafstörungen bedeutsam. Jedoch sind diese beiden oben beschriebenen Merkmale unregelmäßig, inkonstant und unspezifisch. Wahrscheinlich ist die sog. typische Tagesschwankung (mit Morgentief) nicht ein Melancholiesymptom (wie lange angenommen wurde), sondern Ausdruck der physiologischen circadianen Rhythmik, die qualitativ durch die melancholische Erlebnisveränderung akzentuiert wird. Auch circadiane Untersuchungen somatischer Parameter (wie Temperatur, Puls, Cortisol, EEG, usw.) zeigen bei Melancholien nur geringgradige Abweichungen im Vergleich mit Gesunden. Hypothesen wie Desynchronisation bei Melancholie blieben unbewiesen. (Bei manischen Patienten wurden rhythmische Vorgänge bisher kaum untersucht, wohl aber bei bipolaren.)

Auch diese Grundlagenforschung wurde durch eine Therapiebeobachtung angeregt, durch die antidepressive Wirkung des Schlafentzuges (Wachtherapie), dessen Wirkungsmechanismus bisher ungeklärt blieb.

Die häufigen, fast regelmäßigen Schlafstörungen Depressiver und die entsprechenden neurophysiologischen Befunde wurden beschrieben.

Der Phasenablauf und der Gesamtverlauf affektiver Psychosen zeigen keine bestimmte Periodik, abgesehen von den extrem seltenen Fällen einer 48-Stunden-Rhythmik (wechseltägig melancholisch-depressiv und ausgeglichen bzw. hypomanisch). – Eine saisonale Rhythmik ist nicht sicher erwiesen.

Somatische Verursachung und Auslösung. Die meisten Episoden treten ohne ersichtlichen äußeren Anlass auf. Bei einem Teil jedoch sind körperliche Krankheiten (oder seelische) Belastungen vorausgegangen. Abgesehen von einem zufälligen Zusammentreffen sind zwei Zusammenhänge denkbar: Es kann sich um eine *organische Psychose* handeln, die körperlich verursacht und symptomatologisch einer Melancholie oder Manie entspricht. Das wird sehr selten beobachtet, z.B. bei Morbus Parkinson, Morbus Addison sowie unter Cortisonbehandlung. Man spricht in diesen Fällen von *symptomatischer melancholischer Depression bzw. Manie*. In der *Klassifikation* ICD 10 heißen sie organische Störungen (F06.3), unterteilt in organische manische (F06.30), organisch bipolare (F06.31), organische depressive (F06.32) oder organische gemischte affektive (F06.33) Störung.

Eine *somatische Auslösung* wird angenommen, wenn die Episode im zeitlichen Zusammenhang mit einer körperlichen Erkrankung beginnt, dann aber in typischer Weise weiter verläuft. Im Einzelnen ist über dieses Anstoßen nichts bekannt. Wie häufig es vorkommt, ist schwer zu ermitteln, weil u.a. vom Ermessen des Untersuchers abhängig. Für melancholische Depressionen liegen die Zahlenangaben zwischen 5% und 25%, für Manien um 5%.

Psychische Auslösung. Schwere psychische Belastungen und Konflikte können zum Ausbruch einer melancholisch-depressiven oder manischen Phase beitragen. Diese sog. psychoreaktive Auslösung ist jedoch nicht die Regel, sie findet sich nur bei dem kleineren Teil der Erkrankungen. Die meisten Melancholien und Manien beginnen und verlaufen anscheinend relativ unabhängig von Umwelteinflüssen. Viele Laien erwarten für jede Depression eine erkennbare äußere Ursache (Kausalitätsbedürfnis); manche Ärzte meinen im Falle einer Auslösung eine »endogene Depression« ausschließen zu müssen. Beide Fehler können sich therapeutisch ungünstig auswirken.

Wie häufig Episoden psychoreaktiv ausgelöst werden, ist mangels exakter Kriterien schwer anzugeben. Nach klinischen Auszählungen rechnet man bei melancholischen Depressionen mit 10–35%, bei Manien mit 7–15%. Bei älteren Patienten scheint psychoreaktive Auslösung häufiger zu sein, entsprechend den häufigeren Belastungen. Mehr Aufschluss ergaben *Life-event-Untersuchungen*: in den Monaten vor Ausbruch einer Depression sind schwer belastende Ereignisse ungefähr (statistisch) dreimal häufiger als bei einer Kontrollgruppe.

Der Art nach handelt es sich weniger um »äußere« Belastungen. In Kriegs- und Notzeiten nehmen diese Krankheiten nicht zu. Wichtiger sind tiefgreifende seelische Erschütterungen und lang anhaltende Konfliktspannungen. Typische, wenn auch nicht spezifische Auslöser sind Entwurzelungen wie Wechsel gewohnter Lebensverhältnisse und Verlust wichtiger Bezugspersonen. Auch Entlastungssituationen können Melancholien auslösen, während im Vorfeld von Manien zuweilen Belastungen festzustellen sind (z.B. ein Todesfall). Über aktuelle Auslösungserlebnisse hinaus ergibt die vertiefte Anamnese zuweilen, dass eine längere psychoreaktive Entwicklung ablief und sozusagen in die melancholische Phase hineinführte.

Psychosoziale Einflüsse können sich auch im weiteren Verlauf zeigen. Wenn manche melancholisch-depressive Episode prolongiert verläuft und das *Herausgeraten* verzögert erscheint, so sind dafür vielfach Einflüsse der Lebenssituation, z.T. im Zusammenhang mit Konflikten früherer Lebensabschnitte, maßgeblich. Meist aber verlaufen die Episoden bemerkenswert umweltstabil.

Psychodynamische Aspekte. Was zur Psychodynamik von Depressionen erarbeitet und mitgeteilt wurde, gilt weniger für melancholische Depressionen als für andere Formen, insbesondere neurotische Depressionen (Dysthymien). Was bei einem melancholisch Depressiven psychoanalytisch ermittelt werden kann, ist weniger auf die Krankheit als auf die Persönlichkeit und ihre Entwicklung vor der Krankheit zurückzuführen. Das trägt nicht zur Klärung der Krankheitsentstehung bei, ist aber in der Behandlung sorgfältig zu beachten. Auch für die Manie wurde eine psychoanalytische Theorie gebildet (Abwehr des zugrundeliegenden Konfliktes, Flucht vor der Melancholie), die aber unbewiesen und ohne therapeutische Konsequenzen blieb.

94

Nach der *kognitiven Theorie* (A.T. Beck) besteht bei Depressiven eine Grundeinstellung, die durch negative Beurteilungen der eigenen Person, der Umwelt und der Zukunft gekennzeichnet ist (sog. kognitive Triade). Im Einzelnen werden die kognitiven Störungen folgendermaßen bezeichnet: arbiträre Inferenz (Kurzschlussdenken), selektive Abstraktion (Tunnelblick), Übergeneralisieren (Verallgemeinern einzelner negativer Erfahrungen), Magnifizieren bzw. Minimieren (Fernglasblick), Personalisieren (Zeiger der Schuld auf die eigene Person), absolutistisches Denken (alles oder nichts). Hier handelt es sich mehr um Beschreibungen des depressiven Erlebens und Verhaltens in der kognitionspsychologischen Sprache als um eine ätiopathogenetische Erklärung. Sie sind für melancholisch Depressive anscheinend weniger relevant als für andere Depressive.

338

Persönlichkeit. Eine spezifische Persönlichkeitsstruktur affektpsychotischer Patienten gibt es nicht. Was von Freud (sog. analer Charakter) angeregt und von japanischen Psychiatern (Immodithymie) und deutschen Psychiatern (Typus melancholicus) beschrieben wurde, nämlich besondere Ordentlichkeit und ausgeprägtes Angewiesensein auf Einhaltung von Ordnung, erwies sich nicht als spezifisch für unipolar Melancholische, sondern als ubiquitäre Eigenschaft bzw. Reaktionsweise, die in der melancholischen Erlebnisveränderung eine quantitative und qualitative Akzentuierung erfährt.

Soziokulturelle Aspekte. Affektive Psychosen sind anscheinend wenig von sozialen Faktoren abhängig, auch nicht von der Sozialschicht. *Transkulturell* sind Unterschiede der symptomatologischen Akzentuierung zu erkennen: In manchen Regionen Afrikas können Depressive leicht einen Verfolgungswahn aufweisen, sie erleben anscheinend Aggressivität nicht von innen, sondern von außen als Vergiftung, Verhexung oder bösen Blick. In südostasiatischen und schwarzafrikanischen Kulturen kommt es anscheinend häufiger vor, dass ein Kranker seine Depression im Wesentlichen körperlich erlebt, als in den westlichen Ländern.

> **Zusammenfassung zur Ätiologie und Pathogenese.** Affektive Psychosen scheinen genetisch stark bestimmte, biologisch fundierte Krankheiten zu sein. Die bis heute vorliegenden Kenntnisse über den Erbmodus und die pathophysiologischen Vorgänge sind noch lückenhaft. Die klinische Erfahrung lehrt, dass die Episoden vorwiegend spontan auftreten, zu einem Teil aber durch körperliche oder seelische Faktoren ausgelöst werden. Diese äußeren Faktoren tragen wahrscheinlich dazu bei, dass sich bei einem Kranken mit entsprechender Anlage (Vulnerabilität) eine Episode manifestiert. Im Übrigen aber bestimmt eine offensichtlich biologische Krankheitsbereitschaft die Manifestation und auch den Verlauf.
>
> Der heutige Wissensstand spricht für eine *multifaktorielle Ätiologie*, anscheinend aber mit anders akzentuiertem Bedingungsgefüge als vergleichsweise bei Schizophrenien: bei affektiven Psychosen wurden relevante chronobiologische Befunde erhoben; affektpsychotische Episoden sind in der Manifestation und im Verlauf weniger von psychosozialen Faktoren abhängig; der Verlauf der Krankheit ist aber in höherem Maße einer medikamentösen Prophylaxe zugänglich.

18.6 Behandlung melancholischer Depressionen

Basis der Behandlung. Voraussetzung jeder antidepressiven Maßnahme sind ein festes Patient-Arzt-Bündnis sowie eine gründliche allgemein-körperliche und neurologische Untersuchung, um mögliche Gesundheitsstörungen festzustellen, die für die Behandlung relevant sein könnten.

Ambulant oder stationär? Die heute verfügbaren Therapien machen es möglich, die meisten Kranken ambulant zu behandeln. Vor- und Nachteile des ambulanten oder stationären Vorgehens sind im Einzelfall sorgfältig abzuwägen. Nicht allein der Schweregrad ist ausschlaggebend. Die Einweisung in eine psychiatrische Klinik kann für den Kranken belastend sein, zumal sie ihn von seinen Angehörigen trennt, die ihn bisher stützten. Andererseits kann der Krankenhausaufenthalt den Patienten von Pflichten und Ansprüchen entlasten. Vielen melancholisch Depressiven hilft es, sich im Krankenhaus »fallenlassen« zu dürfen und als Kranke behandelt zu werden, nachdem sie sich lange Zeit überfordert und abgequält haben. Anderen hilft es mehr, in der natürlichen Umgebung den noch erhaltenen Gewohnheiten zu folgen und sich so »hochzuhalten«. Stationär sind mehr antidepressive Maßnahmen möglich als ambulant. Indikation zur stationären Behandlung kann ausgeprägte Suizidalität sein. Jedoch ist zu bedenken, dass auch im psychiatrischen Krankenhaus ein Suizidversuch nicht ausgeschlossen werden kann.

Voraussetzung der ambulanten Behandlung ist insbesondere eine ausreichende Tragfähigkeit der Angehörigen, die der Arzt beraten und ermutigen muss. Die ambulante Behandlung des Melancholischen obliegt heute auch dem Hausarzt, der entsprechende Kenntnisse erworben hat und mit einem Psychiater zusammenarbeitet. Voraussetzung ist in jedem Fall die *psychotherapeutische Einstellung* des Arztes zum Patienten.

Behandlungsbasis in der psychiatrischen Fachabteilung ist ein speziell auf *melancholisch* Depressive ausgerichtetes therapeutisches Milieu: geschulte Schwestern, Pfleger, Krankengymnastinnen, Ergotherapeutinnen usw. führen den melancholisch-depressiven Kranken auf dem oft nicht leicht zu findenden Weg zwischen Schonung und Anregung. Auch deshalb ist die stationäre Behandlung von Melancholiekranken in nichtpsychiatrischen Abteilungen kontraindiziert.

Antidepressive Psychopharmaka. In anderen Kapiteln werden die neurochemischen Grundlagen und die pharmakologischen Einzelheiten beschrieben (auch die unerwünschten Begleitwirkungen sowie deren Behandlung). Die einzelnen Medikamente sind in Tabelle 9 zusammengestellt. Hier werden Indikation und Durchführung der Pharmakotherapie bei melancholischer Depression besprochen.

Dosierung. Wegen der Nebenwirkungen beginnt man im Allgemeinen einschleichend. Die Tagesdosen in Tabelle 9 gelten für körperlich gesunde Erwachsene, bei alten Menschen liegen die Dosen niedriger, die Empfindlichkeit für Nebenwirkungen ist höher. Gleiches gilt bei Kindern und Hirnkranken, auch hier ist niedriger zu dosieren. Bei unzureichendem Effekt ist die Dosis schrittweise zu erhöhen. Zu hohe Dosen können allerdings den antidepressiven Effekt schmälern. Der optimale mittlere Dosisbereich ist schwer zu bestimmen, auch weil die Beziehung zwischen Dosis und Plasmaspiegel individuell unterschiedlich ist. Allerdings sind die Verfahren der Plasmaspiegelbestimmung nicht für alle Antidepressiva (und deren Metabolite) so ausgereift, dass sie in der Praxis Anwendung finden. Der üblichen oralen Medikation sind Injektionen und Infusionen nicht überlegen.

Auswahl des Antidepressivums. Es gibt keine festen Regeln, denn die Unterschiede der therapeutischen Effizienz sind relativ gering. Neue Mittel sind nicht unbedingt besser, nur weil sie neu sind. Es ist nützlich, frühere individuelle Erfahrungen zu berücksichtigen, also ein wirksames Mittel erneut einzusetzen. Wichtig ist es, die individuelle Empfindlichkeit des Patienten gegenüber bestimmten Antidepressiva (Nebenwirkungen) sorgfältig zu berücksichtigen (nebenwirkungsgeleitete Behandlung). Da die Wirksamkeit der Trizyklika bei Kindern nicht nachgewiesen ist und wegen des hohen Intoxikationsrisikos werden Trizyklika nicht mehr empfohlen. Auch die meisten SSRI können bis auf Fluoxetin (ab 8 Jahren) und Sertralin (ab 14 Jahren) nur off-label verwendet werden. Gerade bei Jugendlichen wird bei den nicht zugelassenen SSRI vor einem pharmakoninduzierten Aktivierungssyndrom mit gesteigerter Suizidgefahr gewarnt. Die empirischen Daten hierzu sind aber unzureichend.

Spezielle Indikationen (zielorientierte Behandlung). Bei ausgeprägter *Unruhe* (agitierter Depression) sind sedativ mitwirkende Antidepressiva indiziert (s. Tabelle 9).

Bei *wahnhafter Depression* genügt ein Antidepressivum nicht, es ist ein atypisches Neuroleptikum hinzuzufügen; diese Kombination ist bei ausreichender Dosierung der Elektrokrampftherapie ungefähr gleichwertig.

Bei *bipolarer Depression* können Stimmungsstabilisatoren (schon im akuten Stadium) eingesetzt werden.

Bei *rapid cycling* ist die Behandlung sehr schwierig. Trizyklische Antidepressiva begünstigen es möglicherweise, günstiger sind Phasenprophylaktika (Lithium, Carbamazepin, Valproat), ggf. auch in Kombination.

Bei *saisonaler Depression* wird neben der antidepressiven Pharmakotherapie auch Lichttherapie angewandt.

Depressiv-manische Mischzustände. Oft kommt die Pharmakotherapie der rasch wechselnden Symptomatik nicht schnell genug nach. Je nach überwiegender Symptomatik ist antidepressiv oder neuroleptisch zu behandeln, im Zweifelsfall mit einem atypischen Neuroleptikum, auch in Kombination mit einem stimmungsstabilisierenden Medikament.

Schlafstörungen bei melancholischer Depression. Gegen die häufigen Schlafstörungen kann die antidepressive Medikation helfen (insbesondere sedierende trizyklische Antidepressiva mit der Hauptdosis am Abend). Antidepressiva können aber auch Schlafstörungen bewirken, insbesondere die SSRI. Schlafmittel der Wahl sind Benzodiazepine. Gleichzeitig ist der Tagesrhythmus möglichst gut zu regulieren.

Den Schlaf zu erzwingen, ist aber nicht indiziert, denn es besteht ein Antagonismus zwischen Schlaf und Depressivität, wie die Erfahrungen mit Schlafentzug zeigen. Andererseits muss der Arzt dem in schlaflosen Nächten besonders gequälten Patienten helfen und immer wieder die Behandlung neu absprechen.

Kombinationen mit anderen Medikamenten (wobei die Interaktionen zu beachten sind):
- Mehrere Antidepressiva miteinander zu kombinieren, ist in der Regel nicht sinnvoll
- Tranquilizer zusätzlich sind hilfreich gegen Unruhe, Angst und Schlafstörung
- β-Rezeptorenblocker helfen gegen Unruhe und auch antidepressivabedingten Tremor
- Neuroleptika oder Lithium können den Antidepressivaeffekt verbessern (s.u.)
- Dihydroergotamin ist oft mit trizyklischen Antidepressiva zu kombinieren, um deren dysorthostatsche Kreislaufwirkung zu kompensieren.

Erhaltungstherapie. Die Behandlung mit Antidepressiva soll nach eingetretener Symptomfreiheit (die bei manchen Patienten auf den Tag genau feststellbar ist) noch weitere 6–12 Monate erfolgen, um einen Rückfall zu verhindern. Zur langfristigen Phasenprophylaxe werden zumeist andere Pharmaka verwendet.

Ergebnisse. Der antidepressive Effekt dieser Medikamente ist in zahlreichen kontrollierten Studien belegt worden. Die Wirkung beginnt nach wenigen Tagen bis spätestens wenigen Wochen. Die Erfolgsquote der meisten Antidepressiva liegt bei melancholischer Depression um 70% (und damit wesentlich höher als die Plazeborate).

Das günstigste Ergebnis ist die Phasenverkürzung (in ◘ Abb. 11 Fall c im Vergleich zu den Spontanverläufen a und b), die allerdings selten vorkommt, teils in Form einer provozierten hypomanischen Nachschwankung (Fall d). In der Regel wird die melancholisch-depressive Symptomatik allmählich reduziert (Fall e). Hierdurch wird die stationäre Behandlung z.T. vermeidbar, z.T. abgekürzt. Alltagspflichten und auch Berufsaufgaben können wieder übernommen werden, auch wenn eine Restsymptomatik über längere Zeit hin bestehen bleibt, die Phase also ihren eigengesetzlichen Ablauf (allerdings bei mitigierter Symptomatik) zu nehmen scheint. Bei ca. 30% der Patienten führt diese Behandlung allein nicht zum Ziel (Fall f in Abb. 11). – Prädiktoren eines günstigen bzw. raschen therapeutischen Effektes sind insbesondere ausgeprägte Vitalstörungen, was vermutlich für alle antidepressiven Maßnahmen gilt.

Standardbehandlung. Zur Behandlung des melancholisch Depressiven reicht die Verordnung von antidepressiven Medikamenten allein nicht aus. Die Standardbehandlung besteht in der Kombination von Pharmakotherapie und Wachtherapie, gestützt auf eine kontinuierliche psychotherapeutische Führung des Kranken. Der häufigste Fehler der Depressionsbehandlung besteht zurzeit darin, die nichtmedikamentösen Möglichkeiten zu vernachlässigen.

373 **Wachtherapie (Schlafentzug)** ist insbesondere bei melancholischen Depressionen antidepressiv wirksam und sowohl zur Einleitung der Behandlung als auch wiederholt im weiteren Verlauf indiziert, am besten in Kombination mit antidepressiven Medikamenten. Sie ist also keineswegs nur bei pharmakarefraktären melancholischen Depressionen indiziert.

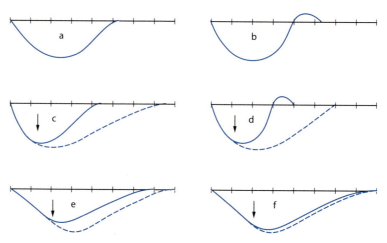

◘ **Abb. 11.** Antidepressiva-Behandlung (schematisch). Skalierung: Wochen oder Monate. Unterbrochene Linie: zum Vergleich der zu erwartende Spontanverlauf. Einzelheiten s. Text

Elektrokrampftherapie (EKT). Es ist die wirksamste antidepressive Behandlung, lange Zeit war sie die einzige. Heute wird sie seltener eingesetzt, erweist sich aber bei bestimmten Indikationen als sehr nützliche, zuweilen lebensrettende Maßnahme. Das gilt insbesondere für die Behandlung der schwersten melancholischen Depressionen mit hoher Suizidgefahr, nihilistischem Wahn und/oder stuporösem Verhalten. Zudem kann die Krampfbehandlung indiziert sein, wenn die anderen antidepressiven Maßnahmen versagen bzw. wenn bereits die Behandlung früherer melancholischer Phasen gezeigt hat, dass die Krampfbehandlung der antidepressiven Pharmakotherapie wesentlich überlegen ist. EKT ist *nicht* ultima ratio (Einzelheiten im Therapiekapitel).

Maßnahmen bei therapieresistenter Depression. Therapieresistenz wird unterschiedlich definiert. Oft müsste es genauer »pharmakarefraktär« heißen, nämlich wenn keine anderen als medikamentöse Behandlungen angewandt wurden. Ist der Effekt nach 3 bis 4 Wochen trotz lege artis durchgeführter Behandlung noch unzureichend, sollte zunächst die Frage der Compliance nochmals geprüft werden, vor allem bei den klassischen trizyklischen Antidepressiva ist auch eine Bestimmung der Plasmaspiegel zu empfehlen. Darüber hinaus sind folgende Maßnahmen zu empfehlen:

- Erhöhen der Dosis bis auf das ca. 1 ½-fache der in Tabelle 9 angegebenen Dosierung. Oder genauer: den Plasmaspiegel bestimmen und bei niedrigem Wert die Dosis schrittweise und unter Kontrolle des Plasmaspiegels erhöhen.
- Wechsel auf ein anderes Antidepressivum; dabei wird der Wechsel zwischen einem vorwiegend noradrenergen Antidepressivum (wie Nortriptylin, Maprolitin oder Buproprion) und einem selektiven Serotonin-Wiederaufnahmehemmer empfohlen (Tabelle 9).
- Zugabe (Augmentation) von Lithium oder T_3, evtl. auch ein atypisches Neuroleptikum oder Carbamazepin als »Stimmungsstabilisator«.
- Monoaminooxydase-Inhibitoren sind eine Alternative zu den tri- bzw. tetrazyklischen Antidepressiva; nach einem selektiven Serotonin-Wiederaufnahmehemmer (SSRI) ist eine Pause von 2 Wochen einzulegen (bei Fluoxetin aber 5 Wochen). Umgekehrt ist nach einem reversiblen MAO-Hemmer eine Pause von 2 Tagen einzulegen, bis ein SSRI gegeben wird (bei irreversiblem MAO-Hemmer 2 Wochen). Die Kombination von serotonergen Antidepressiva und MAO-Hemmer ist kontraindiziert; die Kombination von MAO-Hemmern mit trizyklischen Antidepressiva wird unterschiedlich beurteilt, erfordert aber in jedem Fall besondere Kautelen.
- Elektrokrampftherapie ist die beste Maßnahme bei therapieresistenter melancholischer Depression.
- Gelegentlich kann auch eine sog. kleine Insulinkur nützlich sein, die allerdings nur noch sehr selten durchgeführt wird.

Lang hingezogene Verläufe und Unbeeinflussbarkeit sind jedoch nicht ausschließlich somatotherapeutische Probleme. Zugleich ist zu bedenken, dass situative und neurotische Faktoren das *Herausgeraten* aus der melancholischen Phase erschweren können. Insbesondere bei vorausgegangenen neurotischen Entwicklungen kann die Behandlung einer melancholischen Phase ausgesprochen schwierig und langwierig sein. Somatotherapeutische und psychotherapeutische Maßnahmen müssen dann Hand in Hand gehen.

Psychotherapie. Die häufig vertretene Ansicht, Psychotherapie sei bei leichter Depression anzuwenden, während bei schwerer Depression antidepressive Medikamente indiziert seien, ist falsch. Bei jeder ernsthaften Depression sind gleichermaßen Psychotherapie und Pharmakotherapie indiziert. So auch bei jedem melancholisch-depressiven Patienten und in jedem Stadium der Krankheit, und zwar aus folgenden Gründen: Der Kranke bedarf in der tiefgreifenden melancholischen Erlebnisveränderung der psychotherapeutischen Hilfe. Durch die einschneidende Krankheit kann sich die Situation des Patienten so verändern, dass neue Probleme entstehen und behandelt werden müssen. Zudem können vorbestehende Konflikte Psychotherapie notwendig machen.

Die Psychotherapie bei melancholischer Depression folgt bestimmten Regeln, erheblich abweichend von der Psychotherapie bei anderen depressiven Störungen. Was in der Literatur über Psychotherapie *der* Depression (ohne Differenzierung) mitgeteilt wird, gilt größtenteils für *nicht*-melancholische Depressionen. An erster Stelle, auch in der zeitlichen Abfolge, steht hier die *partizipative Psychotherapie*. Allgemein gilt: je schwerer die melancholische Depression, desto dringender ist Psychotherapie indiziert und desto behutsamer muss sie durchgeführt werden.

Partizipative Psychotherapie. Der Zugang zu melancholisch-depressiven Kranken ist nicht leicht. Der Gesunde kann sich in den melancholischen Zustand nicht hineinversetzen. Der Kranke weiß das und fühlt sich durch Beteuerungen des Verstehens eher abgestoßen. Ebenso falsch ist es, dem Patienten seine Klagen ausreden und ihn ermuntern zu wollen. Statt zu trösten und zu beschwichtigen, soll der Arzt die Klagen immer wieder geduldig anhören und ernst nehmen. Das ist wichtiger als darauf hinzuweisen, dass die Schuldgefühle und Zukunftsängste unbegründet seien. Das Entscheidende ist, dass der melancholisch Kranke regelmäßig zu erfahren bekommt, dass keine Hemmung, keine Selbstbezichtigung des Kranken und keine Enthüllung den Arzt davon abbringen kann, immer da zu sein, zu ihm zu stehen und bei ihm zu bleiben. Es ist erstaunlich, wie das zu verpflichten, zu halten und zu erleichtern vermag.

Der Melancholische braucht einen Arzt, der sich von keiner Krise der Behandlung entmutigen lässt und sozusagen stellvertretend für den verzweifelten Patienten die Phase durchhält. Auch der absolut hoffnungslos erscheinende Patient wartet in seiner Hilflosigkeit doch auf die Versicherung, die Depression werde zweifellos wieder abklingen (in welchem Zeitraum das geschehen wird, kann der Arzt jedoch nicht voraussagen). Auf die Wiederholung dieser Zusicherung ist er angewiesen, auch auf wiederholte Information über Einzelheiten der Krankheit und Behandlung. Wenn der Arzt die Behandlungsmöglichkeiten und die gute Prognose herausstellt, muss er zugleich betonen, wie schwer die gegenwärtige Krankheit und wie tief die Hoffnungslosigkeit des Patienten ist, denn sonst würde der Kranke nur unglaubhafte Beteuerungen heraushören. Nach der Episode betonen Patienten, wie viel Halt und Zuversicht der Arzt ihnen vermitteln konnte. Entsprechendes gilt für die betreuenden *Angehörigen*, die oft selbst so belastet sind, dass sie in die Behandlung einbezogen werden müssen.

Der Gedanke an einen möglichen *Suizid* kann den Kranken insofern entlasten, als er wenigstens noch diesen Weg offen sieht. Auch hierüber soll der Arzt mit dem Patienten offen sprechen. Es ist sinnlos, durch restriktive Maßnahmen allein den Patienten vom Suizid abhalten zu wollen. Wenn der Kranke sich so vom letzten Ausweg abgeschnitten fühlt, wird er um so mehr nach Möglichkeiten zur sofortigen Durchführung einer Suizidhandlung suchen. Die persönliche Bindung an den Arzt ist hingegen die beste Suizidprävention.

Wenn der Arzt so vorgeht und zugleich die erfolgversprechende somatische Behandlung konsequent und umsichtig durchführt, wächst das Zutrauen des Patienten. Die Medikation bestätigt dem Patienten, dass er wirklich krank ist, wodurch mancher entlastet wird. Oft muss das Problem, »ohne Grund« erkrankt zu sein, bearbeitet werden. Die Sinnlosigkeit des Krankheitsgeschehens ist besonders schwer zu ertragen. Die Aussicht auf die Prävention durch Lithium kann dann hilfreich sein.

Verhaltenstherapie ist im Sinne eines methodischen Vorgehens bei melancholischer Depression kaum möglich. Wohl aber kann bei stationärer Behandlung die Betreuung des Patienten mit dem Bemühen, den rechten Weg zwischen Anregung und Schonung zu finden, verhaltenstherapeutisch orientiert sein.

Kognitive Therapie. Sie ist mehr für neurotisch-depressive Patienten (Dysthymie) konzipiert, kann aber behutsam auch bei melancholischer Depression angewandt werden. Einzelne Schritte der partizipativen Psychotherapie können in der kognitiven Psychotherapie systematisch fortgesetzt werden. Weitergehende kognitive Therapie, z.B. das Einführen positiver Kognitionen, ist in der tiefen melancholischen Depression nicht möglich.

Psychodynamische, konfliktzentrierte Psychotherapie ist nicht bei jedem melancholisch Depressiven indiziert, sondern nur in bestimmten Situationen. Zwar tragen viele Kranke Belastungen und Konflikte an den Arzt heran. Jedoch sind diese überwiegend aus der melancholischen Erlebnisveränderung heraus entstanden und lösen sich mit deren Remission auf. Aber viele Kranke und auch Angehörige suchen nach »Gründen« und erwarten Psychotherapie. Konfliktzentrierte Psychotherapie ist jedoch in dieser Situation nicht indiziert; hierdurch würde das Suizidrisiko erhöht, vor allem weil im melancholischen Erleben Konflikte nicht verarbeitet und konfliktbezogene Deutungen allenfalls als Vorwurf und vermeintliche Bestätigung der Schuld erlebt werden können. Wenn der Arzt nun diese Psychotherapie zurückstellen muss, ist das für Patient und Angehörige oft schwer zu verstehen. Es empfiehlt sich dann, das melancholische Schuld- und Konflikterleben behutsam in die partizipative Psychotherapie einzubeziehen.

Psychodynamische Psychotherapie ist indiziert, wenn die Anamnese zeigt, dass der melancholisch-depressiven Episode ernsthafte persönlich-neurotische Konflikte vorausgegangen sind; die konfliktzentrierte Psychotherapie soll aber erst aufgenommen werden, wenn die Episode weitgehend remittiert ist. – Versuche, durch eine langfristig angelegte psychoanalytische Behandlung im Intervall den Verlauf der Krankheit zu ändern (also Rezidive zu vermeiden), waren erfolglos.

Spezialisierte Psychotherapie für Depressive. Wenn, wie bei der melancholischen Depression, Psychotherapieverfahren, die in anderen Zusammenhängen entstanden sind, nicht unbesehen angewandt werden können, liegt es nahe, spezialisierte Psychotherapiemethoden zu entwickeln. Ein Beispiel hierfür ist die *Interpersonelle Psychotherapie* (IPT). Sie ist weniger eine neuartige Psychotherapiemethode als eine bedarfsgerechte Konzeption auf der Basis bekannter Psychotherapie-Elemente. In einer ersten Phase dieser in der Regel ca. 20 Stunden umfassenden Psychotherapie ist das Vorgehen kommunikativ und supportiv und dabei (wie der Name sagt) ausgesprochen auf die interpersonelle Situation ausgerichtet. In einer zweiten Phase kommen kognitive und psychodynamische Elemente mehr zum Tragen. Die dritte Phase ist auf Stabilisierung und soziotherapeutisch auf die zukünftige Lebensgestaltung ausgerichtet. Bei Kombinationen mit Pharmakotherapie werden die besten Ergebnisse erzielt, was auch für andere Psychotherapien gilt. – Für chronische (aber weniger für melancholische) Depressionen wird eine Modifikation der kognitiven Verhaltenstherapie empfohlen (CBASP, Cognitive Behavioral Analysis of Psychotherapy).

Soziotherapie. Das Zurückfinden in die unterbrochenen Lebensbezüge nach überstandener Episode fällt manchen melancholisch Depressiven schwer. Rehabilitationsmaßnahmen werden zunehmend oft erforderlich. Bei lang andauernden Episoden sind Arbeitgeber schwer zu überzeugen, dass trotz langer Krankschreibung die Prognose günstig ist. Bei Patienten im fortgeschrittenen Lebensalter stellt sich oft die Frage nach der Zurruhesetzung, die meist sehr schwer zu entscheiden ist.

18.7 Übersicht: Differenzierende Depressionsbehandlung

Einer differenzierenden Depressionsdiagnostik entspricht eine differenzierende Depressionsbehandlung. Allerdings ist die Differentialdiagnose nicht immer exakt zu stellen bzw. nicht regelmäßig schon zu Beginn der Behandlung. Aber auch in diesen Situationen muss und kann die Behandlung begonnen werden; denn es gibt übergreifende Prinzipien der Depressionsbehandlung, also Vorgehensweisen, die bei den verschiedenen Depressionstypen im Wesentlichen gleichartig anzuwenden sind.

◘ Abb. 12 vermittelt einen Überblick der Therapieindikationen für die drei häufigsten Depressionstypen. Außen sind die allgemein einzusetzenden Therapieverfahren angegeben, innen die spezielleren.

> **Leitsätze zur Depressionsbehandlung**
> - Basis ist immer die psychotherapeutische Einstellung, bei melancholischen und anderen schweren Depressionen in Form der partizipativen Psychotherapie.
> - Antidepressive Pharmaka sind bei allen ausgeprägten Depressionen einzusetzen, gleich welchen Typs.
> - Auch Wachtherapie (antidepressiver Schlafentzug) ist bei allen Depressionen wirksam und verbessert die Effekte der Pharmakotherapie.
> - Aber nur bei melancholischer Depression ist Elektrokrampfbehandlung indiziert.
> - Nur bei affektiven Psychosen (melancholischen Depressionen und Manien) ist die Prophylaxe mit Lithium oder Carbamazepin angezeigt.
> - Durch Psychotherapie wird der Effekt der somatischen antidepressiven Behandlung verbessert.
> - Nur bei depressiver Neurose (Dysthymia) ist psychoanalytische Behandlung indiziert.
> - Kognitive Therapie ist hauptsächlich bei neurotischer Depression (Dysthymia) indiziert, u.U. auch bei melancholischer Depression.
> - Entspannungsverfahren sind bei Patienten mit schwerer Depression nicht angebracht.

Entsprechendes ist für organisch-depressive Syndrome zu sagen. Auch wenn eine zerebrale oder allgemein-körperliche Krankheit eine Depression bedingt, gelten für die Somatotherapie die gleichen Regeln (auf die Verträglichkeit ist besonders zu achten), und auch psychotherapeutisch folgt man den angegebenen Indikationen.

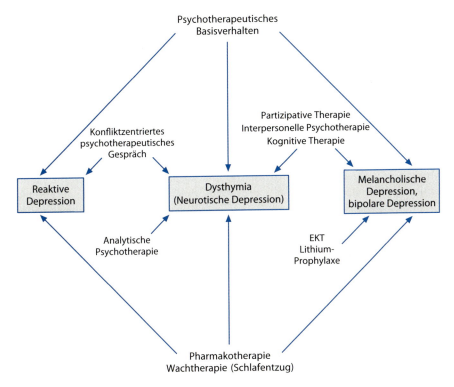

Abb. 12. Übersicht der Depressionsbehandlung

18.8 Behandlung der Manie

Trotz sehr guter pharmakotherapeutischer Möglichkeiten ist die Behandlung manischer Patienten durch mehrere besondere Umstände erschwert: Viele dieser Patienten fühlen sich nicht krank und lehnen eine Behandlung ab. Sie sind schwer vom Nutzen der Therapie zu überzeugen, insbesondere wenn diese (unvermeidlich) mit Einschränkungen der Lebensführung (Krankschreibung, evtl. Krankenhaus) verbunden ist. Andererseits kann der Arzt nicht zuwarten, denn selbst bei leichter Manie besteht die Gefahr einer Verschlechterung, und in jedem Fall muss mit sozialen Komplikationen gerechnet werden.

Umgang mit manischen Patienten. Der Arzt muss versuchen, den Patienten, der sich so wohl fühlt, von seiner Krankheit bzw. von der Notwendigkeit einer Behandlung zu überzeugen (die zumeist stationär erfolgen muss). Er benutzt dazu am besten wertfreie Begriffe (hochtourig, überdreht usw.), um von hier aus das Risiko aufzuzeigen (durchdrehen, sich überschlagen, Kontrolle verlieren). Wenn die Verständigung nicht gelingt und ernsthafte Nachteile für den Patienten oder seine Umwelt zu befürchten sind, muss richterliche Einweisung beantragt werden. Man darf sich weder von der Heiterkeit des Kranken mitreißen, noch von seiner Aufdringlichkeit und Aggressivität provozieren lassen.

Man muss versuchen, weniger auf die Störungen einzugehen als den Patienten persönlich ernst zu nehmen. Wenn man Zurückhaltung übt, den Patienten aber reden lässt und ihm zuhört, wird mancher hierdurch schon ruhiger. Der Patient muss von Außenreizen und von dem Einfluss anderer lauter und erregbarer Patienten möglichst abgeschirmt werden. Man soll ihm mit Zuwendung und Großzügigkeit begegnen, ihm möglichst viel Bewegungsspielraum einräumen. Andererseits muss er vor unbesonnenem Verhalten geschützt werden. Systematische Psychotherapie scheitert an der manischen Verfassung. Nach der Episode werden, wegen vorausgegangener Konflikte oder – noch häufiger – maniebedingter Komplikationen oft Psycho- und Soziotherapie erforderlich.

Zur *Pharmakotherapie* stehen mehrere Möglichkeiten zur Verfügung:

354

Lange waren *Neuroleptika* die bevorzugten Medikamente zur Maniebehandlung. Sie wirken sehr rasch, der Patient wird ruhiger und hat sich besser unter Kontrolle. Man merkt ihm aber an, dass die Manie unterschwellig gleichsam weiterläuft, bis die Episode ihrem eigengesetzlichen Verlauf folgend abklingt. Wegen der subjektiv oft unangenehm erlebten psychischen Effekte konventioneller Neuroleptika werden heute meist atypische Neuroleptika eingesetzt oder alternativ auch in der Akutbehandlung zunehmend sog. stimmungsstabilisierende Substanzen (mood stabilizer) ersetzt. Vor allem bei stark ausgeprägter manischer Symptomatik sind Neuroleptika jedoch weiterhin indiziert.

367

Lithium-Salze wirken nicht nur phasenprophylaktisch, sondern auch kurativ antimanisch. Sie sind gut verträglich; nachteilig ist verglichen mit Neuroleptika die kompliziertere Handhabung der Medikation, die Beschränkung auf stationäre Behandlung und der wesentlich spätere Wirkungseintritt (nach ca. einer Woche). Bei schwerer Manie muss daher ein Benzodiazepin oder Neuroleptikum hinzugefügt werden, jedoch kann die Kombination zu Unverträglichkeit führen.

Valproat und *Carbamazepin* haben anscheinend eine dem Lithium vergleichbare antimanische Wirkung, bei Krankheitsverläufen mit rasch aufeinanderfolgenden Phasen (rapid cycling) sind sie möglicherweise überlegen

Zusammenfassend: Lithium ist Mittel der ersten Wahl, wenn die Patienten nicht massiv erregt sind. In solchen Fällen empfiehlt es sich, neuroleptisch zu beginnen (alternativ evtl. Valproinsäure i.v.), alsbald mit Lithium (alternativ Valproat oder Carbamazepin) fortzufahren und jeweils die Wahl des Mittels auch von den unerwünschten Begleiteffekten abhängig zu machen. Zur Sedierung bieten sich des weiteren Benzodiazepine an (die aber im Übrigen nicht antimanisch wirken). Valproat und Carbamazepin sind vielversprechende Alternativen, insbesondere bei rapid cycling. Bei pharmakarefraktärer Manie ist Elektrokrampftherapie indiziert.

18.9 Prophylaxe der affektiven Psychosen

Bei affektiven Psychosen ist eine wirksame medizinische Prophylaxe möglich geworden: über die Rezidivprophylaxe *während* der Episode hinaus kann mit Lithium-Salzen oder Antikonvulsiva das spätere Auftreten affektpsychotischer Phasen verhindert (oder doch wenigstens vermindert) werden. Diese Prophylaxe bei einer genetisch bestimmten Krankheit zählt zu den größten Erfolgen der Medizin. Die phasenprophylaktische Wirkung von *Lithium*, die schon vor über einhundert Jahren beschrieben und praktiziert, dann aber vergessen wurde, wird seit 1968 systematisch durchgeführt. Auch Antikonvulsiva wie *Valproinsäure* und *Carbamazepin* wirken phasenprophylaktisch, desgleichen atpische Neuroleptika bei bipolarer affektiver Störung und Antidepressiva bei rezidivierender Depression.

Indikationen nach dem gegenwärtigen Forschungsstand:

Bei unipolarer melancholischer Depression ist eine Rezidivprophylaxe nach der zweiten Phase innerhalb von 5 Jahren (oder insgesamt drei oder mehr depressiven Phasen) indiziert. Nach einer Erhaltungstherapie, die in jedem Fall mit dem Antidepressivum der Akutbehandlung über den Zeitpunkt der Symptomremission fortgeführt wird (Dosis unverändert), schließt sich dann die Rezidivprophylaxe mit Lithiumsalzen oder einem anderen Phasenprophylaktikum an. Eine (wahrscheinlich aber etwas weniger effektive) Möglichkeit besteht darin, das Antidepressivum über den Zeitraum der 6–12monatigen Erhaltungstherapie hinaus langfristig weiter zu geben. Die individuelle Verträglichkeit kann bei der Entscheidung ausschlaggebend sein.

Bei manischer und *bipolarer affektiver* Psychose ist nach der zweiten Phase die Prophylaxe indiziert, nach manchen Autoren schon nach einer ersten manischen Phase. Mittel der ersten Wahl ist hier Lithium (ca. 60% Effektivität). Bei unbefriedigender Wirkung (bzw. bei Kontraindikation oder erheblichen Nebenwirkungen) ist Valproat oder Carbamazepin einzusetzen, bei Therapieresistenz ggf. auch in Kombination mit Lithium. Zudem werden als Stimmungsstabilisatoren atpyische Neuroleptika (z.B. Quetiapin) empfohlen, auch schon während der depressiven Phase. Bei affektiven Psychosen von Jugendlichen ist das gleiche Vorgehen angezeigt, umso mehr, als schwere affektive Psychosen dieses jungen Alters eine Tendenz zum Übergang in schizophrene Psychosen aufweisen und dieses Risiko vermindert werden kann.

Beginn. Die Langzeitbehandlung beginnt bei Manie am besten während der Episode, bei melancholischer Depression in der abklingenden Episode, wenn der Patient die entsprechende Einsicht und Kooperationsbereitschaft aufbringen kann. Eine Kombination von Antidepressiva bzw. Neuroleptika mit Lithium ist möglich, verstärkt allerdings bei manchen Patienten die unerwünschten Begleiteffekte. In diesen Fällen ist Lithium auf einen zunächst relativ niedrigen Serumspiegel einzustellen, bis die Psychopharmaka reduziert werden. Auch bei der Elektrokrampftherapie wird die Lithiumdosis reduziert (auf etwa die Hälfte) oder ausgesetzt; Valporat und Carbamazepin sollen als Antikonvulsiva nicht mit EKT kombiniert werden.

Der *Wirkungseintritt* ist schwer auszumachen, weil nicht vorauszusehen ist, wann es dem eigengesetzlichen Verlauf nach zu einer erneuten Episode kommt. Man muss aber in den ersten 1–2 Jahren der prophylaktischen Langzeitbehandlung noch mit Rezidiven rechnen. Die suizidbedingt erhöhte Mortalität depressiver Patienten wird durch eine Lithiumprophylaxe langfristig nachweislich gesenkt.

Dauer der Behandlung. Anscheinend muss die Behandlung unbegrenzt fortgesetzt werden, wenn die Phasenprophylaxe garantiert bleiben soll. Nach dem Absetzen ist das Rezidiv- und Suizidrisiko erhöht. Wenn der Patient auf Absetzen besteht, soll die Dosis *allmählich* reduziert werden.

Häufige Behandlungsfehler:
- falsche Diagnose (nicht-melancholische Depression)
- unüberlegte Wahl des Mittels
- zu geringe Dosierung
- unerkannte Non-Compliance
- lückenhaftes Monitoring
- zu wenig begleitende psychotherapeutische Führung des Patienten.

Einzelheiten über Pharmakologie, Nebenwirkungen usw. werden in einem eigenen Kapitel beschrieben.

18.10 Rechtsfragen

397 *Erwerbsminderung* (volle oder teilweise) tritt bei unipolar-melancholischen Depressiven selten ein (abgesehen von sehr langen Episoden und von bereits älteren Patienten), bei manischen bzw. bipolar Kranken öfter. Die Lithium-Prophylaxe verbessert die Prognose auch hinsichtlich der Arbeitsfähigkeit.

400 Kranke in ausgeprägter melancholischer oder manischer Episode sind geschäftsunfähig (§ 104 StGB) und testierunfähig (§ 2229 BGB). Bei ausgeprägter Manie kann die gesetzliche Maßnahme
398 der *Betreuung* notwendig werden, öfter noch die richterliche *Unterbringung*.

Während einer melancholisch-depressiven und mehr noch während einer manischen Phase ist die Fähigkeit *zum Führen eines Kraftfahrzeuges* herabgesetzt oder aufgehoben. Nach abgelaufener Phase ist sie in der Regel wieder hergestellt, jedoch sind die Wirkungen von Psychopharmaka zu beachten. Lithium ist kein Hindernis für das Fahren. Da die Patienten selbst das Fahren kaum je zur Sprache bringen, soll der Arzt die Initiative ergreifen, den Patienten beraten und ihn ggf. vor unberechtigtem Führerscheinentzug schützen.

126 Melancholisch Depressive kommen vergleichsweise selten zur forensisch-psychiatrischen Begutachtung. Beim sog. *erweiterten Suizid* werden Angehörige oder andere nahestehende Menschen ohne deren Wissen in den Suizid einbezogen. Die Motivation hierfür entspringt der melancholischen Gestimmtheit, in der dem Kranken auch für seine Angehörigen die Zukunft aussichtslos erscheint. Ein erweiterter Suizid ist nur dann anzunehmen, wenn der Entschluss zum Suizid *vor* der Tötung des anderen bestand. Wenn der Patient überlebt, ist er als *schuldunfähig* zu
400 beurteilen (§ 20 StGB). Das gilt auch für Suiziderweiterungen mit Mitnahmetendenzen, die sich auf den Lebensraum, die Wohnung oder das Anwesen erstrecken (Brandstiftungen), und für den zunehmenden Suizid im Straßenverkehr.

Straftaten *manischer* Personen sind vor allem Eigentums- und Sittlichkeitsdelikte. Bei gesicherter Diagnose ist aufgehobene Verantwortlichkeit (§ 20 StGB) anzunehmen.

19 Schizoaffektive Psychosen

Psychosen im Überschneidungsgebiet schizophrener und affektiver Psychosen sind relativ selten, denn überwiegend ist die Zuordnung einer Psychose zu den Schizophrenien oder zu den affektiven Psychosen schon aufgrund der Symptomatik, dann aber anhand der Verlaufsbeobachtung, möglich. Wenn in einer affektpsychotischen Symptomatik einzelne schizophrene Symptome vorkommen und wenn in einem schizophrenen Verlauf vorübergehend melancholisch-depressive oder manische Störungen auftreten, muss die Diagnose nicht geändert werden und noch nicht eine schizoaffektive Psychose angenommen werden.

> Es gibt aber auch Psychosen, die zwischen Schizophrenien und Affektpsychosen stehen: die sog. schizoaffektiven Psychosen. Ob es sich lediglich um die Gruppe der unklaren Diagnosen oder aber um einen eigenen Psychosenkreis handelt, ist nicht geklärt.

Die *Definition* ist uneinheitlich und hängt hauptsächlich davon ab, ob zur Unterscheidung nur Merkmale der Symptomatik im Querschnitt oder auch des Verlaufes herangezogen werden. Die Vielzahl der Synonyma (u.a. atypische endogene Psychosen, Mischpsychosen und speziell Emotionspsychosen oder zykloide Psychosen) weist auf ungeklärte Probleme hin. Die *Prävalenz* ist schwer zu bestimmen, da die Diagnose weitgehend Ermessensfrage ist.

Symptomatik. Sie ist zusammengesetzt aus melancholisch-depressiven oder manischen Symptomen einerseits und schizophrenen Störungen andererseits, insbesondere katatonen, paranoiden und halluzinatorischen Symptomen, aber auch Zerfahrenheit des Denkens und anderen Grundsymptomen. Die Symptombilder sind variabel, auch beim gleichen Kranken von einer zur anderen psychotischen Episode, ohne dass eine Regel erkennbar wäre.

Verlauf. Diese Psychosen beginnen im Mittel um das 30. Lebensjahr und damit später als schizophrene und früher als affektive Psychosen. Sie verlaufen selten chronisch-progredient (ca. 20%), öfter phasisch-rezidivierend oder auch einphasig. Dabei werden nach dem Vorkommen der affektiven Syndrome unipolare und bipolare Verläufe unterschieden. Auch bei überwiegend schizophrener Symptomatik kommen phasische Verläufe mit Intervallen vor, z.B. als episodische Katatonie. Bei etwa einem Drittel kommt es zu Residualsymptomen. Die Letalitätsrate (ohne Prophylaxe) entspricht der bei affektiven Psychosen.

Klassifikation. Nach ICD 10 wird bei schizoaffektiven Psychosen unterschieden zwischen schizomanischer Störung (F 25.0) und schizodepressiver Störung (F 25.1) sowie gemischter schizoaffektiver Störung (F 25.2), bei der Symptome einer Schizophrenie und eines Mischzustandes bipolarer Psychosen vorliegen.

Die genannte Unterscheidung geht von Verlaufsbefunden aus: Schizoaffektive Psychosen mit betont depressiven Syndromen (schizodepressive Störungen) stehen insofern den unipolaren melancholisch-depressiven affektiven Psychosen näher, als der Krankheitsbeginn relativ spät liegt und relativ wenige Wiedererkrankungen (Phasen) folgen. Demgegenüber liegt bei schizomanischen Psychosen wie bei bipolaren affektiven Psychosen der Krankheitsbeginn früher und die Phasenzahl ist größer.

Das Ersterkrankungsalter liegt im Mittel früher als bei affektiven Psychosen. Manche beginnen melancholisch-depressiv oder manisch und zeigen erst später schizophrene Symptome (speziell im Jugendalter), andere umgekehrt, viele sind von vornherein symptomatologisch gemischt. Die Episoden (Phasen) sind zahlreich, z.T. von kurzer Dauer, z.T. auch mit längeren symptomfreien Intervallen. Die meisten Episoden heilen aus, Residualzustände sind jedoch häufiger als bei affektiven Psychosen.

Ätiopathogenese. Unter den Angehörigen werden schizophrene und affektive Psychosen aller Art angetroffen; das Familienbild ist ebenso heterogen wie die Zustandsbilder der Kranken. Die Befunde sprechen für einen genetischen Faktor, ohne dass dieser bisher näher bestimmt und zur Begründung der Eigenständigkeit schizoaffektiver Krankheitsbilder herangezogen werden konnte. Im Übrigen gilt auch hier, was über die multikonditionale Ätiologie der schizophrenen und affektiven Psychosen und über die psychoreaktive Auslösung gesagt wurde. – Neurochemisch und neuroendokrinologisch ist nicht viel bekannt, allerdings sind schizoaffektive Psychosen bisher vergleichsweise wenig untersucht worden.

Behandlung. Im akuten Stadium richtet sich die Behandlung nach der Symptomatik: vorwiegend schizophrene Syndrome werden mit Neuroleptika behandelt, manische mit Neuroleptika oder Lithiumsalzen bzw. Valproat oder Carbamazepin, melancholisch-depressive Syndrome mit Antidepressiva und Wachtherapie. Wenn sich während einer psychotischen Episode die Symptomatik wandelt, ist die Behandlungsrichtung rechtzeitig zu ändern. Es ist besser, in einer Richtung gezielt zu behandeln als verschiedene Pharmaka zu kombinieren. Auf Elektrokrampftherapie sprechen schizoaffektive Psychosen häufig gut an.

Die *psychotherapeutische Behandlung* knüpft an die aktuellen Konflikte und Belastungen an und ist auf die Bewältigung der Erkrankung und der psychosozialen Folgen ausgerichtet.

Auch für schizoaffektive Psychosen ist belegt, dass der Verlauf durch Lithiumsalze und durch Carbamazepin bzw. Valproinsäure günstig beeinflusst wird. Die Erfolgsquoten sind nur wenig geringer als bei affektiven Psychosen.

Es gibt weitere Versuche, im Bereich der sog. »endogenen« Psychosen zu differenzieren und einzelne Krankheitseinheiten zu konzipieren. Doch ist weder die klinische noch die genetische Eigenständigkeit dieser Krankheitsbilder hinreichend belegt worden. Zum Teil handelt es sich um Syndrome, die dem schizophrenen oder affektpsychotischen Kreis zugeordnet werden können, z.T. den schizoaffektiven Psychosen. Um die meisten Versuche ist es still geworden. Eine Konzeption (WERNICKE, KLEIST, LEONHARD) soll hier angeführt werden, da es sich um Psychosen handelt, die auf der Syndromebene überzeugend definiert sind.

Zykloide Psychosen. Sie werden unterteilt in Angst-Glück-Psychosen, erregt-gehemmte Verwirrtheiten und hyperkinetisch-akinetische Motilitätspsychosen. Die Formulierungen lassen erkennen, dass es sich um Gegensatzpaare handelt, ähnlich wie bei der Polarität der Begriffe melancholisch-manisch. Die Syndrome können im Wechsel nacheinander bei demselben Kranken auftreten, und es werden Übergänge zwischen den drei Gruppen beobachtet.

Die nosologische Zuordnung ist uneinheitlich, meist werden sie den schizophrenen oder schizophrenieähnlichen Psychosen zugerechnet; das gilt insbesondere für die genannten Verwirrtheits- und Motilitätspsychosen. Diese Diagnosen werden kaum mehr gestellt.

Im Übrigen lassen sich von den zykloiden Psychosen insbesondere die Angst-Glück-Psychosen den schizoaffektiven Psychosen zurechnen (sie werden nach ICD 10 unter F 23.0 verschlüsselt). Es handelt sich um gut definierbare Krankheitsbilder, die sich symptomatologisch von den melancholisch-depressiven bzw. manischen Störungen bei affektiven Psychosen unterscheiden. Krankheitsbeginn und Phasenfrequenz sind sehr unterschiedlich. Die Pharmakotherapie richtet sich nach den jeweiligen Zielsymptomen im akuten Stadium. Die Prävention erfolgt mit Lithium, Valproat oder Carbamazepin.

Insbesondere bei den Glückspsychosen, die auch ekstatische Eingebungspsychosen genannt werden, sind auffallend oft psychoreaktive Auslösungsbedingungen erkennbar (z.B. in Form einer Ich-Mythisierung). Sie sind einer psychodynamischen Behandlung zugänglich. Auch deshalb werden sie hier beschrieben.

Angstpsychosen werden in zwei Formen beschrieben: die reine Angstpsychose ist der Melancholie mit Agitiertheit ähnlich; der Hauptunterschied besteht darin, dass der Kranke in der gleichen Episode in einen psychotischen Glückszustand überwechseln kann. Bei der relativ häufigeren paranoiden Angstpsychose kommen Beziehungs- und Verfolgungswahn, auch Halluzinationen (Stimmen und körperliche Beeinflussungserlebnisse) hinzu.

Ekstatische Eingebungspsychose. Sie wird auch Glückpsychose oder *Angst-Glück-Psychose* genannt, weil während *einer* Episode Angst- und Glückszustand einander abwechseln oder beide Affekte zugleich auftreten können. Sie unterscheiden sich von Schizophrenien durch das Fehlen ausgeprägter Desintegration und den meist kürzeren Verlauf. Von Manien heben sie sich durch die Ekstase ab. Ekstase ist der Gegenpol der Angst. »Die Kranken fühlen sich erhöht, oft maßlos, ja bis zur Göttlichkeit erhöht, wollen sich aber nicht nur in dieser Macht sonnen, sondern vor allem auch andere glücklich machen. So handelt es sich um Berufungs-, Beglückungs- und Erlösungsideen. Die Berufung zu der hohen Aufgabe wird häufig auf Gott zurückgeführt, die Idee selbst als eine Eingebung von Gott empfunden…Frauen wollen gelegentlich nicht selbst (als Beglücker) tätig sein, sondern durch ihr Kind, wie Maria durch Jesus, oder durch einen Mann, meist einen hochgestellten, dessen Heiratsantrag sie in erotisch unterlegtem Glücksgefühl erwarten« (LEONHARD).

Dieser Wahn ist synthym (stimmungskongruent), d.h. er entspricht der Affektstörung. Die Sinnestäuschungen gleichen weniger den schizophrenen Halluzinationen, eher den Pseudohalluzinationen. Auf optischem Gebiet sind es bevorzugt visionäre Erlebnisse religiösen Inhalts nach Art der eidetischen Phänomene (anschauliche, lebhafte Vorstellungen, wie sie auch Gesunde haben können); auf akustischem Gebiet handelt es sich meist um Eingebungen: die Stimme Gottes, Bibelstellen und andere religiöse Texte werden vernommen und ekphoriert.

20 Organisch-psychische Störungen: Allgemeiner Teil

20.1 Ätiopathogenese

Während bei den bisher beschriebenen Krankheiten *neben* anderen Entstehungsbedingungen *auch* hirnorganische Faktoren ätiologisch zu berücksichtigen waren, handelt es sich in diesem und den folgenden Kapiteln um psychische Störungen, die *allein* oder *überwiegend* auf nachweisbare Hirnschädigungen oder Hirnfunktionsstörungen zurückzuführen sind. Die Ursachen der Hirnschädigungen sind vielfältig: sie können vaskulär bzw. hypoxämisch bedingt sein (Gefäßkrankheiten, Herzinsuffizienz, Herzstillstand, Anämie), oder entzündlich (Enzephalitis z.B. bei HIV-Infektion oder Syphilis), durch primär degenerative, raumfordernde Prozesse (Tumor, Hydrozephalus), oder durch Schädel-Hirn-Traumata. Hirnfunktionsstörungen gehen auf primär nicht-zerebrale Krankheiten zurück, die das Gehirn sekundär in Mitleidenschaft ziehen, z.B. Leber- oder Niereninsuffizienz, Avitaminosen (B 12, Folsäure, Thiamin), konsumierende Krankheiten (Karzinome), Gestosen, um nur einige häufige Ursachen zu nennen. Hinzu kommen Vergiftungen durch Alkohol, Medikamente und Drogen. Viele dieser Hirnschädigungen und -funktionsstörungen wirken sich zuerst und hauptsächlich in psychischen Symptomen aus.

Den zahlreichen und unterschiedlichen Verursachungen entsprechen aber keineswegs zahlreiche und verschiedene psychische Syndrome. Weitgehend unabhängig von der Art der Schädigung oder Funktionsstörung reagiert das Gehirn relativ gleichförmig mit einer begrenzten Zahl von einander ähnlichen Syndromen. Die psychische Symptomatik ist hier also größtenteils ätiologisch unspezifisch. Sie lässt wohl erkennen, *dass* eine organische Krankheit die Ursache ist, jedoch meist nicht um *welche* es sich handelt. Letzteres gilt allerdings nicht ausnahmslos. Z.B. verursachen Frontalhirnschädigungen betont Persönlichkeitsveränderungen, während Temporalhirn- und Parietalhirnläsionen eher Demenz bewirken; pharmakogene Psychosen können eine relativ spezifische Symptomatik aufweisen.

Vorkommen. Organisch-psychische Störungen werden in allen medizinischen Bereichen häufig angetroffen (allerdings nicht regelmäßig erkannt). Felduntersuchungen ergaben eine Punktprävalenz behandlungsbedürftiger psychoorganischer Störungen um 2,7%. Da hiervon mehr als die Hälfte auf Alterskranke entfällt, ist in Zukunft mit einer Zunahme zu rechnen. Nimmt man vorübergehende bzw. leichte Störungen dieser Art hinzu, z.B. Fieberdelirien, kurzdauernde traumatische oder postoperative psychoorganische Störungen, so ist damit zu rechnen, dass bei ungefähr jedem dritten Menschen wenigstens einmal im Laufe des Lebens im Zusammenhang mit einer körperlichen Krankheit eine organisch-psychische Störung eintritt.

20.2 Terminologie und Klassifikation

Organisch-psychische Störungen sind durch ihre Ätiologie *und* Symptomatik definiert, entsprechend werden sie diagnostiziert. Insoweit sind die Verhältnisse eindeutig. Jedoch werden Einteilung und Benennung uneinheitlich gehandhabt. Die Bezeichnung »organisch« wird einerseits ätiologisch (Verursachung), andererseits nosologisch (zur Kennzeichnung einer Gruppe von Syndromen bzw. Krankheiten) benutzt. »Demenz« bezeichnet einerseits ein Syndrom, andererseits wird der gleiche Begriff für mehrere Krankheitsbilder verwendet (z.B. Alzheimer-Demenz). Demenz umfasst Störungen unterschiedlicher Ausprägung. Sie müssen aber so erheblich sein, dass die Bewältigung des Alltags deutlich beeinträchtigt wird. Entsprechendes gilt für »Delir«: einerseits ätiologieunspezifischer Syndrombegriff, andererseits bestimmte Krankheitsbezeichnung (z.B. Alkoholdelir). Früher galt Delir als *eine* bestimmte Form der organischen Psychosen, heute ist es Oberbegriff.

Die terminologische Unübersichtlichkeit ist insbesondere darauf zurückzuführen, dass zur Einteilung der organisch-psychischen Syndrome zwar hauptsächlich die Symptomatik herangezogen wird, daneben aber auch andere Aspekte. Wichtig ist es, nach dem *Lebensalter* zur Zeit der Hirnschädigung zu differenzieren; denn die organisch-psychischen Störungen infolge früh erworbener Hirnschädigungen (s.u.) unterscheiden sich von den Syndromen infolge späterer, im Erwachsenenalter auf das Hirn einwirkender Noxen. – Vom *Krankheitsbeginn* ausgehend ist es klinisch begründet, die akuten organischen Psychosen vom Typ des Delirs, die zum Teil reversibel verlaufen, abzugrenzen von den schleichend beginnenden organischen Syndromen vom Typ der Demenz, die meist chronisch, teils progredient und selten reversibel verlaufen.

Von der *Ätiologie* her einzuteilen, ist kaum möglich (s.o.). Jedoch ist es sinnvoll, von den bisher besprochenen Formen diejenigen Syndrome abzugrenzen, die eine kompliziertere Ätiopathogenese zeigen, nämlich neben organischen Faktoren auch andere Bedingungen. Diese organischen Psychosyndrome 2. Ranges (LAUTER) werden nach ICD-10 als »andere organische psychische Störungen« (F 06) klassifiziert.

In den folgenden Kapiteln wird die Sprache von ICD und DSM benutzt, z.T. werden geläufige ältere Bezeichnungen zum besseren Verständnis hinzugefügt.

Klassifikation. ICD-10 unterteilt »Organische einschl. symptomatischer psychischer Störungen« (F 0) folgendermaßen:
- Demenzen verschiedener Ätiologie (F 00– F 03),
- Organisches amnestisches Syndrom (F 04),
- Delir (F 05; außer denen bei Alkohol und psychotropen Substanzen),
- »sonstige psychische Störungen aufgrund einer Schädigung oder Funktionsstörung des Gehirns oder einer körperlichen Erkrankung« (F 06)
- »Persönlichkeits- und Verhaltensstörungen aufgrund einer Erkrankung, Schädigung oder Funktionsstörung des Gehirns« (F 07).

Klassifiziert wird also hauptsächlich nach dem psychopathologischen Syndrom, auch nach dem Krankheitsbild bzw. der Ätiologie. Zum Teil sind Kategorien aus anderen Kapiteln von ICD-10 zusätzlich anzugeben, insbesondere aus Kapitel G (VI) Krankheiten des Nervensystems.

20.3 Syndrome

Teilleistungsschwächen (ICD-10: F 80/81) und Hyperaktivitäts-Aufmerksamkeitsstörungen (ADHS, ICD-10: F 90)

Bei Kindern finden sich einige schwer voneinander abgrenzbare Syndrome, deren Entstehung vermutlich einen Zusammenhang mit frühen Störungen der Hirnreifung und Hirnfunktion hat. Neuropsychologisch lassen sich Defizite in der Aufmerksamkeit, der Reizverarbeitung und der komplexen Verarbeitung einzelner Sinnesqualitäten ermitteln. Diese Störungen wirken sich am Ende als (Teil-)Leistungs- und Lernschwächen, als Hyperaktivität sowie als soziale Orientierungsschwäche aus. Sie können zu einer gestörten Umweltbeziehung führen und neurotische Beziehungsmuster begünstigen.

Ätiopathogenese. Die Entstehung dieser Syndrome wird aus genetischen Faktoren, aus perinatalen Hirnschäden, aber auch aus psychotraumatischen Einflüssen abgeleitet. Auch letztere wirken sich nämlich auf die Hirnreifung aus. Damit beginnt die einst klassische Grenze zwischen hirnorganischen und psychoreaktiven Störungen zumindest in den ersten Lebensjahren zu verschwimmen. Neben neuropsychologisch messbaren Teilleistungsstörungen lassen sich biochemische und hirnphysiologische Befunde erheben, deren Spezifität aber nicht erwiesen ist.

Vorkommen. Syndrome auf der Basis leichtgradiger Hirnfunktionsstörungen können nur im Kindesalter identifiziert werden, sie lösen hier jedoch markante klinische Evidenz aus, die angesichts ihrer sowohl genetischen wie phänomenologischen Vielfalt und ihrer fließenden Übergänge in die Normalität bemerkenswert ist. Sie gehen in den Bestand der Konstitution und der Vulnerabilität ein. Sie sind auch Bestandteil des sog. »schwierigen Temperaments«. Im Laufe der Entwicklung werden sie immer stärker überformt. Insofern unterscheiden sich diese Syndrome klar von den schweren zerebralen Störungen wie Zerebralparese, Spastik und erworbenen geistigen Behinderungen.

Die meisten Auffälligkeiten der hier gemeinten Kinder werden heute der Diagnose *hyperkinetische Störung* (F 90.0) bzw. ADHS (DSM IV: *Aufmerksamkeitsdefizit-Hyperaktivitätsstörung*) zugerechnet. Einschränkend ist zu beachten, dass die betroffenen Temperamentsmerkmale (*Impulsivität, Ablenkbarkeit und Unruhe*) bei 30% aller Kleinkinder und jungen Grundschulkinder den Eltern und Erziehern Grund zur Klage geben – begünstigt durch zivilisatorische Einflüsse (Reizüberflutung und urbane Beengtheit). Das hieraus abgeleitete klinische Syndrom muss auf etwa 3% aller Kinder dieses Alters eingegrenzt werden und sich dabei auf jene beschränken, bei denen die soziale Integration in Familie, Schule und Freundeskreis wirklich bedroht ist.

Symptomatik. Einige Charakteristika hirnfunktionsgestörter Kinder wurden früher unter dem Begriff des *frühkindlich exogenen Psychosyndroms* zusammengefasst. Sie finden sich heute in Beschreibungen des ADHS wieder. Ein gemeinsames Erklärungsmuster ergibt sich aus der *erhöhten Reizempfindlichkeit* und aus Teilschwächen bei der *Reizverarbeitung* (s.u.). Kleinkinder reagieren trotz behüteten Aufwachsens auf fremde Personen *distanzvermindert*. Sie zeigen nicht den typischen Initialstupor (kurzes Innehalten und Zögern). Es fällt den Kindern schwer, in ihrer sozialen Umgebung nicht anzuecken. Sie schätzen gefährliche Situationen schlecht ein und wirken unbedacht und *draufgänge-*

20.3 · Syndrome

risch. Sie durchschauen die Auswirkungen des eigenen Verhaltens und die Gefühlslage anderer (*Empathiefähigkeit und Sozialgefühl*) nicht und achten nicht auf das, was im anderen vorgeht (*Mentalisation*). Aus diesen Schwächen kann sich eine dauerhafte *Kommunikationsstörung*, auch zu primär wohl gesonnenen Bezugspersonen, herausbilden, wenn diese sich nicht auf das Kind einstellen können. Die genannten Eigenschaften sind besonders im Kleinkindesalter gut zu identifizieren, aber verlieren bereits im Laufe der Grundschulzeit an Prägnanz, vor allem durch soziale Lern- und Anpassungsprozesse.

Im Mittelpunkt des Interesses, gerade im Schulalter, stehen die klassischen Kernsymptome des ADHS, d.h. eine hohe Ablenkbarkeit, ein hoher Reizhunger, ein Hin- und Herspringen des Aufmerksamkeitsfokus, eine mangelnde Unterdrückung unwichtiger Wahrnehmungen (*Hierarchisierung*). Diese Phänomene erinnern an die unwillkürliche Aufmerksamkeitsverteilung bei Säuglingen. Sie imponieren als langfristiges Entwicklungsproblem und müssen von anderen Formen der *Konzentrationsstörung*, die sich lediglich aus Unlust oder Frustration bei intellektueller Überforderung ergibt, unterschieden werden. ADHS-Kinder können sich, wenn sie optimal motiviert sind, normal konzentrieren, halten jedoch nicht lange durch. Sie sind im Antrieb meist überschießend und impulsiv. Die Reizempfindlichkeit geht in der Regel auch mit gesteigerter Spontanmotorik einher. Die Kinder können in der Schule nicht still sitzen. Auch beim freien Spiel haben sie einen ausgeprägten Bewegungsdrang.

Hinter den geschilderten Symptomen sind Teilleistungsstörungen wirksam. Hirnfunktionsabhängige Teilleistungen sind »Faktoren oder Glieder innerhalb eines größeren funktionellen Systems, das zur Bewältigung einer bestimmten komplexen Anpassungsaufgabe erforderlich ist« (Graichen). Die Reizaufnahme, Reizverarbeitung und Assoziation neuer Informationen, ebenso wie alle Reaktionen, Handlungsentwürfe und Handlungen sind komplexe Leistungen, die sich aus vielen Einzelfunktionen in hierarchischer Anordnung aufbauen. Jeder Ausfall und jede Schwäche einer Teilfunktion muss sich auf die Gesamtleistungsfähigkeit auswirken. Zusätzliche Komplikationen ergeben sich daraus, dass die betroffenen Kinder ihre Defizite bemerken und die Umwelt auf das abweichende Verhalten der Kinder reagiert.

Einige bereits erwähnte Teilleistungsschwächen sind für die allgemeine Charakteristik von Kindern mit Hirnfunktionsstörungen verantwortlich (*Empathieschwäche, Risikobereitschaft, Distanzschwäche*). Andere Teilschwächen lassen sich zur Erklärung der Symptome des ADHS (*Impulsivität, Aufmerksamkeitsstörung, Hyperaktivität*) heranziehen.

Nur wenige Teilleistungsschwächen werden in der ICD-10 ausdrücklich aufgeführt. Hierzu zählen die *Sprachentwicklungsverzögerungen*, denen auditive Teilschwächen zugrunde liegen (F 80) sowie die Lese-Rechtschreibschwäche (*Legasthenie*) (F 81.1) und Rechenschwäche (*Dyskalkulie*) (F 81.2). Die wichtige und weit verbreitete *visuo-motorische oder taktil-kinästhetische* Teilleistungsschwäche (F 82) ist eng verbunden mit grob- und feinmotorischen Koordinationsleistungen. Hier mangelt es am Erwerb flüssiger automatisierter Bewegungsabläufe. Auf diesem Wege werden auch kognitive Leistungen erschwert, wenn hierzu die Raumlage erfasst und gespeichert werden muss oder intellektuelle Leistungen über (fein)motorische Leistungen erbracht und mit diesen verknüpft werden müssen. Alle Teilleistungsschwächen führen zu schulischen und beruflichen Einschränkungen, aber auch zu intensiven Misserfolgserlebnissen und Versagensängsten.

Die hier erwähnten Störungen basieren nicht nur auf der beschränkten Aufnahme von Sinnesreizen auf bestimmten Kanälen, sondern auf einer komplexen Störung des Steuerungsprozesses im Programmablauf. Wir unterscheiden den Aufbau, das Speichern und die Verwirklichung eines

Handlungsentwurfes. Es kann nicht rechtzeitig zwischen richtig und falsch, wichtig und unwichtig unterschieden werden. *Interhemisphärische Teilleistungsstörungen* kommen hinzu. Hier scheitert die Aufteilung und Zusammenarbeit von Funktionen, die auf unterschiedlichen Hirnhälften angesiedelt sind.

Teilleistungsstörungen lassen sich aus der frühkindlichen Hirnentwicklung ableiten. So wird auch verständlich, warum leichtere Störungen durch Üben und Lernen kompensiert werden können. Diese Störungen haben keinen Bezug zu globalen Störungen der Intelligenzentwicklung.

Diagnose. Der anamnestische Nachweis einer frühkindlichen Hirnschädigung ist für die Diagnostik nicht erforderlich. Frühe Reifungsstörungen des Gehirns ergeben sich aus einer Vielzahl von endogenen und exogenen Einflüssen, die meist nicht aufgeschlüsselt werden können. Geburtstraumatische Ursachen haben an Bedeutung verloren. Das Interesse der Forschung hat sich auf die genetischen Einflüsse bei der Hirnreifung verlagert. Im Mittelpunkt einer praxisnahen Diagnostik steht die Verhaltensanalyse, ganz wesentlich die Beobachtungen der Angehörigen und der Lehrer unter Berücksichtigung der situativen und dynamischen Zusammenhänge, unterstützt durch standardisierte Befragungsinstrumente. Für die Sicherung der Diagnose hyperkinetische Störung muss die Symptomatik zu bedeutenden Irritationen in zwei Lebensfeldern führen und darf nicht durch intellektuelle Überforderung oder durch psychotraumatische Einflüsse verursacht werden. Zur Klärung von Art und Ausmaß der zugrunde liegenden Teilleistungsschwächen (F 80, F 81) verhilft eine differenzierte psychologische Leistungsdiagnostik. Eine neurologisch motoskopische Untersuchung ist erforderlich, um die häufig assoziierten fein- und grobmotorischen Koordinationsstörungen zu erkennen. Im EEG finden sich selten fokale Befunde, oft diffuse Dysrhythmien als Ausdruck einer noch unfertigen Ausbildung der hirnelektrischen Muster. Interaktionsbeobachtungen und projektive Tests (Szeno Test, CAT) geben Aufschluss über die Fähigkeiten der Kinder, stimmige Beziehungen aufzubauen und sich in die Gedanken und Gefühle anderer hineinzuversetzen.

Verlauf. Ab dem 12. Lebensjahr bilden sich die klassischen Kennzeichen des ADHS wieder zurück. Nun treten Aggressivität, Substanzabusus und Störungen des Sozialverhaltens (F 90.1), aber auch depressive Verarbeitungen als komorbide Störungen stärker hervor. Diese haben freilich nur noch indirekt, d.h. auf dem Wege der konstitutionellen Vulnerabilität und des negativen Selbsterlebens mit dem ADHS zu tun. Auch Persönlichkeitsmerkmale bei Erwachsenen (Reizbarkeit, berufliche Unstetigkeit) lassen sich im Einzelfall mit einem kindlichen ADHS in Verbindung bringen.

Therapie. Am Anfang steht die Aufklärung und Beratung der Eltern und Erzieher, damit diese sich besser auf die Eigenarten der Kinder einstellen, diese verstehen und tolerieren können. Wenn man den Kindern Zeit einräumt sich zu entwickeln und ihren Bewährungsdruck vermindert, schaffen sie es von selbst, ihre Defizite allmählich auszugleichen. Für Teilleistungsschwächen existieren ergotherapeutische und heilpädagogische Übungsverfahren. Hierzu zählen auch Gruppenangebote, mit denen die sozialen Wahrnehmungen verbessert werden können.

Für die Hyperaktivitäts-Aufmerksamkeitsstörungen haben sich operante Verstärkungsverfahren am besten bewährt. Diese lernen die Eltern in Elterntrainings und wenden sie selbst im Zusammenleben mit ihren Kindern an. Neurotische (depressive und narzisstische) Verarbeitungen der eigenen Sonderrolle und Beziehungskonflikte eignen sich gut für tiefenpsychologische Therapie. Übersteigerte Erfolgserwartungen und Versagensängste können nicht nur den Schulerfolg, sondern auch die therapeutischen Anstrengungen vereiteln. Die medikamentöse Therapie mit Stimulanzien (Methylphenidat) führt fast immer zu deutlichen Verbesserungen der Aufmerksamkeit und der Bewegungsunruhe. Sie ist bei ausgeprägter Symptomatik und in Kombination mit psychotherapeutischen Verfahren indiziert. In einem überschaubaren Zeitraum müssen Kind, Eltern und Lehrer unter dem Schutz der Medikation Bewältigungsstrategien entwickeln. Der messbare Erfolg der Medikation ist in langjähriger Verschreibung nicht ähnlich eindrucksvoll wie im kurzen Verlauf.

Demenz (ICD-10: F00 – F 03)

Hirnschädigungen und -funktionsstörungen führen bei Erwachsenen zu verschiedenen psychopathologischen Syndromen: zu einer akuten organischen Psychose (Delir) oder zu dem chronischen Syndrom einer Demenz (organisches Psychosyndrom). Eine Demenz wird diagnostiziert, wenn die in den folgenden Abschnitten beschriebenen Störungen einen Grad erreicht haben, der die Lebensführung wesentlich beeinträchtigt. Sonst spricht man von leichter kognitiver Störung.

Gedächtnisstörungen. Sie äußern sich anfangs in Form abnehmender Lernfähigkeit für Neues (Merkschwäche). Infolge dessen kommt es zu Verunsicherung und einseitiger Rückwendung auf ältere, noch erhaltene Erinnerungen (Leben in der Vergangenheit). Im weiteren Verlauf wird auch das Altgedächtnis beeinträchtigt. Dabei kommt es zu Störungen der zeitlichen Ordnung (Zeitgitter): Früheres wird zwar noch richtig geschildert, aber falsch datiert. Schwerste Gedächtnisstörungen führen zu *Desorientiertheit:* wer Sinneseindrücke und Informationen nicht während einer gewissen Zeit im Gedächtnis speichern kann, verliert die Orientierung im Raum, in der Zeit und schließlich auch für die eigene Person.

Denkstörungen. Betroffen sind insbesondere abstrahierendes Denken, Urteilen, Informationsverarbeitung und Konzentration. Die Störungen bedingen sich gegenseitig: bei ausgeprägten Gedächtnisstörungen fehlen wichtige Voraussetzungen für ein lebendiges, effektives Denken. Das Denken wird langsam, schwerfällig und auf einzelne Themen eingeengt, die häufig wiederholt werden (*Perseveration*). Der Denkablauf ist störanfällig, Wendigkeit und beweglicher Wechsel des Standpunktes sind beeinträchtigt, die Übersicht geht verloren. Es wird immer schwieriger, Wesentliches zu erkennen und von Unwesentlichem zu trennen. Die Möglichkeiten des kritischen Abwägens nehmen ab. In fortgeschrittenen Stadien schwinden Urteils- und Kritikfähigkeit, die Merkleistung ist minimal, der Patient kann sich praktisch nichts Neues mehr merken, es wird ihm unmöglich, aus Wahrnehmungen und Erkenntnissen die entsprechenden Schlüsse zu ziehen. Dann liegen wahnhafte Reaktionen nahe.

Affektive Störungen. Demente Patienten sind oft *depressiv* (zu ca. 40%), insbesondere bei subkortikaler Demenz. Zum Teil handelt es sich um depressive Reaktionen, zum Teil ist die depressive Symptomatik direkte Folge der Hirnkrankheit, was aber kaum voneinander abgrenzbar ist. Oft haben diese Verstimmungen eine mürrisch-dysphorische Tönung.

Nicht wenige Demente zeigen eine *Euphorie*. Diese äußert sich – durchaus abgrenzbar von Heiterkeit und Lebhaftigkeit der Manie – in Mangel an Frische und Schwung des gesunden Gefühlslebens, Einbuße an kritischer Selbsteinschätzung und insbesondere Mangel an Ernstwertung der eigenen Situation, der Krankheit und ihrer Auswirkungen (Bagatellisieren). Euphorische Patienten sind zu tieferem Erleben kaum fähig, sie wirken oberflächlich zufrieden.

Bei vielen hirnorganisch chronisch Kranken wird die Affektivität *labil*: Affekte können schlecht gesteuert und gebremst werden; ohne hinreichende Motivation, z.B. nach ganz geringfügigen traurigen Informationen oder sentimentalen Eindrücken bricht der Patient unweigerlich in Tränen aus. Er registriert das durchaus, empfindet es als peinlich, kläglich und beschämend. Er kann meist auffallend rasch wieder aufgeheitert werden. Entsprechendes gilt für Zorn und Ärger, die schlecht abgebremst werden können, so dass es zu Wutausbrüchen kommt, deren krankhafte Natur anfangs oft verkannt wird.

Antriebsstörungen. Charakteristisch sind Mangel an Eigeninitiative und Spontaneität, Einengung des Lebensraums und Erlahmung früherer Interessen, zusammengefasst als Abulie oder Antriebsverarmung (im Gegensatz zur Antriebsblockierung bei Depression). Seltener und meist nur vorübergehend treten Enthemmung, Antriebsüberschuss und Drangzustände auf. Häufiger ist Geschwätzigkeit (Logorrhoe), die sich von der Redseligkeit des manischen Patienten durch Ideenarmut und Wiederholungstendenz (Perseveration) unterscheidet.

Psychomotorische Störungen. Hirnorganische Störungen betreffen oft die Psychomotorik (Motorik, die psychische Vorgänge, insbesondere der Affektivität und des Antriebes, zum Ausdruck bringt). Mimik und Gestik des hirnorganisch Kranken sind verarmt (Hypomimie und Hypokinese), Lebhaftigkeit des Mienenspiels und der Gebärde lassen nach. Die Reaktionszeit ist verlängert. Kommt es dann endlich zu spärlichen psychomotorischen Äußerungen, so werden diese relativ lange beibehalten. Ein mattes Lächeln kann über den Anlass hinaus im Gesicht stehenbleiben, ein weinerlicher Ausdruck kann persistieren. Die Sprache wird monoton und arm an Modulation in Lautstärke und Klangfarbe. Der Gang ist schwunglos, kleinschrittig und langsam.

Störungen exekutiver Kontrollfunktionen. Die höheren kognitiven Leistungen, die ein komplexes, zielgerichtetes Verhalten in Situationen ermöglichen, für die kein Routineverhaltensrepertoire zu Verfügung steht, werden zusammenfassend als kognitive Kontrollfunktionen bezeichnet. Hierzu gehören insbesondere Abstrahieren, Planen, Problemlösen, Organisieren. Störungen zeigen sich bei der Ausführung komplexer Handlungen und im Sozialverhalten, da sich die Patienten schlecht auf neue Situationen einstellen und die Folgen ihrer Handlungen antizipieren können. Sie sind dann hilflos und ratlos, reagieren planlos oder unangemessen und für die Umgebung brüskierend. Dabei können die kognitiven Grundfunktionen (Gedächtnis, Aufmerksamkeit etc.) relativ gut erhalten sein, so dass das auffällige Verhalten und Leistungsversagen oft lange verkannt werden kann. Neuroanatomisch werden Störungen der exekutiven Kontrollfunktionen auf Störungen neuronaler Schaltkreise zwischen präfrontalem Cortex und subkortikalen Strukturen zurückgeführt.

Verlauf. Das Syndrom entwickelt sich i.Allg. allmählich. Der weitere Verlauf hängt hauptsächlich von der Art des zugrunde liegenden Leidens ab. Gelingt es, die Ursache zu beheben (z.B. Hirndruck, Intoxikation), kann es zu Rückbildung und auch Ausheilung kommen. Wenn allerdings Hirnsubstanz in nicht mehr kompensierbarem Umfang irreparabel geschädigt wurde, tritt keine volle Remission ein. Allerdings können die Kranken, insbesondere bei langsamem Fortschreiten, doch manche Kompensationsmöglichkeiten entwickeln, auch Schwierigkeiten umgehen und auf Leichteres ausweichen. Oft schreitet die Demenz fort, z.B. bei primär degenerativen Hirnerkrankungen.

Amnestisches Syndrom. Eine seltene spezielle Ausprägung der Demenz ist das amnestische Syndrom (auch Amnesie oder *Korsakow-Syndrom* genannt), bei dem die Gedächtnisstörungen ganz im Vordergrund stehen, während weitere Leistungseinbußen (wie bei Demenz) und Bewusstseinsstörungen (wie beim Delir) schwächer ausgeprägt sind. Mit extremer Gedächtnisstörung ist oft eine Konfabulationsneigung verbunden: Der Kranke versucht, die Gedächtnislücken auszufüllen und gerät dabei ins Fabulieren. Die Inhalte der *Konfabulationen* lassen nicht selten Konfliktthemen und Wunschdenken des Patienten erkennen. Es kommt auch retrograde Amnesie vor, und das amnestische Syndrom kann auch einem Dämmerzustand ähnlich sein.

Subkortikale Demenz. Während die bisher beschriebenen Störungen der Demenz hauptsächlich auf Ausfälle kortikaler Strukturen zurückgeführt werden, versteht man unter dem Begriff subkortikale Demenz ein hiervon in mancher Hinsicht abweichendes Störungsmuster: beeinträchtigt sind hauptsächlich Aufmerksamkeit und Vigilanz. Das psychische Tempo ist verlangsamt, die Umstellungsfähigkeit erschwert (Haften). Hinzu kommen affektive Störungen wie reizbare Stimmung oder Apathie, Initiativemangel und allenfalls leichte Gedächtnis- und Denkstörungen. Häufiger sind psychomotorische Störungen. Diese subkortikale Demenz tritt oft bei Parkinsonkranken auf. Insgesamt gesehen sind mehr die fundamentalen Funktionen gestört, bei kortikaler Demenz hingegen die instrumentalen Funktionen, jedoch gibt es keine scharfe Grenze.

Die subkortikale Demenz entspricht weitgehend dem früher so bezeichneten *Stammhirnsyndrom*, weist aber auch Ähnlichkeiten mit dem Zwischenhirnsyndrom auf (weniger mit dem Stirnhirnsyndrom, bei dem Euphorie, Distanzmangel und Enthemmung vorherrschen sollen). Unter den hirnlokalen Syndromen wurde auch ein *limbisches Syndrom* beschrieben, in dem amnestische Störungen vorherrschen. In reiner Form kommen diese Syndrome allerdings kaum vor.

Neuropsychologische Syndrome. Es handelt sich hauptsächlich um abgegrenzte Störungen einzelner Handlungsabläufe (sog. Werkzeugstörungen), insbesondere
- des Erkennens (Agnosie),
- der Sprache (Aphasie),
- des Lesens und Schreibens (Alexie und Agraphie),
- der Zahlenverarbeitung (Akalkulie),
- und der Bewegungsfolge, insbesondere der gestaltenden Handlungen (Apraxie).

Diese Ausfälle treten einerseits bei umschriebener Läsion einzelner Hirnareale auf, andererseits auch im Verlauf diffuser Hirnerkrankungen, z.B. Alzheimer-Demenz, insbesondere aphasische Störungen, die den Patienten sehr beeinträchtigen. – Auf die neuropsychologischen Entwicklungsstörungen im Kindesalter wurde bereits eingegangen.

Organische Persönlichkeitsveränderungen (ICD-10: F 07.0)

> Hirnkrankheiten und -funktionsstörungen verursachen nicht selten Persönlichkeitsveränderungen, die an geändertem Verhalten des Betroffenen zu erkennen sind: er verliert an Interessen, wird gleichgültiger und langsamer, auch umständlicher, zuweilen reizbar und in seinem Verhalten (z.B. auch sexuellem Verhalten) insgesamt anders, als er zuvor war.

Wenn ein Mensch im mittleren Lebensalter solche Veränderungen zeigt, muss man an eine Hirnstörung denken. Insbesondere leiden die höheren Regungen (z.B. Rücksichtnahme) sowie die feineren seelischen Schwingungen. Charakteristische Eigenschaften werden akzentuiert (der Sparsame wird geizig, der Missmutige mürrisch, der Redselige geschwätzig), was sich bis zu einer Karikatur der Primärpersönlichkeit steigern kann (hypertypische Persönlichkeitsveränderung). Bei anderen Kranken schwächen sich charakteristische Merkmale ab (hypotypische Veränderung). Seltener sind neue Verhaltensweisen. Die zwischenmenschlichen Beziehungen werden beeinträchtigt, was oft der erste diagnostische Hinweis ist. Manche Kranke erkennen diese Veränderung selbst nicht und neigen zur Projektion ihres Fehlverhaltens auf die Umwelt. Andere sind sich ihrer Veränderung schmerzhaft bewusst und leiden unter der Einengung.

Delir (ICD-10: F 05)

Wie die chronischen sind auch die akuten organischen Syndrome unspezifische Reaktionen des Gehirns auf unterschiedliche Noxen. Das Delir, der Prototyp akuter organischer Psychosen, tritt nicht nur nach Alkoholentzug auf, sondern auch nach oder während anderer toxischer Einflüsse, bei Hyperthyreose und zahlreichen weiteren Krankheiten. Die *Bewusstseinsstörung* ist das diagnostische Leitsymptom, das selten fehlt.

Bewusstsein ist, wie auch andere Begriffe für elementare psychische Funktionen, schwer zu definieren. Es handelt sich um »das Gesamt der Bewusstseinsinhalte, das in klarer Vergegenwärtigung gegebene Wissen von Seinsinhalten (Erleben, Erinnerung, Vorstellung, Denken), das begleitet wird von einem Wissen darüber, dass das Subjekt (Ich) es ist, das diese Inhalte erlebt« (PETERS).

Klinisch-psychiatrisch sind folgende *Störungen des Bewusstseins* zu unterscheiden: die *Wachheit* des Bewusstseins kann beeinträchtigt, die *Vigilität* eingeschränkt sein. Das Bewusstsein ist gesenkt, sozusagen in vertikaler Richtung verändert. Eine physiologische Art dieser Bewusstseinsveränderung ist der Schlaf. Pathologische Bewusstseinssenkungen (bei Hirnfunktionsstörungen) sind dem Grade nach unterschieden: *Somnolenz* (Schläfrigkeit) und *Koma* (Bewusstlosigkeit). Zwischenstufen sind Sopor und Präkoma. Im Koma ist das Bewusstsein erloschen, der Patient ist nicht erweckbar, die Reflexe sind abgeschwächt oder aufgehoben.

Wach, aber doch bewusstseinsgestört sind die Patienten im Delir. Das Bewusstsein ist weniger gesenkt als eingeengt, es fehlt an Fülle und Beweglichkeit der Bewusstseinsinhalte, der Patient ist ablenkbar, und vor allem ist das Denken in seinen Zusammenhängen gestört. – Eine dritte Form pathologischer Bewusstseinsveränderung wird unten als Dämmerzustand beschrieben. Ähnlich ist die Bewusstseinsabwandlung in der Hypnose.

Neben diesen Verminderungen gibt es auch Steigerungen des Bewusstseins: ungewöhnliche Wachheit und *abnorme Helligkeit* des Bewusstseinsfeldes. Diese Zustände, die insbesondere durch Psychostimulantien hervorgerufen werden, können mit einer verkürzten Reaktionszeit einhergehen, zugleich aber mit Einschränkung von Wahrnehmungs- und Koordinationsfähigkeit, Unruhe und leerem Beschäftigungsdrang.

Psychologisch gibt es andere Bedeutungen von »Bewusstsein«. *Ich-Bewusstsein* beinhaltet bewusstes Erleben seiner selbst; diese Funktion ist u. a. im Depersonalisations-Syndrom gestört. – *Bewusstheit* im Sinne von Selbstbewusstsein umfasst außer dem Selbstwertgefühl auch die reflektierende Stellungnahme zu sich. Tiefenpsychologisch werden Bewusstes und Unbewusstes polarisiert, während der Behaviorismus das Bewusstsein als verbale Konvention betrachtet. – Umgangssprachlich bedeutet heute Bewusstsein auch Lebensverständnis.

Im Delir ist das Bewusstsein getrübt, das Denken verwirrt und unzusammenhängend. Dieses *inkohärente Denken* ist absolut zusammenhanglos, es zeigt weder die pathologischen Verknüpfungen und Bedeutungen wie bei Schizophrenien, noch die lockeren assoziativen Verbindungen der Ideenflucht des Manischen. Der Verwirrte ist über Raum, Zeit und seine eigene Person nicht oder nicht vollständig orientiert. Er kann sich und seine Situation nicht realitätsgerecht einschätzen. Desorientiertheit und Verkennung der

Umwelt sind vielfach mit Ratlosigkeit und wahnhaftem Erleben verbunden, auch mit Angst und Aggressivität. Manche Kranke sind missmutig-weinerlich oder unkritisch-euphorisch. Andere zeigen ausgeprägte motorische Unruhe, Bewegungsdrang oder gar Erregung. Nachts tritt nicht selten eine Verschlechterung ein. Der Wach-Schlaf-Rhythmus ist oft gestört. Klingt das Delir ab, so besteht meist Erinnerungslosigkeit (Amnesie).

Halluzinationen im Delir sind größtenteils optischer Art und beinhalten zumeist Bewegungen kleiner Figuren (Mikropsie) und auch szenische Abläufe. Die Inhalte des delirant-wahnhaften Erlebens betreffen meist alltägliche, nächstliegende Themen. Hierdurch unterscheiden sich diese Symptome des Delirs von Halluzination und Wahn bei Schizophrenie. Delirante Wahninhalte können aber auch Wunschvorstellungen und Entlastungstendenzen bei Schuldgefühlen zum Ausdruck bringen. Beim Delir können – in Abhängigkeit von der Verursachung – auch körperliche Funktionsstörungen auftreten, z.B. beim Alkoholentzugsdelir.

Dämmerzustand. Weniger getrübt oder eingeengt als in einer schwer zu beschreibenden Weise verändert, sozusagen verschoben, ist das Bewusstsein im Dämmerzustand. Der Patient ist nicht schläfrig oder benommen, aber es fehlt ihm die volle Klarheit des Bewusstseins. Er geht umher, findet sich einigermaßen zurecht in einem fast traumwandlerischen Zustand, er überblickt aber die Situation nicht und verkennt zumindest partiell Ort, Zeit und Personen seiner Umgebung. Da sich der Patient nach außen hin klar und besonnen zu verhalten scheint, werden Dämmerzustände häufig verkannt. Sie können aber nachträglich an der charakteristischen partiellen oder totalen Erinnerungslosigkeit (Amnesie) für diesen Zeitabschnitt erkannt werden. Im akuten Stadium ist auch das Elektroenzephalogramm verändert. Da einzelne Impulse unkontrolliert das Verhalten bestimmen können, kommen in diesem Zustand Gewalt- und Sexualverbrechen vor. Jedoch sind das Ausnahmen.

Dämmerzustände sind selten. Sie werden bei Epilepsie und im Zusammenhang mit pathologischen Rauschzuständen beobachtet. (Psychogene Dämmerzustände gehören in den Bereich dissoziativer Störungen.) Irrtümlich wird ein Dämmerzustand insbesondere dann angenommen, wenn der Patient diese Diagnose anstrebt, um sich der Verantwortung für sein Handeln (z.B. Straftat) zu entziehen. Dabei kann auch Amnesie vorgetäuscht werden.

Andere organisch-psychische Störungen

Von den bisher beschriebenen Syndromen unterscheiden sich die folgenden hauptsächlich durch drei Merkmale: Bewusstseinsstörungen und kognitive Ausfälle treten nicht oder nur geringgradig auf. Es bestehen weitgehende Ähnlichkeiten mit Syndromen bei affektiven und schizophrenen Psychosen (z.T. auch mit neurotischen Syndromen). Und neben den hirnorganischen sind auch andere Faktoren pathogenetisch beteiligt (daher organische Psychosyndrome des 2. Grades). Diese Syndrome sind zum Teil flüchtig, sie treten z.B. im Beginn oder im Abklingen eines Delirs auf. Sie können aber auch über einen längeren Zeitraum das Krankheitsbild bestimmen.

Hierzu gehören die:
- Organische Angststörung (F 06.4)
- Organische dissoziative Störung (F 06.5)
- Organische emotional-labile (asthenische) Störung (F 06.6).

Es handelt sich jeweils um diejenigen Fälle der genannten Erkrankungen, bei denen im Bedingungsgefüge der organische Faktor sehr deutlich hervortritt, ohne dass sie sich in der Symptomatik von sonstigen Angststörungen etc. unterscheiden. Die Forderung von ICD, dass es sich um Folgen einer ursächlichen Hirnfunktionsstörung handele, berücksichtigt zu wenig die multifaktorielle Entstehungsweise.

Den schizophrenen und affektiven Psychosen stehen folgende organisch-psychische Störungen nahe:

Organische Halluzinose (F 06.0). Anders als beim Delir treten keine Bewusstseinsstörungen auf, in der Regel fehlen Demenzsymptome. Vorherrschend sind Halluzinationen optischer, akustischer, taktiler oder anderer Art, zum Teil verbunden mit Wahnerleben. Hauptbeispiele sind die chronische taktile Halluzinose (Dermatozoenwahn) und die Alkoholhalluzinose (F 10.52).

Organische paranoide Störung (ICD-10: F 06.2). Dieses Syndrom kann der paranoid-halluzinatorischen Schizophrenie sehr ähnlich sein. Unterschiedlich ist aber, dass bei dem organischen Syndrom das Wahnerleben mehr auf das Diesseitige, Nächstliegende, Überschaubare und Unmittelbare ausgerichtet ist, während der Schizophrene eher auf Verborgenes, Geheimnisvolles und Metaphysisches eingestellt ist. Zuweilen aber ist die psychopathologische Unterscheidung nicht möglich. Im weiteren Sinne können hierzu Wahnentwicklungen bei organischer Hirnschädigung gerechnet werden.

Organische katatone Störung (F 06.1). Die Symptomatik ist nicht oder kaum zu unterscheiden von dem katatonen Symptom bei Schizophrenie. Organisch-katatone Syndrome kommen insbesondere bei Enzephalitis, Hirntumor und Vergiftungen vor.

Diese und andere schizophrenieähnliche organisch-psychische Syndrome wurden früher als symptomatische Schizophrenie bezeichnet. Sie treten u.a. auch bei Epilepsien, progressiver Paralyse und Chorea Huntington auf.

Organische manische Störung (F 06.30). Diese Psychosen (auch als symptomatische Manien bezeichnet) sind relativ selten. Sie sind auf verschiedene Hirnnoxen zurückzuführen, z.B. auf Hirntraumata. Im Querschnittsbild sind sie von Manien im Verlaufe affektiver Psychosen meist nicht zu unterscheiden. Oft ist schwer abzuschätzen, ob der Grundkrankheit die Bedeutung einer Verursachung oder nur einer Auslösung zukommt.

Organische depressive Störungen (F 06.32). Es handelt sich um depressive Syndrome, die in ihrer Symptomatik der major depressive disorder entsprechen, aber erkennbar mit einer Hirnkrankheit (oder Hirnfunktionsstörung infolge allgemein-körperlicher Krankheit) ätiopathogenetisch zusammenhängen. Das ist bei zahlreichen körperlichen Krankheiten zu beobachten, wobei endokrinen Krankheiten und pharmakologischen Einflüssen große Bedeutung zukommt.

Nach dieser Definition, die der ICD-Kategorie 06.32 entspricht, sind organisch-depressive Syndrome (wie auch die vorher genannten organisch-psychischen Störungen) relativ selten. Es gibt aber ein breites Spektrum organisch-depressiver Störungen, das hinsichtlich der Ätiopathogenese und der Symptomatik heterogen ist. Ätiologisch ist der organische Faktor nicht immer allein ausschlaggebend, sondern häufiger *eine* Entstehungsbedingung neben anderen (z.B. auch psychoreaktiven). Symptomatologisch sind die organisch-depressiven Syndrome sehr vielgestaltig und entsprechen meist nur wenig der majoren bzw. melancholischen Depression. Es fehlen oft charakteristische Symptome wie melancholisches Schulderleben und verändertes Zeiterleben, häufiger ist eine gereizte oder mürrische Note in der Depression.

Demnach handelt es sich nicht um ein einheitliches Krankheitsbild. Versuche einer Subtypologie führen mehr zu theoretischen Überlegungen als zu klinischen Konsequenzen. Praktikabler ist die Konzeption »*depression in the medically ill*«. Gemeint sind Depressionen körperlich Kranker in anderen Bereichen der Medizin. Diese Konzeption ist unabhängig von nosologischen und ätiologischen Überlegungen und hat sich therapeutisch bewährt.

Behandlung. Sie ist nicht wesentlich anders als die der Depressionen körperlich Gesunder. Unterschiedlich ist natürlich, dass die körperliche Grundkrankheit behandelt werden muss und dass die antidepressive Therapie den körperlichen Zustand dieser Kranken zu beachten hat. Nicht unterschiedlich aber sind die anzuwendenden antidepressiven Methoden: Antidepressive Pharmaka, nach Möglichkeit dazu antidepressiver Schlafentzug und in pharmakarefraktärer Situation auch Elektrokrampftherapie, die sich hier durch gute Verträglichkeit und bemerkenswerte therapeutische Effekte auszeichnet (z.B. bei Parkinsonkranken mit Depression). Die Regeln der *Psychotherapie* entsprechen bei diesen Patienten im Wesentlichen denen bei anderen Depressiven. Die Möglichkeiten der Behandlung werden i.Allg. viel zu wenig genutzt. Das gilt insbesondere für die zahlreichen depressiven Patienten in internistischen und chirurgischen Stationen.

Depression und Demenz. Diese Syndrome überschneiden sich häufiger als statistisch zu erwarten ist, insbesondere bei älteren Menschen. Bei Hirnkranken kann Depression neben der Demenz ein Teil der Symptomatik sein, natürlich auch im Sinne einer psychischen Reaktion. Depressive Störungen können auch einer Demenz-Erkrankung vorausgehen. Und in einer melancholisch-depressiven Episode können kognitive Störungen vom Grade einer Demenz auftreten, ohne dass es sich um eine hirnorganische Demenz-Erkrankung handelt; denn diese Demenzsymptome bilden sich in der Regel mit der Depression zurück (sog. depressive Pseudodemenz).

20.4 Diagnostik

Ein *Delir* ist als akute Psychose i.Allg. leicht zu erkennen und anhand der unterschiedlichen Symptomatik zuverlässig von anderen akuten Psychosen, z.B. bei Schizophrenie, zu unterscheiden.

Eine ausgeprägte Demenz kann kaum mit einer anderen psychischen Störung verwechselt werden. Eine *beginnende Demenz* wird jedoch oft übersehen oder irrtümlich als Depression angesehen. Die erkennbaren *Frühsymptome* einer beginnenden Demenz sind erhöhte Ermüdbarkeit, leichte Merkschwäche, Konzentrationsschwierigkeiten, Verlangsamung, Umständlichkeit und mangelhafte Fähigkeit, den eigenen Zustand realitätsgerecht einzuschätzen. Die richtige Diagnose zu stellen, ist insbesondere im Hinblick auf eine mögliche Behandlung des organischen Grundleidens wichtig.

Größere diagnostische Probleme treten bei den im vorhergehenden Kapitel beschriebenen »anderen« organisch-psychischen Störungen auf: entweder wird unter dem Eindruck der somatischen Diagnostik die psychische Störung nicht erkannt. Oder die psychische Symptomatik ist so beeindruckend, dass an die Möglichkeit einer somatischen Ätiologie nicht gedacht wird. Die Konsequenzen sind: bei allen Kranken, insbesondere Schwerkranken, ist auch die psychische Verfassung zu beachten. Und bei jedem psychisch Kranken sind allgemein-körperliche und neurologische

Untersuchungen obligatorisch, ggf. weitergehende Maßnahmen der somatischen Diagnostik.

Standardisierte Interviews und Symptomskalen dienen der Objektivierung und Quantifizierung der organisch-psychischen Symptomatik. Sie wurden insbesondere für Demenz, Delir und für die Alterspsychiatrie entwickelt. Sie können im Einzelfall die klinische Diagnostik verbessern und dienen darüber hinaus wissenschaftlichen Zwecken. Geeignete *Testverfahren* sind das Diagnostikum für Cerebralschädigung (DCS) sowie Arbeitsversuche, z.B. in Form fortlaufenden *Rechnens* oder Durchstreichens (d2-Test), weiterhin durch Kopfrechnen in Form von Addieren und Subtrahieren zwei- bis dreistelliger Zahlen, wobei Vergessen der Zwischenergebnisse die Merkschwäche auch dann schon anzeigt, wenn sie nur geringgradig ausgeprägt ist. Im *Benton-Test*, der Merkfähigkeit, visuomotorische Koordination und Gestalterfassung prüft, sind auch leichtere psychoorganische Störungen zu erkennen. Beim *Hamburg-Wechsler-Test* ist weniger das Gesamtergebnis als eine unterdurchschnittliche Leistung in bestimmten Teilaufgaben, insbesondere Zahlensymboltest und Mosaiktest, diagnostisch zu verwerten.

Die *technischen Verfahren der Hirndiagnostik*, unter ihnen insbesondere die bildgebenden Verfahren, zeigen i. Allg. zwar gut die den hier beschriebenen psychischen Störungen zugrundeliegenden morphologischen Hirnveränderungen. Weitaus weniger aussagekräftig und eindeutig sind die cerebralen Befunde aber bei den metabolisch oder endokrin bedingten Hirnfunktionsstörungen. Zudem besteht keine enge Korrelation zwischen organisch-psychischer Symptomatik und radiologisch erkennbarer Hirnsubstanzveränderung. Selbst bei ausgeprägter Demenz kann die Craniale Computertomographie »normal« ausfallen. Andererseits gibt es neuroradiologisch erkennbare Hirnsubstanzdefekte ohne klinische Relevanz, also ohne psychische Störung.

20.5 Psychosoziale Aspekte

Abschließend sei darauf hingewiesen, dass im Zusammenhang mit schweren körperlichen Krankheiten nicht nur diese organisch-psychischen Syndrome auftreten, sondern auch psychoreaktive Störungen, z.B. nach schweren Operationen, Transplantationen, bei Hämodialyse und anderen Intensivbehandlungen. Verlustängste, tödliche Bedrohung und Infragestellen der leiblichen Integrität können zu ausgeprägten Angstreaktionen, schweren Verstimmungszuständen, regressiven Verhaltensweisen und anderen psychoreaktiven Störungen führen. Nicht selten sind diese Reaktionen mit organisch-psychischen Störungen verbunden.

> Schweregrad und Ausprägung organisch-psychischer Syndrome sind nicht nur von der Hirnschädigung bzw. Hirnfunktionsstörung abhängig, sondern werden auch von der Primärpersönlichkeit, der Reaktion auf die Krankheit, den Verarbeitungs- und Kompensationsmöglichkeiten (coping) sowie der Umweltsituation des Betroffenen mitbestimmt (◘ Abb. 13).

Infolge der organisch-psychischen Krankheit kommt es zur Einengung des sozialen Feldes und Verarmung mitmenschlicher Beziehungen. Die Kranken stellen oft eine starke Belastung für ihre Angehörigen dar. Außerhalb des familiären Bereiches wird ihre Situation noch schwieriger. Das gilt nicht nur für die eintönig und stumpf gewordenen Patienten, sondern auch für distanzlose, die sich aufdrängen und um Belange

20.5 · Psychosoziale Aspekte

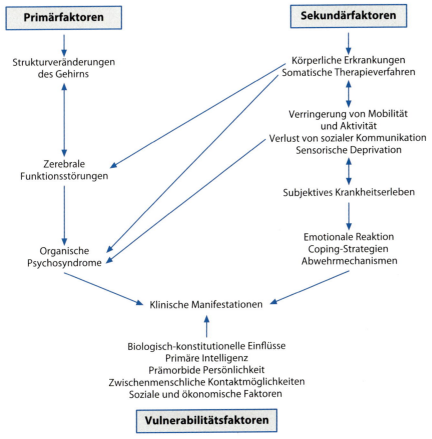

◘ **Abb. 13.** Zusammenwirken verschiedener Entstehungsbedingungen organisch bedingter psychischer Störungen (Lauter 1988 in Anlehnung an Wang 1977)

kümmern, die sie nicht bewältigen können. Die größten Probleme für die Umwelt entstehen aus der Hilflosigkeit und Unzufriedenheit dieser Kranken.

Die Bewältigung problematischer Lebenssituationen ist auch dem mäßig organisch-psychisch veränderten Menschen kaum noch möglich. Konflikte, die im gesunden Zustand gelöst wurden, führen nun zu Komplikationen. Der hirnorganische Vitalitätsverlust kann die berufliche, soziale und insbesondere familiäre Situation so verschlechtern, dass der Betroffene in eine schwere Krise gerät. Entsprechendes ist für Kinder und Jugendliche mit frühkindlich organischem Psychosyndrom und für psychisch Alterskranke zu sagen.

Was in diesem Kapitel über die Symptomatik, Klassifikation und psychosoziale Aspekte gesagt wurde, gilt mehr oder weniger für alle Patienten mit Hirnschädigungen oder Hirnfunktionsstörungen. Die einzelnen Krankheiten werden in den folgenden zwei Kapiteln beschrieben.

21 Einzelne Hirnkrankheiten und Hirnfunktionsstörungen

21.1 Hirntrauma (ICD-10: F 07.2)

Hirntraumata werden hauptsächlich vom Chirurgen und Neurochirurgen behandelt. Der Psychiater sieht selten die akuten Krankheitsbilder, eher die Folgeerscheinungen, auch als Gutachter. Daher werden die Hirntraumata hier nur kurz besprochen, ohne auf die neuropathologischen und neurophysiologischen Grundlagen und auf die speziellen neurologischen Befunde einzugehen.

Die gedeckten (stumpfen) Hirntraumen werden unterteilt in
- leichtes Hirntrauma mit Commotionssyndrom sowie
- schweres Hirntrauma mit Contusionssyndrom.

Commotionssyndrom. Die Bewusstlosigkeit dauert einige Minuten, höchstens eine Stunde, die Rückbildung erfolgt meist allmählich. Die Dauer der Bewusstlosigkeit gilt als Indikator für den Schweregrad des Hirntraumas. Im Interesse einer späteren Begutachtung ist es wichtig, über diese Zeit möglichst genaue Aufzeichnungen zu machen, damit die Dauer der Bewusstlosigkeit später abgegrenzt werden kann von möglicherweise zurückreichenden und auch nachfolgenden Zeitabschnitten der Erinnerungslosigkeit (retrograde bzw. anterograde Amnesie). Gelegentlich kommt es anstelle der Bewusstlosigkeit zu einer schwer erkennbaren Bewusstseinsveränderung im Sinne eines Dämmerzustandes, für dessen Entstehung die traumatische Hirnschädigung der Prototyp ist. Nach der Commotio leiden die Patienten eine Zeitlang an Beschwerden wie Kopfschmerzen, Schwindel, Erbrechen, auch Affektlabilität und Erschöpfbarkeit.

Spätestens nach einigen Wochen ist der Betroffene in der Regel wieder arbeitsfähig. Die Rückbildung der Beschwerden ist nicht nur vom Schweregrad des Traumas abhängig, sondern auch von Persönlichkeits- und Situationbedingungen, die therapeutisch zu berücksichtigen sind. *Gutachterlich* können postcommotionelle Beschwerden als erwerbsmindernd anerkannt und mit abnehmendem Prozentsatz bis zu der Dauer von höchstens einem Jahr bewertet werden. Tendenzielles Verhalten im Sinne der sog. Rentenneurose ist abzugrenzen.

Contusionssyndrom. Anders als die Commotio führt die Contusio zu einer substantiellen Schädigung des Hirngewebes, die i.Allg. neuroradiologisch (MRT, CT) erkennbar ist (Abb. 15). Die posttraumatische Bewusstseinsstörung dauert länger als eine Stunde. Es können neurologische Ausfallserscheinungen, auch neuropsychologische Störungen und Anfälle auftreten.

Eine weitere Folge kann eine *traumatische Psychose* (Contusionspsychose) sein, deretwegen der Patient nicht selten in die psychiatrische Klinik aufgenommen wird. Sie ist einem Delir ähnlich und kann mit ausgeprägter und anhaltender Erregung einhergehen. Zur medikamentösen Sedierung werden Neuroleptika in behutsamer Dosierung bevorzugt. Andere Sedativa sind mit großer Vorsicht anzuwenden, Kombinationen sind zu vermeiden. Die Rückbildung erfolgt zum Teil über ein Korsakow-Syndrom.

Die postcontusionellen psychischen Störungen sind nicht immer reversibel. Folgezustand kann eine mehr oder weniger ausgeprägte Demenz sein, aber auch andere organisch-psychische Störungen, insbesondere organisch bedingte Persönlichkeitsveränderungen.

21.1 · Hirntrauma (ICD-10: F 07.2)

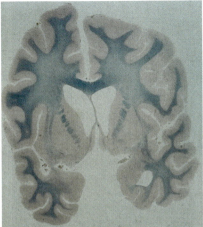

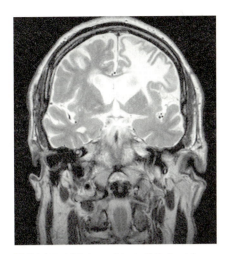

Abb. 14. HIV-Leukoenzephalopathie eines AIDS-Patienten mit Abblassung der (normalerweise kräftig blau dargestellten) Markscheiden im Großhirnmarklager

Abb. 15. MRT: Ausgedehnter links-frontaler Substanzdefekt nach schwerem Schädel-Hirn-Trauma. Klinik: Symptomatische Epilepsie, Vergesslichkeit, Gangunsicherheit

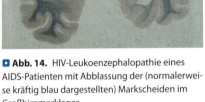

Abb. 16. 66-jährige Patientin mit frontotemporaler Demenz. MRT: deutliche globale Hirnatrophie mit frontotemporaler Betonung

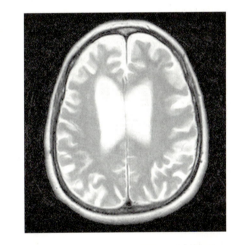

Abb. 17. Pick-Krankheit: 2 ballonierte Neuronen (Pick-Zellen) in der Großhirnrinde

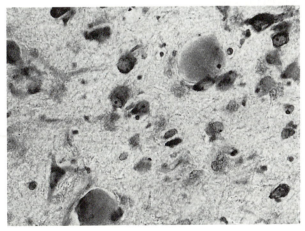

Die Rehabilitation erfolgt in Spezialkliniken. Dabei sind neben den Ausfällen die erhaltenen Fähigkeiten zu berücksichtigen.

21.2 HIV-Infektion und AIDS (ICD-10: F 02.4)

Zahlreiche Infektionskrankheiten können das Gehirn betreffen. An diesen Enzephalitiden bzw. Meningoenzephalitiden sind verschiedenartige Erreger beteiligt, insbesondere Bakterien und Viren. Beispiele sind Mumps-Meningoenzephalitis, Herpes-simplex-Enzephalitis oder tuberkulöse Meningoenzephalitis. Die psychische Symptomatik besteht jeweils in einer organisch-psychischen Störung, hauptsächlich Delir und Demenz. Zwei Infektionskrankheiten des Gehirns sollen eigens beschrieben werden: die HIV-Infektion ihrer Aktualität wegen (seit den ersten Beobachtungen 1981 in den USA rasche Ausbreitung) und die Neurosyphilis, die zwar selten geworden, aber doch wissenschaftshistorisch bemerkenswert ist.

Ätiopathogenese. Die Übertragung des Virus geschieht durch Blut (bei Drogenabhängigen durch infizierte Injektionsnadeln), Sperma oder Vaginalsekret. Neuropathologisch ist entweder das ZNS direkt betroffen im Sinne einer HIV-Enzephalitis (◘ Abb. 14); sie tritt bei ca. 40–70% ein, bevorzugt subkortikal, auch als Meningoenzephalitis. Hinzukommen kann eine Polyneuropathie. Oder es kommt sekundär, nämlich bei fortschreitender Immunschwäche (AIDS) zu Komplikationen in Form opportunistischer Infektionen (z.B. Toxoplasmose, Herpes simplex, tuberkulöse Meningitis oder Hirnabszess, auch Syphilis und progressive multifokale Leukenzephalopathie).

Symptomatik. Neben internistischen Komplikationen und neurologischen Ausfällen sind psychische Störungen häufig und vielgestaltig. Anfangs, nach Mitteilung der Diagnose und im Wissen um die infauste Prognose, kommt es zu ängstlich-depressiven Verstimmungen reaktiver Art. Auch leichtere kognitive Störungen können schon früh auftreten.

Depressive Störungen werden oft geklagt, schwere Depressionen sind allerdings seltener. Die Symptomatik ist unterschiedlich. Neben der Grundkrankheit sind pathogenetisch reaktive Faktoren und Drogeneinflüsse zu beachten (Suizidgefahr). Seltener sind HIV-induzierte Manien.

Hirnorganisch bedingt können *Persönlichkeitsveränderungen* auftreten: die Patienten werden gleichgültig, matt, träge und indolent. *Demenz* tritt in späteren Stadien ein. Die Symptomatik ist unspezifisch. Ein spezifischer AIDS-Demenz-Komplex, wie anfangs angenommen, lässt sich nicht nachweisen.

Psychosen sind relativ selten, die Symptomatik ist meist paranoid-halluzinatorischer Art. Zum Teil dürfte es sich um Schizophrenien handeln, möglicherweise drogeninduziert und mit *späterer* HIV-Infektion. *Delirien* sind im Endstadium relativ häufig.

Insgesamt zeigten AIDS-Kranke zu 60% psychische Störungen, 20 bis 25% erhebliche psychische Krankheiten. Auch wenn dank antiretroviraler Therapie das AIDS-Stadium nicht erreicht wird, ist doch mit einem erhöhten Risiko für psychische Erkrankungen zu rechnen.

Diagnose. Nicht nur bei Drogenabhängigen und bei Homosexuellen muss man mit einer HIV-Infektion rechnen. Auch bei zunächst unklar erscheinenden psychoorganischen Syndromen ist an diese Krankheit zu denken. Diagnostisch ausschlaggebend ist die serologische Untersuchung. Im Liquor finden sich erhöhte Eiweißwerte. Im CCT wird die Hirnschädigung erst spät sichtbar.

Therapie. Die Behandlung der Grundkrankheit ist den internistischen Lehrbüchern zu entnehmen. Zu beachten sind Interaktionen zwischen antiretroviralen Medikamenten und Psychopharmaka; auch die schlechte körperliche Verfassung der Patienten bei fortgeschrittener AIDS-Erkrankung ist bei der Auswahl und Dosierung der Psychopharmaka zu berücksichtigen. Erschwerend wirkt sich aus, dass ein großer Teil dieser Kranken seit bereits längerer Zeit drogenabhängig ist; viele von ihnen lehnen psychiatrische Hilfe ab.

21.3 Neurosyphilis (ICD-10: F 02.8)

Die syphilitischen Psychosen standen ihrer Verbreitung und ihrer Besonderheiten wegen lange Zeit im Mittelpunkt der psychiatrischen Forschung. Zu Beginn des letzten Jahrhunderts gelang es, Schritt für Schritt die Verursachung zu entdecken und später auch Behandlungen zu entwickeln. Damit waren die syphilitischen Psychosen und unter ihnen insbesondere die Progressive Paralyse die ersten ätiologisch geklärten und medizinisch behandelbaren Psychosen. Sie wurden inzwischen dank der antibiotischen Therapie selten, nehmen aber mit den HIV-Infektionen wieder zu.

Die Treponema pallidum hat als Krankheitserreger der Syphilis (Lues) eine besondere Affinität zum zentralen Nervensystem und seinen Häuten. Im dritten Stadium gibt es eine vaskuläre Form, eine meningitische Form (Spätmeningitis) und raumfordernde Gummen syphilitischer Art. Im vierten Stadium kann es zur Progressiven Paralyse, Tabes oder Tabo-Paralyse kommen.

Progressive Paralyse. Zugrunde liegt eine primär-chronische syphilitische Enzephalitis mit Atrophie von Hirnrinde und auch Stammganglien. Die Krankheit tritt erst nach sehr langer Latenzzeit ein, Jahre oder Jahrzehnte nach der Infektion. Der Beginn ist uncharakteristisch mit verschiedenartigen Beschwerden. Danach kommt es zu akuten Psychosen, unter denen das euphorisch-expansive Syndrom (mit Größenwahn) das bekannteste, aber nicht das häufigste Krankheitsbild ist. Es gibt auch depressive und paranoide Psychosen und insbesondere Demenz.

Zugleich können *neurologische Symptome* auftreten: unruhige Mimik (periorales Beben), Zittern der Zunge, verwaschene Sprache (Dysarthrie), entrundete und lichtstarre Pupillen u.a. Bei der nicht seltenen Kombination von progressiver Paralyse und *Tabes dorsalis* (sog. *Tabo-Paralyse*) kommen weitere neurologische Symptome hinzu, u.a. Areflexie, spinale Ataxie und Sensibilitätsstörungen.

Die *Diagnose* wird durch serologische und Liquoruntersuchungen gesichert. Der *Verlauf* ist progredient, wenn die Krankheit nicht medizinisch aufgehalten wird. Das gelang zunächst mit der Malariakur (künstliche Infektion mit Malaria tertiana), für deren Entdeckung der Wiener Psychiater Wagner von Jauregg 1917 mit dem Nobel-Preis ausgezeichnet wurde. Die Ergebnisse waren bemerkenswert.

Die kausale Therapie ist die Penicillin-Behandlung (auch bei tertiärer Neurosyphilis): täglich 4mal 10 Mega i.E. Penicillin G (als Kurzinfusion) 2 Wochen lang. Bei Penicillinallergie ist Erythromycin (2 g täglich über 30 Tage) oder Tetracyclin (2×100 mg täglich über 30 Tage) indiziert. Die Komplikation einer Herxheimer-Reaktion ist zu bedenken. Die antibiotische Behandlung heilt die Infektion aus, ohne eingetretene Hirnschädigungen beheben zu können. Daher ist die psychische Symptomatik nur zum Teil reversibel.

21.4 Creutzfeldt-Jakob-Krankheit (ICD-10: F 02.1)

Sie gehört zu den sog. Prionenerkrankungen, die durch eine Störung des Metabolismus des Prionproteins der Zellmembran gekennzeichnet sind. Es handelt sich um beim Menschen sehr seltene Krankheiten. In der Tiermedizin zählen dazu Scrapie und bovine spongiforme Encephalopathie (BSE).

Symptomatik. Die Creutzfeld-Jakob-Krankheit beginnt um das 55.–60. Lebensjahr (also präsenil). Anfangs treten unspezifische psychische Symptome wie Angst- und depressive Störungen auf, bald folgen kognitive Ausfälle und bei rascher Progredienz bildet sich eine Demenz aus. *Neurologische Symptome* sind spastische Paresen, extrapyramidale Symptome, Myoklonien, evtl. final ein Decerebrations-Syndrom. Der Verlauf dauert bis zum Tode meist weniger als 2 Jahre. – Die Jahresinzidenz beträgt etwa 1:1 Million.

Eine neue Variante der Creutzfeld-Jakob-Krankheit (nvJCD), deren Auftreten bisher weitgehend auf Großbritannien beschränkt ist, geht wahrscheinlich auf die Aufnahme von durch BSE-Prionen kontaminiertes Rindfleisch zurück. Das Erkrankungsalter liegt meist vor dem 30. Lebensjahr.

Diagnose. Das klinische Bild einer sehr rasch progredienten Demenz mit Myoklonien, extrapyramidalmotorischen Symptomen und charakteristischen EEG-Veränderungen (v.a. generalisierte repetitive triphasische Wellen) begründen die Verdachtsdiagnose, deren Sicherung aber erst neuropathologisch möglich ist. – Im CT wird eine Atrophie der Hirnrinde und anderer Hirnabschnitte deutlich.

Ätiopathogenese. Die meisten Krankheitsfälle (mehr als 80%) treten sporadisch auf, aber auch erbliche und infektiöse Formen sind gesichert. Es kommt zur Ansammlung einer abnormen Isoform des Prionproteins (PrP^{Sc}). Als *Prionen* werden infektiöse Partikel bezeichnet, die weitestgehend aus PrP^{Sc}-Molekülen bestehen, aber keine informationtragende DNA oder RNA enthalten. Es handelt sich also nicht um Viren oder andere Erreger im üblichen Sinne (proteinaceous infectious agents ohne Nukleinsäure).

Pathologisch-anatomisch ist eine spongiforme (schwammartige) Gewebsveränderung mit reaktiver Gliose zu erkennen.

21.5 Metabolische Enzephalopathien (ICD-10: F 02.8)

Unter den zahlreichen allgemein-körperlichen Krankheiten, die mit Hirnfunktionsstörungen und infolgedessen mit psychischen Störungen einhergehen, sind insbesondere die metabolischen Krankheiten zu beachten. Allerdings ist im Einzelnen wenig über die Beziehungen zwischen Grundleiden und psychopathologischer Störung bekannt.

Im Leberkoma treten infolge toxischer Enzephalopathie kognitive und Bewusstseinsstörungen auf. Bei terminaler Niereninsuffizienz werden neben deliranten auch schizophrenieähnliche und affektpsychotische Syndrome beobachtet, möglicherweise durch Aluminium-Enzephalopathie bei Dialyse bedingt; zudem kommen Verwirrtheitszustände und paranoid-halluzinatorische Syndrome vor. Auch bei Pankreatitis werden Verhaltensstörungen, ängstlich-depressive Verstimmungen und Delirien beschrieben.

Vitamin B_{12}-Mangel kann neben den internistischen und neurologischen Störungen (und zum Teil schon vor diesen) Demenz, Depression und selten paranoid-halluzinatorische Psychosen bewirken. Karzinompatienten leiden zu etwa 50% unter psychischen Störungen, die ihrer Art nach sehr unterschiedlich sind. Dabei handelt es sich nicht nur um Hirnmetastasen, sondern auch um metabolisch bedingte Enzephalopathien, z.B. infolge von Elektrolytverschiebungen bei paraneoplastischen Syndromen. Zu erwähnen sind hier auch die psychischen Störungen von Herzkranken, insbesondere von Herzoperierten: bei 15–30% der Kranken treten in den ersten postoperativen Tagen akute Psychosen mit Verwirrtheit, deliranter und auch paranoider Symptomatik auf. Bei Patienten mit Myokardinfarkt findet sich eine mit 15–20% deutlich erhöhte Rate schwerer depressiver Störungen (die ihrerseits mit erhöhter Infarktsterblichkeit einhergeht).

Allgemein ist zu beachten, dass bei diesen Patienten die Grundkrankheit und deren Hirnbeteiligung nicht allein das psychische Krankheitsbild bestimmen, das wesentlich auch von der Persönlichkeit, ihren Einstellungen und Reaktionen auf das Kranksein geprägt wird.

Dystrophische Hirnschädigung. Die Erfahrungen des Zweiten Weltkrieges und noch mehr der langjährigen Kriegsgefangenschaft haben gelehrt, dass die Folgen einer Hungerdystrophie (unter anderem extreme Abmagerung und ausgeprägte Eiweißmangelödeme) i.Allg. erstaunlich reversibel sind. Bei einem Teil der Spätheimkehrer aus jahrelanger Kriegsgefangenschaft waren aber leichte hirnorganische Dauerschäden zu erkennen, die auch neuroradiologisch und autoptisch nachgewiesen wurden.

Infolgedessen kam es zu organisch-psychischen Störungen, z.T. verbunden mit rascher Ermüdbarkeit und Verstimmbarkeit. Auch wenn diese organisch-psychischen Störungen meist nur leicht ausgeprägt waren, so erschweren sie doch zusätzlich die ohnehin mühsame Eingliederung der Betroffenen nach langer Abwesenheit und den inzwischen eingetretenen familiären und sozialen Veränderungen. Die zerebrale Verursachung dieser Störungen wurde oft verkannt.

21.6 Endokrine Krankheiten (ICD-10: F 02.8)

Da endokrine und zerebrale Funktionen eng verknüpft sind, verwundert es nicht, dass endokrine Krankheiten zu psychischen Störungen führen können, deren Art den psychoorganischen Syndromen entspricht. Bei schweren und lang anhaltenden Endokrinopathien können bleibende Hirnschädigungen eintreten.

Im Einzelnen: angeborene Hypothyreose kann unbehandelt zu geistiger Behinderung führen, später eintretende Hypothyreose zu depressiven Syndromen, aber auch zu Demenz. Bei Hyperthyreose sind Verstimmungen, Unruhe und Angst häufig, gelegentlich kommt es zu einem Delir. Hyperparathyreoidismus kann mit Apathie, leichter Demenz und organischen Persönlichkeitsveränderungen einhergehen. Bei Morbus Cushing leidet der Kranke nicht selten an einer pathologisch verstärkten und ihn sehr belastenden emotionalen Ansprechbarkeit sowie an Antriebsmangel, Verstimmungszuständen und Schlafstörungen. Bei Hypophysentumor können auch infolge des Hirndrucks Verwirrtheitszustände und andere organische Psychosen auftreten, ähnlich bei Diabetes infolge der Vasopathie und bei Phäochromozytom.

Kastration beim Mann hat bemerkenswert wenig psychische Störungen zur Folge, abgesehen von der Verarbeitung des Verlusts der Libido und Potenz. Zu wesentlichen psychoreaktiven Störungen führen endokrine Krankheiten, die das Aussehen des Patienten verändern wie Akromegalie, Adipositas bei Morbus Cushing, Virilisierung bei adrenogenitalem Syndrom und hypophysärer Minderwuchs. Auch wegen der oft verständnis- und rücksichtslosen Reaktionen der Umwelt ist die psychotherapeutische Betreuung dieser Kranken indiziert.

Endokrine Krankheiten führen weniger zu relativ spezifischen psychischen Störungen als zu uncharakteristischen Veränderungen, insbesondere Verstimmungen sowie Reduktion von Antrieb und Affektivität. Diese Symptomatik scheint den endokrinen Störungen gemeinsam zu sein, so dass M. Bleuler von einem *endokrinen Psychosyndrom* sprach, das dem sog. hirnlokalen Psychosyndrom ähnlich ist (jedoch sind beide Termini umstritten) und von einer beginnenden Demenz zuweilen nicht leicht zu unterscheiden ist. Insgesamt ist die Psychoendokrinologie erstaunlich wenig erforscht worden.

Auch therapeutisch eingesetzte Corticosteroide können zu verschiedenen psychischen Störungen führen. Die Applikation von Testosteron und Anabolika in höherer Dosierung können aggressives Verhalten auslösen. Manche Medikamente, unter ihnen Neuroleptika, beeinflussen endokrine Funktionen; solche Interferenzen sind diagnostisch zu beachten.

21.7 Pharmakogene Psychosen

Verschiedene Medikamente und Drogen können Psychosen hervorrufen, insbesondere Stimulantien (Psychoanaleptika) und Rauschmittel (Psychodysleptika). Dabei handelt es sich sowohl um Erregungs- und Verwirrtheitszustände im Sinne eines *Delirs* (*Klassifikation* nach ICD 10: F 1x.03 bzw. F 1x.03) als auch um paranoid-halluzinatorische Psychosen (F 1x. 51 oder 52), die den entsprechenden Syndromen bei Schizophrenien so ähnlich sehen können, dass sie als Modellpsychosen galten.

Einzelheiten wurden in den Kapiteln über Abhängigkeit beschrieben. Aber nicht bei jeder Psychose eines Abhängigen handelt es sich um eine pharmakogene (organische) Psychose; häufig wird bei abhängigen Jugendlichen durch Drogen eine Schizophrenie ausgelöst (sog. drogeninduzierte Schizophrenie).

Bei zahlreichen *Medikamenten* können delirante, depressive, manische oder paranoid-halluzinatorische Psychosen auftreten. Z.B. können anticholinergisch wirkende Pharmaka, die in Schmerzmitteln, Schlafmitteln, Spasmolytika, Antidepressiva und Antiparkinsonmitteln enthalten sind, ein Delir bewirken (vermutlich über eine dopaminerge Überstimulation). Verschiedene Antihypertensiva und auch Neuroleptika können zu depressiven Syndromen führen.

Bei einem Abusus von Alkohol, Schlafmitteln und ähnlichen Pharmaka treten pharmakogene Psychosen bevorzugt nach dem *Entzug* der Mittel auf (*Klassifikation* nach ICD: F 10.4 oder 5, F 13.4 oder 5).

Mit den zunehmenden pharmakotherapeutischen Möglichkeiten der Medizin sind pharmakogene Psychosen häufiger geworden, insbesondere bei höheren Dosierungen, bei älteren Menschen und bei der Kombination mehrerer Medikamente (Interaktionen), nicht mehr nur nach Missbrauch und Intoxikation. Bei jeder unklaren Psychose muss man auch an eine pharmakogene Ätiologie denken.

21.8 Pick-Krankheit/Frontotemporale Demenz (ICD-10: F 02.0)

Die Pick-Krankheit ist eine degenerative Systematrophie des Gehirns, und zwar bevorzugt des Frontallappens. Die Verursachung ist unbekannt; in einem Teil der Erkrankungen kann autosomal-dominante Vererbung vermutet werden. Die meisten Erkrankungen aber sind sporadisch, nicht familiär. Der Morbus Pick ist selten, er beginnt i.Allg. zwischen dem 50. und 60. Lebensjahr (gelegentlich auch früher), daher auch die Bezeichnung präsenile Hirnatrophie. Aufgrund der Lokalisation wird die Pick-Krankheit mit einigen anderen degenerativen Hirnkrankheiten (s. u.) zu den frontotemporalen Demenzen zusammengefasst.

Symptomatik. Die Krankheit beginnt, entsprechend der genannten Lokalisation, mit Persönlichkeitsveränderungen: Vergröberung emotionaler Regungen, euphorische Gestimmtheit, nachlassende Steuerung des Verhaltens, gestörte Umstellungsfähigkeit, z. T. dissoziale Komplikationen (sog. Frontalhirnsyndrom); es kommt zu Sprachstörungen, der Wortschatz schwindet mehr und mehr. Auch akute psychotische Störungen können initial auftreten. Im Unterschied zur Alzheimer-Demenz stellen sich Störungen des Gedächtnisses und des Denkens erst später ein, schließlich wird der Kranke ganz aspontan. Neurologisch können Primitivreflexe, Inkontinenz, Akinese, Rigor und Tremor auftreten. Der *Verlauf* ist therapeutisch nicht zu beeinflussen und unaufhaltsam progredient. Die Krankheit führt in durchschnittlich 6–8 Jahren zum Tode.

Pathologische Anatomie. Die Degeneration betrifft bevorzugt das Frontal- und Temporalhirn. Die Hirnatrophie ist in der Regel neuroradiologisch (CT und MRT) nachweisbar (Abb.16) und autoptisch makroskopisch erkennbar; dabei sind die primär sensorischen Areale ausgespart. – Histologisch (Abb. 17) wird ein Ganglienzellschwund festgestellt, speziell Nervenzellschwellungen (Pick-Zellen) und argyrophile Einschlüsse (Silberkugeln).

Auch die *sog. Frontallappendegeneration (FLD)* zählt zu den frontotemporalen Demenzen. Das klinische Bild entspricht der Pick-Krankheit, sie unterscheidet sich jedoch histologisch davon (keine »Silberkugeln«) und auch von der Alzheimer-Demenz (daher auch Frontallappendegeneration vom Non-Alzheimer-Typ). Radiologisch ist eine frontale und temporale Atrophie zu erkennen.

Eine besondere Form ist die *familiäre frontotemporale Demenz mit Parkinsonismus*; hierbei konnten die Mutationen in dem auf dem Chromosom 17 lokalisierten Gen für das mikrotubuli-assoziierte Protein Tau nachgewiesen werden (daher auch Tauopathie).

Zu den neurodegenerativen Demenzen zählen auch die *progressive Aphasie* und die *semantische Demenz*. Zusammen mit den beschriebenen frontotemporalen Demenzen bilden sie die Gruppe der *frontotemporalen lobären Degenrationen*.

21.9 Chorea Huntington (ICD-10: F 02.2)

Diese degenerative Hirnkrankheit betrifft bestimmte Stammhirnstrukturen. Die Symptomatik besteht einerseits in Bewegungsstörungen, andererseits in erheblichen und vielgestaltigen psychischen Veränderungen, die zu psychiatrischer Behandlung und oft auch Unterbringung führen. Die Prävalenz beträgt ca. 2–8/100 000. Die Krankheit ist erblich.

Symptomatik. *Neurologisch:* Herabgesetzter Muskeltonus, Unfähigkeit zu längerer tonischer Innervation (Frühsymptom), ständige Bewegungsunruhe bis zu grotesk ausfahrenden Extremitätenbewegungen, die blitzartig einsetzen und arrhythmisch ablaufen; Gesichts- und Rumpfmuskulatur können beteiligt sein, die Sprache wird unartikuliert, verwaschen und schließlich unverständlich. Die Patienten magern ab.

Die psychische Symptomatik tritt meist früher auf und entspricht anfangs den organischen Persönlichkeitsveränderungen. Mit dem Fortschreiten kommt es zu kognitiven Störungen und schließlich Demenz (bei ca. 70% schwere Demenz). Depressive Störungen (auch reaktiv bedingt) und aggressives Verhalten sind häufig, paranoid-halluzinatorische Psychosen hingegen selten.

Ätiopathogenese. Der Erbgang ist autosomal-dominant mit vollständiger Penetranz, d.h. 50% der Kinder eines Genträgers erkranken. Es gibt aber auch sporadisches Auftreten. Der Genort ist erkannt; er liegt auf dem distalen kurzen Arm von Chromosom 4. Wenn die dortige verlängerte Trinukleotid-Sequenz mehr als 30–40 Wiederholungen (triplet repeats) aufweist, ist die (spätere) Erkrankung anzunehmen (allerdings nicht ausnahmslos). Die Chorea Huntington ist die einzige psychiatrische Krankheit mit derartiger absoluter Erblichkeit und die bisher einzige mit geklärtem Erbmodus.

Neuropathologie. Die Hirnatrophie betrifft insbesondere den Nucleus caudatus, auch Putamen und Pallidum, später andere Hirnabschnitte (Frontalhirn). – *Neuroradiologisch* sind im CT und MRT (Abb. 18) dementsprechend erweiterte Vorderhörner der Seitenventrikel zu erkennen. Funktionelle Verfahren wie SPECT und PET zeigen im Caudatum-Bereich eine verminderte Perfusion an. – *Histologisch* sieht man den Untergang von Nervenzellen besonders im Neostriatum bei vermehrten Astrozytenkernen und Fasergliose. – Vermutlich sind vorwiegend GABAerge Neurone betroffen.

Verlauf. Der Beginn liegt meist im 4. oder 5. Lebensjahrzehnt (zuweilen später), sehr selten schon in der Kindheit. Am Anfang stehen oft Reizbarkeit und Triebenthemmung, Verstimmbarkeit und Haltlosigkeit. Die Krankheit schreitet erst langsam, dann rascher und unaufhaltsam fort. Der Patient wird hilflos und pflegebedürftig. Die Progredienz ist unterschiedlich, der Verlauf dauert wenige Jahre bis zu 15 Jahren.

Diagnose. Im Anfangsstadium wird die Chorea Huntington leicht übersehen. Sind die Hyperkinesen nur gering ausgeprägt, so werden sie als Ungeschicklichkeit oder psychogene motorische Störungen vor allem deswegen verkannt, weil sie sich unter emotionalen Belastungen verstärken. Die psychischen Auffälligkeiten werden anfangs nicht selten als »Psychopathie« oder »blande Schizophrenie« missdeutet, auch bei Begutachtungen anlässlich von Straftaten.

Wenn hyperkinetische Störungen und organisch-psychische Störungen und eine entsprechende Familienanamnese erkennbar sind, soll die chromosomale Diagnostik veranlasst werden, die den Ausschlag gibt. Diagnostische Hinweise gibt die Neuroradiologie (s.o.).

Differentialdiagnostisch sind weitere Choreaformen (Chorea minor, Chorea gravidarum und hyperkinetische Syndrome infolge vaskulärer Störungen) zu bedenken, auch späte Hyperkinesen (tardive Dyskinesien) nach längerer Behandlung mit Neuroleptika.

Eine kausale *Therapie* gibt es nicht. Die Hyperkinesen und auch stärkere psychische Störungen wie Unruhe lassen sich mit Neuroleptika dämpfen. Im Übrigen sind die Kranken im

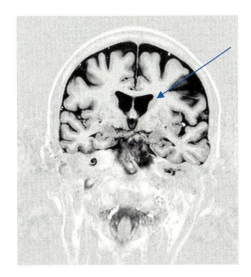

Abb. 18. MRT: Deutliche äußere Hirnatrophie und Atrophie des Corpus nucleus caudatus beidseits bei einer 54-jährigen Patientin mit molekulargenetisch gesicherter Chorea Huntington

Hinblick auf die psychischen und körperlichen Behinderungen zu beraten und in fortgeschrittenen Stadien zu pflegen.

Prävention. Solange es keine wirksame Therapie gibt, kommt es auf die Primärprävention in Form eugenischer Maßnahmen an. Diese scheitern jedoch bisher oft an der späten Krankheitsmanifestation. Die genannte präklinische direkte Genotypdiagnostik ermöglicht zwar die Krankheitsvorhersage so früh, dass Nachwuchs vermieden werden kann. Doch ist die Mitteilung einer solchen Prognose so schwerwiegend, dass die Untersuchungen von den Angehörigen nur wenig in Anspruch genommen werden.

21.10 Parkinson-Krankheit und Parkinson-Syndrome (ICD-10: F 02.3)

Der *idiopathischen Form*, die Morbus Parkinson oder Paralysis agitans genannt wird, liegt eine Degeneration dopaminerger Zellen der Substantia nigra zugrunde. Die Krankheit tritt sporadisch oder familiär (5% der Fälle) auf. Sie beginnt um das 6. Lebensjahrzehnt und verläuft langsam progredient. Die Prävalenz liegt bei 0,15%; Männer erkranken häufiger als Frauen. Die *Ätiologie* ist unbekannt.

Außerdem gibt es symptomatische Parkinson-Syndrome, z. B. bei Encephalitis lethargica, Kohlenmonoxid-Vergiftung, vaskulären Hirnerkrankungen sowie – reversibel – medikamenteninduziert (insbesondere Neuroleptika). Diese Differentialdiagnose ist im Hinblick auf die Behandlung wichtig.

Neuropathologisch ist die Substantia nigra abgeblasst infolge einer Degeneration melaninhaltiger dopaminerger Zellen (◘ Abb. 19, 20); der hieraus resultierend Dopaminmangel an den Rezeptoren des Striatum führt zu den motorischen Symptomen. In den Zellen der Subsantia nigra und anderen Hirnstammkernen finden sich zudem zytoplasmatische Einschlusskörperchen (Lewy-Körper; ◘ Abb. 21), hinzu kommen weitere Neurodegenerationen verschiedener Lokalisation.

Die *motorische Symptomatik* besteht in Rigor, Tremor und Akinese. Hinzu kommen *vegetative Störungen*, vor allem Speichelfluss, orthostatische Hypotonie, Hitzegefühl und Schwitzen. Die differenzierte Behandlung dieser Symtpome gehört in die Hand des erfahrenen Neurologen; Einzelheiten sind neurologischen Lehrbüchern zu entnehmen.

Psychische Störungen. *Depressionen* (bei ca. 40%) können den motorischen Symptomen vorausgehen. Zum Teil haben sie melancholisches Gepräge. Ätiopathogenetisch sind neben der Grundkrankheit auch psychoreaktive Faktoren beteiligt. *Therapeutisch* sind Antidepressiva indiziert (Zurückhaltung bei trizyklischen Antidepressiva wegen der anticholinergen Wirkung). Auch Wachtherapie (Schlafentzug) und Elektrokrampfbehandlung sind hier wirksam, EKT vorübergehend auch gegen die motorische Symptomatik.

Leichte psychoorganische kognitive Beeinträchtigungen sind häufig (ca. 50%). Aber auch ausgeprägte *Demenz* ist mit 30% nicht selten, zum Teil vom subkortikalen Typ. Diese »Parkinson-Krankheit mit Demenz« tritt bevorzugt bei älteren Kranken und bei Patienten mit ausgeprägter Akinese auf. *Organische Psychosen* (delirant oder paranoidhalluzinatorisch) können insbesondere im Zusammenhang mit der Anti-Parkinson-Medikation auftreten. Wenn ein Neuroleptikum notwendig wird, wird Clozapin bevorzugt (alternativ Quetiapin), da es die Motorik nicht verschlechtert.

Parkinsonkranke bedürfen der sorgfältigen *psychotherapeutischen* Führung und insbesondere bei hinzutretender Depression der Mitbehandlung durch einen erfahrenen Psychiater. Jeweils ist unter *pathischem Aspekt* zu berücksichtigen, wie sich der Patient unter dem Eindruck der fortschreitenden Krankheit, des oft wechselhaften Behandlungsverlaufes und der Nebenwirkungen der Medikation erlebt.

Der Parkinson-Patient empfindet eine quälende Diskrepanz zwischen dem, was er sich noch zutraut und der geringen Einschätzung, die seine Umwelt wegen seiner ausdrucksarmen Mimik bekundet. In Verkennung der tatsächlich verbliebenen Leistungsfähigkeit und Vitalität sind seine Verwandten, Freunde und Kollegen im Beruf geneigt, ihn als viel hilfloser und eingeengter anzusehen, als er tatsächlich ist oder wahrhaben will. Die Berücksichtigung dieses pathischen Aspektes der Krankheit eröffnet Möglichkeiten für psychotherapeutische Hilfe zur Bewältigung der veränderten Lebenssituation.

Von dem idiopathischen Morbus Parkinson und dem symptomatischen Parkinsonismus sind die sog. Parkinson-plus-Syndrome abzugrenzen, zu denen auch die Demenz mit Lewy-Körperchen zählt. Die verschiedenen Formen der Parkinson-plus-Syndrome sind histopathologisch und durch eine vielgestaltige neurologische Symptomatik charakterisiert; ihr Verlauf ist überwiegend sehr ungünstig, die meisten führen zur Demenz.

Levy-Körper-Demenz (syn. Demenz mit Lewy-Körperchen). Nach der Alzheimer-Demenz ist es die zweithäufigste degenerative Demenzform. *Histopathologisch* finden sich hier die Lewy-Körperchen (Abb. 22), anders als beim M. Parkinson, im gesamten

Cortex; auch Amyloid-Plaques und Neurofibrillen können nachweisbar sein. *Klinisch* sind im Tagesverlauf fluktuierende, dabei aber progrediente kognitive Störungen, vorwiegend optische Halluzinationen, Stürze und Synkopen sowie ein rigid-akinetisches Parkinson-Syndrom charakteristisch. Die kognitiven und motorischen Störungen beginnen ungefähr gleichzeitig. Gegenüber Neuroleptika sind diese Kranken besonders empfindlich.

21.11 Weitere degenerative Hirnerkrankungen

Hepatolentikuläre Degeneration (Morbus Wilson). Man unterscheidet die vorwiegend hepatische Form mit frühem Beginn in der Jugend und die vorwiegend neurologisch-psychiatrische Form mit späterem Krankheitsbeginn.

Der Krankheit liegt eine rezessiv-autosomal erbliche Störung des Kupferstoffwechsels zugrunde. *Psychopathologisch* treten anfangs organische Persönlichkeitsstörungen mit Antriebsschwäche, emotionaler Verarmung, Interessenverlust und Triebenthemmung auf (auch schizophrenieähnliche Psychosen). Später kommt es zu einer Demenz. Neurologisch werden extrapyramidalmotorische und andere Ausfälle festgestellt. Diagnostisches Leitsymptom ist der Kayser-Fleischer-Kornealring (Einzelheiten, auch zur Behandlung, siehe Lehrbücher der Neurologie). – *Klassifikation* nach ICD-10: F 02.8

Bei den *Heredo-Ataxien* werden Systematrophien vom spinalen Typ (Friedreich) und zerebellaren Typ (Nonne, Marie) unterschieden. Bei Erkrankung in der Kindheit treten geistige Behinderungen, bei späterem Krankheitsbeginn Demenz auf. Der Verlauf ist progredient. Eine wirksame Therapie gibt es nicht.

Bei *amyotropher Lateralsklerose* werden selten Psychosen mit affektiver oder schizophrenieähnlicher Symptomatik beobachtet.

21.12 Dermatozoenwahn (ICD-10: F 06.0)

Diese Krankheit tritt meist im Präsenium auf und wird den organischen Psychosen zugerechnet. Jedoch gelten beide Merkmale nicht ausschließlich: die Krankheit kommt auch im früheren Lebensalter vor, und es sind auch psychodynamische Entstehungsbedingungen nachzuweisen. Insofern ist der Dermatozoenwahn exemplarisch für organische Psychosen, deren Ätiologie (wie die anderer psychischer Krankheiten auch) pluridimensional zu sehen ist.

Epidemiologie. Diese Krankheit ist nicht so selten, wie dem Psychiater scheint. Denn viele Patienten suchen den Dermatologen auf, andere wenden sich an zoologische und tierärztliche Institute oder an Institutionen für Schädlingsbekämpfung. Meist beginnt die Krankheit um das 6. Lebensjahrzehnt, bei etwa einem Sechstel aber bereits im 4. Lebensjahrzehnt oder früher. Frauen erkranken häufiger als Männer.

Verlauf. Das Leiden setzt nicht selten schlagartig ein, gelegentlich nach einem auslösenden Erlebnis und verläuft chronisch (anders als die vorübergehenden pharmakogenen Halluzinosen, z.B. bei Amphetamin- oder Cocain-Abusus). Über die geschilderte Symptomatik hinaus kommen andere psychotische Symptome kaum vor.

Symptomatik. Die Patienten sind in unkorrigierbarer Weise davon überzeugt, sie hätten auf und in ihrer Haut Tierchen, Ungeziefer, Würmchen, Parasiten oder Mikroben.

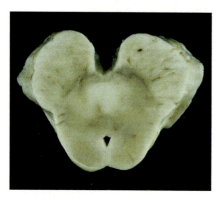 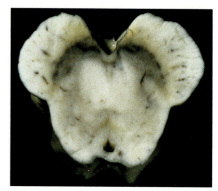

◘ **Abb. 19.** M. Parkinson. Deutliche Abblassung der Substantia nigra auf einem Querschnitt durch das Mittelhirn eines Patienten

◘ **Abb. 20.** Normales Mittelhirn mit kräftiger Pigmentierung der Substantia nigra (zum Vergleich mit ◘ Abb. 19)

◘ **Abb. 21.** Lewy-Körper in den pigmentierten Nervenzellen der Substantia nigra sind rundliche, eosinophile Zytoskelett-Ansammlungen, die für M. Parkinson pathognomonisch sind (Hämatoxylin und Eosin

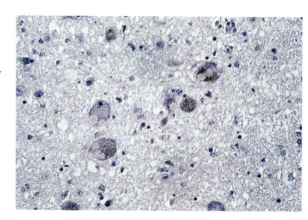

◘ **Abb. 22.** Lewy-Körper in kortikalen Nervenzellen des Großhirns sind seltener und schwieriger zu erkennen (Immunfärbung für Ubiquitin, Lewy-Körper sind rot gefärbt)

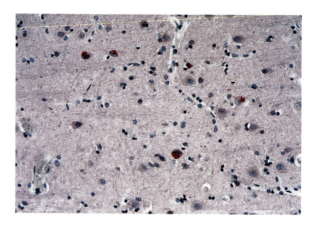

21.12 · Dermatozoenwahn (ICD-10: F 06.0)

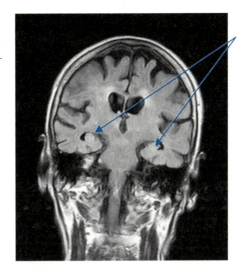

Abb. 23. 76-jährige Patientin mit Demenz vom Alzheimer-Typ mit Störungen von Aufmerksamkeit, Kurzzeitgedächtnis und Orientierung. MRT: Ausgeprägte äußere (kortikale) Hirnatrophie, angedeutete Hippocampusatrophie beidseits (s. S. 302)

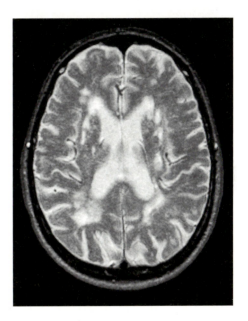

Abb. 24. Vaskuläre Demenz: Im Magnet-Resonanz-Tomogramm (MRT) sind die periventrikulär lokalisierten multiplen Marklagerläsionen zu erkennen, die umschriebenen Demyelinisierungsherden oder lakunären Infarkten entsprechen (s. S. 306)

Sie klagen über entsprechendes Kribbeln und Jucken und sind nicht davon abzubringen, dass diese vermeintlichen Lebewesen sie beißen oder über ihre Haut hinweglaufen. In jeder kleinen harmlosen Hautveränderung, auch in Kratzspuren, sehen sie untrügliche Beweise. Hautabschilferungen oder Schmutzpartikel werden als Lebewesen oder deren Exkremente gedeutet und dem Arzt als Beweismittel vorgezeigt, oft auch in kleinen Schachteln sorgsam aufbewahrt. In seltenen Fällen werden diese Missempfindungen in die Mundhöhle oder in den Schlund lokalisiert. Dieser *Enterozoenwahn* ist weit seltener als der Dermatozoenwahn (1:20).

Die unverwechselbare paranoid-halluzinatorische Symptomatik ist oft (wenn auch nicht regelmäßig) mit leichteren kognitiven Defiziten (beginnende Demenz) oder/und ebenfalls leichteren organisch bedingten Persönlichkeitsveränderungen verbunden.

Die Patienten versuchen auf jede erdenkliche Weise, der vermeintlichen Schädlinge Herr zu werden: mit Hilfe von Desinfizienzien und Instrumenten oder durch Verbrennen der Kleider. Die Gewissheit, mit der die Existenz des Ungeziefers behauptet wird, rechtfertigt die Bezeichnung Ungeziefer- bzw. Dermatozoen*wahn*, während das Leitsymptom Sinnestäuschung zu der Bezeichnung *Halluzinose* Anlass gibt (früher chronische taktile Halluzinose genannt). Weitergehende Wahnbildungen sind selten. Etwa ein Fünftel der Kranken hat die Vorstellung, auch Angehörige seien von dem Ungeziefer befallen. Gelegentlich übernimmt ein Angehöriger diese Vorstellungen (symbiontischer Wahn, induzierte Psychose).

Ätiopathogenese. Die Annahme organischer Entstehungsbedingungen stützt sich abgesehen vom Hauptmanifestationsalter auf die genannten organisch-psychischen Störungen und auf die häufig (wenn auch nicht regelmäßig) nachweisbare Hirnschädigung, z.B. vaskuläre Störung. Bei manchen Kranken scheinen Diabetes und andere Stoffwechselstörungen, auch Alkoholabusus pathogenetisch beteiligt zu sein. Die Wahnbildung kann durch körperliche Behinderungen, insbesondere Einschränkung der Sehkraft und anderer Sinnesfunktionen, begünstigt werden.

Psychoreaktive Faktoren sind bei einem Teil dieser Erkrankungen festzustellen, bei jüngeren Kranken regelmäßig. Der Manifestation geht zuweilen ein auslösendes Erlebnis voraus, auffallend oft ein Partnerverlust. *Psychodynamisch* ist zu berücksichtigen, dass die Haut zugleich als Organ des Kontaktes und der Abgrenzung erlebt wird. Der Dermatozoenwahn kann als Abwehr von Verschmutzungsängsten und sexuellen Schuldgefühlen verstanden werden. Narzisstisch-hypochondrische Entwicklungen sind nicht selten vorausgegangen. Die Parasiten und der Kampf gegen sie können das Leben dieser oft einsamen Menschen substitutiv ausfüllen. Diese psychodynamischen Faktoren können umso gewichtiger sein, wenn infolge der organisch-psychischen Störung das Ich-Erleben verändert ist und die Abwehrmöglichkeiten eingeschränkt sind.

Therapie. Gegen den Wahn oder die Halluzinationen zu argumentieren, ist unnütz. Führende und stützende *Psychotherapie* kann dem Kranken helfen, neue Aufgaben und Kontakte zu finden. Bei ängstlichen und depressiven Patienten sind Antidepressiva indiziert. Gegen die paranoid-halluzinatorische Symptomatik selbst können Neuroleptika versucht werden. Viele Kranke sind durch die Halluzinose auffallend wenig beeinträchtigt und bleiben auch arbeitsfähig. Die Prognose ist relativ günstig. Wenn psychoreaktive Faktoren hervortreten und ein Konfliktdruck besteht, ist eine psychodynamische Psychotherapie indiziert.

22 Altersdemenzen

Psychische Störungen im Alter wurden in mehreren vorausgehenden Kapiteln besprochen. Hier geht es um die *organisch*-psychischen Störungen im Alter, nämlich um die Altersdemenzen.

> Altersdemenzen treten nicht nur im hohen Lebensalter auf, sondern zum Teil auch schon im Präsenium (vor dem 65. Lebensjahr). Am häufigsten ist die Alzheimer-Krankheit (50–60% der Altersdemenzen). Eine vaskuläre Ätiologie ist bei 15–25% festzustellen. Weitere 10–15% der altersdementen Patienten zeigen sowohl primär-degenerative wie vaskuläre Hirnschädigungen.

Aber auch alle anderen oben genannten Hirnschädigungen und Hirnfunktionsstörungen können bei alten Patienten zu einer Demenz führen. Im Bereich der neurologischen Krankheiten sind das insbesondere die Lewy-Körper-Demenz, Hirntraumata und Normaldruck-Hydrozephalus. Internistische Ursachen für Altersdemenz sind z.B. Herz-Kreislauf-Krankheiten, Blutkrankheiten, Stoffwechsel-, Leber- und Nierenstörungen; von den endokrinen Krankheiten insbesondere Diabetes, Schilddrüsen- und Nebennierenrindenerkrankungen; weiterhin Avitaminosen (B_1, B_6, B_{12}, Folsäure) und Infektionskrankheiten mit Hirnbeteiligung. An toxische Hirnschädigungen ist auch bei alten Patienten zu denken. Die so bedingten Altersdemenzen sind mit Ausnahme der Lewy-Körper-Demenz insgesamt relativ selten (unter 10%). Sie zu erkennen ist aber wegen der Behandlungsmöglichkeiten wichtig.

Epidemiologie. Die *Prävalenz* der Altersdemenz liegt bei den für 65–69-Jährigen unter 2%, und mit steigendem Lebensalter ergibt sich alle 5 Jahre ungefähr eine Verdopplung der Prävalenzrate (◘ Abb. 25): sie beträgt für 70–74-Jährige um 4%, für 75–79-Jährige 6–7%, für 80–84-Jährige um 13%, für 85–89-Jährige um 22%, für 90-jährige und ältere Menschen 32–40%. Für die Gesamtgruppe der über 65-Jährigen liegt sie bei 7–9%. Diese Zunahme mit dem Alter betrifft die Alzheimer-Demenz mehr als die vaskuläre Demenz. Geschlechtsunterschiede sind nicht gesichert.

Auch die *Inzidenz* nimmt mit dem Alter zu. In der Altersgruppe der 65–69-Jährigen beträgt die Rate der jährlichen Neuerkrankungen 3 pro 1000, sie erhöht sich mit steigendem Alter bis auf ca. 50 pro 1000 bei den über 85-Jährigen. In Deutschland beträgt

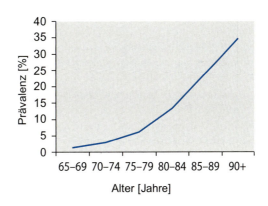

◘ **Abb. 25.** Prävalenz der Demenz in Abhängigkeit vom Lebensalter. Angaben Bikkel, 1999 (zit. aus dem Vierten Bericht zur Lage der älteren Generation, 2002.)

die Rate der jährlichen Neuerkrankungen ca. 190000; etwa eine Million Menschen sind bereits erkrankt.

22.1 Alzheimer-Demenz (ICD-10: F 00)

Diese Krankheit, die von dem deutschen Psychiater ALZHEIMER 1907 aufgrund der klinischen Symptomatik und der charakteristischen Hirnveränderungen beschrieben wurde, entsteht durch eine fortschreitende Degeneration des Hirngewebes im Alter. Die Ursache ist nicht bekannt. Frauen erkranken häufiger als Männer, da sie infolge ihrer höheren Lebenserwartung in den höheren Altersgruppen überrepräsentiert sind. Die Krankheit tritt selten schon vor dem Senium auf, ohne dass sich diese präsenile Form wesentlich klinisch oder neuropathologisch von den Spätformen unterscheiden ließe.

Ätiopathogenese. *Molekulargenetisch* konnten bei der seltenen familiären Form der Alzheimer-Demenz mit autosomal-dominantem Erbgang (ca. 1%) Mutationen von drei Genen identifiziert werden; betroffen sind das Gen für das Amyloidvorläuferprotein (Chromosom 21) sowie Präsenilin 1 und 2 (Chromosom 14 bzw. 1). Die allermeisten Alzheimer-Erkrankungen sind jedoch multifaktoriell bedingt (auch 40 bis 50% dieser Patienten haben mindestens einen ebenfalls erkrankten Verwandten 1. Grades). Der bekannteste genetische Risikofaktor (man spricht von Risiko- oder Suszeptibilitätsgenen) ist das ε4-Allel für das Apolipoprotein E (Chromosom 19); es findet sich bei Alzheimer-Patienten 2- bis 3mal so häufig wie bei Gesunden. Als weitere *Risikofaktoren* wurden beschrieben: familiäre Häufung, auch Parkinson-Krankheit und Down-Syndrom in der Familie, hohes und auch niedriges Alter der Mutter bei der Geburt, Schädelhirntrauma, niedriges Ausbildungsniveau und wenig geistige Interessen, vaskuläre Risiken, Hypothyreose, Depression in der Vorgeschichte.

Neuropathologie. Makroskopisch erkennt man eine diffuse Hirnatrophie, betont fronto-temporal und parieto-occipital. Histologisch kennzeichnend sind die Neurofibrillenveränderungen (intraneuronale Aggregate von abnorm phosphoryliertem Tau-Protein), senile Plaques (β-Amyloid-Protein) und Dendritenschwund sowie Verringerung synaptischer Verbindungen. Diese Veränderungen beginnen Jahre vor den ersten klinischen Symptomen in der transentorhinalen Region und breiten dann auf benachbarte subkortikale und kortikale Bereiche des limbischen Systems (insbesondere Hippocampus) und den temporoparieto-occipitalen Grenzbereich aus.

Neurotransmission. Dem Untergang cholinerger Neurone entsprechend besteht ein cholinerges Defizit, das mit den genannten Plaques quantitativ korrelieren soll, anscheinend auch mit dem Grad der Demenz. Hierin sieht man einen pathogenetischen Faktor für die Gedächtnisstörungen (cholinerge Hypothese der Alzheimer-Krankheit). Tangiert sind auch das noradrenerge, dopaminerge und serotonerge System. – *Neuroimmunologisch* erkennt man eine Aktivierung immunkompetenter Mikrogliazellen.

Neuroradiologie. Die Computertomographie dient vor allem dem Ausschluss anderer Verursachungen und Demenzformen; die Hirnatrophie ist nur bei einem Teil der Patienten festzustellen. Im MRT zeigt sich insbesondere eine Atrophie des Temporallappens und Hippocampus sowie eine Erweiterung der äußeren Liquorräume (◘ Abb. 23). Im PET ist ein verminderter Glukose-Verbrauch in den betroffenen Regionen zu erkennen.

22.1 · Alzheimer-Demenz (ICD-10: F 00)

Symptomatik. Anfangs fallen Merkschwäche und erschwerte Wortfindung auf. Später lassen auch das Altgedächtnis und alle Denkfunktionen nach. Schließlich besteht das ausgeprägte Bild einer Demenz(Einzelheiten wurden bereits beschrieben). Meist handelt es sich um eine kortikale Demenz entsprechend dem Hirnbefund, seltener um eine subkortikale Demenz.

277
279

Die Affektivität und das Verhalten können lange Zeit relativ gut erhalten bleiben, insbesondere die konventionellen Umgangsformen (sog. Presbyophrenie). Manche Kranke werden euphorisch, andere aber depressiv. Depressive Episoden sind häufig (ca. 70%) und dabei vielgestaltig.

Neurologische Befunde sind spärlich und unregelmäßig: Hyposmie, Tremor der Hände und des Kopfes, kleinschrittiger Gang und andere Parkinson-ähnliche Symptome, später auch Aphasie und andere Werkzeugstörungen, schließlich Kräfteverfall.

> *Mit den Worten der Patientin.* Bei der 59jährigen Frau haben sich seit einem Jahr zunehmende kognitive Störungen eingestellt.

»(Wie lange sind Sie bei uns in der Klinik?) Die 6. Woche so. (Und welche Beschwerden haben Sie in die Klinik geführt?) Ich habe 17 Jahre im Altenheim gelebt [gemeint: gearbeitet], mit drei Schichten und Nachtwache, und ich möchte nicht mehr mit alten Menschen zu tun haben. (Und jetzt sind Sie krank geschrieben?) Nee. (Wann waren Sie denn zuletzt in dem Altenheim, wie lange ist das her?) Schon… nach 2000. (Und jetzt haben wir?) 2008. (Aber Sie sagten eben, dass Sie hier sind, weil Sie nicht mehr im Altenheim arbeiten wollten?) Ja. (Sind denn in den Jahren vielleicht auch noch andere Beschwerden aufgetreten?) Ja, ich war immer deprimiert. Und ich wusste auch nicht warum. Und meine Krankheit, die habe ich wahrgenommen, aber die hat mich nicht weiter gestört. (Was haben Sie denn von der Krankheit wahrgenommen?) Dass ich vergesslicher bin. (Viele Dinge vergessen?) Na, viele Dinge nun auch nicht. Ich bin ja jetzt noch ziemlich fit. [….]

(Wissen Sie noch, wann Sie zu uns in die Klinik gekommen sind?) Au…, nee weiß ich nicht. (So ungefähr?) Nee. (Ist das eine Woche her, oder länger?) Nee, das ist schon 6 Wochen her. (6 Wochen; also in welchem Monat war das dann?) [längere Pause] Nee, da kann ich jetzt nicht mehr denken. (?) Heute ist Donnerstag… Freitag. Nee, auch nicht. (Gestern war Sonntag.) Gestern war Sonntag. (Und heute?) Montag. (Monat?) April. (Wenn wir jetzt Ende April haben und Sie 6 Wochen in der Klinik sind: wann sind Sie dann ungefähr in die Klinik gekommen?) Ja, 12 Wochen wahrscheinlich. (Die Frage war, in welchem Monat Sie gekommen sind; Sie sind jetzt ungefähr 6 Wochen hier.) April. (Jetzt ist April, Ende April. Vor 6 Wochen sind Sie gekommen; in welchem Monat war das dann?) [Patientin überlegt lange, findet aber keine Antwort].

(Vielleicht darf ich Sie noch einmal fragen, was wir heute für einen Wochentag haben?) Oh… [Patientin überlegt] Gestern war…, gestern war Montag. (Nein, gestern war nicht Montag) Mittwoch. (Sonntag.) Ach ja! (Heute ist dann…) Montag. Ich müsste mir mal einen Kalender zulegen.

(Was haben Sie denn in der letzten Zeit zu Hause gemacht, bevor Sie zu uns in die Klinik gekommen sind?) Da war es mir irgendwie langweilig. Immer langweilig, ich hatte keinen Antrieb mehr. Bin aber auch trotzdem spazieren gegangen, und weiterhin meines Lebens so…, mir hat die Krankheit im Grunde genommen, so wie ich jetzt denke, noch nicht geschadet, so dass ich heulen muss, gar nicht. (Hat denn die Umgebung mitbekommen, dass Sie mit der Gesundheit Problem hatten?) Ja. (?) Die haben gemerkt, dass ich mich nicht mehr so konzentrieren kann, dass ich aufpassen muss, wenn ich über die Straße gehe, in großem Maße so.

(Welches Zimmer haben Sie hier auf der Station?) Hab' ich gar nicht gewusst. (Wissen Sie denn, auf welchem Flur das ist?) Ne… das interessiert mich nicht so.

(Überlegungen zur Entlassung?) Da freue ich mich, da freue ich mich jetzt schon drauf. (Termin?) Den kommenden Mittwoch! (In wie viel Tagen also?) Was haben wir heute? Wenn Sie mir noch 'nen Ansatz geben…, eine Hilfe… (heute ist Montag.) Richtig! (?) In 2 Tagen.

(Wie lange wohnen Sie den schon in Wuppertal?) Seit 15 Jahren. (Wissen Sie noch, in welchem Jahr Sie nach Wuppertal gekommen sind?) Nicht ganz genau. (Ungefähr?) Ich kam aus der Eifel… [Pause] die Jahre sind so schnell vergangen. Ne, ganz genau weiß ich es nicht. (Könnte das neunzehnhundert…) Vor dem Wandel, mit dem Osten und so, da war das schon. (Das war ungefähr?) Neunzehnhundert…neunzig. (Schon vorher nach Wuppertal gekommen? In den 80er Jahren?) Ja. (Also vielleicht schon länger als 15 Jahre in Wuppertal?) Ich hab' da nicht so drauf geachtet. (Wir können ja versuchen, es zusammen auszurechnen?) Das fällt mir schwer. Da denkt man auch nicht so dran.

(In welchem Ort sind wir denn hier?) Lüttringhausen. (Und zu welcher Stadt gehört Lüttringhausen?) Ach… äh… Remscheid. (Es gibt hier in der Region drei Städte; man spricht auch von dem Bergischen Städtedreieck. Sie kennen den Ausdruck?) Ja, ja. (Welche Städte?) Lüttringhausen… äh.., mit ‚L' irgendetwas noch… [Patientin überlegt] Remscheid, Lüttringhausen… (Remscheid ist richtig; welche Städte gibt es hier noch?) So gut kenn' ich mich hier nicht aus… (Wuppertal…) Ja, Wuppertal. (Und dann gibt es noch eine Stadt.) Lüttringhausen, Wuppertal und… und Remscheid. (Solingen.) Solingen, ja!

(Schauen Sie die Nachrichten im Fernsehen?) Ja! (War gestern irgendetwas Wichtiges in den Nachrichten?) Da ist ja immer der komische Sender da an, das ist nichts für mich.«

Verhalten, Mimik und Gestik dieser Patientin sind im Gespräch wenig auffällig, aber ihre Äußerungen zeigen deutliche Gedächtnisstörungen und Perseverationen. Auf der Station findet sie sich nicht zurecht, es bestehen ausgeprägte apraktische Störungen. Mitunter steht sie schon gegen Mitternacht wieder auf und kleidet sich an in der Überzeugung, die Nacht sei vorbei.

Verlauf. Die beschriebenen neuropathologischen Veränderungen entwickeln sich schon Jahre vor der klinischen Manifestation (stumme Phase). Die Krankheit beginnt im Allgemeinen im 7. bis 8. Lebensjahrzehnt oder später (Alzheimer-Demenz mit spätem Beginn: Typ I (F00.1); weniger als 3% erkranken bereits vor dem 65. Lebensjahr (Frühform, Typ II: F00.0). Jeweils folgt auf die Manifestation die sog. Prädemenzphase (einige Jahre) mit geringen kognitiven Einbußen. Die eigentliche progressiv verlaufende Demenzphase endet nach ungefähr 2–15 Jahren (im Mittel 3–6 Jahre) mit dem Tod.

Diagnose. Der klinisch-psychopathologische Befund der Demenz ist in der Regel eindeutig. Die Frühdiagnose (deren Merkmale bereits genannt wurden) ist wichtig, um die Umweltverhältnisse im Sinne des Kranken zu regulieren und um ihm in seiner reduzierten Verfassung gerecht zu werden. Eine Fehldiagnose (auffallend häufig »Depression«) führt zu einer falschen Therapie. Ein normaler Befund im CT oder MRT schließt eine Altersdemenz *nicht* aus.

Tests. Breite Verwendung als Screening-Test finden Mini-Mental-State-Examination (MMSE – ◘ Tab. 4) und DemTect; der sog. Uhrentest (Clock-Drawing-Test, ◘ Abb. 26) gibt Hinweise auf Störungen visuokonstruktiver Funktionen. Es gibt zahlreiche weitere Tests. Das *Nürnberger Altersinventar* (NAI) z.B. erfasst kognitive Einbußen sowie Befindlichkeit und Hilfsbedürftigkeit des Patienten. *Nurses Observation-Scale for Geriatric Patients* (NOSGER) erfasst das Verhalten im Alltag pflegebedürftiger Patienten. Zudem werden auch neuropsychologische Tests angewandt; verbreitet ist insbesondere die CERAD-Testbatterie.

Differentialdiagnose. Mit der psychopathologischen Diagnose Demenz ist das Syndrom erfasst, aber noch nicht der Krankheitstyp. Bevor eine Alzheimer-Demenz angenommen wird, müssen andere Ursachen, auch internistischer Art ausgeschlossen werden. Daher ist regelmäßig eine sorgfältige Ausschlussdiagnostik mit einem breiten Laborprogramm einschließlich Liquor-Untersuchungen angezeigt. Charakteristisch für die Alzheimer-Demenz sind Erniedrigung von Amyloid-Peptid $A\beta_{1-42}$, Erhöhung von phosphoryliertem und Gesamt-Tauprotein im Liquor.

Radiologisch-bildgebende Verfahren (CT, MRT) ermöglichen in der Regel die Abgrenzung gegenüber raumfordernden Hirnkrankheiten und gegenüber vaskulärer Demenz (insbesondere Multiinfarkt-Demenz).

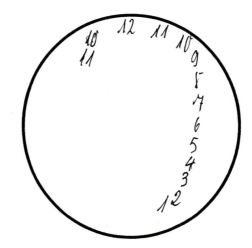

◘ **Abb. 26.** Uhrentest (Clock-Drawing-Test). Der Patient erhält ein Blatt mit einem Kreis und der Instruktion: Zeichnen Sie bitte in diesen Kreis eine Uhr mit allen Ziffern und stellen Sie die Zeiger auf: »10 nach 11«. Die Abbildung (visuo-konstruktive Apraxie) stammt von einer 80jährigen Patientin mit Demenz unklarer Genese. Klinisch: ausgeprägte Gedächtnisstörungen, zeitlich unscharf orientiert

◘ **Tabelle 4.** Mini-Mental-State-Examination (nach Folstein)

Zeitliche Orientierung	Welcher Wochentag ist heute? Welches Datum haben wir heute? Welchen Monat? Welche Jahreszeit? Welches Jahr?	Maximal 5 Punkte
Örtliche Orientierung	Wo sind wir hier? Welches Stockwerk? Welche Ortschaft? Welches Bundesland? Welcher Staat?	Maximal 5 Punkte
Nachsprechen	Sprechen Sie mir bitte nach: Apfel, Tafel, Training	Maximal 3 Punkte [a]
Rückwärts rechnen	Bitte ziehen Sie von 100 fortlaufend jeweils 7 ab	Maximal 5 Punkte [b]
Gedächtnis	Erinnern Sie sich an die Wörter, die ich Ihnen eben vorgesagt habe?	Maximal 3 Punkte
Gegenstände benennen	Was ist das? (z.B. Uhr, Bleistift)	Maximal 2 Punkte
Nachsprechen	Bitte sprechen Sie mir nach: »Bitte kein Wenn und Aber«	1 Punkt
Sprachverständnis	Nehmen Sie ein Blatt Papier, falten Sie es in der Mitte und legen Sie es auf den Boden!	Maximal 3 Punkte
Schriftsprache	Lesen Sie das bitte hier (auf einem vorgezeigten Blatt): »Schließen Sie beide Augen« – und tun Sie das auch!	1 Punkt
Schreiben	Schreiben Sie bitte irgendeinen Satz!	1 Punkt [c]
Zeichnen	Bitte zeichnen Sie das hier ab! (die Vorlage zeigt zwei sich über- schneidende Fünfecke, ähnlich wie Häuser mit Dach)	1 Punkt

[a] Für jedes nachgesprochene Wort 1 Punkt (es kann wiederholt vorgesprochen werden)
[b] Für jede richtige Subtraktion bis 65 wird ein Punkt gegeben
[c] 1 Punkt nur wenn ein vollständiger Satz geschrieben wird

Auswertung (bei maximal 30 Punkten):
Normbereich für alte Menschen: 24–30 Punkte
Kognitive Defizite und Verdacht auf Demenz: 17–23 Punkte
Demenz: weniger als 17 Punkte.

22.2 Vaskuläre Demenz (ICD-10: F 01)

Die Bezeichnung vaskuläre Demenz ist ein Oberbegriff für verschiedene gefäßabhängige Demenzen, wie die Multiinfarkt-Demenz und die Binswanger-Enzephalopathie (subkortikale arteriosklerotische Enzephalopathie).

Ätiologie und *Pathophysiologie* sind uneinheitlich, das klinische Bild hängt auch von der Lokalisation der betroffenen Gefäßbezirke ab. Selten tritt nach einem Schlaganfall (kaum je nach einem ersten) akut eine Demenz ein. Die vaskuläre Demenz entwickelt sich öfter schleichend, z.T. mit fluktuierenden neurologischen Symptomen in der Anamnese.

Bei der Multiinfarkt-Demenz handelt es sich um eine überwiegend kortikale Demenz mit begleitenden fokalen neurologischen Störungen (Aphasie, Apraxie etc.). Ursächlich liegt meist eine Makroangiopathie zugrunde. Bei der Binswanger-Erkrankung kommt es zur ischämischen Demyelinisierung und diffusen

Marklagerveränderungen. Klinisch imponiert eine Demenz vom subkortikalen Typ mit psychomotorischer Verlangsamung und hypokinetisch-extrapyramidalen Störungen. Zugrunde liegt meist eine Mikroangiopathie.

Pathogenetisch sind vor allem Hypertonie, Diabetes und andere vaskuläre Risikofaktoren zu beachten, des weiteren Hypoxie bei Herzkrankheiten. Seltenere Gefäßerkrankungen, die zur Demenz führen können, sind Panarteriitis nodosa, Thrombangitis obliterans, auch Arteriitis temporalis und systemischer Lupus erythematodes.

Klassifikation. ICD 10 unterscheidet folgendermaßen:
F01.0: Vaskuläre Demenz mit akutem Beginn
F01.1: Multiinfarktdemenz (vorwiegend kortikal)
F01.2: Subkortikale vaskuläre Demenz
F01.3: Gemischte (kortikale und subkortikale) vaskuläre Demenz
F00.2: Mischformen von Alzheimer- und vaskulärer Demenz.

Symptomatik. Die vaskuläre Demenz beginnt meist undramatisch, nämlich mit subjektiven Beschwerden und leichten psychischen Ausfällen.
Subjektive Beschwerden im Anfangsstadium sind insbesondere: quälende Müdigkeit mit Schlafumkehr (häufiges Einnicken am Tage und Schlaflosigkeit in der Nacht), dumpfe oder spannende Kopfschmerzen und unsystematischer Schwindel (»eingenommener Kopf«), Ohrensausen, zudem Gespanntheit, Gereiztheit und Verstimmtheit. Die Beschwerden verstärken sich, wenn der Patient Ansprüchen und Gemütsbelastungen ausgesetzt ist, die er nicht mehr bewältigen kann (»reizbare Schwäche«).
Psychischer Befund. Anfangs treten affektive Störungen wie Affektlabilität und Verstimmungen stärker hervor als bei Alzheimer-Demenz. Regelmäßig kommt es zu Gedächtnisstörungen. Häufig sind depressive Störungen, auch nach Schlaganfall.
Im weiteren Verlauf bildet sich die Demenz aus, je nach Lokalisation der Schädigung vom subkortikalen Typ mit Hervortreten der fundamentalen Funktionen oder als kortikale Demenz mit neuropsychologischen Störungen. Es können akute Psychosen auftreten (Delir, Verwirrtheitszustand). Im Endstadium ist der Patient desorientiert und entdifferenziert, motorisch unruhig in Form planlosen Hantierens, Greifens und Nestelns.
Neurologische Befunde. Fokalneurologische Symptome sind entsprechend den Hirnlokalisationen der vaskulären Schädigung unterschiedlich ausgeprägt, auch beim einzelnen Patienten wechselhaft und nicht beschränkt auf ein Funktionssystem. Diagnostisch wichtig ist das Gesamtbild der äußeren Haltung und des Bewegungsablaufes: die Gestalt ist gebeugt, der Stand unsicher, der Gang schwerfällig und unbeholfen, Mimik und Gestik sind verarmt, Hände und auch Kopf zittern, der Bewegungsapparat erscheint wie erstarrt bis hin zu ausgeprägten Parkinson-Symptomen.

Verlauf. Die vaskuläre Demenz kann bereits im 6. Lebensjahrzehnt beginnen, insbesondere in Form der Binswanger-Krankheit. Der Verlauf ist hinsichtlich der Progredienz sehr unterschiedlich; es kommen auch Stillstände und Stabilisierungen vor.

Diagnose. Anamnese, Herz-Kreislauf-Befunde und psychopathologische Störungen führen i.Allg. zur Diagnose. Die Doppler-Sonographie kann extrakranielle Stenosen aufzeigen. Im fortgeschrittenen Stadium lassen CT oder (noch sensitiver) MRT ischämische Infarkte erkennen (Abb. 24), was aber nicht zwingend mit Demenz einhergeht. Im EEG sieht man Herdbefunde und Allgemeinveränderungen. Psychologische Tests wurden bereits genannt.

Differentialdiagnose. Auch hier sind die selteneren Demenz-Ursachen internistischer und neurologischer Art auszuschließen (siehe oben). Gegenüber der Alzheimer-Demenz ist die vaskuläre Demenz klinisch oft nicht sicher abgrenzbar, zumal beide auch kombiniert vorkommen.

22.3 Behandlung der Altersdemenzen

Zur Behandlungsbasis gehören (1) eine sorgfältige, körperliche und psychopathologische Untersuchung, (2) im Arzt-Patient-Verhältnis eine psychotherapeutische Einstellung, die auch in dem noch so sehr reduzierten Patienten seine Person sieht, (3) das Einbeziehen und Betreuen der Angehörigen, die den Kranken versorgen. Im Krankenhaus bedarf der demente Patient einer Atmosphäre ohne Reizüberflutung und Hektik, aber mit vielseitigen Hilfen für die räumliche und zeitliche Orientierung.

Ursachenorientierte Behandlung. Bei den genannten selteneren Demenzursachen ist z.T. eine kausale Therapie möglich.

Bei *vaskulärer Demenz* kommt es als Erstes auf die Behandlung etwaiger kardiovaskulärer Erkrankungen an (ggf. auch gefäßchirurgische Eingriffe). Prophylaktisch werden Thrombozytenaggregationshemmer gegeben, in erster Linie Acetylsalicylsäure (50 bis 300 mg tgl.), bei Unverträglichkeit Clopidogrel oder Ticlopidin. Nootropika (s.u.) können auch hier nützlich sein.

Medikamentös werden bei *Alzheimer-Demenz* Cholinesterasehemmer oder Memantine sowie syndromorientiert auch andere Pharmaka eingesetzt (◘ Tab. 5), die zwar nicht die Krankheit beheben können (eine kausale Therapie gibt es bisher nicht), wohl

◘ Tabelle 5. Antidementiva (Nootropika)

Generic name (Wirkstoff)	Handelsname	Dosierung
Acetylcholinesterasehemmer[1]		
Donezepil	Aricept	5–10 mg tgl
Rivastigmin[2]	Exelon	6–12 mg tgl. (Kapseln) 4,6–9,5 mg tgl. (Pflaster)
Galantamin[3]	Reminyl	16–24 mg tgl.
Calciumantagonist		
Nimodipin	Nimotop	90 mg tgl.
NMDA-Rezeptorantagonist		
Memantine	Axura, Ebixa	bis 20 mg tgl.

[1] unerwünschte Wirkungen: Magen-Darm-Beschwerden, Leberenzymerhöhungen
[2] zusätzlich: Hemmung der Butyrylcholinesterase
[3] zusätzlich: Verstärkung der ACh-Wirkung an nicotinergen Rezeptoren

aber den Verlauf aufhalten und die psychische Leistungsfähigkeit leicht verbessern können (für eine Zeitdauer von etwa 1 Jahr).

Bei *Unruhe, Erregung* und *aggressivem Verhalten* ist in jedem Fall der Frage nach möglichen Ursachen nachzugehen; hier dürfen auch Schmerzen und andere körperliche Befindlichkeitsstörungen nicht übersehen werden, die vom dementen Patienten oft nicht mehr verständlich sprachlich mitgeteilt werden können. *Medikamentös* können niederpotente Neuroleptika mit möglichst geringer anticholinerger Wirkung (z. B. Melperon, Pipamperon) oder auch atypische Neuroleptika hilfreich sein (◘ Tab. 6); die Dosierungen sind jeweils sehr niedrig zu halten (Cave Lewy-Körper-Demenz!) Da die Therapie mit Neuroleptika bei Dementen möglicherweise mit einem erhöhten Risiko für kardiovaskuläre und cerebrovaskuläre Komplikationen verbunden ist, muss die Indikation streng gestellt werden. Alternativ kommen Carbamazepin (»Tegretal«, »Timonil«) oder Valproat (»Ergenyl«, »Orfiril«; ◘ Tab. 10) in Frage, im Einzelfall auch ein niedrig dosiertes Benzodiazepin mit kurzer Halbwertzeit (wegen der Kumulationsgefahr; ◘ Tab. 11) oder auch in behutsamer Dosierung Clomethiazol.

Für die Behandlung des *Delirs*, dessen Prävalenz bei dementen (und häufig multimorbiden) Patienten deutlich erhöht ist, gelten im Wesentlichen die gleichen medikamentösen Empfehlungen; besonders bewährt hat sich hierbei Haloperidol in niedriger Dosierung. Eine sehr sorgfältige Klärung der Delir auslösenden Umstände (delirogene Medikamentenwirkungen dürfen dabei nicht übersehen werden!) ist unverzichtbar, ebenso wie die entsprechende internistische Basisbehandlung.

Bei *depressiven Störungen* altersdementer Patienten gelten die Regeln der allgemeinen Depressionsbehandlung. Die Verfahren sind dem körperlichen Zustand des Patienten entsprechend behutsamer anzuwenden. Von den antidepressiven Medikamenten werden die SSRI wegen ihrer geringeren anticholinergischen Wirksamkeit bevorzugt (◘ Tab. 9). Entsprechendes gilt für *schizophrenie-ähnliche* Störungen dieser Kranken; der motorischen Verträglichkeit wegen werden die atypischen Neuroleptika bevorzugt.

Angststörungen sind wie die vorgenannten psychischen Syndrome auch bei alten Menschen nicht nur hirnorganisch bedingt. Die psychoreaktiven Faktoren sind zu berücksichtigen (psychotherapeutisches Gespräch). Medikamentös sind SSRI-Antidepressiva oder Benzodiazepine indiziert.

Insgesamt gesehen gilt für diese Indikationen, dass eher zu wenig (und zu wenig differenzierend) als zu viel getan wird, dass eher Möglichkeiten versäumt werden als durch Therapie Schaden angerichtet wird.

Schlafstörungen sind bei diesen Patienten, insbesondere bei vaskulär Dementen, häufig schwerwiegend. Hinzu kommt, dass manche in der Geriatrie gegebene Medikamente den Schlaf stören können. Über die allgemeinen Prinzipien der Schlafbehandlung hinaus ist bei diesen Alterskranken insbesondere die Basistherapie von Herz-Kreislauf-Störungen angezeigt, auch um die Schlaf-Wach-Umkehr zu wenden. Medikamentös reichen zuweilen Phytotherapeutika aus. Benzodiazepine sind hier in der Regel gut verträglich. Behutsam können auch sedierende Antidepressiva oder Neuroleptika in kleiner Dosis hinzugefügt werden. Bei hartnäckiger Schlafstörung alter Menschen kann auch Clomethiazol (»Distraneurin«) in vorsichtiger Dosierung angezeigt sein, wenn die Vorgeschichte keine Abhängigkeit befürchten lässt.

Psychotherapie ist bei psychischer Erkrankung älterer Menschen und auch bei Altersdemenzen durchaus sinnvoll. Sie wird zusammenfassend beschrieben.

Angehörige dementer Kranker sind immer starken Belastungen ausgesetzt. Es ist schwer, neben einem Partner zu leben, wenn persönliche Gemeinsamkeiten kaum mehr möglich sind und die Kommunikation allmählich verloren geht. Bei häuslicher Pflege kann leicht Überforderung eintreten, auf die der Angehörige auch mit Gereiztheit und Aggressivität reagiert, verbunden mit Schuldgefühlen und Trauer. Den Angehörigen zu beraten und zu unterstützen, ist die wichtigste und oft entscheidende Hilfe für dement Kranke. Arzt und Angehörige können zusammen die Pflege planen, professionelle Helfer zuziehen, einen Tagesplan erstellen, Hilfen für die Orientierung einrichten usw. – Angehörigen-Selbsthilfegruppen sind nützlich.

Kontaktadresse: Deutsche Alzheimer Gesellschaft e.V., Friedrichstr.236, 10969 Berlin; Tel.: 030-25 93 79 5-0; www.deutsche-alzheimer.de

22.4 Rechtsfragen bei psychischen Störungen im Alter

397 *Erwerbsminderung* im rechtlichen Sinne ist auch bei früh beginnender Altersdemenz im Allgemeinen anzuerkennen. Fehleinschätzungen kommen in den Anfangsstadien vor, insbesondere wenn die Störungen fälschlich für neurotisch oder psychosomatisch gehalten werden.

Das *Schwerbehindertengesetz* bietet für manchen psychisch Alterskranken einen wenigstens gewissen finanziellen Ausgleich an. Für die Versorgung ausgeprägt Dementer sind mit dem *Pflegegesetz* verbesserte Möglichkeiten entstanden.

400 *Geschäftsunfähigkeit* (§ 104,2 BGB) ist bei ausgeprägter Demenz anzunehmen. Die Geschäftsunfähigkeit muss für den zur Frage stehenden Termin positiv erwiesen werden. Zweifel an der
400 freien Willensbestimmung genügen nicht. Das gleiche gilt für die *Testierfähigkeit* (§ 2229 BGB). Ihre Beurteilung bereitet besonders große Schwierigkeiten, weil sie i.Allg. erst nach dem Tod des Testanten abgegeben werden muss und der Gutachter meist auf recht fragwürdige Unterlagen angewiesen ist.

Bei ausgeprägter Demenz ist der Kranke nicht mehr in der Lage, bestimmte rechtsverbindliche Entscheidungen zu treffen. Hier setzen die Regelungen des *Betreuungsgesetzes* ein. Dabei ist in jedem Fall sorgfältig zu prüfen, welche Angelegenheiten der Betreuung bedürfen (z. B. Gesundheitsfürsorge, Wohnungsangelegenheiten etc.), für welche der Betroffene möglicherweise zuvor bereits Vorsorge getroffen hat (Vorsorgvollmacht) und welche weiterhin von ihm selbst bestimmt werden können. Eine Entmündigung eines Patienten ist nach deutschem Recht nicht möglich.

Schuldfähigkeit. Im Alter werden kriminelle Handlungen seltener. Alte Menschen finden sich eher auf der Seite der Opfer als der Täter. Nur *relativ* häufige, dabei typische Delikte psychisch beeinträchtigter alter Männer sind sexuelle Kontakte zu Kindern (*Pädophilie*). Soweit die Täter bisher unbescholten waren, handelt es sich meist um Kranke, bei denen der Altersprozess noch nicht zu schweren Intelligenzstörungen, wohl aber zu Veränderungen der Affektivität, des Antriebs und der Triebstruktur geführt hat. Die Taten stehen weniger mit übersteigerter Sexualität als mit Auswirkungen einer relativen sexuellen Insuffizienz im Zusammenhang. Der Weg zum Kind ist für diese Alterstäter nicht nur der des größtmöglichen sexuellen Reizes, sondern mehr der des geringsten Widerstandes und zugleich des geringsten Risikos einer sexuellen Blamage.

Diese Straftaten verlaufen, anders als die junger pädophiler Straftäter, i.Allg. ohne körperliche Gewalt und Aggression. Die alten Täter beschränken sich meist auf die Betrachtung oder allenfalls

Berührung der Genitalien, ohne einen Geschlechtsverkehr erzwingen zu wollen. Hierdurch werden die Kinder nicht immer so stark belastet, wie empörte Reaktionen der Umwelt und sensationsheischende Berichte in den Medien den Anschein erwecken. Ohne die kindliche Traumatisierung durch die Täter zu unterschätzen, muss auf die oft erhebliche Traumatisierung durch die Medien und durch die Prozessumstände hingewiesen werden.

Die Frage einer organischen Persönlichkeitsveränderung ist aber auch bei anderen Straftaten (einschließlich der in Alter allerdings seltenen schweren Aggressionsdelikte) dann zu prüfen, wenn die Tat in auffälligem Gegensatz zu dem bis dahin normenkonformen Leben eines Altersstraftäters steht. Klinisch sind dann nicht unbedingt kognitive Einschränkungen wegweisend; deutlicher sind mitunter die Beeinträchtigungen der Affektregulation und Impulssteuerung. In der bildgebenden Diagnostik können bei relativ gering ausgeprägten corticalen Befunden subcorticale Veränderungen auffallen.

Bei Nachweis der organischen Persönlichkeitsveränderung ist die Schuldfähigkeit vermindert (§ 21 StGB) oder aufgehoben (§ 20 StGB). Von einer durch das Gericht verordneten Unterbringung im psychiatrischen Krankenhaus (§ 63 StGB) aus Gründen der öffentlichen Sicherheit, zur Verhinderung von Wiederholungen, kann in den meisten Fällen abgesehen werden, wenn eine Änderung der räumlichen Verhältnisse und Beaufsichtigung durch Angehörige gewährleistet sind. Mit dem Fortschreiten des Altersprozesses werden diese Delikte ohnehin seltener.

Die *Fahrtüchtigkeit* ist bei alten Menschen eingeschränkt oder aufgehoben, wenn Demenz oder/und ausgeprägte organische Persönlichkeitsveränderungen bestehen. Einem alten Menschen vom Autofahren abzuraten, ist eine schwierige ärztliche Aufgabe, die oft nur im eingehenden psychotherapeutischen Gespräch zu lösen ist; denn für den Betroffenen verbindet sich dieser Verzicht mit dem Eingeständnis, endgültig alt zu sein und Autonomie aufgeben zu müssen.

Rechtsprobleme ergeben sich auch in der *Forschung*: Demenz ist ein Gesundheitsproblem mit sehr schwerwiegenden Folgen für den Einzelnen wie für die Gesellschaft. Dementsprechend groß ist die Verpflichtung zu wissenschaftlichen Untersuchungen, in die Demenzkranke selbst einzubeziehen sind. Sie sind aber meist nicht in der Lage, hierzu die rechtlich erforderliche Einwilligung zu geben. Dieses Problem ist bisher im Arzneimittelrecht nicht befriedigend geregelt.

23 Epilepsien

Epilepsien (Anfallsleiden) zeigen sehr verschiedenartige Syndrome und Verlaufsformen. Sie äußern sich in epileptischen Anfällen unterschiedlicher Art und in psychischen Störungen.

Zu den Anfällen und zu allen Einzelheiten über Epilepsien wird auf die Lehrbücher der Neurologie hingewiesen.

Die *psychischen* Störungen sind vielgestaltig: Persönlichkeitsveränderungen unterschiedlicher Art, affektive Störungen, Demenz, verschiedene Psychosen. Seit die Anfälle zu einem wesentlichen Teil beherrschbar geworden sind, stellen die psychischen Syndrome der Epilepsie öfter die stärkere Behinderung für den Patienten und das größere therapeutische Problem dar.

Heute werden die Epilepsien nach Anfallstyp in fokale (oder partielle) und primär generalisierte Anfälle bzw. Epilepsien unterteilt. Die fokalen Anfälle unterteilt man in einfach-fokale Anfälle *ohne* und komplex-fokale *mit* begleitender Bewusstseinsstörung. Psychische Auffälligkeiten treten in Zusammenhang mit den Anfällen (iktal oder periiktal) oder interiktal auf.

Epidemiologie. Die Prävalenz liegt bei 0,5 bis 1 %, die Krankheitserwartung zwischen 0,4 und 0,6%.

Ätiopathogenese. Kinder von Epilepsiepatienten erkranken zu vier Prozent. Eineiige Zwillinge erkranken zu 60% konkordant, was für einen genetischen Faktor spricht. Der Erbmodus ist noch nicht geklärt. »Äußere Faktoren« sind gesichert, nämlich Hirnkrankheiten und Folgen von Hirnschädigungen. Jedoch leitet man hieraus heute nicht mehr eine eigene Gruppe ab, die früher symptomatische Epilepsien genannt wurde.

Das ätiopathogenetische Modell der Epilepsien ist so zu skizzieren: Es besteht eine erhöhte Krampfbereitschaft (zerebrale Erregbarkeit). Wenn diese groß ist, treten spontan Anfälle auf, bei geringer Krampfbereitschaft jedoch nur bei Einwirken zusätzlicher Einflüsse. Das können außer Hirnschädigungen auch Fieber, Alkohol, Pharmaka und anhaltender Schlafentzug sein. Der Temporallappen ist einerseits häufig an der Entstehung der erhöhten Anfallsbereitschaft beteiligt, andererseits wird diese Hirnregion auch mit Störungen der Affektivität und des Gedächtnisses sowie mit psychotischen Störungen in Verbindung gebracht. Die erhöhte Prävalenz psychischer Störungen bei Epilepsiekranken könnte auch hiermit in Zusammenhang stehen.

Da die Epilepsien heute zum Arbeitsgebiet des Neurologen gehören, werden sie hier nur kurz besprochen. Diese geraffte Darstellung z.B. bezüglich der Persönlichkeitsveränderungen und der Demenzen kann überakzentuiert wirken, wenn man nicht bedenkt, dass diese schweren und bleibenden psychischen Störungen inzwischen seltener geworden sind. Einzelheiten über das Erleben des Patienten und über pathische Aspekte in der Therapie können hier nur kursorisch vermittelt werden.

23.1 Persönlichkeitsveränderungen

Da Epilepsien *im Kindesalter* häufig Folgen frühkindlicher Hirnschädigung sind, findet man regelmäßig organisch-psychische Störungen in unterschiedlicher Auspr ägung, kaum aber die für erwachsene Anfallskranke charakteristische Persönlichkeitsveränderung.

Bei einem Teil der *erwachsenen Anfallskranken* (vermutlich bei weniger als 20%), bevorzugt bei denen mit temporaler Epilepsie, stellt sich eine *Persönlichkeitsveränderung* ein, und zwar relativ unabhängig von der Zahl der Anfälle. Hauptsymptome sind Verlangsamung und Haften. Diese sog. *enechetische* Struktur geht mit folgenden weiteren Störungen einher: Das Denken ist zähflüssig; die Patienten sind weitschweifig und umständlich, sie reden in entsprechenden Umschreibungen und wiederholen sich vielfach. Das Festkleben an einem Einfall, einem Gedanken, einer Vorstellung wird *Perseveration* genannt. Die Kranken haften am Gewohnten fest und können sich immer weniger auf Neues einstellen. Sie sind treuherzig, anhänglich und devot; sie neigen zu überschwenglicher Beteuerung ihrer Empfindungen.

Ihre emotionalen Regungen steigern sich oft zu ungewohnter Stärke, sind wenig gesteuert und klingen nur langsam ab. Kleiner Ärger führt zu anhaltender Gereiztheit. Aus geringen Anlässen erwachsen Wutausbrüche und Aggressionshandlungen bis zu Gewaltverbrechen. Auf der anderen Seite können sich Epilepsiekranke unerwartet heftig freuen, ihre Dankbarkeit wird äußerst intensiv geäußert, ihre Hilfsbereitschaft aufdringlich. Das Zusammenleben mit anderen wird einerseits durch Selbstgefälligkeit und Selbstgerechtigkeit, zum anderen durch Reizbarkeit erschwert. Sie neigen zu Überschätzung ihrer Vorzüglichkeit, werden mit der Zeit immer mehr eigensinnig, einförmig und egozentrisch eingeengt. Mit dem Altwerden verändert sich häufig das Persönlichkeitsbild: Verlangsamung und Perseveration können zunehmen, Reizbarkeit und Aggressivität jedoch nachlassen.

Diese früher als *enechetische Persönlichkeitsveränderung* bezeichnete Störung ist häufiger bei Patienten mit Schläfenlappenepilepsie und komplex-fokalen Anfällen zu beobachten. Sie wird auch dann bei Tumoren, Verletzungen und anderen Schädigungen des Schläfenlappens beobachtet, wenn keine Anfälle eintreten.

Für die Ausprägung muss weiterhin der Einfluss der medikamentösen Therapie berücksichtigt werden. Antikonvulsiva können offensichtlich diese psychischen Auffälligkeiten verstärken. Barbiturate z.B. können auch bei Gesunden nach längerer Einnahme psychische Veränderungen bewirken, die neueren Antiepileptika weniger.

Schließlich ist zu berücksichtigen, dass die psychischen Veränderungen der Epilepsiekranken auch Ausdruck einer Reaktion des Kranken auf sein Leiden und vor allem auf die Einstellung seiner Umwelt ihm gegenüber sein können. Mancher Kranke wird in eine völlige Isolierung gedrängt, nicht selten mit ihm auch seine Familie, die ihn gegen die Umwelt abschirmt. Aber auch innerhalb der Familie erfahren Anfallskranke Ablehnung, die sich hinter Überfürsorglichkeit verbergen kann. Daneben sind anscheinend jedoch Anlagefaktoren von Bedeutung.

Neben dieser beschriebenen gibt es auch andere Formen der Persönlichkeitsveränderung. Insbesondere Kranke mit Aufwachepilepsien (d.h. die Anfälle treten hauptsächlich innerhalb der ersten zwei Stunden nach dem Erwachen auf) sind häufig auffallend lebhaft, stark extrovertiert und affektiv labil. Manche neigen zu Haltlosigkeit und Leichtsinn, sind suggestibel und leicht zu verführen; sie können Ausdauer und Zielstrebigkeit vermissen lassen und eine Großzügigkeit, Lässigkeit, manchmal auch Großmannssucht und Prahlerei an den Tag legen, die bis zur Pseudologie gehen kann. Manche von ihnen sind vegetativ labil.

Behandlung. Neben der antikonvulsiven Therapie sind bei Epilepsie häufig psychosoziotherapeutische Maßnahmen und Hilfen bei der Bewältigung von Konflikten indiziert, insbesondere bei ausgeprägter epileptischer Persönlichkeitsveränderung. Im Einzelfall können hier auch Psychopharmaka hilfreich sein (Neuroleptika oder Antidepressiva, je nach Zielsymptom; bei Substanzen mit prokonvulsiven Effekten ist eine vorsichtige Dosierung geboten).

23.2 Demenz (ICD-10: F 02.8)

Im Unterschied zur Persönlichkeitsveränderung wird die epileptische Demenz i.Allg. auf die im Verlauf der Krankheit erworbenen Hirnschädigungen (traumatisch, metabolisch) zurückgeführt. Sie beginnt nach etwa 10jähriger Krankheitsdauer und ist in der Regel progredient. Das gilt für die schweren, hospitalisierten Epilepsiekranken, von denen nach 20jähriger Krankheitsdauer früher 3/4 der Patienten ausgeprägt dement wurden. Heute ist dank der verbesserten Therapie eine Demenz bei Epilepsie nur noch selten.

Symptomatologisch entspricht diese Veränderung der Demenz, wie sie bei anderen Hirnkrankheiten auftritt. Ihre besondere Prägung gewinnt sie durch die meist gleichzeitig bestehende Persönlichkeitsveränderung. Die Beeinträchtigung der intellektuellen Funktionen durch die antiepileptischen Medikamente kann einen höheren Grad von Demenz vortäuschen.

23.3 Psychosen

Episodische Verstimmungszustände treten bevorzugt bei Temporallappenepilepsie auf, entweder prä- oder postiktal (oder auch unabhängig von Anfällen). Sie dauern einige Stunden bis Tage an. Die Verstimmung kann euphorisch sein, häufiger ist sie missmutig-dysphorisch, vielfach gereizt. Es kommen aber auch längere depressive Verstimmungen vor, teils mit ängstlicher Prägung; z.T. handelt es sich um melancholisch-depressive Phasen. Suizidversuche und Suizide sind bei Anfallskranken überdurchschnittlich häufig; dabei werden Medikamente weniger bevorzugt als sonst, eher gewaltsame Methoden. In gereizten Verstimmungen können Epilepsiekranke tätlich werden.

Poriomanie (Fugue, Wandertrieb) ist ein dranghaftes Weglaufen aus dem gewohnten Lebensraum, das in epileptischen Verstimmungszuständen vorkommt, auch infolge von Konflikten mit der Umgebung.

Dämmerzustände treten meist im Anschluss an einen generalisierten oder psychomotorischen Anfall auf (sog. *postparoxysmale* Dämmerzustände). Trotz Bewusstseinstrübung können die Kranken einfachen Aufforderungen nachkommen und gewohnte Tätigkeiten verrichten, allerdings automatenhaft und sozusagen traumverloren. Die Dauer beträgt einige Stunden oder auch Tage. Nachher besteht Amnesie (z.T. nur partiell). Das EEG zeigt eine diffuse Verlangsamung der Grundaktivität auf Theta- und Deltawellen. Manche Dämmerzustände gehen mit Unruhe und Erregung einher, es kann zu Tätlichkeiten oder dranghaftem Weglaufen kommen. Des Weiteren gibt es Stupor, ekstatische Verstimmungen und Wahnerleben. Therapeutisch ist die antikonvulsive Medikation beizubehalten und ggf. ein Neuroleptikum oder Benzodiazepin hinzuzufügen.

Von einem *besonnenen oder partiell geordneten Dämmerzustand*, der auch z.B. nach leichten Hirntraumen auftreten kann, spricht man, wenn das Bewusstsein weniger getrübt, sondern nur in seiner Klarheit diskret eingeschränkt ist. Die Kranken fallen durch Ratlosigkeit, psychomotorische Unruhe und ungewöhnliches Verhalten auf.

Auch ein *Absencen- oder Petit-mal-Status* kann sich als *Dämmerzustand* manifestieren, ebenso ein *Status komplex-partieller Anfälle*. Das Bewusstsein ist für Stunden (allenfalls Tage) verändert, der Kranke erscheint teilnahmslos, verträumt, verlangsamt und desorientiert; die Auffassung ist erschwert, Verhalten und Sprache zeigen Perseverationen. Motorische Phänomene wie Myoklonien im Gesicht oder an den Extremitäten oder Automatismen bei komplex-partiellen Anfällen sind diagnostisch richtungsweisend, können aber diskret sein oder fehlen. Einfache Handlungsabläufe sind dem Patienten möglich (z.B. evtl. auch Radfahren). Ein solcher non-konvulsiver Status wird leicht verkannt, vor allem wenn es sich dabei um die Erstmanifestation des Anfallsleidens handelt. Gesichert wird die Diagnose durch das EEG.

Paranoid-halluzinatorische Episoden von Epilepsiekranken (F 06.2) sind vielgestaltig und können schizophrenen Psychosen ähnlich sein. Sie treten insbesondere bei Temporallappenepilepsie auf und können Tage bis Wochen, zum Teil länger, andauern. Alle Formen des Wahns und der Halluzinationen werden beobachtet; Amnesie kann fehlen. Wenn bei einer solchen Psychose das zuvor epileptisch veränderte EEG auffallend normal ist und wenn eine intensive antikonvulsive Behandlung vorausgegangen ist (und keine Anfälle mehr aufgetreten sind), kann es sich um eine sog. *forcierte Normalisierung* handeln: die Therapie ist sozusagen übersteuert und anstelle der Anfälle ist eine Psychose aufgetreten (sog. Alternativpsychose). Dann sind die Antikonvulsiva zu reduzieren; ggf. ist mit Neuroleptika zu behandeln. Jedoch verlaufen nicht alle psychotischen Episoden bei Epilepsiekranken nach diesem Muster.

Hiervon zu unterscheiden sind *chronische Wahnbildungen* von Epilepsiekranken. Die biographische Analyse lässt bei einem Teil dieser Fälle erkennen, dass es sich um *Wahnentwicklungen* im Sinne der Paranoia handelt, die mit dem beschämenden Erlebnis des Epilepsiekranken, dass er an dieser allgemein gefürchteten Krankheit leidet, und mit den oftmals falschen und rücksichtslosen Reaktionen seiner Umwelt, in der Familie und im weiteren Umfeld, in Zusammenhang stehen.

Rechtsfragen. Ist eine *Straftat* in einem Dämmerzustand, einer epileptischen Psychose, in einem eindeutigen und schweren Verstimmungszustand oder bei hochgradiger Demenz begangen worden, so ist dem Epilepsiekranken der Schutz des § 20 StGB zuzubilligen. Aber auch außerhalb von Dämmerzustand und Demenz ist zu berücksichtigen, dass dem enechetischen Epilepsiekranken bei der Verarbeitung seelischer Belastungen engere Grenzen gesetzt sind als dem Gesunden. Die Fähigkeit der emotionalen Steuerung kann erheblich vermindert (§ 21 StGB) oder auch aufgehoben sein (§ 20 StGB). Die Entscheidung zivilrechtlicher Fragen hängt vom Grad der epileptischen Wesensänderung und der Demenz ab.

Die Beurteilung der *Fahreignung* hängt einerseits von den Anfällen (s. Lehrbücher der Neurologie), andererseits von den psychischen Störungen ab. In jedem Fall muss eine eingehende neurologisch-psychiatrisch-psychologische Untersuchung vorgenommen werden.

24 Intelligenzminderung/Geistige Behinderung

Geistige Behinderung ist eine angeborene oder früh erworbene Intelligenzminderung, verbunden mit mangelhafter Differenzierung der Persönlichkeit; die ältere Bezeichnung war Oligophrenie. Die Ätiologie ist sehr unterschiedlich. Bei mehr als einem Viertel der geistig Behinderten treten psychische Krankheiten auf.

Epidemiologie. Ohne die relativ kleine Gruppe von Menschen mit Intelligenzminderung infolge fassbarer organpathologischer Befunde (s. u.) entspricht die Verteilung der Intelligenz in der Bevölkerung der Gaußschen Kurve. Ungefähr 2/3 der Bevölkerung weist einen mittleren Intelligenzquotienten (Mittelwert ±15%) auf. Je ca. 14% liegen darüber (überdurchschnittliche hohe und sehr hohe Intelligenz) bzw. darunter (unterdurchschnittliche Intelligenz). Epidemiologische Untersuchungen in Mannheim ergaben folgende Prävalenzwerte: geistige Behinderung mit IQ niedriger als 50 bei 5,4‰ der Jungen und 2,9‰ der Mädchen; IQ niedriger als 60 bei 8,7‰ der Jungen und 6,4‰ der Mädchen. Eine Feldstudie in Bayern ergab für alle Altersklassen mit 1,0–1,6% vergleichbare Werte. Unter Kindern sind Jungen nach allen Untersuchungen häufiger betroffen, was Untersuchungen an Erwachsenen weniger deutlich ergaben. Geistige Behinderung ist in der Ober- und Mittelschicht seltener, in der Unterschicht häufiger anzutreffen als der Erwartung entspricht. Da Terminologie und Klassifikation nicht einheitlich gehandhabt werden, fallen die Häufigkeitsangaben unterschiedlich aus.

Symptomatik. Erst in einem Alter, in dem sich normalerweise die geistige Entwicklung abzeichnet, ist eine geistige Behinderung deutlich zu erkennen, nämlich frühestens vom Ende des ersten Lebensjahres an, oft erst später. Je schwerer die Behinderung, desto früher wird sie erkennbar.

In der Regel ist zugleich die motorische Entwicklung beeinträchtigt: verspätetes Krabbeln, Stehen und Laufen, verzögerte und verlangsamte Sprachentwicklung. Diese Störungen sind oft früher als die intellektuellen Behinderungen festzustellen. Entwicklungsverzögerung und mangelnde Persönlichkeitsdifferenzierung äußern sich auch schon im Kindesalter in einem ausdrucksarmen Gesicht, darüber hinaus in antriebsarmem bis stuporösem Verhalten. Häufiger aber als diese psychomotorische Einengung ist ungezielter Antriebsüberschuss (Hypermotorik).

Gestört ist in erster Linie das Denken, speziell das abstrahierende und theoretische Denken. Der geistig Behinderte bleibt am Sinneseindruck und am Konkreten hängen und kann sich kaum vom Gewohnten lösen, also nur schlecht abstrahieren, einen theoretischen Fall setzen. »Wenn deine Mutter gestorben wäre, wer gäbe dir zu essen?« Antwort: »Meine Mutter, die lebt ja noch« (nach BLEULER).

Die Begriffsbildung ist erschwert. Der Vorstellungsschatz ist arm. Eingeschränkt ist auch die Fähigkeit, Wesentliches zu erkennen und von Unwesentlichem zu unterscheiden, Gründe und Gegengründe abzuwägen, Bedeutungen, Beziehungen und Sinnzusammenhänge zu erfassen und – darauf gestützt – neue Situationen zu bewältigen. Insbesondere fehlt es an der Möglichkeit, Schlussfolgerungen zu ziehen und Urteile abzugeben. So werden sinnvolles, zielgerichtetes Handeln und Lebensgestaltung insgesamt erschwert.

Darüber hinaus können Aufmerksamkeit und Wahrnehmung, Auffassung und gedanklicher Ablauf, Merkfähigkeit und Gedächtnis, ja auch die Sprache beeinträchtigt sein.

Unter solchen Voraussetzungen kann nur ein kärgliches Inventar an Schulbildung und Kenntnissen aufgenommen, behalten und verwendet werden. Es gibt aber geistig Behinderte, die ein erstaunliches Gedächtnis haben, insbesondere für Details von Sinneseindrücken und für Zahlen. Zuweilen sind einzelne Fähigkeiten nicht beeinträchtigt oder sogar überdurchschnittlich gut ausgeprägt, z.B. Musikalität, Rechnen oder technische Fähigkeiten. Hierzu trägt anscheinend auch der »Intelligenzkomplex« mancher geistig Behinderter bei; sie empfinden ihre Insuffizienz und sind umso stärker um Leistungen in den begrenzten Bereichen bemüht, in denen ihre Stärken liegen.

Die Behinderung betrifft auch beim Erwachsenen nicht allein die Intelligenz. Die Psychomotorik bleibt plump und disharmonisch. Die psychische Struktur ist wenig differenziert. Antriebs-, Gefühls- und Willensfunktionen können beeinträchtigt sein. Im Umgang mit geistig Behinderten fällt einerseits deren Leichtgläubigkeit auf, weswegen sie sich relativ leicht beeinflussen lassen, auf der anderen Seite eigensinnige Starre, hinter der sich Unsicherheit und Ängstlichkeit verbergen.

Viele geistig Behinderte sind zugleich körperlich behindert, am häufigsten sind spastische Lähmungen, Sehstörungen (50%), Hörstörungen (10%) und Sprachstörungen (inkl. leichterer Formen um 70%). Bei geistig Behinderten sollen im Alter die intellektuellen Fähigkeiten schneller abnehmen, während sich die soziale Anpassung keineswegs verschlechtern muss.

Es werden vier Grade der Intelligenzminderung unterschieden, auch nach ICD-10 (die Prozentzahlen sind auf geistige Behinderung insgesamt bezogen).

- Leichte Intelligenzminderung (F 70): Intelligenzquotient 50–69, was ungefähr dem alten Begriff der *Debilität* entspricht; Sonderschule wird notwendig, eine Berufsausbildung gelingt meist nicht (80%).
- Mittelgradige Intelligenzminderung (F 71): IQ 35–49 (was ungefähr der früheren *Imbezillität* entspricht), unvollständige Ausbildung der Sprache, i.Allg. kein unabhängiges Leben möglich, sondern Versorgung notwendig (10%).
- Schwere Intelligenzminderung (F 72): IQ 20–34: auch motorische und andere zentralnervöse Ausfälle (7%).
- Schwerste Intelligenzminderung (F 73): IQ unter 20, was früher *Idiotie* genannt wurde; Verständigung nur noch bedingt möglich, insgesamt pflegebedürftig, häufig verbunden mit sensorischen und anderen körperlichen Behinderungen (3%).

Die verzögerte Ausbildung der intellektuellen Fähigkeiten kann auf jeder Stufe der normalen Entwicklung stehenbleiben. Sie erreicht bei den leichteren Formen höchstens die Stufe der konkreten Denkoperationen (nach PIAGET), also ungefähr das Intelligenzalter eines gesunden 7jährigen Kindes. Die Denkoperationen können sich nicht von den Gegenständen lösen, die das behinderte Kind sieht. – Bei den mittelschweren und schweren Formen bleiben die Kinder im präoperationalen oder gar im vorbegrifflichen Denken stehen. Allerdings ist die Entwicklungsverzögerung der einzelnen Intelligenzanteile nicht gleichmäßig. Daher sind bei geistig Behinderten sowohl besondere Teilschwächen als auch Teilbegabungen festzustellen. Die psychosexuelle Entwicklung bleibt oft auf der Stufe der Masturbation stehen.

Die *zahlreichen Verhaltensauffälligkeiten* dieser Patienten sind auch Ausdruck einer Behinderung der zwischenmenschlichen Kontakte und Folge sozialer Ablehnung und Isolierung wie auch ungenügender oder verspäteter heilpädagogischer Förderung. Andererseits besteht bei intensiver pädagogischer Förderung das Risiko der Überforderung, die Verhaltensauffälligkeiten bis zu ausgeprägt aggressivem Verhalten begünstigen kann, oder es kommt zu selbstschädigendem Verhalten. Dann ist durch Beratung der Beziehungspersonen eine Besserung zu erreichen.

Ätiopathogenese. Geistige Behinderung hat verschiedene Ursachen. Sie kann genetisch bedingt sein, und zwar auf verschiedene Weise (s.u.), oder früh erworben sein, nämlich durch eine Schädigung in den frühen Schwangerschaftsmonaten oder perinatal (in der Zeit vor, bei und nach der Entbindung), in diesen Fällen also auch angeboren.

Genetik. Es werden mehrere Gruppen erblicher geistiger Behinderung unterschieden.

Bei der ersten und größten Gruppe handelt es sich überwiegend um leichte Intelligenzminderungen, weniger um mittelgradige und schwere. Seltener als bei den schweren Formen der Intelligenzminderung zeigen die medizinischen Untersuchungen zusätzliche körperliche Auffälligkeiten. Man vermutet hier eine multifaktorielle Vererbung. Kinder dieser geistig Behinderten werden zu ca. 30% selbst geistig behindert, bei Belastungen von Seiten beider Eltern ca. 60%. Zwillingsuntersuchungen ergaben für eineiige Zwillinge eine achtmal höhere Konkordanz verglichen mit zweieiigen.

Bei der *zweiten, wesentlich kleineren Gruppe* ist die Pathogenese bekannt. Es handelt sich um *erbliche Stoffwechselerkrankungen*, vor allem genetisch bedingte Enzymdefekte (meist rezessiv, teils geschlechtsgebunden), die abgesehen von internistischen und neurologischen Störungen auch zu geistiger Behinderung infolge einer toxischen Hirnschädigung führen. Bei rezessivem Erbgang tragen beide Eltern die Anlage und das Erkrankungsrisiko für weitere Kinder derselben Eltern beträgt 33%. In der Verwandtschaft können mit biochemischen oder molekulargenetischen Methoden weitere Träger derselben rezessiven Anlage ermittelt werden: rechtzeitig erkannt mit Hilfe von Screeningverfahren gleich nach der Geburt (zum Beispiel auf Phenylkenonurie) kann der nicht abbaufähige Stoff aus der Nahrung eliminiert oder durch geeignete Substanzen im Organismus gebunden werden.

Im Einzelnen handelt es sich um Phenylketonurie, Homozystinurie, Ahornsirup-Krankheit, Histidinämie, Rett-Syndrom, Galaktosämie, Mukolipidosen, Mukopolysaccharidosen, Morbus Gaucher, Niemann-Pick-Krankheit u.a. (s. Bücher der Pädiatrie und Kinderpsychiatrie).

Geistige Behinderung kann auch Folge von Entwicklungsstörungen und Missbildungen des Gehirns sein, die z.T. erblich bedingt sind; hierzu wird auf die Lehrbücher der Neurologie verwiesen. Auch angeborene hormonelle Störungen, z.B. Hypothyreose, können zu geistiger Behinderung führen.

Chromosomen-Aberrationen stellen eine dritte Gruppe dar. Mehrere Formen wurden identifiziert. Das *Down-Syndrom* ist bedingt durch eine *Trisomie* 21 (die frühere Bezeichnung als Mongolismus ist unangebracht, zumal die Störung bei allen Rassen der Erde unter einem ganz ähnlichen Bild vorkommt. Daher die Bevorzugung einer Namensgebung nach dem ersten Beschreiber).

Der *äußere Aspekt* ist unverkennbar: der Kopf ist klein und rund, die Augen stehen weit auseinander und zeigen den typischen Epikanthus. Die Nasenwurzel ist breit, der Mund leicht geöffnet, die Zunge verdickt, rissig, der kurze Hals steht auf einem gedrungenen Körper, Hände und Füße sind plump. Charakteristisch ist die sog. Vierfingerfurche, die den ganzen Handteller quer durchteilt. Die Gelenke sind überstreckbar, die Haut ist rauh und trocken, das Haar struppig, die Stimme tief. Die Kinder sind bei der Geburt noch normal groß, bleiben aber mit zunehmendem Alter im Wachstum zurück. Die psychische Entwicklung erfolgt verzögert und unvollständig.

Die Sterblichkeit im frühen Kindesalter war aufgrund der häufigen Herzfehler und der Infektanfälligkeit sehr hoch. Inzwischen nimmt der Anteil der Menschen mit Down-Syndrom, die das Erwachsenenalter erreichen, ständig zu. Kurz nach dem leicht verzögerten Abschluss der Reifung treten die Patienten bereits in eine vorzeitige Alterung ein. Bereits an 40jährigen können typische neuropathologische Erscheinungen des Alzheimer-Syndroms festgestellt werden.

Chromosomenstörungen sind häufig, führen aber meist zu Frühaborten. Ursächlich beruht die Trisomie auf einer Non-Disjunction bei der Reifeteilung einer Eizelle. Das Risiko der Non-Disjunction steigt mit dem Alter der Mutter. Der Einfluss des väterlichen Alters konnte nicht bestätigt werden. Eine Frau hat mit 30 Jahren ein Risiko von 1:885, mit 40 Jahren von 1:109. Eine seltene Sonderform der Trisomie basiert auf der Translokation des Chromosoms 21 auf ein anderes akrozentrisches Chromosom. Nur diese Form ist erblich.

Zur Früherkennung durch Chromosomenanalyse können kindliche Zellen ab der 11. Schwangerschaftswoche aus Chorionzotten, ab der 14. SSW aus Fruchtwasser gewonnen werden. Diese Diagnostik durchzuführen ist nur dann sinnvoll, wenn – für den Fall eines positiven Befundes – die Interruptio vorgesehen wurde. Das Down-Syndrom, das 9% aller geistigen Behinderungen ausmacht, ist unter den chromosomalen Störungen die häufigste.

Bei Aberrationen der *Geschlechtschromosomen (Inzidenz 2%)* ist die Intelligenzstörung meist geringer. Konfliktreaktionen und Persönlichkeitsstörungen treten stärker hervor. YYX tritt als Zufallsbefund zutage. Das Klinefelter-Syndrom (XXY) wird durch Unfruchtbarkeit und Hochwuchs auffällig. Mädchen mit Turner-Syndrom (X0), das oft durch Mosaike abgeschwächt wird, leiden unter Minderwuchs und dem Ausbleiben der sexuellen Reifung. Ihre Schwächen liegen im non-verbalen Bereich. Nur Frauen mit XXX (Triple X) sind mehrheitlich geistig behindert.

Das *Fragile-X- oder Martin-Bell-Syndrom* ist mit 1:1000 die zweithäufigste chromosomale Ursache geistiger Behinderung, verbunden mit sprachlicher Retardierung, Kontaktstörungen bis zum Autismus, Aufmerksamkeitsstörungen und Hyperaktivität und Risiko für psychische Erkrankungen (s.u.).

Pränatal und perinatal erworbene Formen geistiger Behinderung. Die häufigsten Ursachen sind Infektionskrankheiten der Mutter während der Schwangerschaft (einschl. Syphilis, HIV und Toxoplasmose) und noch häufiger Alkohol-Embryopathie, des Weiteren hormonelle und Stoffwechsel-Störungen der Mutter, Strahlenschädigungen, traumatische oder anoxämische Schädigung während der Geburt, schwere Krankheiten und Ernährungsstörungen im Säuglingsalter, auch Misshandlungen. Aufgrund dieser Noxen kommt es bevorzugt zu schweren Formen der geistigen Behinderung.

Diagnose und Differentialdiagnose. Im frühen Kindesalter erweckt eine verzögerte motorische, psychische und sprachliche Entwicklung den Verdacht einer geistigen Behinderung. Es kann aber bis zum 3. Lebensjahr dauern, bis die Diagnose zu sichern ist, und weitere Jahre beanspruchen, bis das Ausmaß der Behinderung verlässlich eingeschätzt werden kann. Die Feststellung und Bewertung der Tatsachen ist für die Angehörigen oft schwer zu akzeptieren und löst bei ihnen oft beträchtlichen Widerstand aus.

Im Kindergarten fallen die geistig behinderten Kinder im Vergleich zu anderen erstmals dadurch auf, dass sie in die Gruppe nicht integrierbar sind, unangepasst und ziellos agieren oder das Spiel anderer Kinder stören. In der Grundschule, ebenso in der Förderschule für Lernbehinderte, sind sie überfordert und müssen sich mit Mitschülern messen, die ihnen weit überlegen sind. Wenn ein Kind die sog. Kulturtechniken (Lesen, Schreiben, Rechnen) erfolgreich erwirbt, sind an der Diagnose Zweifel angebracht. Andererseits kommen umschriebene Begabungen, insbesondere Gedächtnisleistungen (Ortsgedächtnis) und Musikalität vor, die kein Beweis gegen die Diagnose sind.

36   In jedem Fall ist daher eine sorgfältige *testpsychologische Untersuchung* notwendig, die sich nicht auf *einen* Intelligenztest beschränken darf. Dabei sind besondere Schwächen im Intelligenzprofil und vor allem aber relativ gut entwickelte Fähigkeiten zu beachten, um für die Ausbildung bzw. Erwerbstätigkeit konkrete Ratschläge geben zu können. Neben den geläufigen Intelligenztests gibt es standardisierte Untersuchungsverfahren zur Erfassung von Leistungsdefiziten, Lernfähigkeit, sozialer Kompetenz und Anpassung. Während akuter Psychosen und bei Verstimmungszuständen ist eine zuverlässige Intelligenzuntersuchung nicht möglich.

232   Die *Abgrenzung* zum kindlichen Autismus kann schwierig sein, zumal es Überschneidungen gibt. Für einen Autismus sprechen ausgeprägte Objektfixierung und Isolierungstendenz.

277   *Von der Demenz* (später erworbene organische Intelligenzstörung) unterscheidet sich die geistige Behinderung vor allem dadurch, dass bereits die Entwicklung der Intelligenzfunktionen seit der frühesten Kindheit, also das Erwerben von Wissen und damit auch die Differenzierung der Persönlichkeit, von vornherein gestört sind, während bei der Demenz zumindest Reste der früheren Intelligenz, Teile des Wissens und Anzeichen einer höheren Differenzierung erhalten bleiben. Auch in Intelligenztests sind die genannten Unterschiede festzustellen.

> **Soziale Probleme.** Die Integration geistig Behinderter und ihrer Angehörigen bereitet besondere Probleme. Trotz aller heutigen Hilfs- und Förderungseinrichtungen bleibt ein Behinderter für die Familie immer eine schwere Belastung. Die Familien sind in ihren Entfaltungsmöglichkeiten erheblich eingeschränkt. Hinzu kommt die schwer überwindbare Neigung, das entwicklungsgestörte Kind als einen Makel zu empfinden, den man vor der Umwelt möglichst verbirgt. Die soziale Integration hat zwar unübersehbare Fortschritte gebracht, immer noch aber stoßen Behinderte auf Abneigung und Ablehnung durch Nichtbehinderte. Diese Einstellung kann leicht dazu führen, Behinderte mehr als notwendig in Spezialeinrichtungen, Sonderkindergärten, Sonderschulen, beschützten Werkstätten etc. zu betreuen.

Daher wird zuweilen gefordert, diese Einrichtungen aufzulösen. Jedoch ist zu bedenken, dass hiermit auch auf eine optimale und differenzierte frühzeitige Förderung der Betroffenen verzichtet würde. Einer vollständigen Integration sind ohnehin Grenzen gesetzt. Würde man sie absolut durchsetzen, gerieten auch die Angehörigen in eine Isolation. Viele erwachsene Behinderte fühlen sich in der Gemeinschaft von Behinderten durchaus wohler als in einer oft halbherzigen Scheinintegration unter Nichtbehinderten.

Wenn behinderte Kinder in der Familie groß werden, entwickelt sich oft eine problematische Symbiose mit den Eltern. Die Ablösung, die auch bei Behinderten in der Reifezeit notwendig wird, ist dann erschwert, wenn nicht gar unmöglich.

Kontaktadresse: Bundesvereinigung Lebenshilfe für Menschen mit geistiger Behinderung e.V., Raiffeisenstr. 1, 35043 Marburg, Tel.: 06421/4910; Homepage: www.lebenshilfe.de; E-mail: Bundesvereinigung@Lebenshilfe.de.

Betreuung und Versorgung. Die meisten geistig Behinderten bedürfen mehr der pädagogischen Betreuung als der ärztlichen Behandlung. Die heilpädagogische Förderung, in der Pädagogen mit Kinder- und Jugendpsychiatern zusammenarbeiten, muss möglichst früh und gezielt einsetzen, wofür Spezialkindergärten und Sonderschulen nicht unbedingt die besten Voraussetzungen aufweisen. Auch ambulante heilpädagogische Behandlung unter Einbeziehung der Eltern kann förderlich sein. Arzt und Pädagoge dürfen den verzweifelten Eltern nicht illusionäre Therapiemöglichkeiten versprechen. Durch geduldige begleitende Beratung soll den Eltern allmählich geholfen werden, die Behinderung ihres Kindes als ein Faktum zu akzeptieren. Erst dann sind sie zur positiven Mitarbeit in der Heilpädagogik fähig.

Auch bei erwachsenen Behinderten hat der Arzt die Aufgabe, alle notwendigen Förderungsmaßnahmen (heilpädagogische Aktivitäten, Krankengymnastik, Sprachbehandlung bzw. Logotherapie) zu koordinieren. Seine Beratung erstreckt sich auch auf das Vermitteln sozialer Hilfen im Sinne des SGB XII. Mit der intensivierten Förderung ist auch das Risiko der Überforderung gestiegen, auf die der geistig Behinderte alsbald und oft sehr heftig konflikthaft reagiert (s.u.).

Bei stoffwechselbedingten Oligophrenien ist eine Prävention möglich. Voraussetzung ist die lückenlose Erfassung aller Neugeborenen zur Frühdiagnose. Zum Screening dient vor allem die mikrobiologische Methode nach GUTHRIE, welche Phenylketonurie, Histidinämie, Ahornsirupkrankheit und Homozystinurie erfasst. Beispiele effektiver Prävention sind die Behandlung der Phenylketonurie und der Galaktosämie durch Diät. Die Diäten müssen bis ungefähr zum Schulalter durchgehalten werden. Die Kosten für Screening und Therapie sind hoch, jedoch weit geringer als die Kosten für Unterbringung und Pflege. Gemessen an der Gesamtzahl der geistig Behinderten machen diese stoffwechselbedingten Störungen aber nur einen verschwindend kleinen Teil aus.

Eine *Hospitalisierung* kann bei mehr als der Hälfte der geistig Behinderten vermieden werden, wenn man ihnen einen geeigneten Lebensraum bereitstellt und eine den Fähigkeiten angepasste Arbeit vermittelt. Hierzu dienen Tagesstätten, beschützende Werkstätten und Wohnheime, die jedoch noch nicht in ausreichender Zahl vorhanden sind. – Bei den schweren Graden der Oligophrenie ist eine dauerhafte Unterbringung mit ärztlicher Versorgung notwendig (meist in offenen Häusern möglich). Arbeitstherapie ist auch bei diesen Kranken besonders wichtig.

> **Psychische Erkrankungen bei geistig Behinderten.** Wenn geistig Behinderte psychisch krank werden, müssen sie psychiatrisch behandelt werden, ggf. stationär. Die psychischen Störungen entsprechen im Wesentlichen den beschriebenen Krankheitsbildern. Das Erscheinungsbild kann aber durch die Behinderung modifiziert sein. *Ätiopathogenetisch* sind sowohl zerebral-organische Faktoren wie auch psychoreaktive Bedingungen zu beachten.

Epidemiologie. Die Häufigkeit psychischer Erkrankung ist gegenüber der Allgemeinbevölkerung deutlich erhöht: Bei leichter Intelligenzminderung leidet etwa jeder Dritte an einer psychischen Erkrankung, bei schwerer geistiger Behinderung sind mehr als zwei Drittel betroffen. Für die einzelnen psychischen Erkrankungen geistig Behinderter gibt es keine exakten Prävalenzzahlen mangels eingehender Forschung in diesem Gebiet. Reaktive Störungen und Somatisierungsstörungen sind deutlich häufiger als schizophrene und affektive Psychosen (letztere je ungefähr 5%). Je schwerer die geistige Behinderung, desto größer das Risiko psychischer Störungen und desto größer die diagnostischen Schwierigkeiten.

Reaktive Störungen treten in Belastungssituationen und insbesondere bei Überforderungen auf, auch schon bei geringgradig erscheinenden Schwierigkeiten; denn die Bewältigungsmöglichkeiten dieser Menschen sind eingeschränkt. Häufig handelt es sich um Konfliktreaktionen im zwischenmenschlichen Bereich.

Verstimmungs- und Erregungszustände sind die häufigsten psychischen Störungen von geistig Behinderten. Sie gehen mit übersteigerten emotionalen Äußerungen, unruhiger Motorik und »unlogischem« Verhalten einher und können den Eindruck einer Psychose hervorrufen. Auf ihre Konflikte in Ruhe einzugehen und die altvertraute Struktur der näheren Umgebung wieder herzustellen, sind die geeigneten Schritte zur Beruhigung der Kranken.

Zwangsstörungen treten bei geistig behinderten Personen häufig auf, vor allen in Form von übermäßigem Kontrollverhalten. Bei dem Versuch, die Zwangshandlungen zu unterbrechen, kann es zu erheblichen Widerständen kommen, die sich in erster Linie in psychomotorischen Erregungszuständen (siehe oben) äußern. Bei der Behandlung ist zu beachten, dass dies zwanghafte Verhalten wesentlich auch einem Sicherheitsbedürfnis des Patienten entspricht. Neben verhaltenstherapeutischen Maßnahmen ist bei diesen Zwangspatienten auch die medikamentöse Behandlung, bevorzugt mit einem Serotonin-Wiederaufnahmehemmer, indiziert.

Auch **melancholische Depressionen** kommen bei geistig Behinderten vor, sind allerdings wegen der eingeschränkten Ausdrucksmöglichkeiten dieser Kranken schwer zu erkennen. Auch **Manien** sind keineswegs selten.

Eine **wahnhafte Störung**, die nicht mit einer Schizophrenie gleichzusetzen ist, tritt insbesondere auf, wenn der Betroffene aufgrund seiner Behinderung Erlebnisse der Insuffizienz und der Beschämung hatte.

Schizophrenie wird hier eher zu oft diagnostiziert; denn die häufigeren reaktiven Störungen können bei geistig Behinderten so ungewöhnlich erscheinen, dass Verdacht auf eine Psychose entsteht. Manche motorische Äußerungen der Behinderung sind von schizophrenen katatonen Störungen schwer zu unterscheiden. Die Annahme, es gäbe einen eigenen Typus schizophrener Psychosen bei geistiger Behinderung, ließ sich nicht halten.

Wenn zur **Behandlung** psychotisch gewordener Behinderter ein stationärer Aufenthalt notwendig wird, bewähren sich Spezialstationen. Die Pharmakotherapie ist nicht anders als bei schizophrenen und affektiven Psychosen sonst, die Toleranz ist selten derart herabgesetzt, wie zuweilen zu lesen ist, sondern öfter nicht anders als bei geistig Gesunden. Bei akuten und schweren psychotischen Syndromen kann man z.B. Haloperidol geben (auch per injectionem). Für weniger dramatische schizophrene Störungen eignet sich z.B. Perazin oder ein anderes atypisches Neuroleptikum. Bei starker Erregung kann ein Benzodiazepin hinzugefügt werden (z.B. Diazepam); das Abhängigkeitsrisiko ist anscheinend nicht größer als bei Gesunden. Psycho- und Soziotherapie sind wesentlich schwieriger als bei anderen Psychosekranken und erfordern enge pädagogisch-ärztliche Zusammenarbeit.

133   **Sexuelle Deviationen** sind bei geistig Behinderten nicht gesichert häufiger als bei anderen Menschen. Wenn bei (leicht) geistig behinderten Frauen Prostitution häufiger sein soll, muss zugleich das Risiko der sexuellen Ausnutzung bedacht werden.

Die Psychiatrie der geistig Behinderten (die in der NS-Zeit bevorzugte Opfer der Sterilisationen und Tötungsaktionen waren) weist auch heute noch einen erheblichen Nachholbedarf auf, wissenschaftlich wie praktisch. Insbesondere fehlen spezialisierte komplementäre und Rehabilitationseinrichtungen.

Rechtliche Aspekte. Das *Betreuungsrecht* erlaubt dem Betreuer eine Unterbringung des Betreuten, die mit Freiheitsentzug verbunden ist, nur unter festgelegten Bedingungen: Nachweis, dass sie zum Wohl des Betreuten dient; Genehmigung des Vormundschaftsgerichtes.

Die *Sterilisation* Minderjähriger ist seit 1992 verboten. Die Sterilisation volljähriger geistiger Behinderter, die nicht einwilligungsfähig sind, ist unter bestimmten strengen Voraussetzungen, die im Betreuungsgesetz geregelt sind, zulässig.

Wenn *strafrechtlich* die Frage der aufgehobenen oder verminderten Schuldfähigkeit geprüft wird, hängt die Beurteilung nicht nur vom Grade des Intelligenzmangels ab, sondern es sind, wie bei anderen psychisch Kranken, auch die Gesamtpersönlichkeit und die Tatsituation zu berücksichtigen. Bei Affekthandlungen kann sowohl die Einsicht in das Unerlaubte der Tat als auch die Fähigkeit zu verantwortlichem Verhalten erheblich vermindert oder aufgehoben sein (§ 21 bzw. § 20 StGB).

Die *Fahreignung* ist bei geistiger Behinderung i.Allg. nicht gegeben. In leichteren Fällen ist eine eingehende medizinische und psychologische Untersuchung vorzunehmen.

III Behandlung

25 Behandlungsbasis – 326

26 Psychotherapie – 331

27 Somatotherapie – 353

28 Notfalltherapie und Krisenintervention – 381

29 Behandlungsinstitutionen – 386

30 Rechtliche Bestimmungen
für die psychiatrische Behandlung und Begutachtung – 395

25 Behandlungsbasis

Voraussetzungen der psychiatrischen Behandlungen sind die eingehende Kenntnis der Krankheiten, die sorgfältige Untersuchung und eine möglichst genaue Diagnose. Das ist nicht so selbstverständlich, wie es klingt: es genügt nicht, von leicht beschreibbaren Merkmalen auszugehen, sondern es ist auch unter psychodynamischen, psychosozialen und psychosomatischen Aspekten zu untersuchen. Und keinesfalls dürfen körperliche Untersuchungen vernachlässigt werden. Es kommt darauf an, dass die Untersuchung vielseitig und die Diagnose umfassend ist. Nur auf einer breiten Befundbasis können sich Indikationen und Kontraindikationen der Behandlungsverfahren abzeichnen.

Voraussetzung ist auch eine bestimmte *therapeutische Einstellung*, die patientenorientiert sein muss und nicht nur methodenbezogen sein darf. Bei der Behandlung von Kindern und Jugendlichen gilt diese patientenorientierte Einstellung auch im Umgang mit Eltern und Angehörigen, die gewissermaßen ebenfalls Patienten, d.h. Leidende sind. *Vielseitigkeit* des Arztes im Sinne der *pluridimensional* orientierten Psychiatrie ist unerlässlich; Einseitigkeit verbietet sich angesichts des komplexen Krankheitsgeschehens. Es ist eine selbstverständliche Pflicht, dem Patienten jede Behandlung, die Erfolg verspricht, zukommen zu lassen und keine zu unterlassen, die ihm nützlich sein könnte.

Psychotherapeutisches Basisverhalten

Von größter praktischer Bedeutung ist die *psychotherapeutische Einstellung* zum Patienten. Mit »psychotherapeutisch« ist hier nicht eine bestimmte Behandlungsmethode gemeint, sondern ein Basisverhalten im Umgang mit dem Kranken: der Arzt und jeder Mitarbeiter begegnen dem Kranken grundsätzlich und immer, unabhängig von der Art der Behandlung im Einzelnen, psychotherapeutisch, indem sie ihn als einen Menschen mit Problemen und Konflikten, persönlichen Nöten und auch Ansprüchen an den Therapeuten zu verstehen und zu akzeptieren versuchen. Dabei müssen Widerstand und Agieren, Übertragung und Gegenübertragung erkannt und berücksichtigt werden. Bei jeder Behandlung soll der Arzt versuchen, auch die Sicht des Patienten zu sich in seiner Krankheit einzunehmen (pathischer Aspekt).

Die psychotherapeutische Einstellung ist die Basis nicht nur für die Anwendung spezieller Therapien (u.a. auch der Pharmakotherapie), sondern auch für die alltägliche Arbeit aller Mitarbeiter in der Psychiatrie, insbesondere der Schwestern und Pfleger, die dem Patienten im Umgang am nächsten stehen. Es ist eine der wichtigsten Aufgaben der Weiterbildung und Fortbildung, diese Einstellung zum Kranken zu vermitteln (u.a. in Balintgruppen). Einzelheiten dieses psychotherapeutischen Umganges mit psychisch Kranken und auch mit ihren Angehörigen wurden in den speziellen Kapiteln beschrieben.

Basistherapie im Krankenhaus

Die Atmosphäre im psychiatrischen Krankenhaus hält die Weltgesundheitsorganisation für den bedeutendsten therapeutischen Faktor bei stationärer Behandlung. Was über die psychotherapeutische Einstellung der Mitarbeiter gesagt wurde, gilt im Ganzen für die therapeutische Kultur des Krankenhauses. »Die Atmosphäre einer psychiatrischen Klinik muss psychotherapeutisch sein oder sie ist keine« (Mauz). Die Grundlage hierfür bildet die

Milieutherapie. Die Kranken sollen eine wohnliche Atmosphäre vorfinden, möglichst viel Freiheit haben und Anregungen bekommen, insbesondere bei längerer stationärer Behandlung. Beschäftigung und Arbeitstherapie müssen ebenso angeboten werden wie Möglichkeiten der *Freizeitgestaltung*. Hierzu wurden in psychiatrischen Krankenhäusern Treffpunkte, Versammlungsräume und Sportstätten eingerichtet. Es werden Abendveranstaltungen und Ausflüge organisiert. Diese Möglichkeiten sollen jedem psychisch Kranken selbstverständlich wie dem Gesunden zustehen.

Es ist nicht nur an die äußere Milieugestaltung, sondern insbesondere an eine humane Atmosphäre zu denken. Je tiefer ein Mensch in psychotisches Erleben und Verhalten verstrickt ist, desto mehr müssen wir ihm menschlich begegnen. Zusammenfassend wird ein zugleich ausgleichendes und anregendes, strukturierendes, reflektierendes und unterstützendes Milieu angestrebt.

Darüber hinaus verbessert eine therapeutische Milieugestaltung die Aussichten auf Heilung und Resozialisierung (»Genesungsinstrument« nach Esquirol 1805). Ein möglichst »normales« Milieu mit den genannten Angeboten kann dazu beitragen, dass sich Gesundes wieder entfaltet. Zugleich wird eine Situation hergestellt, in der die *speziellen* Therapien durchführbar und wirksam werden. Auf einige Bereiche der Basistherapie ist näher einzugehen.

Ergotherapie. Sie zielt weniger auf Leistung und Produkt als auf sinnvolle Betätigung ab. Durch Freude am eigenen Schaffen werden gesunde Kräfte gestärkt. Das Spektrum der Tätigkeiten ist breit. Auch schwerst psychotisch Kranke sind in erstaunlichem Maße zur Ergotherapie fähig. Zu den Aufgaben gehört auch das Wiedereinüben alltäglicher Verrichtungen wie Kochen, Waschen, Einkaufen. Ergotherapie, für die die alte Bezeichnung Beschäftigungstherapie längst nicht mehr kennzeichnend ist, grenzt also einerseits an Arbeitstherapie, andererseits an Kunsttherapie.

Kunsttherapie. Hierzu gehören Zeichnen, Malen, Modellieren usw. im Sinne der bildenden Kunst. Die Patienten arbeiten einzeln oder gemeinsam in Gestaltungsgruppen. Viele entdecken unbekannte Fähigkeiten. Manche Bilder sind Ausdruck der gegenwärtigen Verfassung. Wichtiger als die diagnostische Auswertung sind aber therapeutische Aspekte: Kunsttherapie kann geradezu befreiend wirken. Was hier künstlerisch geschaffen wird, geht nicht selten über die *Kunsttherapie* hinaus, mancher chronisch psychisch Kranke ist auf diesem Wege zum anerkannten Künstler geworden.

Musiktherapie. Musizieren soll zum Alltag psychiatrischer Kliniken gehören, sei es im Musikunterricht oder in Sing- bzw. Instrumentalgruppen. Musik*therapie* i.e.S. wird von ausgebildeten Musiktherapeuten angeboten: Musik wird bei psychisch Kranken (insbesondere Psychose-Kranken, aber auch bei Patienten mit schweren neurotischen Störungen, die sich schwer verbal äußern können) unter Berücksichtigung der psychopathologischen Gegebenheiten als ein Handlungs- und Kommunikationsmittel eingesetzt. Die Akzeptanz ist ebenso überzeugend wie bei der Kunsttherapie.

Unterricht und Bildung. Schulangebote für alle Stufen (bis zur Sekundarstufe II des Gymnasiums und Berufsschulausbildung) gehören zur Ausstattung kinder- und jugendpsychiatrischer Kliniken, haben sich aber ebenso in psychiatrischen Kliniken und Krankenhäusern bewährt. Ziele des Unterrichtes sind: Anregung zu sinnvoller Betätigung, Vermittlung von Lernstoff, Lücken zu schließen oder zu vermeiden, Rückführung in die Normalschule, ggf. Ausbildungs- und Berufsberatung und nicht zuletzt persönliches Führen des jungen Patienten. So nimmt der Pädagoge in der Psychiatrie wichtige Funktionen wahr. – Entsprechende *Bildungsangebote* sind auch für erwachsene Patienten hilfreich (Kurse nach Volkshochschulart).

Physiotherapie ist die Behandlung mit den Mitteln der Natur. Die natürlichen Selbstordnungskräfte des Organismus sollen angesprochen werden. In der Psychiatrie sind Bewegungs- und Hydrotherapie üblich: Gymnastik, rhythmische Gymnastik mit Musik, Ballspiele, andere Sportarten, Tanzen, Radfahren; medizinische Bäder, Schwimmen (auch Kurse für Nicht-Schwimmer); Massagen, Bindegewebs-Massagen, Unterwassermassagen. Der Kranke empfindet es als wohltuend, dass es sich größtenteils um »normale« Maßnahmen handelt, die der Gesunde zur Prävention anwendet.

Ziele dieser Behandlungen sind: vegetative Regulierung (z.B. bei Somatisierungsstörung und Depressionen), körperliche Erholung und psychosomatische Roborierung, Selbstbestätigung durch Leistung und Ermutigung sowie durch die gemeinsame Betätigung in Gruppen, Einüben einer ausgeglichenen Lebensweise und Tageseinteilung.

Milieutherapie, Arbeits- und Ergotherapie, Kunst- und Musiktherapie, pädagogische Angebote, Physiotherapie und Gymnastik dienen der Stärkung der gesunden Anteile im Patienten, sie fördern ein möglichst normales Leben. Sie zielen direkt auf die Förderung der Gesundheit ab, während Therapien im medizinischen Sinne gesundheitsfördernd wirken, indem sie Krankes reduzieren.

Man kann fragen, ob es angebracht sei, hier jeweils von »Therapie« zu sprechen. Das ist insofern richtig, als diese Maßnahmen der Behandlung dienen (das griechische Wort Therapie bedeutet »dienen«). Je weniger aber diese Verfahren als Therapien im medizinischen Sinne verstanden und angeboten werden, je mehr sie um der Tätigkeiten (Arbeiten, Bewegen, Gestalten usw.) selbst willen geschehen, als etwas Gesundes und Normales getan werden, desto nützlicher sind sie für den Kranken. Er bewirkt und erlebt selbst Gesundheit. »Es soll wieder möglichst hingewirkt werden auf Wiederherstellung und Stärkung des alten Ich selbst, welches ja lange Zeit im Irresein nicht verlorengegangen, sondern nur oberflächlich zurückgedrängt wurde, aber… bereit ist, sich wieder zu erheben« (GRIESINGER 1845).

Seelsorge. An der religiösen Einstellung des Patienten will die heutige Psychiatrie nicht mehr vorbeigehen, sondern sie ernst nehmen, da sie zum Leben des Menschen gehört. Dabei sind die Grenzen zwischen Psychotherapie und Seelsorge zu wahren, das eine kann das andere nicht ersetzen.

Die psychiatrische Station als Gruppe. Überlässt man das Zusammenleben stationärer Patienten sich selbst, so wirken sich Interaktionen häufig ungünstig aus und beeinträchtigen die Therapie des einzelnen Patienten. Versucht man aber, die wechselseitigen Beziehungen der Kranken untereinander und zum Personal zu erfassen und therapeutisch zu nutzen, entsteht eine *therapeutische Gemeinschaft* (Main 1946; Jones 1952). Bei gruppentherapeutischer Führung einer Station oder Tagesklinik können die gemeinsamen Erfahrungen der Patienten und insbesondere ihre zwischenmenschlichen Auseinandersetzungen therapeutisch nutzbar gemacht werden. Hierzu dienen insbesondere regelmäßige Gruppengespräche (einschließlich der Mitarbeiter), bei denen alle Fragen und Probleme der Stationsordnung, des Zusammenlebens, der Organisation von Behandlung, Arbeit und Freizeitaktivität und auch die Gestaltung der Stationsräume besprochen werden.

Arbeitstherapie. Insbesondere bei längerer stationärer Behandlung und der Rehabilitation chronisch psychisch Kranker wird die Arbeit zu einem gewichtigen therapeutischen Faktor. Es muss sich um wirkliche Arbeit handeln, nicht um ein Tun-als-ob. Die Anforderungen müssen dem Befinden des Patienten angepasst werden. Die Maßnahmen sind heute institutionell abgestuft. Auf die Arbeitstherapie, die auch für ambulante Patienten immer größere Bedeutung gewinnt, folgen Trainingswerkstatt, Zuverdienstfirma und Werkstatt für psychisch behinderte Menschen (Psychiatrischer Bereich des zweiten Arbeitsmarktes).

Arbeitstherapie verbessert nachweisbar nicht nur die Arbeitsleistung, sondern die psychische Verfassung insgesamt sowie die soziale Eingliederung, und sie hebt die subjektive Lebensqualität. Das Hospitalisationsrisiko wird durch Arbeitstherapie gesenkt. Arbeit ist zugleich Mittel und Ziel der Behandlung.

Arbeitstherapie wird seit dem Altertum verwendet. Mit besonderer Konsequenz wurde sie von H. Simon um 1920 im psychiatrischen Krankenhaus Gütersloh durchgesetzt, später von W. Schulte fortgeführt in Verbindung mit Milieugestaltung und Psychotherapie. Diese »aktivere Krankenbehandlung« will die gesunden Kräfte zu verantwortlichem Handeln anregen. Sie richtet sich weniger gegen die Krankheit als auf die Person, auf ihr Leistungsvermögen und ihre Selbständigkeit. Wenn schizophrene Patienten hingegen nach der Erstaufnahme nicht an der Arbeits- oder Ergotherapie teilnehmen, kommt es häufiger zu Dauerhospitalisierungen. Arbeitstherapie ist heute verhaltenstherapeutisch organisiert. Sie muss dem Wandel im allgemeinen Arbeitsleben folgen und sich auf die jeweiligen Arbeitsstile und -objekte einstellen. Sie ist mit der Zeit von landwirtschaftlichen und handwerklichen Arbeiten auch zu industriellen Fertigungen und Büroarbeiten übergegangen.

Soziotherapie ist die Beeinflussung der Beziehungen zwischen der Erkrankung eines Patienten und seinem sozialen Umfeld. Sie ist ein wesentlicher Baustein der Basis psychiatrischer Behandlung. Sie arbeitet weniger in den Institutionen als im sozialen Feld des Patienten, in der Handlungsebene seines Alltags. Psychiatrische Soziotherapie will die Lebensverhältnisse der Kranken verbessern, insbesondere in den Bereichen des Wohnens, des Arbeitens und auch der Freizeit. Sie ist hauptsächlich *Rehabilitation*. Einen wesentlichen Teil dieser Arbeit leisten *Sozialarbeiter(innen)*. Sie sorgen darüber hinaus auch für die sozialrechtlichen Angelegenheiten des Patienten (Kostenträger, Versicherung, Rente usw.).

Soziotherapie ist im rechtlichen Sinne nach §37a SGB V eine Krankenkassenleistung für insbesondere psychosekranke Patienten, die nicht in der Lage sind, ärztliche oder ärztlich verordnete

Leistungen in Anspruch zu nehmen und dabei unterstützt werden müssen (z. B. Begleitung zu Arztbesuchen und Therapien, Unterstützung bei der Alltagsstrukturierung durch Sozialarbeiter oder psychiatrische Fachpflegekräfte). Hohe bürokratische Hürden der Krankenkassen verhindern allerdings eine breite Anwendung, so dass die Soziotherapie nur wenigen Patienten zugute kommt.

Betreuung und Behandlung psychisch Kranker erfordern einen hohen *Personaleinsatz*, qualitativ und quantitativ. Der große Personalbedarf psychiatrischer Institutionen wird durch den geringeren Sachbedarf (verglichen mit anderen medizinischen Disziplinen) ausgeglichen. In der Psychiatrie arbeiten Angehörige vieler Berufe und ergänzen einander. Die Kooperation muss ständig geübt und gepflegt werden. Zudem sind in vielen psychiatrischen Krankenhäusern ehrenamtliche *Laienhelfer* (einzeln oder in Gruppen) tätig, insbesondere bei der Freizeitgestaltung und Bildungsarbeit für die Patienten. Sie pflegen mit den Kranken Kontakt auf nicht-professionelle Weise und stellen Verbindungen zu der sozialen Umwelt her.

Zusammenfassung. Ausgehend von den besprochenen Vorgehensweisen lässt sich die Einstellung zum psychisch Kranken in folgenden kurzen Empfehlungen zusammenfassen: Respekt vor dem Kranken, Achtung der Persönlichkeit, Stärkung der Autonomie, schonender Einsatz eingreifender Therapiemittel, Klarstellung der Behandlungsziele und -maßnahmen, kritische Selbstüberprüfung.

26 Psychotherapie

Psychotherapie ist Behandlung kranker Menschen mit psychischen Mitteln; es gibt verschiedene Vorgehensweisen, die nach bestimmten methodischen Regeln arbeiten.

Die *Geschichte* der wissenschaftlichen Psychotherapie begann nach einigen Vorläufern gegen Ende des 19. Jahrhunderts mit der Hypnose-Forschung, gefolgt von der Psychoanalyse S. FREUDS, die in den ersten Jahrzehnten des 20. Jahrhunderts zahlreiche Abwandlungen erfuhr. Als erste körperbezogene Therapiemaßnahme beschrieb J.H. SCHULTZ 1932 das autogene Training, wenig später E. JACOBSON die progressive Relaxation. Die individuelle Psychotherapie wurde von der Nachkriegszeit an durch Gruppenpsychotherapie ergänzt, zunächst als analytisch orientierte Gruppenpsychotherapie, später auch in Form anderer Gruppentherapien. Danach entwickelten sich Paartherapie und Familientherapie. Ein wesentlicher neuer Ansatz der Psychotherapie entstand in den 50er Jahren aus der experimentellen Psychologie, insbesondere Lernpsychologie; diese Verfahren der Verhaltenstherapie fanden weite Verbreitung in der Psychiatrie.

Psychotherapie ist auf viele Weisen möglich und daher schwer zu definieren. Umfassend erscheint die *Definition* von STROTZKA: »Psychotherapie ist ein bewusster und geplanter interaktioneller Prozess zur Beeinflussung von Verhaltensstörungen und Leidenszuständen, die in einem Konsensus (möglichst zwischen Patient, Therapeut und Bezugsgruppe) für behandlungsbedürftig gehalten werden, mit psychologischen Mitteln (durch Kommunikation) meist verbal, aber auch averbal, in Richtung auf ein definiertes, nach Möglichkeit gemeinsam erarbeitetes Ziel (Symptomminimalisierung und/oder Strukturänderung der Persönlichkeit) mittels lehrbarer Techniken auf der Basis einer Theorie des normalen und pathologischen Verhaltens.« – Eine praxisnahe Definition gibt WOLBERG: »Psychotherapie ist eine Behandlung emotionaler Probleme mit psychologischen Mitteln, wobei ein dafür ausgebildeter Therapeut mit Bedacht eine berufliche Beziehung zum Patienten herstellt mit dem Ziel, bestehende Symptome zu beseitigen oder zu mildern, gestörte Verhaltensweisen zu wandeln und die günstige Entwicklung und Reifung der Persönlichkeit zu fördern.«

Es wurden zahllose Psychotherapien entwickelt und beschrieben. Hier wird eine Auswahl unter psychiatrischem Aspekt getroffen. Dabei ergibt sich eine Dreiteilung: psychodynamisch (psychoanalytisch) orientierte Verfahren, Verhaltenstherapien, körperbezogene Methoden. Die Indikationen wurden in den speziellen Kapiteln angegeben, dabei insbesondere die diagnoseabhängigen Besonderheiten bei der Anwendung der hier skizzierten Verfahren. Vorab zu der

Psychodynamik der Patient-Psychotherapeut-Beziehung. Die Erörterung der psychodynamischen Grundlagen ist hier zu ergänzen durch Anmerkungen zu Interaktionen in Psychotherapien.

Wie sich Arzt und Patient in der Psychotherapie verhalten, unterscheidet sich wesentlich von einem unprofessionellen helfenden Gespräch und auch von der üblichen

Patient-Arzt-Unterredung. In der Psychotherapie soll der Patient möglichst viel Initiative und Aktivität entwickeln. Ein häufiger Therapeutenfehler ist es, im Übereifer des Engagements einseitig die Führungsrolle zu übernehmen und den Patienten kaum zum Zuge kommen zu lassen. Vielmehr müssen dem Patienten Gelegenheit und Zeit eingeräumt werden, spontan zu sprechen (oder auch einmal zu schweigen), um das mitzuteilen, was (emotional gesehen) wichtig ist, auch wenn es vielleicht unsinnig oder peinlich zu sein scheint. Entsprechendes gilt für Initiativen und eigene Beiträge des Patienten bei der Planung einer Verhaltenstherapie.

Stets muss der Psychotherapeut bedenken, dass beim Patienten *Widerstände* gegen die Behandlung aufkommen können. Sie haben meist unbewusste Motive und können sich in Reserviertheit und Passivität, aber auch Opposition und andererseits auffälliger Beflissenheit äußern. Widerstände zeigen auch an, dass sich eine emotionale Beziehung zwischen Patient und Psychotherapeut eingestellt hat, mit der der Psychotherapeut immer rechnen muss, ob er sie beabsichtigt oder nicht. Hauptgrund hierfür ist, dass frühe persönliche Beziehungen des Patienten, die z.T. kaum mehr bewusst sind, mit ihrem emotionalen Gehalt in der aktuellen psychotherapeutischen Beziehung reaktiviert werden. Das Bild einer früher erlebten Person wird auf die heutige Beziehungsperson, den Psychotherapeuten, übertragen. Das erklärt manche zunächst schwer verstehbare Erwartung und Verhaltensweise des Patienten. *Übertragungen* sind in allen Psychotherapien zu erkennen und zu berücksichtigen.

Dabei muss der Psychotherapeut seinerseits beachten, dass er in seiner Beziehung zum Patienten in einer entsprechenden Weise zu reagieren pflegt, und dass er in seinem Verhalten gegenüber dem Patienten nicht frei von bestimmten Verhaltensmustern ist, die zu seiner Persönlichkeit gehören. Diese *Gegenübertragung*, also die emotionalen Antworten des Therapeuten auf das Patientenverhalten, kann die Behandlung empfindlich stören, wenn sie unerkannt und unkontrolliert bleibt. Wenn sie aber beispielsweise im Rahmen der Supervision durch einen anderen erfahreneren Psychotherapeuten verstanden wird, kann sie auch zu einem vertieften Verständnis dessen beitragen, was in der aktuellen Beziehung zwischen Patient und Arzt reaktualisiert wird.

Das Gesagte bildet die Grundlage für die psychodynamisch genannten Psychotherapien (s. unten), gilt aber im Prinzip für jede Psychotherapie. Was sich zwischen Patient und Psychotherapeut emotional und weitgehend unbewusst abspielt, muss auch in Verhaltenstherapien und anderen Psychotherapie-Verfahren berücksichtigt werden, wenn auch nicht dem Patienten bewusst gemacht (analysiert) werden.

26.1 Psychodynamische Psychotherapien

Traditionelle Psychoanalyse. Was über die psychodynamischen Grundlagen der Patient-Psychotherapeut-Beziehung erklärt wurde, gewinnt bei diesen Psychotherapieformen besondere Bedeutung. Initiative und führende Rolle des Patienten werden noch mehr betont als in anderen Psychotherapien. Der Patient wird angehalten, sich seinen spontanen Einfällen zu überlassen und diese mitzuteilen, so wie sie ihm in den Sinn kommen, ohne auszuwählen und ohne auszulassen. Hierdurch ergeben sich Hinweise auf früheres Erleben und Verhalten, das unbewusst geworden ist. Diesem *freien Assoziieren* des Patienten entspricht auf Seiten des Therapeuten die *gleichschwebende Aufmerksamkeit*. Dabei ist der Arzt weit zurückhaltender und passiver als sonst in der Arzt-Patient-Beziehung. Er wirkt wie ein Katalysator, der die »Umsetzungen« in Gang bringt und in Gang hält, ohne sie selbst aktiv zu bewirken.

Wege zum Unbewussten eröffnet insbesondere die Analyse des *Verhaltens*: was der Patient über sein Verhalten im Alltag, insbesondere im Zusammenleben mit seinen Beziehungspersonen berichtet und vor allem, was er in seinem Verhalten zum Therapeuten zu erkennen gibt. Dabei sind auch Fehlverhaltensweisen zu beachten, wie unbeabsichtigtes Versprechen; denn diese *Fehlleistungen* sind nicht zufällig, sondern sie werden durch verdrängte unbewusste Impulse bestimmt.

Ein weiterer Zugang zum Unbewussten ist die *Traumanalyse*. Wenn im Traum Vorstellungen und Gefühle in eine Symbolsprache übersetzt werden, so geschieht in der Traumanalyse die Rückführung zum ursprünglichen Inhalt der symbolischen Aussage.

Was aus Assoziationen, Verhalten, Fehlleistungen und Träumen gewonnen wurde, soll durch *Interpretation* oder *Deutung* (s.u.) im Sinngehalt erhellt und therapeutisch nutzbar gemacht werden. Dem setzt der Patient (wiederum unbewusst) *Widerstand* entgegen, um nicht seinen Status quo, nämlich den neurotischen Kompromiss, in Frage stellen zu müssen. Die Widerstände des Patienten äußern sich vielfältig in seinem Verhalten, insbesondere auch in seinem Verhalten zum Psychotherapeuten. Die Übertragung wird zum Mittel der Behandlung; denn sie ermöglicht dem Patienten, frühere ungelöste Konflikte erneut aufzugreifen, nachzuerleben, in der Beziehung zum Psychotherapeuten durchzuarbeiten und im günstigen Fall zu lösen. Der Therapeut repräsentiert dem Patienten eine Welt, mit der er bisher nicht zurecht kam. Dieser therapeutischen Auseinandersetzung mit ihr können sich unbewusste Kräfte seitens des Patienten entgegenstellen: die sog. Übertragungswiderstände, die analysiert werden.

Die *Deutung* (Interpretation) ist ein wichtiges Instrument der psychoanalytischen Therapie (und auch der anderen dynamischen Psychotherapieverfahren), da sie das Erarbeitete transparent und verständlich macht. Durch die Deutung werden durch Abwehr verdeckte Sinnzusammenhänge wiederhergestellt, Unverständliches erhält wieder einen verständlichen dynamischen Bedeutungsgehalt.

Deutungen sind nur sinnvoll, wenn der Patient sie emotional verstehen kann, wenn er selbst kurz vor dem Erkennen dieses Sinnzusammenhangs steht. Voreilige Deutungen sind therapeutisch nutzlos. Eine »goldene Regel« (KUIPER) lautet: dass, wie, was. Das heißt: durch Deuten zuerst dem Patienten zeigen, dass er verdrängt; sodann, wie das geschieht; und schließlich um welche Inhalte es sich handelt. Sprachlich müssen die Deutungen der Gedanken- und Vorstellungswelt des einzelnen Patienten angepasst sein. Alle Fachausdrücke sind dabei zu vermeiden; denn der Patient soll nicht rational belehrt, sondern zur Erkenntnis seiner selbst geführt werden.

Die traditionelle Psychoanalyse wird heute nur noch sehr wenig angewandt. Ihre methodischen Merkmale sind: im Voraus festgelegte Behandlungsfrequenz, nämlich 5 (mindestens 3) Stunden wöchentlich über zwei oder mehr Jahre; der Patient liegt (der Arzt sitzt hinter ihm), wobei eine Regression eintritt; alles auftauchende »Material« wird ohne Auswahl behandelt; die »Übertragungsneurose« wird zugelassen; Widerstands- und Übertragungsanalyse stehen im Mittelpunkt; der Psychotherapeut bleibt weitgehend passiv und er wahrt die psychotherapeutische Abstinenz: er gibt keine Ratschläge, nimmt nicht Kontakt mit den Angehörigen auf, meidet persönliche Kontakte zum Patienten außerhalb der Therapie.

Ziele dieser Vorgehensweise sind die Revision des Verdrängungsprozesses, die Rückführung von Konflikten auf ihre infantilen Wurzeln sowie ihre aktuelle Austragung mit besserem Ergebnis und eine Stärkung des Ich und Freistellen von Energien, die bisher durch neurotische Abwehrmaßnahmen gebunden waren. Über die Beseitigung von Symptomen hinaus soll eine Neuorientierung der Persönlichkeit erreicht werden.

An den klassischen Formen der psychoanalytischen Therapie ist zunehmend Kritik geübt worden: die Kosten seien zu hoch, zu wenige Patienten würden behandelt; die

Ausbildung sei so aufwendig, dass keine Aussicht auf eine hinreichende Zahl von Psychotherapeuten bestehe. Darüber hinaus stellte man fest, dass die Mehrzahl der psychotherapiebedürftigen Patienten aufgrund der Besonderheiten ihrer Abwehr und ihrer Ich-Funktionen von der Psychoanalyse nicht profitieren konnten (mitunter sogar eine Verschlechterung erfuhren). Daher wurden andere Wege gesucht und neue Therapieverfahren entwickelt. Zusammenfassend werden sie als *psychoanalytisch orientierte, psychodynamische* oder (in der Formulierung der Richtlinien der Krankenkassen) *tiefenpsychologisch fundierte Psychotherapien* bezeichnet. Gemeinsame Merkmale sind die Berücksichtigung des Unbewussten, der Akzent auf Konfliktverarbeitung, die Berücksichtigung von Übertragung und Gegenübertragung, Erkennen und ggf. Bearbeiten von Widerständen, Begrenzung der therapeutischen Zielsetzung. Einige Beispiele:

Kurzpsychotherapien und **Fokalpsychotherapien** wurden von den 20er Jahren an entwickelt. Anders als die traditionelle Methode, welche die gesamte Persönlichkeitsproblematik durchzuarbeiten anstrebt, beschränken sich die Kurzpsychotherapien auf einen Hauptkonflikt, den Fokus. Die wichtigsten Merkmale sind: die Behandlung umfasst ca. um 50 Stunden bei einer Frequenz von ca. 2 Stunden wöchentlich. Der Patient sitzt, wie der Arzt (am besten nicht gegenüber, sondern übereck; so auch in den nachfolgend beschriebenen Verfahren). Der Fokus soll in den ersten Stunden erkannt und festgelegt werden. Übertragung und Widerstand werden interpretiert, wiederum bezogen und beschränkt auf den Fokus. Es können auch Patienten mit schweren Neurosen so behandelt werden, und die Ergebnisse sind hier zum Teil sogar günstiger als bei der traditionellen Methode.

Niederfrequente analytische Langzeittherapie (S.O. Hoffmann). Die Behandlungsdauer beträgt mehrere Jahre wie in der traditionellen Psychoanalyse, jedoch bei nur einer Therapiestunde wöchentlich (regelmäßig), insgesamt 80–120 Stunden. Das Vorgehen ist ökonomisch und effizient. Was sich zwischen den Psychotherapiestunden psychodynamisch ereignet, wird in die nächste Stunde eingebracht. Der Arzt ist weniger passiv als in der traditionellen Psychoanalyse, und der Patient soll weniger regredieren. Deutungen sind das Hauptinstrument. Die Übertragungsanalyse wird relativ zurückhaltend gehandhabt.

Dynamische Psychotherapie (Dührssen). Dauer und Frequenz bleiben offen. Der Patient selbst bestimmt Häufigkeit und Abstände der Therapiestunden. Die Behandlung umfasst i.Allg. 15–50 Stunden in eineinhalb bis drei Jahren. Auch im Übrigen ist die Methodik nur wenig festgelegt. Der Patient gibt die Themen an (die Behandlung bleibt nicht auf einen Fokus beschränkt), der Arzt unterstützt ihn hierbei. Die Regression des Patienten bleibt in Grenzen. Die Übertragung steht nicht im Mittelpunkt der Behandlung. Deutungen werden sparsam gegeben. Insbesondere werden Beziehungskonflikte angegangen, auch deren Verknüpfung mit früheren Erfahrungen.

26.2 Verhaltenstherapien

Ausgehend von den lernpsychologischen Grundlagen werden hier die wichtigsten Methoden beschrieben, deren Indikationen in den speziellen Kapiteln angegeben wurden. Die Einzelheiten der Anwendung (s. Fachliteratur) sind nur in der Praxis zu erlernen.

Nach dem *Prinzip der Selbstkontrolle* arbeiten folgende Verfahren:

Selbstbeobachtung. Sie ist in der vorausgehenden Verhaltens*analyse* unerlässlich, hat aber u.U. bereits therapeutische Konsequenzen, indem das problematische Verhalten exakt erfasst wird, z.B. in der Raucherentwöhnung jede Zigarette gezählt und jedes Rauchen dokumentiert wird. Bereits hierdurch kann eine Abschwächung eintreten. Einen Schritt weiter geht die

Selbstbeurteilung. Der Patient selbst setzt seine Belohnung (bzw. Ausbleiben der Belohnung oder Bestrafung) entsprechend seinem Verhalten fest und führt diese durch.

Weitere Verfahren stehen unter dem *Prinzip der Reizkonfrontation* (Stimuluskontrolle).

Die **systematische Desensibilisierung** wird vor allem bei Phobien als *Angst-Meidungs-Training* angewandt und geht von folgender Annahme aus: Der Patient versucht, sich dem angstauslösenden Reiz durch eine Vermeidungsreaktion zu entziehen und überhaupt angstauslösende Situationen zu *vermeiden*. Dieses Verhalten soll dadurch abgeschwächt werden, dass ein angenehmer Reiz eingeführt wird, mit dem die Angst unvereinbar ist, was reziproke Hemmung oder Gegenkonditionierung genannt wird. Die Angstreize werden ihrer Intensität nach in einer sog. Angsthierarchie abgestuft. Mit dem relativ schwächsten Angstreiz wird begonnen. An die Stelle der früheren Desensibilisierung im Entspannungszustand (progressive Entspannungstechnik nach JACOBSON) ist heute i.Allg. die rascher wirkende systematische Desensibilisierung in vivo, also im praktischen Leben getreten.

Die **Reizkonfrontation** (exposition, flooding) geht davon aus, dass nach genügend langer Darbietung eines angstauslösenden Reizes (und zwar ohne Abstufung) eine Gewöhnung an diesen Reiz (habituation) eintritt. Dabei ist es wichtig, dass der angstauslösende Reiz intensiv und langdauernd und womöglich übertrieben dargeboten wird und dass jegliches Vermeidungsverhalten unterbunden wird. So wird ein Patient mit neurotischer Angst systematisch den angstauslösenden Situationen ausgesetzt. Da er immer wieder erfährt, dass die befürchteten Konsequenzen nicht eintreten, geht die Angst zurück. Diese Konfrontation wird in Verbindung mit der Entwicklung von Bewältigungsstrategien bevorzugt bei Angststörungen als *Angst-Management-Training* angewandt.

> *Mit den des Patienten.* Eine 30jährige Patientin mit Zwangsgedanken und Waschzwang berichtet über die Verhaltenstherapie:
>
>> »Also vor allem soll meine Angst angegangen werden, die ich eigentlich immer verspüre, dass ich mich jetzt zum Beispiel, also eigentlich hauptsächlich, mit Aids oder mit Hepatitis anstecken könnte. Also diese Angst, die ist wie so ein kleiner Dämon in mir, und die wollen wir halt durch verschiedene Sachen, die in mir Ekel und Angst auslösen, angehen.
>> Das bezieht sich zum Beispiel auf unsere gemeinschaftlichen Toiletten. Da habe ich es am Anfang meines Aufenthaltes halt so versucht zu kompensieren, dass ich mir ständig die Hände gewaschen habe oder Türklinken oder die Spülung von der Toilette nur mit einem Küchentuch angepackt habe. (Wie oft haben Sie sich denn so am Tag die Hände gewaschen?) Am Anfang waren es 30-mal am Tag. (Dann nimmt die Haut ja irgendwann schon Schaden.) Die war ganz kaputt. War richtig kaputt und hat immer geblutet. Und abends,

wenn es ganz schlimm war, taten die Hände wirklich richtig weh. (…) Äh, ich hatte Angst, dass zum Beispiel auf den Frauentoiletten eine Frau ihre Tage hatte und die dazu eventuell mit dem Blut ihrer Menstruationsflüssigkeit in Kontakt gekommen ist und hat damit dann die Toilette abgezogen und die Türklinke angepackt, oder halt irgendwelche anderen Körperflüssigkeiten, die man halt so darum vorfindet.

(Und wie wird diese Angst jetzt in der Behandlung angegangen?) Hm, also eine meiner ersten Aufgaben war, mit meiner Psychologin zusammen Türklinken in der Damentoilette anzupacken und richtig zu reiben und auch die Toilettenspülung richtig abzureiben, dann auch mal die Toilettenbrille. Da musste ich mir, und das war das Schreckliche für mich, ich wusste ja, ich habe ja die ganzen offenen Stellen, musste dann alles so verreiben. So richtig ausgiebig. Das musste ich dann am Anfang so ½ Stunde aushalten. Ich durfte mir nicht die Hände waschen oder ich durfte mir die Hände auch nicht desinfizieren. Dann wäre das Risiko ja geringer gewesen, dass ich mich anstecken könnte, weil die Keime, die wären ja nicht so lange auf meiner Haut gewesen. (Jetzt konnten Sie sich aber nicht die Hände waschen. Wie ging das mit der Angst denn dann?) Äh, also erstaunlicherweise ist die Angst irgendwann ganz oben auf 100 gewesen, aber dann wurde sie nicht stärker, dann wurde sie eben aber ein bisschen weniger. Und dann habe ich dann tatsächlich 'ne ½ Stunde ausgehalten. Und es ging dann nachher, also im Laufe dieser ½ Stunde.

Das mache ich jetzt weiterhin noch, dieses Türklinken Anfassen und mit Toilettenspülung, aber mittlerweile habe ich schon nicht mehr so den Drang, mir sofort die Hände zu waschen. Ich halte das jetzt auch eine Stunde aus oder 1 ½ Stunden. Dann habe ich letztens auch selbst eine Aufgabe gestellt. Da habe ich morgens früh beim Frühstück vom Mitpatienten mein Frühstücksbrötchen anfassen lassen, von verschiedenen Patienten, auch von Männern. Da bin ich ja sowieso immer skeptisch, und habe es dann gegessen. Das war meine selbst gestellte Aufgabe. Weil ich versuche, wirklich daran zu arbeiten, weil ich merke, je öfter ich mich solchen Situationen stelle, desto weniger Angst habe ich.

Also wirklich, also am Anfang habe ich halt gefragt, also ich kann mir gar nicht so richtig vorstellen, warum ich das Ganze machen soll, weil irgendwie ist das alles für mich paradox. Ich soll irgendwas machen, was mich gefährden könnte. Aber mittlerweile sehe ich das schon ein bisschen entspannter. Auf jeden Fall sind meine Hände nicht mehr so wund. Das ist für mich schon mal ein sehr großer Fortschritt, und ich hoffe, dass ich wieder so'n bisschen alltagstauglicher werde, auch gerade auf der Arbeit.

(Gibt es noch andere Erfahrungen aus der Therapie, die Ihnen besonders wichtig erscheinen?)

Auf jeden Fall ist es die Sache wert, dass man Geduld hat und dabei bleibt, weil es ist einfach so, es wird mit der Zeit weniger Angst. Und das finde ich, ist lobenswert. Am Anfang hätte ich das nie gedacht. Hätte ich gedacht: nee, glaub' ich nicht. Aber man muss es einfach mitmachen und dran bleiben.

(Und inwiefern ist die Psychologin dabei wichtig?) Also zum einen, weil so die ersten Übungen hat sie mit mir zusammen gemacht. Sie hat selber Gegenstände angepackt und es sogar noch ein bisschen verschärftere Version gemacht und hat sich damit die Haare berührt, was für mich die absolute Schreckensvision ist, und hat mir so halt so'n bisschen versucht, die Angst zu nehmen. Und dann hat sie mir noch ganz was Wichtiges beigebracht: wenn ich jetzt immer diesen schrecklichen Gedanken habe, dass ich an Hepatitis oder an Aids erkrankt sein könnte, dann soll ich, äh, zum Beispiel an eine Farbe denken, zum Beispiel an lila, dann muss ich mir im Raum alle Gegenstände aussuchen, die lila sind. Und dann habe ich jetzt zum Beispiel gesehen: der Schuh ist lila. Was kann man mit 'nem Schuh machen? Mit dem Schuh kann man über die Straße gehen, und so unterbreche ich dann die Gedanken.«

Im Vordergrund steht die Methode der Reizkonfrontation mit Reaktionsverhinderung, unterstützt durch Modelllernen und Wahrnehmungslenkung zur Stressbewältigung.

Negatives Üben wird bei Stottern, Tics und ähnlichen Störungen angewandt: Das gestörte Verhalten muss so lange wiederholt werden, bis Erschöpfung eintritt. Hierdurch soll das Wiederauftreten gehemmt werden. *Aversionstherapie* arbeitet mit Aversivreizen, also mit negativer Konsequenz. Diese Verfahren werden nur noch wenig angewandt.

Ein drittes *Behandlungsprinzip* ist das **operante Konditionieren**, das bereits erklärt wurde. Es wird in der psychiatrischen Therapie vielseitig angewandt. Ein Beispiel ist die Anorexie-Behandlung, bei der u.a. nach Vereinbarung zwischen Patient und Psychotherapeut bestimmte Annehmlichkeiten (z.B. Fernsehen) zunächst entzogen und erst dann wieder gewährt werden, wenn das therapeutisch gewünschte Verhalten eingetreten ist.

Eine andere Indikation sind Verhaltensstörungen und Autismus bei chronisch Schizophrenen: nach einer Verhaltensanalyse und gemäß einem detaillierten Behandlungsplan, wofür das gesamte Personal geschult werden muss, werden erwünschte Verhaltensweisen (z.B. beim Essen, Arbeiten usw.) nach dem Prinzip der Verstärkung belohnt, und zwar i. Allg. durch Gewähren von Vergünstigungen und Vorteilen, früher auch in Form von Münzen (token economy).

Biofeedback-Verfahren werden kaum in der Psychiatrie, eher in der psychosomatischen Medizin verwendet. Körperliche Funktionen, z.B. Herzfrequenz oder Blutdruck, werden apparativ dem Patienten signalisiert. Durch diese Rückkoppelung sowie gleichzeitige Wahrnehmung von Beeinflussungsfaktoren kann eine gewisse Selbstkontrolle entstehen. Weitere Indikationen sind Stottern, Torticollis und andere motorische Störungen.

Das *Prinzip des Modellernens* zielt auf den Erwerb sozialer Kompetenzen ab. Hauptbeispiel ist das

Selbstsicherheitstraining (assertive training). Es dient zur Verminderung von sozialen Ängsten und zum Aufbau sozialen Verhaltens. Es wird häufig mittels Rollenspiel in Gruppen durchgeführt. Szenen sind z.B.: kritische Äußerungen und Auseinandersetzungen wagen, bei der Reklamation im Geschäft, aber auch im Umgang mit Angehörigen. Dabei sollen erlernt werden: emotionales Sprechen (feeling talk), expressives Sprechen (facial talk), Widersprechen und Angreifen, häufiger Gebrauch des Wortes »Ich«, Zustimmung, wenn man gelobt wird, sowie jegliche Spontaneität.

Psychoedukative Verfahren wurden zunächst in der Schizophreniebehandlung eingeführt, wo sie sich als sehr wirksam zur Rezidivprophylaxe erwiesen haben. Inzwischen wird Psychoedukation störungsspezifisch auch bei anderen Erkrankungen angewandt, so bei depressiven und bipolaren Störungen.

Interaktive Verhaltenstherapie wird mit mehreren Patienten zugleich, also in Gruppen, durchgeführt, was insofern vorteilhaft ist, als die Verhaltensmodifikation geradezu in vivo geschehen kann.

> *Verhaltenstherapie* wird heute mit ihren verschiedenen Techniken bei zahlreichen psychischen Störungen angewandt, so dass patientenorientierte Indikationen und multimodale Vorgehensweise möglich werden. Verhaltenstherapie geht – mehr als manches andere psychotherapeutische Verfahren – direkt die klinische Symptomatik an, unter der der Patient leidet und die ihn zum Arzt geführt hat. Erfolgversprechend erscheint insbesondere Verhaltenstherapie zur Selbstkontrolle: die Verfahren zielen darauf ab, dass der Patient mehr und mehr sein eigener Therapeut wird.
>
> Die Verhaltenstherapie hat ihre strenge Bindung an die Lerntheorien weitgehend aufgegeben. Sie beschränkt sich nicht mehr auf das Verhalten im engeren Sinne, sondern berücksichtigt zunehmend das Erleben des Patienten, auch und gerade in der Beziehung zum Therapeuten. Widerstand und Übertragung im Sinne des psychodynamischen Vorgehens sind auch hier zu beachten. Jedoch sollen die Unterschiedlichkeiten nicht verwischt werden. Verhaltenstherapie und psychodynamische Therapie stellen verschiedenartige Ansätze und Methoden psychotherapeutischen Vorgehens dar, die in ihrer Eigenständigkeit erhalten bleiben sollen.

Kognitive Therapie. Der verhaltenstherapeutische Ansatz wurde um die kognitive Dimension erweitert. Kognition in dem hier verwendeten Sinn steht sozusagen zwischen Verhalten und Emotion. Insofern stellt die kognitive Therapie eine Verbindung zwischen Verhaltenstherapie und psychodynamischer Therapie her. Psychopathologische Symptome, z.B. depressive Erlebnisinhalte, werden als dysfunktionale, verzerrte Kognitionen angesehen. Sie werden auf ihre Bedingungen und insbesondere Verstärkungen (z.B. durch Umwelteinflüsse) hin untersucht und systematisch therapeutisch beeinflusst. Hierzu dienen empirisch kontrollierte Verfahren, z.B. Aufbau positiv getönter Gegenvorstellungen. Zudem versuchen kognitive Therapieansätze, Einstellungen und »kognitive Grundannahmen« zu verändern, um so eine verbesserte Problemlösung zu erreichen.

Das Hauptanwendungsgebiet sind depressive Störungen. Dabei werden depressive Selbsteinschätzung im Sinne von Unzulänglichkeit, Fehlerhaftigkeit und Untüchtigkeit sowie hypochondrische Befürchtungen nicht nur als affektive, sondern zugleich als kognitive Störungen interpretiert und entsprechend therapeutisch angegangen. Speziell für Patienten mit Borderline-Persönlichkeitsstörung wurde die *dialektisch-behaviorale Therapie* (LINEHAN) entwickelt, die auf der kognitiven Therapie aufbaut, darüber hinaus aber auch Methoden anderer Psychotherapieverfahren in strukturierter Form einsetzt.

26.3 Körperbezogene Therapiemethoden

Hierunter werden unterschiedliche Verfahren der Entspannungs-, Bewegungs- und Atem-Therapie zusammengefasst. Sie zielen auf motorische und psychische Entspannung ab sowie auf ein verbessertes Gefühl und Verständnis für den eigenen Körper. Manche Verfahren enthalten suggestive Elemente. In der Psychiatrie sind körperzentrierte Therapiemethoden als *zusätzliche* Maßnahmen hilfreich.

Das autogene Training nach J.H. Schultz dient einer konzentrativen Selbstentspannung und hat gewisse Beziehungen zur indischen Yogapraxis (die sog. Oberstufe ist ein bildhaft-mediatives Verfahren). Hier interessieren die Grundübungen:

Der liegende Patient wird angehalten, sich zu entspannen (»Ich bin ganz ruhig«) und sich insbesondere auf einen Arm zu konzentrieren (»Der rechte/linke Arm ist ganz schwer«). Das übt der Patient zwei- bis dreimal täglich, ein bis zwei Wochen lang, jeweils nur wenige Minuten. Dann folgen der andere Arm und die Beine. Der zweite Schritt betrifft das Wärmeerleben (»Der rechte/linke Arm ist ganz warm«). Ggf. können später spezielle Übungen angeschlossen werden, z.B. »Herz schlägt ruhig und kräftig«/»Atmung ist ganz ruhig«. Der Patient kann die Übungen nach Anleitung allein durchführen. Das Verfahren dient der Ruhigstellung und Entspannung und wird auch zur Schmerzbekämpfung und Angstbehandlung eingesetzt, auch als Gruppenbehandlung.

Progressive Relaxation nach E. Jacobson verzichtet auf suggestive und meditative Elemente und beschränkt sich auf die Entspannung der willkürlichen Muskulatur.

Dem liegenden Patienten wird zunächst die Anspannung einzelner Muskelgruppen vergegenwärtigt (beginnend mit dem Beugen und Strecken der linken Hand und des Unterarmes), um ihn dann die Entspannung spüren zu lassen. Das wird täglich einmal ca. eine halbe Stunde lang geübt. Nach einer Woche folgen der rechte Arm, danach Beine und andere Muskelgruppen, wie Kaumuskeln, Augenmuskeln, Lippen und so weiter. Später wird die Entspannung im Sitzen geübt – das Verfahren ist vielfach kombinierbar, insbesondere mit Verhaltenstherapien.

Die konzentrative Bewegungstherapie geht über Entspannung hinaus. Die Übungen bestehen in entspanntem Liegen, im Gehen und anderen Bewegungen unter Einschluss der Atmung, meist mit geschlossenen Augen. Die Einzelheiten können hier nicht beschrieben werden. Die Behandlung wird in der Regel in Gruppen durchgeführt. Sie zielt auf eine konzentrierte Zuwendung zum eigenen Körper (»Anspüren«), aber auch zur Außenwelt ab, zum Raum und zu den Mitpatienten in Form behutsamer Kontaktnahmen.

Das Bewusstseinsfeld soll konzentrativ eingeengt werden, ohne dass aber das Bewusstsein wie in der Hypnose verändert wird. Der Patient soll das eigene Körperschema erfahren (dabei auch eigene Missbefindlichkeit und Schmerz) und von hier aus zu einem gewandelten Verhältnis des Körpers zur Außenwelt und zu Gelassenheit gelangen. Suggestive Elemente werden vermieden. Die Erfahrungen werden nach den Übungen verbalisiert. Wie bei jedem Verfahren muss auch bei diesem die Indikation im Einzelfall sorgfältig geprüft werden (bei vielen Psychosekranken nicht angebracht). Sorgfältige Ausbildung und umfangreiche Erfahrung sind die Voraussetzungen der Anwendung.

Motothorapie bezieht ihre Elemente aus verschiedenen Bereichen der Körpertherapien und den Bewegungsbehandlungen (z.B. konzentrative Bewegungstherapie, Heilgymnastik, aber auch Tanz und Sport). Sie verfolgt das Ziel, über die Auseinandersetzung mit der Körperlichkeit eine bessere Beziehung zu sich selbst, zur personalen und materiellen Umwelt zu erreichen. Die Methoden sind vielfältig.

26.4 Weitere Psychotherapieverfahren

Die klientzentrierte Therapie des amerikanischen Psychologen Rogers (in Deutschland als *Gesprächspsychotherapie* bezeichnet) nahm ihren Ausgang von der nicht-direktiven Beratung (counseling) und wurde zu einem Psychotherapieverfahren weiterentwickelt. Klientzentriert heißt: auf den zu behandelnden Menschen bezogen anstatt auf Krankheit und Symptome. Und auch: Verantwortlichkeit des Klienten selbst. Dabei geht ROGERS von der Hypothese aus, es bestehe im Menschen eine besondere Tendenz zur Selbstgestaltung, die sich beim Klienten unter der Therapie entfaltet. Er sieht sich keiner Theorie verpflichtet, bezieht sich aber auf grundlegende Erkenntnisse der Psychoanalyse, z.B. auf die Dynamik des Unbewussten und die Übertragungsphänomene in der Behandlung.

Als Grundbedingungen der Behandlung sieht ROGERS an: die unbedingte emotionale positive Zuwendung und die Annahme des Patienten, Echtheit und empathisches Verstehen. Hiermit sind wichtige Elemente der psychotherapeutischen Einstellung angesprochen. Zum praktischen Vorgehen gibt er nur wenige Regeln. Der Therapeut wiederholt das, was der Patient über sein Erleben und Verhalten sagt, er formuliert es möglichst genau, präzisiert es durch sprachliche Verdeutlichung, ohne aber Interventionen in Form von Deutungen vorzunehmen. Es handelt sich also um eine einsichtsorientierte (evokative) Psychotherapie, auch die Zeiten sind ähnlich wie bei den Kurzpsychotherapien, nämlich 4–20 Gespräche von 45 min Dauer.

Das Indikationsfeld der klientzentrierten Therapie liegt in der psychologischen Beratung und Krisenintervention, auch in der Behandlung neurotischer Störungen (nicht aber psychotischer und anderer schwerer Störungen). Voraussetzung ist allerdings, dass die multifaktorielle Ätiologie und die Krankheitssymptomatik (somit also die Diagnose) nicht außer acht bleiben.

Direktives Vorgehen. In ausgesprochenem Gegensatz zu den einsichtsorientierten Psychotherapiemethoden steht das direktive, d.h. anleitende und beratende Vorgehen. Der Therapeut bringt seine Vorstellungen und Vorschläge dem Patienten so nahe, dass er sie übernimmt. Hierzu gehören die Rationale bzw. Persuasionstherapie (P. DUBOIS und J.D. FRANK) und auch die paradoxe Intention sowie Logotherapie (V.E. FRANKL).

Direktives Vorgehen ist weniger eine eigene Psychotherapiemethode als ein Bestandteil ärztlicher Behandlung überhaupt (Informationen, Ratschläge, Warnungen usw.). Das gilt auch für die Psychiatrie einschließlich der Soziotherapie. In jeder Psychotherapie ist ein direktives Element gegeben, z.B. in Form von Anleitungen und festen Regeln oder konkreten Vorschlägen bei krisenhafter Zuspitzung. Selbst eine betont psychodynamische Therapie kann nicht absolut auf Direktiven verzichten. Insgesamt aber besteht eher die Gefahr, dass der Psychotherapeut zu häufig bzw. zu früh Ratschläge erteilt und sich damit in die Front der nie um einen guten Rat verlegenen Beziehungspersonen einreiht.

Suggestion übergeht Einsicht und Kritik und wirkt direkt auf emotionale Tiefschichten.

Suggestion ist ganz allgemein ein wesentliches Element zwischenmenschlicher Beziehungen. Sie ist auch legitimer Bestandteil der ärztlichen Behandlungen. Diese Auswirkungen werden dem Patienten oft nicht bewusst. Suggestiv wirkt der Arzt auf den Patienten schon allein durch seine Rolle als Fachmann und sachkundiger Helfer, durch sein Interesse, seine Zuwendung und Hilfsbereitschaft. Einer der Beweise hierfür ist der Placebo-Effekt bei der Arzneimittelverordnung. Voraussetzung ist eine emotionale Patient-Arzt-Beziehung. Der Psychotherapeut muss sich allerdings seiner Suggestiv-Wirkung bewusst sein. Suggestion kann gezielt eingesetzt werden. Beispiele hierfür sind: bestimmte Informationen über Art und Ursache von Krankheitserscheinungen und Beschwerden, mit Gewissheit vorgetragene Voraussagen eines Behandlungseffektes.

Ausgesprochene *Suggestivtherapien*, in denen Suggestion bewusst als Hauptagens eingesetzt wird, verwendet man kaum noch.

Hypnose gehört zu den ältesten Heilmitteln der Menschheit, anscheinend schon im Altertum verwendet, gesichert zumindest seit dem »Magnetismus« von MESSMER im 18. Jahrhundert. Hypnose ist weder nur Jahrmarktsspektakel noch Allheilmittel, sondern ein nach wissenschaftlichen Kriterien einzusetzendes Psychotherapieverfahren. Es kommt zu einem schwer beschreibbaren Zustand von Bewusstseinsveränderung, auch Trance genannt, in gewisser Hinsicht ähnlich einem (psychogenen, dissoziativen) Dämmerzustand. Das Wissen um die reale Situation geht dabei i.Allg. nicht verloren. Dem Hypnotisierten bleiben seine Reaktionsweisen fast immer bewusst.

78

Über die französische Medizin (BERNHEIM) kam die Hypnose Ende des 19. Jahrhunderts in die Psychiatrie und wurde viel verwendet, bis sie von der Psychoanalyse verdrängt wurde. Danach kamen autosuggestive Verfahren, die sogenannte Selbsthypnose auf (z.B. Autogenes Training). Von den 1980er Jahren an fand die Hypnose wieder vermehrt wissenschaftliches Interesse und praktische Anwendung. Es gibt bisher keine zufriedenstellende Theorie der Hypnose, aber die psychotherapeutischen Effekte sind unbestreitbar.

Methodik: Eingeleitet wird die Hypnose mit suggestiven Beeinflussungen unterschiedlicher Art: bei der »klassischen« Hypnose (Trance) wurde zur Einleitung eine suggestive Beeinflussung mittels Fixation der Augen, Farbtafeln, bestimmten Vorstellungen und suggestiver Sprache des Therapeuten verwendet. Die neuere, sogenannte indirekte Hypnosemethode wird aus der Patient-Arzt-Beziehung heraus allmählich entwickelt i.S. einer dialogischen (verbalen) Induktion, gefördert auch durch Atemübungen und vertieft durch suggestive Beeinflussung. Dabei kann der Patient sitzen oder liegen, auch Gruppenbehandlung ist möglich. Die Hypnose muss durch den Therapeuten sorgfältig beendet und aufgehoben werden: verbale Rücksuggestion, taktile Reize. Von erfahrenen Psychotherapeuten wird die Hypnose, die kaum mehr als »zudeckendes Verfahren« gelten kann, als ein Weg zum Unbewussten und damit zu konflikthaftem Erleben genutzt (sogenannte Hypnoanalyse).

Indikationen: Nicht alle Menschen lassen sich hypnotisieren, wohl aber die meisten mehr oder weniger, ca. 10% sind refraktär. Die Indikationen sind Prüfungsängste und ähnliche Spannungszustände, auch Flugangst; Angstsyndrome; Schmerzbehandlung, z.B. Anästhesie bei Zahnbehandlungen, funktionelle (psychovegetative) Beschwerden, psychosomatische Störungen; Konversionsreaktionen zur raschen Aufhebung eines Symptoms (worauf allerdings eine eingehendere Psychotherapie folgen muss); auch Raucherentwöhnung (weniger Alkoholabhängigkeit).

Kontraindikationen und Komplikationen: Nicht angezeigt ist die Hypnose bei Schizophrenien und ausgeprägten depressiven Verstimmungen. Und auch im Übrigen ist die Hypnose als ein geradezu »invasives« Psychotherapieverfahren behutsam und verantwortungsbewusst anzuwenden.

Komplikationen treten insbesondere ein, wenn die Rücknahme unvollständig bleibt, der Patient also nicht »richtig wach« wird. Als Komplikation wird gelegentlich Verbrechen in Hypnose angeführt; jedoch gelingt es erfahrungsgemäß praktisch nicht, einen Menschen in Hypnose zu Verhaltensweisen zu bewegen, die seinen ethischen Werten widersprechen.
    Nachteile dieser Behandlung sind zu große Passivität und zu weitgehende Regressionen des Patienten sowie Abhängigkeit vom Therapeuten.
    Voraussetzungen auf Seiten des Behandlers sind nicht nur Ausbildung und Erfahrung in der Methodik, sondern auch umfangreiche Kenntnisse und Erfahrungen in der psychiatrischen bzw. psychosomatischen Krankheitslehre, um Indikation und Kontraindikation zu erkennen. Dabei kommt es insbesondere auf die Psychodynamik der Patient-Arzt-Beziehung an. Vor einer unkri-

tischen Anwendung der Hypnose und vor unzureichend ausgebildeten »Hypnosetherapeuten« muss heute gewarnt werden.

Katathymes Bilderleben (*Symboldrama* nach LEUNER): Der Patient wird aufgefordert, sich im Liegen zu entspannen und seinen Vorstellungen nach Art des Tagträumens freien Lauf zu lassen. Als Themen dienen Situationen seiner eigenen Erfahrung und auch vorgegebene Szenen, die der Patient in seiner Vorstellung durchschreitet: Wiese im Sommer, Aufstieg auf einen Berg, Eingang einer Höhle u.a. Der Patient kann seine Konflikte nacherleben, entweder symbolisch oder indem er von den vorgegebenen Bildern zu problematischen Situationen im Verlauf seines Lebens »weiterwandert«. Dabei kann der Arzt das Bilderleben lenken und durch Provokationen intensivieren. Das Ziel ist die Verarbeitung von Konflikten.

Diese und andere bildhafte Verfahren enthalten zugleich Elemente des autohypnotischen und des psychoanalytischen Vorgehens. Sie sind indiziert, wenn ein psychotherapeutisches Gespräch nicht weiterführt und es dem Patienten dann leichter gelingt, im Zustand der Versenkung und des Bezogenseins auf sich selbst (weniger auf den Arzt) zu einer Klärung zu kommen.

Meditative Verfahren verschiedener Provenienz werden vielfach angeboten, außerhalb und innerhalb der Medizin, oft mehr weltanschaulich als psychotherapeutisch ausgerichtet, fachlich gesehen oft unkritisch und dilettantisch.

26.5 Psychotherapie in der Sprechstunde

Nachdem die verschiedenen Psychotherapiemethoden beschrieben wurden, soll nun auf häufige Sprechstundensituationen eingegangen werden. Nicht selten ist bei psychisch oder psychosomatisch Kranken eine spezifische Psychotherapie nicht sogleich anzuwenden, z.B. weil die Indikation noch nicht abzusehen oder der Patient seiner Störungen wegen zu einer systematischen psychotherapeutischen Arbeit nicht in der Lage ist. Wenn der Kranke nun aber auf psychotherapeutische Hilfe angewiesen ist, kann das *ärztlich-psychotherapeutische Gespräch* ein hilfreiches Vorgehen sein. Es ist weniger theoretisch elaboriert, ist aber in der Praxis (auch im Rahmen der sog. psychosomatischen Grundversorgung) von größter Wichtigkeit, und steht auch in der Sicht des Patienten an erster Stelle. Es beginnt nach der Kontaktaufnahme mit dem diagnostischen Gespräch und geht ohne scharfe Grenze in ein verstehendes und unterstützendes Gespräch über.

Dabei geht es – wie im konventionellen Gespräch zwischen Arzt und Patient – auch um den Austausch von Informationen (anamnestische Daten des Patienten, krankheits- oder behandlungsbezogene Angaben und Empfehlungen des Arztes). Es wird jedoch nicht nur darauf geachtet, *welche* Informationen übermittelt werden, sondern *wie* der Patient sein Anliegen zum Ausdruck bringt, sowohl sprachlich wie auch im Verhalten. Die Prozesse der Übertragung und Gegenübertragung werden für das Verständnis der Patient-Arzt-Beziehung genutzt, aber in der Regel nicht explizit angesprochen. Auch ist nicht die Aufarbeitung von Konflikten Ziel der ärztlichen Interventionen; es werden die gesunden Anteile und Stärken des Patienten wieder herausgearbeitet und unterstützt, was man supportiv nennt. Diese Form des ärztlichen Gesprächs ist also von Anfang an gleichermaßen diagnostisch wie therapeutisch ausgerichtet.

In der *supportiven Psychotherapie* geht es nicht um die Deutung unbewusster psychodynamischer Zusammenhänge; vielmehr werden gezielt die Stärken des Patienten und seine gesunden Fähigkeiten angesprochen, z.B. durch Ermutigung, Beratung oder auch Beruhigung. Ihm wird geholfen, eigene Handlungskompetenzen und Möglichkeiten wieder zu nutzen, was sich auch günstig auf sein Selbstwertgefühl auswirkt. Angesichts des aktiven therapeutischen Vorgehens ist die Gegenübertragung sorgfältig zu beachten. Supportive Psychotherapie ist in akuten, schweren Krisensituationen indiziert, und mindestens ebenso oft bei chronisch psychisch Kranken. Wenn ein zuvor eingesetztes Psychotherapieverfahren nicht oder wenig erfolgreich war und wenn der Patient weiterhin unter seinen Störungen leidet, gibt es noch Möglichkeiten der psychotherapeutischen Hilfe.

Anschaulich hat KIND die *führende und stützende Psychotherapie auf längere Sicht* beschrieben. Sie ist weniger auf Erhellen, Aufarbeiten, Konfliktlösen ausgerichtet, sondern mehr auf Unterstützen, Beraten und Begleiten. »Das Hauptgewicht liegt auf der Schaffung und Erhaltung einer tragfähigen Arzt-Patient-Beziehung, die das gestörte Selbstvertrauen des Patienten stärkt, seine Isolierung durchbricht und ihm immer wieder Hilfe bei der Lösung aktueller Schwierigkeiten gibt... Der Psychotherapeut, der sich auf diese Weise ... seiner Kranken annimmt, muss nicht mehr ein schlechtes Gewissen haben, weil er sich einreden lässt, nur eine intensive psychoanalytisch orientierte Therapie könne seinem Patienten überhaupt helfen und alles andere sei bloß Beruhigung, welche dem Kranken im Grunde nichts nütze.«

Das Anwendungsfeld ist groß. Diese Psychotherapie ist bei Patienten nach Psychosen und bei chronischen neurotischen und Persönlichkeitsstörungen indiziert, auch bei nicht geheilten Abhängigkeitspatienten. Ggf. ist auch hier die Kombination mit Psychopharmakatherapie möglich.

26.6 Gruppenpsychotherapien

Der ökonomische Nutzen liegt auf der Hand. Der therapeutische Vorteil ist darin zu sehen, dass mit der Gruppe ein neuer psychodynamischer Faktor in die Behandlung eingeführt wird.

Die psychoanalytische Gruppenpsychotherapie arbeitet nach ähnlichen Regeln wie die individuelle psychoanalytisch orientierte Psychotherapie. Gegenstand der Behandlung sind die Konflikte und Verhaltensweisen der Patienten, auch die Beziehungen untereinander. Widerstände und Übertragungen werden analysiert. Die Übertragungsmöglichkeiten sind vielfältig. Es kann z.B. die Familiensituation reproduziert werden. Ambivalente Regungen können gleichzeitig auf verschiedene Bezugspersonen projiziert werden. Die notwendigen Prozesse des Umlernens und Neulernens können gerade durch die Gruppe gefördert werden.

Diese Therapie hat zahlreiche Abwandlungen erfahren: *Tiefenpsychologisch fundierte Gruppenpsychotherapie* hebt insbesondere auf die Interpretation des aktuellen Verhaltens ab. Die *interaktionelle* Gruppenpsychotherapie setzt bei dem manifesten interpersonellen Verhalten des Patienten an, verzichtet aber weitgehend auf Deutungen seines Verhaltens; stattdessen versucht der Therapeut in seiner Antwort auf die Äußerungen und das Verhalten des Patienten dessen unzureichend ausgebildete Ichfunktionen (z.B. der Wahrnehmung und Differenzierung der Affekte oder die unzureichende Wahrnehmung der Folgen des eigenen Handelns) anzusprechen und ihre Nachreifung anzuregen. Die Übergänge sind fließend, die Unterschiede bestehen insbesondere im Maß der Regression.

> *Mit den Worten der Patienten, die über interaktionelle Gruppenpsychotherapie im Rahmen der stationären psychiatrischen Behandlung berichten:*

»(Wie ist das, wenn man das eigene Problem anderen in einer Gruppenpsychotherapie schildert?)

Herr A.: Man sieht das dann objektiver danach. Teilweise hat man dann das Gefühl: hab ich richtig gehandelt, hab ich nicht richtig gehandelt. Und wenn die Mehrzahl dann sagt, das hätte ich auch so gemacht, dann fühlt man sich irgendwie besser, äh, wenn man selbst unsicher ist...

Frau C.: Ja, mir geht das dann so, dass ich manchmal ein Problem erst richtig als Problem dann für mich auch gesehen hab oder verstanden hab, was so Beziehungen angeht, wenn man es selbst erklärt. Und dann im 2. Schritt auch die entsprechenden Rückmeldungen bekommt.

Herr A.: Weil es gibt manche Probleme, die man noch nie ausgesprochen hat. Und da bekommt man halt die Gelegenheit, es auch auszusprechen. Und beim Aussprechen, äh, kann man sich selbst mehr Gedanken drüber machen.

(Ist das in so einer Gruppenpsychotherapie denn was anderes, als mit anderen Patienten zusammen zu sitzen?)

Herr A.: Ja, weil, äh, ja die Ärztin dabei ist, die eingreift. Und, so wenn man abends so am Tisch sich unterhält, ist das doch einen ganz anderer Charakter.

Herr D.: Das Gute ist auch, dass sich der Arzt nicht zu sehr einbindet, sondern eher die Funktion des Moderators übernimmt und halt schon den Dingen seinen Lauf lässt. Falls man merkt, es geht jetzt in die falsche Richtung, ist der Arzt doch schon in der Lage zu sagen, wir waren aber gerade da, oder ist in der Lage, noch mal Dinge zu wiederholen, verständlicher zu machen, also übernimmt er eher die Funktion des Moderators, und das finde ich besser als, äh, die Dinge intensiver zu steuern. Also man lässt den Dingen eher freien Lauf.

Herr A.: Sie merkt ja auch, wenn es zu brenzlig wird, dann stoppt sie ja auch. Dafür ist die Ärztin dann einfach wichtig. Also ich würde in die Gruppe nicht gehen, wenn kein Arzt da wäre.

Frau C.: Also nach der 2. Sitzung wollte ich eigentlich abbrechen. Weil ich dachte, das bringt mir überhaupt nichts, und du hörst dir da nur den Senf von den anderen an. Das war für mich 'ne richtige Schwelle. Und dann, äh, hat mich die Therapeutin aber überzeugt, noch ein drittes und viertes Mal hinzugehen und mir dann erst ein Urteil zu bilden; und nach der vierten Stunde war ich auf einmal super froh, dass ich es mache.

(Warum?)

Frau C.: Weil ich gemerkt habe, erstens, du fühlst dich aufgehoben. Weil andere Leute ähnliche Probleme haben, weil ich dieses Vertrauen gefühlt habe, weil ich gemerkt habe, o.k., wenn du andere Leute erzählen hörst, dass es ähnlich schlecht gehen kann in ganz normalen Situationen, dass es mir 'nen Stück Druck wegnimmt, dass ich dann auch nicht mehr so funktionieren muss. Das hat so ganz viele Aspekte. Das wurde eigentlich von Stunde zu Stunde besser.

Frau B.: Also ich bin auf jeden Fall froh, wenn ich dabei, weil, ich finde, das bringt sogar mehr als die Einzeltherapie, weil verschiedene Meinungen jedes Mal – also wenn ich jetzt ein Thema einbringe, dann habe ich nicht nur die Meinung von meiner Therapeutin dazu, sondern ich habe die Meinung von meinen Mitpatienten, die mich auch unterstützen können und eben mir verschiedene Meinungen, verschiedene Blickwinkel geben können zu einem Problem, was ich hab. Also ich habe die Möglichkeit, meine Probleme aus verschiedenen, aus anderen Blickwinkeln anzusehen, als wenn mir nur eine Person gegenüber sitzt.

Frau C.: Man nimmt eigentlich gerne an, was für Vorschläge kommen. Man denkt zumindest drüber nach. Man setzt ja vielleicht nicht alles direkt um, aber man, äh, hat dann wirklich 'nen anderen Blickpunkt, und es ist also noch nie so gewesen, dass sich irgendeiner von uns irgendwie in die Ecke gedrängt fühlte oder gedacht hat, warum sagen die dir den jetzt, sondern man hat es immer eher als positiv empfunden, ob es passt oder ob es nicht passt.

Frau E.: Ich erlebe, dass alle sehr, äh, sanft miteinander umgehen, und, äh, sehr bemüht sind, auch dieses Problem – meistens ist es ja Problem von einem Patienten in einer Stunde – alle sehr bemüht sind, da helfend Vorschläge zu machen und einzugreifen, so dass also gar keine Differenzen oder so auftreten.

Herr A.: Man erkennt sich eigentlich, also so geht es mir, in den Problemen immer sich ein bisschen wieder selber.

(Gibt es Aspekte in Zusammenhang mit der Gruppenpsychotherapie gibt, die Sie eher kritisch sehen?)

Frau E.: Als Aspekt, würde ich einfach sagen, der sehr, sehr wichtig ist, das betonen die Ärzte ja auch: die Schweigepflicht, äh, der wir unterstehen, und ich setze, muss hier einfach voraussetzen, dass keiner rausgeht und Dinge weitersagt. Da ist natürlich immer eine Schwachstelle, wobei ich einfach hier im Moment erst einmal glaube, dass alle damit auch so umgehen. Aber es ist halt eben eine Schwachstelle.

(Es hat ja auch ein bisschen was mit Vertrauen zu tun.)

Herr A.: Ja, also man hat ja schwerwiegende Probleme selber, und da hat man, man hat also immer, so geht es mir, man hat ja ein bisschen Angst es preiszugeben. Also ich taste mich da ganz langsam nach vorne...«

In den Patientenäußerungen fällt das hohe Maß gegenseitiger Zustimmung auf; Differenzen oder unterschiedliche Einschätzungen kommen nicht zu Sprache. Hierdurch wird in dieser frühen Phase der Behandlung der Gruppenzusammenhalt bekräftigt und der eigenen Verunsicherung in der Gruppe entgegengewirkt.

Ferner gibt es gruppenpsychotherapeutische Verfahren, die sich Elemente des Spiels, besonders des Theaterspiels, auch der Darstellung von Märchen und des Rollenspiels nutzbar machen (z.B. das *Psychodrama* von MORENO). Es gibt zahlreiche Abwandlungen (meist außerhalb der ärztlichen Psychotherapie) und darunter auch problematische Formen.

Verhaltenstherapie ist für Gruppenbehandlung besonders geeignet, z.B. in Form des Rollenspiels oder Selbstsicherheitstrainings.

Gruppenarbeit (auch als Gruppentherapie bezeichnet) ist in einem weiteren Sinne zu verstehen, nämlich als ein wichtiges Element der Basisbehandlung in psychiatrischen Stationen, Tageskliniken und komplementären Einrichtungen.

Gruppenpsychotherapie, gleich welcher Methodik, stellt an den Psychotherapeuten noch höhere Anforderungen als Einzeltherapie. Unbedingte Voraussetzungen sind eine fundierte Fachausbildung, eine längere klinische Tätigkeit sowie Erfahrung in der Einzeltherapie und als Co-Therapeut in Gruppen. Das muss im Hinblick auf laienhafte und problematische Durchführungen von gruppendynamischem Training, Encounter-Gruppen, Selbsterfahrungswochenenden etc. betont werden.

26.7 Paar- und Familientherapien

Auch den *Partner* in die Therapie einzubeziehen, hat folgende Gründe: die psychotherapeutische Arbeit ohne den Partner kann einseitig und ergebnislos verlaufen, insbesondere wenn der Hauptkonflikt in einer Partnerproblematik liegt; der Partner, der von der Psychotherapie ausgeschlossen bleibt, kann in tiefere und auch neue Konflikte geraten; nicht selten ist der Partner mehr gestört und behandlungsbedürftig als der Primärpatient oder er wird es im Laufe der Behandlung. Nach dem Konzept der *Kollusion* (komplementäres Kommunikationsverhalten bei gleichartigen Grundkonflikten beiderseits) werden bestimmte Typen gestörter Partnerbeziehungen unterschieden.

Familientherapie. Seit langem werden in der Psychiatrie die familiären Beziehungen des Patienten beachtet. In der Kinderpsychiatrie bezieht die Psychotherapie in der Regel die Familie ein. In den speziellen Kapiteln wurden die familiären Aspekte des Krankseins und der Behandlung erörtert.

Familientherapie geht jedoch hierüber hinaus. Sie zielt therapeutisch auf die Familie selbst ab. Die Akzente sind: Zweierbeziehung/Familie statt individuelles Selbst; Dyade/System statt Monade, zirkuläre statt lineare Beziehung. Man spricht von »Patient Familie«.

Die Impulse hierfür kamen von der Psychoanalyse, von der Lerntheorie, von der kybernetisch orientierten Kommunikations-Theorie bzw. System-Theorie, die in einem System nicht nur die einzelnen Elemente, sondern insbesondere deren Beziehungen und gegenseitige Beeinflussungen sieht und berücksichtigt (also Regelkreise statt linear gedachter Kausalitäten). Man unterscheidet heute analytische, verhaltenstherapeutische und systemische Familientherapie. Auf die Ergebnisse der Familienforschung bei Schizophrenen sei hingewiesen.

Die Familientherapie bezieht die Kinder und ggf. als dritte Generation die Großeltern ein. Sie befasst sich bevorzugt mit den wechselseitigen Erwartungen der Familienmitglieder, die ausgesprochen, stillschweigend oder unbewusst sein können. Diagnostische Instrumente der Familientherapie sind der Gießen-Test und der gemeinsame Rorschach-Test.

Die Schulen und Methoden der Familientherapie sind zahlreich. Neben der bevorzugt einsichtsorientierten Behandlung gibt es *verhaltenstherapeutisch* ausgerichtete Formen (z.B. strukturelle Familientherapie), zudem die Betonung direktiven Vorgehens und auch paradoxer Interventionen (in der strategischen Familientherapie).

Familienarbeit in einem weiteren Sinne von Angehörigen-Betreuung ist nicht auf spezielle Indikationen beschränkt, sondern bei allen psychisch Kranken mehr oder weniger indiziert.

26.8 Psychotherapie bei Kindern und Jugendlichen

Was bisher beschrieben wurde und für die Psychotherapie Erwachsener gilt, bedarf einer wichtigen Ergänzung: Die Psychotherapie bei Kindern und Jugendlichen hat zwei Besonderheiten: zum einen findet sie mitten in einem rasanten Entwicklungsprozess statt, zum anderen hat sie mit einem dynamischen Beziehungsgeschehen zwischen den Kindern und Eltern und weiteren Personen zu tun. Diese Beziehungen wirken stark in die Therapie hinein. Die Eltern sind konkrete Mitwirkende an der Therapie.

Die *Psychoanalyse* wurde von Anna Freud für die Behandlung von Kindern modifiziert. Sie wies darauf hin, dass man beim Kind nicht mit einer Krankheitseinsicht und einem typischen Therapiebündnis rechnen könne. Daher liege die Behandlung nicht in der eigenen Verantwortung des kleinen Patienten, und die Eltern seien in die Therapie einzubeziehen.

Neue Formen der Therapie mit Säuglingen und Kleinkindern sehen z.B. vor, dass Spielszenen der Eltern mit dem Kind beobachtet, videotechnisch aufgezeichnet und nachbesprochen werden. Die übliche Form der Mitwirkung besteht in separaten Elternsitzungen, in denen die Eltern mit dem Therapeuten ihre Probleme und Erfahrungen besprechen und bewältigen. Nicht selten gestaltet sich die Zusammenarbeit mit den Eltern anspruchsvoll: sie wird zum Schauplatz einer zweiten Psychotherapie, die sich um die seelische Notlage eines Elternteils oder um einen Paarkonflikt kümmern muss.

Damit die Therapie des Kindes durch diesen Interessenkonflikt nicht gefährdet wird, muss gelegentlich ein zweiter Psychotherapeut für die Eltern gesucht werden, der mit dem Kindertherapeuten zusammenarbeitet. – Manche Kinder besuchen die Therapie nur widerwillig und den Eltern zuliebe. Günstigenfalls entwickeln sich tragfähige Elternübertragungen. Dies darf aber nicht dazu führen, dass der Therapeut als Ersatzelternteil die pathologischen Muster der Familie fortsetzt.

Stets wird der therapeutische Zugang zum Kind über das Spiel gesucht. Die *psychoanalytische Spieltherapie* gibt den Kindern viel Raum zur spontanen und intuitiven Entfaltung. In der Tradition des Humanismus wird im Spiel eine spezifische Ressource erkannt, mit der das Kind sich aus eigener Kraft regulieren und kreative Lösungen entwickeln kann (AXLINE). In anderen Schulen (KLEIN) wird allerdings empfohlen, stärker auf das Erleben des Kindes mit Deutungen einzuwirken.

Die *verhaltenstherapeutische (kognitiv-behaviorale) Spieltherapie* gibt aus dem Spiel heraus gezielte Anreize für ein Verhalten, mit dem Konflikte oder Symptome vermieden oder umgestaltet werden können. Beide Methoden, analytisch oder behavioral, sind in ihrer modernen Form ergebnisorientiert, beachten die individuellen Bedürfnisse des Kindes und seinen Entwicklungsstand und gehen auf die Beziehungsdynamik ein.

Auch *Jugendliche* sind nicht leicht von der Notwendigkeit einer Therapie zu überzeugen. Sie setzen sich schmerzlich mit dem Druck auseinander, der von außen auf sie ausgeübt wird. Der Therapeut muss alle – auch unorthodoxen – Wege nutzen, um mit dem Jugendlichen zu einem stillschweigenden Einverständnis zu kommen. Bevor der Therapeut als »Feind« oder Komplize der Eltern erlebt wird, sollte er lieber das Ansinnen einer Therapie zurückweisen.

Mit Jugendlichen kann nicht mehr im klassischen Sinne therapeutisch gespielt werden, dennoch verläuft die Therapie mit spielerischen Elementen und darf mit einem sprachlichen Diskurs nicht überfrachtet werden. Jugendliche sind noch stark im szenischen Erleben des Hier und Jetzt verhaftet. Sie schleppen alltägliche Sorgen und sogar konkrete Habseligkeiten in die Therapiestunde ein. Es mangelt den Jugendlichen an Lebenserfahrung, auf die sie zugreifen können. Stattdessen werden mit starkem Beziehungshunger konkrete Bindungen an den Therapeuten, Erlebnisse und Auseinandersetzungen mit ihm gesucht.

Dabei ist eine scharfe Abgrenzung zwischen Therapie und *Erziehung* nicht möglich. Jeder längere oder wiederholte Kontakt eines Kindes oder Jugendlichen mit einem Erwachsenen kann dazu führen, dass dessen Haltungen vorbildhaft (auch im negativen Sinne) übernommen werden. Die betonte Abstinenz eines Therapeuten kann in dieser Lage absurd wirken. Der Therapeut muss bereit sein, Meinungen zu äußern, Normen zu vertreten und sich in Frage stellen zu lassen. Freilich muss er sich seiner Wirkungen und der Übertragungssituation bewusst sein. Hierbei hilft die regelmäßige Supervision. Psychotherapie ist »kontrollierte Ersatz- oder Hilfselternschaft«.

Ritualisierungen der Therapiestunden bieten sich an und bilden sich fast von selbst heraus. Wettspiele, Spaziergänge, gemeinsame Reparaturen, gemeinsames Malen sind typische Gestaltungsmöglichkeiten. Auch die einzel- und gruppentherapeutische Methode des *Psychodrama* kommt dem Wunsch der Jugendlichen entgegen, erlebte Schwierigkeiten konkret zu reinszenieren.

Ein wichtiges nebenher mitlaufendes Therapieanliegen ist die Loslösung und Emanzipation von den Eltern. Im Kampf um dieses Ziel dürfen die Jugendlichen aber nicht in neue Abhängigkeit vom Therapeuten geraten. Dieses Dilemma versuchen die Patienten durch Therapieabbrüche zu lösen. Ein solcher Schritt darf daher nicht ungeprüft als Scheitern der Therapie bewertet werden.

Bei älteren Jugendlichen nähert sich die Psychotherapie methodisch dem Verfahren bei Erwachsenen. Umgekehrt wird bei Erwachsenen mancher Stillstand überwunden, wenn sich der Therapeut auf die Bedürfnisse von Kindern und Jugendlichen besinnt.

26.9 Psychotherapie im Alter

Die Auffassung, in fortgeschrittenem Lebensalter sei Psychotherapie wenig nützlich und daher kaum indiziert, ist überholt. Im Gegenteil: Psychotherapie ist im Alter möglich und hilfreich, aber diese Möglichkeiten werden noch zu wenig genutzt. Es geht dabei um »alte«, unerledigte Konflikte und nicht weniger um Probleme des *Alterns* an sich und nicht zuletzt der Sterbens- und Todesproblematik. Hier ist an die Ausführungen über das Altern und über das Alter anzuknüpfen.

104

Rückzug und Einengung, Enttäuschungen und Kränkungen, Selbstzweifel und mangelndes Verstehen der sich wandelnden sozialen Bedingungen – diese und andere Veränderungen des Lebens bedrücken und ängstigen alte Menschen, auch wenn die gesundheitlichen Einschränkungen noch erträglich erscheinen. Aber auch in der ersten Phase des Alters (sog. Jungseniorendasein) ist oft ärztliche Beratung bzw. psychotherapeutische Hilfe indiziert. Die Schwerpunkte sind u.a.: die ersten Anzeichen geringeren geistigen Leistungsvermögens nicht unbedingt als »Abbau« zu werten, sondern genauer als geringere Fähigkeit zur Umorientierung und Neuorientierung zu erkennen; aktives geistiges Training (neben dem körperlichen Training) fördern; das allzu leicht eintretende totale Verhaftetsein an leibliche Beschwerden und Funktionsstörungen nicht überhand nehmen zu lassen; und auch im Hinblick auf andere Menschen die so oft dominierende Thematik Gesundheit und Krankheit einzugrenzen. Hilfreich für den alten Menschen (auch im präventiven Sinne) ist es, ihn darin zu unterstützen, sich anderen Menschen helfend zuzuwenden.

Methodisch gesehen steht, wie auch bei jüngeren Kranken, das verstehende, ärztlich-psychotherapeutische Gespräch an erster Stelle (das bei älteren Menschen mehr Zeit erfordert als bei jüngeren), auch im Sinne der *führenden und stützenden Psychotherapie*, die hier ein großes Anwendungsgebiet hat.

Verhaltenstherapie ist auch bei alten Menschen vielfältig anwendbar, zumal Verhaltensstörungen oft der geforderten neuen Anpassung im Wege stehen. Lernen ist auch im Alter noch möglich. Oft ist schon das verhaltenstherapeutisch orientierte Gespräch nützlich. Von hier aus kann man weitergehen in Richtung des Modellernens der Problemlösestrategien. *Kognitives Vorgehen* ist indiziert, wo verzerrte Wahrnehmungen und Wertungen (seiner Selbst und der Umwelt) modifizierbar erscheinen.

Psychodynamisch orientierte Therapie ist nicht selten indiziert. Für einen Versuch einer konfliktzentrierten Psychotherapie ist es praktisch nie zu spät. Allerdings ist abzuwägen, was dem Kranken an Problem- und Konfliktbearbeitung zumutbar ist und wie weit Abwehrmaßnahmen (z.B. zunehmende Affektisolierung) in Frage gestellt werden dürfen.

In diesen Psychotherapien ist die *Übertragung* besonders sorgfältig zu beachten. Auch ein wesentlich jüngerer Arzt kann für den Patienten die Rolle des Vaters einnehmen; nicht selten aber können auch Kind-Projektionen bzw. -Übertragungen die Probleme des alten Menschen mit Sohn oder Tochter widerspiegeln. »Der liebevolle Respekt soll der tragende Grund für die therapeutische Beziehung sein. Fühlt sich der alte Mensch vom jüngeren Therapeuten nicht nur verstanden, sondern auch in seiner ganzen Schwäche und Absonderlichkeit akzeptiert, so wird er auch seine Scheu überwinden und im Dialog aus sich herausgehen können ... die psychotherapeutische Arbeit mit einem Menschen im Senium (ist) ein wahrer Prüfstein für die Fähigkeiten des Therapeuten...« (C. MÜLLER).

Die Durchführung der Therapie wird umso schwerer, je mehr altersbedingte Defizite zunehmen. Aber selbst bei fortgeschrittener hirnorganischer Beeinträchtigung und Demenz und wenn methodische Psychotherapie kaum mehr durchführbar erscheint, ist ein *psychotherapeutisch geprägter Umgang* mit dem alten Patienten angezeigt. Es geht darum, ihn trotz allem persönlich ernst zu nehmen.

26.10 Überblick

Nachdem die wichtigsten Methoden der Psychotherapie kurz geschildert wurden (dabei konnte die abstrahierende Darstellung kaum die Therapiesituationen der Praxis verdeutlichen), soll hier ein Überblick versucht werden, insbesondere hinsichtlich der Indikationen und der Ziele. Die oben vorgenommene Reihenfolge soll keine letztgültige Einteilung bedeuten. Die einzelnen Verfahren weisen, trotz eigenständiger Ansätze, manche Gemeinsamkeiten in der praktischen Durchführung auf.

> Wenn man den *psychotherapeutischen Prozess* näher betrachtet, erkennt man drei *Elemente*, die in allen Psychotherapie-Methoden vorkommen, wenn auch mit unterschiedlicher Akzentuierung: (1) emotionale Beziehung zwischen Patient als Hilfebedürftigem und Therapeut als Helfer; sie ist die Basis für das Wirksamwerden der verschiedenen psychotherapeutischen Techniken, auch bei Verhaltenstherapien und Entspannungsverfahren; z.T. gestaltet sich diese Beziehung nach dem Muster des Eltern-Kind-Verhältnisses. (2) Konfliktbearbeitung und Einsichtgewinnen als kognitiver Prozess. (3) Umorientierung in Form von Einstellungsveränderungen und Aufbau neuer Verhaltensweisen, insbesondere im zwischenmenschlichen Umgang; auch diese Zielsetzung ist vielen Psychotherapie-Verfahren gemeinsam.

Eine emotionale Beziehung entsteht in jeder Psychotherapie, teils intendiert, teils ungewollt. Sie ist sorgfältig zu beachten. Andernfalls würde man die Bedürfnisse des Patienten verkennen, und die emotionale Einstellung des Therapeuten zum Patienten bliebe unkontrolliert. Konflikte des Patienten aufzugreifen und zu bearbeiten, ergibt sich in beinahe jeder Behandlung, auch wenn sie zunächst von einem anderen Ansatz ausgeht bzw. ein anderes Ziel verfolgt, wie Verhaltensmodifikation oder Entspannungsverfahren. Lernvorgänge sind in allen Psychotherapien zu erkennen, nicht nur bei der

Verhaltenstherapie. Modifikation des Verhaltens kann Änderungen von Einstellungen einschließen und den Weg zu einer Umorientierung und Weiterentwicklung der Persönlichkeit freimachen, ggf. auch die Voraussetzungen zu einer konfliktzentrierten Therapie herstellen. Andererseits kann psychodynamische Therapie den Patienten in die Lage versetzen, sein Verhalten in einer für ihn vorteilhaften Weise zu verändern. Jede Psychotherapie ist ein emotionaler *und* kognitiver Prozess, vermittelt dem Patienten Einsicht *und* Erfahrung seiner selbst in der Beziehung zu anderen und soll so den Patienten ermutigen und befähigen, im praktischen Leben neue Schritte zu wagen.

Zur Technik des psychotherapeutischen Vorgehens ist anzumerken: eingehende Ausbildung in den psychotherapeutischen Methoden, sorgfältige Beachtung der Regeln und unter Supervision gewonnene Erfahrungen sind unerlässliche Voraussetzungen der psychotherapeutischen Arbeit. Dennoch ist die Technik nicht das Wesentliche des psychotherapeutischen Prozesses. Ausschlaggebend ist neben anderen Voraussetzungen (Fähigkeit des Therapeuten, gezielte Indikation) insbesondere eine positive Beziehung zwischen Patient und Therapeut: auf Seiten des Patienten die Motivation, sich auf die Behandlung durch diesen Therapeuten einzulassen, sowie auf Seiten des Therapeuten die Bereitschaft, diesen Patienten zu akzeptieren. Grundvoraussetzung ist dabei ein psychodynamisches Verständnis dessen, was in der Psychotherapie vor sich geht. Eine weniger an psychologischen Theorien als an den Bedürfnissen der Patienten orientierte Psychotherapie wird heute *allgemeine Psychotherapie* (Grawe) genannt.

Weiterbildung. Dieser Aufgabe dienen u.a. *Balintgruppen,* in denen Ärzte ihre Behandlungserfahrungen und -schwierigkeiten vorbringen und gemeinsam erörtern. »Jeder vorgetragene Fall kann zur Quelle neuer Entdeckungen werden. Es kommt sehr darauf an, bekannte Phänomene im neuen Licht zu sehen. Der Arzt muss lernen zu erkennen, warum er in einem Fall empfindlich, im anderen unempfindlich ist, warum er in emotionale Beziehung zu dem Patienten der einen Art kommt und dem anderen gegenüber gleichgültig bleibt, dass Schwierigkeiten mit seiner eigenen Person verknüpft sind. Zuerst entdeckt er das bei anderen Kollegen, aber bald wird ihm auch nicht mehr sein eigener Fall entgehen. Damit beginnt eine begrenzte, aber immerhin beachtliche Änderung seiner Persönlichkeit, und er wird in jeder Hinsicht gewillt und fähig werden, eine Wandlung durchzumachen« (Balint).

Einen anderen Akzent haben *Selbsterfahrungsgruppen:* die angehenden Psychotherapeuten bilden eine Lehrgruppe, in der die persönlichen Probleme der Teilnehmer, ihre Schwierigkeiten einschließlich ihrer unbewussten Motivationen bearbeitet werden, und auch die gruppendynamischen Vorgänge. Im Zentrum stehen hier also die Therapeuten selbst. Jedoch können Selbsterfahrungsgruppen auch themenzentriert arbeiten und die therapeutische Arbeit der einzelnen Teilnehmer mit bestimmten Patienten einbeziehen. Die Übergänge zu Balintgruppen sind fließend. Selbsterfahrung wird auch in der Verhaltenstherapie-Weiterbildung vermittelt.

Psychotherapie ist auf mehrfache Weise möglich. Für die wichtigsten Verfahren (wie psychodynamische und Verhaltenstherapien) ist die Wirksamkeit in zahlreichen Studien wissenschaftlich belegt. Dabei erweisen sich die unterschiedlichen Ansätze und Methoden in der Praxis insofern als vorteilhaft, als je nach den Bedürfnissen und Möglichkeiten des Patienten ein zweckmäßiges Vorgehen gewählt werden kann. Für die *Indikation* kann es keine starren Regeln geben, sie muss im Einzelfall aufgrund folgender Gegebenheiten gestellt werden: klinische Symptomatik und Bedingungsgefüge der Krankheit, Persönlichkeitsstruktur und psychosoziale Situation des Patienten, erreichbare Zielsetzungen; demgegenüber sollen theorie- und methodenbezogene Überlegungen möglichst zurücktreten. Die Indikation darf nicht abhängig gemacht werden von der zufälligen Ausbildung eines Psychotherapeuten; ggf. müssen mehrere

Psychotherapeuten zusammenarbeiten, um den Patienten die ihnen gemäße Behandlung zukommen zu lassen. Das Ziel der heutigen Psychotherapieforschung ist eine *störungsspezifische und dabei patientenorientierte Psychotherapie*.

Abgrenzung. Von Psychotherapie im engeren, nämlich methodischen Sinne ist die *psychotherapeutische Einstellung* zu unterscheiden, die als Element der Behandlungsbasis beschrieben wurde. Ähnliches ist mit »psychosomatischer Grundversorgung« gemeint, nämlich verstehendes Eingehen auf die psychosoziale Situation des Patienten in der allgemeinen Sprechstunde. Von Psychotherapie abzugrenzen sind auch ärztliche Beratung, psychologische Beratung und Soziotherapie. Zuwendung, Hilfsbereitschaft und Verständnis gehören allgemein zur ärztlichen Haltung und sollten nicht als Psychotherapie bezeichnet werden.

Außer den hier beschriebenen Methoden, die in der Behandlung psychisch *Kranker* angewandt werden, gibt es zahlreiche weitere Verfahren, die als Lebenshilfen angeboten werden. Zum Teil werden sie unter unbestimmten bzw. anspruchsvollen Bezeichnungen wie erlebnisorientierte oder »humanistische Psychotherapie« geführt. Sie sind weniger methodenbestimmt als sinn- und wertorientiert; der Akzent liegt auf dem Sinn der Existenz. Die Grenze zwischen weltanschaulicher Bewegung und Behandlungsverfahren ist nicht immer zu erkennen. Die meisten dieser Verfahren sind nicht oder nicht ausreichend wissenschaftlich evaluiert. Zum Teil handelt es sich um Kombinationen unterschiedlicher psychologischer Ansätze und methodischer Elemente. Die Durchführung erfolgt nicht immer nach festen Regeln, zum Teil auch durch Laien. Beispiele sind Primärtherapien und Bioenergetik, auch Gestalttherapie und Transaktionsanalyse. Im Übrigen handelt es sich um Außenseitermethoden und Modeströmungen.

Risiken der Psychotherapie. Wie jede Behandlung hat auch Psychotherapie ihre Probleme, unerwünschten Effekte und Komplikationen. So kann sich während einer Psychotherapie das Befinden des Patienten verschlechtern, seine Symptomatik (z.B. Depressivität) kann zunehmen, es kann Suizidalität eintreten. Oder die psychotherapeutisch zunächst nicht unerwünschte Regression geht zu weit, der Patient wird kindlich-hilflos. Die Gründe für diese und andere Schwierigkeiten liegen z.T. in der Art und dem Schweregrad der Erkrankung, z.T. sind sie Ausdruck des psychotherapeutischen Prozesses, der noch nicht weit genug fortgeschritten ist, z.T. handelt es sich um Behandlungsfehler des Psychotherapeuten. Z.B. kann bei noch nicht genügend gefestigter Patient-Psychotherapeut-Beziehung ein allzu forciertes Vorgehen des Psychotherapeuten den Patienten überfordern und gefährden.

Häufige Fehler sind: keine oder zu wenig Diagnostik, methodenbezogene statt patientenorientierte Indikation, nicht festgelegte und vereinbarte Ziele der Behandlung, zu wenig praktische Ausbildung des Psychotherapeuten, Mangel an Supervision, zu langes Festhalten an einer Technik, Verweigerung anderer therapeutischer Hilfen (Somatotherapie), nicht erkannte oder nicht berücksichtigte Übertragung und Gegenübertragung, ungelöste Bindung bei Behandlungsende. Ein schwerer Fehler ist *sexuelle Aktivität* des Psychotherapeuten, sie ist nicht nur ethisch unerlaubt und strafbar (§ 174c StGB), sondern auch psychotherapeutisch verfehlt. Es verbieten sich alle intimen und allzu persönlichen Beziehungen zum Patienten.

Psychotherapie in der Psychiatrie. Da Psychotherapie auch in anderen ärztlichen Bereichen, insbesondere in der Psychosomatischen Medizin und in der allgemeinärztlichen Praxis ausgeübt wird, sollen hier die Merkmale der Psychotherapie in der Psychiatrie zusammengefasst werden:

Sie ist nicht einer Lehre verpflichtet und nicht auf ein Verfahren beschränkt, sondern um *Vielseitigkeit* bemüht, um dem Bedarf gerecht zu werden.

Neben den hier beschriebenen Psychotherapieverfahren kommt es auch auf andere Therapieformen an, die sich »normaler« Tätigkeiten bedienen (wie Arbeit, künstlerisches Gestalten, Musik, Bewegung usw.), aber zugleich gewissermaßen eine psychotherapeutische Seite haben. Um diese therapeutische Arbeit zu leisten, wirken in der Psychiatrie zahlreiche Berufsgruppen zusammen. Psychotherapie im engeren Sinne wird von Ärzten und von Psychologen praktiziert.

Die *Indikationen* der Psychotherapie werden in der Psychiatrie möglichst *patientenorientiert* gestellt, weniger theorie-, methoden- oder diagnosenabhängig. Keine Patientengruppe wird grundsätzlich von Psychotherapie ausgeschlossen. Es sollen nicht etwa geeignete Patienten der Psychotherapie zugeführt werden, sondern geeignete Verfahren, je nach dem Bedarf der Patienten, angeboten und angewandt werden. Psychotherapie in der Psychiatrie will sich sowohl auf die jeweilige Symptomatik und das gestörte Verhalten als auch auf die Persönlichkeit des Patienten mit seiner Lebenssituation und seiner Biographie einstellen (integrative Psychotherapie).

Somatotherapie und Psychotherapie schließen in der Psychiatrie nicht einander aus. Einerseits ist Psychotherapie in Form der psychotherapeutischen Einstellung die Basis der Somatotherapie und der psychiatrischen Behandlung überhaupt. Andererseits kann Somatotherapie Voraussetzungen herstellen, aufgrund derer Psychotherapie erst möglich bzw. voll wirksam wird. Dass darüber hinaus die Kombinationsbehandlung mit Pharmakotherapie *und* systematischer Psychotherapie einer Monotherapie in vielen Situationen überlegen ist, konnte inzwischen in einer Reihe von Studien gezeigt werden. Wie im Einzelnen die Verfahren kombiniert werden, wurde in den speziellen Kapiteln erklärt.

Psychotherapie ist in der Psychiatrie *versorgungsbezogen*: das Angebot soll ambulant, teilstationär und stationär sein, und dabei gemeindenah. Um ein breites Angebot zu gewährleisten, arbeiten heute in Klinik und Praxis mehrere Psychiater mit unterschiedlicher psychotherapeutischer Arbeitsweise zusammen.

Psychotherapie ist in die Psychiatrie *integriert*. Ohne Psychotherapie wäre Psychiatrie ebenso wenig denkbar wie ohne Pharmakotherapie.

27 Somatotherapie

Die Psychiatrie verfügt heute über eine Reihe wirksamer Somatotherapien, nämlich verschiedenartige Psychopharmaka und weitere Behandlungsmethoden. Historisch ist die psychiatrische Somatotherapie jünger als die Psychotherapie. Die allgemeine Ausbreitung der Behandlungsmethoden fällt aber in die gleiche Zeit, beginnend in den 1950er Jahren. Psychotherapie und Pharmakotherapie schufen die Voraussetzung für die Psychiatriereform in den letzten Jahrzehnten. Durch die Psychopharmakotherapie wurde eine wirksame und gezielte Behandlung akuter Psychosen sowie eine Langzeitbehandlung zur Rezidivprophylaxe und Rehabilitation möglich. Die Psychiatrie wurde zu einer ausgesprochen therapeutischen medizinischen Disziplin.

Die klinischen Erfahrungen der Pharmakotherapie vermittelten wesentliche Anregungen für neurobiologische Untersuchungen. Zudem wurde die Methodologie der psychiatrischen Forschung insgesamt gefördert: die Entwicklung objektivierender und quantifizierender psychopathologischer Methoden, die experimentelle Psychopathologie und Verlaufsforschung, der Einsatz neurobiologischer Methoden sowie statistische Verfahren.

Zur *geschichtlichen Entwicklung:* Bis in die 1930er Jahre hinein standen der Psychiatrie z.B. für die Behandlung schizophrener Kranker nur beruhigende Medikamente wie Schlaf- und Betäubungsmittel zur Verfügung; mit dem Barbiturat Somnifen wurden Schlafkuren versucht, was überholt ist. In dieser Zeit war die Schizophrenie-Behandlung allein auf Milieu-, Arbeits- und Psychotherapie angewiesen. Bei Depressionen wurde über 100 Jahre lang Tinctura opii eingesetzt. Gezielt wirkende Psychopharmaka gab es seinerzeit nicht. Von den organischen Psychosen konnte praktisch nur die Progressive Paralyse wirksam behandelt werden.

1933 wurde die Wirksamkeit des Insulin-Koma bei Schizophrenien entdeckt (SAKEL), wenig später die Krampfbehandlung mittels Cardiazol (von MEDUNA 1934), danach durch elektrischen Strom (CERLETTI und BINI 1938), auch für Depressive. Das neurochirurgische Verfahren der Leukotomie bzw. Lobotomie (MONIZ 1935) wurde nach einiger Zeit aufgegeben.

Mit der Entdeckung der antipsychotischen Wirkung von Chlorpromazin (Megaphen) durch die französischen Psychiater DELAY und DENIKER begann 1952 die psychiatrische Pharmakotherapie. Wenige Jahre später wurden Haloperidol als besonders intensives Neuroleptikum und Clozapin als ein Neuroleptikum ohne extrapyramidal-motorische Störungen entwickelt (Abb. 27). – Das erste Antidepressivum war Imipramin (1957), später folgten Serotoninwiederaufnahmehemmer wie Fluoxetin und Paroxetin (Abb. 28). In den 60er Jahren wurden Benzodiazepine als Tranquilizer, Clomethiazol für die Delirbehandlung und Lithium-Salze zur Prävention affektiver Psychosen eingeführt (später auch Antikonvulsiva). Die Pharmakotherapie ist heute ein so großer Bereich der psychiatrischen Behandlung, dass andere Somatotherapien wie Wachtherapie (antidepressiver Schlafentzug) und Elektrokrampftherapie sowie Psychotherapie leicht wie zweitrangig erscheinen könnten.

Psychopharmaka werden die chemischen Verbindungen genannt, die zentralnervöse Regulationen beeinflussen und auf diesem Wege psychische Funktionen verändern. Klinisch lassen sich drei Gruppen unterscheiden:

a) Psychopharmaka im engeren Sinne sind die therapeutisch verwendeten psychotropen Verbindungen, nämlich
   - Neuroleptika (Antipsychotika),
   - Antidepressiva und Phasenprophylaktika,
   - Tranquilizer (Anxiolytika, Ataraktika).
b) Im erweiterten Sinne zählen hierzu Hypnotika (Schlafmittel), Sedativa (Beruhigungsmittel) einschließlich Alkohol sowie Stimulantien (Psychoanaleptika), auch Nikotin.
c) Psychopharmaka sind auch diejenigen Verbindungen, die psychopathologische Störungen hervorrufen und daher Psychotomimetika, Psychodysleptika, Halluzinogene, Rauschmittel oder kurz »Drogen« genannt werden.

Die Verbindungen der Gruppen b und c werden vielfach missbräuchlich verwandt; sie wurden in den Kapiteln über Sucht beschrieben. Die Psychopharmaka im engeren Sinne (a) werden in den folgenden Abschnitten behandelt, nachdem die neurobiologischen Grundlagen im Kapitel 3.2 beschrieben und die Einzelheiten der Indikation bei den speziellen Krankheitsbildern erläutert wurden.

In diesem Buch können nicht alle Einzelheiten der Pharmakologie und der Pharmakotherapie wiedergegeben werden, auch nicht bezüglich der Begleiteffekte, so dass auf die spezielle Literatur verwiesen wird.

27.1 Neuroleptika

Neuroleptika sind Psychopharmaka, welche die Dopamintransmission beeinflussen und antipsychotisch wirken; im Übrigen sind sie chemisch und pharmakologisch unterschiedlich. Sie sind nicht etwa nur moderne Beruhigungsmittel, sondern sie beeinflussen gezielt die Symptomatik von Schizophrenien, Manien, organischen Psychosen und anderen psychischen Störungen. Dabei besteht *kein* Abhängigkeitsrisiko.

Neuroleptika finden auch außerhalb der Psychiatrie Anwendung, z.B. in der Schmerzbehandlung und zur Narkosepotenzierung, als Antiemetika und Antihistaminika, gegen Dyskinesien, Hyperkinesen (Chorea Huntington), Tic und Gilles-de-la-Tourette-Syndrom.

Neuroleptika können auch bei Unruhezuständen (z.B. postoperativ) und bei hartnäckiger Schlafstörung indiziert sein, jedoch nicht bei banaler Nervosität und vegetativer Dysregulation. Auch einfache Verhaltens- oder Erziehungsschwierigkeiten von Kindern sind keine Indikation für Neuroleptika oder andere Psychopharmaka.

Einteilung. *Chemisch* handelt es sich um Phenothiazine und andere trizyklische Verbindungen, Butyrophenone und Diphenylbutylpiperidine sowie Benzamine (◘ Abb. 27).

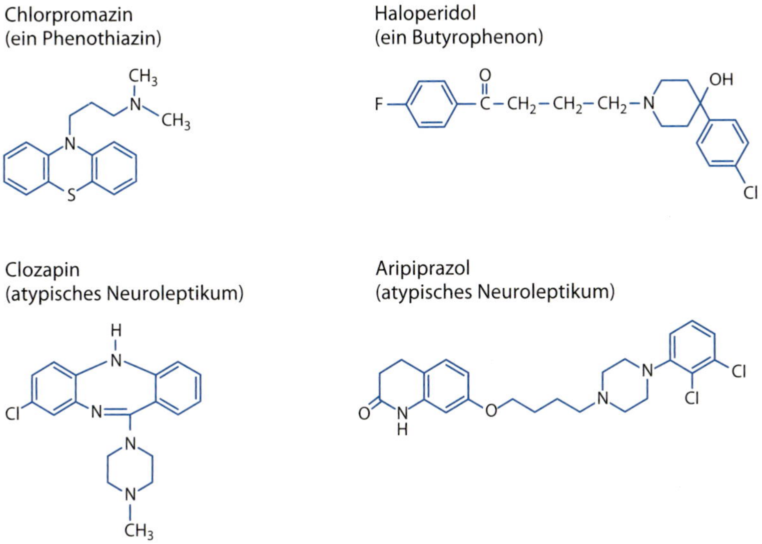

27.1 · Neuroleptika

Abb. 27. Einige Neuroleptika

Chlorpromazin (ein Phenothiazin)

Haloperidol (ein Butyrophenon)

Clozapin (atypisches Neuroleptikum)

Aripiprazol (atypisches Neuroleptikum)

Traditionell unterteilt man *klinisch* nach der Wirkungs*intensität*:
- Sog. hochpotente Neuroleptika wirken schon bei geringer Dosierung antipsychotisch und in der Regel auch ausgeprägt extrapyramidal-motorisch, aber wenig sedierend. Prototyp ist Haloperidol (◘ Abb. 27 und ◘ Tab. 6).
- Sog. niederpotente Neuroleptika müssen in höheren Dosierungen eingesetzt werden, wirken relativ weniger antipsychotisch und extrapyramidal-motorisch, aber zum Teil mehr sedierend. Beispiel Pipamperon (◘ Tab. 6).
- Sog. mittelpotente Neuroleptika sind zwischen den genannten Polen auf einer gleitenden Skala zu sehen. Prototyp: Perazin (◘ Tab. 6).

Einschränkend ist anzumerken: sog. niederpotente Neuroleptika können bei ausreichend hoher Dosierung stark antipsychotisch wirken, und sog. hochpotente Neuroleptika können bei höherer Dosierung auch sedierende Wirkungen aufweisen. Die genannten Regeln sind also nur grobe Orientierungshilfen.

- **Atypische Neuroleptika.** Sie weisen bei ausgeprägter antipsychotischer Wirksamkeit nur geringe extrapyramidal-motorische Effekte auf. Sie zeigen also nicht jene Intensitätsbindung von antipsychotischen und motorischen Effekten, die man lange Zeit als »typisch« ansah, daher heute »neue Neuroleptika« bzw. »Neuroleptika der 2. Generation«. Prototyp ist Clozapin (◘ Abb. 27 und ◘ Tab. 6).

Atypische Neuroleptika sind auch insofern interessant, als ihnen eine bessere Wirkung bei schizophrenen Grundsymptomen und Residuen (sog. Negativsymptomen) zugeschrieben wird und auch bei Therapieresistenz. In Tabelle 6 ist die Zuordnung der einzelnen Neuroleptika zu den genannten Gruppen angegeben. Manche atypischen Neuroleptika wirken auch antidepressiv und phasenprophylaktisch, insbesondere bei bipolarer Depression.

Antipsychotischer Effekt bei Schizophrenen und anderen Psychosekranken: Neuroleptika entfalten eine gezielte Wirkung insbesondere auf Erregung und Affek-

Tabelle 6. Neuroleptika

Generic name (Wirkstoff)	Typ	Handelsname[g, k]	Parenterale Gabe (Einzeldosis in mg)	Akutbehandlung (orale Tagesdosis in mg)[f]	Langzeitbehandlung (orale Tagesdosis in mg)[f]
Amisulprid	d	Solian		400–800	100–300
Aripiprazol	d	Abilify	i.m. (5,25–15)	15–30	5-15 (-30)
Asenapin[i]	d	Sycrest		10	5
Benperidol	a	Glianimon	i.m. (0,5–4,0)	2–10	1–4
Bromperidol	a	Impromen, Tesoprel		5–20	(1–6)
Chlorprothixen	c	Truxal		200–600	100–250
Clozapin	d, e	Leponex, Elcrit		100–400	150–300
Flupentixol	a	Fluanxol		3–15	(2–5)
Fluphenazin	a	Dapotum, Lyogen		4–20	(2–8)
Haloperidol	a	Haldol	i.m. (5–10)	3–20	(1–6)
Levomepromazin	c	Neurocil, ([Nozinan])		100–300	–
Melperon	c	Eunerpan		100–300	50–150
Olanzapin	d	Zyprexa	i.m. (5–20)	10–20	5–15
Paliperidon	d	Invega		6-9	6-9
Perazin	d	Taxilan		150–600	100–300
Perphenazin	a	Decentan, (Trilafon)		8–24	8–16
Pimozid	a	Orap		4–8	1–4
Pipamperon	c	Dipiperon		120–360	80–160
Prothipendyl	c	Dominal		100–500	100–300
Quetiapin	d	Seroquel		50–500	50–300
Risperidon	d	Risperdal		4–12	3–6
Sertindol	d, h	Serdolect		8-20	8-16
Sulpirid	b	Dogmatil	i.m. (100–200)	300–1200	200–600
Thioridazin	c	Melleril		150–600	100–300
Ziprasidon	d	Zeldox	i.m. (10)	80–160	40–80
Zuclopenthixol	b	Ciatyl Z, (Clopixol), [Cisordinol]	als Azetat i.m. (50–150)	50–100	(20–50)

[a] Hochpotentes Neuroleptikum; [b] Mittelpotentes Neuroleptikum; [c] Niederpotentes und sedierendes Neuroleptikum; [d] Atypisches Neuroleptikum; [e] Bei Clozapin ist insbesondere zu beachten: Einerseits gute antipsychotische Wirkung ohne motorische Nebenwirkungen; empfohlen auch bei Therapieresistenz, Residuen, Spätdyskinesien. Aber Gefahr der Agranulozytose; Absetzen wenn Leukozyten unter 3000 bzw. neutrophile Granulozyten unter 1500. Des Weiteren Anfallsrisiko. Dosierung einschleichend, beginnend mit einer Testdosis von 6,25 oder 12,5 mg; [f] zur Dosierung siehe unten; [g] z.T. weitere wirkstoffgleiche Präparate; [i] in Deutschland nur für die Maniebehandlung zugelassenes Antipsychotikum; [h] wegen kardialer Komplikationen Indikationseinschränkungen und Auflagen zur EKG-Überwachung. [k] Handelsname nur in der Schweiz (…) bzw. in Österreich [...]

tivitätsstörungen, Wahn und Halluzinationen sowie Denkstörungen. Sie wirken »ordnend«, nicht nur sedierend.

Diese Feststellung gilt für die neuroleptische Behandlung von *Kindern* und *Jugendlichen* nur bedingt. Während Erwachsene auf Grund einer langjährigen Eigenerfahrung ihrer selbst relativ stabil sind, reagieren Kinder und Jugendliche empfindlicher auf Veränderungen ihres Selbst- und Umwelterlebens. Veränderungen dieser Erlebnisweisen, wie sie auch durch Psychopharmaka bewirkt werden können, verunsichern das Kind und auch den Jugendlichen bis zur Pubertät erheblich und stören die Stabilität seines Realitätsbezugs. Deswegen ist die »ordnende Wirkung« der Neuroleptika bei psychotischen Kindern niedriger einzustufen als bei erwachsenen Kranken, die Indikation ist strenger zu stellen, und man kommt oft mit wesentlich geringeren Dosen aus.

Psychische Wirkungen. Sie treten auch bei Gesunden auf: eine gewisse, nicht als normal empfundene Müdigkeit, Denkhemmung, Antriebs- und Interessenrückgang, emotionale Indifferenz und evtl. misslaunig-dysphorische Verstimmung. Diese Wirkungen sind meist schwach ausgeprägt, können aber bei höheren Dosen stärker hervortreten; im Allgemeinen sind sie bei den neueren, atypischen Neuroleptika deutlich weniger ausgeprägt als bei den konventionellen.

Aus der Sicht des Patienten sind Müdigkeit, Verstimmtheit, motorische Einengung (s.u.) und leibliches Missbefinden unerwünschte und zum Teil unangenehme Begleiteffekte der Neurolepsie. Sie werden jedoch von den meisten Patienten, wie eingehende Untersuchungen ergaben, angesichts des therapeutischen Nutzens in Kauf genommen, zumal wenn man sorgfältig mit ihnen hierüber spricht. Formulierungen wie »chemische Zwangsjacke« oder »Pillenkeule« sind unangebrachte Übertreibungen.

Die neuroleptisch bedingten Verstimmungszustände erreichen nur selten den Ausprägungsgrad einer sog. *pharmakogenen Depression*; dann muss die Dosis reduziert oder das Medikament abgesetzt und ggf. ein atypisches Neuroleptikum eingesetzt werden. Jedoch sind bei weitem nicht alle während einer Behandlung auftretenden depressiven Störungen durch das Neuroleptikum bedingt. Im Übrigen haben sich Neuroleptika gerade in der Therapie schwerer, wahnhafter Depressionen (Melancholien) bewährt. – Eine seltene Komplikation unter Neuroleptika ist ein Delir, bevorzugt bei anticholinerg wirksamen Phenothiazinen und bei Kombination mit Biperiden (»Akineton«).

Motorische Begleiteffekte sind die häufigsten Nebenwirkungen konventioneller Neuroleptika:

- *Initiale Dystonien (Frühdyskinesien):* Bei ca. 10% aller Behandelten treten in den ersten Behandlungswochen dystone Bewegungsstörungen wie Blickkrämpfe, Zungen- und Schlundkrämpfe, Torticollis oder Halbseitenkrämpfe auf, insbesondere bei jungen Männern und bei rascher Dosissteigerung. So alarmierend und ängstigend sie auch wirken, sie lassen sich prompt mit einem Anti-Parkinson-Mittel wie Biperiden (»Akineton«) i.m. oder i.v. beheben und sind keine Indikation, eine notwendige Behandlung abzubrechen; ggf. neuroleptische Dosis reduzieren oder/und vorübergehend Biperiden oral oder Wechsel auf ein atypisches Neuroleptikum.
- *Hypokinetisches Syndrom (Parkinsonoid):* Es kann sich nach einigen Wochen (bei ca. 15%) der neuroleptischen Therapie entwickeln, selten auch früher; es ist reversibel. Hypokinese und Rigor können deutlich ausgeprägt sein, Rigor und Salbengesicht aber weniger als bei anderen Parkinson-Syndromen. *Gegenmaßnahmen:* Dosisreduktion oder Übergang auf ein atypisches Neuroleptikum (◘ Tab. 6). Biperiden wirkt hier weniger zuverlässig als bei Frühdyskinesien.

- *Akathisie*: Eine besonders in den Beinen empfundene motorische Unruhe (restless legs), die im Sitzen am stärksten hervortritt (»Sitzunruhe«); im Stehen trippeln die Patienten (Tasikinesie). Diese Nebenwirkung (bei ca. 20%) ist von krankheitsbedingter Unruhe nicht immer leicht zu unterscheiden. *Gegenmaßnahmen*: Dosisreduktion wenn möglich, oder Wechsel auf ein anderes Neuroleptikum; sonst ein Betarezeptorenblocker wie Propranolol (»Dociton«, 30 bis 80 mg tgl.), evtl. auch ein Benzodiazepin. Anti-Parkinson-Mittel sind weniger nützlich.
- *Spätdyskinesien (tardive Dyskinesien)* können nach längerer neuroleptischer Therapie auftreten: unwillkürliche Bewegungen insbesondere von Mund, Zunge, Lippen oder Extremitäten, hier vor allem der Finger und Zehen. Meist werden sie vom Patienten wenig bemerkt, können ihn aber sozial stigmatisieren. Die Häufigkeitsangaben schwanken, auch in Abhängigkeit von der Medikationsdauer (nach 5 Jahren ca. 20–25%); weitere Risikofaktoren sind Alter, weibliches Geschlecht, EPS in der Vorgeschichte, affektive Störungen, Diabetes. Differentialdiagnostisch sind nicht nur Hyperkinesen bei Hirndurchblutungsstörungen und L-Dopa-Therapie (Parkinson-Kranke), sondern auch katatone Bewegungsstörungen zu beachten.

Anders als die frühen extrapyramidalen Störungen können die Spätdyskinesien längere Zeit bestehen bleiben und auch irreversibel sein. Bei ungefähr der Hälfte bessern sie sich aber im Laufe einiger Jahre. Der Patient ist über dieses Risiko aufzuklären, soweit es seine psychische Verfassung erlaubt. Der Arzt muss bei neuroleptischer Langzeittherapie auf das mögliche Auftreten von Spätdyskinesien achten, d.h. insbesondere die Motorik der Mundmuskulatur, der Zunge und der Großzehen regelmäßig untersuchen.

Therapeutisch wird empfohlen, das Neuroleptikum zu reduzieren (nicht abrupt abzusetzen) oder auf ein wenig extrapyramidal wirksames (atypisches) Neuroleptikum überzugehen oder/und Tiaprid (»Tiapridex«) zu geben (keinesfalls Biperiden). Zur *Prävention* sollen bei neuroleptischer Langzeitbehandlung immer wieder Indikation bzw. Dosierung des Neuroleptikums überprüft und mögliche motorische Wirkungen sorgfältig beobachtet werden.

- *Malignes neuroleptisches Syndrom*. Diese sehr seltene, aber gefährliche Komplikation besteht in Fieber, erheblicher vegetativer Dysregulation, Bewusstseinsstörung und Rigor. Betroffen sind insbesondere junge Männer unter der Behandlung mit hochpotenten Neuroleptika (es kann aber unter allen Neuroleptika auftreten) und zum Teil Lithium-Comedikation. Die wichtigste (und schwierigste) Differentialdiagnose ist die perniziöse Katatonie, auch an Enzephalitiden ist zu denken. Maligne Hyperthermie bei Anästhesie und akinetische Krise bei Parkinson lassen sich durch Anamnese und übrige Manifestationsbedingungen unterscheiden. Ursächlich werden ein akutes Dopamin-Defizit bzw. eine Rezeptorblockade vermutet. *Behandlung*: Neuroleptika absetzen, Intensivobservation und Flüssigkeitszufuhr, Dantrolen-Natrium (»Dantrolen«) oder Bromocriptin (»Pravidel«), auch Elektrokrampftherapie.

Andere Begleiteffekte. *Vegetative Effekte* sind bei den meisten Neuroleptika relativ geringgradig ausgeprägt; nicht selten ist Speichelfluss (in Verbindung mit Akinese; ein Gegenmittel ist Pirenzepin). Bei manchen Neuroleptika treten die bei Antidepressiva beschriebenen anticholinergen Wirkungen auf sowie insbesondere orthostatische Dysregulation (Ruhe-RR oft normal). Selten sind Harnsperre oder Harninkontinenz und kardiale Nebenwirkungen (EKG-Veränderungen).

Endokrine Wirkungen: Neuroleptika hemmen die hypothalamische Steuerung verschiedener endokriner Funktionen. Die endokrinen Wirkungen sind reversibel. Die Glukosetoleranz kann herabgesetzt werden. Bei Männern können Libido-Verlust und Erektionsschwäche eintreten, sehr selten Gynäkomastie. Bei Frauen kann es zu einer Amenorrhoe kommen (die aber auch Krank-

27.1 · Neuroleptika

Tabelle 7. Empfehlungen für Routineuntersuchungen unter Neuroleptika und Antidepressiva; x = Anzahl der Kontrollen. Modifiziert nach Benkert und Hippius

	vorher	1. Halbjahr [Monate]						anschließend		
		1	2	3	4	5	6	monatlich	vierteljährlich	halbjährlich
Blutbild										
trizyklische Neuroleptika und Antidepressiva	x	xx	xx	x	x	x	x		x	
Clozapin, Thioridazin	x	xxxx	xxxx	xxxx	xxxx	xx	x	x		
andere Neuroleptika	x	x		x			x		x	
andere Antidepressiva	x	x					x			x
Leberenzyme										
trizyklische Neuroleptika und Antidepressiva	x	x	x	x			x		x	
andere Neuroleptika	x	x		x			x		x	
andere Antidepressiva	x	x					x			x
Kreatinin										
Neuroleptika	x	x		x			x			x
trizyklische Antidepressiva	x	x		x			x			x
andere Antidepressiva	x	x					x			x
Natrium										
Antidepressiva	x	x	x	x			x			x
Blutzucker, Blutfette										
Clozapin, Olanzapin	x	x		x			x		x	
Quetiapin, Risperidon	x	x		x			x			x
andere Neuroleptika	x			x			x			x
EKG										
trizyklische Antidepressiva	x	x		x			x			x
andere Antidepressiva	x	x					x			
Clozapin	x	xx		x			x		x	
Thioridazin, Pimozid	x	xx	x	x	x	x	x	x		
Sertindol	x	x		x			x		x	
andere Neuroleptika	x	x					x			x
RR, Puls	x	x	x	x			x		x	
Körpergewicht	x	x	x	x			x		x	
EEG										
trizyklische Antidepressiva	x									
Clozapin	x			x			x			x

heitssymptom sein kann) und zu einer Galaktorrhoe (bei etwa 15%) infolge neuroleptisch bedingter Hyperprolaktinämie; sie wird von einem großen Teil der betroffenen Frauen bemerkenswert wenig störend empfunden. Appetitsteigerung und Gewichtszunahme sind häufig, insbesondere bei atypischen Neuroleptika. Sie können durch krankheitsbedingte regressive Tendenzen (mit Hervortreten oraler Impulse) mitbedingt sein. Bei manchen Kranken wird verhaltenstherapeutische Modifikation der Essensgewohnheiten notwendig.

Blutbildendes System. Vorübergehende Leukozytosen oder Leukopenien sind nicht selten, insbesondere unter Phenothiazinen zu Behandlungsbeginn. – Eine *Agranulozytose* ist selten, unter Clozapin aber bei 1–2% der Behandelten (◘ Tabelle 6 und 7). Die Agranulozytose tritt vor allem in der 4. bis 18. Behandlungswoche auf. Betroffen sind insbesondere Frauen im fortgeschrittenen Lebensalter. Die Patienten müssen darüber informiert sein, welche Anzeichen auf diese Komplikationen hinweisen können (Fieber, Infektionen der Mundhöhle usw.), damit sie unverzüglich zum Arzt gehen.

Weitere Nebenwirkungen: Allergische Exantheme, Photodermatosen, Ödeme im Gesicht oder an den Beinen; Hyperglykämie, herabgesetzte Krampfschwelle (Anfälle), Thromboseneigung bei Inaktivität (aber auch bei i.v.-Injektion). Vorübergehender Anstieg der Leberenzyme ist relativ häufig, selten kommt es zu Cholestase und Ikterus; Hyperlipidämie bei atypischen Neuroleptika.

Monitoring. Die empfohlenen Routineuntersuchungen sind in ◘ Tabelle 7 zusammengestellt.

Für *teratogene Schäden* ergaben sich keine eindeutigen Hinweise; dennoch sollte während der ersten 3 Monate der Gravidität und in der Woche vor der Entbindung möglichst auf Neuroleptika verzichtet werden. Zu Vergiftungen siehe unten.

Relative *Kontraindikationen* sind neben schweren Herz- und Lebererkrankungen je nach Art des Neuroleptikums auch Parkinson-Erkrankung, Epilepsie, prolaktinabhängige Tumoren, Erkrankungen des hämatopoetischen Systems sowie (bei Neuroleptika mit starker anticholinerger Wirkung) Glaukom und Prostatahypertrophie. In diesen Fällen ist die Zusammenarbeit mit dem jeweiligen Facharzt notwendig.

Interaktionen: Die zentral dämpfende Wirkung der Neuroleptika wird verstärkt durch Alkohol, Tranquilizer, Schlafmittel und Antihistaminika u.a. Der Plasmaspiegel wird gesenkt (und somit die Wirksamkeit möglicherweise eingeschränkt) durch Carbamazepin und andere Antikonvulsiva, Tabak und Antiparkinson-Mittel (fraglich) und durch Calzium-Antagonisten. Von den weiteren Interaktionen mit zahlreichen Pharmaka können folgende klinisch relevant werden: mit Anticholinergika (Delir), mit Sympathikomimetika (hypertensive Krise).

Zusammenfassend zu den Nebenwirkungen der Neuroleptika. Die unerwünschten Begleiteffekte wurden ausführlich geschildert, weil Neuroleptika vielen Patienten und über lange Zeit verordnet werden. Neuroleptika sind relativ gut verträgliche Medikamente. Die beschriebenen Nebenwirkungen sind größtenteils reversibel. Eine ernsthafte Komplikation bilden die Spätdyskinesien. Andere Komplikationen (s.o.) sind selten.

Die hier zusammenfassend aufgelisteten Nebenwirkungen treten nicht bei jedem Neuroleptikum auf, und natürlich nicht bei jedem Patienten. Die extrapyramidal-motorischen Effekte kommen hauptsächlich bei den älteren hochpotenten Neuroleptika vor. Ihnen gegenüber bestand lange Zeit die Alternative nur in sog. niederpotenten Neuroleptika mit geringerer therapeutischer Effektivität und zum Teil mit Sedierung. Die neueren *atypischen Neuroleptika* (s.o.) weisen zwar nicht oder nur sehr wenig extrapyramidal-motorische Wirkungen auf, von den übrigen beschriebenen unerwünschten Begleiteffekten aber doch folgende (bei den einzelnen Präparaten unterschiedlich ausgeprägt): Sedierung, anticholinergische Wirkung, kardiovaskuläre Effekte, Gewichtsanstieg, Leberfunktionsstörung, Reduzierung der Sexualfunktion, und (insbesondere bei Clozapin) erniedrigte Krampfschwelle und Leukopenie bis zur Agranulozytose.

Keiner der genannten Effekte ist Voraussetzung oder Prädiktor für die therapeutische Wirkung (auch nicht die extrapyramidal-motorische Wirkung). – Die unerwünschten Begleiteffekte sind weitgehend zu vermeiden (oder zu beheben), und zwar durch sparsame Dosierung, überlegte Wahl des Mittels und ggf. Kombination zweier Neuroleptika.

Pathischer Aspekt: Sedierung, motorische Einschränkungen und affektive Einengung können (auch wenn sie objektiv ungefährlich sind) den neuroleptisch behandelten Psychosekranken *subjektiv* beeinträchtigen. Viele Kranke sprechen nicht spontan darüber, weil sie es nicht wagen oder weil die Beeinträchtigungen gering sind und angesichts der eingetretenen Besserung der Psychose akzeptiert werden. Jedoch leiden nicht wenige Patienten unter den pharmakogenen Veränderungen. Das ist unter pathischem Aspekt, d.h. vom Erleben des Patienten selbst her gesehen, zu beachten. So können initiale Dystonien als unerklärliche körperliche Beschwerden Angst machen oder sie werden wie eine Verselbständigung des Körpers erlebt bzw. als Verkörperung seelischer Krankheiten wahrgenommen. Die ebenfalls unerwünschte Sedierung durch Neuroleptika erleben die Patienten nicht nur als Gedämpftsein und Müdigkeit, sondern als Passivierung und auch lokalisierte leibliche Missempfindung, z.T. mit quälender Unruhe verbunden. Entsprechendes ist über neuroleptische Beeinflussungen der Affektivität, der Wahrnehmung und des Denkens zu sagen. Hierüber muss man mit dem Patienten immer wieder sprechen.

> *Mit den Worten der Patienten.* Der verordnende Arzt muss die Nebenwirkungen kennen, um den Patienten zu verstehen und zu leiten. Deshalb werden hier mehrere Patientenäußerungen zitiert:

> »Beim Gehen halte ich die Hände, wenn ich nicht darauf achte, so steif. Das fällt auch anderen auf, dass ich noch so komisch…ja, wenn ich mich beobachtet fühle oder wenn ich darauf achte, dann lasse ich die Arme wohl schlenkern und halte sie nicht so vor mich. Das Zähneputzen ist mir schwer…«
> »Also das Haldol…dass ich müde bin, dass ich Bewegungsschwierigkeiten habe, dass ich z.B. meine Arme nicht bewege wie üblich…Man fühlt sich, als ob man Blei an den Füßen hätte.«
> »Ich habe gemerkt, dass…ich weiß nicht wie ich das sagen soll, dass die Bewegungen an und für sich langsamer sind. Vielleicht unmerklich, aber es ist, als wenn man irgendeinen Widerstand beseitigen müsste, bevor die Bewegung ausgeführt wird. Irgendwie etwas Hemmendes.«

> Aber nicht allein die motorischen Störungen beeinträchtigen den Patienten sondern ein allgemeines Abgeschlagensein, Müdigkeit, Langsamkeit, auch Übelkeit.

»Nein, es war keine normale Müdigkeit. Ich wollte mich dann auch hinlegen, aber schlafen konnte ich nicht. Das ist…so, dass die Gedanken nicht so wirr sind, sondern dass die Gedanken ein bisschen geordneter werden. Es war eigentlich eine unangenehme Müdigkeit, weil ich innerlich auch unruhig war. Es war beides da, die innere Unruhe und Müdigkeit. So wie jetzt auch.«

Dosierung. Die in ◘ Tabelle 6 angegebenen Dosierungen vermitteln nur ungefähre Anhaltszahlen, sie gelten hauptsächlich für die Schizophrenie- und Maniebehandlung.

In der Langzeittherapie können die Dosierungen oft erstaunlich niedrig gehalten werden. Die therapeutische Breite zwischen Wirksamkeit und Toxizität ist groß, die zwischen antipsychotischem Effekt und extrapyramidalmotorischen Begleitwirkungen bei einem Teil der Neuroleptika klein. Plasmaspiegelbestimmungen sind zur Dosisfindung (anders als bei Antidepressiva) wenig nützlich.

Orale Medikation ist grundsätzlich zu bevorzugen. Bei parenteraler Applikation zur Akutbehandlung beträgt die Einzeldosis ungefähr die Hälfte der oralen Einzeldosis. Injektionen (i.v. oder i.m.) können zu Gefäß- bzw. Gewebeschäden führen.

Depot-Neuroleptika. Die Langzeitwirkung dieser Neuroleptika (◘ Tab. 8) kommt meist durch Veresterung und verzögerte Wirkstoffabgabe zustande, oder sie ist substanzeigen, wie bei Fluspirilen. Sie werden intramuskulär gegeben und sind lokal gut verträglich. Sie werden hauptsächlich in der Langzeitbehandlung Schizophrener zur Rezidivprophylaxe verwendet. Von den neuen verträglicheren atypischen Neuroleptika stehen nur wenige in der Depotform zur Verfügung (Risperidon, Olanzapin), die meisten Depotpräparate sind sog. hochpotente und damit stark extrapyramidal-motorisch wirksame Neuroleptika. Sie sind als Mittel der zweiten Wahl indiziert, wenn bei oraler Langzeitmedikation (mit atypischen Neuroleptika) die Compliance nicht gewährleistet ist.

◘ Tabelle 8. Depot-Neuroleptika

Generic name (Wirkstoff)	Handelsname[a]	Handelsform	Einzeldosis (mg)	Injektionsabstand (Wochen)
Flupentixol-decanoat	Fluanxol Depot	Amp.: 0,5 ml/10 mg bzw. 1 ml/20 mg bzw. 1 ml/40 mg bzw. 2 mg/40 mg bzw. 1 ml/100 mg	20–60	2–3
Fluphenazin-decanoat	Lyogen Depot, Dapotum D	Amp.: 1 ml/2,5 mg bzw. 0,5 ml/12,5 mg bzw. 1 ml/25 mg bzw. 0,5 ml/50 mg bzw. 1 ml/100 mg	12,5–25	2–4
Fluspirilen	Imap	Amp.: 0,75 ml/1,5 mg	2–8	1
Haloperidol-decanoat	Haldol-Janssen Decanoat	Amp.: 1 ml/50 mg bzw. 1 ml/100 mg bzw. 3 ml/150 mg	25–150	4
Olanzapin-pamoat	Zypadhera	210 mg, 300 mg bzw. 405 mg Trockensubstanz + Lösungsmittel	150–405	2–4
Paliperidonpalmitat	Xeplion	Fertigspritze mit 25 mg, 50 mg, 75 mg, 100 mg bzw. 150 mg	25–150	4
Risperidon	Risperdal Consta	25 (37,5 oder 50) mg Trockensubstanz in 2 ml Lsg	25–50	2
Zuclopenthixol-decanoat	Ciatyl-Z Depot	Amp.: 1 ml/200 mg	100–400	2–3

[a] z. T. weitere wirkstoffgleiche Präparate

27.2 Antidepressiva

Antidepressiva beeinflussen gezielt depressive Störungen, und zwar die Depressionssymptomatik *insgesamt* (Stimmung, Antrieb, Leistungsinsuffizienz etc.). Diese Wirkung betrifft depressive Störungen *allgemein*, also bei verschiedenen psychischen Krankheiten, am deutlichsten ausgeprägt bei melancholischer Depression, weniger zuverlässig bei depressiven Verstimmungen Schizophrener, bei neurotischer Depression und organisch-depressiven Störungen.

Weitere Indikationen sind Angst- und Zwangsstörungen, Entzugssyndrome sowie Schmerzbehandlung; die Dosierungsempfehlungen unterscheiden sich hierbei z.T. von denen in der Depressionsbehandlung. Manche sedativ wirksame Antidepressiva sind als Schlafmittel indiziert (z.B. Mianserin). Es besteht kein Abhängigkeitsrisiko.

In der Depressionsbehandlung wird die antidepressive Medikation in der Regel mit Wachtherapie (Schlafentzug) kombiniert und stets psychotherapeutisch begleitet.

Einteilung. Antidepressiva sind keine chemisch oder pharmakologisch einheitliche Gruppe von Pharmaka (◘ Tab. 9). Sie beeinflussen in unterschiedlichem Ausmaß den Stoffwechsel von Neurotransmittern (insbesondere Serotonin und Noradrenalin) und deren Rezeptoren. Im Einzelnen sind die Zusammenhänge zwischen diesen Wirkungen und dem antidepressiven Effekt aber noch weitgehend ungeklärt.

Daher ist auch bisher kaum möglich, Antidepressiva nach einem einheitlichen Einteilungsprinzip zufriedenstellend zu ordnen; neben der moderneren Einteilung nach Wirkmechanismen auf Transmitterebene werden z.T. auch noch chemische Merkmale herangezogen. So unterscheidet man:
- Selektive Serotonin-Wiederaufnahmehemmer (SSRI)
- Selektive Noradrenalin-Wiederaufnahmehemmer (SNRI)
- Trizyklische Antidepressiva als die älteste Gruppe der Antidepressiva. Die meisten dieser Substanzen beeinflussen mit unterschiedlichem Akzent sowohl die Noradrenalin- wie Serotonin-Wiederaufnahme, darüber hinaus blockieren sie in unterschiedlichem Ausmaß Azetylcholin-, Histamin- und α_1-Adrenorezeptoren (womit vegetative und andere unerwünschte Effekte erklärt werden).

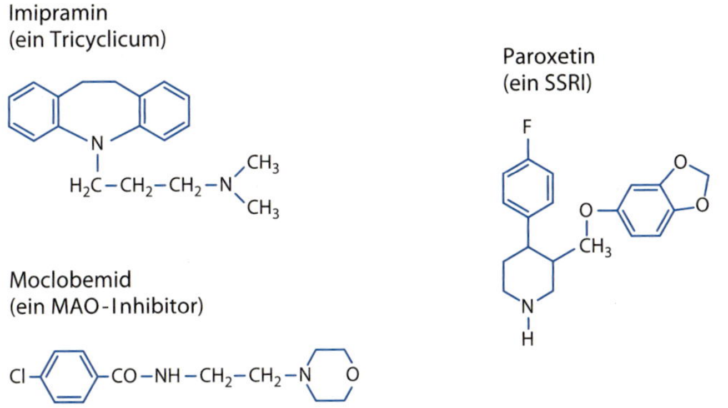

◘ **Abb. 28.** Einige Antidepressiva

- Monoaminooxidasehemmer (MAOH) hemmen den Metabolismus von Noradrenalin und Serotonin. Die Wirkung ist bei den älteren MAO-Hemmern irreversibel; sie erfordern die Einhaltung einer Diät und werden deshalb und wegen ihrer Risiken weniger eingesetzt. Neuere MAO-Hemmer blockieren das Enzym MAO-A selektiv und reversibel, auch sie dürfen allerdings nicht mit SSRI kombiniert werden.

Einige weitere Antidepressiva sind keiner dieser Gruppen zuzurechnen, auch die Wirkmechanismen sind offenbar unterschiedlich.

Lithiumsalze wirken nicht kurativ antidepressiv (sondern phasenprophylaktisch), können aber augmentativ die Wirkung von Antidepressiva verstärken.

Wahl des Mittels. Die antidepressive Wirksamkeit der einzelnen Mittel ist wenig unterschiedlich. Die sedierende Eigenschaft mancher Antidepressiva (◘ Tab. 9) kann störend, in anderen Fällen nützlich sein. Im Übrigen kommt es bei der Wahl des Mittels mehr auf Intensität und Profil der Nebenwirkungen bzw. die individuelle Verträglichkeit an. Bei älteren Depressiven sind die selektiven Serotonin-Wiederaufnahmehemmer (SSRI) besser verträglich als trizyklische Antidepressiva. Die Kombination zweier Antidepressiva ist selten angebracht. Die Kombination von trizyklischem Antidepressivum und MAO-Hemmer bei therapieresistenter Depression erfordert besondere Kautelen und zählt nicht zu den Standardverfahren. Kombination mit einem Benzodiazepin ist bei unruhig-depressiven Patienten oft indiziert. Bei unzureichender Wirkung eines ausreichend hoch dosierten Antidepressivums soll nach einigen Wochen auf ein Mittel aus einer anderen Gruppe übergegangen werden (◘ Tab. 9).

Dosierung. Die älteren Antidepressiva (tri- und tetrazyklische Antidepressiva, MAO-Hemmer) werden mit einer kleinen Menge beginnend einschleichend dosiert, um Nebenwirkungen hintanzuhalten und die individuell notwendige Dosis zu erreichen. Bei den nebenwirkungsärmeren SSRI kann im allgemeinen sogleich mit der voraussichtlich wirksamen Dosis begonnen werden. Mit einer Wirklatenz von 2–3 Wochen ist zu rechnen, jedoch ist die Wirkung oft schon nach einigen Tagen zu erkennen. Der Effekt ist interindividuell sehr unterschiedlich. Bei unzureichender Wirkung kann bei einigen Antidepressiva die Plasmakonzentration bestimmt werden, allerdings besteht auch hier keine enge Beziehung zwischen Plasmaspiegel und antidepressiver Wirkung. Das sog. therapeutische Fenster hat klinisch keine große Bedeutung. Parenterale Gaben sind der oralen Medikation in der Regel nicht überlegen, können aber u.U. geeignet sein, die Behandlung einzuleiten und den Erwartungen des Patienten entgegenzukommen. Weitere Einzelheiten wurden in den Krankheitskapiteln mitgeteilt.

Nebenwirkungen. Die unerwünschten Effekte der Antidepressiva genau zu kennen und nach Möglichkeit zu vermeiden bzw. sie zu behandeln, gehört zu den wichtigsten Aufgaben der Depressionsbehandlung. Da von den Nebenwirkungen auch die Wahl des Antidepressivums abhängig sein kann, sollen sie hier ausführlich besprochen werden. Das Folgende gilt hauptsächlich für die älteren *trizyklischen Antidepressiva*; auf die Nebenwirkungen der neueren SSRI wird noch einzugehen sein. Vergiftungen siehe unten.

Anticholinerge Nebenwirkungen:
- Austrocknung der Schleimhäute in Mund, Nase und Vagina. Gegen die häufige und lästige Mundtrockenheit ist dem Patienten zu empfehlen, etwas zu trinken oder zu lutschen (dabei aber zuckerhaltige Getränke oder Bonbons meiden!)
- Obstipation (diätetisch behandeln)

27.2 · Antidepressiva

Tabelle 9. Antidepressiva

Generic name (Wirkstoff)	Typ	Handelsname[h,l]	Tagesdosis oral in mg
Agomelatin	k	Valdoxan	25–50
Amitriptylin	c, f	Saroten	75–200
Buprion	i	Elontril	150–300
Citalopram	a	Cipramil, Sepram, [Seropram]	20–40
Clomipramin	a, c	Anafranil	50–150
Doxepin	c, f	Aponal, (Sinquan)	75–200
Duloxetin	g	Cymbalta	60 (–120)
Escitalopram	a	Cipralex	5–20
Fluoxetin	a	Fluctin	20–40
Fluvoxamin	a	Fevarin, [(Floxyfral)]	100–250
Imipramin	c, f	Tofranil	75–200
Maprotilin	b	Deprilept, Ludiomil, Mirpan	75–200
Mianserin	b, f	Tolvin, Prisma, [(Tolvon)]	20–120
Mirtazapin	f	Remergil, [(Remeron)]	15–45
Moclobemid	e	Aurorix	150–600
Nortriptylin	b, c	Nortrilen	100–150
Paroxetin	a	Seroxat, Tagonis, (Deroxat)	20–60
Reboxetin	b	Edronax, Solvex	4–10
Sertralin	a	Gladem, Zoloft	50–150
Tranylcypromin	d	Jatrosom N	10–40
Trimipramin	c, f	Stangyl, (Surmontil)	75–200
Venlafaxin	a	Trevilor, (Efexor) [Efectin]	75–375
Viloxazin	b	Vivalan	150–300

[a] überwiegender oder selektiver Serotonin-Wiederaufnahmehemmer (SSRI); [b] überwiegender oder selektiver Noradrenalin-Wiederaufnahmehemmer (SNRI); [c] trizyklisches Antidepressivum; [d] irreversibler Monoaminooxidasehemmer (tyraminfreie Diät!); [e] reversibler Monoaminooxidasehemmer (RIMA); [f] relativ stärker sedierendes Antidepressivum; [g] selektiver Serotonin- und Noradrenalin-Wiederaufnahmehemmer; [h] z.T. weitere wirkstoffgleiche Präparate; [i] Noradrenalin-Dopamin-Wiederaufnahmehemmer; [k] Melatonin-Agonist. [l] Handelsname nur in der Schweiz (...) bzw. in Österreich [...]

- Feinschlägiger Fingertremor; in ausgeprägten Fällen als Gegenmittel ein β-Rezeptorenblocker (z.B. Propranolol: 2–3mal tgl. 10 bis 20 mg)
- Hyperhidrose, besonders nächtliches Schwitzen; ein Gegenmittel ist nicht bekannt
- Mydriasis und Akkommodationsschwäche, der ggf. mit einer Brillenkorrektur abgeholfen werden kann (einige Brillen +0,5 bis +1,5 Dioptrien sollten in der Klinik zum leihweisen Gebrauch bereitliegen). Cave Glaukom!

Wirkungen auf $α_1$-Adreno-Rezeptoren:
- Tachykardien und
- Schwindel bei objektivierbarer orthostatischer Dysregulation. Gegenmittel ist Dihydroergotamin, auch prophylaktisch; dazu Physiotherapie

Antihistaminerge Effekte:
- Sedierung bis zur Benommenheit in den ersten Tagen (Fahreignung beachten!)
- Gewichtszunahme (rechtzeitig beachten!)

Seltenere Nebenwirkungen sind:
- Miktionserschwerung bis zur Harnverhaltung. Gegenmittel sind »Ubretid« und »Dibenzyran«. Eventuell aber mitbedingt durch eine (unerkannte) Prostata-Hypertrophie
- Sexuelle Funktionsstörungen
- Außer den genannten harmlosen und kompensierbaren Herz- und Kreislaufeffekten kommen (bei therapeutischer Dosierung selten, eher nach Intoxikationen) ernsthafte *kardiotoxische Wirkungen* vor (Überleitungs- und Repolarisationsstörungen). Ein erhöhtes Risiko besteht auch bei kardialer Vorschädigung. Daher ist vor Behandlungsbeginn ein EKG abzuleiten und auf medikamentöse Interaktionen (vor allem mit internistischen Medikamenten) zu achten
- Endokrine Effekte: ähnlich wie bei Neuroleptika, meist schwach ausgeprägt
- Allergische Hautreaktionen
- Eine Neigung zu Thrombophlebitiden kann gefördert werden
- Krampfanfälle infolge einer Steigerung der zerebralen Erregbarkeit
- Blutbildveränderungen wie bei Neuroleptika, zum Teil eher etwas häufiger Kontrolluntersuchungen ◘ Tab. 7.

Psychische Nebenwirkungen
- Manche Patienten werden unruhig bis agitiert. Gegenmittel sind sedierende Antidepressiva (◘ Tab. 9) oder Benzodiazepine
- Selten Delir oder paranoid-halluzinatorisches Syndrom
- Zuweilen wird eine hypomanische Nachschwankung provoziert, was einer Phasenabkürzung gleichkommt

Teratogene Wirkungen sind zwar nicht nachgewiesen, aber damit nicht ganz ausgeschlossen, so dass Antidepressiva nicht im ersten Trimenon der Schwangerschaft gegeben werden sollten. Unter Antidepressiva soll nicht gestillt werden.

Nebenwirkungen der Serotonin-Wiederaufnahmehemmer. Diese neueren Antidepressiva (◘ Tab. 9) weisen die oben aufgeführten Nebenwirkungen nicht oder nur in geringem Maße auf (insbesondere nicht die störenden anticholinergen und antihistaminergen Effekte). Sie sind in dieser Hinsicht besser verträglich (und werden deshalb auch für die gerontopsychiatrischen Indikationen empfohlen), dafür sind hier folgende Nebenwirkungen besonders zu beachten:
- Appetitstörung, Übelkeit, Erbrechen, Diarrhoe (insbesondere zu Beginn der Behandlung), Schwindel, Schwitzen, Schlafstörungen
- bei Männern Erektions- und Ejakulationsstörungen
- selten Syndrom der inadäquaten ADH-Sekretion (vor allem bei älteren Patienten auf Hyponatriämie achten!)

Wegen der Gefahr eines zentralen Serotoninsyndroms sind nach einem irreversiblen *MAO-Hemmer* 2 Wochen Pause einzulegen, bevor ein SSRI gegeben wird, nach einem reversiblen MAOH (Moclobemid) 1 Tag. Nach einem SSRI ist 2 Wochen zu warten (nach Fluoxetin 5 Wochen), bis mit einem reversiblen oder irreversiblen MAOH begonnen wird.

Zusammenfassend zu den Nebenwirkungen der Antidepressiva. Die genannten Effekte, die zusammenfassend beschrieben wurden, treten nicht bei allen Antidepressiva ausgeprägt auf, und sie stellen sich nicht bei jedem Patienten ein; die interindividuellen Unterschiede sind beträchtlich. Die Nebenwirkungen sind reversibel und ungefährlich (seltene Ausnahmen sind kardiotoxische Effekte und Agranulozytose), aber sie können den depressiven Patienten zusätzlich erheblich beeinträchtigen, besonders zu Beginn der Behandlung, wenn die Nebenwirkungen ausgeprägt sind und die therapeutische Wirkung noch auf sich warten lässt. Mit der Zeit tritt eine Adaptation ein. Der Arzt muss mit dem Patienten ständig im Gespräch über zu erwartende oder bereits eingetretene Nebenwirkungen sein. Durch sorgfältige Wahl des Mittels, angemessene Dosierung und ggf. Comedikation können die Nebenwirkungen größtenteils hintan gehalten werden.

Arzneimittelinteraktionen: Bei der Metabolisierung der Antidepressiva in der Leber spielen die Cytochrom-P450-Isoenzyme eine wichtige Rolle. Zahlreiche andere Pharmaka sind ebenfalls Substrate, Induktoren oder Inhibitoren einzelner Enzymuntergruppen (auch SSRI wirken z.T. inhibitorisch und können dadurch den Abbau anderer Medikamente herabsetzen). Vor allem hierdurch ergeben sich vielfältige Wechselwirkungen, die nicht alle klinisch relevant sind.

Der Plasmaspiegel von Antidepressiva wird gesenkt (und hierdurch die Wirksamkeit evtl. vermindert) durch Phenobarbital, orale Kontrazeptiva, Nikotin u.a. Er wird erhöht durch einzelne Antibiotika, Disulfiram, Neuroleptika u.a.; verstärkte Nebenwirkungen können die Folge sein. – Antidepressiva können den Effekt von Antihypertensiva verringern oder aber verstärken; auch bei Antiarrhythmika und Sympathomimetika ist Vorsicht geboten, des Weiteren bei Anticholinergika.

Kontraindikationen im absoluten Sinne sind äußerst selten. Auch bei den genannten Nebenwirkungen und Komplikationen kann i.Allg. die Behandlung mit einem anderen Antidepressivum fortgesetzt werden, ggf. in Zusammenarbeit mit dem jeweiligen Facharzt. Anfallsleiden sind besonders zu beachten.

27.3 Phasenprophylaktika

Die Prophylaxe affektiver Psychosen wurde bereits beschrieben, hier folgen die Einzelheiten über die verwendeten Medikamente.

Lithium

Lithiumsalze dienen nicht nur der prophylaktischen Langzeitbehandlung. Sie werden u.a. auch zur Augmentation der antidepressiven Pharmakotherapie, zur Behandlung der akuten Manie und in der Kinderpsychiatrie z.B. bei impulsiven Störungen eingesetzt.

Die *Wirkungsweise* ist unbekannt. Ob serotonerge Eigenschaften für die prophylaktische Wirkung relevant sind, ist ebenso unklar wie die Bedeutung der Beeinflussung der zirkadianen Rhythmik.

Dosis. Man beginnt einschleichend. Die notwendige Dosis wird anhand des Serumspiegels ermittelt: 0,6–0,8 mmol/l (12 Stunden nach dem Einnehmen) zur Prophylaxe; bei unzureichender Wirkung und bei der Akutbehandlung von Manien um 0,8 bis 1,2 mmol/l. Diese Dosierung wird meist mit 20–40 mmol Lithium täglich per os erreicht (◘ Tab. 10). Die Dosierung ist interindividuell sehr unterschiedlich. Höhere Dosierungen bzw. Serumkonzentrationen sind wegen der geringen therapeutischen Breite des Lithiums zu vermeiden. Ab ca. 1,6 mmol/l treten toxische Erscheinungen auf (s.u.).

Negative Natriumbilanz erhöht den Lithiumspiegel. Medikamenteninteraktionen (s.u.) sind sorgfältig zu beachten. Die Toleranz verändert sich auch bei längerer Behandlung wenig, wohl aber können interkurrente Erkrankungen die Konzentration ändern.

Nebenwirkungen. Die Lithium-Medikation ist bei sorgfältiger Dosierung meist gut verträglich. Viele Patienten haben auch langfristig keine Nebenwirkungen, bei anderen treten sie nur initial auf. Einige Nebenwirkungen sind relativ häufig, aber harmlos:

- Tremor, fein- bis mittelschlägig (bei ca. 20%) und leichtere Koordinationsstörungen (bei 40%). Gegenmaßnahmen sind: die Dosis etwas reduzieren oder auf den Abend verlagern, einen β-Rezeptoren-Blocker hinzufügen: z.B. Propranolol (»Dociton«), 20–40 mg täglich, besser aber unregelmäßig einnehmen vor besonderen Gelegenheiten. Kontraindikationen seitens des Herz-Kreislauf-Systems sind zu beachten, bei Asthma sind β-Blocker kontraindiziert.
- Durst, Trinken in großen Mengen und Polyurie (reversibler Diabetes insipidus, bei ca. 25%, aber selten von störendem Ausmaß). Gegen diese und andere Nebenwirkungen kann eine geringfügige Dosisminderung helfen.
- Gewichtszunahme bei ca. 20%, zum Teil erheblich. Dagegen: kalorienreduzierte, aber nicht kochsalzarme Diät (cave kalorienhaltige Getränke bei Polydipsie).
- Leukozytose, Akne, Aktivierung einer Psoriasis, Haarausfall bei Frauen, verminderte Sexualfunktion bei Männern, Diarrhoe u.a. gastrointestinale Beschwerden, kardiale Arrhythmien, leichte EKG-Veränderungen, leichte Ödeme im Gesicht oder an den Knöcheln. Dagegen: Dosisreduzierung.
- Eine euthyroide *Struma* ist etwas häufiger (bei ca. 20%). *Gegenmaßnahme:* Thyroxin. Seltener ist eine Hypothyreose, so dass substituiert werden muss.
- Nierenfunktion: Ob Lithium in adäquater Dosierung morphologische Nierenschädigungen bewirken kann (und ob dabei Disposition und Begleitmedikation von Bedeutung sind), ist nicht geklärt.

Psychische Nebenwirkungen, z.B. verlangsamtes Denken, sind selten und geringgradig. Manche Patienten empfinden eine gewisse Gleichgültigkeit und Passivität sowie Distanzierung gegenüber der Umwelt. Solche Beschwerden sind schwer von Krankheitsresten abzugrenzen.

Teratogene Wirkungen sind nachgewiesen, annähernd 10% der Kinder, deren Mütter während des ersten Trimenons Lithium nahmen, weisen Fehlbildungen, insbesondere des Herzens, auf. Da Lithium in die Muttermilch übergeht, darf nicht gestillt werden.

Kontraindikationen sind schwere Herz-, Kreislauf- und Nierenleiden, weitere Krankheiten, die eine kochsalzarme Diät erfordern, M. Addison. Relative Kontraindikationen sind u.a. Epilepsie, M. Parkinson, Psoriasis, Myasthenia gravis, Hypothyreose, zerebelläre Störungen.

Interaktionen mit anderen Pharmaka. Unter Diuretika kann infolge erhöhter Natriurese eine Lithium-Kumulation eintreten. Zusammen mit SSRI soll Lithium nur vorsichtig gegeben werden wegen gesteigerter serotonerger Effekte. Zusammen mit Neuroleptika kann Lithium selten zu reversiblen psychoorganischen Störungen führen. Interaktionen sind auch bei Thiaziden, Methyldopa, Kalzium-Blockern, Theophyllinen, ACE-Hemmern, nicht-steroidalen Antiphlogistika zu beachten. Nicht selten ist internistisch-psychiatrische Kooperation angezeigt.

Bei *Überdosierung* treten Schwindel, Leibschmerzen, Übelkeit, Erbrechen, Diarrhoe, Durst, Benommenheit, Muskelschwäche und Tremor auf. *Vergiftungen* äußern sich in Somnolenz oder Koma, Rigor, Muskelzuckungen, Streckkrämpfen, Krampfanfällen. Diagnostisch ausschlaggebend ist die Lithiumkonzentration im Serum, in Zweifelsfällen auch in den Erythrozyten wegen der längeren Halbwertzeit. Ein zuverlässiges Antidot ist nicht bekannt. Es gelten die allgemeinen Regeln der Intoxikationsbehandlung; ggf. Behandlung in einer Intensivstation.

Monitoring. Vor der Lithium-Medikation ist eine internistische Untersuchung durchzuführen, während der Langzeitbehandlung folgende regelmäßige Untersuchungen:

- Lithium-Spiegel im Serum: erst wöchentlich, dann monatlich, bei guter Einstellung vierteljährlich; bei fieberhaften und anderen interkurrenten Erkrankungen unverzüglich.
- Schilddrüse: TSH halbjährlich, Sonographie jährlich.
- Nierenfunktion, evtl. einschließlich Kreatinin-Clearance: jährlich, wenn kein besonderer Verdacht.
- EKG und ggf. weitere internistische Untersuchungen jährlich.
- Frauen sind ggf. regelmäßig nach Kinderwunsch, Schwangerschaft bzw. Kontrazeption zu fragen.
- Dem Patienten ist ein Merkblatt mit den wichtigsten Informationen zu geben.

Antikonvulsiva

Valproinsäure (Valproat; Tab. 10) wirkt antimanisch und rezidivprophylaktisch bei bipolaren affektiven Störungen. Die Wirksamkeit ist der von Lithium vergleichbar. Insbesondere bei Kontraindikationen gegen Lithium oder Unverträglichkeit ist Valproinsäure eine Alternative. Die *Dosis* wird mit Plasmaspiegelbestimmungen ermittelt, die 50–100 µg/ml betragen sollen. Das wird mit Tagesdosierungen von 750–2000 mg erreicht.

Als *Nebenwirkungen* sind gastrointestinale Beschwerden zu nennen, aber auch Gewichtszunahme und gelegentlich Alopezie. Vereinzelt wurde über Pankreatitiden und vital bedrohliche hepatische Komplikationen berichtet (gefährdet sind Kinder und Jugendliche sowie Patienten, die mit mehr als einem Antikonvulsivum behandelt werden); entsprechende Laborkontrollen sind zu beachten. Valproinsäure wirkt teratogen.

Carbamazepin (Tab. 10) weist verschiedene Wirkungen auf, u.a. antikonvulsive und analgetische Effekte; es wirkt deutlich antimanisch (aber nur wenig antidepressiv), stimmungsstabilisierend und phasenprophylaktisch bei bipolaren affektiven Störungen (wahrscheinlich gilt das auch für Oxcarbazepin (»Trileptal«, »Timox«), dessen im Vergleich zum Carbamazepin geringeres Interaktionspotential vorteilhaft ist). Indikationen sind Unwirksamkeit bzw. Unverträglichkeit von Lithium, dessen Wirksamkeit allerdings besser belegt ist.
Dosis. Der unerwünschten Wirkungen wegen ist vorsichtig zu beginnen (mit ca. 200 mg) und allmählich zu steigern. Die Dosis ist anhand des Serum-Spiegels zu bestimmen, der (12 Stunden nach der letzten Einnahme) 4–12 mg/l betragen soll. Hierzu braucht man meist 400–1600 mg täglich.

Die *Nebenwirkungen* sind: initial Müdigkeit, Schwindel, Übelkeit, evtl. gastrointestinale Störungen. Im Übrigen verschiedene allergische Hautreaktionen. Selten Agranulozytose, aplastische Anämie und Hepatose (daher die gleichen Kontrolluntersuchungen wie bei Antidepressiva, Tab. 7); bei älteren Patienten dystone und choreatische Bewegungsstörungen. – Teratogene Wirkungen sind wahrscheinlich.
Intoxikationen (Plasmaspiegel über ca. 12 mg/l) sind an erheblichen vegetativen Störungen, zerebellären Symptomen und Somnolenz zu erkennen.
Interaktionen. Carbamazepin senkt den Plasmaspiegel von Neuroleptika, schränkt die Wirksamkeit von Ovulationshemmern ein und soll wegen Unverträglichkeit nicht mit MAO-Hemmern gegeben werden.

Lamotrigin wirkt therapeutisch und prophylaktisch auf depressive Phasen im Rahmen bipolarer Erkrankungen, im Unterschied zu den anderen genannten Phasenprophylaktika aber nicht oder nur wenig auf manische Phasen. Die Eindosierung muss sehr

Tabelle 10. Phasenprophylaktika (Auswahl)

Handelsname	Wirkstoff je Tablette bzw. Kapsel[a]
Lithiumsalze[b]	
Hypnorex retard	400 mg Lithiumkarbonat entspr. 10,8 mmol Lithium
Lithiofor retard	660 mg Lithiumsulfat entspr. 12 mmol Lithium
Quilonum retard	450 mg Lithiumkarbonat entspr. 12,2 mmol Lithium
Litihium Apogepha	295 mg Lithiumkarbonat entspr. 8 mmol Lithium
Lithium-Aspartat	500 mg Lithiumaspartat entspr. 3,2 mmol Lithium
Carbamazepin[b]	
Tegretal	200 mg Carbamazepin; retard: 200, 400 bzw. 600 mg
Timonil	200 bzw. 400 mg Carbamazepin; retard: 150, 200, 300, 400 bzw. 600 mg
Valproinsäure/Valproat[b]	
Ergenyl chrono	300 bzw. 500 mg Valproinsäure/Natriumvalproat
Orfiril long	150, 300, 500 bzw. 1000 mg Natriumvalproat
Lamotrigin[b]	
elmendos	25, 50, 100 bzw. 200 mg Lamotrigin

[a] Die individuelle Dosierung richtet sich nach dem erreichten Serumspiegel (siehe Text).
[b] und weitere wirkstoffgleiche Präparate

langsam (über mehrere Wochen) erfolgen, wodurch der Indikationsbereich weiter eingeschränkt wird. Als Komplikationen sind insbesondere schwerwiegende Hautreaktionen zu beachten, vor allem bei hohen Anfangsdosierungen und gleichzeitiger Valproinsäuretherapie.

27.4 Tranquilizer/Anxiolytika

Diese Psychopharmaka wirken psychisch entspannend (tranquilisierend), emotional-harmonisierend (ataraktisch) und angstlösend (anxiolytisch). Zum Teil haben sie auch eine sedierende und schlafanstoßende Wirkung (hypnotisch). Zudem wirken sie muskelrelaxierend und antikonvulsiv. Sie sind also vielseitig verwendbare Medikamente. Sie sind in allen Bereichen der Medizin die bevorzugten »Beruhigungsmittel«. Sie gehören zu den meist verschriebenen Medikamenten überhaupt. Dabei sind sie gut verträglich (es bedarf keiner Laborkontrollen wie bei anderen Psychopharmaka). Allerdings besteht ein Abhängigkeitsrisiko; daher ist vor unkontrolliertem Einnehmen zu warnen, jedoch nicht von der Verwendung überhaupt abzuraten.

Die Hauptgruppe bilden die *Benzodiazepine* (auf die sich dieses Kapitel hauptsächlich bezieht). In Tabelle 11 ist angegeben, ob das einzelne Medikament mehr als Anxiolytikum tags oder mehr als Schlafmittel abends empfohlen wird. Dabei wird zwischen kurz- und langwirksamen Benzodiazepinen unterschieden.

Zudem gibt es Medikamente anderer chemischer Struktur, die tranquilisierend bzw. anxiolytisch wirken (Tab. 11). Hierzu zählt Buspiron, ein Anxiolytikum ohne sedierende Wirkung und ohne Abhängigkeitsrisiko. Allerdings können Nebenwirkungen

27.4 · Tranquilizer/Anxiolytika

Tabelle 11. Tranquilizer

Generic name (Wirkstoff)	Handelsname[b]	Tagesdosis in mg als Anxiolytikum	Dosis als Schlafmittel in mg
1. Benzodiazepine			
Alprazolam	Cassadan, Tafil [Xanor]		0,5–2,0
Bromazepam	Lexotanil, Normoc	3–6	
Brotizolam	Lendormin, [Lendorm]		0,125–0,25
Chlordiazepoxid	Librium	5–50	
Clobazam	Frisium, (Urbanyl)	20–30	
Clonazepam	Rivotril	2–5	
Diazepam	Valium	2–15	5–10
Dikalium clorazepat (Clorazepat)	Tranxilium	10–20	
Flunitrazepam	Rohypnol		0,5–2
Flurazepam	Dalmadorm, Staurodorm Neu		15–30
Lorazepam	Tavor, [(Temesta)]	0,25–5	1–2
Lormetazepam	Noctamid		0,5–1,0
Medazepam	Rusedal	10–30	
Nitrazepam	Eatan N, Mogadan, [(Mogadon)]		2,5–7,5
Oxazepam	Adumbran, Praxiten, [(Anxiolit)]	10–60	10
Prazepam	Demetrin	10–30	
Temazepam	Norkotral, Planum, Remestan, (Normison)		10–30
Triazolam[a]	Halcion		0,125–0,25
2. Andere Tranquilizer			
Buspiron	Bespar	15–30	
Hydroxyzin	Atarax	30–75	
Zolpidem[a]	Bikalm, Stilnox, [Ivadal]		5–15
Zopiclon[a]	Ximovan, (Imovane), [Somnal]		3,75–7,5

[a] Kurzwirksames Hypnotikum. [b] Handelsname nur in der Schweiz (...) bzw. Österreich [...], z.T. weitere wirkstoffgleiche Präparate

wie Schwindel, Übelkeit, Kopfschmerzen und Unruhe auftreten. – Als Schlafmittel werden Zolpidem und Zopiclon empfohlen (◘ Tab. 11), die sedierend wirken bei geringerem Abhängigkeitsrisiko verglichen mit Benzodiazepinen.

Wirkungsweise. Benzodiazepine binden an den $GABA_A$-Rezeptor und verstärken die inhibitorische Wirkung des Neurotransmitters GABA.

Indikationen. Der therapeutische Nutzen ist nachgewiesen bei Angststörungen, insbesondere als Akutbehandlung. Des weiteren als Comedikation zu Antidepressiva, um depressive Unruhe zu bekämpfen. Bei Manien kann neben einem Neuroleptikum ein Benzodiazepin adjuvant eingesetzt werden. Bei Schizophrenen kann sowohl die anxiolytische sowie auch die tranquilisierende Wirkung hilfreich sein. In der Notfallpsychiatrie ist ein Benzodiazepin (z.B. Diazepam, »Valium«) oft Mittel der Wahl. Benzodiazepine sind die heute bevorzugten Schlafmittel.

Bei älteren Kranken sind die langwirkenden Benzodiazepine zu meiden (wegen des Überhanges). Wenn bei dementen und verwirrten alten Patienten eine sedierende Medikation notwendig wird, dann eher mit gut verträglichen Neuroleptika als mit Benzodiazepinen. Nicht indiziert sind Tranquilizer bei banaler Nervosität, »Stress« und Erschöpfung, einerseits weil hierdurch eine gezielte Behandlung verhindert wird, andererseits weil Abhängigkeit zu befürchten ist. Für die Verwendung von Tranquilizern bei Kindern und Jugendlichen gilt das, was über die Behinderung der Auffassungsfähigkeit durch Sedativa gesagt wurde.

Dosierung. Benzodiazepine sollten grundsätzlich sparsam dosiert werden (oft reichen weit geringere Dosierungen aus, als vom Hersteller angegeben); die Verschreibung ist zeitlich zu begrenzen.

Nebenwirkungen und Komplikationen. Die Verträglichkeit der Tranquilizer ist i.Allg. gut. Die folgenden Nebenwirkungen sind, sofern sie überhaupt auftreten, meist geringgradig: Müdigkeit bis zur Schläfrigkeit, Schwindel, Ataxie, Dysarthrie, Sexualfunktionsstörungen; seltener: Appetit- und Gewichtszunahme, Magen-Darm-Beschwerden, Ödeme und allergische Hautreaktionen, allgemeine Muskelschwäche, insbesondere Doppelbilder. Bei chronischem Missbrauch, aber auch bei einmaliger Überdosierung (z.B. bei Suizidversuch) können delirante Psychosen auftreten.

Vergiftungen mit Tranquilizern sind nicht so ungefährlich, wie zuweilen dargestellt wird. Dabei ist zu beachten, dass Tranquilizer in zahlreichen Schmerz- und Schlaf-Kombinationsmitteln enthalten sind. Die Therapie entspricht der allgemeinen Intoxikationsbehandlung. Ein spezifischer *Antagonist* ist Flumazenil (»Anexate« i.v.), der die Benzodiazepinrezeptoren reversibel blockiert.

Die *Fahrtüchtigkeit* im Straßenverkehr kann durch Tranquilizer herabgesetzt sein. *Teratogene Wirkungen* sind nicht nachgewiesen; dennoch ist bei schwangeren Frauen Vorsicht angebracht. Zu beachten ist auch, dass Benzodiazepine in die Muttermilch übergehen; bei Säuglingen wurden Intoxikations- und Entzugssymptome beobachtet.

Kontraindikationen. Insbesondere Myasthenia gravis wegen der muskelrelaxierenden Wirkung. Des Weiteren akute Vergiftung mit sedierenden Substanzen einschließlich Alkohol (hingegen werden Benzodiazepine zur Delirbehandlung eingesetzt). Eine relative Kontraindikation besteht bei manchen schweren internistischen Erkrankungen.

Interaktionen. Es gibt zahlreiche Interaktionen mit anderen Pharmaka, die meisten sind jedoch klinisch nicht relevant. Zu beachten ist insbesondere, dass die sedierende Wirkung anderer Psychopharmaka (Antidepressiva, Neuroleptika, Hypnotika) durch Benzodiazepine potenziert werden kann.

Abhängigkeit. Das Risiko ist relativ geringer als bei den meisten älteren Hypnotika (Schlafmitteln). Gemessen an den großen Zahlen der Verschreibungen kommt Benzodiazepin-Abhängigkeit selten vor. Bezüglich der anxiolytischen Wirkung ist die Toleranzentwicklung im Allgemeinen deutlich geringer als bei der Sedierung. Die Dosissteigerung ist daher, von Abhängigkeitsentwicklungen abgesehen, meist nicht erheblich. Aber auch wenn eine niedrige Dosierung über längere Zeit ununterbrochen eingenommen wird, kann sich eine Abhängigkeit ausbilden (*low dose dependence*).

Entzugssymptome: Schlafstörungen, Unruhe und Angst (also Rebound-Symptome, invers zu den Therapieeffekten), weiterhin Muskelschmerzen, Schwäche, Schwindel, Wahrnehmungsstörungen und Entfremdungserleben. Nach hohen Dosen sind die Entziehungserscheinungen ähnlich wie nach herkömmlichen Hypnotika. Der Entzug sollte, vor allem wegen der Anfallsgefahr, allmählich und ggf. unter dem Schutz von Carbamazepin erfolgen. Manche Entzugssymptome treten erst nach ca. einer Woche auf.

Behandlung der Abhängigkeit. Die Ergebnisse der Entzugs- und Entwöhnungsbehandlung sind mit 70% Erfolgen (auch langfristig) vergleichsweise günstig. Das sollte den Patienten zum Aufhören ermutigen und den Arzt zu entsprechenden Hilfestellungen anregen.

β-Rezeptorenblocker sind Antagonisten der Catecholamine Adrenalin und Noradrenalin, da sie bei ähnlicher chemischer Struktur kompetitiv die β-Rezeptoren im sympathischen System reversibel blockieren. Weil sie auf diese Weise die psychosomatischen Äußerungen der Angst reduzieren, werden β-Blocker auch als *Anxiolytika* eingesetzt. Indikationen sind hauptsächlich funktionelle Herzbeschwerden, Herzphobien und angstneurotische Syndrome, auch Lampenfieber und Examensangst. Verglichen mit Tranquilizern wirkt sich vorteilhaft aus, dass Betarezeptorenblocker kaum die psychische Leistung beeinträchtigen (wohl aber die Muskelleistung etwas reduzieren) und nicht zur Gewöhnung führen. Sie reduzieren verläßlich den durch Lithiumsalze bedingten Tremor und die neuroleptisch bewirkte Akathisie. Verwendet werden: Propranolol (»Dociton«), Oxprenolol (»Trasicor«), auch Pindolol (»Visken«), welches zudem zur Augmentation antidepressiver Pharmaka empfohlen wird.

27.5 Wachtherapie/antidepressiver Schlafentzug

Schlafentzug kann krankheitsprovozierend wirken, z.B. epileptische Anfälle auslösen. Bei depressiven Syndromen hingegen wirkt Schlafentzug therapeutisch, insbesondere bei melancholischer Depression. Auch diese antidepressive Therapie wurde nicht aus der Grundlagenforschung entwickelt, sondern empirisch gefunden. Von depressiv-melancholischen Patienten war zu erfahren, »dass auf eine gute Nacht ein schlechter Tag folgte und umgekehrt ...« (so ein Patient). Zahlreiche Untersuchungen bestätigen, dass *verordneter* Schlafentzug *regelmäßig* zu einer Symptomreduktion führt. Auf »guten« Schlaf folgt hingegen eher eine vorübergehende Verstärkung der Depressionssymptomatik. Diese einfache und physiologische, wirksame und ungefährliche Therapie hat die Depressionsbehandlung bereichert. Abers diese Möglichkeiten werden noch zu wenig genutzt. Bei melancholischer Depression ist die Kombination von Pharmakotherapie und Wachtherapie Standardbehandlung.

Durchführung. *Partieller Schlafentzug* in der zweiten Nachthälfte (Wecken um 1.30 Uhr) ist therapeutisch mindestens ebenso günstig und fällt dem Patienten leichter als totaler Schlafentzug für eine ganze Nacht (der allerdings immer noch praktiziert wird); Wachen in der ersten Nachthälfte ist weniger erfolgreich. (Der selektive Entzug der REM-Schlafphasen über mehrere Wochen hin ist in der Durchführung zu kompliziert und in den Ergebnissen unsicher.)

Nur in der zweiten Nachthälfte wachen zu müssen, wird vom Patienten eher akzeptiert, zumal dies seinem Bedürfnis entgegenkommt, durch den Schlaf am Abend der Depressionssymptomatik zu entgehen. Das Wachen fällt dem melancholisch Depressiven leichter, als er zuvor annimmt, und auch leichter als Gesunden. In der Klinik wachen am besten mehrere Patienten zusammen, wobei sich Beschäftigung bewährt (Gesellschaftsspiele, Gymnastik, Spazierengehen, auch Mahlzeiten). Den folgenden Tag soll der Patient verbringen wie sonst. Er soll an diesem Tag nicht schlafen, in der folgenden Nacht nicht übermäßig lange.

> *Mit den Worten des Patienten:* Über den antidepressiven Effekt der Wachtherapie berichtet ein 32-jähriger Patient mit melancholischer Depression:

»Ich kenne das Mittel der Schlafentzüge schon sehr lange, schon seit über 10 Jahren.(Zum Ablauf der Wachtherapie gefragt:) Ich komme also um 10 Uhr in die Klinik und melde mich bei der Stationsschwester. Wenn man möchte, kann man die Nacht selbst gestalten, man kann eigentlich tun wozu man Lust hat.

(Gibt es irgendwann einen toten Punkt?) Ja, sogar mehrere tote Punkte, wo es etwas schwierig ist, wach zu bleiben. Aber wenn man Hilfe hat, kommt man da ganz gut drüber weg. Z.B. stehe ich etwas auf und laufe ein bisschen auf der Station, und bewege mich etwas. (…)

Aber oft ist es so, dass sich im Laufe der Nacht die Stimmung auch bessert. Durch die Unterhaltung mit den anderen Patienten und mit den Schwestern, läuft es oft so. (Am nächsten Tag, was machen Sie dann?) Das Wichtigste am nächsten Tag ist, dass ich also den ganzen Tag über nicht schlafe, sondern bis 10 oder 11 Uhr abends aktiv bleibe, und ich richte es mir so ein, dass ich Sachen mache, bei denen die Gefahr müde zu werden nicht so groß ist.

Es ist oft so, dass man also tatsächlich etwas mehr Energie bekommt. Das man etwas mehr Energie hat an dem Tag nach dem Schlafentzug. Und dass man auch Lust hat Sachen zu unternehmen, die sonst vielleicht vorher etwas schwer gefallen sind.

Manchmal ist danach keine Besserung eingetreten, in den meisten Fällen allerdings ging es mir zumindest einen Tag, manchmal auch zwei oder drei Tage also wesentlich besser. (Dauer der Besserung?) Nach meiner Beobachtung verhält es sich so, dass, wenn man mehrere Schlafentzüge in mehreren Wochen hintereinander macht, dass sich Wirkung irgendwie summiert und dass man dann insgesamt auf ein besseres, ein Ergebnis, sag ich jetzt mal, kommen kann. Dass die Stimmung und der Antrieb sich insgesamt bessern. (Das ist bei Ihnen auch so eingetreten?) Also z.B. nach dem 3. oder 4. Schlafentzug ging es mir länger besser als nach dem 1. Schlafentzug.«

Über seine Beobachtung einer Mitpatientin berichtete derselbe Patient: »Es war so verblüffend. Für mich fast wie ein Wunder. Fast Schlag 4 Uhr morgens legte sie ihr Strickzeug, das sie die ganze Nacht bewegt hatte, langsam auf den Tisch. Sie sah mich an, tastete vorsichtig ihren linken Brustkorb ab und sagte: ‚Es ist weg!' So, als ob sie es noch nicht begreifen könnte. Sprang dann auf und sagte fest und glücklich: ‚Es ist wirklich weg.' Sie lachte…«

Indikationen sind depressive Syndrome *aller* Art, auch bei schizophrenen und organischen Psychosen. Die besten Ergebnisse werden bei melancholischer Depression erzielt. Bei neurotischen und reaktiven Depressionen sind die therapeutischen Effekte weniger ausgeprägt und weniger verlässlich. Prädiktoren sind insbesondere Schweregrad der Depression, Vitalsymptomatik und typische Tagesschwankung.

Ergebnisse. Die Besserung beginnt meist in den frühen Morgenstunden (anstelle des sonst häufigen Morgentiefs) oder im Laufe des Tages, selten (ca. 10%) am nächsten Tag. Im Mittel beträgt die Symptomreduktion am Tag nach dem Schlafentzug (verglichen mit dem Vortag) 20–35%. Der Effekt hält unterschiedlich lange an, z.T. nur einen Tag.

Dieser »Rückfall« wird gelegentlich überbewertet, denn er tritt wesentlich seltener ein, wenn gleichzeitig eine antidepressive Pharmakotherapie durchgeführt wird (◘ Abb. 29). In der Regel sind Wiederholungen des Schlafentzuges indiziert, und zwar im Abstand von 5–7 Tagen. Diese *periodische Wachtherapie* zeigt in Kombination mit Pharmakotherapie die besten Ergebnisse (weniger praktikabel ist die an den Schlafentzug anschließende Methode der Schlafvorverlagerung).

Der Effekt des antidepressiven Schlafentzuges hält aber oft länger an, nämlich ungefähr eine Woche. In seltenen Fällen wird die melancholische Depression ganz und anhaltend aufgehoben. Zu diesen Sofortheilungen sind auch die Fälle der ebenfalls seltenen Provokation hypomanischer oder manischer Nachschwankungen zu rechnen. Absolut erfolglos bleibt diese Behandlung, wenn sie wiederholt durchgeführt wird, nur bei wenigen Prozent. Eindeutig wirksam ist sie bei 60–65%. Verschlechterungen kommen praktisch nicht vor. *Nebenwirkungen* gibt es nicht, abgesehen von vorübergehenden Missbefindlichkeiten in den frühen Morgenstunden und Müdigkeit am Tage, worüber aber nicht alle Behandelten klagen.

Der *Wirkungsmechanismus* ist – trotz zahlreicher intensiver Untersuchungen – bisher unbekannt. Ob Beziehungen zu der Circadian-Rhythmik (Tagesschwankungen) bestehen, ist ungeklärt, auch die Frage, ob es mehr auf die Zeitwahl des Schlafentzuges (im Laufe der Nacht) ankommt oder mehr auf dessen Dauer (das Maß des REM-Schlaf-Entzuges ist anscheinend nicht ausschlaggebend). Neurochemische und neuroendokrinologische Untersuchungen, von denen man angesichts des oft raschen Umschlagens der Affektivität viel erwartet hatte, zeigen eine Auslenkung des peripher-adrenergen Systems und eine Provokation der Cortisol-Sekretion sowie eine Beeinflussung der Schilddrüsenfunktion, jedoch jeweils ohne quantitative Beziehung zum therapeutischen Effekt; sie blieben insgesamt wenig aufschlussreich. Nuklearmedizinisch wurde mittels PET bei Respondern eine Hyperperfusion in limbischen Bereichen festgestellt.

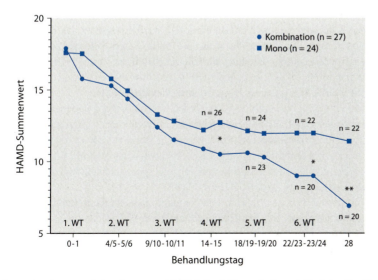

◘ **Abb. 29.** Antidepressive Behandlung ausschließlich durch Pharmakotherapie (Amitriptylin; »Mono«) gegenüber der Kombination von Amitritylin mit periodischer Wachtherapie (WT). Die Kombinationsbehandlung ist signifikant überlegen (nach Kuhs u. Tölle 1996)

27.6 Elektrokrampftherapie

Die Elektrokrampftherapie, die in der elektrischen Auslösung eines generalisierten Krampfanfalles besteht, hat neben den Psychopharmaka ein definiertes Indikationsgebiet bei Psychosen: bei schweren und pharmakarefraktären melancholischen Depressionen und perniziösen Katatonien Schizophrener wirkt die EKT schnell und durchgreifend; sie ist nicht selten die lebensrettende Behandlung. Weitere Indikationen s. unten.

Bei der heutigen Technik ist die EKT gut verträglich. Sie kann auch bei organischen Hirnkrankheiten (z.B. Parkinson oder Demenz) eingesetzt werden, wenn eine depressive Symptomatik zu behandeln ist. Sie ist bei Schwangeren indiziert, wenn Psychopharmaka vermieden werden sollen.

Indikationen. Neben der bereits erwähnten perniziösen Katatonie ist EKT primär indiziert, wenn eine wirksame Pharmakotherapie wegen bekannter Kontraindikationen nicht möglich ist, ebenso wenn sich in vorausgehenden Episoden gezeigt hat, dass Pharmakotherapie wenig wirksam war sowie wenn der Patient diese Behandlung ausdrücklich wünscht (in der Regel ebenfalls aufgrund entsprechend guter Vorerfahrungen mit der EKT). Sekundär ist die Elektrokrampfbehandlung indiziert bei pharmakarefraktären melancholischen Depressionen (seltener Manien) und bei pharmakarefraktären akuten schizophrenen Syndromen, insbesondere depressiver und katatoner Art. *Voraussetzung* ist stets eine genaue Diagnose und Analyse des bisherigen Behandlungsverlaufes.

Im Allgemeinen ist die EKT eine Akutbehandlung. Zunehmend wird sie aber auch als Erhaltungstherapie angewandt, nämlich wenn sie im Akutstadium wirksam war und die medikamentöse Prophylaxe als ineffektiv erkannt worden ist. Die *Erhaltungs-EKT* wird zunächst in wöchentlichen, später monatlichen Abständen durchgeführt.

Wirksamkeit. Der antidepressive Effekt wird mit 70–80% der Behandelten insgesamt angegeben (▶ Abb. 30). Bezogen auf die etwa 30% der Depressiven, die durch Pharmakotherapie (in Verbindung mit Wachtherapie) nicht ausreichend zu behandeln sind, wird durch die dann eingesetzte EKT die Therapieresistenz-Rate erheblich gesenkt.

 Mit den Worten des Patienten, eines 37 Jahre alten Mannes:

> »Vor den ersten EKT-Behandlungen war ich schon ca. 3 Monate hier in der Klinik, ich hatte Besserung erlebt, war aber immer noch so tief, dass mein Leben für mich nicht besonders lebenswert war, dass es jeden Tag eine Quälerei war, von Stunde zu Stunde, von Tag zu Tag, dass ich einfach mein Leben nicht leben konnte.
>
> Bei der Depression stand im Vordergrund, dass ich hauptsächlich sehr viel Angst hatte, Angst, die ich nicht benennen konnte, ich wusste nicht wovor, von morgens bis abends ständig Angst, einfach keine Ruhe. Und dann natürlich auch dieser Stimmungsabfall…keine Gefühle mehr, keine Gefühle mehr fürs Leben, für die kleinste Kleinigkeit kein Gefühl mehr aufzubringen, tot innerlich.
>
> (Wie reagierten Sie auf die Empfehlung einer EKT?) Als wenn mir einer einen Rettungsanker zuschmiss, für mich war das sehr willkommen, es war wieder eine Hoffnung, für mich, aus diesem Schlamassel herauszukommen…

und ein bisschen Angst davor; aber für mich kam es im Vordergrund in Frage, weil ich wusste, so geht es nicht weiter.

(Befragt, wie die Behandlung erlebt wurde:) Erst einmal war es sehr viel für mich, dass so viele Leute dabei waren. Angst hatte ich überhaupt nicht, die Hoffnung war größer als meine Angst. Ja, die Behandlung an sich spürte ich ja nicht, weil ich eine Narkose bekam. Die Narkose war beim ersten Mal sehr unangenehm. die Male danach war es überhaupt nicht mehr unangenehm, nach der Aufwachung und so, es ging eigentlich sehr gut, so dass ich nach 1 ½ bis 2 Stunden aufstehen konnte.

(Nach der Wirkung befragt) Also, die erste EKT-Behandlung, das weiß ich noch sehr genau, ich stand auf, habe gefrühstückt, mir ging es stimmungsmäßig gar nicht mal so gut, aber die Angst war weg, ganz weg will ich nicht sagen, aber sehr gering geworden. Beim zweiten Mal besser, jedenfalls sehr viel besser als vorher. Ich war noch nicht ganz aus der Depression heraus, aber ich hatte wieder Hoffnung. Ich hatte wieder einige Gefühle, die ich lange vermisst hatte.

Ich muss sagen, diese 5 Male haben mich wirklich aus diesem Loch herausgeholt, ich hatte wieder einige Gefühle, …nicht dass ich geheilt bin oder entlassen werden könnte, aber es war einfach so, dass ich da wieder eine Basis hatte, wo ich drauf aufbauen konnte…Also von meinem Gefühl her, wie ich es gefühlt habe, kann ich nur sagen, ich würde es sofort wieder wiederholen, wenn es mir noch mal so gehen würde, also sofort. (…)

Ich habe wieder Leben gespürt, diese Lebensgefühle, von denen ich gesprochen habe, die mir fehlen, die waren da. Ich habe mich wieder interessiert für zu Hause, wieder an die Zukunft gedacht.

(Nach seiner persönlichen Bewertung der EKT gefragt:) Ich hab die EKT schon erlebt und schon einige Male gemacht und ja, die hat auf mich positiv gewirkt. Ganz groß hat sie gewirkt in Bezug auf die Angst, und die Stimmung wurde auch besser. Also, ich habe zwar ein bisschen Angst, wie man vielleicht vor jeder Narkose Angst hat, aber die Angst hält sich in Grenzen, also ich bin total dafür.«

Kontraindikationen sind Hirndruck und schwere Herzkrankheiten (insbesondere Überleitungsstörungen). Bei schweren körperlichen Krankheiten muss die Indikation nach Konsultation des Internisten und Anästhesisten unter Abwägung der Chancen und Risiken gestellt werden. Ein Bluthochdruck sollte zuvor reguliert werden. Bei Herzschrittmachern, in der Schwangerschaft und im höheren Lebensalter ist die Krampfbehandlung durchaus möglich.

Voruntersuchungen. Röntgen-Thorax, EKG und übliche Laboruntersuchungen. Weitergehende Untersuchungen bei entsprechendem Verdacht.

Prämedikation und Narkose. Psychopharmaka sollen vor der Krampfbehandlung in der Regel abgesetzt werden, insbesondere Tranquilizer und Hypnotika (wegen der Krampfschwelle). Eine Lithium-Medikation kann beibehalten werden, möglichst aber unter 0,4 mmol/l. Der Patient muss nüchtern sein.

Unmittelbar vor der Behandlung 0,5 mg Atropin i.v. Kurznarkose durch den Anästhesisten mittels Methohexital (»Brevimytal«; ggf. alternativ Etomidate oder Propofol) sowie Muskelrelaxation mit Suxamethonchlorid. Davon abweichendes Vorgehen ist zwischen Psychiater und Anästhesisten abzusprechen. Zur Überwachung der Sauerstoffsättigung erfolgt eine kontinuierliche Pulsoxymetrie; Intubation ist in der Regel nicht erforderlich, muss jedoch jederzeit möglich sein. Zudem wird ein Güdel-Tubus eingelegt, um den oberen Atemweg freizuhalten und ein Beißschutz, um Zungenbiss und Zahnverletzungen zu vermeiden.

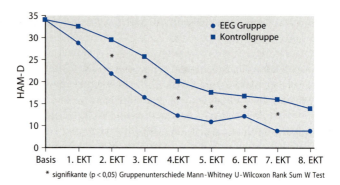

Abb. 30. Depressionssymptomatik (Hamilton-Score) im Verlauf der Behandlung bis zur 8. EKT: EEG-geleitete EKT (n=17) versus Stimulation mit 2,5facher Krampfschwelle pro Kontrollgruppe (n=13) (nach Folkerts 1996)

Technik. Die Stimulation erfolgt mittels Kurzpuls-Technik. Stromdurchflusszeit (um 0,25–1,0 ms) und Stromstärke werden individuell dosiert und jeweils so eingestellt, dass eine ausreichende Krampfdauer (25 sec motorische Aktivität, 30 sec Krampfaktivität im EEG) erreicht wird. Hierzu wird die Krampfschwelle nach der sog. Titrationsmethode ermittelt, es können aber auch EEG-Parameter herangezogen werden (Abb. 30). Die Stimulation wird i.Allg. unilateral, d.h. mit zwei Elektroden auf der Seite der nicht-dominanten Hemisphäre durchgeführt (parasagittal und temporal). Die bitemporale EKT ist zwar im Mittel wirksamer, führt aber zu mehr Nebenwirkungen; sie wird verwendet, wenn die unilaterale Behandlung wenig effektiv ist.

Ablauf und Monitoring. Während des Stromdurchflusses kommt es erst zu einer Initialzuckung der Extremitäten und dann zu dem eigentlichen Krampfanfall, der wegen der Muskelrelaxation allerdings peripher nur mitigiert in Erscheinung tritt. Die Krampfdauer (s.o.) wird protokolliert bzw. im EEG kontrolliert.

Nach der Kurznarkose ist der Patient wach, oft aber noch müde. Vorübergehend kann er desorientiert sein. Mindestens eine Stunde lang muss jemand bei ihm bleiben. Danach verbringt er den Tag wie sonst.

Behandlungsverlauf. Die Krampfbehandlungen werden in Abständen von ungefähr zwei Tagen durchgeführt (aber auch kürzere oder längere Intervalle). Meist werden 6 bis 10 Behandlungen notwendig. Im Allgemeinen wird in dieser Zeit die Pharmakotherapie unterbrochen. Kombination der Krampfbehandlung mit Neuroleptika oder Antidepressiva ist aber möglich. Benzodiazepine müssen unmittelbar vor der Krampfbehandlung möglichst vermieden werden wegen ihrer antikonvulsiven Wirkung.

Begleiteffekte und Risiken. Die Elektrokrampfbehandlung ist keineswegs ein schwerer Eingriff, wie eine Zeit lang in den Medien behauptet wurde. Das Risiko besteht im Wesentlichen nur in dem üblichen Narkoserisiko und ist geringer als vergleichsweise bei Entbindungen. Vorübergehend kann eine Bradyarrhythmie auftreten. Die Rate letaler Komplikationen ist mit 1/50.000 äußerst niedrig im Vergleich zu allen anderen in der Medizin in Narkose durchgeführten Behandlungen.

In den ersten Stunden nach der Behandlung kann der Patient schläfrig und im Allgemeinbefinden sowie in kognitiven Funktionen beeinträchtigt sein. Zuweilen besteht vorübergehend eine Merkschwäche, die aber auch mit der Depression zusammenhängen kann. Kurzfristige retrograde und anterograde Amnesien sind im Verlauf mehrerer Behandlungen relativ häufig, sie halten jedoch nur selten einige Tage bis Wochen an und sind dann auch fast stets reversibel. Ausgeprägtere oder bleibende Gedächtnisstörungen kommen bei der heutigen Technik (s.o.) praktisch nicht mehr vor. Die

Akzeptanz durch Patienten und Angehörige ist ausgesprochen hoch. Angst vor der Behandlung ist selten, wenn die Patienten entsprechend angeleitet werden.

Die Wirkungsweise ist nicht im Einzelnen bekannt. Der ausgelöste Krampfanfall ist anscheinend eine conditio sine qua non. Ob aber der Krampfanfall selbst oder eine zu vermutende inhibitorische Antwort des Gehirns therapeutisch wirksam ist, blieb bisher unklar. Veränderungen von Neurotransmittern veranlassten entsprechende Hypothesen. Die Krampfbehandlung bewirkt, wie andere antidepressive Verfahren, eine Verminderung der REM-Schlafphasen.

27.7 Weitere Verfahren

Repetitive transkranielle Magnetstimulation (rTMS). Das Verfahren wurde als mögliche Alternative zur Elektrokrampftherapie in der Depressionsbehandlung erprobt. Eine Spule wird linkstemporal an den Kopf gelegt. Ein Stromfluß erzeugt ein magnetisches Feld, das sich in kortikalen Strukturen ausbreitet und dort einen Stromdurchfluss induziert. Die Reizserien werden an 10 Tagen in 2 Wochen angewandt. Hierbei bedarf es keiner Narkose, und die Behandlung ist kaum spürbar und gut verträglich, Nebenwirkungen gibt es praktisch nicht, auch keinen Krampfanfall. – Die antidepressive Wirkung ist begrenzt.

Vagusnerv-Stimulation (VNS). Bei diesem in der Epilepsiebehandlung entwickelten Verfahren wird eine Spiralelektrode im Halsbereich subcutan unterhalb der Clavicula implantiert (ähnlich wie ein Herzschrittmacher) und um den linken N. vagus gelegt. Die afferenten Fasern des Vagusnerv leiten die Stimulationsimpulse zum Nucleus tractus solitarius, und über polysynaptische Verbindungen erreichen sie eine Vielzahl von Arealen des limbischen Systems und anderer Hirnregionen.

Die Vagusnerv-Stimulation wird 10 Wochen lang durchgeführt. Sie zeigt einen gewissen antidepressiven Effekt. Begleiteffekte sind neben Blutdruckanstieg und dabei Anstieg des intracerebralen Druckes auch kardiale Komplikationen. Daher sind Herzrhythmusstörungen eine Kontraindikation. Zudem sind perioperative und Narkose-Komplikationen zu beachten. Eine abschließende Beurteilung ist noch nicht möglich.

Tiefe Hirnstimulation. Dieses Verfahren, das sich bei neurologischen Störungen, insbesondere bei Parkinson-Symptomatik bereits bewährt hat, wurde im psychiatrischen Gebiet bei Zwangsstörungen, depressiven Störungen und Gilles-de-la-Tourette-Syndrom angewandt, jeweils in therapieresistenten Situationen. Die ersten Ergebnisse bei noch geringen Fallzahlen zeigen unterschiedliche Ergebnisse, insgesamt aber deutliche Besserungsquoten. Zielregionen (Stimulus-Orte) sind Thalamus, Nucleus subthalamicus, Nucleus accumbens und subgenualer Bereich des Cingulum. Die Nebenwirkungen sind abgesehen von inzwischen seltenen Blutungen beim Einbringen der Elektroden sowie Infektionen wider Erwarten gering und bestehen in extrapyramidalen Bewegungsstörungen sowie Provokation von depressiven und manischen Störungen.

Lichttherapie. Die chronobiologische Erfahrung, dass helles Licht den zirkadianen Rhythmus beeinflusst, wurde therapeutisch umgesetzt in der Lichttherapie (Phototherapie).

Indikation ist die sog. saisonale oder atypische Depression, bei der kurzfristig günstige Ergebnisse (um 60%) angegeben wurden. Bei anderen Depressionssyndromen ist der Effekt unsicher. Kontraindikationen gibt es nicht; bei Augenkrankheiten ist Vorsicht geboten.

Technik. Das Gerät besteht aus mehreren Leuchtstoffröhren, hinter denen eine reflektierende Fläche angebracht ist; davor ist ein Plastikschirm zweckmäßig, um unnötige Blendung zu vermeiden. Das Gerät steht auf einem Tisch, in Augenhöhe, mit 50–80 cm Abstand. Es wird weißes Licht verwendet, das nicht zu viel infrarote Anteile enthält (wegen der Wärmeentwicklung) und nicht zu viel ultraviolette Anteile (wegen der Netzhaut). Die Lichtintensität am Auge entspricht mit 2500 bis 5000 Lux ungefähr der eines hellen Sonnentages und ist fünfmal stärker als eine übliche Raumbeleuchtung. Behandlungszeit: 1/2 bis 2 Stunden täglich (vor 8 Uhr morgens, nach anderen Autoren zu beliebiger Tageszeit), und zwar eine Woche oder mehrere Wochen lang. Der therapeutische Effekt von Dämmlicht (dim light, ungefähre künstliche Raumbeleuchtung von 50–500 Lux) ist ungewiss.

Die *Kombination* mit antidepressiven Pharmaka (bzw. Lithium) wird empfohlen. Der antidepressive Effekt der Wachtherapie wird durch gleichzeitige Lichttherapie anscheinend nicht verbessert. Der *Wirkungsmechanismus* ist ungeklärt. Vermutlich wirkt das Licht über die retinalen Photorezeptoren auf den Nucleus suprachiasmaticus und möglicherweise auf den Stoffwechsel von Melatonin ein.

Insulinbehandlung. Insulin wird seit seiner Entdeckung auch als Psychopharmakon verwendet. In der Psychiatrie war die *Insulin-Koma-Behandlung* (entwickelt 1935) fast 20 Jahre lang eines der Hauptmittel der somatischen Therapie. Sie wurde durch die Neuroleptika entbehrlich. Anders die *unterschwellige Hypoglykämie*-Behandlung (Subkomabehandlung, *kleine Insulinkur*): sie arbeitet mit kleinen Dosen und vermeidet ein hypoglykämisches Koma. Der Anwendungsbereich sind therapieresistente affektive und schizophrene Psychosen. Wenn durch Antidepressiva bzw. Neuroleptika, Schlafentzug und Elektrokrampfbehandlung kein befriedigendes Therapieergebnis erreicht wurde, kann mit der kleinen Insulinkur in einem sehr hohen Anteil eine durchgreifende Besserung und Heilung erzielt werden. Allerdings ist hierzu ein gewisser pflegerischer Aufwand und eine stationäre Behandlungszeit von ungefähr 6 Wochen notwendig; auch deshalb wird die Methode heute kaum noch praktiziert.

Psychochirurgie. Genauer müsste es heißen: Hirnchirurgie zur Behandlung psychischer Störungen. Die erste Methode war die präfrontale Leukotomie (MONITZ 1935), auch bei schwerster Schizophrenie angewandt. Nach anfänglicher Begeisterung ging die Anwendung wegen der Nebenwirkungen (organische Psychosen und Psychosyndrome) erheblich zurück. Auftrieb erhielt die Psychochirurgie durch die Möglichkeit der stereotaktischen Lokalisation.

Seit der Nachkriegszeit wurden mehrere Methoden entwickelt, die wichtigsten sind: *Zingulotomie*: bilaterale Läsion im Gyrus cinguli mit Durchtrennung limbischer Bahnverbindungen. *Anteriore Capsulotomie*: Zielgebiet ist der vordere Schenkel der inneren Kapsel mit den frontothalamischen Bahnverbindungen zwischen limbischem System und Frontallappen. *Subcaudatus-Traktotomie*: Zielgebiet ist die weiße Substanz unterhalb des Caput nuclei caudati mit den Bahnverbindungen des orbitalen Kortex. *Limbische Leukotomie*: eine Kombination von Zingulotomie und Subcaudatus-Traktotomie. Die Technik besteht jeweils in einer stereotaktisch placierten Thermokoagulation.

Als *Indikationen* werden heute hauptsächlich angegeben: affektive Psychosen, Zwangsstörungen, Angststörungen – jeweils nur die schwersten Formen mit chronischem und therapieresistentem Verlauf. *Nebenwirkungen* sind (meist nur vorübergehend) Verwirrtheit, Gedächtnisstörungen und andere kognitive Störungen. Die *Ergebnisse* werden bei den angegebenen Krankheiten zu mehr als 50% positiv angegeben (Vergleiche der genannten Techniken wurden kaum durchgeführt). Diese Erfolge bei schwerstem und sonst unbeeinflußbarem psychischen Leiden relativieren die grundsätzlichen Bedenken, es werde in scheinbar gesundem Gewebe operiert und ein ungezielter Eingriff durchgeführt.

28 Notfalltherapie und Krisenintervention

Unter praktischem Aspekt, ausgehend von Syndromen, soll hier in Ergänzung der Krankheitskapitel die Notfalltherapie zusammengestellt werden. Um unnötige Wiederholungen zu vermeiden, wird durch Randziffern auf die entsprechenden Textstellen hingewiesen.

Angst. Akute und schwere Angstzustände, wie sie bei verschiedenen psychischen Krankheiten auftreten können, sind dramatische Notfälle. Erste Maßnahme ist das Gespräch mit dem Kranken, oft wird zugleich ein Psychopharmakon notwendig. Wenn die Diagnose nicht bekannt ist und im Zweifelsfall gibt man Diazepam (»Valium«) 10 mg. Bei bekannter Diagnose:

Vorkommen	*Sofortmaßnahmen*	
Akute Angststörung	Anwesenheit des Arztes! Gegebenenfalls Diazepam 10 mg	85
Agitierte Depression und Angst als Nebenwirkung von Antidepressiva	Diazepam 10 mg	240
Schizophrenie	Haloperidol 5 mg, gegebenenfalls wiederholen	195
Horrortrip nach Drogen	Diazepam 10 mg, wenn nicht das ärztliche Gespräch den Patienten beruhigt (talking down)	

Psychiatrisches Krankenhaus in allen unklaren und schweren Fällen.

Suizidgefahr. Nachdem Suizid und Suizidversuch in einem eigenen Kapitel beschrieben wurden und dabei auch auf die Erkennung der Suizidalität und die präventiven Maßnahmen eingegangen wurde, sollen hier kurze Hinweise für das therapeutische Verhalten in Krisensituationen folgen, in denen *eine Suizidhandlung zu befürchten* ist. 124

Bei offen ausgesprochener Suizidabsicht und bei Verdacht auf Suizidalität ist in jedem Fall ein eingehendes ärztliches Gespräch indiziert. Bei Verdacht soll der Arzt sich nicht scheuen, den Patienten gezielt hierauf anzusprechen. Er darf die Verbindung zum suizidalen Patienten nicht abreißen lassen. Der beste Schutz gegen das Realisieren der Suizidabsicht besteht in festen mitmenschlichen Bindungen und Verpflichtungen dem Arzt und auch den Angehörigen gegenüber. Für manchen bedeutet es eine Rückversicherung, dass der Arzt von den geheimen Tendenzen weiß.

Größer ist das Risiko, wenn ein Gespräch mit dem Patienten über vermutete Suizidtendenzen nicht zustande kommt. Bei eindeutiger und nicht beeinflussbarer Suizidabsicht ist die Überweisung in ein psychiatrisches Krankenhaus unumgänglich, notfalls auch durch Unterbringungsbeschluss. Oft aber reicht eine ambulante Therapie durch den Psychiater oder den Psychologen; in Kooperation mit ihnen kann oft auch der Hausarzt einen suizidalen Patienten behandeln.

Psychopharmaka können nicht die Suizidabsicht an sich beeinflussen, wohl aber in Notsituationen den Kranken beruhigen und entspannen und so Suizidhandlungen verhindern helfen. Außer Tranquilizern sind sedierende Neuroleptika indiziert. Die

Erstmedikation muss relativ hoch dosiert werden, z.B. Diazepam (10–20 mg oder mehr). Die mitgegebene oder verschriebene Menge muss vorsichtig bemessen werden.

Erregungszustände. Erregung tritt bei psychisch Kranken aus den verschiedensten Gründen und in unterschiedlichen Krankheitszusammenhängen auf. Zustände schwerer motorischer Erregung gefährden den Kranken selbst und seine Umgebung. Bei hochgradiger Aggressivität sollen möglichst viele Helfer beigezogen werden. Der Patient muss stationär behandelt werden, in der Regel im psychiatrischen Krankenhaus, notfalls auch ohne seine Zustimmung.

Auch bei erregten Patienten soll der Arzt zunächst eine Verständigung versuchen. Die Wahl des sedierenden Medikamentes hängt von der Grundkrankheit ab, im Zweifelsfall sind Diazepam oder Haloperidol indiziert. Zu den Erregungszuständen im Einzelnen:

Ursachen	*Soforttherapie*
Alkohol und Pharmaka	s.u.
Manien, Schizophrenien	Haloperidol 5–10 mg i.m., evtl. plus Diazepam oder Lorazepam
Zerebrovaskuläre Störungen	Haloperidol 2–4 mg oral oder i.m.oder Diazepam 5 mg oral
Hirntrauma (Contusionspsychose)	Haloperidol 5 mg oder Diazepam 5 mg
Andere Hirn- und Allgemeinkrankheiten	Möglichst wenig Psychopharmaka, evtl. Haloperidol in niedriger Dosierung (s.o.)
Epilepsie	Diazepam 10 mg (oder mehr)
Psychoreaktive Erregungszustände	Gegebenenfalls Diazepam 10 mg oral oder parenteral oder Lorazepam

In keinem Fall Opiate oder andere Betäubungsmittel. Stationäre Behandlung in der Regel (außer bei vitaler Gefährdung) in der *psychiatrischen* Krankenhausabteilung.

Delir. Zum Notfall wird das akute delirante Syndrom, das bei Alkoholismus und anderer Verursachung auftritt, durch die motorische Erregung und oft auch durch die vitale Gefährdung des Patienten. Mittel der Wahl ist bei Alkoholdelir und pharmakogenem Delir Clomethiazol (»Distraneurin«), bei anderer Ätiologie Haloperidol (auch bei »Distraneurin«-Abhängigkeit) oder Diazepam.

Stupor. Nicht nur die Erregung eines psychisch Kranken, sondern auch das psychomotorisch gesehen entgegengesetzte Syndrom, der Stupor, kann ein Notfall sein. Der Patient ist extrem gesperrt, jegliche Äußerung ist blockiert, aber er ist in der Regel wach, nimmt alles wahr und ist äußeren Einflüssen gegenüber extrem empfindlich. Die Grundkrankheit ist häufig eine Schizophrenie, seltener eine Melancholie, gelegentlich eine Enzephalitis.

In allen Fällen ist die Behandlung in einer psychiatrischen Station notwendig, ausgenommen bei den Patienten mit Enzephalitis, die in der Neurologie behandelt werden.

Bewusstseinseinschränkungen. Bei Bewusstseinstrübungen wie Somnolenz (Schläfrigkeit) oder Koma (Bewusstlosigkeit) wird in der Regel die Behandlung in einer Intensivstation notwendig. – Bei einem *Dämmerzustand* ist stationär-psychiatrische Behandlung indiziert (allerdings wird die Diagnose nicht immer früh genug gestellt); bei Unruhezuständen dieser Patienten ist Diazepam oder Haloperidol in der angegebenen Dosierung angezeigt.

Notfälle durch Psychopharmaka. Es handelt sich um Nebenwirkungen bei therapeutischer Dosierung, mehr aber noch um Intoxikationen.

Antidepressiva. Bei dem *zentralen anticholinergischen Syndrom* (hauptsächlich bei trizyklischen Antidepressiva, auch bei einigen Neuroleptika) kommt es zu folgenden Symptomen: stärkerer Blutdruckabfall, Herzrhythmusstörungen, tonisch-klonische Muskelkrämpfe bis zu Krampfanfällen und Status epilepticus, Bewusstlosigkeit oder delirantes Syndrom, Blasen- bzw. Darmatonie. *Therapie:* Absetzen, allgemeine Intoxikationstherapie und Physostigmin (»Anticholium«) 2–4 mg i.m. oder langsam i.v., ggf. weiter als Infusion.

Das *zentrale Serotoninsyndrom* (durch Intoxikation oder Arzneimittelinteraktion insbes. bei selektiven Serotoninwiederaufnahmehemmer, aber auch anderen Antidepressiva, Psychostimulantien und serotonerg wirksamen Pharmaka) ist erkennbar an: Fieber, Muskelrigor, Hyperreflexie, Tremor und Delir; zudem Krampfanfällen, gastrointestinalen Störungen, Herzrhythmusstörungen. – *Therapie:* Absetzen, Intensivbehandlung, medikamentös: Cyproheptadin (»Peritol«). 4–8 mg per os, wiederholt bis 0,5 mg/kg KG in 24 Stunden.

Syndrom der inadäquaten ADH-Sekretion (SIADH). Es kann in sehr seltenen Fällen auch unter Antidepressiva auftreten (wie auch unter anderen Medikamenten, bei pulmonalen Erkrankungen, als paraneoplastisches Syndrom etc.). Laborchemisch sind Hyponatriämie und verminderte Serumosmolarität auffällig; klinisch: Müdigkeit, Schwäche, gastrointestinale und schließlich auch cerebrale Störungen (Kopfschmerzen, Unruhe- oder Verwirrtheitszustände, Krampfanfälle). Im Verdachtsfall Antidepressivum absetzen, Reduktion der Flüssigkeitszufuhr und symptomatische Therapie.

Die *Lithium*-Intoxikation wurde bereits beschrieben.

Neuroleptika: Phenothiazine und Butyrophenone sind relativ gut verträglich und wenig toxisch. Nach hohen Dosen können auftreten: ausgeprägte extrapyramidalmotorische Effekte, Blutdruckabfall, Tachykardie und Arrhythmie, Hypothermie, selten zentrale Atmungsstörung, bis zum Grade eines zentralen anticholinergen Syndroms (s.o.). In diesem Fall Physostigmin (s.o.).

Schon bei therapeutischer Dosierung können initial extrapyramidale Dystonien (Dyskinesien, insbesondere in Form von Zungenschlundkrämpfen und Torticollis) auftreten, die zwar ungefährlich sind, aber doch stark beängstigend wirken. Sie lassen sich leicht durch eine Ampulle Biperiden (»Akineton«) i.v. beheben.

Das *maligne neuroleptische Syndrom* wurde bereits beschrieben.

Tranquilizer. Die Vergiftungserscheinungen der Benzodiazepine sind ähnlich den bekannten Symptomen der Intoxikation mit Barbituraten und anderen Schlafmitteln, jedoch schwächer ausgeprägt, selten vital bedrohlich.

Mischintoxikationen sind häufiger geworden, sie haben das Risiko der Suizidhandlungen erhöht. Ernsthafte Komplikationen, auch Anfälle und Psychosen, kommen öfter vor. Um die eingenommenen Mittel und Mengen herauszufinden und die Therapie hierauf abzustellen, werden in Intensivstationen qualitative und quantitative Analysen durchgeführt. In jedem Fall ist ein Psychiater zuzuziehen.

Drogen-Notfälle

- *Halluzinogene:* Erregung, Angst, Panik, Horrortrip, flash back: beruhigendes Gespräch, »Herunterreden«, evtl. ein Tranquilizer (z.B. Valium 10 mg). Bei Delir-Symptomatik Haloperidol.
- *Schnüffelstoffe:* Wie oben, bei Herzrhythmusstörungen evtl. ein Beta-Rezeptoren-Blocker (z.B. Propranolol).
- *Cocain:* Bei ausgeprägter psychotischer Symptomatik ein Neuroleptikum (z.B. Haloperidol, ggf. in Kombination mit einem Benzodiazepin).
- *Psychostimulantien:* Weil häufig gleichzeitig andere Medikamente, insbesondere Beruhigungsmittel, genommen wurden, ist die medikamentöse Behandlung der psychischen Störungen problematisch; in Zweifelsfällen ist stationäre Behandlung indiziert.
- *Opioide*: Sofortiger Entzug; notfalls sehr vorsichtige Sedierung. Bei akuten Zwischenfällen intensivmedizinische Behandlung.

Exkurs: Zwangsmaßnahmen. Unfreiheit und Gezwungensein entstehen mehr durch die Krankheit selbst als durch Behandlungen, wenn auch nicht verkannt werden darf, dass Therapiemaßnahmen und Krankenhausaufenthalt weitere Einengung für den Patienten bedeuten können. Zwangsmaßnahmen, durchgeführt gegen den ausgesprochenen Willen des Kranken, waren früher häufig, in der heutigen Psychiatrie sind sie dank der therapeutischen Möglichkeiten wesentlich seltener geworden und nehmen weiter ab. Aber auch heute noch entstehen Situationen, in denen vorübergehend Zwangsmittel eingesetzt werden, nämlich wenn der Patient krankheitsbedingt die Behandlungsnotwendigkeit nicht erkennen kann.

Bei einzelnen Krankheiten wurden die Situationen der *unfreiwilligen Unterbringungen* in einer geschlossenen psychiatrischen Station beschrieben. Rechtlich ausschlaggebend hierfür ist der Beschluss des Unterbringungsrichters bzw. bei Betreuten des Vormundschaftsrichters.

Therapeutisch entscheidend ist – auch im retrospektiven Urteil des Patienten – jedoch weniger die geschlossene Tür als das, was hinter der Tür an Betreuung, Pflege und Behandlung geschieht. Auch unter den Umständen einer rechtlichen Unterbringung ist die Behandlung des Patienten durchaus möglich und meist erfolgreich (selbst im Extremfall, dem Maßregelvollzug). Dennoch ist es das Ziel des Psychiaters, die Zwangsunterbringung zu vermeiden, was durch geduldige Gespräche mit dem Patienten (der dann doch oft zustimmt) und gute Zusammenarbeit mit den Angehörigen und allen Beteiligten oft zu erreichen ist.

Zwangsbehandlungen sind ebenfalls sehr selten geworden. Isolierungen (die fachlich umstritten sind) und mechanische Fixierung werden im psychiatrischen Krankenhaus nur noch sehr selten und dann für kurze Zeit durchgeführt (in anderen Bereichen der Medizin allerdings unnötig oft).

Ein größeres, wenn auch keineswegs häufiges Problem ist die *Zwangsmedikation*. Was soll der Arzt tun, wenn ein psychotischer Patient die erfolgversprechende Pharmakotherapie ablehnt? Was ist vorrangig: das Wohl oder der Wille des Kranken? Die ärztliche Entscheidung kann schwer sein. Meist gelingt es doch, den Patienten zu überzeugen. Andernfalls ist Warten angezeigt, solange es vertretbar ist. Eine erforderliche Behandlung durchzusetzen, kann sehr wohl im Interesse des Patienten liegen. Es gibt auch ein Recht des Kranken (nicht nur der Angehörigen und der Gesellschaft) auf Hilfe selbst dann, wenn der Patient krankheitsbedingt die Notwendigkeit nicht verstehen kann.

Allerdings ist die formale rechtliche Situation anders: Während einer (vormundschaftsgerichtlich genehmigungspflichtigen) Unterbringung durch den Betreuer (§ 1906 BGB) kann dieser zwar auch Behandlungsmaßnahmen anordnen. Diese bedürfen jedoch wiederum der Genehmigung des Gerichts, die bei klarer Ablehnung durch den Kranken oft nicht erteilt wird. Bei ambulanten Behandlungen verneinen die Gerichte zudem grundsätzlich die Möglichkeit einer Zwangsmedikation, z.B. die Gabe eines Depotneuroleptikums, unter Berufung auf das Betreuungsrecht. Grund ist, dass das Gesetz für ambulante Behandlungen keine Bestimmungen enthält. Angesichts der rechtlichen Situation, aber auch aus grundsätzlichen Erwägungen wird daher in der Praxis die Zwangsmedikation immer mehr die Ausnahme bilden.

29 Behandlungsinstitutionen

Nachdem in den speziellen Kapiteln bereits auf Einzelheiten der psychiatrischen Versorgung eingegangen wurde, wird hier ein Überblick der Behandlungs*formen* vermittelt. Um das breite Spektrum somatischer und psychosoziotherapeutischer Ansätze in der Praxis zu nutzen, bedarf es differenzierter institutioneller Organisationsformen psychiatrischer Behandlung, die neben der in der übrigen Medizin geläufigen ambulanten und stationären Behandlung auch Tageskliniken und komplementäre Einrichtungen für die Rehabilitation umfassen.

In den letzten Jahren wird die Weiterentwicklung dieses psychiatrischen Versorgungssystems aber – wie andere Bereiche der Medizin – zunehmend stärker von ökonomischen Vorgaben bestimmt als von medizinisch-fachlichen Erwägungen.

Historische Entwicklung der psychiatrischen Versorgung. Die Bemühungen um eine humane Behandlung psychisch Kranker begannen im 18. Jahrhundert (moral treatment). Zeichen der Befreiung psychisch Kranker von unnötigen Zwangsmitteln setzten CHIAROGI in Florenz und PINEL in Paris (◘ Abb. 1) durch Abschaffen des Ankettens. Nachdem sich im Geiste der Aufklärung endgültig die Überzeugung durchsetzte, dass psychische Störungen Krankheiten sind und psychisch Kranke behandelt und gepflegt werden müssen, wurden vom Anfang des 19. Jahrhunderts an in größerem Umfang staatliche Krankenhäuser als »Heil- und Pflegeanstalten« eingerichtet. Um die Jahrhundertmitte folgten aus privater Initiative und aus christlichem Engagement gegründete psychiatrische Einrichtungen. Wegweisend wurde das »no-restraint«-System des englischen Psychiaters CONOLLY (1839), der alle Zwangsmittel in seinem Krankenhaus abschaffte, was sich aber nur sehr zögernd durchsetzte. In den 1860er Jahren scheiterten die Bemühungen GRIESINGERS (◘ Abb. 2) um eine Reform der Versorgung.

Nach Errichtung der psychiatrischen Krankenhäuser zeigte sich, wie viele psychisch Kranke der Unterbringung bedurften. Die Krankenhäuser waren bald überfüllt, und sie wurden zu unübersichtlichen Großkrankenhäusern. Die räumliche Enge hatte ungünstigen Einfluss auf das Verhalten der Kranken und behinderte die humanitären und therapeutischen Bemühungen. Der Hauptakzent verlagerte sich auf Verwahrung, Sicherung und Absonderung der Kranken (sog. kustodiale Psychiatrie). Vom Ende des 19. Jahrhunderts an gingen das öffentliche Interesse für eine humane Versorgung dieser Kranken und die finanziellen Aufwendungen für ihre Behandlung mehr und mehr zurück.

Zwar gewann von etwa 1900 an die deutsche Psychiatrie wissenschaftlich eine führende Rolle. In der Praxis aber fiel die Betreuung und Behandlung psychisch Kranker während des ersten Weltkrieges (in dieser Zeit verhungerten Tausende psychisch Kranke in den Anstalten) und der Nachkriegszeit weiter zurück. Die Nazi-Herrschaft wirkte sich verheerend auf die deutsche Psychiatrie aus, nicht nur weil zahlreiche Wissenschaftler aus rassistischen Gründen vertrieben wurden und die deutsche Psychiatrie ihren Weltruf verlor, sondern insbesondere durch die Vernachlässigung und schließlich Verfolgung psychisch Kranker.

Nach dem Gesetz zur Verhütung erbkranken Nachwuchses (1933) wurde eine große, nicht genau bekannte Zahl (um 300 000) von Patienten, die nur zum Teil an erblichen Störungen litten, zwangssterilisiert; unverhältnismäßig viele starben an Komplikationen des Eingriffes. Der sog. T4-Aktion zur Tötung geistig Behinderter und psychisch Kranker fielen in den psychiatrischen Krankenhäusern ungefähr 5000 Kinder und mindestens 70 000 Erwachsene zum Opfer. Nach der offiziellen Einstellung der T4-Aktion wurden weiter psychisch Kranke in den Anstalten bis

Kriegsende getötet. Und auch unter den ungefähr 1000 ermordeten »Asozialen« und »Landstreichern« waren viele psychisch Kranke.

In den Nachkriegsjahrzehnten gelang es der deutschen Psychiatrie nur sehr langsam, die Versäumnisse in der psychiatrischen Versorgung aufzuholen. Der Nachholbedarf wurde eher größer. Durch die fortschreitende Entwicklung der Behandlungsmöglichkeiten entstand schließlich ein »therapeutischer Druck«. Was in der Behandlung verwirklicht werden sollte, ließ sich in den herkömmlichen Versorgungsstrukturen nicht leisten.

Diese Missstände zu beheben, war das Ziel der Psychiatriereform, die in Deutschland erst gegen Ende der 1960er Jahre (später als in anderen westlichen Ländern) begann, dann aber energisch vorangetrieben wurde. Das stationäre Angebot wurde reformiert, die ambulante Behandlung ausgeweitet, es wurden Tageskliniken und vielfältige neue Formen komplementärer psychiatrischer Versorgung geschaffen. Die Grundlagen für diese Psychiatriereform wurden von einer Enquete-Kommission 1971–1975 erarbeitet und 1985 durch eine Expertenkommission sowie 1990 durch eine Psychiatrie-Personalverordnung ergänzt.

Auch die weitere Entwicklung bestätigte die Erfahrung, dass die psychiatrische Behandlung und Versorgung die jeweiligen sozialen Gegebenheiten (Sozialgesetzgebung, Versicherungssysteme, Arbeitsmarktbedingungen etc.) berücksichtigen müssen. Die Weiterentwicklung des psychiatrischen Versorgungssystems steht damit auch unter dem zunehmenden Druck – mitunter aber nur vermeintlicher – ökonomischer Notwendigkeiten. Dabei gilt bei umfassender Betrachtung im Wesentlichen weiterhin: Die beste Behandlung ist auch die preiswerteste Behandlung.

Ambulante Behandlung. Auf dem Wege zu der wünschenswerten Bevorzugung ambulanter Behandlung ist die Psychiatrie weit fortgeschritten. Schätzungsweise 90% der psychisch Kranken können ambulant behandelt werden. Das ist allerdings nur auf dem Hintergrund verbesserter stationärer, teilstationärer und komplementärer Behandlungsformen möglich geworden. In welchen Situationen die eine oder andere Behandlungsform zu bevorzugen ist, wurde in den speziellen Kapiteln erklärt. Voraussetzung jeder ambulanten Behandlung sind relativ stabile soziale Verhältnisse und die Mitarbeit der Angehörigen, die ihrerseits oft die Beratung und Unterstützung durch den Psychiater brauchen.

Die Zahl der *Psychiater bzw. Nervenärzte in eigener Praxis* beträgt ca. 5000 (von denen allerdings viele auch neurologisch tätig sind), hinzu kommen nochmals ebenso viele ausschließlich psychotherapeutisch tätige Ärzte und rund 12 000 psychologische Psychotherapeuten. Dem gegenüber früher erheblichen Anstieg psychotherapeutischer Angebote steht weiterhin ein Mangel in der ambulanten fachärztlichen Behandlung chronisch und mehrfach psychisch Kranker gegenüber.

Auch Hausärzte (Internisten, Allgemeinärzte) sind in Zusammenarbeit mit Psychiatern an der ambulanten Behandlung psychisch Kranker beteiligt.

In *Institutsambulanzen*, die den meisten psychiatrischen Krankenhäusern angeschlossen sind, werden Voruntersuchungen und Nachbehandlungen hauptsächlich der Kranken durchgeführt, die nicht den Weg zum Praxispsychiater finden. Die *sozialpsychiatrischen Dienste* der Gesundheitsämter sind ebenfalls in der ambulanten Versorgung tätig und erreichen auch psychisch Kranke, die sonst unbehandelt bleiben.

Die ambulante Behandlung muss durch psychiatrische Dienste an Sozialstationen und insbesondere durch *ambulante psychiatrische Pflege* ergänzt werden: Fachkrankenschwestern/-pfleger suchen Kranke in ihrer Wohnung auf.

Der allgemeine ärztliche *Bereitschaftsdienst* sollte, besonders an den Wochenenden, durch einen speziellen psychiatrischen Notdienst ergänzt werden, der aus einem Arzt und einer Schwester für Psychiatrie besteht und Kranke zu Hause besucht.

In der *Kinderpsychiatrie* werden ambulante Diagnostik und Therapie besonders bevorzugt, denn man soll gerade ein Kind nicht ohne Not aus seiner gewohnten Umgebung herausreißen und in eine ganz fremde Umgebung versetzen. Bei älteren Kindern und Jugendlichen kann eine Trennung nützlich sein, um verhärtete pathogene Beziehungen zu unterbrechen und um bei den Jugendlichen und Eltern die Bereitschaft zur Behandlung zu fördern. Tageskliniken bieten oft einen guten Mittelweg.

Stationäre Angebote. Die Krankenhausbehandlung ist in den vergangenen Jahrzehnten erheblich eingeschränkt worden zugunsten ambulanter und teilstationärer Behandlungsformen. Stationäre Behandlung wird heute hauptsächlich aus zwei Gründen notwendig: zur Krisenintervention und Behandlung schwerer akuter bzw. dekompensierter chronischer Erkrankungen sowie zur Anwendung spezieller Behandlungsverfahren insbesondere in therapieresistenten Verlaufsabschnitten.

Heute gibt es in Deutschland ca. 50 000 psychiatrische Betten; das sind in etwa 10% aller Krankenhausbetten. Infolge der Psychiatriereform werden heute weniger Kranke stationär behandelt und diese für kürzere Zeiten. Betrug die mittlere Behandlungszeit noch 1995 mehr als 7 Wochen, liegt sie heute unter 4 Wochen. Während noch vor 40 Jahren ungefähr ¾ der behandelten Schizophrenen stationäre Patienten waren, gilt das heute nur noch für ¼. Die Zahl der Krankenhausbetten konnte daher in der Psychiatrie viel stärker reduziert werden als dies in der Medizin insgesamt der Fall war (nämlich um ca. 37% gegenüber 19%). Andererseits hat sich gezeigt, dass die Verkürzung der Krankenhausbehandlungszeiten bei den psychisch Schwerkranken eine Steigerung der Wiederaufnahmerate (»Drehtürpsychiatrie«) zur Folge hatte, auch da die notwendigen ambulanten und teilstationären Angebote sowie komplementären Betreuungsstrukturen nicht in dem erforderlichen Maße zu Verfügung stehen. Die Deinstitutionalisierung aus finanziellen Gründen vehement voranzutreiben ohne die entsprechenden Behandlungsalternativen tatsächlich bereit zu stellen, wäre für den langfristigen Verlauf schwerer psychischer Erkrankungen verhängnisvoll.

Es gibt zwei etwas von einander abweichende institutionelle Organisationsformen stationärer psychiatrischer Behandlung.

Psychiatrische Abteilung am allgemeinen Krankenhaus. Sie entstanden in nennenswertem Umfang erst im Zuge der Psychiatriereform ab den 1970er Jahren; zuvor gab es neben den Großkrankenhäusern nur wenige psychiatrische Kliniken, nämlich an den Universitäten und zudem in einigen Großstädten. Inzwischen sind genau die Hälfte aller ca. 430 stationären psychiatrischen Behandlungseinrichtungen (nämlich 217 von 434) psychiatrische Abteilungen an Allgemeinkrankenhäusern. Ihr Vorteil liegt darin, dass die Patienten am Wohnort oder in der Nähe stationäre Behandlung finden (anstatt im oft entfernten Großkrankenhaus). Psychisch Kranke sollen das Krankenhaus durch die gleiche Tür betreten wie alle anderen. Die gemeindenahe Behandlung erleichtert zudem die Fortsetzung in Form von teilstationärer und ambulanter Behandlung wie die Rehabilitation (Behandlungskette).

Diese Krankenhausabteilungen haben durchschnittlich ca. 85 Betten; sie sollen nicht zu klein bemessen werden, um die erforderliche Infrastruktur und die wünschenswerte diagnostische und therapeutische Differenzierung der Stationen zu gewährleisten. Eine geschlossene Station für die Aufnahme Schwerstkranker ist erforderlich. Die meisten psychiatrischen Krankenhausabteilungen sind an der Pflichtversorgung beteiligt (Sektorisierung).

Das psychiatrische Krankenhaus. Parallel mit der Einrichtung psychiatrischer Abteilungen an Allgemeinkrankenhäusern wurden auch die ehemaligen Großkrankenhäuser grundlegend umstrukturiert, reformiert und erheblich verkleinert (auf jetzt durchschnittlich 145 Betten). Die baulichen und übrigen äußeren Voraussetzungen wurden verbessert, die Stationen in ihren therapeutischen Schwerpunkten und Aufgaben stärker differenziert und ggf. in Form einer sog. »inneren Sektorisierung« umschriebenen Bezirken des Versorgungsgebietes der Klinik zugeordnet.

Selbständige Kinder- und jugendpsychiatrische Abteilungen und Kliniken. Sie entwickelten sich nach dem 2. Weltkrieg sowohl an Kinderkrankenhäusern wie auch an psychiatrischen Krankenhäusern. Den Facharzt für Kinder- und Jugendpsychiatrie gibt es seit 1968. Berührungspunkte zur Pädiatrie ergeben sich vor allem bei der psychiatrischen Versorgung von Säuglingen und Kleinkindern sowie bei den psychosomatischen und somatopsychischen Störungen des Kindesalters. Schnittstellen mit der Allgemeinpsychiatrie liegen vor allem bei der Früherkennung und Frühbehandlung schizophrener Psychosen und bei der Erforschung von Persönlichkeitsstörungen.

Konsiliar- und Liaisonpsychiatrie. Viele psychisch Kranke werden in andere medizinische Abteilungen aufgenommen: wenn sie zusätzlich körperlich erkranken, oder weil sie sich in einer Krise einfach an das nächstgelegene Krankenhaus wenden, manche auch aufgrund ärztlicher Fehleinweisung. Die notwendige psychiatrische (Mit-)Behandlung liegt meist im Argen. Die Indikation hierfür besteht nach Schätzungen von Internisten bei ¼ bis ⅓ der internistischen Patienten. Die reale Inanspruchnahme beträgt aber nur ca. 3%. Diagnostisch handelt es sich hauptsächlich um Suizidpatienten, depressive Kranke, psychosomatisch und organisch-psychisch gestörte Patienten.

Konsiliarpsychiatrie. In der prä- und postoperativen Medizin sind psychoreaktive Störungen und organische Psychosen zu behandeln; in der Intensivmedizin z.B. die Beatmungspatienten; in der Inneren Medizin u.a. die psychischen Störungen bei endokrinen und Stoffwechselkrankheiten; in der Nephrologie u.a. die psychischen Probleme der Dialyse und der Transplantation; in mehreren Fachgebieten legt die Betreuung onkologischer Patienten und anderer unheilbar Kranker die Zusammenarbeit mit dem Psychiater nahe; auch Aids-Kranke sind größtenteils psychisch krank oder zumindest belastet, nicht nur wenn sie zugleich drogenabhängig sind. In manchen dieser Gebiete überschneiden sich psychiatrische und psychosomatische Konsiliararbeit.

Liaisonpsychiatrie. Diese Aufgaben sind kaum zu leisten, wenn der Konsiliarpsychiater nur gelegentlich und auf Anforderung in einer Station erscheint. Besser bewährt hat sich die Liaisonpsychiatrie: ein Psychiater, der auch psychosomatisch erfahren ist, wird mit seiner ganzen Arbeitszeit in einer Krankenstation tätig und gehört dort zum therapeutischen Team. Seine Aufgaben erstrecken sich über die Patientenbehandlung hinaus auch auf die Mitarbeiterberatung und die systematische Ausbildung und Weiterbildung, z.B. in Form von Balint-Gruppen.

Teilstationäre Behandlung: Tagesklinik. Der traditionelle medizinische Versorgungsdualismus stationär versus ambulant ist in der Psychiatrie überholt. Die Tagesklinik betreut Patienten täglich 8 Stunden (40-Stunden-Woche) und bietet in dieser Zeit das ganze Spektrum psychiatrischer Therapien an wie bei vollstationärer Behandlung. Voraussetzung ist ein verlässliches Zuhause, wo der Patient die Abende und Wochenenden verbringt. Der Weg zur Tagesklinik soll mit öffentlichen Verkehrsmitteln nicht mehr als eine Stunde in Anspruch nehmen. Tagesbehandlung tritt oft an die Stelle von Krankenhausbehandlung, entweder von vornherein oder im Anschluss an eine stationäre Behandlung.

Es ist zweckmäßig, Tageskliniken organisatorisch in Verbindung mit einem psychiatrischen Krankenhaus zu führen, räumlich soll sie aber unabhängig sein und möglichst zentral und gut erreichbar liegen. Durch die Tagesbehandlung kann erwiesenermaßen eine weitere Rückbildung auch der psychotischen Störungen erreicht und darüber hinaus die Arbeitsrehabilitation gefördert werden. Die Tageskliniken, deren Zahl weiter zunimmt, stehen im psychiatrischen Versorgungssystem an der Schnittstelle von ambulanten, klinischen und komplementären Einrichtungen. Das gilt auch für kinder- und jugendpsychiatrische Tageskliniken sowie für spezialisierte Tageskliniken für Suchtkranke und psychisch Alterskranke (auch in anderen Bereichen der Medizin gibt es inzwischen Tageskliniken: z.B. in der Dermatologie, Orthopädie und zur Schmerzbehandlung).

Inzwischen gibt es in der Bundesrepublik über 380 psychiatrische Tageskliniken und mehr als 130 Tageskliniken für Kinder- und Jugendpsychiatrie.

Komplementäre Einrichtungen dienen der abgestuften Betreuung und Rehabilitation.

Bereich Wohnen. Eine lang anhaltende, schwere psychische Erkrankung kann die Fähigkeit des Patienten zur eigenständigen Lebensführung erheblich einschränken. Hier setzten früher große psychiatrische Wohnheime an, die oftmals Patienten aus weitentfernten Regionen im Anschluss an eine stationär psychiatrische Akutbehandlung aufnahmen; ihre therapeutischen Voraussetzungen und Angebote für eine aktive Tagesgestaltung waren vielfach unzulänglich. So etwas ist heute obsolet; die Patienten bedürfen stattdessen differenzierter, abgestufter Formen der Hilfe und Unterstützung. *Psychiatrische Übergangswohnheime* und *Wohnheime* sind als ein Wohnangebot für chronisch psychisch Kranke der jeweiligen Gemeinde zu konzipieren und in diese zu integrieren; in ihnen leben nicht mehr als 15 bis 25 Bewohner, die in ihrer alltäglichen Lebensführung von psychiatrischen Fachpflegekräften und Sozialarbeitern oder Sozialpädagogen unterstützt werden. Die psychiatrische Behandlung erfolgt durch niedergelassene Psychiater oder psychiatrische Institutsambulanzen. Bei den zugrunde liegenden Erkrankungen handelt es sich überwiegend um schizophrene Psychosen, aber auch um schwere neurotische oder Persönlichkeitsstörungen. Für Suchtkranke gibt es spezialisierte Einrichtungen. Spezielle therapeutische Jugendwohnheime, die nicht nur für jugendpsychiatrische Patienten vorgesehen sind, eignen sich gut zur Nachsorge, zur Überleitung Jugendlicher in eine gewisse soziale Selbständigkeit und zur Ablösung vom Elternhaus.

Benötigt der Patient weniger umfangreiche Unterstützung, kann das *betreute Wohnen* die für ihn geeignete Hilfe sein. 3–5 Patienten leben in einer Gruppe in einer Wohnung oder kleinem Haus und werden von einem Sozialarbeiter betreut, der sie 1–2mal wöchentlich aufsucht. Zunehmend häufiger gibt es diese sehr bewährte Rehabilitationsmaßnahme der Wohnbetreuung auch bei einzeln Wohnenden und auch mit höherer Betreuungsfrequenz.

Bereich Arbeit. Hierzu gehören Arbeitstherapie in der Klinik (oder Tagesklinik), Integrationsbetriebe (Dienstleistungs- und Handwerksbetriebe, auch mit regulärer Vollzeit- und Teilzeitbeschäftigung) und Zuverdienstfirmen für die stundenweise Beschäftigung auch der Schwerkranken, weiter Werkstätten für behinderte Menschen (WfbM). Das Ziel dieser Einrichtungen des 2. Arbeitsmarktes kann nicht immer die volle berufliche Wiedereingliederung sein, sondern besteht bei chronisch Kranken oft in einer sinnvollen Teilzeitbeschäftigung mit Zuverdienst zu der meist geringen Rente. Durch

Arbeitstherapie wird die Leistungsfähigkeit verbessert, die psychische Verfassung stabilisiert, es entsteht mehr Lebensqualität, selbständiges Wohnen gelingt öfter und Rehospitalisierung wird signifikant seltener erforderlich.

Bereich Freizeit. Viele chronisch Kranke, unter ihnen besonders die arbeitslosen, stehen vor einem Übermaß an freier Zeit, zugleich fehlt es ihnen an sozialen Kontakten. Dem abzuhelfen ist ebenfalls eine wichtige psychiatrische Aufgabe. Freizeitgestaltung und Kontakte finden diese Patienten in *psychosozialen Zentren* (SPZ), »Teestuben«, Patientenclubs und auch *Tagesstätten* (ganztags), z.T. in Verbindung mit therapeutischer Betreuung. Diese komplementären Einrichtungen haben sich als effektiv erwiesen und wesentlich dazu beigetragen, die psychiatrische Versorgung im Sinne einer patientenorientierten und gemeindenahen Betreuung zu verbessern. Ein regelmäßiger Besucher: »Das psychosoziale Zentrum ist ein Netz, das mich trägt und in dem ich tragen kann.« Zahlreiche komplementäre Einrichtungen sind aufgrund privater Initiativen entstanden.

Selbsthilfegruppen psychisch Kranker und Angehörigengruppen sowie deren Landes- und Bundesverbände gewinnen mehr und mehr an Bedeutung.

Kontaktadressen: Deutsche Arbeitsgemeinschaft der Selbsthilfegruppen e.V.; Friedrichstraße 28, 35392 Gießen, Tel.: 0641/99 456 12; www.dag-selbsthilfegruppen.de

Bundesverband der Angehörigen psychisch Kranker e.V., Oppelner Straße 130, 53119 Bonn, Tel.: 0228/632646, www.bapk.de

Rehabilitation. Trotz aller therapeutischen Anstrengungen können psychische Krankheiten – genau wie körperliche – langwierig und auch chronisch verlaufen. Das kann auch eine gezielte psychiatrische Rehabilitation nicht immer verhindern, jedoch vermag sie die psychosozialen Auswirkungen der Erkrankung in vielen Fällen in Grenzen zu halten. Wenn die beschriebenen Maßnahmen Hand in Hand gehen, können auch viele *chronisch psychisch Kranke*, die früher dauerhospitalisiert blieben, nun außerhalb der Institutionen leben, z.T. allerdings unter beschützenden Wohn- und Arbeitsbedingungen. Diesen Patienten eine angemessene Behandlung und Versorgung zukommen zu lassen, ist ein bevorzugtes Anliegen der Psychiatriereform. (Und das um so mehr, als sich die heutige Psychiatrie ihrer Vergangenheit, der nationalsozialistischen Ermordung chronisch psychisch Kranker, bewusst ist.) Hier sind die Versorgungsprobleme am größten. Nicht einmal die Zahl der chronisch psychisch Kranken ist verlässlich erfasst worden, denn viele leben in Heimen privater Trägerschaft, die bei der Versorgungsplanung nicht erfasst werden.

Der Ausbau und die Verbreitung der vielfältigen Rehabilitationsangebote entsprechen auch nur zum Teil dem tatsächlichen Bedarf. Und selbst wenn eine den Bedürfnissen des einzelnen Patienten entsprechende Betreuungs- oder Rehabilitationsmaßnahme grundsätzlich zur Verfügung steht, wird deren Nutzung oftmals durch die häufig langwierige Klärung der Frage behindert (und manchmal letztlich verhindert), welcher Kostenträger zuständig ist. Grundsätzlich muss die Planung und Durchführung der psychiatrischen Rehabilitation stärker vom Bedarf des Einzelnen ausgehen als von den institutionellen Interessen der Einrichtungen und Rehabilitionsträger. Hierzu muss der *individuellen* Rehabilitation des psychisch Behinderten ein hohes Maß an Offenheit und Bereitschaft seitens der *sozialen* Umwelt entsprechen (Familie, Arbeitsmarkt, Sozialpolitik etc.). Rehabilitation ist die Antwort der Gesunden auf Behinderungen von Mitbürgern.

Der Nutzen dieser Rehabilitationsmaßnahmen im komplementär-psychiatrischen Bereich ist erwiesen: jahrzehntelange Verlaufsuntersuchungen in den USA ergaben, dass Patienten in sozialpsychiatrischen Rehabilitationsprogrammen weit weniger psychische Beeinträchtigung (impairment), funktionelle Einschränkung (disability) und soziale sowie berufliche Benachteiligung (handicap) aufweisen als nicht geförderte Patienten, auch auf längere Sicht. Bei realistischer Zielsetzung sind die Maßnahmen, je nach Ausgangsbedingungen, bei 50–80% der Patienten (meist schizophrene Kranke) erfolgreich.

Die Rehabilitationsmaßnahmen bilden Ketten (Tab. 12) mit ansteigender Selbständigkeit und Leistung des Patienten sowie abnehmendem Maß an Betreuung. Nebeneinander sind die ungefähren zeitlichen Zusammenhänge zu erkennen. Allerdings kann der einzelne Kranke nicht in jedem dieser Bereiche gleich weit fortschreiten. Auch wer nicht voll arbeitsfähig wird, sollte doch auf das Ziel eines möglichst selbständigen Wohnens hin gefördert werden. Wer arbeitsfähig wurde, muss nicht unbedingt selbständig wohnen; mancher lebt auch auf längere Sicht besser in einem geschützten Wohnheim. Parallel zu den Rehabilitationsmaßnahmen wird die ärztliche Behandlung abgestuft. Es gibt also spezialisierte psychiatrische Rehabilitationsmaßnahmen. Demgegenüber sind die für somatisch oder psychosomatisch Kranke bestimmten Rehabilitationseinrichtungen für psychisch Kranke nicht geeignet.

Familienpflege trug um 1900 in mehreren europäischen Ländern in großem Umfang zu einer humanen Versorgung chronisch psychisch Kranker bei; ein historisches Beispiel ist der Tübinger Tischler Zeller, der 1807 den Dichter Friedrich Hölderlin in seine Familie aufnahm. Diese Form der Krankenbehandlung ist jedoch mit dem Wandel des Familien- und Arbeitsstiles stark zurückgegangen zugunsten von Wohngruppen psychisch Kranker. Bei der Versorgung in der *eigenen* Familie bedürfen die *Angehörigen* insbesondere der psychiatrischen Beratung und der Unterstützung durch die Allgemeinheit.

Spezialisierte Einrichtungen. Für die einzelnen Krankengruppen haben sich eigene Institutionen bewährt. So gibt es für die *Suchtbehandlung* spezialisierte psychiatrische Abteilungen und Fachkrankenhäuser, auch einzelne Übergangshäuser und zahlreiche Beratungsstellen. *Geistig Behinderte* werden im Falle einer psychischen Erkrankung in eigens hierfür eingerichteten psychiatrischen Stationen behandelt.

Für *psychisch kranke Rechtsbrecher* gibt es, gemäß dem Maßregelvollzug (§§ 63 und 64 StGB), spezialisierte Krankenhäuser bzw. Abteilungen. In diesem Bereich der *forensischen Psychiatrie* sind in der Bundesrepublik zur Zeit ca. 5000 Kranke untergebracht. Sie zählen zu den meist benachteiligten Menschen unserer Gesellschaft; denn zu dem Handicap der psychischen Krankheit kommt der Makel der Dissozialität.

Unterbringung und Behandlung dieser Patienten waren lange Zeit denkbar ungünstig. Die Reformen, die in einzelnen forensisch-psychiatrischen Krankenhäusern in Gang kamen, zeigen, dass auch in diesem Bereich aktive Therapie, freiere Behandlung

Tabelle 12. Achsen der Behandlung, Betreuung und Rehabilitation

Wohnen	Behandlung	Arbeit	Freizeit
Krankenhaus	Stationär Tagesklinik	Beschäftigungstherapie	Stationsgruppe Psychosoziales Zentrum
Übergangshaus	Ambulanz	Arbeitstherapie	Selbsthilfegruppe
Betreutes Wohnen	Praxispsychiater	Selbsthilfefirma	Patientenclub
Selbständiges Wohnen	Praxispsychiater	Allgemeiner Arbeitsmarkt	Allgemeine Angebote

und Rehabilitation (Stufenpläne, therapeutische Gemeinschaft) möglich sind, darüber hinaus teilstationäre und ambulante Behandlungen. Die Zeitdauer dieser Behandlungen ist schwer zu bestimmen, da es an verlässlichen Kriterien für die Entlassungsfähigkeit und Legalprognose fehlt.

Psychisch Alterskranke. Alte Menschen mit Konfliktreaktionen und Depressionen können, sofern stationäre Behandlung notwendig wird, ohne weiteres in allgemein-psychiatrischen Stationen behandelt werden. Alte Menschen mit fortgeschrittener Demenz werden jedoch besser in spezialisierten *gerontopsychiatrischen Abteilungen* behandelt, die über Hilfen zur räumlichen Orientierung, differenzierte Pflegemöglichkeiten und insbesondere geschultes Personal verfügen. Sie dienen hauptsächlich der zeitlich begrenzten, intensiven stationären Behandlung. Soweit wie möglich wird darauf hingearbeitet, dass der Alterskranke in seine gewohnte Umgebung zurückkehrt. Die Einrichtung spezieller Abteilungen für altersdemente Bewohner in Altenheimen ist noch nicht in dem erforderlichen Umfang erfolgt.

Geriatrische Abteilungen hingegen bieten für *psychisch* Alterskranke nicht die adäquaten Voraussetzungen; es fehlt insbesondere an spezieller psychiatrischer Erfahrung und Schulung des Personals. Entsprechendes gilt für Pflegestationen in Altenheimen, die mehr für körperlich gebrechliche alte Menschen geeignet sind, denn die Betreuung von psychisch und körperlich Gebrechlichen in einer Abteilung ist wenig günstig und die in den Heimen übliche Behandlung durch den Hausarzt oder Internisten reicht oft nicht aus. Bei weniger gestörten Patienten ist zu prüfen, ob eine ambulante Behandlung, Betreuung und Pflege in der Wohnung, ggf. in einer (falls vorhanden: spezialisierten gerontopsychiatrischen) Tagesklinik, realisierbar ist.

Allgemein ist bei der Versorgung dieser Kranken zu beachten: 1. die Hilfen sollen früh eingesetzt werden (eher als die Umgebung i.Allg. meint); 2. aus dem örtlich verfügbaren Angebot muss ein Erfahrener die individuell geeigneten Möglichkeiten wählen; 3. die Maßnahmen sollen abgestuft erfolgen, d.h. nicht wie früher: zu Hause *oder* Unterbringung, sondern es sind auch die teilstationären oder komplementären Möglichkeiten zu nutzen.

Gerontopsychiatrisches Zentrum. Es besteht aus Sprechstunde (Ambulanz) für die Patienten und Beratungsstelle für die Angehörigen, Tagesklinik und Tagespflege bzw. Tagesstätte (auch mit Betätigungsmöglichkeiten) sowie ambulanten Diensten für Hausbesuche. Neben der differenzierenden Betreuung der Patienten ist die Entlastung der Angehörigen ein Anliegen dieser Zentren. Sie organisieren z.T. auch die gerontopsychiatrische Konsiliartätigkeit in Allgemeinkrankenhäusern und Altenheimen.

> **Organisation der psychiatrischen Versorgung.** In der Psychiatrie muss die Krankenversorgung mehr systematisiert und organisiert werden als in anderen medizinischen Bereichen; denn viele psychisch Kranke können weniger Initiative ergreifen und weniger für sich selbst sorgen als körperlich Kranke. Die wichtigsten Organisationsprinzipien sind heute:
> - Differenzierung des psychiatrischen Angebotes mit Betonung teilstationärer, komplementärer und ambulanter Maßnahmen.
> - Kontinuierliche Therapie und Betreuung (Behandlungskette) einschließlich der Rehabilitationsmaßnahmen.
> - Gemeindenahe (geographisch und gesellschaftlich gemeint) und leicht zugängliche Behandlungsmöglichkeiten.

Regionalisierung der psychiatrischen Versorgung bedeutet, dass in einem bestimmten geographischen Bezirk (100 000 bis 150 000 Einwohner) die vorhandenen psychiatrischen Institutionen aufeinander abgestimmt und in ihrer Größe bedarfsgerecht bemessen werden. Um einen »*gemeindepsychiatrischen Verbund*« zu erreichen, wurden auf kommunaler Ebene Psychiatrie-Koordinatoren eingesetzt.

Mit *Sektorisierung* ist gemeint, dass ein einheitliches Versorgungssystem für einen Bevölkerungssektor geschaffen wird, so dass die Patienten dieses Bezirks ambulante, teilstationäre und stationäre Behandlungsangebote finden und dabei möglichst von demselben Arzt und Team betreut werden. Dabei muss die Möglichkeit offen gehalten werden, dass ein Patient auch in einer psychiatrischen Institution außerhalb seines Sektors behandelt werden kann, wenn diese für eine bestimmte Behandlung besser ausgerüstet ist.

Den *Bedarf an Behandlungsplätzen* anzugeben, ist außerordentlich schwierig. Für die akute und mittelfristige psychiatrische Behandlung in der Erwachsenenpsychiatrie benötigt man ca. 0,6 – 0,8 Betten je 1000 Einwohner. Obwohl die Zahl der psychiatrischen Krankenhausbetten in der Bundesrepublik in den letzten Jahren gesunken ist, gibt es mit zusammengerechnet 1,0 psychiatrischen und psychosomatischen Betten je 1000 Einwohner immer noch ein Überangebot mit allerdings erheblichen regionalen Unterschieden. Ein deutlicher Überhang besteht bei den psychosomatischen Betten, ihre Zahl hat sich in den letzten 20 Jahren fast verdoppelt. Die Versorgungsakzente sollten noch mehr, als bereits geschehen, in Richtung teilstationäre und insbesondere ambulante Dienste verschoben werden, und zwar nicht nur der Kosten, sondern auch der Indikationen wegen. In der praktischen Durchführung fehlt es weithin an Abstimmung und Absprache zwischen psychiatrischen und psychosomatischen Angeboten, aber auch innerhalb der Psychiatrie zwischen stationären und nicht-stationären Diensten.

Psychiatrie und Öffentlichkeit. Die Verwirklichung neuer Ansätze in der Psychiatrie und eine angemessene Versorgung psychisch Kranker hängen auch von der Einstellung der gesunden Bevölkerung ab. Verständnis, Rücksicht und Hilfsbereitschaft sind heute gewiss größer als vor einer Generation. Aber immer noch gibt es ausgeprägte Vorurteile und Widerstände, die in Unkenntnis und Unsicherheit, mehr aber noch in Angst und Abwehr ihre Motivationen haben. Sich mit psychisch Kranken zu befassen, wird vielfach als bedrohlich für die eigene Person erlebt. Das gilt nicht nur für Laien und für die Medien, sondern z.T. auch für Ärzte und Psychologen, die psychiatrisch unerfahren sind. Hierauf ist es oft zurückzuführen, dass viele psychisch Kranke verspätet oder gar nicht zur Behandlung kommen oder nicht in die für sie günstigsten Institutionen überwiesen werden. Oft bringt den Depressiven erst ein Suizidversuch, den neurotisch Kranken eine Familienkrise, den Schizophrenen ein Erregungszustand in Behandlung.

Auch wenn kaum damit zu rechnen ist, dass Voreingenommenheit und Widerstand dem psychisch Kranksein gegenüber absolut aufzuheben sind, so ist doch eine verstärkte Fortbildungsaktivität und eine systematische *Öffentlichkeitsarbeit* notwendig. Sie soll der Stigmatisierung psychisch Kranker entgegenwirken. Dabei ist eine Zusammenarbeit mit Angehörigenvereinen und Selbsthilfegruppen zu empfehlen.

Es ist sehr schwer, die Schranken zwischen psychisch Kranken und der übrigen Gesellschaft abzubauen. Was die Gesunden an Aufgeschlossenheit und Entgegenkommen aufbringen, wird darüber entscheiden, ob mit dem therapeutischen Fortschritt für den psychisch Kranken auch die Aussicht verbunden ist, mehr als früher am allgemeinen Leben teilzunehmen.

30 Rechtliche Bestimmungen für die psychiatrische Behandlung und Begutachtung

In diesem Kapitel werden einige für den Psychiater wichtige deutsche Gesetzesbestimmungen zitiert und teils kurz kommentiert. Zu den gesetzlichen Bestimmungen in Österreich und in der Schweiz siehe VENZLAFF/FOERSTER: Psychiatrische Begutachtung. Die speziellen Gesichtspunkte wurden in den einzelnen Krankheitskapiteln besprochen.

Sozialrecht

In Deutschland haben körperlich, geistig oder seelisch Behinderte ein Recht auf Hilfe, und zwar unabhängig von der Ursache der Behinderung und auch bei drohender Behinderung. Diese Hilfe soll die Behinderung abwenden oder doch Verschlimmerung verhüten sowie Folgen mildern und dem Betroffenen einen entsprechenden Platz in der Gemeinschaft, insbesondere im Arbeitsleben, entsprechend seinen Neigungen und Fähigkeiten sichern (Sozialgesetzbuch, 1. Buch § 10).

Nach der Neuregelung des Sozialrechts sind für psychisch Kranke insbesondere wichtig: das SGB II, das SGB III (Arbeitsförderung), das SGB V (Gesetzliche Krankenversicherung), das SGB IX (Rehabilitation und Teilhabe) und das SGB XII (Sozialhilfe).

Für Personen bis zum 27. Lebensjahr kommen darüber hinaus Maßnahmen nach dem SGB VII (Jugendhilfe) in Betracht.

Der rechtliche Begriff des »Behinderten« bezeichnet dabei alle Menschen, die über eine längere Zeit krank oder in ihren Fähigkeiten eingeschränkt sind.

SGB II (Arbeitsverwaltung)

Das SGB II regelt Hilfen zur beruflichen Eingliederung sowie zur Berufs- und Ausbildungsberatung. Seit den sog. Hartz-Reformen ist zudem die Hilfe zum Lebensunterhalt für erwerbsfähige Personen von den kommunalen Sozialämtern auf die Agentur für Arbeit bzw. sogenannte Arbeitsgemeinschaften aus Kommune und Agentur übergegangen. Gegenüber der früheren Kombination aus Sozialhilfe-Regelleistungen und fakultativen Zusatzleistungen sind die Hilfen nach Hartz IV pauschaliert und bestehen aus einem Regelsatz und der Übernahme von Unterkunfts- und Nebenkosten. Schwer und chronisch psychisch Kranke, die auf dem ersten Arbeitsmarkt wenig Beschäftigungschancen haben, werden in der Regel in Werkstätten für behinderte Menschen vermittelt. Die Kosten hierfür werden weiterhin von den Kommunen als Sozialhilfeträger übernommen.

SGB V (Krankenversicherung)

Das SGB V regelt die Aufgaben der Gesetzlichen Krankenversicherung. Grundsätzlich haben körperlich wie psychisch Kranke Anspruch auf alle notwendigen und zweckmäßigen ambulanten und stationären medizinischen Maßnahmen zur Behandlung und Linderung der Erkrankung und ihrer Folgen. Der konkrete Leistungsumfang der GKV wird vom Gemeinsamen Bundesausschuss der Ärzte und Krankenkassen festgelegt. Für psychisch Kranke problematisch sind die Regelungen, nach denen die Verordnung teurerer moderner Medikamente für den niedergelassenen Arzt ein finanzielles Risiko durch Regressforderungen wegen sogenannter Budgetüberschreitung darstellen kann.

Neu seit dem 1.1.2000, aber in der Fläche nicht umgesetzt ist die sogenannte Soziotherapie:

§ 37 a SGB V
(1) Versicherte, die wegen schwerer psychischer Erkrankung nicht in der Lage sind, ärztliche oder ärztlich verordnete Leistungen selbständig in Anspruch zu nehmen, haben Anspruch auf Soziotherapie, wenn dadurch Krankenhausbehandlung vermieden oder verkürzt wird oder wenn diese geboten, aber nicht ausführbar ist. Die Soziotherapie umfasst im Rahmen des Absatzes 2 die im Einzelfall erforderliche Koordinierung der verordneten Leistungen sowie Anleitung und Motivation zu deren Inanspruchnahme. Der Anspruch besteht für höchstens 120 Stunden innerhalb von drei Jahren je Krankheitsfall.
(2) Der Gemeinsame Bundesausschuss bestimmt in den Richtlinien nach § 92 das Nähere über Voraussetzungen, Art und Umfang der Versorgung nach Absatz 1 (...)

SGB IX (Rehabilitation)

Das SGB IX fasst alle verfahrenstechnischen Regelungen für die Rehabilitation und Teilhabe behinderter Menschen zusammen. Die Leistungen sind unverändert geblieben, die sogenannten »Gemeinsamen Servicestellen« nach § 22 SGB IX sollen den betroffenen Menschen einen erleichterten und trägerübergreifenden Zugang zu Hilfsmöglichkeiten erschließen und Zuständigkeitsklärungen erleichtern.

SGB XII (Sozialhilfe)

Die (kommunale) Sozialhilfe ist für den Lebensunterhalt nicht erwerbsfähiger Personen zuständig. Die Krankenhilfe für nicht versicherte Personen richtet sich nach dem Leistungsumfang des SGB V.

Bedeutsam sind die Leistungen der sogenannten Eingliederungshilfe:

§ 53 SGB XII
(1) Personen, die durch eine Behinderung im Sinne von § 2 Abs. 1 Satz 1 des Neunten Buches wesentlich in ihrer Fähigkeit, an der Gesellschaft teilzuhaben, eingeschränkt oder von einer solchen wesentlichen Behinderung bedroht sind, erhalten Leistungen der Eingliederungshilfe, wenn und solange nach der Besonderheit des Einzelfalles, insbesondere nach Art oder Schwere der Behinderung, Aussicht besteht, dass die Aufgabe der Eingliederungshilfe erfüllt werden kann.(...)
(2) Von einer Behinderung bedroht sind Personen, bei denen der Eintritt der Behinderung nach fachlicher Erkenntnis mit hoher Wahrscheinlichkeit zu erwarten ist. (...)
(3) Besondere Aufgabe der Eingliederungshilfe ist es, eine drohende Behinderung zu verhüten oder eine Behinderung oder deren Folgen zu beseitigen oder zu mildern und die behinderten Menschen in die Gesellschaft einzugliedern. Hierzu gehört insbesondere, den behinderten Menschen die Teilnahme am Leben in der Gemeinschaft zu ermöglichen oder zu erleichtern, ihnen die Ausübung eines angemessenen Berufs oder einer sonstigen angemessenen Tätigkeit zu ermöglichen oder sie so weit wie möglich unabhängig von Pflege zu machen.

Auf dieser Regelung beruhen die Kostenübernahmen für stationäre Leistungen wie die Betreuung in Wohnheimen oder Werkstätten für behinderte Menschen und ambulante Leistungen wie Tagesstättenbesuche und häusliche Betreuungen. Das Verfahren sieht eine Antragstellung durch den Betroffenen oder seinen gesetzlichen Vertreter, z.B. rechtlichen Betreuer, sowie eine Begutachtung durch das Gesundheitsamts oder ein Hilfeplanverfahren vor.

Analog dazu regelt der § 35 a SGB VIII die Eingliederungshilfe für seelisch behinderte Kinder und Jugendliche:

(1) Kinder und Jugendliche haben Anspruch auf Eingliederungshilfe, wenn 1. ihre seelische Gesundheit mit hoher Wahrscheinlichkeit länger als sechs Monate von dem für ihr Lebensalter typischen Zustand abweicht und 2. daher ihre Teilhabe am Leben in der Gesellschaft beeinträchtigt ist oder eine solche Beeinträchtigung zu erwarten ist.

(2) Die Hilfe wird nach dem Bedarf im Einzelfall 1. in ambulanter Form, 2. in Tageseinrichtungen für Kinder oder in anderen teilstationären Einrichtungen, 3. durch geeignete Pflegepersonen und 4. in Einrichtungen über Tag und Nacht sowie sonstigen Wohnformen geleistet

Die überwiegende Mehrzahl der anspruchsberechtigten Kinder und Jugendlichen leidet nicht an klassischen psychiatrischen Erkrankungen und schweren Entwicklungsstörungen, sondern an Verhaltensauffälligkeiten. Die Sonderregelung im Jugendhilferecht ist durch das oft gemeinsame Auftreten psychischer und pädagogisch-jugendhilflicher Probleme motiviert, es sollen deshalb auch mit Priorität Einrichtungen in Anspruch genommen werden, die sowohl psychiatrische als auch pädagogische Kompetenz aufweisen. Körperlich und geistig behinderte Kinder und Jugendliche wiederum fallen in die Zuständigkeit der SGB XII, in Fällen kombinierter Behinderungen ergeben sich aus dem Nebeneinander der Regelungen nicht selten langwierige Streitigkeiten um die Kostenzuständigkeit.

Rentenrecht

Die früheren Rentenberechtigungen wegen Erwerbsunfähigkeit bzw. Berufsunfähigkeit wurden ab 2001 ersetzt durch *Rente* wegen *voller* bzw. *teilweiser Erwerbsminderung*.

Die *volle Erwerbsminderungsrente* wird gezahlt, wenn das Leistungsvermögen unter 3 Stunden täglich liegt. Die Rentenzahlung wird stufenweise reduziert von zuvor 39% auf 34% des letzten Bruttolohnes.

Die frühere Berufsunfähigkeitsrente wurde gewährt, wenn der Betroffene in seinem oder einem vergleichbaren Beruf weniger als 50% arbeiten konnte. Die *Rente wegen teilweiser Erwerbsminderung* erhält, wer noch eine Erwerbstätigkeit von 3–6 Stunden täglich verrichten kann; der Betroffene kann auf jede Erwerbstätigkeit unterhalb seines Berufsniveaus verwiesen werden. Wenn aber keine Arbeitsstelle zur Verfügung steht, wird statt der Rente wegen teilweiser Erwerbsminderung die volle Erwerbsminderungsrente gezahlt. Der Kreis der Berechtigten wurde also verkleinert, und die Rentenzahlung wird von bisher 26% (bei Berufsunfähigkeit) stufenweise auf 17% reduziert.

Für Versicherte, die vor dem 02.01.1961 geboren sind, gibt es eine Sonderregelung: Sie erhalten eine Rente wegen teilweiser Erwerbsminderung, wenn sie zwar auf dem allgemeinen Arbeitsmarkt Vollzeit, aber in ihrem bisherigen Beruf nicht mehr als 6 Stunden täglich arbeiten können.

Betreuungsrecht

An die Stelle der früher oft diskriminierenden Entmündigung und der ebenfalls problematischen Pflegschaft ist seit 1992 das *Gesetz über die Betreuung Volljähriger (Betreuungsgesetz – BtG)* getreten. Die wichtigsten Bestimmungen:

§ 1896 BGB: *Voraussetzungen*
(1) Kann ein Volljähriger aufgrund einer psychischen Krankheit oder einer körperlichen, geistigen oder seelischen Behinderung seine Angelegenheiten ganz oder teilweise nicht besorgen, so bestellt das Vormundschaftsgericht auf seinen Antrag oder von Amts wegen für ihn einen Betreuer. Den Antrag kann auch ein Geschäftsunfähiger stellen. Soweit der Volljährige aufgrund einer körperlichen Behinderung seine Angelegenheiten nicht besorgen kann, darf der Betreuer nur auf Antrag des Volljährigen bestellt werden, es sei denn, dass dieser seinen Willen nicht kundtun kann.
(2) Ein Betreuer darf nur für Aufgabenkreise bestellt werden, in denen die Betreuung erforderlich ist. Die Betreuung ist nicht erforderlich, soweit die Angelegenheiten des Volljährigen durch einen Bevollmächtigten oder durch andere Hilfen, bei denen kein gesetzlicher Vertreter bestellt wird, ebenso gut wie durch einen Betreuer besorgt werden können.

§ 1903 BGB: *Einwilligungsvorbehalt*
(1) Soweit dies zur Abwendung einer erheblichen Gefahr für die Person oder das Vermögen des Betreuten erforderlich ist, ordnet das Vormundschaftsgericht an, dass der Betreute zu einer Willenserklärung, die den Aufgabenkreis des Betreuers betrifft, dessen Einwilligung bedarf (Einwilligungsvorbehalt).

Willenserklärungen des unter Einwilligungsvorbehalt stehender Betroffenen bleiben solange schwebend unwirksam, bis sie vom Betreuer bestätigt werden. Die stellt eine Analogie zur beschränkten Geschäftsfähigkeit Jugendlicher dar.

§ 1906 BGB: *Genehmigung* des Vormundschaftsgerichts bei der *Unterbringung*
(1) Eine Unterbringung des Betreuten durch den Betreuer, die mit Freiheitsentziehung verbunden ist, ist nur zulässig, solange sie zum Wohl des Betreuten erforderlich ist, weil
    1. auf Grund einer psychischen Krankheit oder geistigen oder seelischen Behinderung des Betreuten die Gefahr besteht, dass er sich selbst tötet oder erheblichen gesundheitlichen Schaden zufügt, oder
    2. eine Untersuchung des Gesundheitszustands, eine Heilbehandlung oder ein ärztlicher Eingriff notwendig ist, ohne die Unterbringung des Betreuten nicht durchgeführt werden kann und der Betreute auf Grund einer psychischen Krankheit oder geistigen oder seelischen Behinderung die Notwendigkeit der Unterbringung nicht erkennen oder nicht nach dieser Einsicht handeln kann.
(2) Die Unterbringung ist nur mit Genehmigung des Vormundschaftsgerichts zulässig. Ohne die Genehmigung ist die Unterbringung nur zulässig, wenn mit dem Aufschub Gefahr verbunden ist; die Genehmigung ist unverzüglich nachzuholen.

Die Betreuung hat einen ausschließlich individualfürsorglichen Charakter, soll kürzestmöglich andauern und auf diejenigen konkreten Bereiche beschränkt werden, die krankheits- oder behinderungsbedingt vom Betroffenen selbst nicht geregelt werden können.
Während sich das Instrument bei chronischen Erkrankungen bewährt hat, gibt es bei episodischen Krankheitsverläufen unterschiedliche Handhabungen der Gerichte. Teilweise wird eine

Betreuung schon nach kurzer Stabilisierung wieder aufgehoben, was aus psychiatrischer Sicht zu Behandlungsabbrüchen beitragen kann. Ungeklärt ist zudem weiterhin die Frage der ambulanten oder stationären Zwangsbehandlung auf Anordnung des Betreuers. Die höchstrichterlich bestätigte »Freiheit zur Krankheit« auch des schwer psychisch Kranken steht hier im Spannungsverhältnis zu fürsorglichen und klinischen Notwendigkeiten, die aus der Einschränkung individueller Freiheit *durch* die Krankheit resultieren.

Geschäftsfähigkeit, Wahlrecht, Testier- und Ehefähigkeit sind grundsätzlich von einer Betreuung nicht berührt. Eine Geschäftsunfähigkeit muss gemäß § 104, Abs. 2 BGB für eine konkrete Einzelhandlung, etwa für eine finanzielle Fehldisposition in einer akuten Manie, konkret nachgewiesen werden.

Unterbringungsrecht

Da das Grundgesetz der Bundesrepublik Deutschland in Art. 2 und 104, Abs. 2 die Freiheit der Person garantiert, muss jede Einschränkung dieser Freiheit gesetzlich geregelt sein, so auch die Unterbringung eines psychisch Kranken gegen seinen Willen in einem psychiatrischen Krankenhaus, und zwar durch einen Richter (nicht etwa Behörde oder Arzt oder Angehörige).

Die Unterbringung eines Betreuten (wegen psychischer Krankheit und Selbstgefährdung, nicht wegen Gefährdung anderer) durch seinen Betreuer ist eine sog. privatrechtliche Unterbringung, die nach § 1906 BGB grundsätzlich der Genehmigung des Vormundschaftsgerichtes bedarf. Im Übrigen (also bei nicht betreuten Personen und bei Betreuten wegen der Gefahr der Fremdgefährdung) ist die sog. öffentlich-rechtliche Unterbringung in Ländergesetzen über Hilfen und Schutzmaßnahmen bei psychischen Krankheiten (PsychKG) geregelt. Sie stimmen im Wesentlichen darin überein, dass sowohl eine behandlungsbedürftige Krankheit als auch eine ernsthafte Gefahr für den Kranken oder die Allgemeinheit vorliegen müssen. Das gerichtliche Verfahren der freiheitsentziehenden Unterbringung ist einheitlich für die privatrechtliche und die öffentlich-rechtliche Unterbringung in den §§ 312 bis 339 des Gesetzes über das Verfahren in Familiensachen und in den Angelegenheiten der freiwilligen Gerichtsbarkeit geregelt (FamFG).

Die Behandlung in einer geschlossenen psychiatrischen Abteilung wird von Patienten, die keine Krankheitseinsicht aufbringen können, nicht selten abgelehnt. In den meisten Fällen aber kann der Arzt die Kranken von der Notwendigkeit der Behandlung überzeugen. Wenn das nicht gelingt, kann häufig doch so viel Kontakt zwischen Patient und Arzt hergestellt werden, dass der Patient dem Arzt vertraut, seinen Protest aufgibt und der Behandlung zustimmt. Diese therapeutischen Bemühungen scheitern aber zum Teil an Zeitmangel; nur das Baden-Württembergische Unterbringungsgesetz räumt dem Patienten und dem Arzt eine Frist »spätestens bis zum Ablauf des 3. Tages« ein. Die richterliche Unterbringung ist, auch wegen möglicherweise nachteiliger Auswirkungen für die Therapie und Rehabilitation, eine ultima ratio, von der möglichst wenig Gebrauch gemacht werden soll. Vom Einsatz des Arztes hängt es häufig ab, ob sie vermieden werden kann. Andererseits ist der Arzt natürlich verpflichtet, diese Maßnahme einzuleiten, wenn eine ernsthafte Gefährdung nicht anders abzuwenden ist.

Die *Unterbringung eines Minderjährigen* erfolgt gemäß § 1631 b BGB durch die Eltern bzw. Erziehungsberechtigten, die diese allerdings, in Notfällen ggf. unverzüglich nachträglich, vom Gericht genehmigen lassen müssen. Die Unterbringungsgesetze / PsychKG der Länder sind dem Elternrecht gegenüber subsidiär. Das Betreuungsrecht findet auf Minderjährige keine Anwendung, da Eltern ohnehin betreueranaloge Kompetenzen haben.

Bürgerliches Recht

§ 104 BGB: *Geschäftsunfähigkeit*
Geschäftsunfähig ist:
   1. wer nicht das 7. Lebensjahr vollendet hat;
   2. wer sich in einem die freie Willensbestimmung ausschließenden Zustand krankhafter Störung der Geistestätigkeit befindet, sofern nicht der Zustand seiner Natur nach ein vorübergehender ist.

Die Geschäftsunfähigkeit muss also positiv erwiesen sein. Wer zwar das 7., aber noch nicht das 18. Lebensjahr vollendet hat, ist in der Geschäftsfähigkeit beschränkt. Dagegen gibt es bei Erwachsenen keine Abstufung (die der verminderten Schuldfähigkeit analog wäre), wohl aber eine partielle oder gegenständlich beschränkte Geschäftsunfähigkeit (z.B. Prozessunfähigkeit bei Wahnkranken).

§ 105 BGB: Nichtigkeit der *Willenserklärung*
(1) Die Willenserklärung eines Geschäftsunfähigen ist nichtig.
   (2) Nichtig ist auch eine Willenserklärung, die im Zustande der Bewusstlosigkeit oder vorübergehenden Störung der Geistestätigkeit abgegeben wird.

§ 2229 BGB: *Testierfähigkeit*
(4) Wer wegen krankhafter Störung der Geistestätigkeit, wegen Geistesschwäche oder wegen Bewusstseinsstörung nicht in der Lage ist, die Bedeutung einer von ihm abgegebenen Willenserklärung einzusehen und nach dieser Einsicht zu handeln, kann ein Testament nicht errichten.

Des Weiteren ist im Bürgerlichen Gesetzbuch geregelt:
- Trennung des Kindes von der elterlichen Familie (§ 1666a)
- Getrenntleben bei gemeinsamer elterlicher Sorge (§ 1671)
- Alleinsorge des Vaters, gemeinsame Sorge (§ 1672)
- Umgangsrecht (§ 1684)
- Geltendmachung von Unterhaltsansprüchen (§ 1576ff).

Strafrecht

§ 20 StGB: *Schuldunfähigkeit* wegen seelischer Störungen:
Ohne Schuld handelt, wer bei Begehung der Tat wegen einer krankhaften seelischen Störung, wegen einer tiefgreifenden Bewusstseinsstörung oder wegen Schwachsinns oder einer schweren anderen seelischen Abartigkeit unfähig ist, das Unrecht der Tat einzusehen oder nach dieser Einsicht zu handeln.

§ 21 StGB: *Verminderte Schuldfähigkeit:*
Ist die Fähigkeit des Täters, das Unrecht der Tat einzusehen oder nach dieser Einsicht zu handeln, aus einem der in § 20 bezeichneten Gründe bei Begehung der Tat erheblich vermindert, so kann die Strafe nach § 49 Abs. 1 gemildert werden.

Unter den Rechtsbegriff »krankhafte seelische Störungen« fallen die meisten psychiatrischen Krankheiten. Mit »tiefgreifenden Bewusstseinsstörungen« sind nicht die Bewusstseinsstörungen bei organischen Psychosen gemeint, sondern die Bewusstseinsveränderungen bei affektiver Erregung, Schreck, Übermüdung und Erschöpfung. »Schwachsinn« meint geistige Behinderung verschiedenen Grades. – Die sprachlich wenig gelungene Kategorie »schwere andere seelische Abartigkeit« umfasst Neurosen und Konfliktreaktionen, Persönlichkeitsstörungen und Sexualstörungen sowie Abhängigkeit und Sucht.

Der Nachweis der krankhaften Störung muss für die *Tatzeit* erfolgen; die Einsichtsfähigkeit *oder* die Steuerungsfähigkeit muss aufgehoben oder vermindert gewesen sein. Für § 21 wird eine *erhebliche* Minderung gefordert; es handelt sich hier um eine Kann-Bestimmung. § 20 wird in 0,07% der deutschen Strafgerichtsverfahren angewandt, § 21 in 1,6%. – In der Schweiz gibt es drei Stufen verminderter Schuldfähigkeit. – Eine entsprechende zivilrechtliche Bestimmung enthält § 827 BGB.

§ 63 StGB: *Unterbringung in einem psychiatrischen Krankenhaus*
Hat jemand eine rechtswidrige Tat im Zustand der Schuldunfähigkeit (§ 20) oder der verminderten Schuldfähigkeit (§ 21) begangen, so ordnet das Gericht die Unterbringung in einem psychiatrischen Krankenhaus an, wenn die Gesamtwürdigung des Täters und seiner Tat ergibt, dass von ihm infolge seines Zustandes erhebliche rechtswidrige Taten zu erwarten sind und er deshalb für die Allgemeinheit gefährlich ist.

Die Einzelheiten regeln Ländergesetze. Die Behandlung und Versorgung dieser Kranken und der im nächsten Paragraphen angesprochenen Suchtkranken nennt man *Maßregelvollzug*.

§ 64 StGB: *Unterbringung in einer Entziehungsanstalt*
Hat eine Person den Hang, alkoholische Getränke oder andere berauschende Mittel im Übermaß zu sich zu nehmen, und wird sie wegen einer rechtswidrigen Tat, die sie im Rausch begangen hat oder die auf ihren Hang zurückgeht, verurteilt oder nur deshalb nicht verurteilt, weil ihre Schuldunfähigkeit erwiesen oder nicht auszuschließen ist, so soll das Gericht die Unterbringung in einer Entziehungsanstalt anordnen, wenn die Gefahr besteht, dass sie infolge ihres Hanges erhebliche rechtswidrige Taten begehen wird. Die Anordnung ergeht nur, wenn eine hinreichend konkrete Aussicht besteht, die Person durch die Behandlung in einer Entziehungsanstalt zu heilen oder über eine erhebliche Zeit vor dem Rückfall in den Hang zu bewahren und von der Begehung erheblicher rechtswidriger Taten abzuhalten, die auf ihren Hang zurückgehen.

Bei Betäubungsmittelabhängigen, die zu maximal 2 Jahren Haft verurteilt worden sind, kann die Vollstreckung einer Strafe oder Maßregel zugunsten einer Entwöhnungsbehandlung zurückgestellt werden (§ 35 BtMG).

Unterbringung in der Sicherungsverwahrung (§ 66 StGB) ist eine Maßregel für schuldfähige Täter, deren Rückfalldelinquenz »für die Allgemeinheit gefährlich ist«.

Für *Jugendliche* (nach Vollendung des 14. und vor Vollendung des 18. Lebensjahres) gilt das Jugendgerichtsgesetz von 1974 (JGG).

§ 3 JGG: *Verantwortlichkeit*:
Ein Jugendlicher ist strafrechtlich verantwortlich, wenn er z.Z. der Tat nach seiner sittlichen und geistigen Entwicklung reif genug ist, das Unrecht der Tat einzusehen und nach dieser Einsicht zu handeln. Zur Erziehung eines Jugendlichen, der mangels Reife strafrechtlich nicht verantwortlich ist, kann der Richter dieselben Maßnahmen anordnen wie das Familiengericht.

Im Gegensatz zu § 20 und § 21 StGB, die krankhafte seelische Störungen betreffen, fragt § 3 JGG nach dem *Reifegrad*. Nicht die Schuld*un*fähigkeit ist nachzuweisen, sondern es muss hier die Verantwortlichkeit positiv festgestellt werden.

§ 7 JGG: *Maßregeln der Besserung und Sicherung.*
Als Maßregeln der Besserung und Sicherung im Sinne des allgemeinen Strafrechts können die Unterbringung in einem psychiatrischen Krankenhaus oder einer Entziehungsanstalt, die Führungsaufsicht oder die Entziehung der Fahrerlaubnis angeordnet werden (§ 61 Nr. 1, 2, 4 und 5 des Strafgesetzbuches).

Hierdurch werden andere Maßregeln des Erwachsenen-Strafrechts (z.B. Sicherungsverwahrung) ausgeschlossen.

§ 10 JGG: *Weisungen*
(2) Der Richter kann dem Jugendlichen auch mit Zustimmung des Erziehungsberechtigten und des gesetzlichen Vertreters auferlegen, sich einer heilerzieherischen Behandlung durch einen Sachverständigen oder einer Entziehungskur zu unterziehen. Hat der Jugendliche das 16. Lebensjahr vollendet, soll dies nur mit seinem Einverständnis geschehen.

Mit dieser Bestimmung besteht die Möglichkeit, einen straffälligen Jugendlichen einer Therapie zuzuführen. Der Begriff der heilerzieherischen Behandlung ist dabei weit zu fassen. Er umfasst pädagogische wie auch psychotherapeutische Maßnahmen.

Für *Heranwachsende* (18.–21. Lebensjahr) sieht das Jugendgerichtsgesetz folgende Regelung vor:

§ 105 JGG: *Anwendung des Jugendstrafrechtes auf Heranwachsende*
(1) Begeht ein Heranwachsender eine Verfehlung, die nach den allgemeinen Vorschriften mit Strafe bedroht ist, so wendet der Richter die für einen Jugendlichen geltenden Vorschriften der §§ 4 bis 8, 9 Nr. 1, §§ 10, 11 und 13 bis 32 entsprechend an, wenn
    1. die Gesamtwürdigung der Persönlichkeit des Täters bei Berücksichtigung auch der Umweltbedingungen ergibt, dass er z.Z. der Tat nach seiner sittlichen und geistigen Entwicklung noch einem Jugendlichen gleichstand, oder
    2. es sich nach der Art, den Umständen und den Beweggründen der Tat um eine Jugendverfehlung handelt.

§ 106 JGG: *Milderung des allgemeinen Strafrechtes für Heranwachsende*
(1) Ist wegen der Straftat eines Heranwachsenden das allgemeine Strafrecht anzuwenden, so kann der Richter anstelle von lebenslanger Freiheitsstrafe auf eine Freiheitsstrafe von 10–15 Jahren erkennen.

Sicherungsverwahrung darf der Richter nicht anordnen. Er kann anordnen, dass der Verlust der Fähigkeit, öffentliche Ämter zu bekleiden und Rechte aus öffentlichen Wahlen zu erlangen (§ 45 Abs. 1 StGB), nicht eintritt.
    Wird auf Schuldunfähigkeit nach § 20 StGB erkannt, erübrigt sich die Prüfung nach § 105 JGG; bei verminderter Schuldfähigkeit nach § 21 StGB ist zu prüfen, ob gemäß § 105 JGG das Jugendstrafrecht anzuwenden ist.

Einige weitere Strafrechtsbestimmungen wurden bereits erwähnt:	228
§ 174c StGB Sexuelle Beziehungen zu Patienten	57
§ 176 StGB Sexueller Missbrauch von Kindern	134
§ 183 StGB Erregung öffentlichen Ärgernisses (Exhibitionismus)	135
§ 323a StGB Vollrausch	173

Strafprozessordnung. Die StPO regelt u.a.:
- die Auswahl des Sachverständigen (§ 73)
- die Pflicht zur Erstattung des Gutachtens (§ 75)
- das Gutachtenverweigerungsrecht (§ 76)
- Zeugenvernehmung durch den Sachverständigen (§ 80).

Schweigepflicht und Auskunftspflicht

Im Rahmen jeder Untersuchung und Behandlung werden vom Arzt, insbesondere vom Psychiater, sehr persönliche Informationen über den Patienten gewonnen; ihre Vertraulichkeit ist gesetzlich besonders geschützt.

§ 203 StGB: *Verletzung von Privatgeheimnissen*
(1) Wer unbefugt ein fremdes Geheimnis, namentlich ein zum persönlichen Lebensbereich gehörendes Geheimnis, offenbart ..., das ihm als
    1. Arzt ... oder Angehörigen eines anderen Heilberufs, der für die Berufsausübung oder die Führung der Berufsbezeichnung eine staatlich geregelte Ausbildung erfordert,
    2. Berufspsychologen mit staatlich anerkannter wissenschaftlicher Abschlussprüfung ... anvertraut worden oder sonst bekannt geworden ist, wird mit Freiheitsstrafe bis zu einem Jahr oder mit Geldstrafe bestraft.

Die Schweigepflicht, die angesichts der oftmals besonderen Sensibilität der Daten und Informationen in der Psychiatrie besonders wichtig ist, gilt auch gegenüber den Angehörigen und gegenüber anderen Ärzten (soweit sie nicht an der Untersuchung oder Behandlung des Patienten unmittelbar beteiligt sind), und sie gilt über den Tod des Patienten hinaus. Anamnestische Daten, Befunde und Angaben zur Behandlung (zu deren Dokumentation der Arzt immer verpflichtet ist) dürfen gegenüber Dritten nur offenbart werden, wenn der Patient den Arzt ausdrücklich von der Schweigepflicht entbindet oder wenn gesetzliche Bestimmungen dies ausdrücklich erlauben (wie es z.B. unter sehr eng definierten Bedingungen gegenüber dem Medizinischen Dienst der Krankenkassen der Fall ist). Damit die Sozialleistungsträger ihren Aufgaben nachkommen können, ist der Arzt nach dem Sozialgesetzbuch (SGB V und SGB X) zur Auskunft verpflichtet, allerdings nur in einem gesetzlich sehr eng eingegrenzten Umfang.

Ein Bruch der Schweigepflicht ist außerhalb der gesetzlichen Mitteilungsverpflichtungen nur dann zulässig, wenn dadurch ein höherwertiges Rechtsgut geschützt wird: Dies kann z.B. in Fremdgefährdungssituationen oder bei zu erwartenden Straftaten erforderlich sein (Rechtsgüterabwägung nach § 34 StGB).

Didaktischer Anhang

Repetitorium

Die folgenden Fragen sollen dem Leser die Möglichkeit geben, sein Wissen zu überprüfen. Die Ziffern in Klammern verweisen auf die Seiten im Text, auf denen die Antworten zu finden sind.

Methoden und Grundlagen
Methoden der Psychiatrie? (7)
Welche biologisch-psychiatrischen Arbeitsrichtungen gibt es? (8)
Mit welchen Methoden arbeitet die psychiatrische Genetik? (13)
Welche Bedeutung haben Neurotransmitter in der Psychiatrie? (14)
Beispiele für Lernvorgänge in der psychiatrischen Symptomatologie und Therapie? (18)
Was ist Psychodynamik? (22)
Beziehungen zwischen Arbeit und Gesundheit? (27)
Was sind die Besonderheiten der Kinder- und Jugendpsychiatrie? (5)
Was bedeutet »Pluridimensionale Psychiatrie«? (12)

Epidemiologie
Was untersucht die psychiatrische Epidemiologie? (28)
Welche Befunde wurden bei epidemiologischen Untersuchungen erhoben? (28)
Was wissen Sie über die Häufigkeit (Prävalenz oder Inzidenz) psychischer Krankheiten? (28)
Was ist über die Prävalenz psychiatrischer Alterskrankheiten bekannt? (30)

Untersuchung
Womit beginnt die psychiatrische Untersuchung? (31)
Welche Untersuchungen sind beim psychisch Kranken unbedingt notwendig? (31ff, 37)
Was ist ein ärztliches bzw. therapeutisches Gespräch? (31, 342)
Was sind häufige Fehler im ärztlichen Gespräch? (32)
Worauf kommt es bei der biographischen Anamnese an? (33)
Soll man die Angehörigen eines psychisch Kranken befragen? (34)
Welche Probleme ergeben sich, wenn Jugendliche mit ihren Eltern in die Sprechstunde kommen? (33)
Wie geht man bei der schriftlichen Abfassung des psychischen Befundes vor? (38)
Wozu dienen testpsychologische Untersuchungen? (35)
Was kann man mit standardisierter Befunderhebung und mit Fragebögen erfassen? (35)

Diagnostik/Klassifikation
Was gehört zur psychiatrischen Diagnostik? (40)
Welche Probleme entstehen bei der Einteilung psychischer Krankheiten? (40)
Wozu dient die Klassifikation? (43ff)
Vor- und Nachteile neuer Klassifikationssysteme? (45)
Wodurch unterscheiden sich Diagnostik und Klassifikation? (45)

Reaktive, neurotische und psychosomatische Störungen
Inwiefern ist »Neurose« problematisch geworden? (48)
Was ist ein Konflikt, eine Konfliktreaktion? (22)
Was sind Abwehrmaßnahmen? (25)
Wie können hirnorganische und psychoreaktive Faktoren bei der Entstehung neurotischer Störungen zusammenwirken? (50)
Was wissen Sie über die Verläufe von neurotischen und Persönlichkeitsstörungen? (51, 109)

Was ist bei neurotischen und Verhaltensstörungen von Kindern diagnostisch besonders zu beachten? (53)
Was ist Enuresis nocturna? (53)
Wie kann man eine Enuresis nocturna behandeln? (53)
Was versteht man unter Mutismus? (54)
Was versteht man unter psychischem Hospitalismus? (55)
Welches sind die wichtigsten Symptome des psychischen Hospitalismus? (56)
Mit welchen Spätfolgen muss nach psychischem Hospitalismus gerechnet werden? (56)
Was versteht man in der Psychiatrie unter Belastung? (59)
Wie äußert sich und verläuft eine Trauerreaktion? (61)
Welche Folgen hat eine Extrembelastung? (62)
Was bedeutet Somatisierung? (64)
Was ist bei der Diagnostik von Somatisierungsstörungen zu beachten? (66)
Wie behandelt man funktionelle Schlafstörungen? (68)
Was ist eine hypochondrische Störung? (78)
Wie entsteht die hypochondrische Störung? (69)
Bei welchen Krankheiten kommen hypochondrische Syndrome vor? (70)
Wie äußert sich Umwelthypochondrie? (71)
Welche Formen der artefiziellen Störungen kennen Sie? (76)
Was versteht man unter Konversionsreaktion? (72)
Wie werden akute Konversionssymptome behandelt? (75)
Was ist Dissoziation? (77)
Beschreibung von Entfremdungserlebnissen (Depersonalisation, Derealisation)! (79)
Bei welchen Krankheiten kommen Entfremdungserlebnisse vor? (80)
Was ist Angst? (81)
Was ist Phobie? (82)
Wie behandelt man Phobien und Angstneurosen? (84)
Wie äußert sich eine Panikstörung bzw. Herzphobie? (85)
Welche Zwangssymptome gibt es? (90)
Bei welchen Krankheiten werden Zwangssymptome angetroffen? (89)

Wie werden Zwangsstörungen behandelt? (93)
Welche Symptome findet man bei der Anorexia nervosa? (98)
Was ist Bulimie? (98)
Wie kann man die Anorexia nervosa behandeln? (103)

Persönlichkeitsstörungen

Wie entstehen Persönlichkeitsstörungen? (108)
Neue psychodynamische Konzepte für Persönlichkeitsstörungen? (108)
Merkmale der Borderline-Persönlichkeitsstörung? (113)
Was bedeuten die Begriffe hysterisch und histrionisch? (115)
Was ist Narzissmus? (116)
Wie wird die narzisstische Persönlichkeitsstörung umschrieben? (117)
Beschreibung der sensitiven Persönlichkeitsstruktur! (178)
Ist es begründet, von antisozialen Persönlichkeiten zu sprechen? (120)

Suizidalität

Wie kommt es zu einer Suizidhandlung? (124)
Wie unterscheiden sich psychologisch Suizid und Suizidversuch? (125)
Von welchem Alter ab kommen Suizidversuche und Suizide vor? (124)
Wie erkennt man Suizidalität? (126, 245)
Welche Personengruppen sind besonders suizidgefährdet? (127)
Was ist bei Suizidgefahr zu tun? (126, 245)
Was ist nach einem Suizidversuch therapeutisch notwendig? (127)

Sexualstörungen

Entstehung sexueller Funktionsstörungen? (130, 131)
Behandlung sexueller Funktionsstörungen? (131)
Was ist meistens die Ursache sexueller Verwahrlosung bei Mädchen? (131)
Was ist eine sexuelle Deviation? (133)
Wie entsteht und wie äußert sich Exhibitionismus? (135)
Welche psychotherapeutischen und somatotherapeutischen Maßnahmen werden bei sexuellen Deviationen angewandt? (136)
Was ist Transsexualität? (132)

Wie können Transsexuelle behandelt werden? (133)
Rechtsprobleme bei Transsexualität? (133)

Abhängigkeit/Sucht

Was versteht man unter Sucht? (138)
Ist Glücksspiel eine Sucht? (138)
Welche Medikamente werden von Süchtigen benutzt? (140)
Was sind die gemeinsamen pharmakologischen Merkmale der Suchtmittel? (140)
Was ist Abhängigkeit? (138, 141)
Wie entsteht Abhängigkeit? (138, 144)
Körperliche und seelische Folgen des Alkoholismus? (146)
Welche Hirnveränderungen gibt es bei Alkoholismus? (146, 157)
Welche sozialen Komplikationen gibt es bei Alkoholismus? (147)
Warum ist es so schwer, die Alkoholabhängigkeit zu unterbrechen? (148)
Phasen der Behandlung des Alkoholismus? (148)
Nützen Anticraving-Mittel? (151)
Wie äußert sich der einfache Rausch, wie die Alkoholintoxikation? (153)
Symptome des Alkoholdelirs! (154, 280)
Wie behandelt man ein Alkoholdelir? (155)
Was ist bei der »Distraneurin«-Behandlung zu beachten? (155)
Wie kommt es zum Eifersuchtswahn der Trinker? (157)
Macht Nikotin abhängig? (158)
Wie geht man bei der Raucherentwöhnung vor? (159)
Warum ist die Opioid-Abhängigkeit besonders gefährlich? (162)
Methoden des Opioid-Entzuges? (162)
Ist die Methadon-Substitution sinnvoll? (163)
Werden Analgetika als Suchtmittel benutzt? (164)
Symptome des Stimulantien-Abusus! (168)
Merkmale der Kokainabhängigkeit? (167)
Was sind Rauschmittel? (169)
Ist Haschisch-Abusus gefährlich? (165)
Merkmale multipler Drogenabhängigkeit? (171)
Welche therapeutischen und präventiven Maßnahmen sind bei Drogenabhängigen möglich? (173)

Wahn/Wahnhafte Störung

Welche Themen des Wahns kennen Sie? (176)
Welche Formen des Wahnerlebens gibt es? (178)
Was ist eine Halluzination? (178)
Von welchen anderen Wahrnehmungsstörungen sind Halluzinationen abzugrenzen? (179)
Was kennzeichnet einen Wahn? (178)
Warum kann sich bei Kleinkindern kein Wahn entwickeln? (179)
Können psychodynamische Faktoren zur Wahnbildung beitragen? (182)
Bei welchen Krankheiten kommt Wahn vor? (183)
Was ist wahnhafte Störung (Paranoia)? (185)
Wie entsteht ein sensitiver Beziehungswahn? (185)
Wie unterscheidet sich der sensitive Beziehungswahn von einer paranoiden Schizophrenie? (185)
Was ist ein Querulantenwahn? (186)
Unter welchen Bedingungen entsteht ein symbiontischer Wahn (»folie à deux«)? (188)

Schizophrenien

Was sind die wichtigsten Merkmale der schizophrenen Psychosen? (202)
Welche Schizophrenie-Symptome sind diagnostisch maßgeblich? (192, 210)
Beweist eine Wahnsymptomatik die Diagnose Schizophrenie? (191, 210)
Welche Denkstörungen gibt es bei Schizophrenen? (192)
Ist die Sprache bei Schizophrenen gestört? (194)
Welche Veränderungen der Affektivität kommen bei Schizophrenen vor? (194)
Was ist Ambivalenz? (195)
Was ist Autismus? (196)
Ich-Störungen bei Schizophrenie! (200)
Welche Halluzinationen sind bei Schizophrenen am häufigsten? (196)
Was sind katatone Symptome? (199)
In welchem Alter frühestens können typische Formen schizophrener Psychosen auftreten? (205)
Wie ist die Prognose der Schizophrenie im Grundschulalter? (205)
Wie verlaufen Schizophrenien? (205f)
Wovon ist bei Schizophrenen der Verlauf abhängig? (206)

Was ist ein schizophrener Residualzustand? (209)
Abgrenzungen der Schizophrenien? (211)
Woran ist bei Schizophrenie-Verdacht differentialdiagnostisch zu denken? (211)
Was wissen Sie über die Entstehung der Schizophrenien? (213)
Ist die Erblichkeit der Schizophrenien bewiesen? (213)
Gibt es neurobiologische Befunde bei Schizophrenien? (214)
Wie wird die Dopamin-Hypothese der Schizophrenien begründet? (214)
Auf welche Belastungen reagieren Schizophrene besonders empfindlich? (216)
Wie wirken bei Schizophrenien die einzelnen Entstehungsfaktoren zusammen? (220)
Was besagt das Vulnerabilitätsmodell? (220)
Was ist bei der stationären Behandlung von Schizophrenen besonders zu beachten? (222)
Mit welchen Medikamenten wird die akute schizophrene Symptomatik behandelt? (222)
Wieso atypische Neuroleptika? (355)
Welche Möglichkeiten der Psychotherapie gibt es bei Schizophrenen? (224, 225)
Ist Psycho-Soziotherapie bei Schizophrenen wirksam? (229)
Methoden der Verhaltenstherapie bei Schizophrenen? (225)
Was gehört zur Langzeitbehandlung von Schizophrenen? (227)
Was ist bei der Verordnung von Psychopharmaka im Kindes- und Jugendalter zu berücksichtigen? (165, 357, 372)
Darf ein Kraftfahrer nach abgelaufener schizophrener oder affektiver Psychose seinen Führerschein behalten? (231)

Frühkindlicher Autismus

Was versteht man unter frühkindlichem Autismus? (232)
Was sind die typischen Symptome des frühkindlichen Autismus? (232)
Worin unterscheiden sich der Kannersche Typ und der Aspergersche Typ des frühkindlichen Autismus? (233)
Was wird als Ursache des frühkindlichen Autismus diskutiert? (236)

Affektive Psychosen

Wodurch unterscheidet sich eine melancholische Depression von anderen Depressionstypen? (95, 237)
Was sind die Themen des melancholischen Wahns? (240)
Gibt es körperliche Symptome bei melancholischen Depressionen? (242)
Was versteht man unter Vitalstörungen? (242)
Worin besteht die manische Symptomatik? (247)
Welche differentialdiagnostischen Überlegungen sind bei Manien anzustellen? (249)
Wie verlaufen affektive Psychosen? (250, 252)
Welche Besonderheiten des Verlaufs zeigen die affektiven Psychosen im Jugendalter? (252)
Sind die affektiven Psychosen Erbkrankheiten? (254)
Welche neurochemischen Befunde sind bei affektiven Psychosen erhoben worden? (255)
Welche Möglichkeiten der Behandlung gibt es bei melancholischer Depression? (258)
Welche Medikamente werden bei melancholischer Depression angewandt? (258)
Wozu dient Wachtherapie (Schlafentzug)? (260, 373)
Welchen Stellenwert hat die Elektrokrampfbehandlung in der Depressionsbehandlung? (261)
Sind psychotherapeutische Bemühungen bei Melancholiekranken sinnvoll? (262)
Mit welchen Medikamenten behandelt man eine Manie? (266)
Möglichkeiten der Prophylaxe bei affektiven Psychosen? (266)
Was ist eine schizoaffektive Psychose? (269)

Organisch-psychische Störungen/Hirnkrankheiten

Wodurch werden Hirnschäden und Hirnfunktionsstörungen verursacht? (272)
Wie werden die einzelnen psychoorganischen Syndrome genannt und voneinander unterschieden? (273)
Folgen früh erworbener Hirnschädigungen? (274)
Was versteht man unter Teilleistungsstörungen? (275)

Wodurch bewirken Teilleistungsstörungen ein erhöhtes Risiko für psychische Störungen? (274, 276)
Frühsymptome der Demenz? (277)
Was sind neuropsychologische Syndrome? bei organischen Psychosen (279)
Wie äußern sich organische Persönlichkeitsveränderungen? (279)
Symptome des Delirs? (280)
Ätiologie und Therapie organisch-depressiver Störungen? (282)
Wie oft betreffen HIV-Infektionen auch das Zentralnervensystem? (288)
Welche psychischen Störungen gibt es bei HIV-Infizierten? (288)
Welche syphilitischen Erkrankungen gibt es in der Psychiatrie? (288)
Führen endokrine Krankheiten zu psychischen Störungen? (291)
Beispiele für metabolische Enzephalopathien? (290)
Nach welchen Medikamenten können pharmakogene Psychosen auftreten? (292)
Wie äußern sich pharmakogene Psychosen? (292)
Welche zerebralen Systematrophien kennen Sie? (293ff)
Wodurch wird eine Chorea Huntington verursacht? (294)
Welche psychischen Symptome gibt es bei Chorea Huntington? (294)
Welche psychischen Störungen gibt es bei Parkinson-Kranken? (296)

Altersdemenzen

Wodurch unterscheiden sich senile Alzheimer-Demenz und vaskuläre Demenz? (305, 308)
Frühsymptome und subjektive Beschwerden bei vaskulärer Demenz? (307)
Was wissen Sie über Antidementiva? (308)
Was wissen Sie über Alterskriminalität? (310)
Gibt es Möglichkeiten der Psychotherapie bei Alterskranken? (309, 348)

Epilepsien

Wie werden Epilepsien verursacht? (312)
Welche psychischen Störungen gibt es bei Epilepsien? (312)
Welche Persönlichkeitsveränderungen sind für Epileptiker charakteristisch? (313)
Kommen bei Epileptikern Psychosen vor? (314)

Geistig Behinderte

Was versteht man unter »geistiger Behinderung«? (316)
Prävalenz der geistigen Behinderung? (316)
Welche psychischen Funktionen sind bei geistiger Behinderung gestört? (316)
Wodurch unterscheiden sich die Patienten mit angeborener oder früh erworbener geistiger Behinderung von Patienten mit später eingetretener Hirnschädigung? (320)
Was ist über die Erblichkeit der geistigen Behinderung bekannt? (318)
Was ist ein Down-Syndrom? (318)
Möglichkeiten der Früherkennung chromosomaler und stoffwechselbedingter geistiger Behinderung? (319, 321)
Soziale Probleme der geistigen Behinderung? (320)
Welche psychischen Erkrankungen gibt es bei geistig Behinderten? (321f)

Behandlungsbasis

Voraussetzungen der psychiatrischen Behandlung? (326)
Was bedeutet die psychotherapeutische Einstellung? (326)
Was gehört zur Basistherapie im Krankenhaus? (327)
Was ist Milieutherapie? (327)
Prinzipien der Arbeitstherapie und der Ergotherapie? (329)

Psychotherapie

Was ist Psychotherapie? (331)
Welche therapeutischen Verfahren wurden aus der traditionellen Psychoanalyse entwickelt? (334)
Was ist eine Balint-Gruppe? (350)
Von welchen theoretischen Vorstellungen geht die Verhaltenstherapie aus? (18, 334)
Was ist kognitive Therapie? (19, 338)
Was versteht man unter Konditionieren? (18, 337)
Was ist Reizkonfrontation? (335)
Was ist Selbstsicherheitstraining? (337)
Was versteht man unter Suggestion? (340)

Beschreibung des autogenen Trainings! (339)
Wozu braucht man Hypnose? (341)
Was ist führende und stützende Psychotherapie? (342)
Was ist das Prinzip der Familientherapie? (346)
Welche Vorteile hat die Psychotherapie in der Gruppe? (343)
Welche Methoden der Gruppentherapie gibt es? (343, 345)
Welche Besonderheiten hat die Psychotherapie im Kindes- und Jugendalter? (346)
Ziele der Psychotherapie im Alter? (104, 348)

Somatotherapie

Welche Gruppen von Psychopharmaka kennen Sie? (354)
Welche Medikamente werden als Psychopharmaka i.e. S. bezeichnet? (354)
Welche Wirkungen haben Neuroleptika? (357)
Bei welchen Krankheiten werden Neuroleptika angewandt? (354)
Nebenwirkungen der verschiedenen Neuroleptika! (357)
Bei welchen Störungen sind Antidepressiva wirksam? (363)
Nebenwirkungen der unterschiedlichen Antidepressiva! (364ff)
Indikationen für Tranquilizer? (370)
Welche nicht-medikamentösen antidepressiven Maßnahmen kennen Sie? (373, 376, 379)
Wie wird Wachtherapie (antidepressiver Schlafentzug) durchgeführt? (373)
Wann wird Elektrokrampftherapie eingesetzt? (376)

Notfälle

Welche psychiatrischen Notfälle gibt es? (381)
Was sind die ersten Maßnahmen bei akuten Angstanfällen? (381)
Was ist zu tun, wenn offensichtlich ein Suizidversuch bevorsteht? (381)
Wie behandelt man Erregungszustände? (382)
Was ist bei einem Delir zu beachten? (382)
Worauf kann ein Stupor zurückzuführen sein? (382)

Wie sehen neuroleptisch bedingte Dystonien aus und wie werden sie behandelt? (357, 383)
Symptome der Lithium-Intoxikation! (368)
Sind Tranquilizer-Intoxikationen gefährlich? (368)

Institutionen

Was wurde durch die Psychiatriereform erreicht? (386)
Warum wird heute nach Möglichkeit die ambulante Behandlung bevorzugt? (387)
Warum gibt es psychiatrische Abteilungen an Allgemeinkrankenhäusern? (388)
Welche komplementären Einrichtungen kennen Sie? (390)
Welche Vorteile hat die Tagesbehandlung? (389)
Welche Maßnahmen der psychiatrischen Rehabilitation kennen Sie? (391)
Welche Möglichkeiten der Betreuung gibt es bei Altersdemenz? (393)

Rechtliche Bestimmungen

Welche Hilfen bietet das Sozialrecht für psychisch Kranke? (395)
Welche Strafrechts-Paragraphen sind für die Beurteilung psychisch kranker Rechtsbrecher wichtig? (400)
Welche Maßnahme ist an die Stelle der Entmündigung getreten? (398)
Was bedeutet der Einwilligungsvorbehalt im Betreuungsrecht? (398)
Warum muss die Krankenhaus-Unterbringung eines psychisch Kranken gegen seinen Willen gesetzlich geregelt sein? (399)
Welche Gesetze regeln die Unterbringung eines psychisch Kranken? (399)
Sind psychisch Kranke geschäftsfähig? (400)
Was beinhalten die Paragraphen 20 und 21 StGB? (400)
Was ist Maßregelvollzug? (401)
Was wissen Sie über das Jugendstrafrecht? (401)

Zum Gegenstandskatalog (IMPP-GK2) für den zweiten Abschnitt der ärtzlichen Prüfung (Stand: Mai 2011)

Das Institut für medizinische und pharmazeutische Prüfungsfragen (IMPP) hat mehrere Auflistungen veröffentlicht, zunächst die »Gesundheitsstörungen« in »alphabetischer Sortierung«. Es handelt sich um die »Krankheitszeichen« (Beschwerden, Symptome, Befunde).

Lfd. Nr	Gesundheitsstörung	Lehrbuchseite
22.0	**Psychische Störungen, Verhaltensstörungen, psychosoziale Probleme**	
22.1	Aggressivität	24
22.2	Angst bzw. Phobie	81
22.3	Anhedonie	238
22.4	Antriebsstörung	199, 239, 278
22.5	Aufmerksamkeits- bzw. Konzentrationsstörungen	55
22.6	Autoaggressives Verhalten	76, 125
22.7	Bewusstseinsstörungen (qualitativ, quantitativ)	280
22.8	Bindungs- bzw. Beziehungsstörungen	20, 55, 108, 112
22.9	Denkstörungen	192, 277
22.10	Depressivität	94, 238, 282
22.11	Dissoziales Verhalten	120
22.12	Dissoziation (Bewusstsein)	77
22.13	Ermüdungssyndrom	67
22.14	Flashbacks	169
22.15	Gedächtnisstörungen	277
22.16	Ich-Störungen	200
22.17	Innere Anspannung bzw. innere Unruhe	239
22.18	Interessenverarmung	109, 209
22.19	Katatonie	199, 204
22.20	Konfabulation	279
22.21	Körperschemastörung	98
22.22	Motorische Unruhe bzw. Bewegungsdrang	55, 274, 278
22.23	Orientierungsstörungen	277
22.24	Parathymie	195
22.25	Probleme im sozialen Umfeld	27, 49, 210, 218, 256, 284
22.26	Psychische Verstimmung	94, 239, 282
22.27	Schlafstörungen	67
22.28	Schul- bzw. Lernschwierigkeiten	55
22.29	Sozialer Rückzug	109, 209
22.30	Stimmungsschwankungen	94, 239, 282
22.31	Störungen der Krankheitsbewältigung einschl. Non-Compliance	109, 209, 227
22.32	Störungen der Sexualität (Funktion, Verhalten, Identität)	129, 228
22.33	Stupor	78, 199, 240, 382
22.34	Suizidalität	124
22.35	Tagesschläfrigkeit	67
22.36	Tics bzw. Stereotypien	75, 94
22.37	Verlangsamung bzw. herabgesetztes Reaktionsvermögen	278
22.38	Verwirrtheit	280
22.39	Wahnsymptome	176, 185
22.40	Wahrnehmungsstörungen bzw. Halluzinationen	178
22.41	Zwangsgedanken bzw. Zwangshandlungen	89

Gegenstandskatalog

Außerdem gibt das IMPP eine Auflistung von »**Krankheitsbildern in Anlehnung an ICD 10**« heraus, allerdings abgekürzt und fragmentarisch. (Es wird auf die ausführlichere Auflistung in diesem Buch Seite 423–426 hingewiesen.) Im hier folgenden vom IMPP übernommenen Text bezeichnet die erste Spalte die laufende Nummer, die zweite Spalte die Ziffer nach ICD-10. Nachgerückt und kursiv gesetzt sind die entsprechenden Seiten in diesem Lehrbuch angegeben.

ICD-10	Krankheitsbilder	Lehrbuchseite
F00–F09	*Organische, einschließlich symptomatischer psychischer Störungen*	
F00	Demenz bei Alzheimer-Krankheit	302
F01	Vaskuläre Demenz	306
F02	Demenz bei anderenorts klassifizierten Krankheiten (z.B. bei Creutzfeldt-Jakob-Krankheit, HIV-Krankheit)	277, 288, 290
F05	Delir, nicht durch Alkohol oder andere psychotrope Substanzen bedingt	280
F06	Andere psychische Störungen aufgrund einer Schädigung oder Funktionsstörung des Gehirns oder einer körperlichen Krankheit (z. B. Organische Halluzinose)	282 279
F07	Persönlichkeits- und Verhaltensstörung aufgrund einer Krankheit, Schädigung oder Funktionsstörung des Gehirns (z. B. Organische Persönlichkeitsstörung)	279
F10–F19	*Psychische und Verhaltensstörungen durch psychotrope Substanzen* (z.B. Psychische und Verhaltensstörungen durch Alkohol, Opioide und Cannabinoide, Entzugssyndrome mit Delir)	140 142 160
F20–F29	*Schizophrenie, schizotype und wahnhafte Störungen*	
F20	Schizophrenie	190
F22	Anhaltende wahnhafte Störungen	185
F25	Schizoaffektive Störungen	269
F30–F39	*Affektive Störungen*	
F31	Bipolare affektive Störung	250
F32	Depressive Episode	238
F33	Rezidivierende depressive Störung	238
F34	Anhaltende affektive Störungen	94
F40–F48	*Neurotische, Belastungs- und somatoforme Störungen*	58–111
F40	Phobische Störungen	83
F41	Andere Angststörungen (z.B. Panikstörung, Generalisierte Angststörung)	85 52
F42	Zwangsstörung	89
F43	Reaktionen auf schwere Belastungen und Anpassungsstörungen (z. B. Akute Belastungsreaktion, Posttraumatische Belastungsstörung, Anpassungsstörungen)	59 60
F44	Dissoziative Störungen (Konversionsstörungen)	77
F45	Somatoforme Störungen (z.B. Hypochondrische Störung)	64, 69
F50–F59	*Verhaltensauffälligkeiten mit körperlichen Störungen und Faktoren*	
F50	Essstörungen (z.B. Anorexia nervosa, Bulimia nervosa)	98 98
F51	Nichtorganische Schlafstörungen	67
F52	Sexuelle Funktionsstörungen, nicht verursacht durch eine organische Störung oder Krankheit (z. B. Erektile Dysfunktion)	129
F53	Psychische oder Verhaltensstörungen im Wochenbett, andernorts nicht klassifiziert (z. B. Postpartale Depression)	253
F60–F69	*Persönlichkeits- und Verhaltensstörungen*	
F60	Spezifische Persönlichkeitsstörungen (z. B. Dissoziale Persönlichkeitsstörung, Emotional instabile Persönlichkeitsstörung)	110 120 112
F70–F79	*Intelligenzminderung*	316
F80–F89	*Entwicklungsstörungen* (z. B. des Sprechens und der Sprache, schulischer Fertigkeiten, Frühkindlicher Autismus)	55 55 232
F90–F98	*Verhaltens- u. emotionale Störungen mit Beginn in der Kindheit u. Jugend*	
F90	Hyperkinetische Störungen	274
F91	Störungen des Sozialverhaltens	276
F93	Emotionale Störungen des Kindesalters	56
F94	Störungen sozialer Funktionen mit Beginn in der Kindheit u. Jugend (z.B. Elektiver Mutismus)	54, 275
F95	Ticstörungen	94
F98	Andere Verhaltens- u. emotionale Störungen mit Beginn in der Kindheit und Jugend (z. B. Nichtorganische Enuresis)	53 53

Weiterführende Literatur

Die Auswahl weiterführender Literatur ist für näher Interessierte und auch für die Weiterbildung zum »Arzt für Psychiatrie und Psychotherapie« gedacht. Bevorzugt werden Standardwerke und Übersichten in deutscher Sprache aufgeführt.

1–3 Psychiatrie, Arbeitsbereiche, Methoden, Grundlagen
Psychiatrie (Handbücher, Lexika)
Psychiatrie der Gegenwart, 4. Aufl. 6 Bände 1999 bis 2000. Hrsg. Helmchen, H., Henn, F., Lauter, H., Sartorius, N. Berlin-Heidelberg-New York: Springer
Campbell, R.J.: Psychiatric Dictionary, 9th ed. New York Oxford: University Press 2009
Kaplan & Sadock's Comprehensive Textbook of Psychiatry, 9th ed., 2009; Lippincott Williams & Wilkins
Peters, U.H.: Lexikon der Psychiatrie und medizinischen Psychologie, 6. Aufl. München: Urban und Fischer 2007

Geschichte der Psychiatrie
Berrios, G.E., Porter, R.: History of Clinical Psychiatry. London: Athlone 1995
Nissen, G.: Kulturgeschichte seelischer Störungen bei Kindern und Jugendlichen: Stuttgart: Klett-Cotta 2005
Nissen, G., Badura, F. (Hrsg.): Schriftenreihe der Deutschen Gesellschaft für Geschichte der Nervenheilkunde. Bd. 1–10. Königshausen u. Neumann: Würzburg 1996–2004
Schott, H., Tölle, R.: Geschichte der Psychiatrie. Krankheitslehren, Irrwege, Behandlungsformen. München: Beck 2006

Psychopathologie
Scharfetter, C.: Allgemeine Psychopathologie. Eine Einführung, 6. Aufl. Stuttgart: Thieme 2010
Sims A.: Symptoms in the Mind. An Introduction to Descriptive Psychopathology. 4th ed. Elsevier 2008

Psychologie
Allgemeine Psychologie
Enzyklopädie der Psychologie. Herausgegeben von Bredenkamp, J. und Feger, H. Göttingen: Hogrefe. Ab 1982 in zahlreichen Bänden
Arnold, W., Eysenck, H.J., Meili, R.: Lexikon der Psychologie, 13. Aufl. Freiburg: Herder1995
Birbaumer, N., Schmidt, R.F.: Biologische Psychologie, 7. Aufl. Berlin Heidelberg New York: Springer 2010
Anderson, J.R. : Kognitive Psychologie. Berlin: Spektrum Akademischer Verlag 2007
Zimbardo, P.G., Gerrig, R.J.: Psychologie, 18. Aufl. München: Pearson Education Deutschland 2008

Persönlichkeitspsychologie
Amelang, M., Bartussek, D., Stemmler, G & Hagemann, D. Differentielle Psychologie und Persönlichkeitsforschung. 6. Aufl. Stuttgart: Kohlhammer 2006

Entwicklungspsychologie
Dornes, M.: Der kompetente Säugling. Frankfurt: Fischer 1993
Lempp, R.: Eine Pathologie der psychischen Entwicklung, 4. Aufl. Bern Stuttgart: Huber 1981
Oerter, R., Montada, L.: Entwicklungspsychologie. Ein Lehrbuch, 6. Aufl. Weinheim: Beltz Psychologie-Verlagsunion 2008
Resch, F.: Entwicklungspsychopathologie des Kindes- und Jugendalters. 2. Aufl. Weinheim: Beltz Psychologie-Verlagsunion 1999
Stern, D.: Die Lebenserfahrung des Säuglings. 10. Aufl. Stuttgart: Klett-Cotta 2010
Tyson, P., Tyson R.: Lehrbuch der psychoanalytischen Entwicklungspsychologie. 3. Aufl. Stuttgart: Kohlhammer 2009
Trautner, H.M.: Lehrbuch der Entwicklungspsychologie. 2 Bände. Göttingen: Hogrefe 1997

Weiterführende Literatur

Lernpsychologie

Lefrancois, G.: Psychologie des Lernens, 4. Aufl. Berlin Heidelberg New York: Springer 2006 (vgl. 26. Verhaltenstherapie)

Tiefenpsychologie/Psychoanalyse

Elhardt, S.: Tiefenpsychologie. Eine Einführung, 17. Aufl. Stuttgart: Berlin Köln Mainz: Kohlhammer 2010
Freud, S.: a) Gesammelte Werke (18 Bände). London: Imago Publishing. – b) Studienausgabe in 10 Bänden. Frankfurt: Fischer ab 1969

Psychosoziale Medizin

Buddeberg, C. (Hrsg): Psychosoziale Medizin, 3. aktualisierte Aufl. Berlin Heidelberg New York: Springer 2004

Neurobiologische Grundlagen

Psychiatrie der Gegenwart (s.o.) Band 1, S. 79–170
Trepel, M.: Neuroanatomie: Struktur und Funktion. 4. Aufl. München Stuttgart Jena: Urban u. Fischer 2008

Genetik

Propping, P.: Psychiatrische Genetik. Befunde und Konzepte. Berlin Heidelberg New York: Springer 1989
Kendler K.S., Eaves L.: Psychiatric genetics. Washington D.C.: American Psychiatric Publ. 2005

Neuropathologie

Love S., Louis, D.N., Ellison, D.W. .: Greenfield's Neuropathology, 8th edn. London: Edward Arnold Publishers Ltd. 2008
Mendoza, J.E., Foundas A.L.: Clinical Neuroanatomy: A Neurobehavioral Approach. New York: Springer 2008
Peiffer, J., Schröder, J.M., Paulus, W. (Hrsg.): Neuropathologie, 3. Aufl. Berlin Heidelberg New York: Springer 2002

Psychopharmakologie

Davis, K.L., Charney, D., Coyle, J.T., Nemeroff, C.: Neuropsychopharmacology. The Fifth Generation of Progress. Philadelphia: Lippincott Williams & Wilkins 2002

Kinder- und Jugendpsychiatrie

DGKJ, BAG und BKJPP (Hrsg.): Leitlinien zu Diagnostik und Therapie von psychischen Störungen im Säuglings-, Kindes- und Jugendalter. Köln: Deutscher Ärzte Verlag 2007
Fegert, Jörg M.; Eggers, Christian; Resch, Franz (Hrsg.): Psychiatrie und Psychotherapie des Kindes- und Jugendalters. 2. Aufl. Berlin Heidelberg New York: Springer 2012
Knölker, U., Mattejat, F., Schulte-Markwort, M.: Kinder- und Jugendpsychiatrie und -psychotherapie systematisch, 4. Aufl. Uni-med 2007
Herpertz-Dahlmann, B., Resch, F., Schulte-Markwort, M., Warnke, A. (Hrsg.): Entwicklungspsychiatrie – Biopsychologische Grundlagen und die Entwicklung psychischer Störungen. Stuttgart: Schattauer 2007
Lempp, R.: Seelische Behinderung als Aufgabe der Jugendhilfe, 5. Aufl. Stuttgart München: Boorberg 2005
Remschmidt, H., Quaschner, K. Theisen, F.M. (Hrsg.) (2008): Kinder- und Jugendpsychiatrie – eine praktische Einführung. Stuttgart: Thieme, 5. Aufl. 2007

Alterspsychiatrie

Psychiatrie der Gegenwart (s.o.) Band 4
Förstl, H.: Lehrbuch der Gerotnopsychiatrie, 2. Aufl. Stuttgart: Thieme 2002
Jacobi, R., Oppenheimer, C., Denning, T., Thomas, A.: Oxford Textbook of Old Age Psychiatry. 4th ed. New York Oxford: Oxford University Press 2008
Lehr, U.: Psychologie des Alters, 11. Aufl. Wiesbaden: Quelle u. Meyer 2007

Psychosomatische/psychotherapeutische Medizin

Bräutigam, W., Christian, P., von Rad, M.: Psychosomatische Medizin, 6. Aufl. Stuttgart: Thieme 1996
Rudolf, G., Henningsen P (Hrsg).: Psychotherapeutische Medizin und Psychosomatik, 6. Aufl. Stuttgart: Thieme 2007
Schüssler, G.: Psychosomatik/Psychotherapie, 4. Aufl. Bremen: UNI-MED 2011 (vgl. 26. Psychotherapie)

Neurologie

Berlit, P.: Klinische Neurologie. Berlin Heidelberg New York: 3. Aufl., Springer 2011
Brandt, Th., Dichgans, J., Diener, H.C.: Therapie und Verlauf neurologischer Erkrankungen, 5. Aufl. Stuttgart Berlin Köln Mainz: Kohlhammer 2007
Delank, H.W., Gehlen, W.: Neurologie, 12. Aufl. Stuttgart: Thieme 2010
Mummenthaler, M., Mattle, H.: Neurologie, 12. Aufl. Stuttgart: Thieme 2008
Hacke, W.E.: Neurologie, 13. Aufl. Berlin Heidelberg New York: Springer 2010

Anthropologische Grundlagen

Binswanger, L.: Der Mensch in der Psychiatrie. Pfullingen: Neske 1957 Blankenburg, W.: Psychiatrie und Philosophie. In: Psychiatrie der Gegenwart, 2. Aufl., Band I/1. Berlin Heidelberg New York: Springer 1979
Folkerts, H., Schonauer, K., Tölle, R. (Hrsg.) Dimensionen der Psychiatrie. Wegweisungen zur Orientierung in einem unübersichtlichen Gebiet. Stuttgart New York: Thieme 1999
Helmchen, H., Vollmann, J.: Ethische Fragen in der Psychiatrie. In: Psychiatrie der Gegenwart (s. o.) Band 2, 521–578
Hole, G.: Psychiatrie und Religion. In: Psychologie des 20. Jahrhunderts, Band 10. München: Kindler 1983
Kuhn, R.: Daseinsanalyse und Psychiatrie. In: Psychiatrie der Gegenwart, 1. Aufl., Bd. I/2. Berlin Heidelberg New York: Springer 1963

Epidemiologie/Verlaufsforschung

Dilling, H., Weyerer, S., Castell, R.: Psychische Erkrankungen in der Bevölkerung. Stuttgart: Enke 1984
Henderson, A.S.: Prinzipien psychiatrischer Epidemiologie. In: Psychiatrie der Gegenwart (s.o.) Band 1, S. 45–78
Müller, C.: Psychische Erkrankungen und ihr Verlauf sowie ihre Beeinflussung durch das Alter. Bern Stuttgart Wien: Huber 1981
Schepank, H.: Verläufe. Seelische Gesundheit und psychogene Erkrankungen heute. Berlin Heidelberg New York: Springer 1990

4. Untersuchung

Dührssen, A.: Die biographische Anamnese unter tiefenpsychologischem Aspekt. Stuttgart: Schattauer 2011
Haug, H., Kind, H..: Psychiatrische Untersuchung, 7. Aufl. Berlin Heidelberg New York: Springer 2008
Walter, H.: Funktionelle Bildgebung in Psychiatrie und Psychotherapie. Stuttgart New York: Schattauer 2005
Bildgebende Verfahren in: Psychiatrie der Gegenwart (s.o.) Band 1, S. 311–364

Standardisierte Verfahren
Arbeitsgemeinschaft für Methodik und Dokumentation in der Psychiatrie (Hrsg.) Das AMDP-System, 8. Aufl. Göttingen: Hogrefe 2007
Collegium Internationale Psychiatriae Scalarum: Internationale Skalen für Psychiatrie, 5. Aufl. Göttingen: Hogrefe 2005
Möller, H.J., Engel, R.R.: Standardisierte psychiatrische Befunderhebung. Psychiatrie der Gegenwart (s.o.) Bd. 2, S. 205–234

Testpsychologie: Übersichten
Brähler, E., Holling, H., Leutner, D., Petermann, F.: Brickenkamp Handbuch psychologischer und pädagogischer Tests. 2 Bd., 3. Aufl. Göttingen: Hogrefe 2002
Lienert, G.A., Raatz, U.: Testaufbau und Testanalyse, 6. Aufl. Weinheim: Beltz Psychologie-Verlagsunion 1998
Rauchfleisch, U.: Testpsychologie. Universitätstaschenbuch, 5. Aufl. Vandenhoeck u. Ruprecht 2008
Schmidt-Atzert, L., Amelang, M.: Psychologische Diagnostik. 5. Aufl. Berlin: Springer 2011

Spezielle Tests
Benton, A.L., Benton-Sivan, A., Spreen, O., Steck P: Der Benton-Test (Handbuch), 8. Aufl. Bern: Huber 2009
Brickenkamp, R.: Test d2. Aufmerksamkeits-Belastungstest, 9. Aufl. Göttingen: Hogrefe 2002
Fahrenberg, J., Hampel, R., Selg, H.: FPI-R. Freiburger Persönlichkeitsinventar, 8 Aufl. Göttingen: Hogrefe 2010
Hathaway, S.R., McKinley, J.C., Engel R: Minnesota multiphasic personality inventory 2 (MMPI-2). Deutsche Ausgabe. Bern: Huber 2000
Rorschach, H.: Psychodiagnostik, 11. Aufl. Bern Stuttgart: Huber 1992
Petermann, F. Petermann, U. (Hrsg.): HAWIK-IV 3. Aufl. Bern: Huber 2010
v. Aster, M., Neubauer, A., Horn, R.: Wechsler Intelligenztest für Erwachsene WIE. Frankfurt: Pearson Assessment 2006.
1991 Weidlich, S., Lamberti, G.: DCS-Diagnosticum für Cerebralschädigung, 4. Aufl. Bern Stuttgart Wien: Huber 2001

5. Klassifikation
Psychiatrie der Gegenwart (s.o.) Band 2, S. 59–175
American Psychiatric Association: Diagnostic and Statistical Manual of Mental Disorders, 4. edn. Washington 1994. Deutsch: Saß, H., Wittchen, H.U., Zaudig, M. (Hrsg.) Diagnostisches und statistisches Manual psychischer Störungen (DSM IV). Göttingen Bern: Hogrefe 1996. Textrevision DSM IV TR 2003
Arbeitskreis OPD: Operationalisierte psychodynamische Diagnostik, 4. Aufl. Grundlagen und Manual. Bern Göttingen: Huber 2004
Weltgesundheitsorganisation: Internationale Klassifikation psychischer Störungen. ICD-10 Kapitel V (F). Klinisch-diagnostische Leitlinien, 3. Aufl. Herausgegeben von Dilling, H., Mombour, W., Schmidt, M.H. Bern Göttingen Toronto: Huber 2004

6.-9. Reaktive, neurotische und psychosomatische Störungen
Übersichten
Psychiatrie der Gegenwart (s.o.) Band 6
Hoffmann, S.O., Hochapfel, G., Eckhardt-Henn A, Heuft, G.: Neurotische Störungen und psychosomatische Medizin, 8. Aufl. Stuttgart: Schattauer 2009
Hoffmann, S.O.: Psychoneurosen und Charakterneurosen. Bd. 1. Psychiatrie der Gegenwart (s.o.)
Kuiper, P.C.: Die seelischen Krankheiten des Menschen. Psychoanalytische Neurosenlehre, 9. Aufl. Stuttgart: Klett-Cotta 2004 (*vgl. Psychosomatische Medizin*)

Einzelne Störungen
du Bois, R. Kinderängste, 4. Auflage, München: Beck 2007
Egle, U.T., Hoffmann, S.O., Joraschky, P.: Sexueller Missbrauch, Misshandlung, Vernachlässigung, 3. Aufl. Stuttgart: Schattauer 2004
Mentzos, S.: Angstneurose, 10. Aufl. Frankfurt: Fischer 1997
Mester, H.: Die Anorexia nervosa. Berlin Heidelberg New York: Springer 1981
Radebold, H.: Psychodynamik und Psychotherapie Älterer. Berlin Heidelberg New York: Springer 1992
Rhode-Dachser, C.: Das Borderline-Syndrom, 7. Aufl. Bern Stuttgart Wien: Huber 2004
Dulz B., Herpertz S. C., Kernberg O. F., Sachsse U.: Handbuch der Borderline-Störungen. Aufl. Stuttgart: Schattauer 2011
Henningsen, P.: Somatoforme Störungen. Stuttgart: Schattauer 2002

Belastungsreaktionen/Extrembelastungen
Psychiatrie der Gegenwart (s.o.) Band 3, S. 449–577
v. Baeyer, W., Häfner, H., Kisker, K.P.: Psychiatrie der Verfolgten. Berlin Göttingen Heidelberg: Springer 1964
Lempp, R.: Extrembelastung im Kindes- und Jugendalter. Bern Stuttgart Wien: Huber 1979
Maercker, A.: Posttraumatische Belastungsstörungen. 3. Aufl., Berlin Heidelberg New York: Springer 2009.

10. Persönlichkeitsstörungen

Benjamin, L.S.: Interpersonal Diagnosis in Treatment of Personality Disorders. 2nd ed. New York London: Guilford 2002
Dowson, J.H., Grounds, A.T.: Personality Disorders. Cambridge: Cambridge 1996
Tölle, R.: Katamnestische Untersuchungen zur Biographie abnormer Persönlichkeiten. Berlin Heidelberg New York: Springer 1966

11. Suizidalität

Hawton, K, Rodham, K. Evans, E. Selbstverletzendes Verhalten und Suizidalität bei Jugendlichen. Bern: Huber 2007
Henseler, H.: Narzißtische Krisen. Zur Psychodynamik des Selbstmords, 4. Aufl. Wiesbaden: Westdeutscher Verlag 2000
Kelleher, M.J. et al.: Suizid, Parasuizid. In: Psychiatrie der Gegenwart (s.o.) Band 6, S. 227–272
Reimer, C., Arentewicz, G.: Kurzpsychotherapie nach Suizidversuch. Ein Leitfaden für die Praxis. Berlin Heidelberg New York: Springer 1993

12. Sexualstörungen

Arentewicz, G., Schmidt, G.: Sexuell gestörte Beziehungen, 3. Aufl. Berlin Heidelberg New York: Springer 1993
Bancroft, J. B.: Human sexuality and its problems, 3rd edn. New York: Churchill Livingstone 2009
Kockott, G.: Sexuelle Störungen. In: Psychiatrie der Gegenwart (s.o.) Band 6, S. 355–392
Sigusch, V. (Hrsg.) Sexuelle Störungen und ihre Behandlung, 4. Aufl. Stuttgart: Thieme 2006

Transsexualität
Clement, U., Senf, W.: Transsexualität. Behandlung und Begutachtung. Stuttgart: Schattauer 1996

13. Abhängigkeit
Übersichten
Missbrauch und Abhängigkeit von psychotropen Substanzen. Psychiatrie der Gegenwart (s.o.) Band 6, S. 433–628
Deutsche Hauptstelle für Suchtfragen e.V. (DHS) (Hrsg.): Jahrbuch Sucht. Geesthacht: Neuland-Verlag (erscheint jährlich)

Weiterführende Literatur

Gastpar, M., Mann, K., Rommelspacher, H.J.: Lehrbuch der Suchterkrankungen. Stuttgart: Thieme 1999

Alkohol

Miller. W.R., Rollnick S.: Motivierende Gesprächsführung. 3. Aufl. Freiburg: Lambertus 2009
Soyka M, Küfner H.: Alkoholismus – Missbrauch und Abhängigkeit, 6. Aufl. Stuttgart: Thieme 2008
Singer, M.V., Teyssen, S. (Hrsg.) Alkohol und Alkoholfolgekrankheiten. 2. Aufl. Berlin Heidelberg: Springer 2005
Tölle, R., Doppelfeld, E (Hrsg.): Alkoholismus. Erkennen und Behandeln. Köln: Deutscher Ärzteverlag 2005

Tabak

Batra, A.: Tabakabhängigkeit. Stuttgart: Kohlhammer 2005

Medikamente und Drogen

Uchtenhagen, A.: Substitutionsbehandlung der Opiatabhängigkeit. In: Psychiatrie der Gegenwart (s.o.) Band 6, S. 601–628
Täschner, K.-L., Bloching, B., Bühringer, G., Wiesbeck, G.: Therapie der Drogenabhängigkeit. Stuttgart: Kohlhammer 2010

14, 15. Wahn/Wahnhafte Störung

v. Baeyer, W.: Wähnen und Wahn. Stuttgart: Enke 1979
Binswanger, L.: Wahn. Beiträge zu seiner Phänomenologie und daseinsanalytischen Erforschung. Pfullingen: Neske 1965
Blankenburg, W. (Hrsg.) Wahn und Perspektivität. Stuttgart: Enke 1991
Fuchs, Th.: Wahnkrankheiten. In: Psychiatrie der Gegenwart (s.o.) Band 5, S. 597–618
Scharfetter, Ch.: Symbiontische Psychosen. Bern Stuttgart Wien: Huber 1970
Tölle, R.: Wahn. Stuttgart New York: Schattauer 2008

16. Schizophrenien

Psychiatrie der Gegenwart (s.o.) Band 5
Benedetti, G.: Todeslandschaften der Seele. Psychopathologie, Psychodynamik und Psychotherapie der Schizophrenie, 6. Aufl. Göttingen: Vandenhoeck & Ruprecht 2003
Deutsche Gesellschaft für Psychiatrie, Psychotherapie und Nervenheilkunde (DGPPN) (Hrsg.): Behandlungsleitlinie Schizophrenie. Darmstadt: Steinkopff 2006
du Bois, R.: Junge Schizophrene. Göttingen: Verlag für angewandte Psychologie 1996
Ciompi, L.: Affektlogik, 5. Aufl. Stuttgart: Klett-Cotta 1998
Häfner, H.: Das Rätsel Schizophrenie, 3. Aufl. München: Beck 2005
Weinberger, D.R., Harrsion P.J. (ed): Schizophrenia. 3rd ed. London: Wiley-Blackwell 2011
Lempp, R.: Vom Verlust der Fähigkeit, sich selbst zu betrachten. Bern Göttingen: Huber 1992
Scharfetter, C.: Schizophrene Menschen, 5. Aufl. Weinheim: Beltz 1999
Windgassen, K.: Schizophreniebehandlung aus der Sicht des Patienten. Berlin Heidelberg New York: Springer 1989
Zöllner, H.M.: Psychiatrie in Lebens- und Leidensgeschichten. Stuttgart: Enke 1997

17. Frühkindliche Psychosen/Autismus

Hermelin, B.: Rätselhafte Begabungen. Stuttgart: Klett-Cotta 2001
Sinzig, J. Frühkindlicher Autismus. Springer: Heidelberg, New York 2011

18. Affektive Psychosen

Psychiatrie der Gegenwart (s.o.) Band 5
Deutsche Gesellschaft für Psychiatrie, Psychotherapie und Nervenheilkunde (DGPPN) (Hrsg.): Nationale VersorgungsLeitlinie – Unipolare Depression. Berlin Heidelberg New York: Springer 2010
Goodwin, F.K., Jamison, K.R.: Manic-Depressive Illness. 2nd edn. New York Oxford: Oxford University Press 2007
Honig, A., van Praag, H.M.: Depression: Neurobiological, Psychopathological and Therapeutic Advances. Chichester New York: Wiley 1997
Kuhs, H.: Depression und Angst. Psychopathologische Untersuchungen des Angsterlebens melancholischer und neurotischer Kranker. Berlin Heidelberg New York: Springer 1990

19. Schizoaffektive Psychosen

Tsuang, M.T. et al.: Schizoaffektive Erkrankungen. In: Psychiatrie der Gegenwart (s.o.) Band 5, S. 637–660

20, 21. Hirnschädigungen/Hirnkrankheiten

Wallesch C.W., Förstl, H.,(Hrsg.): Demenzen. Stuttgart: Thieme 2005
Psychiatrie der Gegenwart (s.o.) Band 4
Deutsche Gesellschaft für Psychiatrie, Psychotherapie und Nervenheilkunde (DGPPN); Deutsche Gesellschaft für Neurologie (Hrsg.): Diagnose- und Behandlungsleitlinie Demenz. Berlin Heidelberg New York: Springer 2010
Hartje, W., Poeck, K.: Klinische Neuropsychologie, 6. Aufl. Stuttgart: Thieme 2006
Lempp, R.: Frühkindliche Hirnschädigung und Neurosen, 3. Aufl. Bern Stuttgart: Huber 1978
Lempp, R. (Hrsg.) Teilleistungsstörungen im Kindesalter. Bern Stuttgart Wien: Huber 1979
David, A., Fleminger S., Kopelman, M., Lovestone S., Mellers J,: Lishman's Organic Psychiatry. 4. edn. Oxford London: Wiley-Blackwell 2009

22. Altersdemenzen

vgl. Alterspsychiatrie
Psychiatrie der Gegenwart (s.o.) Bd. 4, S. 71–204

23. Epilepsien

Stefan, H., Krämer, G.: Epilepsien. 4. Aufl., Thieme, Stuttgart, 2009

24. Intelligenzminderung/Geistige Behinderung

Lingg, A.: Psychische Störungen und geistige Behinderungen. Freiburg: Lambertus 5. Aufl. 2005
Häbeler, F., Fegert, J.-M. (Hrsg.) Moderne Behandlungskonzepte für Menschen mit geistiger Behinderung. Stuttgart: Schattauer 2000
Weber, G., Rett, A.: Down-Syndrom im Erwachsenenalter. Bern: Huber 1991

25. Behandlungsbasis

American Psychiatry Association: Gabbard's Treatments of Psychiatric Disorders., 4th ed. Arlington: APA 2007
Böker, W.: Allgemeine Behandlungsprinzipien. In: Psychiatrie der Gegenwart (s.o.) Bd. 2, S. 285–306

Ernst, K., Ernst C.: Praktische Klinikpsychiatrie für Ärzte und Pflegepersonal, 3. Aufl. Stuttgart: Kohlhammer 1995
Reker, Th.: Arbeitsrehabilitation in der Psychiatrie. Darmstadt: Steinkopff 1998
Reuster, Th., Bach, O. (Hrsg.) Ergotherapie und Psychiatrie. Stuttgart: Thieme 2001

26. Psychotherapie

Übersichten
vgl. Lernpsychologie, Tiefenpsychologie
Biermann, G. (Hrsg.) Handbuch der Kinderpsychotherapie, Bd. IV. Frankfurt: Fischer-Taschenbuch 1988
du Bois, R., Resch, F.: Klinische Psychotherapie des Jugendalters. Stuttgart: Kohlhammer Verlag 2005
Grawe, K., Donati, R., Bernauer, F.: Psychotherapie im Wandel, 5. Aufl. Göttingen: Hogrefe 2001
Hopf, H., Windaus, E. Hiller, W. Leibing, E. Leichsenring, F. Sulz, S. (Hrsg.): Lehrbuch der Psychotherapie für die Ausbildung zur/zum Kinder- und Jugendlichenpsychotherapeutin/en und für die ärztliche Weiterbildung. Band 5, Psychoanalytische und tiefenpsychologisch fundierte Kinder- und Jugendlichenpsychotherapie. 3. Aufl. München: CIP-Medien 2007
Mattejat, F. (Hrsg.): Lehrbuch der Psychotherapie für die Ausbildung zur/zum Kinder- und Jugendlichenpsychotherapeutin/en und für die ärztliche Weiterbildung. Band 4, Verhaltenstherapie mit Kindern, Jugendlichen und ihren Familien. München: CIP-Medien 2006
Schmidtchen, S.: Allgemeine Psychotherapie für Kinder, Jugendliche und Familien. Stuttgart: Kohlhammer 2001

Psychodynamische Verfahren
Bateman, A.W., Fonagy, P.: Psychotherapie der Borderline-Persönlichkeitsstörung. Gießen: Psychosozial-Verlag 2008
Dührssen, A.: Dynamische Psychotherapie. Ein Leitfaden für den tiefenpsychologisch orientierten Umgang mit Patienten. Göttingen: Vandenhoeck und Ruprecht 1995
Freud, A.: Einführung in die Technik der Kinderanalyse. Frankfurt: Fischer-Taschenbuch 1983
Gabbard, G.O.: Psychodynamic Psychiatry. 4th ed. American Psychiatric Publishing. Washington London 2005
Reimer, C., Rüger, U.: Psychodynamische Psychotherapie, 3. Aufl. Berlin Heidelberg: Springer 2006
Rudolf, G.: Strukturbezogenen Psychotherapie. 2. Aufl. Stuttgart New York: Schattauer 2006
Wöller W, Kruse, J.: Tiefenpsychologisch fundierte Psychotherapie. 3. Aufl. Stuttgart New York: Schattauer 2011

Verhaltenstherapie
Bartling, G., Echelmeyer L., Engberding M.: Problemanalyse im therapeutischen Prozess, 5. Aufl. Stuttgart: Kohlhammer 2005
Batra, A., Wassmann, R., Buchkremer, G.: Verhaltenstherapie. Grundlagen, Methoden, Anwendungsgebiete. 3. Aufl. Stuttgart: Thieme 2009
Dimeff, L.A., Koerner, K.: Dialectical Behavior Therapy in Clinical Practice. London: Guilford 2007
Fliegel, S. et al.: Verhaltenstherapeutische Standardmethoden, 4. Aufl. München Weinheim: Beltz Psychologie-Verlagsunion 1998
Linden, M., Hautzinger, M.: Verhaltenstherapie – Manual, 6. Aufl. Berlin Heidelberg New York: Springer 2008
Meichenbaum, D.: Kognitive Verhaltensmodifikation. 2. Aufl. Weinheim: Beltz 1995
Reinecker, H.: Grundlagen der Verhaltenstherapie, 3. Aufl. Weinheim: Beltz Psychologie-Verlagsunion 2005

Weitere Psychotherapieverfahren
Becker, H.: Konzentrative Bewegungstherapie, 3. Aufl. Stuttgart New York: Thieme 1997
Meerwein, F.: Das ärztliche Gespräch. Grundlagen und Anwendungen, 4. Aufl. Bern Stuttgart Wien: Huber 1998
Petermann, F., Vaitl, D.: Entspannungsverfahren. Praxishandbuch, 4. Aufl. Weinheim: Beltz 2009
Revenstorf, D., Peter, B. (Hrsg.) Hypnose in Psychotherapie, Psychosomatik und Medizin. Berlin Heidelberg New York: Springer 2009
Schultz, J.H.: Das autogene Training, 20. Aufl. Stuttgart: Thieme 2003

Gruppen- und Familientherapie
Battegay, R.: Der Mensch in der Gruppe, 3 Bände, 3. bis 5. Aufl. Bern Stuttgart: Huber 1973–1979
Willi, J.: Koevolution. Die Kunst gemeinsamen Wachsens. Reinbek: Rowohlt 1985

27. 1–4 Psychopharmaka

Holsboer, Florian; Gründer, Gerhard; Benkert, Otto (Hrsg.) Handbuch der Psychopharmakotherapie. Berlin Heidelberg New York: Springer 2008,
Benkert, O., Hippius, H.: Kompendium der psychiatrischen Pharmakotherapie, 8. Aufl. Berlin Heidelberg New York: Springer 2011
Hornung, P.: Psychoedukation und Psychopharmakotherapie. Zur Kooperation schizophrener Patienten. Stuttgart: Schattauer 1998
Müller-Oerlinghausen, B., Greil, W., Berghöfer A.(Hrsg.) Die Lithium-Therapie, 2. Aufl. Berlin Heidelberg New York: Springer 1997
Nissen, G., Fritze, J., Trott, G.E.: Psychopharmaka im Kindes- und Jugendalter. Ulm: Fischer 1998
Riederer, P., Laux, G.(Hrsg.): Grundlagen der Neuro-Psychopharmakologie. Wien New York: Springer 2010
www.nice.org.uk: In der Kategorie Mental health and behavioural conditions sind Auswertungen klinischer Studien und Empfehlungen des National Institute for Health and Clinical Excellence online publiziert (nicht nur zur Pharmakotherapie).
www.thecochranelibrary.com: Die Datenbank der Cochrane Library veröffentlicht online systematische Übersichtsarbeiten zur Bewertung von Therapien (auch von nicht-somatischen Behandlungsverfahren)

27. 5–7 Andere somatotherapeutische Verfahren

Abrams, R.: Electroconvulsive Therapy, 4. edn. Oxford New York: Oxford University Press 2002
Ecker, S., Henn, F.: Psychochirurgie. In: Psychiatrie der Gegenwart (s.o.) Band 5, S. 701–714
Folkerts, H.: Elektrokrampftherapie. Ein praktischer Leitfaden für die Klinik, 2. Aufl. Stuttgart: Thieme 1998
Folkerts, H.: Elektrokrampftherapie. Untersuchungen zum Monitoring, zur Effektivität und zum pathischen Aspekt. Darmstadt: Steinkopff 1999
Kasper, S., Möller, H.J. (Hrsg.) Therapeutischer Schlafentzug. Klinik und Wirkungsmechanismen. Wien New York: Springer 1996
Swartz C.M. (ed): Electroconvulsive and neuromodulation therapies. New York: Cambridge University Press 2009

29. Behandlungsinstitutionen

Übersichten
Bericht über die Lage der Psychiatrie in der Bundesrepublik Deutschland. Bundestagsdrucksache 7/4200 (1975)
Bhugra, D., Leff, J. (eds.) Principles of Social Psychiatry. Oxford: Blackwell 1993
Eikelmann, B.: Sozialpsychiatrisches Basiswissen. Grundlagen und Praxis, 2. Aufl.. Stuttgart: Thieme 1998
Empfehlungen der Expertenkommission der Bundesregierung zur Reform der Versorgung im psychiatrischen und psychotherapeutisch/psychosomatischen Bereich. Bonn: Aktion Psychisch Kranke e.V. 1988

Spezielles
Arolt, V.: Psychische Störungen bei Krankenhauspatienten. Berlin Heidelberg New York: Springer 1997
Eikelmann, B., Reker, Th.: Die psychiatrische Tagesklinik. Stuttgart: Kohlhammer 2004
Leygraf, N.: Psychisch kranke Straftäter. Epidemiologie und aktuelle Praxis des psychiatrischen Maßregelvollzugs. Berlin Heidelberg New York: Springer 1988
Konsiliarpsychiatrie, Psychiatrie der Gegenwart (s.o.) Bd. 2

30. Rechtsfragen/Forensische Psychiatrie

Psychiatrie der Gegenwart 4. Aufl. (s.o.) Bd. 2, S. 459–519

Weiterführende Literatur

Erlenkämper, A.: Arzt und Sozialrecht. Rechtliche Grundlagen der Sozialmedizin und der sozialmedizinischen Begutachtung. Darmstadt: Steinkopff 2003

Bundesanstalt für Straßenwesen (BASt) Begutachtungs-Leitlinien zur Kraftfahrereignung, Bremerhaven: NW-Verlag 2010

Heinz, G.: Fehlerquellen forensisch-psychiatrischer Gutachten, 2. Aufl. Heidelberg: Kriminalistik Verlag 1988

Meier, S.M., Deinert, H., Neumann A.: Handbuch Betreuungsrecht. 2 Auflage München: Beck 2011.

Kröber, H.-L., Dölling, D., Leygraf N., Sass, H. (Hrsg.) Handbuch der Forensischen Psychiatrie. Steinkopff, Darmstadt. Band 1: Strafrechtliche Grundlagen der Forensischen Psychiatrie, (2007) Band 2: Psychopathologische Grundlagen und Praxis der Forensischen Psychiatrie im Strafrecht (2009) Band 3: Kriminalprognose und Kriminaltherapie (2006) Band 4: Kriminologie und Forensische Psychiatrie (2009) Band 5: Forensische Psychiatrie im Privatrecht und Öffentlichen Recht (2009)

Lempp, R.; Schütze, G.; Köhnken, G. (Hrsg.) Forensische Psychiatrie und Psychologie des Kindes- und Jugendalters. 2., überarb. Aufl., Darmstadt: Steinkopff 2003

Rasch, W., Konrad, N.: Forensische Psychiatrie, 3. Aufl. Stuttgart: Kohlhammer 2004

Venzlaff, U., Förster, K.: Psychiatrische Begutachtung, 5. Aufl. Ein praktisches Handbuch für Ärzte und Juristen. Stuttgart: Fischer 2008

Klassisch-psychiatrische Literatur

»Klassische« Literatur bedeutet hier: herausragende Publikationen, deren Inhalt nicht überholt ist, sondern im Wesentlichen gültig blieb. Diese Liste wurde also nicht unter wissenschaftshistorischem Aspekt zusammengestellt. Manche der hier aufgeführten Schriften wurden wegweisend für den Fortschritt der Psychiatrie, andere sind beispielhaft für Grundlegungen und Stilrichtungen der heutigen Psychiatrie. Eine solche Auswahl ist unvermeidlich von subjektiven Bewertungen abhängig. Manche Leser werden einzelne Werke vermissen, andere für entbehrlich halten. Diese Sammlung berücksichtigt nicht Schriften lebender Autoren und beschränkt sich auf deutschsprachige Werke. Die meisten dieser Schriften sind nur noch über Bibliotheken zu beschaffen; manche wurden nachgedruckt.

Griesinger, W.: Die Pathologie und Therapie der psychischen Krankheiten (1845), 2. Aufl. Stuttgart 1861 (Nachdruck: Amsterdam: Bonset 1964)

Emminghaus, H.: Die psychischen Störungen im Kindesalter. In: Gerhardt, C. (Hrsg.) Handbuch der Kinderkrankheiten. Tübingen: Laupp 1887

Kraepelin, E.: Psychiatrie. Ein Lehrbuch, 6. Aufl. 1898, 8. Aufl. Leipzig: Barth 1909

Kraepelin, E.: 100 Jahre Psychiatrie. Z Neurol (Orig) 38:161–275 (1918)

Freud, S.: Die Traumdeutung (1900). Studienausgabe Bd. II. Frankfurt: Fischer 1989

Freud, S.: Vorlesung zur Einführung in die Psychoanalyse (1916/17). Studienausgabe Bd. I. Frankfurt: Fischer 1989

Meyer, L.: Die Provinzial-Irrenanstalt zu Göttingen. Göttingen: van den Hoeck und Ruprecht: 1891

Gaupp, R.: Über die Grenzen der psychiatrischen Erkenntnis. Zentralbl. Nervenh. NF Bd. XIV, 1–14 (1903)

Gaupp, R.: Zur Psychopathologie des Massenmörders Hauptlehrer Wagner von Degerloch. Berlin: Springer (1914)

Bleuler, E.: Dementia praecox oder Gruppe der Schizophrenien. Leipzig Wien: Deuticke (1911). Nachdrucke: München: Kimmerle und Tübingen: Edition Discord 1988

Bleuler, E.: Lehrbuch der Psychiatrie. Berlin. Springer: 1916

Jaspers, K.: Die phänomenologische Forschungsrichtung in der Psychopathologie. Zeitschr ges Neurol Psychiat (Orig) 9:391–408 (1912)

Jaspers, K.: Allgemeine Psychopathologie, 8. Aufl. Berlin: Springer (1913) 1965

Bonhoeffer, K.: Die exogenen Reaktionstypen. Arch Psychiat Nervenkr 58:58–62 (1917)
Kretschmer, E.: Der sensitive Beziehungswahn, 4. Aufl. Berlin: Springer (1918) 1966
Birnbaum, K.: Psychopathologische Dokumente. Berlin: Springer (1920)
Rorschach, H.: Psychodiagnostik (1920), 11. Aufl. Bern: Huber 1992
Mayer-Gross, W.: Über die Stellungnahme zur abgelaufenen Psychose. Eine Studie über verständliche Zusammenhänge bei der Schizophrenie. Zeitschr. ges. Neurol. Psychiat. 124:647–672 (1920)
Kirchhoff, Th.: Deutsche Irrenärzte. Einzelbilder ihres Lebens und Wirkens, 2 Bände. Berlin: Springer (1921 u. 1924)
Homburger, A.: Vorlesungen über Psychopathologie des Kindesalters (1926). Berlin: Springer (Nachdruck: Darmstadt: Wissenschaftliche Buchgesellschaft 1967)
Beringer, H.: Der Mescalinrausch. Berlin: Springer 1927 (Nachdruck 1969)
Müller, M.: Über Heilungsmechanismen bei Schizophrenie. Berlin: Karger (1930)
Schultz-Hencke, H.: Der gehemmte Mensch 1940, 6. Aufl. Stuttgart: Thieme (1982)
Binswanger, L.: Schizophrenie: 5 Studien (1945–1949). Pfullingen: Neske 1957
Binswanger, L.: Melancholie und Manie. Pfullingen: Neske (1960)
Weizsäcker, V.v.: Klinische Vorstellungen. Stuttgart: Hippokrates (1947)
Weizsäcker, V.v.: Körpergeschehen und Neurose. Stuttgart: Klett (1947), Nachdruck Frankfurt: Suhrkamp (1985)
Horney, K.: Der neurotische Mensch in unserer Zeit. Stuttgart: Kilpper (1951). Nachdruck Frankfurt: Fischer 1984
Alexander, F.: Psychosomatische Medizin. Berlin: de Gruyter (1951) Unveränd. Aufl. 1985
Sullivan, H.S.: Die interpersonale Theorie der Psychiatrie (1953). Deutsche Ausgabe Frankfurt: Fischer 1980
Gebsattel, V.v.: Prolegomena einer medizinischen Anthropologie (Ausgew. Aufsätze 1913–1953). Berlin: Springer 1954
Baeyer, W.v.: Zum Begriff der Begegnung in der Psychiatrie. Nervenarzt 26:369–372 (1955)
Federn, P.: Ich-Psychologie und Psychose (1956). Frankfurt: Suhrkamp 1989
Balint, M.: Der Arzt, sein Patient und seine Krankheit (1957). Stuttgart: Klett 1991
Zutt, J.: Blick und Stimme. Ein Beitrag zur Grundlegung der verstehenden Anthropologie. Nervenarzt 28, 350–357 (1957)
Kolle, K.: Große Nervenärzte, 3 Bände, 2. Aufl. (1956–1963). Stuttgart: Thieme 1970
Riemann, F.: Grundformen der Angst und die Antinomie des Lebens (1961). Nachdruck München: Reinhardt (1990)
Schulte, W.: Nichttraurigseinkönnen im Kern des melancholischen Erlebens. Nervenarzt 7, 314–320 (1961)
Lidz, Th., Fleck, St., Cornelison, Ar.: Die Familienumwelt der Schizophrenen (1965). Deutsche Ausgabe Klett-Cotta 1979
Basaglia, F.: Die negierte Institution. Frankfurt: Suhrkamp (1971)
Bleuler, M.: Die schizophrenen Geistesstörungen im Lichte langjähriger Kranken- und Familiengeschichten. Stuttgart: Thieme 1972
Meyer, J.E.: Todesangst und das Todesbewußtsein der Gegenwart. Berlin Heidelberg New York: Springer 1979
Keilson, H.: Sequentielle Traumatisierung bei Kindern. Stuttgart: Enke 1979

ICD-10

Internationale Klassifikation der Krankheiten, 10. Revision 1991 (ICD 10) der Weltgesundheitsorganisation (gekürzt). Die Zahlen in eckigen Klammern geben die entsprechende Seite in diesem Buch an.

F0	**Organische einschließlich symptomatischer psychischer Störungen** [243]
F00	*Demenz bei Alzheimerscher Krankheit* [302]
F00.0	mit frühem Beginn (Typ 2)
F00.1	mit spätem Beginn (Typ 1)
F00.2	atypische oder gemischte Form
F01	*vaskuläre Demenz* [306]
F01.0	vaskuläre Demenz mit akutem Beginn
F01.1	Multiinfarktdemenz
F01.2	subkortikale vaskuläre Demenz
F01.3	gemischte (kortikale und subkortikale) vaskuläre Demenz
F02	*Demenz bei andernorts klassifizierten Erkrankungen*
F02.0	bei Pick'scher Erkrankung [293]
F02.1	bei Creutzfeldt-Jacob'scher Erkrankung [297]
F02.2	bei Huntington'scher Erkrankung [293]
F02.3	bei Parkinson'scher Erkrankung [295]
F02.4	bei HIV-Infektion [288]
F03	*nicht näher bezeichnete Demenz*
F04	*organisches, amnestisches Syndrom (Korsakow-Syndrom), nicht durch Alkohol oder Drogen bedingt*
F05	*Delir, nicht durch Alkohol oder Drogen bedingt* [280]
F05.0	Delir ohne Demenz
F05.1	Delir bei Demenz
F06	*andere psychische Störungen aufgrund einer Schädigung oder Funktionsstörung des Gehirns oder einer körperlichen Erkrankung*
F06.0	organische Halluzinose [282]
F06.1	organische katatone Störung [282]
F06.2	organische wahnhafte oder schizophreniforme Störungen [282]
F06.3	organische affektive Störungen [282]
F06.4	organische Angststörung [281]
F06.5	organische dissoziative Störung [281]
F06.6	organische emotional labile oder asthenische Störung [281]
F07	*Persönlichkeits- und Verhaltensstörung aufgrund einer Erkrankung, Schädigung oder Funktionsstörung des Gehirns*
F07.0	organische Persönlichkeitsstörung [279]
F07.1	postenzephalitisches Syndrom [296]
F07.2	nach Schädel-Hirn-Trauma [286]
F1	**Psychische und Verhaltensstörungen durch psychotrope Substanzen**
F10	Störungen durch Alkohol [142]
F11	Störungen durch Opioide [160]
F12	Störungen durch Cannabinoide [164]
F13	Störungen durch Sedativa oder Hypnotika [165]
F14	Störungen durch Kokain [167]
F15	Störungen durch andere Stimulantien [168]
F16	Störungen durch Halluzinogene [169]
F17	Störungen durch Tabak [158]
F18	Störungen durch flüchtige Lösungsmittel [170]
F19	Störungen durch multiplen Drogengebrauch [171] und Konsum anderer Substanzen

Die 4. und 5. Stelle beschreiben das klinische Erscheinungsbild:

F1x.0	*akute Intoxikation*
F1x.1	*schädlicher Gebrauch*
F1x.2	*Abhängigkeitssyndrom*
F1x.3	*Entzugssyndrom*
F1x.4	*Entzugssyndrom mit Delir*
F1x.5	*psychotische Störung*
F1x.6	*alkohol- oder drogenbedingtes amnestisches Syndrom*
F1x.7	*alkohol- oder drogenbedingter Restzustand und verzögert auftretende psychotische Störung*

F2 Schizophrenie, schizotype und wahnhafte Störungen

F20 Schizophrenie [190]
    F20.0   paranoide Schizophrenie [204]
    F20.1   hebephrene Schizophrenie [204]
    F20.2   katatone Schizophrenie [204]
    F20.3   undifferenzierte Schizophrenie [203]
    F20.4   postschizophrene Depression [195]
    F20.5   schizophrenes Residuum [209]
    F20.6   Schizophrenia simplex [205]
F21 schizotype Störung [210]
F22 anhaltende wahnhafte Störungen [185]
F23 vorübergehende akute psychotische Störungen [242]
F24 induzierte wahnhafte Störungen (folie à deux) [188]
F25 schizoaffektive Störungen [269]

F3 Affektive Störungen
F30 manische Episode [247]
F31 bipolare affektive Störung [250]
F32 depressive Episode [238]
F33 rezidivierende depressive Störungen [238]
F34 anhaltende affektive Störungen
    F34.0   Zyklothymia [251]
    F34.1   Dysthymia [94]

F4 Neurotische, Belastungs- und somatoforme Störungen

F40 phobische Störung
    F40.0   Agoraphobie [83]
    F40.1   soziale Phobien [83]
    F40.2   spezifische (isolierte) Phobien [83]
F41 andere Angststörungen
    F41.0   Panikstörung (episodisch paroxysmale Angst) [85]
    F41.1   generalisierte Angststörung [83]
    F41.2   Angst und depressive Störung, gemischt
F42 Zwangsstörung [89]
F43 Reaktion auf schwere Belastung und Anpassungsstörungen
    F43.0   akute Belastungsreaktion [59]
    F43.1   posttraumatische Belastungsstörung [59]
    F43.2   Anpassungsstörung [60]
F44 dissoziative (Konversions-) Störung [77]
F45 somatoforme Störungen
    F45.0   Somatisierungsstörung [64]
    F45.1   undifferenzierte somatoforme Störung
    F45.2   hypochondrische Störung [69]
    F45.3   somatoforme autonome Funktionsstörung [64]
    F45.4   anhaltende Schmerzstörung
F48 andere neurotische Störungen
    F48.0   Neurasthenie [64] (Erschöpfungssyndrom)
    F48.1   Depersonalisations-, Derealisationssyndrom [79]

F5 Verhaltensauffälligkeiten mit körperlichen Störungen und Faktoren

F50 Eßstörungen
    F50.0   Anorexia nervosa [98]
    F50.1   atypische anorektische Störung
    F50.2   Bulimia nervosa [98]
    F50.3   atypische bulimische Störung
    F50.4   Eßattacken bei anderen psychischen Störungen
    F50.5   Erbrechen bei anderen psychischen Störungen
F51 nicht-organische Schlafstörungen [67]
F52 sexuelle Funktionsstörungen, nicht verursacht durch eine organische Störung oder Krankheit [129]
    F52.0   Mangel oder Verlust von sexuellem Verlangen
    F52.1   Sexuelle Aversion und mangelnde sexuelle Befriedigung
    F52.2   Versagen genitaler Reaktionen
    F52.3   Störung des Orgasmus
    F52.4   Ejaculatio praecox
    F52.5   Vaginismus
    F52.6   Dyspareunie
    F52.7   gesteigertes sexuelles Verlangen
F53 psychische oder Verhaltensstörungen im Wochenbett, nicht andernorts klassifizierbar
F55 Mißbrauch von Substanzen, die keine Abhängigkeit hervorrufen

ICD-10

F6	**Persönlichkeits- und Verhaltensstörungen**
F60	*Persönlichkeitsstörungen*
	F60.0 paranoide [110]
	F60.1 schizoide [112]
	F60.2 dissoziale [127]
	F60.3 emotional instabile
	F60.30 Impulsiver Typus [112]
	F60.31 Borderline Typus [112]
	F60.4 histrionische [115]
	F60.5 anankastische [117]
	F60.6 ängstliche (vermeidende) [118]
	F60.7 abhängige [120]
	F60.8 Andere Persönlichkeitsstörungen
F61	*kombinierte und andere Persönlichkeitsstörungen*
F62	*andauernde Persönlichkeitsänderung, nicht zurückzuführen auf Hirnschädigung oder schwere Krankheit*
	F62.0 nach Extrembelastung [62]
	F62.1 nach psychischer Erkrankung
F63	*abnorme Gewohnheiten und Störungen der Impulskontrolle*
	F63.0 pathologisches Spielen [138]
	F63.1 pathologische Brandstiftung (Pyromanie)
	F63.2 pathologisches Stehlen (Kleptomanie) [123]
	F63.3 Trichotillomanie
F64	*Störungen der Geschlechtsidentität*
	F64.0 Transsexualismus [132]
	F64.1 Transvestitismus unter Beibehaltung beider Geschlechtsrollen [136]
	F64.2 Störung der Geschlechtsidentität in der Kindheit
F65	*Störungen der Sexualpräferenz*
	F65.0 Fetischismus [135]
	F65.1 fetischistischer Transvestitismus [136]
	F65.2 Exhibitionismus [135]
	F65.3 Voyeurismus [135]
	F65.4 Pädophilie [134]
	F65.5 Sadomasochismus [134]
	F65.6 multiple Störungen der Sexualpräferenz
F66	*psychische und Verhaltensprobleme in Verbindung mit der sexuellen Entwicklung und Orientierung* [137]
	F66.0 sexuelle Reifungskrise
	F66.1 ichdystone Sexualorientierung
	F66.2 sexuelle Beziehungsstörung
F68	*andere Persönlichkeits- und Verhaltensstörungen*
	F68.0 Entwicklung körperlicher Symptome aus psychischen Gründen
	F68.1 artefizielle Störung [76] (absichtliches Erzeugen oder Vortäuschen)
F7	**Intelligenzminderung** [316]
F70	*leichte Intelligenzminderung*
F71	*mittelgradige Intelligenzminderung*
F72	*schwere Intelligenzminderung*
F73	*schwerste Intelligenzminderung*
	Die 4. Stelle dient dazu, das Ausmaß der damit verbundenen Verhaltensstörung zu beschreiben:
	F7x.0 keine oder minimale Verhaltensstörung
	F7x.1 eindeutige Verhaltensstörung
F8	**Entwicklungsstörungen**
F80	*umschriebene Entwicklungsstörungen des Sprechens und der Sprache* [63, 231]
	F80.0 Artikulationsstörung
	F80.1 expressive Sprachstörung
	F80.2 rezeptive Sprachstörung
	F80.3 erworbene Aphasie mit Epilepsie
F81	*umschriebene Entwicklungsstörung schulischer Fertigkeiten* [273]
	F81.0 Lese- und Rechtschreibstörung
	F81.1 Isolierte Rechtschreibstörung
	F81.2 Rechenstörung
	F81.3 kombinierte Störung schulischer Fertigkeiten
F82	*umschriebene Entwicklungsstörung der motorischen Funktionen*
F83	*kombinierte umschriebene Entwicklungsstörung*

F84 tiefgreifende Entwicklungsstörungen
    F84.0 frühkindlicher Autismus [232]
    F84.1 atypischer Autismus [234]
    F84.2 Rett-Syndrom
    F84.3 andere desintegrative Störung des Kindesalters
    F84.4 hyperkinetische Störung mit Intelligenzminderung und Bewegungsstereotypien [65]
    F84.5 Asperger-Syndrom [233]

F9 **Verhaltens- und emotionale Störungen mit Beginn im Kindes- und Jugendalter** [65]

F90 hyperkinetische Störung [53]
    F90.0 Störung der Aktivität und Aufmerksamkeit
    F90.1 hyperkinetische Verhaltensstörung

F91 Störung des Sozialverhaltens

F92 kombinierte Störung des Sozialverhaltens und der Emotionen

F93 emotionale Störungen des Kindesalters
    F93.0 Störung mit Trennungsangst
    F93.1 phobische Störung des Kindesalters [56]
    F93.2 Störung mit sozialer Überempfindlichkeit
    F93.3 Störung mit Geschwisterrivalität

F94 Störungen sozialer Funktionen mit Beginn in der Kindheit oder Jugend [53]
    F94.0 elektiver Mutismus
    F94.1 reaktive Bindungsstörung des Kindesalters
    F94.2 Bindungsstörung des Kindesalters, mit Enthemmung

F95 Ticstörungen

F98 andere Verhaltens- oder emotionale Störungen mit Erstmanifestation während der Kindheit oder Jugend [53]
    F98.0 Enuresis
    F98.1 Enkopresis
    F98.2 Fütterstörung im frühen Kindesalter
    F98.3 Pica
    F98.4 stereotype Bewegungsstörung
    F98.5 Stottern (Stammeln)
    F98.6 Poltern

Sachverzeichnis

A

Abasie 72
Abhängigkeit 138, 140, 141, 166
– Definition 141
– Kriterien 141
– Schlafmittel 165
– Suchtmittel 140
– Tranquilizer 165
Abwehrmaßnahmen 25
Acetylcholin-System 16
Acetylcholinesterasehemmer 308
Adoptionsstudien 13
Affektdelikte 123
affektive Ausnahmezustände 123
affektive Psychosen 237
– Mischzustände 251
– Prophylaxe 266, 267
– Residuen 252
– Rechtsfragen 268
Affektivität 195
– inadäquate 195
Affektlogik 203
Aggression 24
Aggressivität 136
– sexuelle 136
Agoraphobie 83
AIDS 288
Akathisie 358
Alibidimie 129
Alkohol, Schäden 146
Alkoholabhängigkeit 142, 147, 148
– Comorbidität 147
– Entgiftungsphase 148
– Entwöhnungsphase 149
– Entzug 148
– Entzugssyndrom 147
– Rehabilitation 150
– Selbsthilfeorganisationen 150
– soziale Komplikationen 147
Alkoholdelir 154
Alkoholembryopathie 146
Alkoholhalluzinose 156

Alkoholintoxikation 153
Alkoholpsychosen 153
Alkoholrausch 153
Alter 104, 187
– wahnhafte Störung 187
Alternativpsychose 315
Alters-Inventar 33
Altersdemenzen 301, 308, 309
– Behandlung 308
– Psychotherapie 309
Alterskranke 393
Altersparanoid 187
Alterspsychiatrie 4
Alzheimer-Demenz 302
Ambitendenz 195
Ambivalenz 195
ambulante Behandlung 387
Amnesie 77, 278, 281
amnestisches Syndrom 278
Amphetamine 214
amyotrophe Lateralsklerose 297
analytische Langzeittherapie 334
– niederfrequente 334
Anankasmus 89
Anfälle, funktionelle 73
Angehörige 34
Angst 81, 82, 239, 381
Angst-Glück-Psychose 271
Angsthierarchie 335
Angst-Management-Training 335
Angstpsychosen 271
Angststörung 56, 82
– generalisierte 82
– Kindes- und Jugendalter 56
Angstsymptomatik, chronische 63
Annihilierung 62
Anonyme Alkoholiker 150
Anorexia nervosa 98
Anpassungsstörungen 60
anteriore Capsulotomie 380
anthropologische Grundlegung 11
Anticravingmitteln 151
Antidementiva 308
Antidepressiva 354, 363, 366

– Arzneimittelinteraktionen 367
– Kontraindikationen 367
– trizyklische 363
antidepressiver Schlafentzug 373, 374
Anxiolytika 354, 370
Aphasie, progressive 293
Aphonie 72
Arbeit 27
Arbeitslose 27
Arbeitstherapie 329
Arbeitsverwaltung 395
arc de cercle 74
artefizielle Störungen 76
ärztliches Gespräch 31
Asperger-Typ 233
assertive training 337
Assoziationsstudien 13
Astasie 72
asynchrone Reifestörung 22
Äther 170
Atropin 170
Aufklärung 38
Aufmerksamkeitsdefizit-Hyperaktivitätssyndrom (ADHS) 55
Auskunftspflicht 403
Autismus 196
– frühkindlicher 232
Aversionstherapie 337

B

Balintgruppen 350
Basisverhalten, psychotherapeutisches 326
Beeinträchtigungswahn 176
Befehlsautomatie 200
Befund 35
– psychischer 35
Begriffsverschiebung 193
Begriffszerfall 193
Behandlung, Fehler 229
Behandlungsbasis 221, 326
Behandlungsinstitutionen 386
Belastungen 49

Belastungsreaktionen 59
– akute 59
Belastungsstörung, posttraumatische 59
Bell-Syndrom 319
Benzodiazepine 370
Betäubungsmittel 161
Betäubungsmittelgesetz 173
Betäubungsmittelverordnung 174
Betreuungsrecht 398
Bewusstseinseinschränkungen 383
Beziehungswahn 176
Bilanzsuizid 125
bildgebende Verfahren 37
Bindungsstörung, reaktive 55
biographische Anamnese 33
bipolare Störungen 250
Blaues Kreuz 150
Blindheit, funktionell 74
Borderline 112, 114
borderline personality organization 114
Bufotenin 170
Bulimie 98, 100

C

Cannabis 164
Capgras-Syndrom 177
Carbamazepin 369
Charakterneurosen 107
Chorea gravidarum 294
Chorea Huntington 293
Chorea minor 294
chronic fatigue syndrome 67
chronisch psychisch Kranke 391
chronische taktile Halluzinose 300
Circadian-Rhythmik 375
Coenästhesien 198
Commotion 286
Compliance 226
Contusion 286
Contusionspsychose 286
Cotard-Syndrom 241
craving 138
Creutzfeldt-Jakob-Krankheit 290
Cyclothymia 237

D

Dämmerzustand 78, 281, 314
– bei Epilepsie 314
– postparoxysmaler 314
– psychogener 281
Daseinsanalyse 243
Debilität 317
Delir 280, 382
Demenz 277, 299, 306, 314
– epileptische 314
– frontotemporale 293
– vaskuläre 299, 306
Demenz, Alzheimer 302
Demenz, semantische 293
Depersonalisation 79
Depotneuroleptika 227
Depression 94, 203, 238, 242, 252, 254, 259, 261, 262, 264, 357
– Alkoholabhängigkeit 246
– anankastische 240
– atypische 246
– Begriff 95
– bei Kindern 96
– bipolare 246, 250, 259, 267
– chronobiologische Aspekte 255
– circadiane Rhythmik 255
– Demenz 253, 283
– Klimakterium 253
– leichte 245
– melancholische 237, 238
– neurotische 94
– Neurotransmitter-Dysbalance-Hypothese 255
– pharmakogene 357
– postschizophrene 203
– Psychotherapie 262
– rapid cycling 259
– rezidivierende kurze 246
– Rhythmusstörungen 242, 255
– saisonale 246, 259
– Schwangerschaft 253
– Serotonin-Hypothese 255
– Tagesschwankung 242
– therapieresistente 261
– Übersicht Behandlung 264
– vegetative 242
– Vitalsymptom 242
– wahnhafte 259
– Wochenbett 253
Derealisation 79
Dermatozoenwahn 297
Desensibilisierung, systematische 335
Deutung 333
Deviationen 133
Diagnostic and Statistical Manual 43
Diagnostik 40
Diathese-Stress-Modell 220
Dissoziation 77
Dissoziative Fugue 78
Dokumentationspflicht 39
Dopamin-System 14
Doppelgängerwahn 177
Down-Syndrom 318
drift hypothesis 29
Drogenabhängigkeit 160, 171
– multiple 171
Dyade 346
Dyskinesien 358
dysmorphe Störung 71
Dysthymia 94, 120, 237, 245
Dystonien 357

E

Echolalie 200, 233
Echopraxie 200
Ecstasy 169
Eifersuchtswahn 176
Einsichtsrecht 39
Einwilligung 38
Ejaculatio retardata 130
ekstatische Eingebungspsychosen 271
Elektroenzephalographie 38
Elektrokrampftherapie 223, 261, 376
emotional überbewertete Vorstellung 71, 111, 178
endogen 40
Endokrine Krankheiten 291
endokrines Psychosyndrom 292
Enkopresis 54
Entfremdungssyndrom 79
Entlastungen 49
Entwicklungspsychologie 20

Enuresis 53
Enzephalopathie
- metabolische 290
- subkortikale arteriosklerotische 306
- Wernicke 157
Epidemiologie 11, 28, 29
- Alterspsychiatrie 30
erektile Dysfunktion 129
Erektionsstörung 129
Ergotherapie 327, 328
Erotomanie 175
Erregungszustände 382
Erstgespräch 31
Erwerbsminderung 122
Erwerbsminderungsrente 397
Erziehungsschwierigkeiten 55
Es 22
Ethnopsychiatrie 4
Euphorie 277
euphorisch-expansive Syndrom 289
Evidenz 9
Exhibitionismus 135
Existenzangst 82
exposition 335
expressed emotions 219
Externalisierung 186
Extrembelastung 62

F

Fahreignung 122, 175, 231, 268
Fahrtüchtigkeit 311, 372
Familienforschung 218
Familienneurose 102
Familienpflege 392
Familientherapie 226, 345, 346
- analytische 346
- systemische 346
- verhaltenstherapeutische 346
Fanatismus 111
Fetischismus 135
Flexibilitas cerea 199
flooding 335
Fokalpsychotherapien 334
Folie à deux 188
forensische Psychiatrie 4
formes frustes 211

Fragebögen 35
Fragile-X-Syndrom 319
freies Assoziieren 332
Freizeit 391
Frontalhirnsyndrom 293
Frontallappendegeneration 293
frontotemporale Demenz 287, 293
frühkindlich exogenes Psychosyndrom 274
Frustration 23
Fugue 314

G

GABA-System 16
Ganser-Syndrom 78
Gedächtnisstörungen 277
Gegenübertragung 332
geistige Behinderung 316
Gemeindenähe 393
Genetik 9, 13
Gerontopsychiatrie 4
gerontopsychiatrisches Zentrum 393
Geschäftsunfähigkeit 122, 400
Geschlechtsangleichung 133
- operative 133
Geschlechtsidentitätsstörung 132
Gesetzesbestimmungen 395
Gesprächspsychotherapie 339
Gewissen 22
Gewissensangst 90
Gilles-de-la-Tourette-Syndrom 94
gleichschwebende Aufmerksamkeit 332
Glücksspielabhängigkeit 138, 175
Graphospasmus 75
Grenzpsychosen 211
Größenwahn 177, 289
Gruppenpsychotherapie 343
- interaktionelle 343
- tiefenpsychologisch fundierte 343
Guttempler 150

H

Halluzinationen 178
Halluzinogene 169
Harmin 170
Haschisch 164
Heilpädagogik 5
Heimatlose 28
Hemmung 240
Heranwachsende 402
Heredo-Ataxien 297
Heroin 161
chronische taktile Halluzinose 300
Herzbeschwerden, funktionelle 88
Hirndiagnostik 37
Hirnerkrankungen
- degenerative 293, 297
Hirnforschung 8
Hirnkrankheiten 272
Hirnschädigung, dystrophische 291
Hirnstimulation, tiefe 279
Hirntrauma 286
HIV-Infektion 288
Hyperaktivitäts-Aufmerksamkeitsstörungen 274
Hyperkinetisches Syndrom 55
Hypnose 341
Hypnotika 354
hypochondrisch 69
hypochondrische Entwicklung
- sensitive 69
Hypokinese 278
hypomanische Nachschwankung 247
Hypomimie 278
hysterisch 72

I

Ich 22
Ich-Aktivität 201
Ich-Anachorese 217
Ich-Demarkation 201
Ich-Identität 201
Ich-Konsistenz 201
Ich-Mythisierung 217

Ich-Vitalität 201
Identifikation 26
Identitätsstörung 78
– dissoziative 78
Idiotie 317
Illusionen 179
Imbezillität 317
inadäquate ADH-Sekretion 383
Inanition 56
Inhalantien 170
Institutsambulanz 387
Insulinbehandlung 380
Intellektualisierung 25
Intelligenz 36
Intelligenzminderung 316, 317
interaktive Verhaltenstherapie 337
International Classification of Diseases 43
Interpretation 333
Introjektion 26
Inzidenz 28
Isolieren 25

J

Jugendalter 21
Jugendgerichtsgesetz 401

K

Kanner-Typ 233
Kastration 291
Katalepsie 199
Katatonie 204
– episodische 204
– Hyperkinese 199
– perniziöse 204
Khat 168
Kinder- und Jugendpsychiatrie 5
kinderpsychiatrische Einrichtungen 389
Kindersuizide 124
Klassifikation 43
Kleinheitswahn 177
Kleinkindzeit 20
Kleptomanie 123
Klinefelter-Syndrom 319

klinische Psychologie 2
Kognition 21
kognitive Therapie 338
Kokain 167, 214
Koma 280
Kommunikationsstörung 275
komplementäre Einrichtungen 390
Konditionierung 18
Konflikt 22
Konfliktverarbeitung 24
Konsiliarpsychiatrie 389
Konversion 72
Konzentrationsstörung 275
konzentrative Bewegungstherapie 339
Kopplungsuntersuchungen 13
Körpermissempfindungen, halluzinatorische 198
Korsakow-Syndrom 154, 157, 278
Krankengeschichte 38
Krankenhaus 222, 327, 388
– Basistherapie 222, 327
– psychiatrisches 389
Krankenversicherung 395
Krankheitsgewinn 74
Krankheitsuneinsichtigkeit 203
Kreuzbund 150
Krisenintervention 381
Kunsttherapie 327
Kurzpsychotherapien 334
KZ-Haft 62

L

labeling 210
L-Polamidon 163
Lamotrigin 369
Lebensgeschichte 33
Lernen 10
Lernen am Modell 18
Lernpsychologie 18
Leukoenzephalopathie 287
Leukotomie 353
Lewy-Körper 298
– Demenz 297
– Krankheit 297
Liaisonpsychiatrie 389
Lichttherapie 379

Liebeswahn 176
limbische Leukotomie 380
limbisches Syndrom 279
Liquordiagnostik 38
Lithium 367, 368
LSD 169

M

M. Parkinson 295
Magnetenzephalographie 37
Magnetresonanzspektroskopie 37
Magnetresonanztomographie 37
– funktionelle 37
Magnetstimulation 379
– repetitive transkranielle 379
malignes neuroleptisches Syndrom 358, 383
Manie 247, 253
Manieriertheit 194, 200
manisch-depressive Krankheit 237
Marihuana 164
Martin-Bell-Syndrom 319
Masochismus 134
Maßregeln 402
Medikamentenabhängigkeit 160
Megalomanie 177
Melancholie 237
melancholische Depression 237
Mentalisation 275
Mescalin 170, 214
Metapsychologie 10
Methode 7, 8, 10
– deskriptive 7
– experimentelle 10
– kognitive 19
– lernpsychologische 10
– molekular-genetische 13
– neurobiologische 8
– psychodynamische 10
– sozialwissenschaftliche 27
Milieu, therapeutisches 222
Milieutherapie 327
Missbrauch 57
– sexueller 57
Misshandlung 57
Mongolismus 318
Monoaminooxidasehemmer 364

Sachverzeichnis

Morbiditätsrisiko 28
Morphium 161
Motilitätspsychosen 270
- hyperkinetisch-akinetische 270
Mototherapie 339
Multiinfarktdemenz 307
multiple Chemikalien-
 Sensitivität 71
multiple Persönlichkeit 78
Münchhausen-by-proxy-Syndrom 76
Münchhausen-Syndrom 76
Musiktherapie 327
Muskarin 170
Mutismus 54, 194, 199

N

Narzissmus 116
nationalsozialistisch 386
Nebenrealität 179
negatives Üben 337
Negativismus 200
Neologismen 194, 233
Nervenheilkunde 5
Neuroanatomie 8, 16
Neurochemie 8
Neuroendokrinologie 8
Neuroleptika 222, 227, 354
- atypische 355
- Begleiteffekte 357
- Depot 362
- Langzeittherapie 227
- Monitoring 360
Neurologie 5
Neuropathologie 8
Neurophysiologie 8
Neuropsychologie 8, 279
Neurosenlehre 48
Neurosyphilis 289
neurotische Störungen 48, 53, 59
Neurotransmission 14
Nichtigkeitswahn 177
Nikotin 158
Nootropika 308
Noradrenalin 363
Nosologie 40
Notfälle, Psychopharmaka 383
Notfalltherapie 381

O

Objektfixierung 232
obsessiv-compulsives Syndrom 89
Ödipus-Komplex 20
Opioide 160, 161
organisch 282, 285
- -depressive Störung 282
- Halluzinose 282
- -katatone Störung 282
- Klassifikation 273
- -manische Störung 282
- -paranoide Störung 282
- Persönlichkeitsveränderung 279
- psychosoziale Aspekte 284
- Terminologie 273
Orgasmusstörungen 131
Othello-Syndrom 176

P

pädagogische Angebote 328
Pädophilie 134
Panikstörung 85
Paranoia 185
Paraphilie 133
Parathymie 195
Pareidolien 179
Parkinson-Krankheit 295
Parkinsonoid 357
pathisch 2, 9, 361
pathologischer Rausch 153
Perseveration 277, 278
Persönlichkeit 185, 211
Persönlichkeitsstörung
- abhängige 120
- anankastische 117
- ängstliche 118
- antisoziale 120, 121
- asthenische 120
- Borderline 112
- depressive 120
- dissoziale 120, 121
- fanatische 110
- histrionische 115
- hysterische 115
- impulsive/erregbare 112
- narzisstische 116
- paranoide 110
- passiv-aggressive 119
- querulatorische 110
- Residualzustände 109
- schizoide 111
- schizotype 211
- sensitive 118
- vermeidende 118
- zwanghafte 117
Persönlichkeitsveränderungen 312
- bei Epilepsie 312
Persönlichkeitswandel 62
Perversion 133
Pflege 387
Phänomenologie 11
Phantasiebefriedigung 25
Pharmakotherapie 226
- kooperative 226
Phasenprophylaktika 354, 367
Phencyclidin 170, 214
Phobie 56, 82, 83
- soziale 83
- spezifische 83
Physiotherapie 328
Phytotherapeutika 69
Pica-Syndrom 101
Pick-Krankheit 287, 293
Polytoxikomanie 160, 171
Poriomanie 78, 314
Positronenemissionstomographie 37
Prävalenz 28
Presbyophrenie 303
progressive Paralyse 289
progressive Relaxation 339
Projektion 26, 183
projektive Identifikation 26
Pseudodemenz 78, 253
- depressive 253
Pseudohalluzinationen 179
Psilocin 170
Psilocybin 170
Psychiatrie 2
- biologische 3
- forensische 4
- Geschichte 9, 12, 40, 386
- klinische 4
- kustodiale 386

Psychiatrie
- Öffentlichkeit 394
- ökologische 3
- pluridimensionale 12, 41
- transkulturelle 4
- vergleichende 4
psychiatrische Abteilung 388
psychischer Hospitalismus 55
Psychoanaleptika 354
Psychoanalyse 10, 346
- traditionelle 332
- von Kindern 346
Psychochirurgie 380
Psychodrama 345
Psychodynamik 3, 10, 22, 331
psychoedukative Verfahren 337
psychogen 41
Psychopathologie 2
Psychopathometrie 36
Psychopharmaka 353
Psychopharmakologie 3
Psychophysiologie 8
Psychose 292, 314
- affektive 237
- Borderline 212
- epileptische 314
- pharmakogene 292
- syphilitische 289
- traumatische 286
- zykloide 270
psychosomatische Medizin 5
psychosomatische Störungen 48, 104
- im Alter 104
Psychostimulantien 168
Psychosyndrom 292
- endokrines 292
- hirnlokales 292
psychotherapeutische Einstellung 221
Psychotherapie 3, 262, 296, 351
- allgemeine 350
- Definition 331
- dialektisch-behaviorale 338
- direktives Vorgehen 340
- dynamische 334
- Fehler 351
- führende und stützende 343, 348
- Geschichte 331
- Gruppenpsychotherapie 343

- im Alter 348
- in der Sprechstunde 342
- interpersonelle 263
- Kinder und Jugendlichen 346
- klientzentrierte 339
- körperbezogene 338
- meditative Verfahren 342
- partizipative 262
- Partner 345
- patientenorientierte 351
- Prozess 349
- psychoanalytisch orientierte 334
- psychodynamische 332, 334
- supportive 342
- Technik 350
- tiefenpsychologische 334
- Überblick 349

Q

Querulant 110
Querulantenwahn 186

R

Randpsychosen 211
Rationalisieren 25
Rauschmittel 169
Reaktion 53, 216
- schizophrene 216
Realangst 82
Rechtsfragen 122, 174, 310, 315, 323, 395
- im Alter 310
- neurotische Störungen 122
- Persönlichkeitsstörungen 122
- Schuldunfähigkeit 310
Regionalisierung 394
Regressionen 22
Rehabilitation 329, 390, 391, 396
Reizkonfrontation 335
Religiosität 11
Rentenquerulant 111
Rentenrecht 397
Residualzustände 109, 252
- neurotische 109
- Persönlichkeitsstörung 109

restless legs 358
Retardierung 22
Retention 185
Rorschach-Test 36

S

Sadismus 134
Säuglingszeit 20
Schädel-Hirn-Trauma 287
Schiefhals 75
schizoaffektive Psychose 269
Schizophasie 194
Schizophrenien
- akzessorische Symptome 192
- im Alter 209
- Angehörigenarbeit 226
- Basisstörungen 192
- Bewältigungsversuche 225
- Chronifizierung 221
- Daseinsanalyse 230
- Dopamin-Hypothese 214
- Familientherapie 226
- Gefährlichkeit 230
- Grundsymptome 192
- Ich-Störungen 200
- bei Kindern 205
- latente 211
- Modellpsychosen 214
- pluridimensionale Therapie 229
- Prädiktoren 208
- Prognose 205
- Psychoedukation 225
- Rehabilitation 226, 228
- Residuen 209
- Residuum 203
- simplex 205
- Subtypen 203
- symptomatische 215
- Syndrome 203
- undifferenzierte 203
- Verstimmungen 195
- Verlauf 205
Schlafentzug 260, 373
- partieller 373
Schlafmittel 68, 165
Schlafstörungen, funktionelle 67
Schnüffelstoffe 170

Schreibkrampf 75
Schulalter 21
Schuldfähigkeit 122
Schuldunfähigkeit 400
Schuldwahn 240
Schulphobie 57
Schütteltremor 73
Schweigepflicht 403
Sedativa 354
Seelsorge 328
Sektorisierung 394
Selbstbeobachtung 335
Selbstbeurteilung 335
Selbsterfahrungsgruppe 350
Selbsthilfegruppe 391
Selbstkontrolle 335
Selbstsicherheitstraining 337
sensitiver Beziehungswahn 185
serotonerges System 15
Serotonin 363
Serotoninsyndrom 383
– zentrales 383
Sexualität psychisch Kranker 228
Sexualmord 136
Sexualpräferenz 133
Sexualstörungen 129
– in der Reifezeit 137
sexuelle Aggressivität 136
sexuelle Appetenz 130, 131
– gesteigerte 131
sexuelle Deviationen 322
Simulation 75
Single-Photonen-Emissions-Computertomographie 37
Somatisierung 64
somatoforme autonome Funktionsstörung 64
Somatotherapie 3, 353
Somnolenz 280
Sonographie 38
Sozialhilfe 396
Sozialpsychiatrie 3
Sozialrecht 395
Soziopathie 120
Soziotherapie 3, 329
Sperrung 193, 200
spezialisierte Krankenhäuser, psychisch kranke Rechtsbrecher 392

Spieleabhängigkeit 138
Spieltherapie 347
splitting 114
Sprachstörungen 54
Sprachverweigerung 54
Sprachverwirrtheit 194
Stammhirnsyndrom 279
standardisierte psychiatrische Befunderhebung 35
stationäre Angebote 388
Stehlen 123
– pathologisches 123
Stimmen 178
Stimmungsstabilisierer 250, 260
Stimuluskontrolle 335
Stirnhirnsyndrom 279
Strafrecht 400
Stress 22
Stupor 78, 382
– dissoziativer 78
Subcaudatus-Traktotomie 380
Subjekt-Objekt-Umkehr 183
subkortikale Demenz 279, 307
– vaskuläre Demenz 307
Sublimierung 24
Sucht 138, 160
– polyvalente 160
– spezialisierte Einrichtungen 391
Suchtkranke, chronisch 153
Suchtmittel 140
– Gewöhnung 141
– Missbrauch 141
– schädlicher Gebrauch 141
– Toleranz 141
Suggestion 340
Suizid 124, 126, 127
– im psychiatrischen Krankenhaus 127
– von Kindern 124
Suizidalität 124
Suizidgefahr 126, 245, 381
Suizidhilfe 128
symbiontischer Wahn 188

T

Tabakabhängigkeit 158
Tabo-Paralyse 289
Tagesklinik 389

Tasikinesie 358
Teilleistungsschwächen 274
Tests 35
– neuropsychologische 36
– projektive 36
Testierfähigkeit 400
Theologie 11
therapeutische Einstellung 326
therapeutische Gemeinschaft 329
Tic 75, 94
Torticollis 75
Tranquilizer 165, 354, 370
– Abhängigkeit 372
– low dose dependence 372
Transsexualität 132
Transvestismus 136
Trauerreaktion 61
Traumanalyse 333
Tremor, funktioneller 73
Triangulierung 20
Trisomie 21 318
Trugwahrnehmung 178, 198
Turner-Syndrom 319
Typus melancholicus 257

U

Über-Ich 22
Überstieg 21, 180, 218
Übertragung 332, 349
Uhrentest 305
umwelthypochondrische Störungen 71
Unfallreaktion 122
Unterbringung 401
Unterbringungsrecht 399
Unterricht 328
Untersuchung, körperliche 37

V

Vaginismus 130
Vagusnerv-Stimulation 379
Valproinsäure 369
vaskuläre Demenz 306
Verantwortlichkeit 401
Verdrängung 25
Verfolgtensyndrom 63

Verfolgung, bei Kindern 64
Verfolgungswahn 176
Vergewaltigung 136
Verhaltensanalyse 19, 335
Verhaltensforschung 10
Verhaltenspsychologie 3
Verhaltensstörungen 55
Verhaltenstherapie 10, 334
Verlaufsforschung 11
Verleugnung 25
Verschiebung 24
Versorgung, Organisation 393
Verstehen 9
Versuchungssituation 24
Vorschulzeit 21
Voyeurismus 135
Vulnerabilitätsmodell 220

W

Wachtherapie 260, 353, 373
Wahn 176, 178, 180, 183, 188, 196, 240, 241
– expansiver 177
– hypochondrischer 177
– induzierter 188
– konformer 188
– Kriterien 179
– melancholischer 240, 241
– nihilistischer 241
– phänomenologisch 181
– schizophrener 196
– therapeutischer Umgang 184
Wahnarbeit 181
Wahnbedürfnis 181
Wahneinfall 178
Wahnentwicklung 186, 187
– expansive 186
– Schwerhöriger 187
Wahnerinnerung 178
wahnhafte Störung 185
– im Alter 187
Wahnidee 178
Wahnspannung 181
Wahnstimmung 181
Wahnthemen 176
Wahnwahrnehmung 178
Wandertrieb 314
Wendung ins Gegenteil 26
Werdenshemmung 242
Wernicke-Enzephalopathie 157
Widerstand 25, 332, 333
Willenserklärung 400
Wohnheime 390
Wohnungslosigkeit 27
workaholic 138
Wortneubildungen 194

Z

Zeiterleben 242
Zerfahrenheit 192
Zingulotomie 380
Zwangs 89, 90
– denken 89
– impuls 90
– verhalten 90
Zwangsmaßnahmen 384
Zwangsmittel 386
Zwillingsuntersuchungen 13
zykloide Psychosen 270